Medizinische Informationssysteme und Elektronische Krankenakten

Peter Haas

Medizinische Informationssysteme und Elektronische Krankenakten

Mit 297 Abbildungen, 22 Tabellen
und 53 Merktafeln

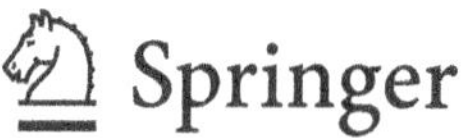

Peter Haas
Fachbereich Informatik
Fachhochschule Dortmund
Emil-Figge-Str. 42
44227 Dortmund
e-mail: haas@fh-dortmund.de

Bibliografische Information der Deutschen Bibliothek
Die Deutsche Bibliothek verzeichnet diese Publikation in der Deutschen Nationalbibliografie; detaillierte bibliografische Daten sind im Internet über http://dnb.ddb.de abrufbar.

ISBN 3-540-20425-3 Springer Berlin Heidelberg New York

Springer ist ein Unternehmen von Springer Science+Business Media

springer.de

Satz: Druckfertige Daten der Autoren
Herstellung: LE-TEX Jelonek, Schmidt & Vöckler GbR, Leipzig
Umschlaggestaltung: deblik, Berlin
Gedruckt auf säurefreiem Papier 33/3142/YL - 5 4 3 2 1 0

Vorwort

Gesundheitssysteme stehen vor großen Herausforderungen

Viele Gesundheitssysteme weltweit stehen vor großen Herausforderungen und Veränderungsprozessen. Der rasante Fortschritt in der Medizin hat eine breite Palette diagnostischer und therapeutischer Methoden mit einhergehender Medizintechnik entstehen lassen, eine Verlangsamung dieser Entwicklung ist nicht erkennbar. Dies hat zu höherer Lebenserwartung aber auch zu entsprechend steigenden Kosten geführt. Vor diesem Hintergrund ist der Einsatz von Medizinischen Informationssystemen in den verschiedenen Gesundheitsversorgungseinrichtungen sowohl aus ökonomischer Sicht als auch aus medizinischer Sicht unverzichtbar.

Vielzahl verschiedener Informationssysteme mit Hunderttausenden von Benutzern

In Deutschland stehen einem Angebot von ca. 10 gesamtheitlichen Krankenhausinformationssystemen, ca. 50 Speziallösungen für die unterschiedlichsten medizinischen Fachabteilungen in Krankenhäusern, ca. 200 Arztpraxissystemen und weiteren Speziallösungen für Gesundheitsämter, arbeitsmedizinische Dienste, Krankenkassen, Kassenärztliche Vereinigungen, Rehabilitationsklinken, ambulanten Pflegediensten etc. mehrere zigtausend nutzende Einrichtungen mit mehreren Hunderttausenden von Benutzern dieser Medizinischen Informationssysteme gegenüber.

Uneinheitliche Lösungen

Allen diesen IT-Lösungen ist gemeinsam, dass sie kaum Gemeinsamkeiten haben. Sowohl hinsichtlich der konzeptionellen Paradigmen als auch bezüglich der Inhalte und der Bedienungs-prinzipien haben sich bisher keine branchenspezifische Standards und Vereinbarungen herausgebildet. Der Begriff der Elektronischen Krankenakte ist weiter unfassbar und wird sehr verschieden interpretiert. Vielen Anwendern fehlt die IT-Grundausbildung und die Orientierung, was heute informationstechnologisch möglich und sinnvoll ist, welche Kriterien Sie bei der Auswahl und Einführung von medizinischen Informationssystemen ansetzen sollen und wo „Ihr" System in Bezug auf diese Möglichkeiten heute steht.

Das vorliegende Buch soll einerseits Benutzern solcher Systeme wie Ärzten, Pflegekräften, paramedizinischem Personal, EDV-Leitern und Entscheidern in den Gesundheitsversorgungseinrichtungen die Möglichkeit zur Orientierung und Durchdringung der Thematik bieten, dem Studenten der Medizin frühzeitig das Potenzial Medizinischer Informationssysteme aufzeigen und den Informatikern in Firmen und Informatikstudenten an Hochschulen eine Grundlage für Ihre Designentscheidungen und Systementwicklungen vor dem Hintergrund der Prinzipien der Medizinischen Informatik geben.

Informationssysteme sollen unterstützen, nicht mehr Arbeit machen

Dies wird verbunden mit der Hoffnung, dass – mehr als es heute der Fall ist – umfassende die nachgeordneten Verwendungszwecke berücksichtigende Medizinische Informationssysteme entstehen, die auch durch eine hohe Aufgabenangemessenheit den medizinischen Benutzern tatsächliche Hilfe und Unterstützung bringen und für den Patienten zu einer transparenteren und besser koordinierten Versorgung führen.

Der Leser sollte sich vom Umfang nicht schrecken lassen, denn die verschiedenen Teilaspekte können auch isoliert erarbeitet werden. Wo notwendig, sind entsprechende Querverweise mit genauer Angabe des Kapitels und der Seitenzahl angebracht.

Das Buch entstand auf Basis der Lehrveranstaltung „Medizinische Informationssysteme“ sowie in Teilen der Lehrveranstaltungen „Medizinische Dokumentation“, „Gesundheitstelematik“ und „Medizinische Methodologie und Informatikunterstützung“ im Studiengang Medizinische Informatik an der Fachhochschule Dortmund sowie dem von der Firma MEDACTIS GmbH als Lehrexponat entwickelten Medizinischen Informationssystem „MedAktIS“ (Medizinisches aktivitätsbasiertes Informationssystem), welches als Lehr- und Studienobjekt dient.

In der Folge werden im vorliegenden Buch der Funktionsumfang und die Möglichkeiten integrierter Medizinischer Informationssysteme aufgezeigt und die wesentlichen Grundprinzipien solcher Systeme erläutert. Dabei wird vor allem Wert auf generalisierte übertragbare Ansätze gelegt, die nicht nur für einzelne Einrichtungen Anwendung finden können, sondern prinzipiell Medizinischen Informationssystemen zugrunde liegen sollten. Nach einer Einleitung gliedert sich das Buch in die folgenden Kapitel:

Kapitel 2

- Grundlagen von Informationssystemen

  Hier werden in übersichtlicher und knapper Weise die wesentlichen Aspekte von Informationssystemen behandelt. Es soll dem Informatikstudenten jene Aspekte aufzeigen, die als unabdingbares Präsenzwissen für die in diesem Bereich Tätigen notwendig ist. Der interessierte medizinisch Tätige kann sich einen Überblick über diese Aspekte verschaffen.

- Grundlegende Aspekte der Medizinischen Dokumentation und Organisation — *Kapitel 3*

  Für das Design und die Implementierung branchenspezifischer Informationssysteme sind entsprechende Analysen zu den Betrachtungsobjekten und Sachzusammenhängen im Anwendungsgebiet notwendig. Es werden in diesem Kapitel die konventionelle Medizinische Dokumentation betrachtet, aus dem medizinischen Handlungsprozess eine Domänen-Ontologie abgeleitet und prinzipielle organisatorische Aspekte beleuchtet.

- Grundlagen zur Elektronischen Krankenakte — *Kapitel 4*

  Auf Basis der Ausführungen in Kapitel 2 und 3 werden die grundlegenden Aspekte elektronischer Krankenakten behandelt. Hierzu die verschiedenen vorzufindenden Definitionen diskutiert und eine Abgrenzung der Begriffe „Elektronische Krankenakte" und „Medizinisches Informationssystem" vorgenommen. Die Bedeutung von Ordnungssystemen und kontrollierten Vokabularen werden erläutert sowie grundsätzliche Implementierungsaspekte für Elektronische Krankenakten. Am Ende steht ein Schichtenmodell einer Elektronischen Krankenakte sowie eine Übersicht zu den Grundfunktionen.

- Module einer Elektronischen Krankenakte — *Kapitel 5*

  Auf Basis des Kapitels 4 werden die prinzipiellen Module einer Elektronischen Krankenakte und ihre Funktionen detailliert erläutert. Dies geschieht einerseits aus Sicht des Anwenders und hat den Charakter eines Pflichtenheftes bzw. einer Anforderungsspezifikation, andererseits wird jeweils nach den Unterkapiteln aber auch das entsprechend zugehörige Datenmodell dargestellt.

- Module eines Medizinischen Informationssystems — *Kapitel 6*

  Ergänzend zu Kapitel 5 werden die über die Aspekte einer elektronischen Krankenakte hinausgehenden Funktionalitäten eines Medizinischen Informationssystems dargestellt. Hierzu erfährt das Schichtenmodell der Elektronische Krankenakte entsprechende Erweiterungen.

- Auswahl und Einführung — *Kapitel 7*

  Vorgehensweise und Phasen für die Auswahl und Einführung von Medizinischen Informationssystemen werden vorgestellt.

Kapitel 8 ■ Beispiele für Einsatzszenarien

Es werden dic drei Szenarien „Arztpraxisinformationssystem“, „Krankenhausinformationssystem“ und „Betriebsärztliches Informationssystem“ vorgestellt.

Ergänzend zum Schriftwerk können Bildschirmsequenzen beispielhafter Bearbeitungsvorgänge mit der elektronischen Krankenakte im INTERNET unter www.prof-haas.de heruntergeladen werden. Für Dozenten besteht auf Anfrage die Möglichkeit, einen Foliensatz aller Abbildungen zu erhalten.

Alle Beispiele und verwendeten Namen sind fiktiv, jede Ähnlichkeit mit lebenden Personen oder existierenden Systemen ist zufällig und nicht beabsichtigt.

Abschließend steht die feste Überzeugung, dass Medizinische Informationssysteme durch

- die Möglichkeiten, die bio-psycho-soziale Ist-Situation eines Menschen für den behandelnden Arzt auf Basis der in der Regel sehr umfangreichen individuellen anamnestischen, diagnostischen und therapeutischen Informationen transparenter zu machen,
- die Ermöglichung einer problem- und ergebnisorientierten Krankenbehandlung,
- die Möglichkeiten, organisatorische und kooperative Prozesse zu unterstützen und die Disziplinen mehr zu integrieren und
- durch eine kontextsensitive Integration neuesten medizinischen Wissens in Arbeitsabläufe und Entscheidungen

ähnlich beeindruckend einen Beitrag zur medizinischen Versorgung leisten können, wie dies in der Vergangenheit die Medizin-Technik vorgemacht hat. Die dazu notwendigen Grundsätze und Lösungsansätze findet der Leser in diesem Buch.

Das Buch behandelt eines der wesentlichen informationstechnologischen Innovationsfelder der Gesundheitsinformatik. Daneben spielen zunehmend die Vernetzung Medizinischer Informationssysteme im Rahmen einer nationalen Gesundheitstelematik und das elektronische Wissensmanagement in der Medizin eine Rolle. Diese Themenfelder werden ebenfalls angesprochen.

Für die Durchsicht und wertvolle Anregungen zu einzelnen Kapiteln danke ich *Prof. Franz-Josef Leven*, Fachhochschule Heilbronn und *Prof. Dr. med. Klaus Kuhn*, Universität Marburg sowie für die intensive redaktionelle Durchsicht einzelner Kapitel Frau *Regine Wolters* und den Herren *Carsten Dickhut*, *Hans Otto Schnabel, Andreas Spankus* und *Christian Wache* sowie *René Hartmann* für die Hilfe bei der Erstellung des Anhangs. Auch gilt mein Dank den Mitarbeitern der MEDACTIS GmbH *Carsten Dickhut, René Hartmann, Hermann Plagge, Tobias Müller-Rensing* und *Christian Wache*, die engagiert über Jahre hinweg an der Entwicklung des Medizinischen Informationssystems und Lehrexponates MedAktIS mitgewirkt haben. In der Anfangzeit hat Herr *Holger Gelhar* wesentliche Grundfunktionen implementiert.

Besonderen Dank gilt auch jenen, die durch wertvolle fachliche Diskussionen aus Anwendersicht Ideengeber und Motivatoren waren: *Prof. Dr. med. Bernhard Höltmann* vom Krankenhaus St. Elisabeth in Grevenbroich sowie *Dr. med. Holger Lange* aus der Städtischen Hardterwaldklinik Mönchengladbach. Auch Frau *Sabine Lupschina* hat mit Ihrem großen Erfahrungsschatz aus dem Bereich der Arztpraxisinformationssysteme geholfen, den Blick über die Anforderungen aus dem stationären Bereich hinaus auch auf Anforderungen und Aspekte ambulanter Einrichtungen zu lenken.

Für die langjährige unermüdliche technische und logistische Unterstützung in jeglicher Hinsicht, sei es nun bei der Beschaffung und Installation von Datenbanken und Entwicklungsumgebungen oder durch Hilfe bei meinen PC-Unfällen sowie bei Unterstützung der Durchführung von Veranstaltungen danke ich ganz besonders dem für unser Labor „Medizinische Informatik“ zuständigen Mitarbeiter der Fachhochschule Dortmund, Herrn *Witold Schiprowski.* Ohne seine Fachkompetenz wären viel Dinge nicht umzusetzen gewesen.

Eine gute Ausbildung und die richtige Motivation durch engagierte Hochschullehrer stehen am Beginn langjähriger gedanklicher Entwicklungen und holistischer Betrachtungsweisen. Hier war vor allem Prof. Dr. Jochen Möhr – heute an der School of Health Information Science in Victoria, Kanada tätig – prägend. Auch ihm sei für seine nachhaltige Impulsgebung herzlich gedankt.

Letztendlich größten Dank an meine Frau Angelika und meine Kinder Eliane, Isabel und Julian, die meine physische und psychische Abwesenheit während der Bucherstellung liebevoll hingenommen und in der Endphase geholfen haben, die Integrität von Verweisen und Verzeichnissen zu kontrollieren.

Dortmund, im August 2004 *Peter Haas*

Wegweiser

Einführung (Kap. 1)

Grundlagen betrieblicher Informationssysteme (Kap. 2)

⇨ Ziele, Anforderungen, Gegenstandsbereiche, Gestaltungsdimensionen, Architektur, Parametrierbarkeit

Grundlegende Aspekte der Medizinischen Dokumentation und Organisation (Kap. 3)

⇨ Konventionelle Akten, Grundprinzipien der Medizinischen Dokumentation, Dokumentation des Behandlungsprozesses, Domänenontologie, Organisation von Behandlungsprozessen

Grundlagen zur Elektronischen Krankenakte (Kap. 4)

⇨ Definitionen, Ziele, Nutzen, Anforderungen, Konzeptbasierung durch Vokabulare und Ordnungssysteme, grundsätzliche Implementierungsaspekte

Module einer Elektronischen Krankenakte (Kap. 5)

Module eines Medizinischen Informationssystems (Kap. 6)

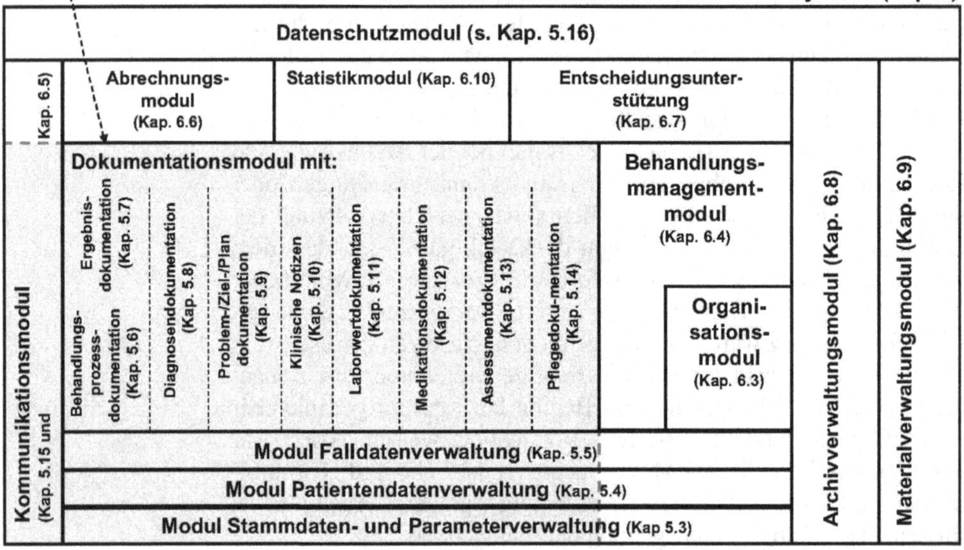

Auswahl und Einführung von Medizinischen Informationssystemen (Kap. 7)

⇨ Vorarbeiten, Projektierung, Systemanalyse, Auswahlverfahren, Vertragsgestaltung, Abnahme und Einführung

Einsatzbeispiele (Kap. 8)

⇨ Arztpraxisinformationssystem (Kap. 8.1), Krankenhausinformationssystem (Kap. 8.2), Betriebsärztliche Informationssystem (Kap. 8.3)

Inhaltsverzeichnis

1 Einführung

1.1 Effektive Gesundheitssysteme brauchen IT-Unterstützung

Gesundheitssysteme stehen vor großen Herausforderungen

Die Gesundheitssysteme in vielen Industrienationen stehen vor großen Herausforderungen: Steigendes Durchschnittsalter mit einhergehender Zunahme chronischer Erkrankungen und damit steigende Ausgaben, Arbeitsmarkt bedingte Beitragsausfälle und der Anspruch der Bürger nach hochwertiger zeitgemäßer medizinischer Versorgung schaffen neue Problemfelder, die auch ethische Dimensionen annehmen. So unter anderem die Frage der Balancierung von Geld-Mitteln und der entsprechenden Zuteilung von Versorgungsleistungen – sozialrechtlich fixierte Vollversorgung versus definierter Grundversorgung.

Enormer Wissenszuwachs muss schneller in die Praxis überführt werden

Aber auch die Aufgabe, medizinischen Fortschritt und die damit verbundenen neuesten Erkenntnisse schnell und effizient flächendeckend umzusetzen, ist heute aktueller denn je. In der MEDLINE finden sich ca. 14 Millionen Artikel seit 1950, wobei der jährliche Zuwachs kontinuierlich steigt. Sucht man nach allen Artikeln des Jahres 2002 in PUBMED, so erhält man 535.320 Treffer, was einer Artikelanzahl von ca. 1466 wissenschaftlichen medizinischen Veröffentlichungen pro Tag entspricht. Grenzt man mit dem Begriff „Diabetes" ein, sind es alleine für diese eine Krankheitsentität 4120 Veröffentlichungen, also ca. 11 pro Tag. Das darin enthaltene Wissen findet nur schwerlich papieren schnell seinen Weg zum Endverbraucher, dem praktisch tätigen Arzt.

Die vor diesem Hintergrund diskutierten Lösungsansätze sind z.B. Disease Management, Managed Care, Evidence Based Medicine, Medizinische Versorgungszentren und eine bessere Verzahnung der verschiedenen Versorgungssektoren durch die Telematik.

Moderne effektive Gesundheitsversorgung braucht IT-Unterstützung

Politik, Selbstverwaltungsorgane, Fachgesellschaften und auch die Patienten und Bürger sind sich zunehmend bewusst, dass die Herausforderungen für eine effizientere und qualitativ hochwertige Gesundheitsversorgung nur mittels moderner Medizinischer Informationssysteme sowie einer informationstechnologischen Vernetzung zum Zwecke der Verzahnung aller Versorgungssektoren des Gesundheitswesens bewältigt werden können und auch der rasche Wissenstransfer aus der Forschung in die Praxis nicht ohne IT-Unterstützung möglich ist.

Gesundheitstelematik ermöglicht verzahnte Versorgung

Stichwort Gesundheitstelematik. „Since it is our aim to have patients derive tangible benefits from the application of health telematics, we may not limit ourselves to island solutions.“ (Fischer 2001). Einen gesetzlichen Niederschlag bekam der Wille zur informationstechnologischen Unterstützung des Gesundheitswesens erstmals im Jahr 2003 durch entsprechende Passagen im Gesundheitsmodernisierungsgesetz. Dieses schreibt die Einführung einer Gesundheitskarte mit integrierten medizinischen Funktionen – wie z.B. dem elektronischen Rezept, einer Notfalldaten-Dokumentation und einer Medikationsdokumentation – bis zum Anfang des Jahres 2006 fest.

Gesundheitstelematik erfordert leistungsfähige Medizinische Informationssysteme in den einzelnen Einrichtungen

Aber: Eine funktionierende und leistungsfähige Vernetzung macht nur dann Sinn, wenn die Knoten dieses Netzes – nämlich die betrieblichen Informationssysteme in den einzelnen Gesundheitsversorgungseinrichtungen – vorhanden und geeignet sind, dieses Netz tatsächlich zu knüpfen und mit Leben zu füllen! Die Ausstattung von Gesundheitsversorgungsinstitutionen mit geeigneten einrichtungsbezogenen medizinischen Informationssystemen ist daher ein kritischer Erfolgsfaktor für die weitere Entwicklung moderner Gesundheitssysteme.

Treffend wird in einer Studie von Coopers & Leybrand aus dem Jahr 1997 angemerkt:

> „Trotz großer Unterschiede im europäischen Gesundheitswesen gibt es viele Aspekte, die den Reformprogrammen der verschiedenen Länder gemein sind. Sie sind Reaktion auf den überall herrschenden Druck und die durch zeitgemäßes Management und moderne Informationssysteme gegebenen Möglichkeiten. … Verbesserte Entscheidungsfindungsprozesse basieren auf jeder Stufe auf Information. Es kann gar argumentiert werden, dass bessere Informationssysteme und bessere Verwendung von Informationen die Grundlagen für jede wirksame Reform von Gesundheitssystemen sind“

Medizinische Informationssysteme haben gleichrangig ökonomischen und qualitativen Nutzen.

Funck-Bretano machte schon 1979 auf die erhöhte Wertschöpfung im Gesundheitswesen durch die Informatisierung der Medizin aufmerksam und begründete diese mit dem Nutzeffekt eines verbesserten Managements aller Verwaltungs- und Organisationsabläufe sowie durch eine verbesserte Entscheidungsfindung des Arztes durch informatische Werkzeuge für die Datenpräsentation und -anordnung sowie intelligenten Entscheidungshilfen. Dies ist insofern erwähnenswert, da Funck-Bretano dem ökonomischen Nutzen Medizinischer Informationssysteme – welcher bisher meistens Motivation für die Investition war und ist – den qualitativen Nutzen gleichstellt und damit auch eine entsprechende Berücksichtigung entscheidungsunterstützender Komponenten in Medizinischen Informationssystemen anmahnt. Dabei fordert er jedoch auch deutlich die Fähigkeit und Bereitschaft zur Mitwirkung durch die ärztliche Profession.

Die Gleichrangigkeit klinischer und ökonomischer Bedeutung rückte auch der britische National Health Service (NHS) bei seinen Aktivitäten u.a. zur Entwicklung des Read Codes gedanklich in den Mittelpunkt (NHS 1995).

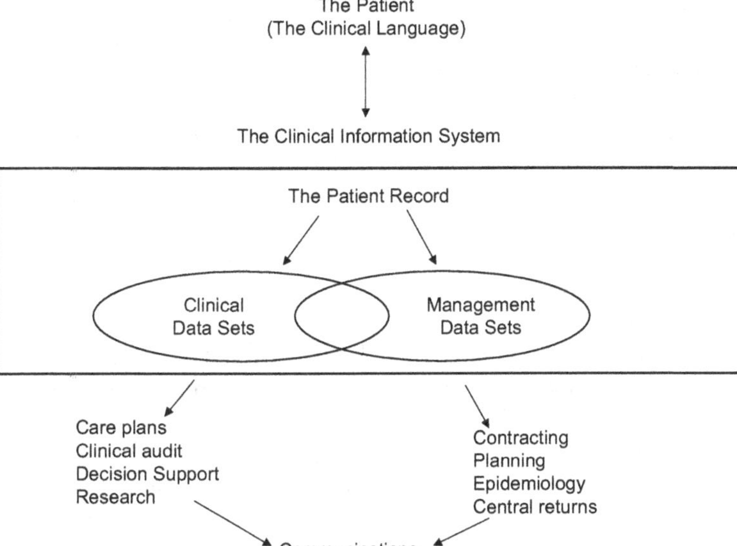

Abb. 1.1: Klinische und administrative Relevanz der Medizinischen Dokumentation nach NHS (1995)

Aber: Der Einsatz der medizinischen IT ist heute weit hinter dem Möglichen zurück

Wenngleich aber Informationssysteme inzwischen in den meisten Lebensbereichen den Arbeitsalltag vieler Menschen bestimmen und zu mehr Effizienz und Transparenz beitragen – oft auch selbst zu neuen Formen von Dienstleistungen und Organisationen geführt haben – so ist im Gegensatz dazu der Einsatz von Informationssystemen in den meisten Einrichtungen des Gesundheitswesens weitgehend hinter den modernen Möglichkeiten zurückgeblieben. Obwohl heute so gut wie alle Krankenhäuser und fast alle Arztpraxen IT-Systeme einsetzen, lag in der Vergangenheit die Motivation hierfür nur in der effektiven Durchführung der Abrechnung sowie einem ökonomischen Controlling. Eine Umfrage von Hübner (2004) zeigt, dass der Anteil der bundesdeutschen Krankenhäuser, die Elektronischer Krankenakten, elektronischer Archive und einer elektronischen Pflegedokumentation einsetzen unter 20 % liegt.

Investitionen in medizinische IT-Systeme waren selten und nur durch gesetzliche Anforderungen induziert

Investitionen in Medizinische Informationssysteme wie umfassende Elektronische Krankenakten, die überwiegend medizinischem Zweck – also der qualitativen Verbesserung medizinischer Organisations- und Entscheidungsprozesse – dienen, waren bisher selten und nur dort vermehrt zu verzeichnen, wo diese direkt mit medizintechnischer Innovation einhergingen – z.B. im radiologischen Bereich. Erste Implementierungen von medizinisch orientierten IT-Systemen in den deutschen Krankenhäusern waren punktuell und im Wesentlichen durch neue Abrechnungsformen bedingt – so z.B. die Einführung von OP-Dokumentationssystemen für die Fallpauschalen- und Sonderentgeltabrechnung Anfang der 90er Jahre. Die fehlende Ausstattungsdichte kann aber nicht nur – wie oft argumentiert wird – der Finanzschwäche der Versorgungsinstitutionen zugeschrieben werden, sondern war und ist Ausdruck eines fehlenden Verständnisses für die Potenziale Medizinischer Informationssysteme und den daraus resultierenden Möglichkeiten und Chancen.

Moderne Medizin braucht moderne Informationssysteme

Heute wird zunehmend festgestellt, dass ein Disease Management, die Nutzung klinischer Pfade, modernes Medizincontrolling, Disease Staging und Qualitätsmanagement im Gesundheitswesen nur und ausschließlich durch den Einsatz der Informationstechnologie möglich werden.

Einführung und Betrieb von Medizinischen Informationssystemen ist komplexer Prozess und erfordert aufgeklärte Benutzer

Die Auswahl, Einführung und der Betrieb umfassender Medizinischer Informationssysteme mit integrierter Elektronischer Krankenakte in den Gesundheitsversorgungseinrichtungen ist jedoch ein komplexer und irreversibler Prozess, der gut geplant und vorbereitet sein will. Er erfordert aufgeklärte und motivierte Benutzer, die auch bis zu einem gewissen Maße von Wohlgewohntem Abstand gewinnen können. So ist z.B. eine digitale Krankenakte kein greifbares wohlumschriebenes Objekt analog der konventionellen Akte, sondern als Konzeption der Verfügbarmachung aller – nicht einmal unbedingt physisch zentral vorgehaltenen – Behandlungsdaten eines Patienten in digitaler Form zu verstehen.

Aufwändige Bedienung ist bisher Hemmschwelle

Der Umgang mit diesen elektronischen Akten hatte in der Vergangenheit gewiss auch technische Hürden, die die Bedienung dieser Systeme aufwändiger machte, als das Arbeiten mit den konventionellen Akten. Diesem Mehraufwand konnte nicht immer ein adäquater Nutzen für den einzelnen Benutzer entgegenstellt werden.

Neue Technologien bauen jedoch Hürden ab

Technologische Innovationen wie über Funk an ein Zentralsystem angebundene Pen- und Hand-Held-Computer, die Sprach- und Handschrifterkennung sowie weitere Miniaturisierung, Leistungssteigerung und Preisverfall werden bestehende Hemmschwellen überwinden helfen und ganz erheblich zur Handhabbarkeit, Adäquatheit und Finanzierbarkeit Medizinischer Informationssysteme und Elektronischer Krankenakten beitragen. Schon heute hält die mobile Pflegedokumentation bei ambulanten Pflegediensten Einzug, großflächige Flachmonitore erlauben es, digitale OP-Pläne wie gewohnt auszuhängen – aber immer aktuell und transparent für alle Beteiligten.

Bei allen diesen Möglichkeiten sollte jedoch nicht vergessen werden, dass es immer darum gehen muss, Arzt und Schwester in ihrer Arbeit optimal zu unterstützen und nicht neue den Arbeitsprozess behindernde Tätigkeiten einzuführen.

Verantwortungsvoller Umgang ist evident

Die Elektronische Krankenakte wird durch ihre Auswertbarkeit, Kommunizierbarkeit und ihren Integrationsbeitrag innerhalb globalerer Kontexte zu einer effektiveren Patientenbehandlung beitragen und auch einen neuen Fundus für den Erkenntnisgewinn in der Medizin schaffen. Sie realisiert aber auch den gläsernen Patienten und Arzt – was die Notwendigkeit nach einem besonders verantwortungsvollen Umgang mit dieser Technologie deutlich macht.

Abschließend sei angemerkt, dass vor dem Hintergrund des enormen Nutzenpotenzials Medizinischer Informationssysteme der Einsatz dieser zur Verbesserung der Krankenversorgung sehr wohl eine ethische Verpflichtung gegenüber kranken Menschen ist und die Nutzeffekte – so wie ja auch bei der Medizintechnik üblich – diesen nicht vorenthalten werden dürfen.

„Information technology offers the potential to expand access to health care significantly, to improve its quality, to reduce its costs, and to transfom the conduct of biomedical research" (Reddy 2001)

Merktafel 1
zu Kapitel 1.1: Gesundheitssysteme brauchen IT-Unterstützung

- Medizinische Informationssysteme in den einzelnen Versorgungseinrichtungen sind unabdingbare Voraussetzung für eine effektive Vernetzung und Kooperation im Gesundheitswesens („Gesundheitstelematik"). *M1.1*
- Medizinische Informationssysteme verbessern Ökonomie und Qualität der Krankenversorgung. *M1.2*
- Ein verantwortungsvoller Umgang mit medizinischen Daten ist evident und in Medizinischen Informationssystemen besonders zu berücksichtigen. *M1.3*
- Sowohl Durchdringungsgrad von Gesundheitsversorgungseinrichtungen mit medizinischen Informationssystemen als auch Funktionsumfang verfügbarer Systeme bleiben heute zum Teil weit hinter den gegebenen Möglichkeiten zurück. *M1.4*

1.2 Aspekte der Betriebs- und Managementunterstützung

Umfangreiche Unterstützungsmöglichkeiten durch Informationstechnologie

In der Wirtschaftsinformatik werden betriebswirtschaftliche Anwendungssysteme eingeteilt in Administrations-, Dispositions-, Planungs- und Kontrollsysteme (u.a. Mertens 1993, Stahlknecht 1999). Diese Einteilung macht deutlich, in welch vielfältiger Weise die Betriebsorganisation und -führung sowie das Management durch Informationssysteme unterstützt werden können. Einerseits geht es darum, die betrieblichen Güter bzw. Handlungsobjekte – seien es nun materielle oder immaterielle wie z.B. Informationen – zu verwalten, andererseits soll aber auch der Leistungserstellungsprozess disponiert, gesteuert und optimiert werden. Darüber steht dann der Wunsch, die betriebliche Produktion mittel- und langfristig zu planen sowie die wirtschaftliche Entwicklung kontinuierlich überwachen und hochrechnen zu können.

Speziell in Gesundheitsversorgungseinrichtungen stehen z.B. Aspekte der Patientendaten- und Fallverwaltung sowie die für eine ordnungsgemäße stationäre bzw. ambulante Abrechnung und die verschiedenen gesetzlichen Nachweispflichten notwendige Leistungs- und Diagnosedokumentation im Vordergrund. Daneben haben die Unterstützung der Archivierung und der Medizinischen Dokumentation sowie der Disposition im Sinne einer Geräte- oder Bettenbelegungsplanung zunehmend Beachtung und Anwendung gefunden. Aufbauend auf diesen Anwendungen sind aber auch die notwendigen Managementfunktionen je nach Betriebsgröße von großer Bedeutung, da diese nicht isoliert betrieben werden können.

„Management-Informationssysteme setzen Dispositionssysteme voraus, die die Datenbasis erzeugen, auf die dann entsprechende Verdichtungsprozeduren zur Ermittlung von Führungsinformationen zugreifen." (Scheer 1995).

Vor dem Hintergrund dieser Betrachtungen können die einzelnen betrieblichen Informationssysteme in ein Schichtenmodell gebracht werden, welches einerseits deutlich macht, wie diese aufeinander aufbauen, andererseits aber auch verdeutlicht, wie die operative Bedeutung der einzelnen Systeme „von unten nach oben" abnimmt, und gegenläufig die strategische Bedeutung zunimmt. Informationssysteme auf einer höheren Ebene können in der Regel aber ohne jene auf der unteren Ebene nicht sinnvoll betrieben werden, da sie auf die Daten der darunter liegenden Systeme angewiesen sind. Nachfolgende Abbildung zeigt diesen Zusammenhang nach Scheer (1995).

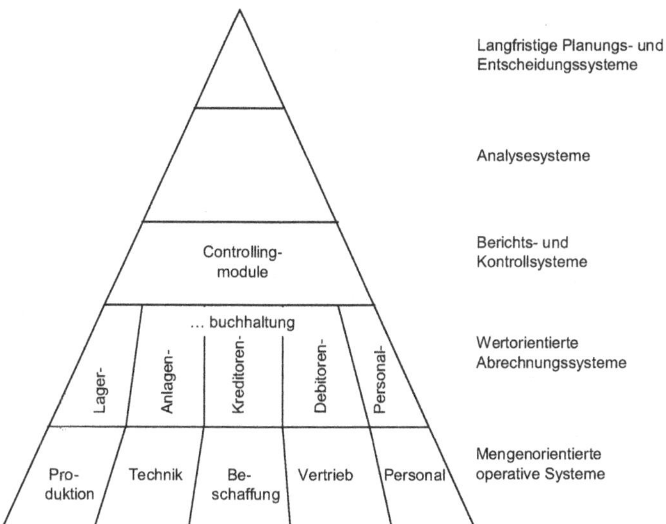

Abb. 1.2: Systemtypen und Informationssystem-pyramide

Die Zuordnung von IT-Systeme zu den einzelnen Schichten führt zu Systemtypen, welche u.a. die „funktionale Kompetenz" (⌧ Kap. 2.5, S. 49) eines Informationssystems kennzeichnen. Dabei sind aber Funktionen für das Berichts- und Kontrollwesen oftmals auch als integrierte Teile von operativen Systemen zu finden.

In diesem Sinne dienen die mengenorientierten operativen Systeme dazu, die betrieblichen Leistungserstellungsprozesse zu unterstützen und zu optimieren. Beispiele hierfür sind im Krankenhaus

- das Patientendatenverwaltungssystem,
- das Laborinformationssystem,
- das Radiologieinformationssystem,
- das Operationsdokumentations-System,
- das Apothekensystem,
- das Materialwirtschaftssystem und
- das Personalinformationssystem.

Darauf aufbauend arbeiten dann die einzelnen Buchhaltungssysteme wie Finanzbuchhaltung, Materialbuchhaltung, Personalbuchhaltung und speziell aufbauend auf den medizinisch orientierten Informationssystemen die Abrechnungs- und Controllingsysteme.

Auf der *operativen Ebene* sind die Unterstützungsmöglichkeiten des betrieblichen Miteinanders vielfältig und betreffen die Aspekte der Dokumentation, Verarbeitung, Organisation, Kommunikation und Entscheidungsunterstützung.

Unterstützung der betrieblichen Dokumentation

Die Unterstützung einer integrierten Berufsgruppen übergreifenden betrieblichen Dokumentation besteht in der Möglichkeit der zeitnahen Erfassung von Leistungsdaten und medizinischen Befunden, die dann auch zeitnah von allen Berechtigten eingesehen werden können. Dadurch wird nicht nur die Transparenz erhöht, sondern auch Durchlaufzeiten können durch rechtzeitige Verfügbarkeit wichtiger Informationen (z.B. Laborergebnisse, Röntgenbefunde etc.) verkürzt werden, was zu einer effektiveren Organisation, Auslastung und zur Verkürzung von Warte- und Verweildauern führt.

Unterstützung der betrieblichen Organisation

Aber auch die Möglichkeiten einer IT-gestützten Leistungsanforderung sowie die Terminverwaltung mittels elektronischen Kalendern – wie sie heute viele Benutzer von den persönlichen Arbeitsumgebungen kennen – effektiviert die Betriebsorganisation enorm, da aufwändige Telefonate, Rückfragen oder schriftliche Anforderungsübermittlungen entfallen. Auch die Übertragungen von Angaben von einem Beleg auf einen anderen bzw. in einen Kalender entfallen, und die Koordination z.B. therapeutischer Teams zur abgestimmten Therapiesitzungsplanung für einen Patienten unter Berücksichtigung vieler Randbedingungen (Gruppen-/Einzeltermine, Verfügbarkeit von Ressourcen) wird erheblich erleichtert bzw. erst möglich. Planänderungen sind einfacher durchzuführen und alle Beteiligten werden automatisch benachrichtigt.

Unterstützung der innerbetrieblichen und externen Kommunikation

Medizinbetriebe basieren aufgrund des Dienstleistungscharakters und der enormen fachlichen Differenzierung auch und ganz wesentlich auf einer effektiven Kommunikation aller Beteiligten. Hierzu zählt einerseits die Möglichkeit, dass Mitarbeiter mittels E-Mail bezüglich betrieblicher Aspekte kommunizieren und spezielle sowohl behandlungsbezogene als auch organisationsbezogene Nachrichten austauschen können – ein gerade bei durch Schichtbetrieb geprägten Einrichtungen nicht unwesentlicher Vorteil, aber auch Funktionen zur sicheren Übersendung von Patientendokumenten an interne und externe Mitbehandler erleichtern und effektivieren die Kommunikation ganz erheblich, da nicht mehr physisch Dokumente kopiert, eingetütet und versandt werden müssen.

Verarbeitungs- und Auswertungs-unterstützung

Auf der *Managementebene* stehen auf Basis der operativen Daten der Medizinischen Informationssysteme dann vielfältige Möglichkeiten diese für Zwecke der Abrechnung und des Controllings auszuwerten und weiter zu nutzen. Allein der hohe Komplexitätsgrad der ambulanten Abrechnung in Deutschland zeigt, dass eine manuelle Bearbeitung mit allen notwendigen Überprüfungen und Berechnungen gar nicht mehr möglich ist. Aber auch auf der Berichts- und Kontrollebene gibt es vielfältige Unterstützungsmöglichkeiten, sei dies mittels Statistiken wie Einweiserstatistiken, Leistungsstatistiken, Diagnosestatistiken, Auswertungen zu Behandlungs- und Liegedauer, Auswertungen zu postoperativen Komplikationsraten, Qualifikationsnachweise für Ärzte (Operationsstatistiken), Kosten-/Leistungsbetrachtungen und Budgetierung/Budgetüberwachung.

Zusammenfassend kann also festgehalten werden, dass die Unterstützung der Betriebsführung und des Managements von Gesundheitsversorgungseinrichtungen durch Medizinische Informationssysteme vielfältig sind. *Zusammenfassung Kapitel 1.2*

Merktafel 2
zu Kapitel 1.2: Managementunterstützung durch Informationssysteme

---

- IT-Systeme unterstützen die Berufsgruppen übergreifende zeitnahe Dokumentation im Sinne des effektiven Managements von Patientenakten und -dokumenten sowie eine effektive Datenpräsentation. *M2.1*
- Die zeitnahe und vollständige Leistungsdokumentation ist wichtige Basis für die Abrechnung und Kostenrechnung. *M2.2*
- Durch die Verarbeitung von Patientendaten, z.B. durch Berechnung von Scores, Trends etc. kann die betriebliche Leistung und die Ergebnisqualität transparent gemacht werden. *M2.3*
- Die Unterstützung der Organisation durch ein elektronisches Termin-, Auftrags- und Workflowmanagement verbessert die Prozessqualität. *M2.4*
- Die elektronische Kommunikation mit internen und externen Partnern überwindet Medienbrüche und effektiviert die Zusammenarbeit mit Geschäftspartnern. *M2.5*
- Berichts- und Kontrollsysteme für das ökonomische und das medizinische Controlling sowie für das Qualitätsmanagement helfen bei der Betriebsführung. *M2.6*
- Operative Systeme helfen bei der Abwicklung betrieblicher Vorgänge, werteorientierte Systeme sichern die Finanzflüsse, Berichts- und Kontrollsysteme sowie Analysesysteme helfen bei der Betriebsführung und -steuerung sowie beim Management. *M2.7*

1.3 Aspekte der Unterstützung medizinischen Handelns

Neben der Unterstützung der Betriebsführung und des Managements können Medizinische Informationssysteme auch in vielfältiger Weise das medizinische Handeln direkt unterstützen. Dabei sollte bewusst der „unterstützende Aspekt" im Vordergrund stehen – d.h. die Handlungsautonomie des Arztes darf in keinem Fall durch elektronische Automatismen ersetzt oder eingeschränkt werden.

Die wesentlichen handlungsunterstützenden Aspekte sind

- eine bessere Informationstransparenz durch strukturierte Dokumentation, Disease-Staging und Assessments,
- die Möglichkeit der Führung eines problemorientierten Krankenblattes,
- der Einsatz von klinischen Pfaden und eines koordinierten Behandlungsmanagements,
- automatische oder halb manuelle Benachrichtigungs- und Erinnerungsfunktionen,
- der kontextsensitive Zugriff auf Literatur und Wissen sowie
- der Einsatz entscheidungsunterstützender Funktionen.

1.3.1 Informationstransparenz

Konventionelle Akten erlauben keinen schnellen Überblick

Die Vielzahl der in konventionellen Papierakten abgelegten Dokumente ermöglichen keinen raschen und effizienten Überblick zum aktuellen Zustand des Patienten oder zur epikritischen Bewertung des – auch fallübergreifenden – Verlaufes. Dies ist aber wichtig, um strategische und taktische ärztliche Entscheidungen im Kontext einer Vielzahl von Variablen fällen zu können. Ein wesentliches Ziel klinischer Informationssysteme ist daher die effektive und übersichtliche Bereitstellung aktueller medizinischer Informationen zu einem Patienten.

„The ability to access patient information is the biggest selling point for clinical information systems investments" (Clayton 2001).

Schon in den 70er Jahren wurde vor diesem Hintergrund das Konzept der klinischen Basisdokumentation vorgestellt (Immich 1975), grundsätzliche Überlegungen gehen sogar bis in die 30er Jahre zurück! Das Konzept hat aber aufgrund der mittels einer Papierdokumentation nur aufwändigen Umsetzbarkeit – z.B. durch die doppelte Dokumentation von Diagnosen, Risikofaktoren usw. in den Detaildokumenten und auf einen gesonderten Basisdokumentationsbogen – nie breite Anwendung gefunden.

Digitale Dokumentation erlaubt verschiedene „Sichten" auf die Krankenakte

Mittels der elektronischen Dokumentation in Medizinischen Informationssystemen ist es nun jedoch möglich geworden, einmal erfasste medizinische Angaben flexibel für verschiedenste Zwecke zusammen- und darzustellen. Quasi „auf Knopfdruck" können so die aktuellen Diagnosen, die aktuellen Probleme wie Risiken und Handicaps, die aktuellen Anordnungen und deren Durchführungsstatus sowie z.B. ein fachspezifisches Assessment oder spezielle Scores auf einen Blick dargestellt und so rasch überblickt werden (⌧ nachfolgende Abbildung). Dabei ist auch denkbar, dass sich einzelne Assessmenteinstufungen bzw. Scores durch in anderen Dokumentationsfunktionen der Akte eingetragene Werte selbst aktualisieren (Haas 2002). Damit steht als Lösungsbaustein quasi ein patientenbezogenes medizinisches „Informationscockpit" zur Verfügung, welches medizinisches Handeln durch eine hohe, effektive und zeitnahe Informationstransparenz unterstützt und von dem aus auf weitere Detailinformationen und Dokumente bzw. neue Anordnungen zugegriffen werden kann.

Zeitnahe effektive Informationstransparenz

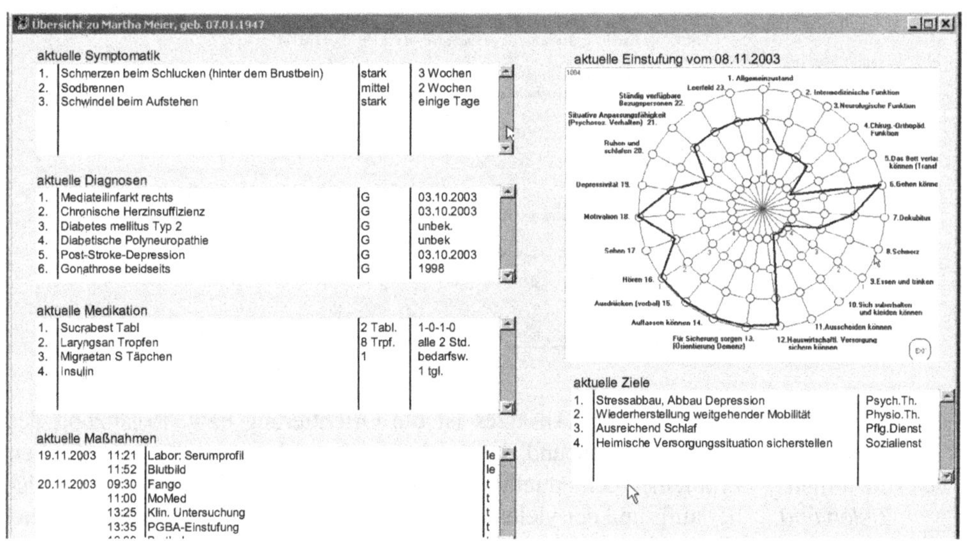

Abb. 1.3: Übersichtsfunktion zu aktuellen klinischen Daten

1.3.2 Das problemorientierte Krankenblatt

Larry Weed stellte erstmals 1969 das Konzept des problemorientierten Krankenblattes mit weltweit großer Resonanz vor. Seine Vision: „Das Krankenblatt braucht nicht bloß eine statische proforma-Ablage von medizinischen Beobachtungen und Tätigkeitsnachweisen zu sein, die in sinnloser Anordnung nach ihren Quellen – Arzt, Schwester, Labor oder Röntgenabteilung – angelegt ist, anstatt mit Bezug auf die zugrunde liegenden Probleme. Es kann problemorientiert sein und damit zu einem dynamischen, strukturierten, kreativen Instrument werden, das eine umfassende und hoch spezialisierte medizinische Versorgung ermöglicht.“

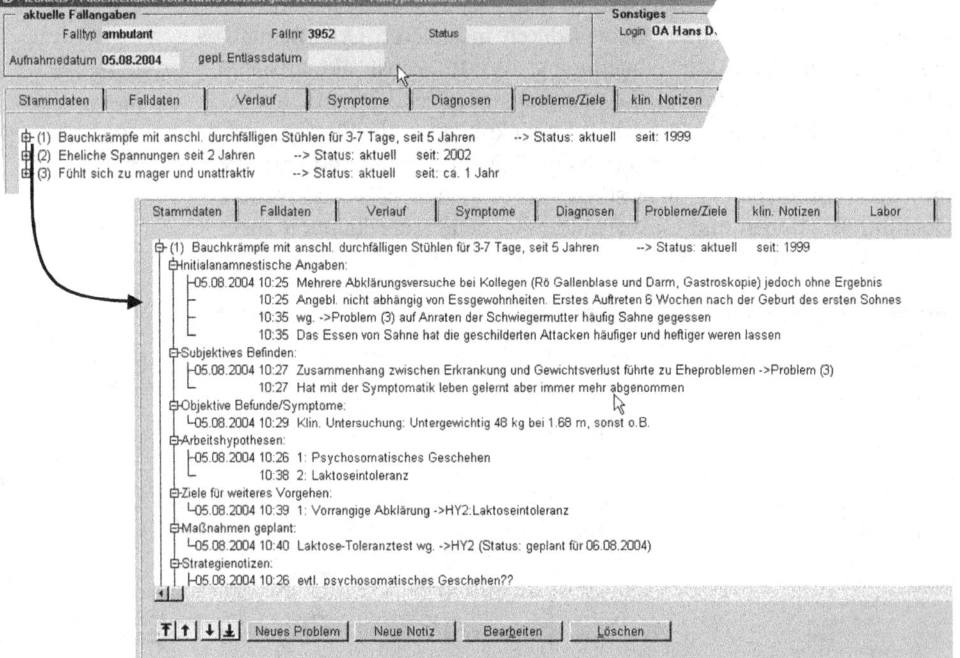

Abb. 1.4: Dokumentation von Problemen, Zielen und Maßnahmen

Grundidee des Ansatzes ist die Orientierung bzw. Ergänzung der Dokumentation und des ärztlichen Vorgehens an den spezifischen Problemen des Patienten. Auch dieses Konzept ließ sich jedoch bisher aufgrund der vielen doppelten Schreibarbeit mit reinen papierbasierten Akten nicht konsequent umsetzen und hat daher noch keinen breiten Eingang in den praktischen Alltag gefunden. Integriert in klinische Informationssysteme kann aber ein solcher Baustein sehr wohl zu einem wertvollen Instrument werden, mittels dem problembezogen ärztliche Anordnungen, Behandlungsziele, Verlaufsnotizen und Problemzusammenhänge dokumentiert werden (⌧ Abb. 1.4, S. 12) und die Anordnungen unter Bezugnahme auf die Einträge aus der Problemliste erfolgen können.

1.3.3 Klinische Pfade und Behandlungsmanagement

Strategische Entscheidungen und taktische Pläne

Ärztlich/pflegerisches Handeln ist gekennzeichnet durch die patientenorientierte problem-/diagnosebezogene Vorgehensstrategie und -taktik sowie situationsspezifische Einzelinterventionen. Welche Maßnahmen werden zur differentialdiagnostischen Abklärung ggf. in welcher Reihenfolge notwendig? Welche Maßnahmen im Zeitverlauf sind bei einer Therapie ggf. mehrfach anzuwenden? Welchen klinischen Kernprozess führen wir generell bei einer vorliegenden bestimmten Diagnose immer durch?

Klinische Pfade als multidisziplinäre Handlungsstränge

Neben den einen Handlungsprozess vor epidemiologischem Hintergrund und gesichertem Faktenwissen evidenzbasierten Vorgehensbeschreibungen im Rahmen von Leitlinien stehen viele Kliniken heute vor der Einführung von klinischen Pfaden. Diese sind im Gegensatz zu den Leitlinien vereinfachte meist lineare multidisziplinäre Handlungsstränge bezogen auf ein definiertes Problem – z.B. eine Operation oder eine Diagnose und beschreiben, welche Handlungen am 1. Tag, 2. Tag usw. durchzuführen sind (Dykes 2002).

Das Behandlungsmanagement kann auf Basis prozessorientierter Informationssysteme unterstützt werden (Haas 2000), indem vordefinierte klinische Pfade gespeichert werden können – z.B. über entsprechende Definitionsbildschirme oder grafische Editoren – und diese dann bei Bedarf nach einer patientenbezogenen Individualisierung – z.B. durch Streichen von Maßnahmen oder Hinzufügungen, durch Verändern von zeitlichen Distanzen oder Frequenzen – direkt zur Abarbeitung/Dokumentation in die digitale Krankenakte übernommen werden.

Die ⌧ Abbildung 1.5 auf Seite 14 zeigt beispielhaft schematisch einen Planausschnitt, welcher nach Individualisierung (hier z.B. durch Hinzufügung der Lungenfunktionsprüfung) als patientenbezogener Plan bei stationärer Aufnahme in die Krankenakte zur zeitgerechten Abarbeitung/Dokumentation initial eingestellt wird. Auf Basis dieses Plans können dann alle Maßnahmen durchgeführt und anhand der zugeordneten Dokumentationsfunktionen/-formulare dokumentiert werden. Dabei muss auch die Möglichkeit von Planabweichungen und die Dokumentation der strategischen Überlegungen, die zu diesen geführt haben, möglich sein.

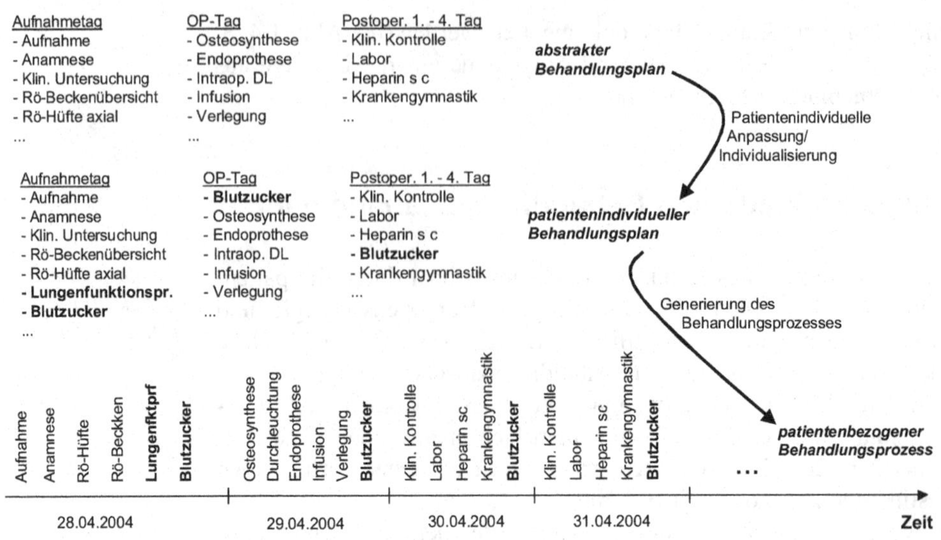

Abb. 1.5: Klinische Pfade und Behandlungsprozess

1.3.4 Benachrichtigungs- und Erinnerungsfunktionen

Ein weiterer heute in kommerzieller Software wenig zu findender aber nachweislich hilfreicher Baustein zur Unterstützung des ärztlichen Handelns sind die so genannten „Message- und Reminder-Funktionen" (Balas 1996). Basierend auf definierten Dateneingaben oder -änderungen werden automatisiert elektronische Nachrichten an definierte an der Behandlung beteiligte Personen oder Gruppen verschickt. Die Komplexität reicht hier von einfachen administrativ/organisatorischen Benachrichtigungen bei Änderungen des Entlassungsdatums, Terminänderungen, Versicherungswechsel etc. bis hin zu wissensbasierten medizinischen Remindern wie sie im System HELP (Kuperman 1991) schon früh erfolgreich implementiert wurden.

Ein einfaches Beispiel: Ändert der behandelnde Arzt in MedAktIS den geplanten Entlassungstag – was eine einzige kleine Eingabe notwendig macht – werden automatisch jene Therapeuten (Logopäden, Physiotherapeuten etc.) elektronisch benachrichtigt, bei denen der Patient dauerhaft regelmäßig zur Therapie ist und gleichzeitig werden die regelmäßigen Therapietermine im elektronischen Kalender der Therapeuten und des Patienten entsprechend bis zum neuen Entlassungstag verlängert (oder gekürzt). Zusätzlich erhält die zentrale Patientenaufnahme eine entsprechende E-Mail.

Weitere Anwendungsbeispiele sind

- die automatische Benachrichtigung des behandelnden Arztes, wenn sich bestimmte Laborwerte normalisiert haben, damit gegebenenfalls die Medikation geändert werden kann,
- die Benachrichtigung über neu eingetroffene Untersuchungsergebnisse aus Funktionsbereichen,
- die Meldung über Änderungen des Zustands des Patienten auf Basis definierter Scores oder einzelner – z.B. von Überwachungsgeräten übernommener – Parameter,
- eine Meldung bei Dokumentation bestimmter Vorfälle durch andere Benutzer,
- eine Benachrichtigung darüber, dass wichtige Termine (z.B. bestimmte Untersuchungen oder Termine) nicht eingehalten wurden und
- Regelmäßige Übermittlung einer ggf. auch patientenindividuell festlegbaren definierten Menge von überwachungs-/kontrollbedürftigen Angaben.

Neben der Möglichkeit, diese Meldungen per elektronische Post zu übermitteln, besteht heute auch die Option, diese per SMS an Handys oder PDAs oder in geeigneter Weise an den Piepser des behandelnden bzw. Dienst habenden Arztes zu übermitteln.

Mit den zuvor beschriebenen Funktionen bleiben medizinische Informationssysteme nicht nur passive Instrumente, sondern werden auf Basis vordefinierter Reaktionsmuster zu aktiven Elementen der Betriebsorganisation und -kommunikation.

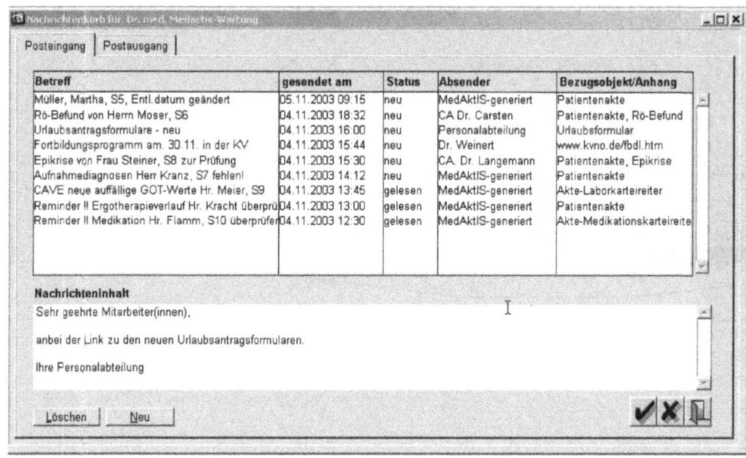

Abb. 1.6: Beispielhafte Benachrichtigungsfunktion

1.3.5 Integration von Literatur-/Wissensbasen

In den vergangenen Jahren sind zunehmend wichtige Informationsquellen der Medizin über das Internet oder einschlägige Informationsdienste öffentlich und schnell zugreifbar geworden.

Kontextsensitive Integration von Literaturdatenbanken und Wissensbasen

Damit entstand die Möglichkeit, aus klinischen Informationssystemen heraus kontextsensitiv – d.h. unter Einbezug der konkreten klinischen Situation eines Patienten bzw. seiner konkreten klinischen Daten – diese Wissensbasen mit bestimmten Fragestellungen abzufragen (Cimino 1996, Johansson 1996).

Ein einfaches Beispiel soll dies verdeutlichen: In der Basisdokumentation bzw. dem Informationsbildschirm in ⌧ Abbildung 1.3 Seite 11 zu einem aktuellen Fall sind die Diagnosen links oben übersichtlich aufgelistet. Durch ein Rechtsklick auf eine Diagnose erscheint ein Kontextmenü, mit dem es möglich ist, mit dieser Diagnose z.B. eine Recherche in der MEDLINE zu starten. Dabei wird im Hintergrund für die Abfrage auch der zugeordnete ICD-Code – oder besser, wenn eine entsprechende Transformationstabelle im klinischen System zum MESH hinterlegt ist, der MESH-Code – für die Abfrage verwendet.

Weitere Anwendungen dieser Funktionalität z.B. zur Aktivierung diagnose- und patientenbezogener Nachrichtendienste sind denkbar.

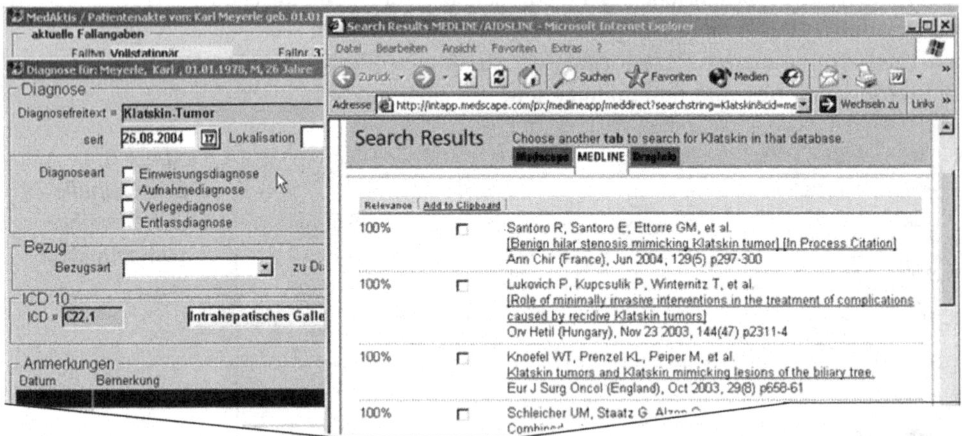

Abb. 1.7: Kontextsensitive PubMed-Recherche

1.3.6 Entscheidungsunterstützende Funktionen

Abzugrenzen von den zuvor erläuterten Ansätzen, die im Wesentlichen vorhandenen Informationen – seien es nun patientenbezogene Informationen, mögliche anwendbare klinische Pfade, relevante Literatur und Studien etc. – organisieren, kontextsensitiv auffinden und sachgerecht präsentieren sind wissensbasierte entscheidungsunterstützende Funktionen, bei denen das Informationssystem auf Basis einer hinterlegten Wissensbank selbstständig Wissen anwendet und zu Schlussfolgerungen oder Entscheidungsvorschlägen gelangt.

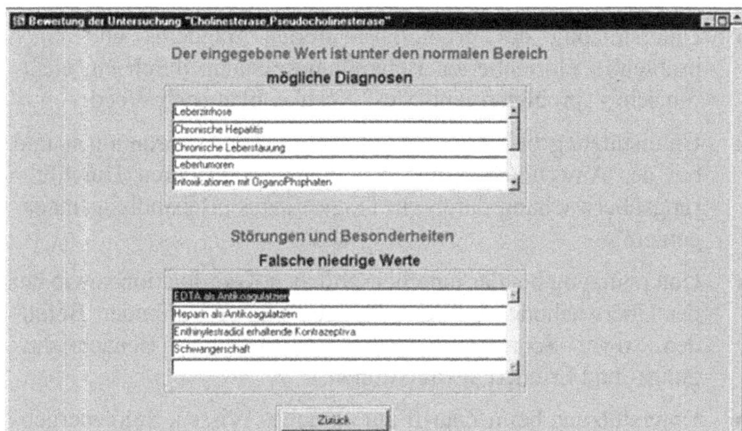

Abb. 1.8: maschinelle Beurteilung eines Laborwertes (Quelle: Dakka 2000)

So vielfältig und hoffnungsfroh die ersten Ansätze und Einschätzungen Mitte der 80er Jahre hierzu waren, so ernüchternd waren die tatsächlich erzielten Ergebnisse. Die kombinatorische Explosion des Problemraumes in der Medizin hat es bisher nicht möglich gemacht, umfassende Diagnostikexpertensysteme zu implementieren. Der Arzt bleibt als handelnder Experte Souverän seines Berufsfeldes und nur in sehr isolierten Betrachtungsbereichen wie der Labordiagnostik oder der Auswertung von Signalen oder Bildern sowie bei der Berechnung von Wahrscheinlichkeiten für die Prognose können heute von Computern expertenähnliche intelligente Leistungen erwartet werden.

Insofern hat sich der Forschungsschwerpunkt des Medical Knowledge Enigneerings von der Entwicklung „klassischer“ Expertensysteme verlagert zum Aufbau von wissensbasierten Systemen (Spitzer 1994), deren Ziel es ist, formal modelliertes und damit algorithmisch auffindbar- und anwendbares Wissen schnell und kontextsensitiv dem Benutzer zur Verfügung zu stellen.

Zusammenfassung Kapitel 1.3

Das Potenzial Medizinischer Informationssysteme zur Unterstützung des ärztlichen Handelns ist weitgehend und heute wenig sowohl in den Vorstellungen der klinisch Tätigen als auch in den Implementierungsplänen der einschlägigen Software-Industrie verankert.

Merktafel 3

zu Kapitel 1.3: Unterstützung des ärztlichen Handelns durch Medizinische Informationssysteme

---

M3.1
- Transparenz durch schnellen Überblick über die momentane bio-psycho-soziale Situation und die wichtigsten Befunde des Patienten durch eine Basisdokumentation, integriertes Disease-Staging und fachspezifische Assessments.

M3.2
- Unterstützung des problemorientierten Handelns und einer problem-/zielorientierten Behandlungsplanung durch ein elektronisches „problemorientiertes" Krankenblatt nach Weed.

M3.3
- Unterstützung bei immer wiederkehrenden Verordnungen und bei der Anwendung klinischer Pfade sowie deren Durchführungsüberwachung durch ein IT-gestütztes „Behandlungsmanagement".

M3.4
- Unterstützung bei der innerbetrieblichen Koordination sowie bei der Überwachung von Anordnungen und eintreffenden Befunden sowie Score-/Zustandsänderungen durch Benachrichtigungs- und Erinnerungsfunktionen.

M3.5
- Unterstützung beim Zugriff auf aktuelles Wissen, Studienergebnisse, Leitlinien etc. durch die Integration des kontextsensitiven Zugriffs auf Wissensbasen.

M3.6
- aktive Unterstützung bei der Anwendung des aktuellen Wissens durch wissensbasierte Entscheidungsfunktionen.

2 Grundlagen betrieblicher Informationssysteme

Betriebliche Informationssysteme sind heute allgegenwärtig vom kleinen Handwerksbetrieb bis zu den großen Konzernen. Je nach Branche werden für die Unternehmen spezielle Informationssysteme notwendig. Andererseits gibt es eine ganze Reihe von übergreifend gültigen Prinzipien, Anforderungen und Lösungsanätzen.

Folgende Fragen sollen daher im in diesem Kapitel behandelt werden:

- Was ist ein Informationssystem? *Kapitel 2.1*

  Zum Begriff „Informationssystem“ existieren eine Reihe differierender Sichtweisen. Diese werden erläutert, die soziologischen Aspekte werden angesprochen und die Bedeutung von IT-Systemen für die betriebliche Leistungserstellung aufgezeigt.

- Welchen Einfluss haben Informationssysteme auf die Arbeitssituation? *Kapitel 2.2*

  Informationssysteme sind aus ganzheitlicher Betrachtung sozio-technische Systeme und haben erheblichen Einfluss auf die Aufgabenverrichtung des Einzelnen und die Betriebsorganisation insgesamt. Die daraus resultierenden sozio-technischen Aspekte werden diskutiert.

- Was sind die Ziele von Informationssystemen? *Kapitel 2.3*

  Es werden die generellen für alle Unternehmen gültigen Ziele von betrieblichen Informationssystemen vorgestellt.

- Wie ist die betriebliche Einordnung zu sehen? *Kapitel 2.4*

  Ein wichtiger Aspekt ist die betriebliche Einordnung von Informationssystemen, denn letztendlich gibt es spezielle Systeme für jede Ebene der Unternehmenshierarchie – vom Arbeitsplatzsystem bis hin zum gesamtbetrieblichen Informationssystem.

Kapitel 2.5 ▪ Welchen Funktionsumfang können Informationssysteme haben?

Informationssysteme können verschiedene Aspekte der betrieblichen Arbeit und der Arbeitsprozesse unterstützen. Es werden die prinzipiellen Unterstützungsmöglichkeiten diskutiert und es wird der Begriff der „funktionalen Kompetenz" eingeführt.

Kapitel 2.6 ▪ Wie können Informationssysteme aufgebaut sein, welche architektonischen Aspekte gibt es?

Von großer Bedeutung für die Effizienz, den Pflege- und Betreuungsaufwand und die Dauerhaftigkeit eines Informationssystems ist dessen Aufbau. Es werden architektonische Aspekte von Informationssystemen aus Sicht des Eigners/Benutzers („owner's view") und aus Sicht des Informatikers („designer's view") diskutiert sowie prinzipielle Architekturparadigmen erläutert.

Kapitel 2.7 ▪ Welche allgemeinen Anforderungen sind von Informationssystemen zu erfüllen?

Neben den speziellen funktionalen Anforderungen in den verschiedenen Branchen gibt es allgemein gültige branchenunabhängige Anforderungen, die alle Informationssysteme erfüllen sollten. Diese werden im Einzelnen erläutert.

Kapitel 2.8 ▪ Welche Gestaltungsdimensionen können und müssen bei der Einführung und dem Betrieb von Informationssystemen berücksichtigt werden?

Die Einführung von Informationssystemen ist ein komplexer Prozess und wirkt sich nachhaltig auf Arbeitsabläufe und Aufgabenerfüllung aus. Die Neu-/Umgestaltung verschiedenster Aspekte wie Unternehmensziele, Ablauf- und Aufbauorganisation etc. ist daher zu berücksichtigen.

Kapitel 2.9 ▪ Parametrierbarkeit und Generizität

Wie können industriell gefertigte Standardprodukte („Standardsoftware") unaufwendig ohne zusätzliche Softwareentwicklung an die individuelle Situation eines Unternehmens angepasst werden? Es wird ein Überblick über die konstruktionsbezogenen Möglichkeiten zur Individualisierung gegeben.

Kapitel 2.10 ▪ Welche Projektphasen sind bei Auswahl und Einführung von Informationssystemen zu berücksichtigen?

Auswahl und Einführung von Informationssystemen ist ein komplexer Prozess und muss projektmäßig vorbereitet und durchgeführt werden. Die wesentlichen Projektphasen werden aufgezeigt.

2.1 Zum Informationssystembegriff

Der Informationssystembegriff ist vielschichtig und Bernus (1998) zeigt anhand der historischen Darstellung verschiedener Definitionen deutlich, dass sich die Definition des Begriffes in dem Grade weiterentwickelt hat, wie die Möglichkeiten von Informationssystemen zur Unterstützung von Produktions- und Dienstleistungsprozessen gestiegen sind.

Anfangs standen Dokumentation und Archivierung im Vordergrund, heute alle Aspekte betrieblichen Handelns

Standen früher vor allem Aspekte der Dokumentation und Archivierung im Vordergrund, so unterstützen heute Informationssysteme in vielen Arbeitsbereichen praktisch alle Aspekte betrieblicher Abläufe wie z.B. die Organisation in Form von elektronischen Terminkalendern und Platzbuchungssystemen, Workflowmanagement und die inner- und außerbetriebliche Kommunikation in Form von integrierten eMail- und Benachrichtigungsfunktionen bis hin zur Unterstützung einrichtungsübergreifender Prozesse wie z.B. einem automatischen Verhandlungs- und Bestellwesen über elektronische Marktplätze (Esswein 2002, Merz 1999, Rebstock 2001).

Eine eng gefasste Definition zum Informationssystembegriff

Nach Zilahi-Szabó (1995) umfasst ein Informationssystem

„... alle Einrichtungen, Handlungen und Vorschriften der Erfassung, Verarbeitung und Verwertung von Daten/Informationen – Kombination von Rechnern und Anwendungen, die Daten in Informationen umwandeln und Daten, sowie Informationen speichern ... Das Informationssystem dient der Unterstützung administrativer sowie dispositiver Aufgaben und soll strategische Planungen und Entscheidungen optimieren helfen."

Diese Sicht wird aber dem eigentlichen Sachverhalt insofern nicht ganz gerecht, da sich diese Definition auf die Betrachtung von „Einrichtungen, Handlungen und Vorschriften" bezieht und damit eher technisch orientiert ist.

Weiter gefasste Begriffsdefinition bezieht die handelnden Personen mit ein

Tatnal (1995) fasst den Begriff weiter und bezeichnet ein Informationssystem als ein System

"... comprising hardware, software, people, procedures and data, integrated with the objective of collecting, storing, processing, transmitting and displaying information."

Damit bezieht er also auch handelnde Personen in die Definition eines Informationssystems mit ein. Dies ist insofern konsequent, da aus der allgemeinen Systemtheorie der Begriff eines Systems definiert wird als „Menge von System-Elementen die zusammenhängen und die einem gemeinsamen Zweck dienen" – also prinzipiell die handelnden Personen auch Teil des Informationssystems sind. Einen guten Überblick zum generellen System-Denken gibt Pacher (1996).

Die Einbeziehung personeller Handlungsträger – oft auch Akteure genannt – in die Definition ist einerseits wichtig, da gerade in Dienstleistungsunternehmen diese personellen Handlungsträger sowie das betrieblich-organisatorische Umfeld ganz wesentliche Teile eines funktionierenden Informationssystems sind. Was wäre z.B. ein Arztpraxisinformationssystem ohne die Anmeldungskräfte, welche die Termine vergeben und in den elektronischen Terminkalender eintragen, den Betrieb optimieren und festhalten, ob ein Patient schon da ist? Andererseits weist diese Betrachtungsweise auch auf den Aspekt der notwendigen und nicht immer unproblematischen Mensch-Maschine-Kommunikation und -Interaktion hin.

Ein betriebliches Informationssystem besteht also tatsächlich aus

„Menschen und Maschinen, die Informationen erzeugen und/oder benutzen und die durch Kommunikationsbeziehungen miteinander verbunden sind.“ (Hansen 1996).

Heinrich (1989) bringt hier den Begriff des „Mensch-Technik-Aufgaben-Systems“ ins Spiel, was auf einen wichtigen Aspekt hinweist: das ein IT-System umgebende *Organisationssystem*.

Aufgaben und Aufgabenträger

Ferstl (1998) differenziert das Organisationssystem weiter in die *Aufgabenebene* und die *Aufgabenträgerebene*. Auf Ebene der Aufgaben unterscheidet er für die Informationsverarbeitungsaufgaben dabei zwei Klassen von Aufgaben:

Verschiedene Aufgabenklassen

- Lenkungsaufgaben inkl. Planung, Steuerung und Kontrolle sowie
- Durchführungsaufgaben zur Erbringung von Dienstleistungen.

Winter (1996) gliedert in Ausführungsaufgaben, Entscheidungsaufgaben, Kontrollaufgaben, Planungsaufgaben und Verwaltungsaufgaben und Krüger (1991) in Führungsaufgaben, Fachaufgaben, Sachbearbeitungsaufgaben und Unterstützungsaufgaben. Die Aufgaben haben in der Regel Informationsbeziehungen bzw. sind zu Bearbeitungsprozessen verkettet. Auf der Ebene der Aufgabenträger werden die

personelle und maschinelle Aufgabenträger

- personellen Aufgabenträger (Akteure) und die
- maschinellen Aufgabenträger

unterschieden. Dabei entscheiden Art und Umfang der Aufgaben darüber, in welchem Ausmaß eine Unterstützung durch Informationssysteme möglich ist.

Zwischen den Aufgabenträgern existiert eine direkte oder indirekte Kommunikationsbeziehungen. Die indirekte Kommunikationsbeziehung basiert dabei auf Informationsspeichern (konventionell: Archiven, Akten), in die Dokumente und Notizen multiprofessionell abgelegt und später wieder gelesen werden. Rödiger (1989) weist aber darauf hin, dass es äußerst problematisch ist, wenn in dieser Modellvorstellung der Mensch – analog dem Computer – nur noch als informationsverarbeitendes System angesehen wird. Er spricht hier vom „maschinenorientierten Menschenbild“. Leicht geht dann der Blick für die menschlichen Fähigkeiten und Eigenschaften verloren. Er plädiert dafür, bei der Neugestaltung der im Sinne von Heinrich benannten „Mensch-Technik-Aufgaben-Systeme“ die Körperlichkeit des Menschen, sein intuitiv-ganzheitliches Vermögen sowie sein soziales Wesen zu berücksichtigen und die Erfordernisse einer humanen Arbeitswelt nicht zu vernachlässigen.

Umfassender Betrachtung der betrieblichen Belange

Hinsichtlich der betrieblichen Betrachtung fordert Vetter (1988), vor der Einführung oder Implementierung eines Informationssystems die relevanten betrieblichen Belange insgesamt zu berücksichtigen.

„Zu diesem Zwecke werden die von einem Projekt betroffenen Personen, Materialien, Informationen, evtl. auch Energien nebst den relevanten Aktivitäten, Material-, Informations- und allenfalls Energieflüssen auf der Basis des Systemdenkens erfasst, wobei Automatisierungsüberlegungen vorerst außer acht gelassen werden.“

Das Ergebnis dieser quasi allumfassenden Betrachtung betrieblicher Belange bezeichnet er als *Objektsystem.* Konsequenterweise werden dann bei Vetters Vorgehen die informationstechnisch relevanten zu automatisierenden Aufgaben aus dem Objektsystem herausgefiltert, was zum *Informationssystem* führt. Dieses ist dann Grundlage aller weiteren Designarbeiten. Der Nachteil dieses Vorgehens ist jedoch, dass auf Ebene des Informationssystemdesigns die nicht-automatisierbaren Aufgaben ausgeblendet werden. Dies ist problematisch, da auch Aufgaben, die nicht informationsverarbeitender bzw. automatisierbarer Art sind, die informationsverarbeitenden beeinflussen können.

Eine Ergänzung des Vetter'schen Ansatzes um die von Ferstl (1998) vorgenommene Trennung in Aufgaben- und Aufgabenträgerebene führt zu ⌧ Abbildung 2.1 auf Seite 24 mit den folgenden Modell- bzw. Betrachtungsebenen:

- Das gesamtheitliche Modell des Unternehmens bzw. den als relevant definierten zu betrachtenden Unternehmensausschnitt. *Objektsystem*
- Das Modell aller betrachtungsrelevanten Aufgaben sowie deren Verknüpfungen unter Berücksichtigung der definierten betrieblichen Aufgabenbereiche. *Aufgabensystem*
- Ein Modell aller Aufgabenträger, die personellen Aktionsträger mit ihren Rollen und ggf. der definierten Hierarchie sowie die maschinellen Aktionsträger in Form der verschiedenen Anwendungsfunktionen. *Aufgabenträgersystem*
- Das Modell des IT-Systems, hier vor allem im Sinne einer nicht technisch entwurfsbezogenen Sicht, sondern einer anwendungsbezogenen logischen Sicht. Dabei handelt es sich um die Anwendungssystemfunktionen und die zu Grunde liegenden Informationsobjekte. *Anwendungssystem*

Vertikale integrative Zusammenhänge können durch die Darstellung entsprechender Prozessketten unter Einbeziehung aller relevanten Aspekte mittels spezieller Notationen (z.B. Ereignis-Prozessketten, Geschäftsprozessdiagramme, Use Cases) hergestellt werden.

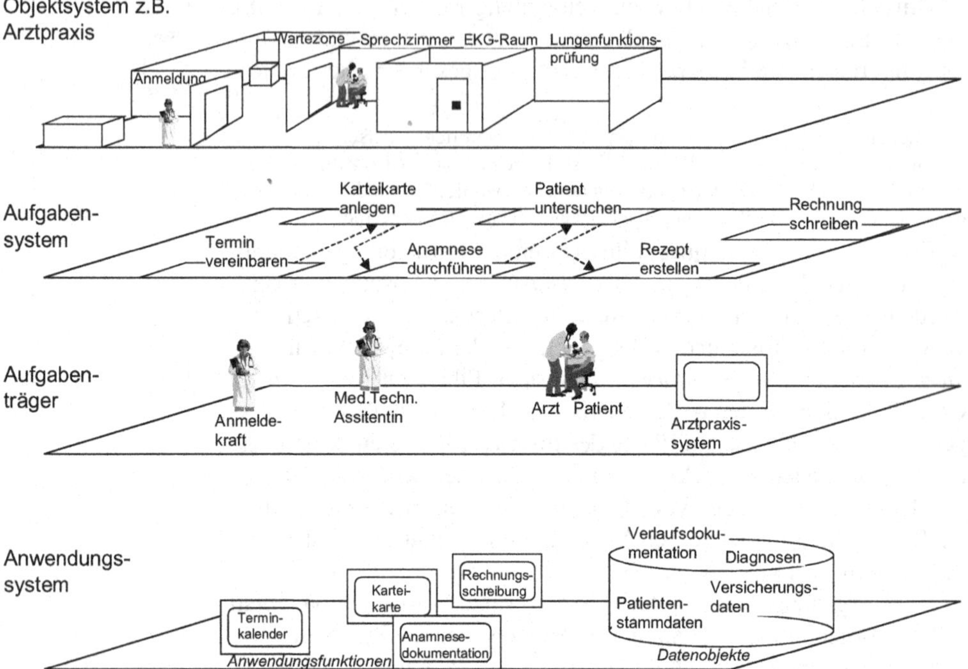

Abb. 2.1: Betriebliche Modell- und Betrachtungsebenen

Modellhafte Betrachtungen auf den unterschiedlichen Ebenen fördern die ganzheitliche Analysen von Wertschöpfungsketten zur Optimierung oder Neugestaltung unter Ausschöpfung der Potentiale der Informations- und Kommunikationstechnologie (Pacher 1996).

Ergänzend kann das Aufgabensystem neben der Aufgabensicht unter den Aspekten der

- *Aufbauorganisation*, die hilft zuzuordnen, welche Aufgaben innerhalb welcher betrieblichen Organisationseinheiten erbracht werden, und der
- *Ablauforganisation*, die die funktionalen und kommunikativen Zusammenhänge der Aufgaben zur Bearbeitung von betrieblichen Vorgängen im Rahmen von betrieblichen *Geschäftsprozessen*

betrachtet werden.

Winter (1996) spricht hier von der „Aufbausicht“ und „Ablaufsicht“. Einen umfassenden Modellierungsansatz für medizinische Abteilungen findet sich in Haas (1989), wo die verschiedenen Aufgabenbereiche medizinischer Abteilungen sowie die einzelnen Aufgaben in einem auf Basis umfangreicher Analysen hergeleiteten generellen Organisationsmodell dargestellt werden. Krüger (1991) behandelt die allgemeinen Auswirkungen auf Aufbau- und Ablauforganisation durch den IT-Einsatz und diskutiert die zeitlichen Auswirkungen auf die verschiedenen Aufgabentypen.

Aufbau- und Ablaufsicht

Zusätzlich zu berücksichtigen ist, welche *Ereignisse* (events) ggf. Auslöser für die Aufgabendurchführung sind und welche *Informationsobjekte* im Sinne betrieblicher Informationsträger und -speicher eine Rolle spielen. Letzteres ist im Allgemeinen und im Speziellen für die IT-Unterstützung von besonderer Bedeutung, denn „aus Aufgabensicht werden Aufgaben durch Verrichtungen an Objekten charakterisiert“ (Winter 1996). Dem trägt auch Scheer (1995) mit seinem ARIS-Ansatz Rechnung, die dort eingeführten sogenannten „Ereignis-Prozessketten“ (EPK), mittels der in integrierter Weise Ereignisse, Aufgaben und Aufgabenverknüpfungen, Akteure und Informationsobjekte berücksichtigt werden, haben breite Akzeptanz und Anwendung gefunden – vor allem auch deshalb, da mit ihnen alle relevanten Aspekte übersichtlich modelliert und dokumentiert werden können. Dies ist bei den neueren Verfahren der Objektmodellierung mit Notationen zur Beschreibung von Geschäftsprozessen nicht immer der Fall, da dort der Begriff des Geschäftsprozesses (use case) festgelegt wird mit

Ereignisse sind zu berücksichtigen

„Ein Geschäftsprozess ... besteht aus mehreren zusammenhängenden Aufgaben, die von einem Akteur durchgeführt werden, um ein Ziel zu erreichen bzw. ein gewünschtes Ergebnis zu erstellen.“ (z.B. Balzert 1999)

Damit wird dieser im Sinne gesamtbetrieblicher Prozesse eingegrenzt wird auf einzelne Aufgabendurchführungen (z.B. Patient anmelden) und es können damit nicht alle bei den EPK berücksichtigten Aspekte integriert modelliert werden.

Auf Ebene des Anwendungssystems unterscheidet Scheer (1995) z.B. Daten, Steuerung und Funktionen. Aus Anwendersicht sind die informationstechnischen Aufgabenobjekte (in diesem Sinne *die Informationsobjekte*) sowie die zur Bearbeitung dieser Objekte verfügbaren Funktionen bedeutsam.

Prinzipiell stellt sich für rechnerbasierte Informationssysteme also die Frage, welche Aufgaben und Aufgabenverknüpfungen automatisiert und damit von Anwendungssystemen übernommen werden können und welche Aufgaben weiterhin von Personen durchzuführen sind. Darüber hinaus ist aber auch eine „Teilautomatisierung“ im

Die Gretchenfrage: Was kann wie unterstützt bzw. automatisiert werden?

Sinne einer nur ergänzenden Unterstützung der personellen Handlungsträger denkbar.

Determinanten der Automatisierbarkeit

Die Automatisierbarkeit von Aufgaben hängt unter anderem ab

- vom informationstechnologisch relevanten Anteil der Aufgabe,
- vom intellektuell notwendigen, flexiblen und nicht durch programmierten Vollzug ersetzbaren Be-, Verarbeitungs- und Entscheidungsanteil,
- vom Determinismus der Aufgabe, d.h. der Möglichkeit Bearbeitungen und Entscheidung in einem analytischen oder wissensbasierten Modell abbilden zu können und
- der weitgehenden Invarianz einer Aufgabe hinsichtlich Ausführung und Weiterleitung.

Die Grenzen dabei verschieben sich jedoch je nach verfügbarer Informationstechnologie zunehmend in Richtung der Automatisierbarkeit ehemals als nicht automatisierbar eingestufter Aufgaben. Während z.B. in der Frühzeit das Vermessen und Bewerten eines EKGs durch einen Arzt erfolgte, kann diese Arbeit heute von leistungsfähigen EKG-Analyseprogrammen übernommen werden. Die Beurteilung einer Ganganalyse – lange Zeit nur manuell möglich – ist heute mit speziellen technischen Aufbauten bzw. modernen Bildverarbeitungsverfahren ebenfalls automatisiert möglich. Diese Beispiele lassen sich beliebig fortsetzen.

Automatisierungsgrad und Anreicherung

Inwieweit eine Aufgabe durch den Einsatz eines Informationssystems betroffen ist und in welcher Weise diese unterstützt werden kann, ist nicht nur eine Frage der Automatisierbarkeit, sondern auch, ob ein IT-Einsatz ohne Automatisierungseffekt notwendig wird und ob eine Aufgabenerfüllung – ob nun automatisierbar oder nicht – durch den IS-Einsatz qualitativ angereichert werden kann.

Folgende Automatisierungsgrade können vor dem Hintergrund der Automatisierbarkeit von Aufgaben und der Beteiligung von menschlichen und maschinellen Aufgabenträgern unterschieden werden:

nicht automatisierbar und ohne IT-Einsatz

- Durchführung nur durch menschlichen Aufgabenträger

  Hier handelt es sich um Tätigkeiten, die keinerlei Automatisierung zugänglich sind. Im nachfolgenden Beispiel fallen hierunter: das Patientengespräch zum Zwecke der Anamnese, die klinische Untersuchung des Patienten, Rückfragen durch die Anmeldungskraft etc. Allgemein handelt es sich um alle Tätigkeiten, die gesamtheitlich von einem Menschen durchgeführt werden müssen.

- Durchführung nur durch menschlichen Aufgabenträger unter Zuhilfenahme des maschinellen Aufgabenträgers

  nicht automatisierbar, aber mit IT-Einsatz

  Bei einer Reihe von Tätigkeiten kann es vorkommen, dass diese prinzipiell nicht automatisiert werden, aber statt dem konventionellen Dokumentationsmedium nun Funktionen des Informationssystems genutzt werden (müssen). Statt also Informationen auf einen Papierbogen oder in eine Akte zu notieren, sind diese nun im Informationssystem zu erfassen. Die eigentliche Arbeit wird prinzipiell also nicht automatisiert oder unterstützt, es erfolgt lediglich ein Medienwechsel. Statt eines Automatisierungs- bzw. Zeiteinsparungseffektes kann es hier sogar dazu kommen, dass die Aufgabenerledigung nun länger dauert. Beispiel: Erfasst ein Arzt die Anamnese elektronisch, wird er in der Regel länger dafür brauchen, als mit einem konventionellen Papierformular oder einer handschriftlichen Notiz.

- Durchführung mittels kooperativem Zusammenwirken von menschlichen und maschinellen Aufgabenträgern

  teilweise automatisierbar

  Teile der Aufgabe – z.B. das Durchführen von Berechnungen, das Heraussuchen von Informationen, das Weiterleiten von Vorgängen usw. – können automatisiert werden. Andere Anteile der Aufgabe werden aber weiter von einem menschlichen Aufgabenträger durchgeführt. Beispiele: die Terminvereinbarung, die Patientenaufnahme, das Ausstellen eines Rezeptes. Allgemein fallen hierunter alle Aufgaben, die einen informationsverarbeitenden Anteil haben.

- Durchführung nur durch maschinellen Aufgabenträger möglich

  vollständig automatisierbar

  Die Aufgabe kann vollständig durch das Informationssystem übernommen werden. Im nachfolgenden Beispiel fallen hierunter: Die Rechnungsschreibung und der Rechungsversand. Allgemein: Alle Aufgaben, die einer vollständigen Automatisierung zugänglich sind.

Aufgabenanreicherung durch IT-Einsatz möglich

Zusätzlich kann für jede dieser Ausprägungen noch betrachtet werden, ob eine Aufgabenerfüllung durch den IS-Einsatz dadurch angereichert werden kann, dass vormals nicht durchführbare Teilaufgaben nun erst durch den IT-Einsatz (automatisiert oder teilautomatisiert) möglich werden. Im nachfolgenden Beispiel ist dies die umfangreiche automatisierte Unverträglichkeits-, Interaktions- und Kontraindikationsprüfung bei der Arzneimittelverordnung.

Ein Beispiel aus einer Arztpraxis

An einem kleinen Beispiel einer Arztpraxis sollen die zuvor erläuterten Zusammenhänge sowie die Effekte des Einsatzes von Anwendungssystemen gezeigt werden. Die linke Spalte repräsentiert dabei die Situation ohne Arztpraxisinformationssystem (APIS), die rechte Spalte den zustand bei Einsatz eines umfassenden APIS. Alle Angaben sind fiktiver Art!

<table>
<tr><td>Behandlungs-anlass</td><td colspan="2">Herr Müller verspürt seit einigen Tagen nach den Mahlzeiten ein lästiges Zwicken im linken Oberbauch. Endlich entschließt er auch nach einem dadurch verdorbenen Wochenende,</td></tr>
<tr><td>Termin-vereinbarung</td><td>... am Montagmorgen in der Gemeinschaftspraxis Dr. Meier&Moser anzurufen und um einen Termin zu bitten. Da er berufstätig ist, an diesem Tag abends noch einen wichtig Termin hat und es sich nicht um einen Notfall handelt, äußert er den Wunsch, einen Termin ab Dienstag nach 17 Uhr zu bekommen. Die Praxishelferin nimmt den Anruf entgegen und prüft in ihrem Terminkalender, welcher Arzt zu den gewünschten Zeiten noch Termine frei hat. Schließlich findet sie am Mittwochabend im Kalender von Dr. Moser um 17:15 Uhr noch einen freien Platz und da der Patient noch nie in der Praxis war – also vermutlich das Erstgespräch und eine Erstuntersuchung etwa länger dauert – gibt Sie dem Patienten diesen Termin und plant ihn im Kalender für eine Dauer von 15 Minuten ein.</td><td>... noch am Sonntagabend sich via Internet bei der Gemeinschaftspraxis Dr. Meier&Moser im dort verfügbaren (anonymisierten) Terminkalender in dem die freien Zeitslots einzusehen sind einen ihm genehmen Termin zu suchen. Da er berufstätig ist, am Montag noch einen wichtigen Termin hat und es sich nicht um einen Notfall handelt, nimmt er den freien Termin am Mittwochabend um 17:15 Uhr. Zur Buchung muss er einige wenige Angaben machen, z.B. ob er schon einmal in der Praxis war, welcher Anlass zum Besuch führt etc. und bekommt dann eine Buchungsnummer.</td></tr>
<tr><td>Besuch in der Praxis mit ….</td><td colspan="2">Am entsprechenden Tag erscheint Herr Müller um 17:00 Uhr in der Praxis.
Die Praxishelferin an der Anmeldung</td></tr>
<tr><td>Dokumentation der Personalien</td><td>... erfragt alle seine Angaben zu Person und zur Versicherung.</td><td>...liest mittels der Gesundheitskarte von Herrn Müller alle Angaben zu Person und Versicherung sowie Vorgeschichte in das APIS ein,</td></tr>
<tr><td></td><td>Die Praxishelferin legt nun eine neue Patientenkarteikarte an und trägt alle Angaben dort ein.</td><td>... wobei auch automatisch eine elektronische Patientenkarteikarte im APIS angelegt wird.</td></tr>
<tr><td>Warten</td><td colspan="2">Sie schickt nun Herrn Müller in den Warteraum. Um 17:18 Uhr kommt der gerade bei Dr. Moser vorstellig gewordene Patient aus dem Behandlungszimmer.</td></tr>
<tr><td></td><td>Die Praxishelferin bringt schnell die Karteikarte ins Arztzimmer und ruft sodann den Patienten auf.</td><td>Dr. Moser ruft die Karteikarte des nächsten für ihn bestellten Patienten auf, automatisch erscheint im Praxiszimmer auf der Anzeige die Buchungsnummer und der Behandlungsraum.</td></tr>
<tr><td>Arztkontakt</td><td colspan="2">Herr Müller begibt sich nun in das Behandlungszimmer. Der Arzt führt eine ...</td></tr>
<tr><td></td><td>... Anamnese durch, er erfragt Vorerkrankungen, momentane Medikation und Beschwerden und notiert die ihm</td><td>... ergänzende Anamnese durch, da Vorerkrankungen und momentane Medikation bereits von der Gesundheitskar-</td></tr>
</table>

als wesentlich festzuhaltenden Angaben in der Karteikarte.	te übernommen in der elektronischen Karteikarte stehen. Er erfasst die Zusatzangaben in der elektronischen Karteikarte.	
Sodann führt er eine klinische Untersuchung durch und notiert die Ergebnisse ebenfalls in der		
… Karteikarte	… elektronischen Karteikarte	
Der Fall ist unproblematisch, es handelt sich um eine leichte Gastritis.		*Diagnosestellung*
Auf einem Blankorezept notiert Dr. Moser die Verordnung, und schickt den Patienten wieder zur Anmeldung. Er selbst begibt sich ebenfalls kurz zur Anmeldung und übergibt der Praxishelferin die Karteikarte und das Blankorezept. Dort füllt nun die Praxishelferin mit der Schreibmaschine das Rezept mit allen Patientenangaben aus und legt es nun vervollständigt nochmals dem Arzt zur Durchsicht und Unterschrift vor. Nun erhält Herr Moser von der Praxishelferin das Rezept und	Dr. Moser erstellt mithilfe des Arzneimittelverzeichnisses des Praxisinformationssystems das Rezept, wobei das System automatisch alle notwendigen Unverträglichkeits-, Kontraindikations- und Wechselwirkungsprüfungen durchführt. Das Rezept wird sodann elektronisch signiert auf die Gesundheitskarte von Herrn Moser geschrieben. Herr Müller nimmt seine Gesundheitskarte und	*Rezeptempfang und …*
… verlässt die Arztpraxis. Da Herr Müller Privatpatient ist,		*… Verlassen der Arztpraxis*
… nimmt die Praxishelferin die Karteikarte nun gleich (oder später) zur Hand, ermittelt die notwendigen Rechnungspositionen hieraus und schreibt die Rechnung. Diese legt sie sodann dem Arzt zur Unterschrift vor und gibt das Original dann in die Post. Eine Kopie wird in den Ausgangsrechnerordner eingeheftet sowie ein manueller Eintrag im Rechnungsausgangsjournal vorgenommen. Mittels diesem werden regelmäßig die Zahlungseingänge überwacht.	… ermittelt das APIS automatisch nach Schließen der Karteikarte durch Dr. Moser die notwendigen Rechnungspositionen hieraus, generiert die elektronische Rechnung und sendet diese verschlüsselt und signiert via E-Mail an Herrn Müller. Es erfolgen automatisch die Einträge im Rechnungsjournal und der Debitorenbuchhaltung.	*Rechnungserstellung und Versand*

Eine übersichtliche Gegenüberstellung der beiden Varianten – graphisch angelehnt an die Scheer'schen Ereignisprozessketten (EPK) zeigt ⌧ Abbildung 2.2 auf Seite 31.

Beim Vergleich der beiden Spalten in der vorangehenden Tabelle sowie beim Betrachten der ⌧ Abbildung 2.2 wird deutlich:

- Unterstützungsmöglichkeiten von Informationssystemen müssen immer im Zusammenhang mit einer Betrachtung der betrieblichen Aufgaben, Aufgabenträger und Prozesse einhergehen.

- Durch Einführung einer Praxis-EDV kommt ein neuer Aufgabenträger mit in das Spiel.
- Es gibt Aufgaben die gar nicht automatisiert werden können (Anamnese durchführen, klinische Untersuchung), aber für die Gesamtbetrachtung des Prozesses wichtig sind.
- Es gibt Aufgaben die vollautomatisiert werden können (Karteikarte anlegen, Patient aufrufen, Karteikarte vorlegen, Rezept schreiben, Rechnung schreiben) und damit für die personellen Aktionsträger wegfallen.
- Es gibt Aufgaben die lediglich bei der Dokumentation elektronisch unterstützt werden können (Anamnese dokumentieren, klinische Untersuchung dokumentieren), aber keinen Automatisierungseffekt beinhalten.
- Der ursprüngliche Prozess wird erheblich modifiziert im Sinne einer effizienteren Abwicklung, die Durchlaufzeit wird verkürzt.
- Der Einsatz von IT kann auch neue vorher nicht effizient mögliche Aufgaben ermöglichen (z.B. automatische Arzneimittelunverträglichkeits- und -interaktionsprüfung) und damit neue Potentiale erschließen.
- Es kommt zu Arbeitsverlagerungen der Aufgabendurchführung zwischen den ursprünglichen personellen Aufgabenträgern, aber auch bisher nicht direkt am Leistungsprozess aktiv Beteiligte wie der Patient tragen nun plötzlich zur Aufgabenerfüllung bei.

Prinzipiell gilt aber, dass ein Informationssystem nicht zwingend als Aufgabenträger einen Computer beinhalten muss, denn eine optimale Dokumentation und Organisation mittels Karteikarten und Papierkalender – wie z.B. in vielen Arztpraxen bis Anfang der 90er Jahre üblich – stellt bereits ein Informationssystem dar. Damit wird deutlich, dass hinsichtlich des Begriffes Informationssystem eine differenziertere Benennung notwendig ist wie sie auch in Haux (1998) vorgestellt wird, nämlich die die Bezeichnung von Informationssystemen in denen Computer Aufgaben übernehmen als „rechnerbasierte Informationssysteme".

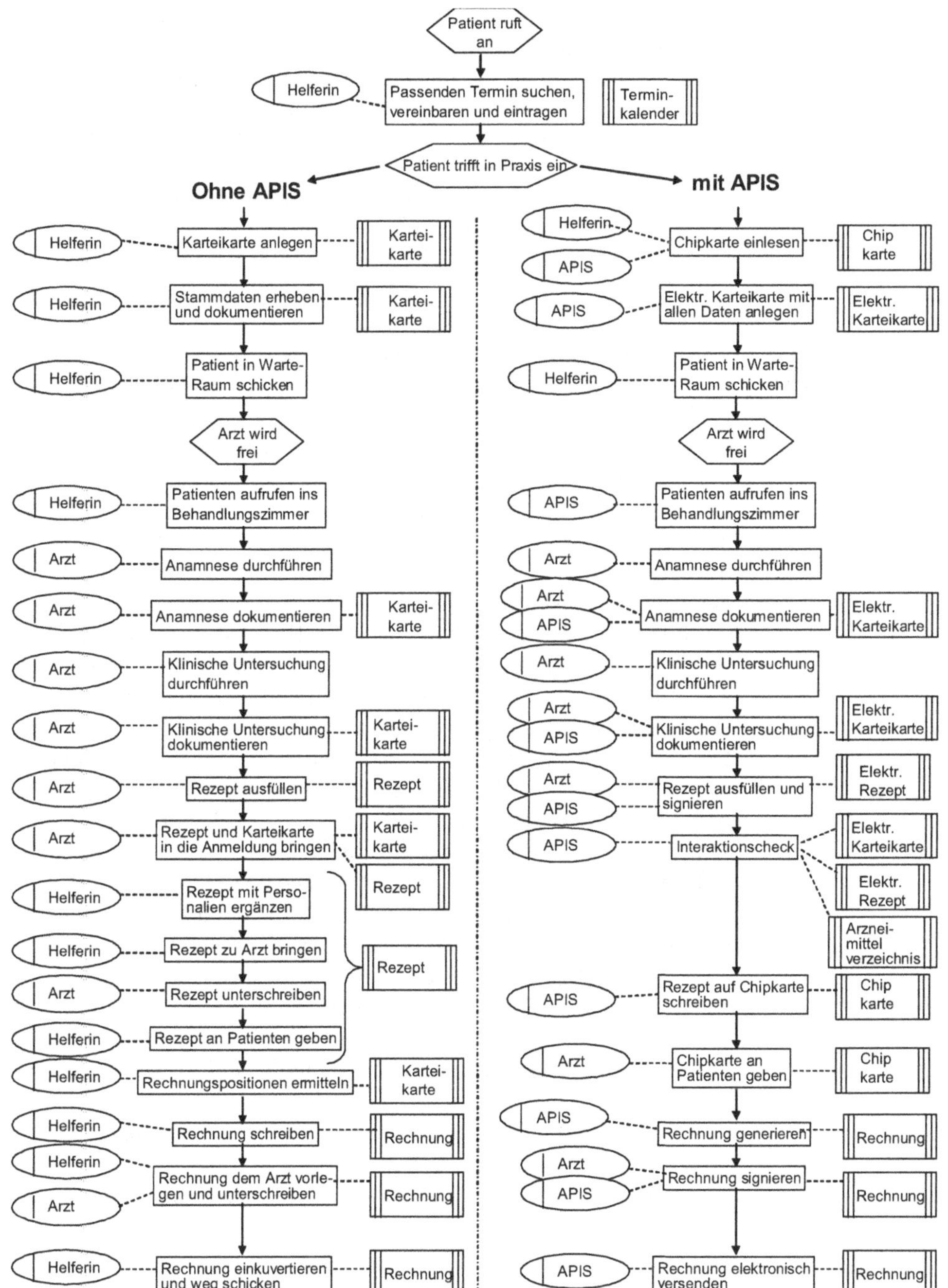

Abb. 2.2: Praxisorganisation ohne und mit Praxis-EDV

Bestandteile von rechnerbasierten Informationssystemen

Hinsichtlich der prinzipiellen Bestandteile von rechnerbasierten Informationssystemen sind des Weiteren die einzelnen technischen Systemkomponenten zu unterscheiden. In Anlehnung an Hesse (1994) – der zwischen Organisationssystem, Techniksystem und DV-System unterscheidet – sollen in der Folge folgende Festlegungen gelten:

Organisationssystem

Ein *Organisationssystem* ist die Gesamtheit der im betrieblichen Umfeld eines Anwendungssystems vorhandenen personellen Aktionsträger, Aufgaben, Aufbau- und Ablauforganisation sowie die zugehörigen Vereinbarungen und Richtlinien. Es umfasst also Aufgaben und Aufgabenträger (⌧ Abb. 2.1, S. 24).

Anwendungssystem

Ein *Anwendungssystem* ist das für die betriebliche Aufgabenerfüllung anwendbare IT-System – im Sinne Hesses das Techniksystem. Es besteht aus dem eigentlichen *DV-System* und den zusätzlichen sonstigen technischen Einrichtungen – wozu evtl. spezielle Peripherie, Messwertaufnehmer, Medizingeräte etc. gehören können. Das DV-System selbst besteht aus der *Hardware*, dem *Betriebssystem*, der *Basis-Software* und der *Anwendungssoftware*. Letztere wird oftmals einfach als „Anwendung" bezeichnet. In diesem Sinne ist ein Anwendungssystem ein vollständiges anwendbares IT-System mit allen erforderlichen Komponenten. Bewusst wird hier der Betrachtung von Hesse, der das Anwendungssystem als Summe von Technik- und Organisationssystem definiert, nicht gefolgt, da das Anwendungssystem dann synonym für den Begriff Informationssystem stände. Demgegenüber ist der Begriff des Anwendungssystems als „anwendbares IT-System" eingängig. Auch Stahlknecht (1999) benutzt diesen Begriff entsprechend bei der Abhandlung über verschiedene branchenbezogene Informationssysteme der Wirtschaftsinformatik, ebenso wird der Begriff bei Ferstl (1998) verwendet.

Nachfolgende Abbildung verdeutlicht bildlich die zuvor erläuterten Zusammenhänge von Technikkomponenten und menschlichen Handlungsträgern hinsichtlich der sozio-technischen Betrachtungsweise des Informationssystembegriffes.

Rechnerbasierte bzw. IT-gestützte Informationssysteme bestehen also aus Organisationssystem und eingesetzten Anwendungssystemen.

Tatnal (1995) unterscheidet hinsichtlich der Anwendungssysteme prinzipiell zwischen

> "functional information systems which support specific business functions e.g. accounting, human resource management …"

und

> "integrated information systems which provide information flow across all areas of application."

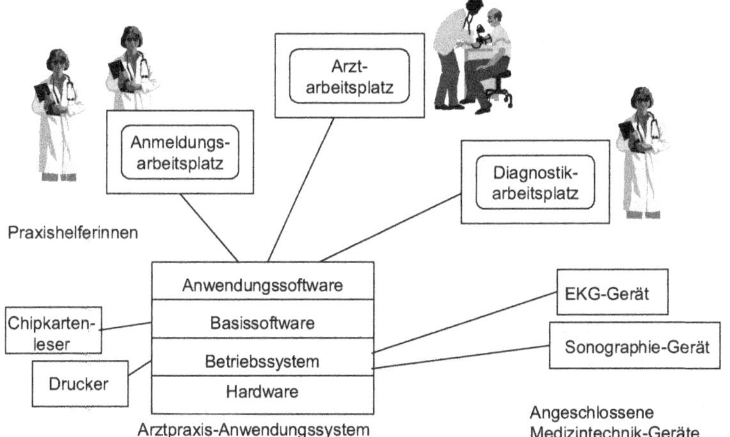

Abb. 2.3: Informations-systeme als sozio-technische Systeme

Letztgenannte Systeme werden in der Regel auch als „gesamtbetriebliche Informationssysteme" oder „Unternehmensinformationssysteme" bezeichnet. Der Zusammenschluss vieler Systeme erstgenannter Kategorie kann aber auch zu einem Gesamtsystem der zweit genannten Kategorie führen (⌧ Kap. 2.4, S. 42).

Für die einzelnen branchen- bzw. einrichtungsbezogenen Anwendungssysteme haben sich verschiedene eingängige Begriffe und Kürzel etabliert, wie z.B.

- GIS – Geographisches Informationssystem,
- UWIS – Umweltinformationssystem,
- JURIS – Juristisches Informationssystem,
- Produktionsinformationssystem,
- HIS – Hochschulinformationssystem,
- PIS – Polizeiliches Informationssystem,
- BiBIS – Bibliotheksinformationssystem,
- Management-Informationssystem.

und speziell für das Gesundheitswesen finden sich Kürzel und Begriffe wie z.B.

- KIS – Krankenhausinformationssystem,
- APIS – Arztpraxisinformationssystem,
- LIS – Laborinformationssystem,
- RIS – Radiologisches Informationssystem,
- HIS – Histologie-Informationssystem,
- PACS – Picture Archiving an Communication System,

- Pflegeinformationssystem,
- Tumordokumentationssystem,
- Operations-Dokumentationssystem,
- Betriebsärztliches Informationssystem.

Einen Überblick zu branchenbezogenen Anwendungssystemen geben unter anderem:

- www.software-marktplatz.de/index/branchensoftware
- dir.web.de/Computer+&+Software/Branchensoftware
- http://suchmaschine.com/suchen/computer/software/ branchensoftware/ (letzter Zugriff 12. 02.2004)

Für die Branche Gesundheitswesen sind diese Quellen zum Teil recht unvollständig, einen guten weitgehend umfassenden Überblick gibt jedoch Wehrs (2002).

Nicht immer klar wird aber in den einzelnen Produktübersichten, was diese Systeme tatsächlich funktional leisten und wie diese Systeme im gesamtbetrieblichen Zusammenhang einzuordnen sind. Wichtige Aspekte zur Typisierung von Anwendungssystemen sind daher auch deren „betrieblicher Wirkungskreis" – Ferstl (1998) spricht hier vom „Gegenstandsbereich" eines Informationssystems – (⌦ Kap. 2.4, S. 42) sowie deren „funktionale Kompetenz" (⌦ Kap. 2.5, S. 49). Beide sind nicht unabhängig voneinander, da durch bestimmte funktionale Leistungen per se (z.B. Controllingfunktionen) der Gegenstandsbereich festgeschrieben wird.

Merktafel 4
zu Kapitel 2.1: Zum Informationssystembegriff

M4.1
- Ein Informationssystem ist die Summe der personellen und maschinellen Aufgabenträger, die im Rahmen ihrer Aufgabenerfüllung informationstechnische Aufgaben verrichten.

M4.2
- Wesentliche Betrachtungsgegenstände im Zusammenhang mit betrieblichen Informationssystemen sind das Objektsystem, das Aufgabensystem, das Aufgabenträgersystem, das Anwendungssystem mit seinen Informationsobjekten und Anwendungsfunktionen sowie die Verknüpfung von Aufgaben zu Prozessketten.

M4.3
- Betriebliche Unterstützungsmöglichkeiten durch Anwendungssysteme müssen immer im Zusammenhang mit einer Betrachtung des betrieblichen Organisationssystems aus Aufgaben, Aufgabenträger und Prozesse einhergehen.

- menschliche Handlungsträger sind wesentliche Bestandteile von Informationssystemen, Informationssysteme sind als soziotechnische Systeme aufzufassen. *M4.4*
- Anwendungssysteme (Synonym: IT-Systeme) sind isoliert anwendbare Techniksysteme bestehend aus DV-System und zusätzlichen technischen Komponenten. *M4.5*
- bei rechnerbasierten Informationssystemen sind Anwendungssysteme wesentlicher Bestandteil. *M4.6*
- Anwendungssysteme bzw. Teile davon sind in rechnerbasierten Informationssystemen eigenständige Aufgabenträger. *M4.7*
- Der Einsatz von Anwendungssystemen führt zu veränderten Aufgabenspektren der personellen Aufgabenträger sowie zu veränderten betrieblichen Prozessen. *M4.8*
- für eine erfolgreiche Implementierung und Nutzung von Anwendungssystemen ist die Einbettung dieser in das betriebliche Umfeld (das Organisationssystem) von hoher Bedeutung. *M4.9*
- effektive Mensch-Computer-Interaktionsmöglichkeiten (i.A. als Benutzerschnittstelle bezeichnet) sind wesentliche kritische Erfolgsfaktoren für die Akzeptanz und leisten einen effektiven Beitrag der Informationstechnologie zur Erreichung der Unternehmensziele. *M4.10*
- der Einsatz von Computern für das Informationsmanagement dient oftmals zur Dokumentation und/oder der Effektivierung vorhandener Bearbeitungsvorgänge und Abläufen, zunehmend aber auch zu integrierten Organisation, Kommunikation und Entscheidungsunterstützung. *M4.11*
- Es ist zwischen Anwendungssystemen zu unterscheiden, welche funktional dedizierte Aufgaben in den verschiedenen Organisationseinheiten eines Unternehmens unterstützen und solchen, die ein Unternehmen gesamtheitlich unterstützen. *M4.12*

Im allgemeinen Sprachgebrauch wird der Begriff Informationssystem zumeist synonym für ein Anwendungssystem bzw. IT-System benutzt – also isoliert bezogen auf die IT-technischen Produkte und Verfahren im betrieblichen Umfeld und nicht unter Einbeziehung auch der personellen Handlungsträger. Vor dem Hintergrund dieser Homonymie des Begriffes Informationssystem wird auch in der Folge der Begriff Informationssystem benutzt werden, auch wenn nur das eigentliche Anwendungssystem also solches angesprochen ist. Der in o.a. Aufzählung zuerst genannte Aspekt sollte aber immer in Erinnerung bleiben!

2.2 Sozio-technische Aspekte von Informationssystemen

Informationssysteme sind sozio-technische Systeme

Informationssysteme sind immer als sozio-technische Systeme zu verstehen, in denen personelle und maschinelle Aufgabenträger eine bedeutende Rolle spielen. Dass dies immer noch missverstanden wird, zeigen viele suboptimale oder gescheiterte Einführungen von IT-Systemen in Krankenhäusern, bei denen der Faktor „Mensch", sein Arbeitsumfeld, seine persönliche Organisation, seine Bedürfnisse und Ängste zu wenig Berücksichtigung fanden.

Informationssysteme verändern zum Teil massiv den Arbeitsalltag des Benutzers

Die am Informationsprozess beteiligten Personen dürfen daher nicht – wie es oft Softwareentwickler empfinden – als menschliche Artefakte in einem technischen Prozess gesehen werden. Aber auch ein Computer bzw. ein IT-System darf nicht als technisches Artefakt im sozialen Prozess verstanden werden, sondern es muss berücksichtigt sein, dass die Einführung eines IT-Systems zu sozialen Folgen für den Einzelnen im Sinne des Aufbaus einer sozialen Beziehung zwischen Benutzer und Computer (Winograde 1986) sowie für die Gesamtheit im Sinne einer geänderten Arbeitsverrichtung – wofür gerade der Einsatz computergestützter medizinischer Großgeräte ein Musterbeispiel ist (Lüschen 1989) – bis hin zu einer jeden Einzelnen wieder betreffenden veränderten Arbeitsorganisation und -teilung führt. Das zuvor erläuterte Beispiel aus der Arztpraxis zeigt dies deutlich. Auch wird von Rödiger (1989) auf die Problematik hingewiesen.

„Die Degradierung des arbeitenden Menschen vom Subjekt der Arbeitshandlung zum Maschinenbediener schnell die Bereitschaft (oder gar die Möglichkeit) zu verantwortlichem Handeln in der Arbeit schwindet".

Medizinische Informationssysteme können das Arzt/ Patientenverhältnis stören

Vertrauenswürdigkeit ist herzustellen!

In diesem Zusammenhang hat die Einführung von IT-Systemen erhebliche gestaltungswissenschaftliche Aspekte (Nake 1992). Dies gilt umso mehr im medizinischen Umfeld, in dem sich der Computer – im Unterbewusstsein aller Beteiligten virulent empfunden – in das Verhältnis Patient/Behandelnder einmischt, quasi eine Dreiecksbeziehung daraus macht. Auch der Patient setzt den Computer nicht mit der „toten" Akte gleich, sondern sieht in ihm ein aktives Element, welches „etwas über ihn weiß". Dies hat erhebliche Konsequenzen für die Berücksichtigung der schutzwürdigen Belange sowohl des Arztes als auch des Patienten als auch auf die Integration von rechnerbasierten Funktionen in den ärztlich/pflegerischen Arbeitsablauf und die örtliche Placierung von Endgeräten wie Bildschirmen etc. im Behandlungsumfeld. Werden diese nicht berücksichtigt, kommt es seitens der Patienten und/oder seitens des medizinischen Personals zu ganz erheblichen Ablehnungs- und Abwehrreaktionen, die einen IT-Einsatz schlechthin unmöglich machen. Zu den wesentlichen *Gestaltungsdimensionen* bei der Einführung von IT-Systemen ⌧ Kapitel 2.8, Seite 92.

Patientenaufklärung auch über die IT-Nutzung!

Wichtig ist vor diesem Hintergrund eine ausreichende Aufklärung des Patienten über die Vorteile digitaler Verfahren und die getroffenen Sicherheitsmaßnahmen, damit ein Medizinisches Informationssystem vertrauenswürdig ist.

IT-gestützte Informationssysteme sind in ihrer Gesamtheit also als sozio-technische Systeme zu verstehen und beinhalten in diesem Sinne als wesentliches Element bzw. Werkzeug für die Aufgabenerfüllung IT-Systeme bzw. Anwendungssysteme. Daraus ergeben sich ganz wesentliche auch soziologische Konsequenzen, deren tatsächliche Bedeutung aber immer noch weitgehend missachtet wird. Valk (1997) fordert z.B. in Bezug auf den praktischen Einsatz von Informationssystemen:

„... Dabei tritt für viele Anwendungsgebiete (jedoch nicht für alle) neben das Leitbild des auf Technikoptimierung zentrierten Informatikers die Notwendigkeit, organisatorische und soziale Kontexte zu verstehen und zu berücksichtigen. ...“ und Rolf (1998) weist ebenfalls auf die verkürzte technisch zentrierte Sicht hin: „ ... wird erkennbar, wie sehr das Verständnis einer Organisation mit ihren Abläufen und die einzusetzende Software einander bedingen. ... Die Wirtschaftsinformatik konzentriert ihren Blick auf die Entwicklung von Informationssystemen und Softwareprodukten. Ihre Realisierung wird, von Ausnahmen abgesehen, als technische Konstruktion von Informationssystemen betrachtet. Dies ist deshalb widersprüchlich, weil sie in den meisten Fällen soziale Organisationssysteme sind. ...“

Gerade in komplexen Medizinbetrieben gilt dies umso mehr; Floyd (1997) zeigt z.B. an einem Krankenhausprojekt, wie groß die organisatorischen Veränderungsmöglichkeiten (in diesem Sinne auch Veränderungsnotwendigkeiten) im Krankenhaus sind, wenn die Softwareunterstützung für übergreifende Aufgaben erfolgt.

Die veränderte Rolle des Arztes durch Informatisierung

Schon in ihrem 1979 im Auftrag der französischen Regierung vorgelegten Bericht zur „Informatisierung der Gesellschaft“ zeigen Nora und Minc die soziologischen Konsequenzen vernetzter und umfassender Informationssysteme und gehen auch speziell auf die veränderte Rolle des Arztes am Beispiel „Informatik und Ärzteschaft“ ein. Einige Thesen daraus sind:

- Die Telematik kann die Charakteristika der ärztlichen Handlung, die Bedingungen der Berufsausübung als Arzt und manche traditionellen ärztlichen Werte verändern.
- Die Informatik wird das Spezialistentum aufbrechen lassen, in dem durch IT-gestützten Kompetenzübergang vom Facharzt auf den Allgemeinmediziner diesem wieder Funktionen übertragen werden, die ihm versagt waren.

- Die Verantwortung von ärztlichem Hilfspersonal kann ebenfalls durch Kompetenzübertragung wachsen.
- Die Informatik kann die Stellung des praktischen Arztes gegenüber seiner Umwelt verändern, so kann es durch Vernetzung von Krankenhäusern und Praxen oder mit Krankenkassen zu Kompetenzverschiebungen und veränderten wirtschaftlichen Rahmenbedingungen kommen.
- Die Informatik stellt auch die Bedingungen der Ausübung des Berufsgeheimnisses in Frage und erfordert diesbezüglich besondere Vorsichtmaßnahmen.

Aktuelle Diskussionen um Zweitmeinungsanwendungen und Telediagnostik sowie die Vernetzung von Versorgungsinstitutionen im Rahmen der Gesundheitstelematik zeigen, wie zeitlos die Befunde von Nora und Minc sind.

Informatisierung kann zu Rationalisierung, Arbeitsverlagerung und Entqualifizierung führen

Schmiede (1996) führt sehr eindrucksvoll die Konsequenzen der „Informatisierung von Arbeit" aus – wie z.B. Arbeitsverlagerung auch und gerade von Dienstleistungsunternehmen in den privaten Bereichen (Beispiele: Banken mit den Bankterminals, Bahn mit Internet-Fahrkartenverkauf, Buchung von Urlaubsreisen im Internet) sowie die mit der Informatisierung einhergehende Entqualifizierung der Benutzer (Beispiel Versicherungswirtschaft mit exzellenten Beratungssoftwaresystemen, Diagnostiksysteme für Techniksysteme z.B. in der Autowerkstatt, medizinische Diagnostiksysteme).

Ethik und Verantwortung ernst nehmen

Gerade vor dem Hintergrund, „... dass die Praxis des Informatikers, sein Herstellen spezifischer Artefakte, in aller Regel massive Folgen für den Arbeitsprozess hat. ..." (Volpert 1992) muss ein verantwortungsvoller Umgang bei Realisierung, Einführung und Betrieb von IT-Systemen im Allgemeinen und im medizinischen Umfeld im Speziellen oberstes Gebot sein. Die Diskussion um die ethischen Leitlinien der Gesellschaft für Informatik (Rödiger 1989, Witt 1989, Rödiger 1996, Arbeitskreis Informatik 2003) zeigt aber auch, wie komplex dieses Thema ist und wie schwierig, hier eine Konsentierung prinzipieller Leitlinien zu erreichen ist. Martens sieht bereits 1989 die Computer-Ethik als eigene Teildisziplin der Ethik „vergleichbar mit der Medizin-, Gen- oder Wirtschaftsethik". (zu Verantwortung und Ethik bei Implementierung und Einsatz Medizinischer Informationssysteme ⌧ Kap. 4.4.3, S. 217).

Aber nicht nur die sozialen Folgen für den Einzelnen aufgrund veränderter Arbeitsprozesse sind von Bedeutung, sondern auch die zunehmende Transparenz über Betroffene in einem informationstechnisch vernetzten Gemeinwesen ist zu berücksichtigen.

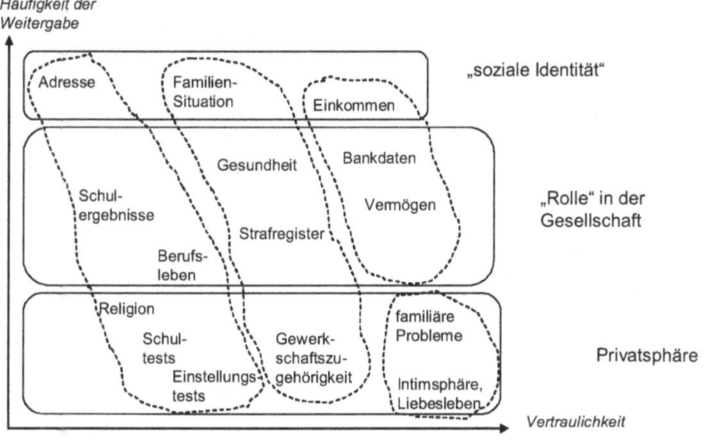

Abb. 2.4: Soziale Relevanz, Vertraulichkeit und Datenweitergabe

Merktafel 5
zu Kapitel 2.2: Sozio-technische Aspekte von Informationssystemen

- Informationssysteme sind sozio-technische Systeme, in denen personelle und maschinelle Aufgabenträger eine bedeutende Rolle spielen. *M5.1*
- Die Aufgabenerfüllung erfolgt in der Regel arbeitsteilig zwischen personellen und maschinellen Aufgabenträgern. *M5.2*
- Bei der Einführung von Informationssystemen sind neben den organisatorischen auch die sozialen Kontexte zu berücksichtigen. *M5.3*
- Bei Gestaltungsprozessen sind die spezifischen menschlichen Fähigkeiten zu berücksichtigen. *M5.4*
- Benutzer gehen oftmals eine soziale Beziehung mit dem Informationssystem ein. *M5.5*
- Informationssysteme verändern den Arbeitsalltag des Einzelnen z.T. dramatisch. *M5.6*
- Informationssysteme verändern betriebliche Rollen und Hierarchien und können zu erheblichen sozialen Umwälzungen führen. *M5.7*
- Medizinische Informationssysteme können das Arzt-/Patientenverhältnis stören. *M5.8*
- Nur vertrauenswürdige Informationssysteme finden Akzeptanz bei Benutzern und Betroffenen. *M5.9*

M5.10 ▪ Durch entsprechende Schutz- und Sicherheitsmechanismen muss die Vertrauenswürdigkeit von Informationssystemen sichergestellt werden.

M5.11 ▪ Nicht nur Benutzer von Informationssystemen, sondern auch Betroffene (Bürger, Kunden, Patienten) sind ausreichend aufzuklären.

2.3 Allgemeine Ziele von Informationssystemen

Auch heute noch findet man oft als Ziel von Informationssystemen den Satz „die richtige Information zum richtigen Zeitpunkt am richtigen Ort".

Diese stark auf die Dokumentation und das Information Retrieval bezogene Sicht greift aber für moderne Informationssysteme zu kurz, da die Unterstützungsmöglichkeiten heute weitaus vielfältiger sind (⌧ Kap. 2.5, S. 49).

Ziele von IS müssen sich von den Unternehmenszielen ableiten

Die Ziele von Informationssystemen müssen sich von den Unternehmenszielen ableiten. „Die Informationstechnologie übt auf die Wettbewerbsfähigkeit von Unternehmen einen starken Einfluss aus. Viele, ja die meisten Unternehmen, leben vom 4. Produktionsfaktor, der Information." (Pacher 1996) Informationssysteme können und müssen daher zur betrieblichen Zielerreichung und damit zum Unternehmenserfolg messbar beitragen. Ohne diesen Anspruch verkommt die Informationsverarbeitung zum Selbstzweck. Nach Krüger (1991) gilt: Strategie vor Organisation vor Technik! Information als 4. Produktionsfaktor wird vor allem in einer immer mehr dienstleistungsorientierten Welt zum mit entscheidenden Produktionsfaktor (Hoss 1991).

Die wesentlichen allgemeinen Ziele von Informationssystemen sind:

Merktafel 6
zu Kapitel 2.3: Generelle Ziele von Informationssystemen

M6.1 ▪ Schnelle Reaktion auf Marktänderungen durch zeitnahe Informationen zu Absatzzahlen und Verbraucherverhalten mittels der Systeme auf der berichts- und Kontrollebene.

M6.2 ▪ Zeitnahe Erstellung marktfähiger Produkte durch die Flexibilisierung der Ablauforganisation sowie die Unterstützung von Entwurf und Test durch die Informationstechnologie.

- Absicherung von Unternehmensentscheidungen durch Transparenz aller betrieblichen Kennzahlen und Simulation von Entscheidungen im Hinblick auf Absatz und Umsatz. *M6.3*
- Verkürzung von Durchlaufzeiten durch Unterstützung der Ablauforganisation und Workflowmanagement sowie optimale Koordination und Integration aller Teilprozesse. *M6.4*
- Rationalisierung von Vorgängen durch Automatisierung von Leistungs- und Produktionsprozessen. Im Dienstleistungsbereich vor allem durch die Automatisierung von Sachbearbeitungsvorgängen und Buchungsprozessen sowie einer multimedialen alle betrieblichen Bereiche umfassenden integrierten Dokumentation, im Produktionsbereich durch die Automatisierung von Produktionsvorgängen. *M6.5*
- Zeitnahe Informationen zu Lagerbeständen und Lagerbewertungen, damit auch zeitnahe Informationen zum gebundenen Kapital.
- Erhöhung der Produkt-/Ergebnis-Qualität durch ein kontinuierliches Qualitätsmanagement mittels qualitativer Indikatoren. *M6.6*
- Erhöhung der Transparenz aller betrieblichen Aspekte, hier vor allem der *M6.7*
  - der *Kostentransparenz,* d.h. welche Kosten fallen für die einzelnen betrieblichen Produkte an,
  - *Einnahmetransparenz*, d.h. mit welchen Produkten bzw. Produktgruppen werden welche Umsätze erzielt,
  - der *Organisationstransparenz,* d.h. welche Abläufe sind vorgegeben, in welchem Zustand befinden sich der Entwicklungs-/Erstellungsprozess betrieblicher Güter,
  - der *Leistungstransparenz,* d.h. welcher Aufwand wird betrieben, um bestimmte Leistungen zu erbringen bzw. welcher Mitteleinsatz ist dazu notwendig.
  - der *Entscheidungstransparenz,* d.h. die Nachvollziehbarkeit betrieblicher Entscheidungen auf der operativen, taktischen und strategischen Ebene.

Zeitnahe Verfügbarkeit wichtiger Betriebskennzahlen

Viele Großkonzerne, z.B. in der Versicherungs- und Reisebranche, im Bankenwesen, können heute nur erfolgreich sein, weil das Management zeitnah über detaillierte und verdichtete Informationen zu Verbrauchszahlen, Buchungs- und Belegungszahlen, Börsenkursen, Kostenstruktur etc. verfügt und dementsprechend zeitnah Unternehmensentscheidungen treffen kann. Eine beispielhafte an der

Unternehmensstrategie orientierte IT-Ausbauplanung für Krankenhäuser wird in Haas (1997) aufgezeigt.

2.4 Anwendungssysteme im betrieblichen Kontext

Unterscheide: Funktionale Kompetenz eines Anwendungssystems und sein Gegenstandsbereich

Wie bereits problematisiert, wird bei den im ⌧ Kapitel 2.1 auf Seite 33 aufgelisteten Anwendungssystemen nicht explizit deutlich, was diese tatsächlich funktional leisten und wie diese im gesamtbetrieblichen Zusammenhang einzuordnen sind. Während die *funktionale Kompetenz* angibt, ob und wenn ja welchen funktionalen Schwerpunkt bzw. welchen funktionalen Umfang ein Anwendungssystem hat, gibt die betrieblich-hierarchische Einordnung über den *Gegenstandsbereich* des Einsatzes innerhalb eines Unternehmens Auskunft.

Prinzipiell ist zur Bestimmung des Gegenstandsbereiches ein modellhaftes Abbild des Unternehmens notwendig. Unternehmen sind heute zumeist hierarchisch aufgebaut, diese *Aufbauorganisation* schlägt sich in entsprechend hierarchisch gegliederten Organigrammen nieder und legt die zumeist dauerhafte Beziehungs- und Verantwortungsstruktur fest, während die *Ablauforganisation* die zumeist dauerhafte Prozessstruktur der verschiedenen Leistungserstellungsprozesse fixiert (Gomez 1987).

Unternehmenshierarchie als Bezugssystem für den Gegenstandsbereich eines IS

Allgemein gesehen besteht ein Unternehmen aus Organisationseinheiten, die selbst wieder zu Organisationseinheiten zusammengefasst werden können. Gerade durch den Einsatz von Anwendungssystemen und deren betrieblich integrierenden Charakter wird heute versucht, Unternehmen hierarchisch so flach wie möglich zu gestalten. Die einzelnen Organisationseinheiten können im Sinne der Systemtheorie als Untersysteme des Unternehmens aufgefasst werden. Ein zentrales Konzept ist das der „Abteilung", unter der weitere abgrenzbare Aufgabenbereiche subsummiert werden. Hat ein Unternehmen ein sehr breites Aufgabenspektrum, werden Abteilungen oftmals auf übergeordneter Ebene noch zu Geschäftsbereichen bzw. betrieblichen Funktionsbereichen zusammengefasst.

Eine immer noch aktuelle und eingängige Einordnung hinsichtlich der Differenzierung des Gegenstandsbereiches von Anwendungssystemen stammt von Diebold (1986), in der die verschiedenen betrieblichen Ebenen, in denen Informationssysteme zum Einsatz kommen, berücksichtigt werden.

Wie die Abbildung 2.5 zeigt, kann sich die betriebliche Einordnung von Informationssystemen auch an der Unternehmenshierarchie orientieren.

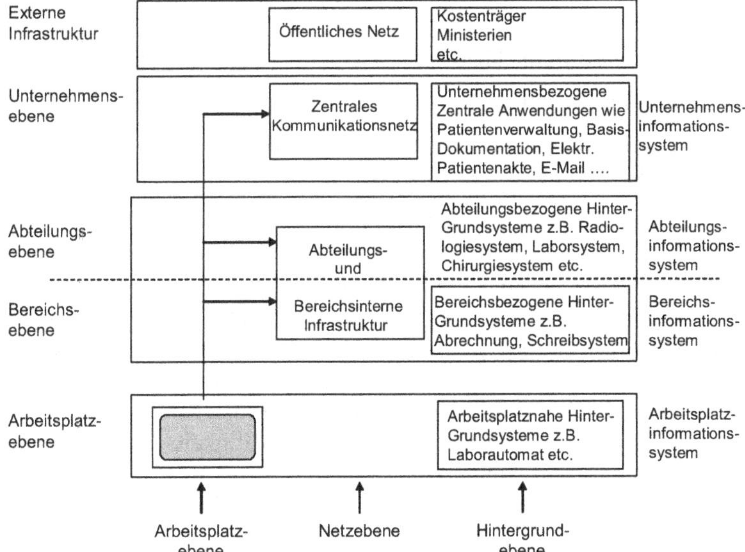

Abb. 2.5: Unternehmensebenen und IT-Systeme

Dies ist im Hinblick auf die Planung des Ausbaus von Unternehmensinformationssystemen von Bedeutung, da sich daraus sowohl die betriebliche Bedeutung eines Anwendungssystems als auch die durch dieses betroffenen Personenkreise ablesen lassen. Anwendungssysteme können in den verschiedenen Unternehmensebenen in sich abgeschlossen und isoliert betrieben werden, können jedoch auch über definierte Schnittstellen mit anderen Systemen kommunizieren. Nachfolgend werden einige Beispiele für Anwendungssysteme auf den verschiedenen betrieblichen Ebenen – hier für den Betrachtungsbereich Gesundheitswesen – gegeben.

Arbeitplatz-Informationssysteme

Arbeitsplatzinformationssysteme sind solche IT-Systeme, die spezifische technische Komponenten und softwaretechnische Funktionalitäten für die Unterstützung spezieller Arbeitplätze zur Verfügung stellen. Beispiele hierfür sind:

- Befundungsarbeitsplätze für den Radiologen, sogenannte „Befundungsworkstations“, die über eine besondere Bildschirmauflösung und Grauwertdarstellung verfügen und enorme Rechenleistung haben, um entsprechende Bildoperationen durchzuführen sowie eine spezielle Bildbetrachtungs- und Manipulations-Software besitzen.
- Schreibarbeitsplätze für den Schreibdienst mit integrierten speziellen medizinischen Textbausteinmodulen und Thesauri.

- Bestrahlungsplanungssysteme des Physikers in der Nuklearmedizin.
- Leitlinienarbeitsplätze zur Entwicklung von klinischen Pfaden.
- Anästhesiearbeitplätze im OP.
- Spezielle Befundungssysteme in der Sonographie, Endoskopie und Radiologie etc.

Die aufgezählten Beispiele zeigen, dass alle diese Anwendungssysteme nur von Mitgliedern bestimmter Berufsgruppen direkt am Arbeitsplatz für spezielle Aufgaben eingesetzt werden. Oftmals verfügen diese Arbeitsplatzsysteme über sehr spezielle Peripheriegeräte wie Kameras, digitale Mikrophone, Scanner, Probenanalyzer usw., durch die die Aufgabenerfüllung unterstützt wird.

Bereichsinformationssysteme

Bereichsinformationssysteme unterstützen die Arbeit einer Gruppe von Personen, die in einem bestimmten Tätigkeits-/ Aufgabenbereich zusammenarbeiten. Diese Systeme werden oftmals auch als „Workgroup-Systeme" bezeichnet. Beispiele hierfür sind:

- Privatabrechungs- oder Kassenabrechnungssysteme,
- integrierte Schreiblösungen, z.B. mit elektronischem Diktatmodul für den Arzt und Dokumentendurchlaufsteuerung,
- OP-Informationssysteme,
- spezielle Dokumentenverwaltungssysteme,
- Pflegeinformationssysteme,
- Tumordokumentationssysteme,
- Archivverwaltungssysteme.

Deutlich wird, dass mittels solcher Systeme eine Gruppe von Mitarbeitern kooperativ zusammenarbeitet und arbeitsteilig eng definierte betriebliche Leistungen erbringt.

Abteilungsinformationssysteme

Abteilungsinformationssysteme unterstützen in integrierter Weise die Arbeit ganzer Abteilungen unter Berücksichtigung aller in Kapitel 2.5 erläuterten Unterstützungsdimension. Bekannte Beispiele aus der Medizin sind hier:

- Radiologieinformationssysteme,
- Laborinformationssysteme,
- Fachabteilungsinformationssysteme für medizinische Abteilungen wie Chirurgiesysteme, Gynäkologiesysteme, Urologiesysteme,
- betriebsärztliche Informationssysteme sowie
- schulärztliche Informationssysteme.

Unternehmensinformationssysteme unterstützen – ebenfalls in integrierter Weise – alle Abläufe eines Unternehmens, Beispiele im Gesundheitswesen sind:

Unternehmens-informations-systeme

- Krankenhausinformationssysteme,
- Arztpraxisinformationssysteme,
- Informationssysteme in Gesundheitsämtern,
- Pflegeinformationssysteme für ambulante Pflegedienste und
- Heiminformationssysteme.

Querschnittssysteme/ Horizontale Anwendungen

Allen diesen vorgenannten Systemen ist eigen, dass sie spezifische Funktionen für definierte betriebliche Organisationseinheiten zur Verfügung stellen. Davon zu unterscheiden sind *Querschnitts-Informationssysteme* bzw. *-anwendungen*, die allen betrieblichen Organisationseinheiten in gleicher Weise Funktionalitäten bieten. Querschnittssysteme bzw. -anwendungen sind also funktional nicht speziell auf bestimmte betriebliche Organisationseinheiten ausgerichtet. Wie die ⌧> Abbildung 2.6 auf Seite 46 bezogen auf das Krankenhaus zeigt, gibt es auch Querschnittsanwendungen, die mehrere aber nicht alle betrieblichen Organisationseinheiten in gleicher Weise unterstützen. In der Fachliteratur wird dementsprechend auch von horizontalen bzw. vertikalen Anwendungen gesprochen. Die vertikalen Anwendungen bzw. Informationssysteme unterstützen in differenzierter Weise also die Arbeit einer betrieblichen Funktionseinheit – sind also i.A. die bereits erwähnten Bereichs- oder Abteilungsinformationssysteme. Die horizontalen Systeme sind allgemein verwendbar, wie z.B.

- E-Mail und Büroinformationssysteme,
- Dokumentenmanagementsysteme,
- Konferenzsysteme,
- Intranet-Anwendungen wie elektronische Telefonlist, Übersicht Notdienst, Kantinen-Essensplan, Branchentelefonbuch usw. und
- Zeiterfassungssystem.

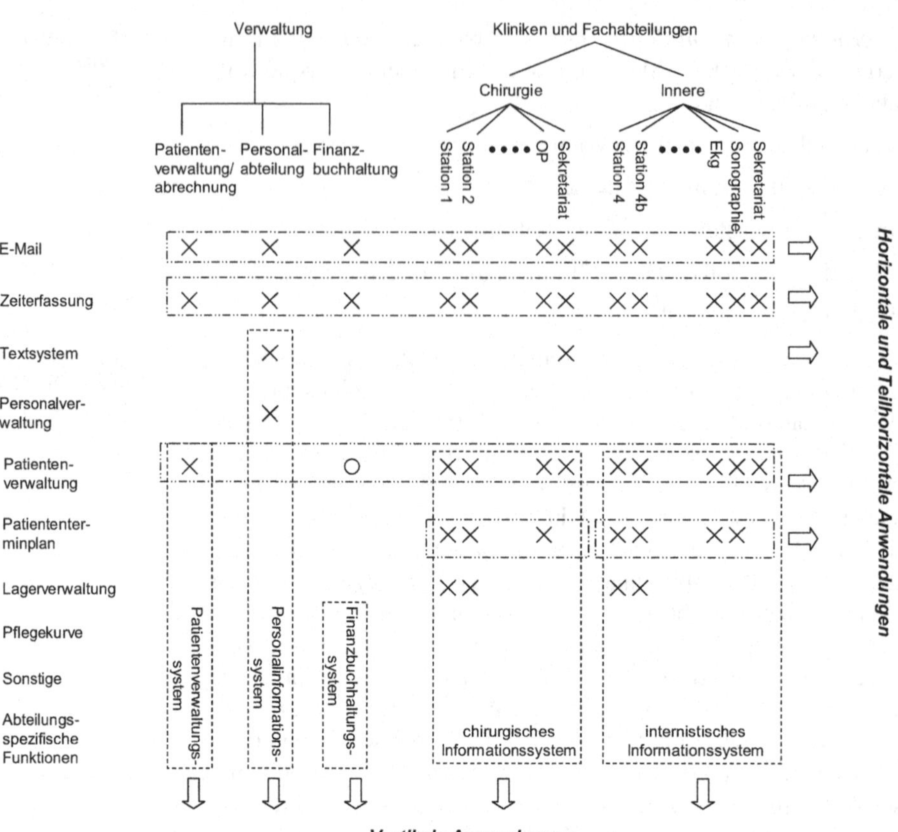

Abb. 2.6: Horizontale und vertikale Anwendungen und Systeme

An der Abbildung wird deutlich, dass es zu Überschneidungen zwischen der Funktionalität von horizontalen und vertikalen Anwendungen kommen kann. So sollten alle medizinischen Systeme die horizontalen Anwendungen „Patiententerminplanung“ und „Lagerverwaltung“ beinhalten. In solchen Fällen werden dann an die datentechnische und funktionale Integration von horizontaler und vertikaler Anwendung besonders hohe Anforderungen gestellt.

Funktionale Kompetenz: Was kann das System?

Neben dem Gegenstandsbereich können Anwendungssystem gemäß ⌧ Abbildung 1.2 auf Seite 7 auch hinsichtlich ihrer generellen funktionalen Kompetenz eingeteilt werden in operative Systeme, dispositive Systeme und strategische Systeme. Im Gegensatz zu Scheer (1995) subsummiert Pacher (1996) unter den operativen Systemen auch die wertorientierten Systeme, er argumentiert, dass die mengenorientierten Systeme in der Regel immer von wertorientierten Systemen begleitet werden „um ihre betriebswirtschaftliche Konsequenz sichtbar werden zu lassen“.

Eine solche Einteilung kann prinzipiell nicht nur bezogen auf ganze Systeme angewandt werden, sondern es ist sinnvoll, diese Einteilung hinsichtlich der funktionalen Kompetenz auf alle denkbaren Anwendungssysteme anzuwenden. Ein primär operatives Anwendungssystem wie z.B. ein Radiologieinformationssystem kann sehr wohl auch werteorientierte Module (z.B. die Kassen- und Privatabrechnung) als auch Analysemodule (Statistiken über Einweiser, durchgeführte Untersuchungen, Materialverbrauch usw.) haben, ein Personalinformationssystem unterstützt sowohl die operativen Aufgaben der Personalabteilung als auch die werteorientierte Personalabrechnung und das Personalcontrolling. Interessanter Weise werden, wie in Wehrs (2002) zu finden, heute sogar gesonderte Praxissimulations- und Analyseprogramme für Arztpraxen angeboten – also betriebsspezifische spezielle Anwendungen für Arztpraxen auf Ebene der Kontroll- und Analysesysteme. Insofern ist es sinnvoll, auch die funktionalen Komponenten eines Informationssystems wie Module, Funktionskomplexe oder Anwendungsfunktionen entsprechend in folgende Klassen einzuteilen:

- *Operative Module* wie z.B. Module für die Medizinische Dokumentation in Form der Elektronischen Krankenakte, Module für die Behandlungsplanung und -überwachung und für die Kommunikation in Form von integrierten E-Mail-Funktionen,
- *Dispositive Module* für die Organisation in Form von elektronischen Terminkalendern für die Ressourcenbelegung (Beispiel Operationsplan) oder Arbeitsplatzlisten,
- *Werteorientierte Module* – in der Regel die Abrechnungsmodule für die ambulante und stationäre Abrechnung sowie das damit verknüpfte Mahnwesen und die Buchhaltung,
- *Auswertungs- / Berichtsmodule* in Form von fest implementierten Statistiken (z.B. Diagnosestatistik, Leistungsstatistik, Einweiserstatistik, Materialverbrauchsstatistik, Abrechnungsstatistik, Patientenstatistiken) oder mittels eines Statistikgenerators frei definierbare Statistiken,
- *Analysemodule* zur Analyse des behandelten Krankengutes hinsichtlich Multimorbidität, Analyse des zur Behandlung in einzelnen Fallgruppen notwendigen Mittel-/Ressourceneinsatzes, Kostendeckungsbeitragsrechnungen, Korrelationen zu Krankheitsstatus und notwendigen
- *Führungsmodule* für die kontinuierliche Überwachung und das Management des Betriebes.

Zusammenfassend kann festgehalten werden:

Merktafel 7
zu Kapitel 2.4: Informationssysteme im betrieblichen Kontext

M7.1 ▪ In sich geschlossene und isoliert betreibbare Anwendungssysteme können auf verschiedenen betrieblichen Ebenen zum Einsatz kommen und auch speziell für diese Ebenen geschaffen sein.

M7.2 ▪ Der Gegenstandsbereich eines Anwendungssystems gibt Aufschluss über den betrieblichen Einsatzbereich des Systems.

M7.3 ▪ Prinzipiell kann zwischen Arbeitsplatzsystemen, Bereichsinformationssystemen, Abteilungsinformationssystemen und Unternehmensinformationssystemen und unternehmensübergreifenden Informationssystemen unterschieden werden.

M7.4 ▪ Vertikale Systeme bzw. Anwendungen unterstützen speziell in integrierter Weise alle Aufgaben einer betrieblichen Organisationseinheit in ausreichender Differenzierung.

M7.5 ▪ Horizontale Systeme bzw. Querschnittsanwendungen stellen allen betrieblichen Bereichen identische Funktionalität zur Verfügung und entziehen sich der Zuordnung zu einer Unternehmenshierarchiestufe, haben daher aber zumeist auch nur allgemeine von allen anzuwendende Funktionalität.

M7.6 ▪ Von der Einführung und Nutzung horizontaler Systeme sind viel mehr Benutzer/Mitarbeiter betroffen als dies bei vertikalen Systemen der Fall ist. Dementsprechend irreversibler ist der Einsatz solcher Systeme.

M7.7 ▪ Es kann zu funktionellen Überschneidungen von vertikalen und horizontalen Anwendungen kommen.

M7.8 ▪ Hinsichtlich der generellen Zielsetzung und der damit verbundenen funktionalen Kernkompetenz eines Anwendungssystems wird zwischen operativen Systemen, werteorientierten Systemen, Berichts- und Kontrollsystemen, Analysesystemen und langfristigen Planungs- und Entscheidungssystemen unterschieden.

M7.9 ▪ Operative Systeme können in sich neben operativen Komponenten auch spezielle werteorientierte Module sowie Berichts- und Kontrollmodule als auch Analysemodule beinhalten; diese sind aber prinzipiell zu den vertikalen Systemen zu zählen.

- Unternehmensinformationssysteme können heterogen oder monolithisch implementiert sein. *M7.10*
- Monolithische Informationssysteme basieren auf einem einheitlichen Datenmodell und einer einheitlichen Systemarchitektur und sind in der Regel von einem Hersteller. *M7.11*
- Heterogene Informationssysteme bestehen aus verschiedenen Anwendungssystemen unterschiedlicher Hersteller, diese interoperieren miteinander und bilden so ein funktionierendes Gesamtsystem. *M7.12*
- Die Fähigkeit zur Zusammenarbeit – also die Interoperabilität – von Anwendungssystemen ist zukünftig ein wesentliches Leistungsmerkmal. *M7.13*
- Die physikalische Verteilung von Software auf Rechnern ist eine wichtige architektonische Aufgabe, die vom IT-Management gelöst werden muss. *M7.14*

2.5 Funktionale Kompetenz und Unterstützungsdimensionen

Wie können nun IT-Systeme die direkte betriebliche Aufgabenabwicklung unterstützen und so wesentlich zur Erreichung der betrieblichen Ziele beitragen?

Diese Frage kann natürlich einerseits für bestimmte Aufgabenbereiche und zugehörige Informationssysteme auch konkret beantwortet werden, zur Schärfung des Blickes aber ist es hilfreich, in allgemeiner Weise die wesentlichen operativen Unterstützungsdimensionen eine IT-Systems herauszuarbeiten. ⊠ Abbildung 2.7 auf Seite 50 zeigt diese wesentlichen Unterstützungsdimensionen.

Das Wesen dieser Unterstützungsdimensionen ist es, dass sie orthogonal zueinander stehen und in diesem Sinne auch schon bei isoliertem Einsatz entsprechend orientierter Anwendungen die betriebliche Aufgabenabwicklung unterstützt werden kann. Man könnte diese Dimensionen auch als „Freiheitsgrade" von operativen Anwendungssystemen bezeichnen. Primäre Lösungskomponenten eines Anwendungssystems – also einzelne Module oder Funktionen – sind durch ihre Position in dem in ⊠ nachfolgender Abbildung gezeigten 5-dimensionalen Bezugssystem bestimmt, die gesamte funktionale Kompetenz eines Anwendungssystems ergibt sich quasi als Fläche in dieser Graphik. (⊠ Abb. 2.8, S. 50).

Abb. 2.7: Prinzipielle Unterstützungsdimensionen von IT-Systemen

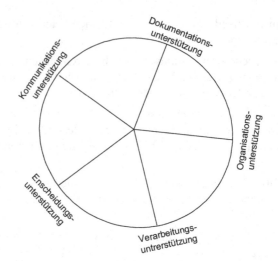

Beispiele

Ein *Tumordokumentationssystem* bietet Unterstützung bei der Dokumentation und Auswertung von krankheitsartenbezogenen Daten zu Tumorerkrankten. Analog gilt dies für viele verfügbare medizinische Dokumentationssysteme.

Ein *Therapieplanungssystem* wie es oftmals in Reha-Kliniken im Einsatz ist unterstützt ausschließlich die innerbetriebliche Organisation, Bestrahlungsplanungssysteme unterstützten die Verarbeitung im Sinne der Durchführung komplexer Berechnungen zur Ermittlung von Dosen, Strahlungsrichtungen etc..

Ein *PACS* (Picture Archiving and Communication System) unterstützt die Dokumentation und Kommunikation medizinischer Bilder.

Abb. 2.8: Beispiele für Unterstützungsprofile

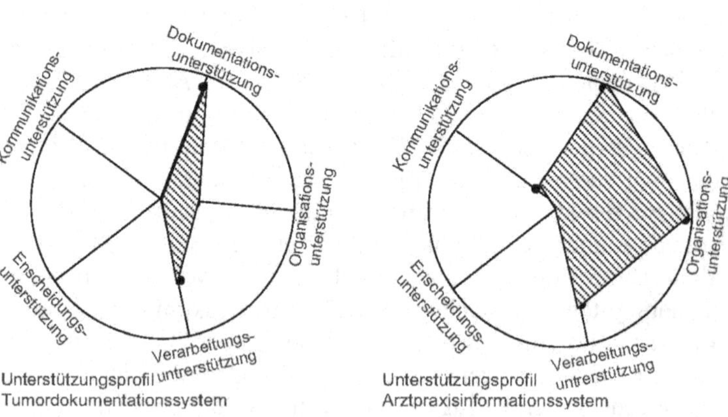

Stellt man die in ⌧ Abbildung 1.2 auf Seite 7 gezeigten Systemtypen diesen Unterstützungsdimensionen gegenüber, so wird deutlich, dass eine integrierte Gesamtheit dieser Unterstützungsdimensionen vor allem bei operativen Anwendungssystemen der Fall ist. Demgegenüber ist die Verarbeitungsunterstützung wesentliche Leistung der Abrechnungs-/Berichts-/Analyse- und Planungssysteme.

	Verarbeitungsunterstützung	Dokumentationsunterstützung	Organisationsunterstützung	Kommunikationsunterstützung	Entscheidungsunterstützung
Planungs-/ Entscheidungssystem	+++			+	+++
Analysesystem	+++				
Berichts-/ Kontrollsystem	+++	+		+	
Abrechnungssystem	+++	++	+	+	
Operatives System	++	+++	+++	+++	+++

Tab. 2.1: Systemtypen und Unterstützungsdimensionen

2.5.1 Verarbeitungsunterstützung

Die ersten Rechenanlagen wurden zum „Rechnen" gebaut, die Namensgebung Computer – ein Gerät zum Rechnen – ist geblieben. Der Wunsch nach einer effektiven Unterstützung mathematischer Berechnungen in den technischen Wissenschaften führte zu den ersten elektronischen Rechenanlagen.

Heute ist eine isolierte Verarbeitungsunterstützung selten geworden, da es uneffektiv ist, Daten immer wieder speziell und ausschließlich für Berechnungen und die Weiterverarbeitung einzugeben. Ein typisches Beispiel für die isolierte Verarbeitungsunterstützung ist der allseits bekannte elektronische Taschenrechner. Aber auch alle Module von Anwendungssystemen, die im Wesentlichen nur Daten auswerten, akkumulieren, Statistiken herstellen oder für Analysen Daten bereitstellen dienen im Wesentlichen der Verarbeitungsunterstützung.

Merke

Verarbeitungsunterstützung = Berechnen, Auswerten und Verdichten von Daten.

2.5.2 Dokumentationsunterstützung

Jedes Unternehmen braucht für seine Aufgabenerfüllung eine umfassende und integrierte Dokumentation.

Erste Business-Anwendungen dienten der Dokumentation

Letztendlich induzierte der Wille nach betrieblicher Dokumentation das Entstehen von Schrift. Wesentliche erste Aufzeichnung der Sumerer (ab 3100 v. Chr.) – die mit graphischen Silbenzeichen arbeiteten – belegen, dass diese vor allem zur Dokumentation sprich Lagerbuchhaltung für die wichtigsten landwirtschaftlichen Güter dienten (http://staff-www.unimarburg.de/~putschke/ HS%20Sumerische%20Schrift/sld003.htm, letzter Zugriff: 24.09.2003); zuerst mittels Tonmarken – Tonmarkenfunde reichen sogar bis 8000 v.Chr. zurück – und später mittels in Tontafeln geritzten Bilderschriftzeichen (piktografische Schrift). Archaische Texte fungierten im Wesentlichen als Datenspeicherungsinstrument. In dem Maße, in dem sich Schrift zu einem effizienten Instrument entwickelte, diente Sie nicht nur mehr zum Zählen und Buchhalten, sondern immer mehr auch zur zeitlosen Überlieferung von Wissen an Nachkommende sowie als Mittel der Kommunikation.

Auch in der Medizin forderte schon Hippokrates von jedem Arzt sorgfältige chronologische Aufzeichnungen über die Krankenbehandlung bzw. den Krankheitsverlauf, da für ihn die Beobachtung des Kranken als eine der wichtigsten ärztlichen Tätigkeiten galt. Die medizinische Dokumentation wird heute wieder als geschuldete Leistung des Arztes gegenüber dem Patienten betrachtet (Geis 1998).

Die Informationstechnologie stellt für Dokumentationsaufgaben ein neues und mächtiges Medium dar, mit dem z.B. die Medizinische Dokumentation einerseits vollständiger und hochwertiger wird, aber auch neue Möglichkeiten des Retrievals und der Auswertung und Verarbeitung z.B. für das Qualitätsmanagement oder die Abrechnung bietet. Insofern kann die isolierte Nutzung von IT-gestützten Dokumentationssystemen wie sie heute z.B. in Form von Dokumentenmanagementsystemen oder speziellen Medizinischen Dokumentationssystemen zur Verfügung stehen, bereits von Nutzen sein. Gerade in der Medizin haben sich solche Systeme in Form von dedizierten Anwendungssystemen z.B. für die Tumor-, Operations- und Pflegedokumentation immer mehr etabliert. Der primäre Verwendungszweck dieser Dokumentationen ist dabei die Krankenbehandlung, auch wenn diese anschließend für Auswertungen und Abrechnung genutzt werden. Dabei haben sich die Möglichkeiten für die Dokumentationsunterstützung im vergangenen Jahrzehnt durch die elektronische Medienintegration und damit der Zugriff auf Datenbankinhalte mittels Datendokumenten, auf Textdokumente, Bilder verschiedenster Art, Audio-Sequenzen und Videos ganz erheblich verbessert.

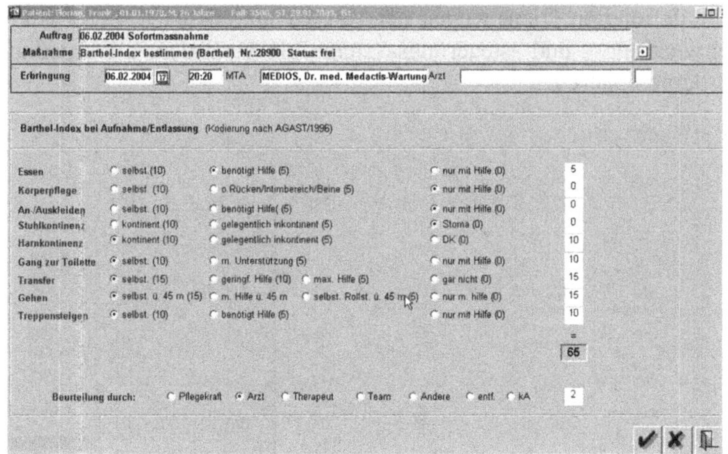

Abb. 2.9: Beispiel für Dokumentationsunterstützung

Neben der patientenbezogenen Behandlungsdokumentation ist aber auch die Dokumentation und das Wiederfinden von Wissen der Dokumentationsunterstützung zuzurechnen.

Merke

Dokumentationsunterstützung = Unterstützung der Erfassung, Speicherung und des Retrievals von Daten, Dokumenten und Wissen jeglicher Art.

Zum konkreten Umfang einer Dokumentationsunterstützung in einem Medizinischen Informationssystem siehe ⌧ Kapitel 5.6–5.15, Seite 343 ff.

2.5.3 Organisationsunterstützung

Mit der zunehmenden Rechnerleistung, der allgemeinen Bezahlbarkeit und damit breiter Verfügbarkeit von IT-Ausstattungen an allen Arbeitsplätzen, den benutzerfreundlichen graphischen Oberflächen und den damit verbundenen neuen Interaktionsmöglichkeiten sowie dem gewachsenen Verständnis für die betrieblichen Leistungserstellungsprozesse wurde schon Mitte der 80er Jahre der Ruf nach organisationsunterstützenden Informationssystemen oder entsprechender zusätzlicher Module für bestehende Dokumentationssysteme immer lauter. Der Bedarf nach Dispositions- und Planungssystemen in der Produktion aber auch in der Dienstleistungsbranche z.B. in Form von Produktionsplanungssystemen in der Fertigung, Vorgangsbearbeitungssystemen in der Verwaltung und Platzbuchungssystemen in der Dienstleistungsbranche (Flug-/Hotelwesen). Gerade im Bereich der öffentlichen Verwaltung wurde aufgrund des dominanten Konzeptes eines programmierten Vollzugs in Form von Hierarchien und klar definierten Dienstwegen der Einsatz automatisierter Vorgangsabwicklungs- und -steuerungssysteme als besonders effektivitätsfördernd angesehen.

Abb. 2.10: Beispiel für elektronischer Terminkalender (Ausschnitt)

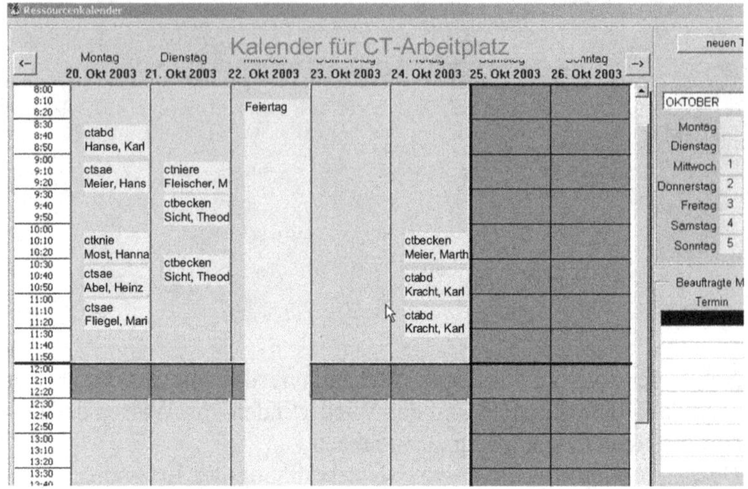

Merke *Organisationsunterstützung* = Unterstützung aller Aspekte der betrieblichen Organisation wie Terminmanagement, Ressourcenbelegungsplanung, Workflow-Management

Zum konkreten Umfang einer Organisationsunterstützung in einem Medizinischen Informationssystem siehe ⌧ Kapitel 6.3 und 6.4, Seite 519 ff.

2.5.4 Kommunikationsunterstützung

Schon Mitte der 80er Jahre wurden die ersten kommerziellen Büroinformationssysteme auf Großrechnern verfügbar, die im Kern vor allem die innerbetriebliche elektronische Kommunikation ermöglichten. Dabei wurden auch die Erfahrungen früher Projekte im Militär- und Wissenschaftsbereich genutzt – letztendlich entstand das technische Protokoll TCP/IP, das Grundlage des Internet ist, zum Zwecke der Kommunikation. Diese Büroinformationssysteme bzw. das darin schlummernde Potential der elektronischen Kommunikation stieß jedoch erst durch die Verfügbarkeit von PC's mit graphischen Oberflächen und den E-Mail-Möglichkeiten des Internet auf breite Akzeptanz und Nutzung und ist heute eine nicht mehr wegzudenkende Unterstützung inner- und extrabetrieblicher Kommunikation.

Informationsaustausch zwischen menschlichen und elektronischen Kommunikationspartnern

Die elektronische Kommunikation ist somit heute ein wesentlicher Faktor betrieblichen Arbeitens geworden, wobei oftmals übersehen wird, dass Kommunikationspartner nicht nur Menschen sein können, sondern auch automatisierte Rechner-zu-Rechner-Kommunikation oder aber Rechner-zu-Mensch-Kommunikation alltäglich ist (⌧ Kap. 6.5, S. 560). Viele der auf Internet-Transaktionen wie Bestellungen, Anfragen etc. folgende per E-Mail zugestellte Kauf- oder Bestellbestätigungen werden nicht durch menschliche Kommunikationspartner erstellt, sondern automatisiert von betrieblichen Anwendungssystemen des in Anspruch genommenen Unternehmens erzeugt.

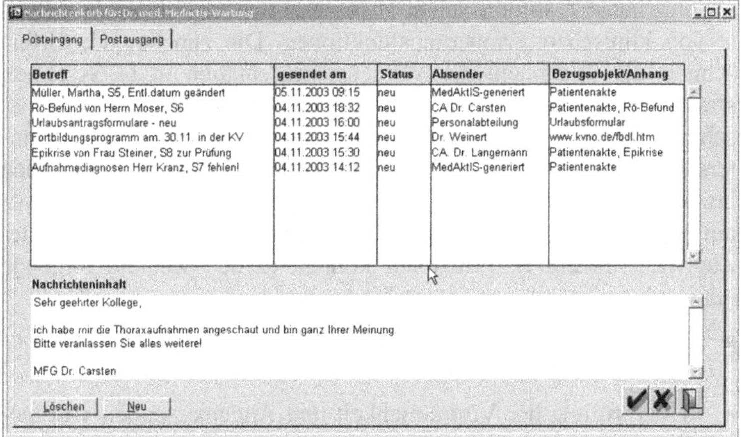

Abb. 2.11: Beispiel für Kommunikationsunterstützung

Merke

Kommunikationsunterstützung = Unterstützung jeglicher Art von Informationsaustausch zwischen menschlichen und/oder elektronischen Kommunikationspartnern innerhalb eines Unternehmens und mit externen Partnern.

Zum konkreten Umfang einer Kommunikationsunterstützung in einem Medizinischen Informationssystem ⌧ Kapitel 6.5, Seite 560.

2.5.5 Entscheidungsunterstützung

Entscheidungsunterstützende Funktionen in Anwendungssystemen sind in der Lage, mittels einer hinterlegten Wissensbasis kontextsensitiv selbstständig Wissen herauszusuchen und zu präsentieren sowie gegebenenfalls anzuwenden und dem Benutzer Schlussfolgerungen oder Entscheidungsvorschlägen zu unterbreiten bzw. selbstständig Handlungen durchzuführen oder anzumahnen. van Bemmel (1997) definiert hierzu:

„A Decision Support System is any piece of software that takes as input information about a clinical situation and produces as output inferences that can assist practitioners in their decision making ..."

Beispiele sind so genannte Diagnostiksysteme, die in der Lage sind, eine gegebene Ausgangssituation im Sinne einer Faktenlage zu einem Objekt zu bewerten und Diagnosen zu stellen. Gerade auch im technischen Bereich sind solche Systeme zur Analyse und Diagnostik technischer Störungen in hochkomplexen Techniksystemen weit verbreitet. Aber auch Musterkennungs- und Klassifikationssysteme im bereich der Medizinischen Bildverarbeitung können als entscheidungsunterstützende Systeme angesehen werden.

Entscheidungsunterstützende Ansätze haben gerade in der Medizin eine lange Tradition, schon 1976 beschrieb McDonald die Effekte von klinischen Erinnerungsfunktionen. Die zunehmende Erforschung der Techniken der Wissensrepräsentation in IT-Systemen sowie von Algorithmen zur Anwendung des Wissens (Inferenzmaschine) haben zwischenzeitlich eine Vielzahl von entscheidungsunterstützenden IT-Lösungen z.B. im Bereich der Medizin entstehen lassen, eine Übersicht mit 65 medizinischen Expertensystemen findet sich unter http://www.computer.privateweb.at/judith/ (letzter Zugriff 21.02.2004). Prinzipiell können in der Medizin folgende Anwendungssituationen unterschieden werden:

- Kontextsensitives Wissensretrieval und -präsentation (manuell/automatisch) im Rahmen der Behandlungsdokumentation,
- Überprüfung der Verträglichkeit und Angemessenheit von medizinischen Verordnungen,
- Erinnerungsfunktionen aufgrund klinischer Vorfälle oder Wertekombinationen,
- Ermittlung der in Frage kommenden Diagnosen (Hypothesengenerierung),
- Ermittlung prognostischer Indices, Berechnung von Prognosen,
- Unterstützung des klinischen Diagnostik- und Therapeutikprozesses durch klinische Algorithmen und
- Überwachung des therapeutischen Fortschrittes anhand definierter Indikatoren und Assessments.

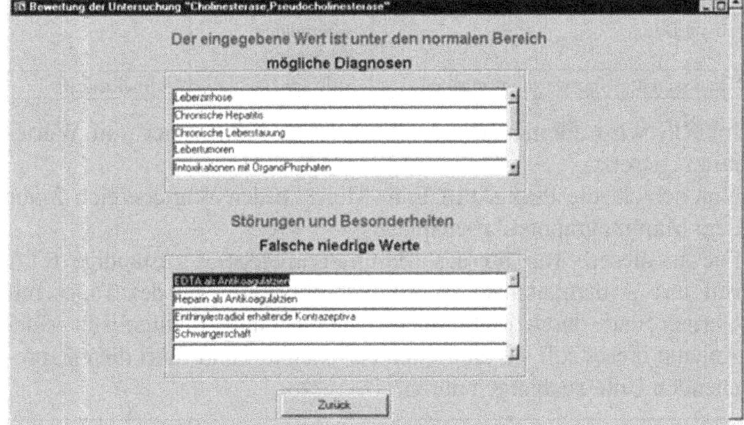

Abb. 2.12: Beispiel für Entscheidungsunterstützung

Merke

Entscheidungsunterstützung = Unterstützung menschlicher Entscheidungen durch intelligente wissensbasierte Anwendungssystemfunktionen.

Zum konkreten Umfang einer Entscheidungsunterstützung in einem Medizinischen Informationssystem siehe ⮽ Kapitel 6.7, Seite 580.

2.5.6 Unterstützungsdimensionen am Beispiel

In einer radiologischen Praxis befindet sich ein umfassenden Radiologie-Informationssystem (RIS) mit angeschlossenem Picture Archiving and Communication System (PACS) im Einsatz. Anhand des Behandlungsdurchlaufes eines Patienten wird im Folgenden gezeigt, in welcher Weise die betrieblichen Aufgaben durch dieses Anwendungssystem als Aufgabenträger unterstützt werden.

Frau Meier hat eine Überweisung ihres Gynäkologen zur Mammographie. Sie ruft in der radiologischen Praxis an und lässt sich einen Termin geben.

Organisationsunterstützung

Aufgabe	Informationsobjekt	Person/Rolle
Suchen und Eintragen eines Termins für den Arbeitplatz Mammographie	Elektronischer Terminkalender	Anmeldekraft

Zum vereinbarten Termin erscheint Frau Meier in der radiologischen Praxis. Die Praxiskraft an der Anmeldung nimmt die Überweisung entgegen und erfragt alle Angaben zur Person und Krankenversicherung.

Dokumentations-unterstützung

Erfragen und Erfassen der administrativen Daten	Patienten-stammdaten, Falldaten	Anmeldekraft
Erfassen der Überweisungsangaben	Auftrag	Anmeldekraft

Im RIS wird automatisch der Status von Frau Meier „im Warteraum" gesetzt.
Nun schickt die Praxiskraft Frau Meier in den Wartebereich 2 vor dem Mammographie-Arbeitsplatz.
Die an diesem Tag für das Mammographiegerät zuständige RTA ruft ihre Arbeitplatzliste ab, auf der alle Patienten des Tages mit Uhrzeit und durchzuführenden Untersuchungen aufgelistet sind. Anhand dieser ruft sie die Patienten/innen auf und führt die entsprechenden Untersuchungen durch.

Organisations-unterstützung

Patientenuntersuchungen durchführen anhand Arbeitsplatzliste	Arbeitsplatzliste	Rad.Technische Assistentin (RTA)

Die RTA ruft Frau Meier auf und führt die entsprechenden Aufnahmen durch. Angaben zu Aufnahmeart, Bilderzahl etc. dokumentiert sie direkt im RIS. Die Bilder werden automatisch vom digitalen Röntgengerät im PACS digital gespeichert. Parallel werden die entsprechenden zugehörigen Leistungsziffern für die Abrechnungsdokumentation vom RIS generiert.

Dokumentations-unterstützung
Verarbeitungs-unterstützung

Untersuchung dokumentieren	Elektronische Krankenakte	RTA
Abrechnungsdokumentation generieren	Abrechnungs-bogen	IT-System

Der zuständige Arzt kontrolliert die Aufnahmen an seinem Bildschirm und beginnt mit der diagnostischen Bewertung. Dazu hat er an seiner radiologischen Arbeitsstation die Möglichkeit, die Bilder z.B. zu filtern, Grauwerte zu ändern etc.

Verarbeitungs-unterstützung

Bildmanipulationen zur diagnostischen Bewertung	Bild	Arzt

Da er über ein modernes Befundungssystem verfügt, kann er auch intelligente Algorithmen zur Merkmalsextraktion und zu Beurteilung der Gewebestruktur anwenden. Das System erkennt morphologische Veränderungen und markiert und bewertet diese.

Entscheidungs-unterstützung

Automatische Bildauswertung	Bild	IT-System

Er ruft dann die Patientin in das Arztzimmer und erläutert ihr die Aufnahme(n). Nach dem Patientinnengespräch dokumentiert er kurz die Beratung und diktiert sodann mittels integriertem elektronischen Diktat und Spracherkennung den Befund.

Dokumentation des Beratungsgespräches	Elektronische Krankenakte	Arzt
Befunddokumentation mittels Spracherkennung	Befund	Arzt

Dokumentationsunterstützung

Befund und Bilder werden nun mittels einer Funktion im RIS elektronisch an den überweisenden Arzt gesandt.

Befund- und Bildversand	Befund, Bild	IT-System

Kommunikationsunterstützung

Am Ende des Quartals erstellt die Abrechnungskraft die Kassenabrechnung. Hierzu führt sie zunächst eine Plausibilitäts- und Vollständigkeitsprüfung über alle abzurechnenden Fälle durch.

Abrechnungsüberprüfung	Abrechnungsbogen	IT-System

Verarbeitungsunterstützung

Nachdem die Abrechnung geprüft und ggf. vervollständigt ist, erzeugt die Abrechungskraft nun die für die Kassenärztliche Vereinigung zu übermittelnden Datensätze im BDT-Format und übermittelt die Abrechnung elektronisch an die KV.

BDT-Datensätze erstellen	Abrechnungs-Bogen	IT-System
Abrechnung an KV schicken	Abrechnungsbogen	IT-System

Verarbeitungsunterstüzung
Kommunikationsunterstützung

2.5.7 Zusammenfassung

Merktafel 8
zu Kapitel 2.5: Funktionale Kompetenz, Unterstützungsdimensionen

- Die funktionale Kompetenz eines Anwendungssystems wird durch die Anwendungssoftware realisiert. *M8.1*
- Unter funktionaler Kompetenz wird der Funktionsumfang bezogen auf die prinzipiellen Unterstützungsdimensionen verstanden. *M8.2*
- Prinzipielle Unterstützungsdimensionen sind die Verarbeitungsunterstützung, die Dokumentationsunterstützung, die Organisationsunterstützung, die Kommunikationsunterstützung und die Entscheidungsunterstützung. *M8.3*
- Die einzelnen Unterstützungsdimensionen stehen orthogonal zueinander, Anwendungen die nur eine Unterstützung einer einzelnen Dimension bieten, können bereits gewinnbringend sein. *M8.4*

M8.5 ■ Verarbeitungsunterstützung = Berechnen, Auswerten, und Verdichten von Daten.

M8.6 ■ Dokumentationsunterstützung = Unterstützung der Erfassung, Speicherung und des Retrievals von Daten und Dokumenten jeglicher Art.

M8.7 ■ Organisationsunterstützung = Unterstützung aller Aspekte der betrieblichen Organisation wie Terminmanagement, Ressourcenbelegungsplanung, Workflowmanagement.

M8.8 ■ Kommunikationsunterstützung = Unterstützung jeglicher Art von Informationsaustausch zwischen menschlichen und/oder elektronischen Kommunikationspartnern innerhalb eines Unternehmens und mit externen Partnern.

M8.9 ■ Entscheidungsunterstützung = Unterstützung menschlicher Entscheidungen durch intelligente wissensbasierte Anwendungssystemfunktionen.

M8.10 ■ Operative Systeme beinhalten in integrierter Weise Funktionen für mehrere der aufgezeigten Unterstützungsdimensionen.

2.6 Architektonische Aspekte von Informationssystemen

2.6.1 IS-Architekturen

Die Architektur ist eine der ältesten Künste. Der Begriff selbst bezeichnet sowohl die fachliche Kunst als auch den nach den Regeln der Baukunst gestaltete Aufbau eines Gebäudes (Wermke 2001). Im Bauwesen können z.B. Gebäudearchitektur, Innenarchitektur, Städtearchitektur, Straßenarchitektur usw. unterschieden werden. Beurteilungskriterien bzw. Ziele einer Architektur sind die Festigkeit/Dauerhaftigkeit, Zweckmäßigkeit/Annehmlichkeit für den Benutzer sowie die zeitlose Ästhetik und können analog auf Informationssysteme angewandt werden (Seibt 1991, Foegen 2001).

Architekturmodelle schaffen Verständnisbasis

Architektur-Modelle dienen als Bezugssystem und schaffen somit eine gemeinsame Diskussions- und Verständnisbasis für alle an einem Gestaltungs- und Diskussionsprozess Beteiligten.

Allgemein betrachtet kann auf der Unternehmensebene der Aufbau des gesamten Objektsystems (Vetter 1988) unter Einbeziehung der Aufbau- und Ablauforganisation sowie aller Geschäftsobjekte als *Geschäftsarchitektur* (Foegen 2001) bezeichnet und betrachtet werden. In der Regel werden aber bei Betrachtung von Architekturen für IT-Systeme alle nicht informationstechnisch relevanten Aspekte ausgeblendet. Einen methodischen und weitgehend gesamtheitlichen Modellierungsansatz zur Modellierung der verbleibenden informationstechnischen Aspekte einer Geschäftsarchitektur hat Scheer (1995) mit ARIS (Architektur integrierter Informationssysteme) entwickelt.

Architektonische Aspekte

Bezogen auf die IT-Systeme sind architektonische Aspekte einerseits auf

- den verschiedenen Unternehmensebenen und auf
- Anwendungssystemebene

relevant.

Andererseits können dann diese jeweils aus der Sicht

- des Benutzers („owner's representation" s. Seibt 1991) und
- des Informatikers („designer's representation")

betrachtet werden. Während der „Benutzer" – in diesem Sinne sind sowohl die Anwender als auch die Betroffenen als auch das Management eines Unternehmens gemeint – sich nur für den logischen Aufbau und die logischen Zusammenhänge des für ihn relevanten System-Ausschnittes interessiert, ist es für den gestaltenden bzw. betreuenden Informatiker von Interesse, wie der technische Aufbau des für ihn relevanten System-Ausschnittes genau aussieht.

Beide Aspekte zusammengenommen ergeben ⌧ Abbildung 2.13.

	designer's representation	owner's representation
Unternehmensebene	Physisches Architekturmodell, „Infrastrukturmodell"	Logisches Architekturmodell, „Topologiemodell"
Anwendungssystem-ebene	Anwendungssystemarchitektur aus: - Hardwarearchitektur - Softwarearchitektur	„Funktionsarchitektur" mit funktionale Zergliederung, Funktionsmodell: - Module - Funtionskomplexe - Anwendungsfunktionen

Abb. 2.13: Betrachtungsaspekte für Informationssystemarchitekturen

Architektur des Unternehmensinformationssystems

Bezogen auf das gesamte Unternehmen ist die *Unternehmensinformationssystemarchitektur* wichtig. Sie gibt für das gesamte Unternehmen an, welche Anwendungen bzw. Anwendungssysteme eingesetzt werden und wie diese verbunden sind. Diese Architektur kann einerseits aus der logischen Sicht des Benutzers bzw. des Managements skizziert werden (quasi die Topologie des Unternehmensinformationssystems im Sinne der „owner's represenatation") sowie aus Sicht des Informatikers in seiner Rolle als Architekt aus technischer Sicht („designer's representation"), womit dann die Infrastrukturarchitektur (Foegen 2001), die das gesamte technische System, die Placierung von Softwarekomponenten auf dem technischen System sowie die Konfiguration und das Management des Systems beschrieben wird.

Architektur der einzelnen Anwendungssysteme

Die Architektur der einzelnen Anwendungssysteme (*Anwendungssystemarchitektur)* ist gekennzeichnet durch die hardware- und software-technische Ausgestaltung eines Anwendungssystems, dementsprechend kann die *Hardwarearchitektur* und die *Softwarearchitektur* betrachtet werden. Letztere realisiert die funktionale Kompetenz des Anwendungssystems. Während sich die Software-Architektur aus Sicht von System-Designern und Entwicklern aus vielen verschiedenen Software-Bausteinen bzw. Komponenten zusammensetzt, erlebt der Benutzer nur die an der Benutzeroberfläche wahrnehmbaren Funktionen und die funktionale Gliederung des Systems. In diesem Sinne könnte man von einer logischen *Funktionsarchitektur* sprechen, die auf Ebene des einzelnen Anwendungssystems der „owner's represenatation" entspricht.

2.6.2 Architekturaspekte von Unternehmensinformationssystemen

Abteilungs- bzw. Unternehmensinformationssysteme sind zumeist sehr komplexe Gebilde und bestehen aus einer Vielzahl notwendiger Hardware-Bestandteile und Software-Lösungen. Aus logischer Sicht auf das Unternehmensinformationssystem interessiert vor allem, welche Software-Lösungen betrieblich notwendig sind und wie diese ggf. zusammenhängen und wie deren Gegenstandbereich ist. Böhm (1996) spricht hier vom „Projektportfolio". Für ein kleines Krankenhaus könnte sich das Krankenhausinformationssystem aus logischer Sicht wie in ⌧> Abbildung 2.14 auf Seite64 gezeigt darstellen, wobei statt konkreter Produktnamen hier virtuelle Namen verwendet werden.

Die logische Sicht des Managements

Wie aus der Abbildung ersichtlich wird, ist es für eine entsprechend logische Darstellung der IS-Topologie notwendig, die betriebliche Gliederung darzustellen, damit aus dem logischen Modell der Gegenstandsbereich eines jeden Anwendungssystems deutlich wird. Im Hintergrund liegt quasi das logische Modell des Krankenhauses, im Vordergrund das Topologiemodell des Unternehmensinformationssystems. Anhand dieser beiden aufeinander gelegten Modellsichten kann nun auch eine strategische Informationssystemplanung erfolgen, in dem festgelegt wird, in welchen Schritten der Ausbau des Gesamtsystems von statten gehen soll.

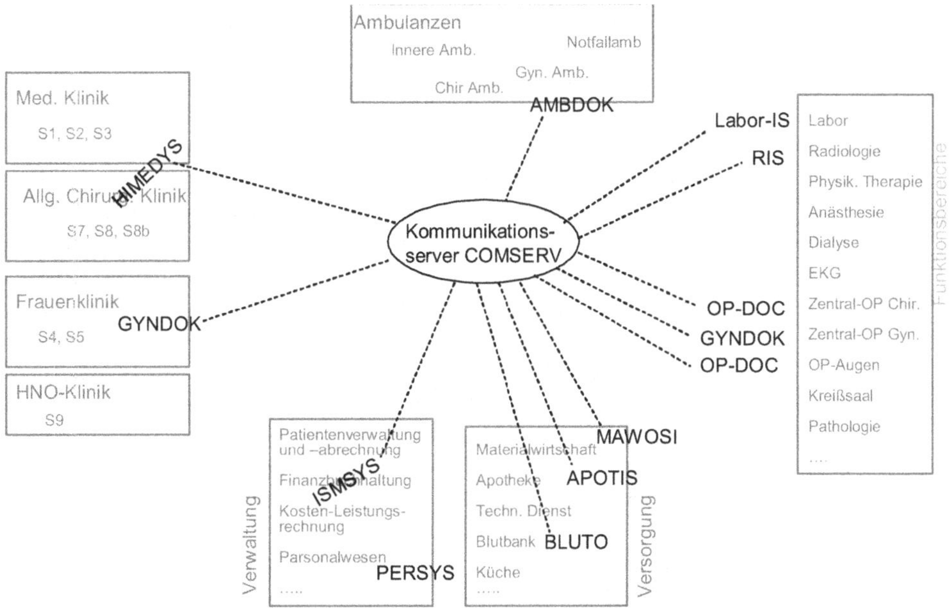

Abb. 2.14: Beispiel für logisches „Topologiemodell" eines KIS (fiktive Produktnamen)

Aus Sicht des Informatikers bzw. der Entwickler und der Lieferanten ist jedoch die konkrete software- und hardware-technologische Implementierung eines Informationssystems und die ggf. damit auch determinierte Verteilbarkeit der Lösung auf verschiedene Infrastrukturkomponenten von Interesse.

Gesamtplanungsansätze, die sowohl die logische als auch die technische Architektur enthalten, finden sich z.B. unter http://www.uni-klinik-saarland.de/zik/rahmenkonzept2000.pdf und http://www.med.uni-marburg.de/stpg/ukm/lt/medinformatik/dv-rahmenkonzept.html (jeweils letzter Zugriff 02.03. 2004)

Hinsichtlich der softwaretechologischen Homogenität eines Unternehmensinformationssystems sind hierbei drei prinzipielle Paradigmen möglich:

Liefert ein Hersteller ein System „aus einem Guss", spricht man von einem *monolithischen Informationssystem*. Wird demgegenüber ein Unternehmensinformationssystem durch Zusammenschluss von Anwendungssystemen verschiedenster Hersteller realisiert, spricht man von einem *heterogenen Informationssystem*. Eine dritte Lösungsvariante besteht im Aufbau *komponentenbasierter Informationssysteme*, bei denen zwar verschiedene Hersteller einzelne Komponenten die nach generell vereinbarten Kriterien realisiert wurden zuliefern, das System als ganzes sich aber nach außen ganzheitlich und monolithisch darstellt. Zu dem Letztgenannten, im Gesundheitswesen noch nicht annähernd etablierten, Lösungsansatz gibt Clayton (2003) für ein Krankenhausinformationssystem einen guten Einblick.

In der Praxis gilt die Regel: Je größer und komplexer ein Unternehmen ist, desto eher kommen heterogene Informationssysteme zum Einsatz, da kein Anbieter am Markt alle notwendigen Funktionen innerhalb eines monolithischen Systems anbieten kann. Während sich also z.B. in Arztpraxen zumeist nur monolithische Informationssysteme finden lassen, sind in Krankenhäusern mit einer Größe über 400 Betten zumeist heterogene Informationssysteme anzutreffen. Daher gibt es eine Vielzahl von Spezialanbietern, die als Unternehmenszweck die Realisierung und den Vertrieb spezieller Abteilungsinformationssysteme oder Bereichslösungen haben.

Monolithische Informationssysteme

Für monolithische Informationssysteme gilt: Die Software für alle im logischen Architekturmodell vorkommenden Systemkomponenten basiert auf einem einheitlichen (Unternehmens-)Datenmodell, einheitlichen Design- und Implementierungsprinzipien, einer einheitlichen Software-Architektur und die Prinzipien der Bedienungsoberfläche sind durchgängig über alle Module gleich – also auch erwartungskonform. Dabei kann die Software auch zur besseren Wart- und Verteilbarkeit modularisiert in einzelne betreibbare Komponenten zerlegt sein.

Heterogene Informationssysteme

Für heterogene Informationssysteme gilt: Die Software für die im logischen Architekturmodell aufgeführten Komponenten stammt von verschiedenen Herstellern, die alle mit eigenen Datenmodellen und Datenhaltungen, Software-Architekturen sowie Funktionen und Benutzeroberflächen arbeiten. Durch entsprechende Kopplungssoftware – z.B. einen Kommunikationsserver – erfolgt die Kommunikation und der Datenabgleich zwischen diesen Systemen. Typischerweise werden Teile der Daten aus den verschiedenen Subsystemen in einem übergeordneten oder führenden System zusammengeführt und repliziert („physisches Repository", z.B. Befundserver oder klinisches Arbeitsplatzsystem), wobei zusätzlich für diese übernommenen Daten auch die Funktionalität des dezentralen Systems in diesem zentralen System nachimplementiert werden muss. Werden beispielsweise Labordaten von einem eigenständigen Laborinformationssystem in ein Fachabteilungssystem übernommen, so muss dieses auch über eine Funktionalität zu Befunddarstellung verfügen. Webbasierte Ansätze verfügen über ein beachtliches Potential zur einheitlichen Darstellung von Daten aus heterogenen Systemen. Ihre Komplexität steigt allerdings ebenso wie die der konventionellen Architekturansätze, wenn Daten aus verschiedenen Subsystemen nicht nur dargestellt, sondern im führenden System auch weiterverarbeitet werden sollen.

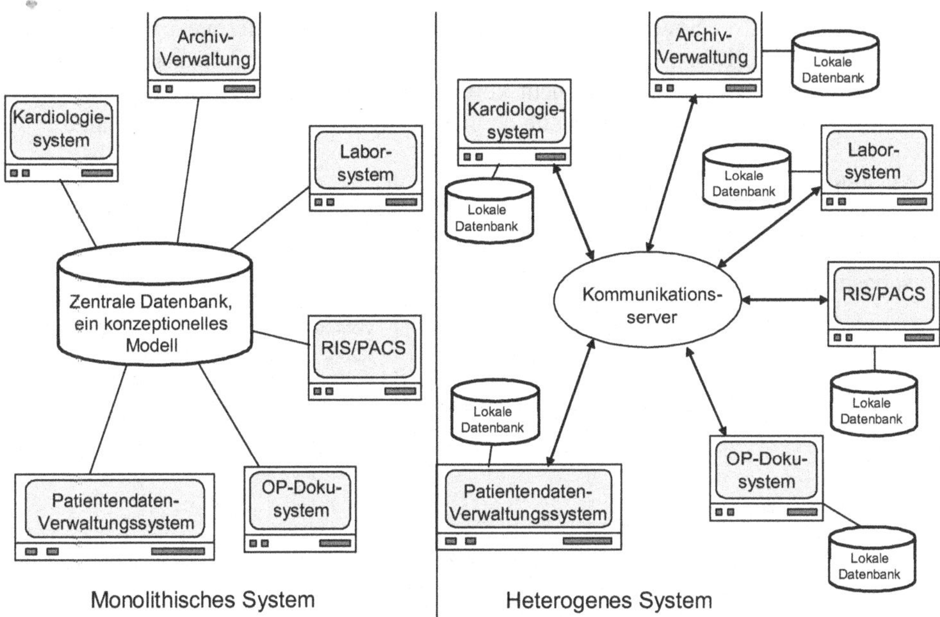

Abb. 2.15: Gegenüberstellung monolithisches/ heterogenes KIS

Das Dilemma monolithischer Lösungen hat zu den Prinzipien der Objektorientierung und *komponentenbasierten Softwarearchitekturen* geführt. Der wesentliche Technologie-Shift besteht darin, dass Systeme nicht mehr aus einer Vielzahl voneinander abhängiger Programme bestehen, die auf getrennt davon gehaltene Daten zugreifen, sondern aus aktiven „Objekten", die ihre Funktionalität vollständig kapseln und über eine offen gelegte Schnittstelle mit anderen Objekten kommunizieren. Dabei können die Objekte ggf. auch Methoden (also Funktionalitäten) anderer Objekte benutzen. Komponenten von Informationssystemen bestehen aus einem oder mehreren Objekten und können bei Einhaltung der Schnittstellendefinition beliebig ausgetauscht werden. Über entsprechende Software (Middleware) wird die Interoperabilität also bruchfreie Kooperation dieser Komponenten – bildlich gesprochen das „Anlagern" an ein Hauptsystem – sichergestellt. Eine Komponente definiert sich über ihre Schnittstelle und die Festschreibung der Dienste, die sie anbietet. Der Aufbau komplexer Informationssysteme – wie z.B. ein KIS – besteht dann nicht mehr in monolithischen Interna einer herstellerbezogenen Lösung, sondern der Augenmerk verschiebt sich auf das Zusammenspiel eigenständiger funktionaler Einheiten – den Komponenten.

Dies führt zu einer förderativen verteilten System-Struktur, in der das die einzelnen Systeme keine Kenntnisse der Interna von genutzten Komponenten anderer Systeme besitzen muss, um diese integriert zu nutzen.

Sowohl der monolithische als auch der heterogene Lösungsansatz haben Vor- und Nachteile, die in Abbildung 2.17 gegenübergestellt werden, konsequent komponentenbasierte und offene Systeme vereinigen die Vorteile der zwei erstgenannten Architekturansätze.

Abb. 2.16: Vor- und Nachteile der beiden Lösungsansätze

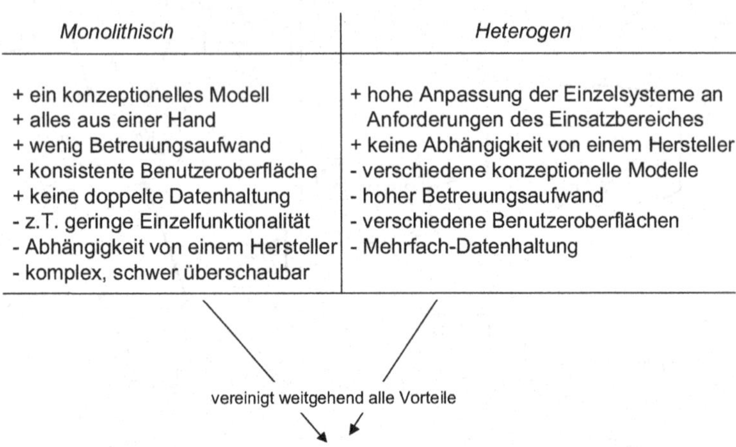

Monolithisch	*Heterogen*
+ ein konzeptionelles Modell + alles aus einer Hand + wenig Betreuungsaufwand + konsistente Benutzeroberfläche + keine doppelte Datenhaltung - z.T. geringe Einzelfunktionalität - Abhängigkeit von einem Hersteller - komplex, schwer überschaubar	+ hohe Anpassung der Einzelsysteme an Anforderungen des Einsatzbereiches + keine Abhängigkeit von einem Hersteller - verschiedene konzeptionelle Modelle - hoher Betreuungsaufwand - verschiedene Benutzeroberflächen - Mehrfach-Datenhaltung

Nachteile monolithischer Lösungen

Auch wenn auf den ersten Blick von den beiden oben stehenden heute verfügbaren Alternativen ein monolithisches Unternehmensinformationssystem weitaus vorteilhafter erscheint, stoßen diese Lösungsansätze an die eigenen Grenzen: Die „Festungsstrategie“ der Hersteller, die Integration von Fremdsystemen so wenig oder nur so aufwändig wie möglich zu unterstützen, um den Kunden auf eigene Module zu zwingen, sowie die damit einhergehende technologische Einmauerungs-Strategie schafft immer komplexere Systeme, größere Anbieter mit großen Software-Entwicklungsmannschaften, führt zu immer intransparenteren Lösungen, zwingt in immer komplexere Pflege-Verpflichtungen und letztendlich in eine sinkende Manövrierfähigkeit des Unternehmens in Bezug auf Markt- und Technologieanforderungen. Die technische Innovationsrate sinkt kontinuierlich ab. Monolithische Informationssysteme werden in Zukunft innovationshemmend wirken, da sie einerseits selbst aus sich heraus zur Stagnation tendieren und andererseits die Entwicklung eines vielfältiges Angebotes von Add-On-Lösungen durch kleine innovative Informatik-Ingenieur-Büros verhindern. Monolithische Unternehmensinformationssysteme unterstützen zwar eine breite Palette von Lösungsmodulen, deren funktionale Differenzierung aber ist zumeist geringer als dies bei Lösungen von Spezialanbietern ist. Die tatsächliche Erfüllung der zugedachten Aufgaben im klinischen Alltagsbetrieb bleibt so oftmals hinter den Erwartungen der Ärzteschaft und Pflege zurück und schafft Frustration und Technologiefeindlichkeit.

Nachteile heterogener Lösungen

Beim Aufbau und Betrieb heterogener Systeme schlägt vor allem der Aufwand für die diversen Systemkopplungen zu Buche. Dieser kann zwar durch Einsatz eines Kommunikationsservers gesenkt werden, aber die Tatsache, dass z.B. Patientendaten, Falldaten, Krankenhausstammdaten etc. jeweils in jedem System und somit mehrfach gehalten und abgeglichen werden müssen ist unabdingbar. Auch die mehrfache Vorhaltung von Funktionen ist problematisch: Wesentliche Funktionen von so genannten „Subsystemen" wie z.B. dem Laborinformationssystem müssen auch im Hauptsystem vorhanden sein z.B. das Anzeigen von Laborbefunden, Verlaufskurven etc., genau genommen werden diese Funktionalitäten implizit auch mehrfach beschafft und bezahlt.

Typen von Lösungsanbietern

Entsprechend der Komplexität und Differenziertheit von Unternehmensinformationssystemen haben sich vor dem vorangehend geschilderten Hintergrund verschiedene Typen von Anbietern entwickelt, die im Wesentlichen – nachfolgend am Beispiel der Subsysteme von Krankenhausinformationssystemen – in die folgenden drei Klassen eingeteilt werden können:

Gesamtlösungsanbieter

- *Gesamtlösungsanbieter,* die alle Problemlösungen (also auch z.B. OP-Informationssystem, RIS, PACS, Pflegeinformationssystem etc.) als eine integrierte monolithische Lösung anbieten. Dies macht den Einsatz weiterer Systeme anderer Hersteller unnötig. Diese Lösungen sind in der Regel sehr breit angelegt, gehen aber nur wenig in die spezifische funktionale Tiefe. Kundenspezifische Individualisierung, z.B. der medizinischen Inhalte, ist kaum erreichbar bzw. wird über „Formulargeneratoren" zur Erstellung medizinischer Formulare durch den Kunden selbst versucht. Das wesentliche Vertriebsargument ist hier die integrierte Lösung. Schaut man hinter die Kulissen, wird jedoch oftmals deutlich, dass manch eine Gesamtlösung keinesfalls aus einer monolithischen Software mit einem einheitlichen darunter liegenden Unternehmensdatenmodell besteht, sondern aus zusammengekauften Systemen assembliert ist, welche über mehr oder weniger triviale Kopplungsmechanismen miteinander kommunizieren. Dies entspricht dann in etwa dem Lösungsangebot der zweiten Klasse von Anbietern.

Kernlösungsanbieter

- *Kernlösungsanbieter*, die z.B. über eine administrative Gesamtsoftware verfügen, ggf. noch über ein zentrales Auftragsmanagement-System und daran mehr oder weniger aufwendig beliebige medizinische Subsysteme anbinden. Aufgrund des monolithischen Charakters dieser einzelnen Subsysteme und des Zentralsystems müssen die gemeinsamen Inhalte wie Patientendaten, Untersuchungsergebnisse etc. mehrfach gehalten und über den Austausch von Datensätzen (so genannten Kommunikationssätzen) zwischen den beteiligten Systemen abgeglichen werden, was zunehmend durch einen Kommunikationsserver geschieht.

Spezialanbieter

- *Spezialanbieter*, die – zumeist – hochkompetente und in sich abgeschlossene Lösungen für Teilbereiche anbieten (Labor, Radiologie, Hygiene etc.) und sich über Datenkommunikation in heterogene KIS integrieren lassen.

Lösungsansätze auf Basis einer Komponentenarchitektur haben sich bisher nicht durchsetzen können und werden auch auf absehbare Sicht nicht verfügbar, da diese nicht mit den Geschäftsmodellen der großen Anbieter vereinbar sind.

Mit der Größe eines Krankenhauses wächst typischerweise auch die Komplexität des Gesamtsystems und homogene/monolithische Architekturansätze stoßen an ihre Grenzen, wenn die geforderte Funktionalität bereitgestellt werden soll. Hier kommen häufig Subsysteme zum Einsatz, die mit dem „führenden" System über einen Kommunikationsserver Nachrichten austauschen.

Eine entscheidende Architekturfrage ist zweifellos, welche Funktionalität über einen monolithischen Ansatz, und welche Funktionalität über (zusätzliche) Subsysteme angeboten werden soll. Eine Erörterung hierzu, die auch die Rolle der webbasierten Lösungsansätze anspricht, findet sich in Kuhn (2001).

Informationssysteme müssen zusammenarbeiten (Interoperabilität)

Ein wesentlicher Aspekt beim Aufbau gesamtbetrieblicher heterogener Informationssysteme ist also die Integration der eventuell verschiedenen Anwendungssysteme in einem Unternehmen – auch als Enterprise Application Integration (EAI) – bezeichnet, denn der isolierte Betrieb verschiedener spezieller Informationssysteme führt zur doppelten Datenerfassungen und -haltung, Verletzung der Integritäten und vor allem auch personellem Mehraufwand bei Benutzung und Betreuung der unterschiedlichen Systeme. Vor diesem Hintergrund kommt der „Zusammenarbeit" von Informationssystemen – die auch als *Interoperabilität* bezeichnet wird – eine ganz besondere Bedeutung zu. Diese notwendige Interoperabilität wird heute vor allem über Daten-Austauschmechanismen hergestellt, indem die Systeme auf Basis von Kommunikationsstandards ereignisbasiert Nachrichten austauschen. Eine solche Kommunikationsfähigkeit wird von Systemen auf allen betrieblichen Ebenen, aber sogar auch darüber hinaus einrichtungsübergreifend – z.B. zur Realisierung einer umfassen Gesundheitstelematik – erwartet.

Für die Integration von verschiedenen Informationssystemen zu einem funktionierenden Gesamtsystem muss beachtet werden, dass die Integrationsleistung auf vier verschiedenen Ebenen geleistet werden muss (⌧ Abb. 2.17, Seite 70):

Technikintegration

- Integration auf Ebene der Infrastruktur

  Bei der infrastruktur-technischen Integration geht es darum, dass die einzelnen Systeme gegenseitig technisch erreichbar sind und durch die Verfügbarkeit einer Netzinfrastruktur, wie Sie heute z.B. durch interne Netze oder externe Netze in Verbindung mit der Technologie des Internet bereits verfügbar sind, miteinander kommunizieren können. Denkbar ist auch die Benutzung gemeinsamer Speichermedien und Datenbanken.

Datenintegration

- Integration auf Datenebene

  Datenintegration bedeutet, dass alle Systeme mit denselben Daten arbeiten, entweder indem sie gemeinsam nur eine Datenhaltung benutzen oder aber jedes System über eine eigene Kopie der relevanten Unternehmensdaten verfügt. Damit die Integrität aller Kopien gewahrt ist, müssen entsprechende Synchronisations- und Kontrollmechanismen im Unternehmensnetz realisiert werden.

Funktionsintegration

- Integration auf funktionaler Ebene

  Die funktionale Integration erfordert, dass gleiche Funktionen bzw. Funktionalitäten auch in allen Systemen vorhanden sind. Dies kann erreicht werden, in dem Funktionen verschiedener Systeme kontextsensitiv zusammenarbeiten können – sich also auch gegenseitige aufrufen können – oder aber, dass Funktionen des einen Systems in einem anderen System entsprechend nachgebildet (nachimplementiert) werden.

Semantikintegration

- Integration auf semantischer Ebene

  Die Integration der semantischen Bezugssysteme bzw. Nutzung von kontrollierten Vokabularen stellt sicher, dass alle beteiligten Systeme mit derselben semantischen Interpretation und Menge von Begriffen arbeiten, also gleiche Begriffe für gleiche Sachverhalte benutzen. In der Regel erfolgt dies durch Standardisierung und Nutzung von kontrollierten Vokabularen oder anderen semantischen Bezugssystemen wie Klassifikationen.

Abb. 2.17: Integrationsebenen bei heterogenen Systemen

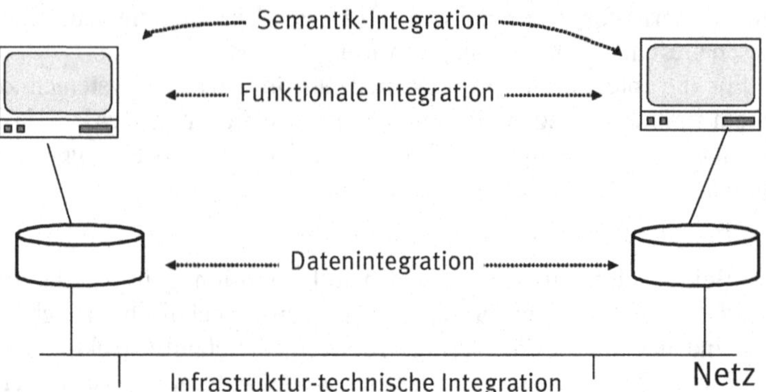

Abschließend sei darauf hingewiesen, dass Funktionen bzw. Funktionskomplexe von Informationssystemen nicht immer physikalisch auch getrennt auf verschiedenen Computersystemen betrieben werden müssen, sondern sehr wohl auch verschiedene funktionale Informationssysteme auf einem Rechner installiert und betrieben werden können, aber auch andererseits die Funktionen eines Software-Systems auf verschiedene Hardware verteilt werden kann.

Dies führt zur wichtigen Unterscheidung zwischen der physischen Ebene eines Informationssystems und der logischen immateriellen Ebene in Form der verschiedenen Softwarebausteine.

2.6.3 Technische Architektur von Anwendungssystemen

Anwendungssysteme sind wie in ⌧ Kapitel 2.1 ab Seite 21 bereits erläutert in sich abgeschlossen betreibbare IT-Systeme mit der dazugehörigen Hardware, Basis-Software und der Anwendungssoftware.

Hardware-Architektur

Die technische Struktur eines Anwendungssystems (oft auch als „Hardware-Ausstattung" bezeichnet) beschreibt den genauen Aufbau des Anwendungssystems hinsichtlich

- der eingesetzten Server,
- der gesamten Speicherperipherie,
- den angeschlossenen Endbenutzerarbeitplätzen wie PCs bzw. Bildschirmarbeitsplätze,

- der angeschlossenen Drucker-Peripherie und sonstiger Peripherie,
- den notwendigen Netzwerkkomponenten zum Anschluss an ein internes oder externes Computer-Netzwerk und
- ggf. die im betrieblichen Gegenstandsbereich vorhandene Verkabelung bzw. Netzwerkinfrastruktur.

Aufgrund der Vielzahl unterschiedlicher Geräte und Hersteller haben heute selbst kleinere Anwendungssysteme schon eine komplexe technische Architektur. Nachfolgende Abbildung zeigt beispielhafte die technische Architektur eines Radiologischen Informationssystems einer radiologischen Abteilung in einem Krankenhaus.

Abb. 2.18: Beispielhafte Hardware-Architektur eines betrieblichen Informations-systems

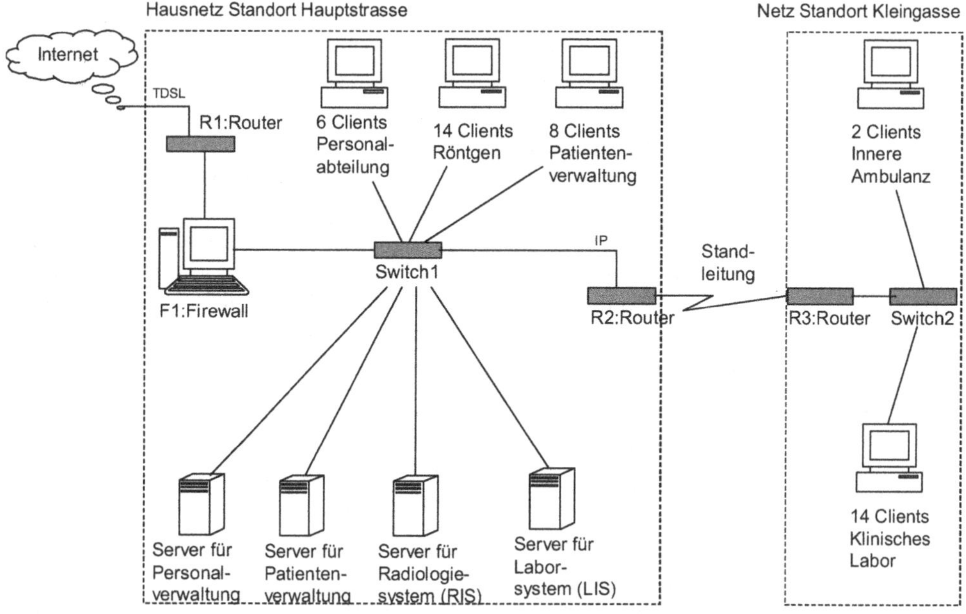

Software-architektur

Für den Begriff der Software-Architektur finden sich unter http://www.sei.cmu.edu/architecture/definitions.html (letzter Zugriff 22.04.2004) ca. 30 Definitionen, was zeigt, wie komplex dieser Themenbereich ist. Auf die verschiedenen Architekturkonzepte und Notationen soll daher aufgrund des eigenen fachlichen Charakters des Software-Engineerings und der dazugehörigen Software-Architekturlehre nicht eingegangen werden. Eine Übersicht zu den architektonischen Stilen findet sich z.B. unter http://www.inf.fu-berlin.de/inst/ag-se/teaching/V-J2EE-2003/22_Architektur.pdf (letzter Zugriff 22.04.2004). In der Folge soll daher nur auf die wesentlichen Aspekte eingegangen werden.

Allgemein wird mit der Softwarearchitektur beschrieben, aus welchen Komponenten ein Softwareprodukt besteht, wie diese Komponenten zusammengesetzt sind und miteinander in Beziehung stehen sowie welche Funktionalität und welches Verhalten sie besitzen. Die Architektur legt auch die Kommunikation, Synchronisation und den Datenzugriff zwischen den Komponenten sowie auf die Datenhaltung des Softwareproduktes fest. Außerdem sind die globalen Kontrollstrukturen zu beschreiben, die dafür sorgen, dass die Summe aller Software-Bausteine aus Sicht des Benutzers ein sinnvolles und benutzbares Ganzes ergeben.

Die Implementierung von Softwareprodukten – gerade auch für das Gesundheitswesen – ist ein komplexer Prozess, die Systeme werden immer komplexer. Ein Medizinisches Abteilungsinformationssystem mit integrierter Abrechnung und entsprechenden Parametrierungsfunktionen hat alleine schon ca. 150 Anwendungsobjekte, etwa 400 Anwendungsdialoge und selbst bei der Nutzung einer modernen Programierumgebung einen Implementationsaufwand von 10 – 20 Personenjahre.

SW-Architektur fördert …

Vor diesem Hintergrund ist die Dauerhaftigkeit eines Produktes, seine Transparenz, seine Änderungs- und Erweiterungsfähigkeit und technologische Migrationsfähigkeit ein entscheidender kritischer Erfolgsfaktor für Software-Unternehmen. Software-Architekturen sollen hierzu beitragen und die Erfüllung der nicht-funktionalen Anforderungen (⌦ Kapitel 2.7, S. 79) gewährleisten. Folgende Aspekte sollen vor allem gefördert werden:

Transparenz

- Eine Software-Architektur schafft Transparenz für das Softwareprodukte, diese ist Basis für ein besseres Verständnis und entwicklungsbegleitende Entwurfsdiskussionen. Neue Mitarbeiter können sich problemlos einarbeiten.

Modularität

- Die Aufteilung eines komplexen Systems in kleinstmögliche Komponenten ermöglicht einerseits die parallele Entwicklung und damit eine raschere Systemerstellung, garantiert aber auch eine ausreichende Lokalität bei Änderungen und Fortschreibungen

Einfachheit

- Eine Architektur hilft, den Überblick zu bewahren und alle Lösungsanforderungen so einfach wie möglich umzusetzen.

Wiederverwendbarkeit

- Analog der Baubranche, Autobranche und anderen produzierenden Betrieben ist es das Ziel, Endprodukte durch Wiederverwendung standardisierter Bauteile herzustellen. In diesem Sinne berücksichtigt eine Architektur bereits dieses Prinzip und hilft jeweils zu entscheiden, ob bei Realisierung neuer Anforderungen oder Produkte bereits vorhandene Software-Bausteine zum Einsatz kommen können.

- Durch die Transparenz und das Prinzip der Wiederverwendung wird die Entwicklung redundanter oder ähnlicher Softwarebausteine vermieden, was ganz erheblich zu einem geringeren Pflegeaufwand führt.

Redundanzfreiheit

- Modularität und klares Design verbessern die Testbarkeit von Software. Als Teil der Architektur können Testsysteme zum Einsatz kommen, die es ermöglichen, einzelne Funktionen und Bearbeitungsabläufe automatisiert zu testen und diese Tests immer wieder anzuwenden.

Testbarkeit

- Eine wesentliche Anforderung an moderne Software-Produkte ist es, diese an das sich ändernde Umfeld anpassen zu können und auch neue Funktionen auf Basis neuer Anforderungen durch Erweiterungen relativ unaufwendig hinzufügen zu können.

Änderbarkeit und Erweiterbarkeit

- Softwareprodukte sollten bei so vielen wie möglichen „ähnlichen" Unternehmen eingesetzt werden können. Dazu ist es notwendig, Struktur und Verhalten im gewissen Rahmen so zu gestalten, dass diese auf Basis von Parametern kundenindividuell angepasst werden können (⌦ Kapitel 2.9, Seite 94).

Anpassbarkeit

- Die Performanz eines Softwaresystems ist ein wesentlicher kritischer Erfolgsfaktor. Zu jedem Problem gibt es nicht eine, sondern eine ganzer Reihe softwaretechnologischer Lösungen. Ziel ist es, eine optimale Performanz zu erzielen.

Performanz

Dabei können nicht alle Aspekte immer in Einklang gebracht werden. Gute Modularisierung kann z.B. zur Verringerung von Verständlichkeit, Einfachheit und Performanz führen, Performanz kann zu Lasten der Flexibilität erreicht werden usw. Eine Architektur muss daher auch dazu beitragen, die optimale Balancierung der z.T. konkurrierenden Ziele zu erreichen. Als wesentlichstes Kriterium für eine gute Architektur nennt Siebersleben (2000) die Robustheit gegenüber Variabilität.

Optimale Balancierung konkurrierender Designziele

Prinzipiell muss beim Design und der Realisierung von Anwendungssoftware zwischen der Architektur des persistenten und des transienten Teils unterschieden werden. Der persistente Teil (im OO-Ansatz auch statisches Modell genannt) umfasst alle jene Datenobjekte, die auf nichtflüchtigen Speichermedien gespeichert und vorgehalten werden und betrifft also das Datenbankdesign und die Implementierung der Datenhaltung mittels eines kommerziell erhältlichen relationalen oder objektorientierten Datenbankmanagementsystems. Der transiente Teil (im OO-Ansatz das dynamische Modell) enthält alle für die Funktionalität des Systems notwendigen funktionalen Komponenten. Für eine gute Modularisierung, Wartbarkeit und Portabilität ist es heute üblich, eine Mehrschichtarchitektur zu implementieren, mittels der Funktionen und Dienste für die verschiedenen Aufgaben getrennt implementiert werden. Im einfachsten Fall wird dies durch eine 3-Schichten-Architektur erreicht, bei der Datenhaltung *(Datenhaltungsschicht)*, fachliche Funktionalität *(Verarbeitungsschicht)* und Benutzeroberfläche bzw. das so genannte GUI – Graphical User Interface *(Präsentationsschicht)* – implementierungstechnisch getrennt werden. Jede Schicht nimmt Dienste bzw. Funktionen der darunter liegenden Schicht in Anspruch. Dies hat den Vorteil, dass diese Schichten austauschbar werden und Änderungen in der einen Schicht in der Regel die anderen Schichten nicht beeinflussen.

Abb. 2.19: Drei-Schichten-Architektur für Softwareprodukte

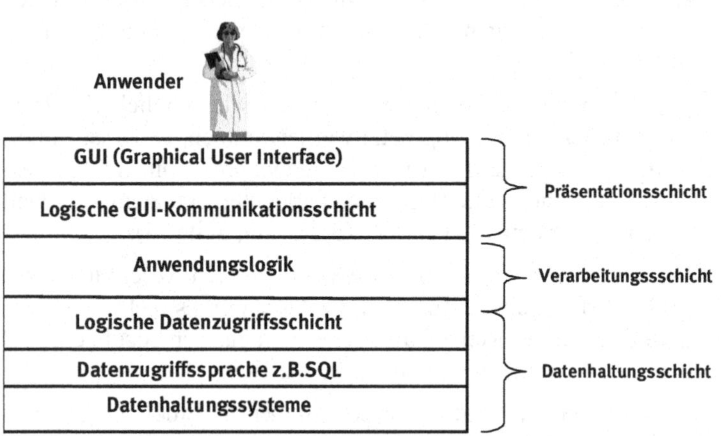

Auf der untersten Ebene sorgen die Komponenten der Datenhaltungsschicht für das Datenmanagement der persistenten Daten. In der darüber liegenden Fachkonzeptschicht findet sich der funktionale Kern der Anwendung losgelöst von Speicherungs- und Präsentationsaspekten. Für den Austausch mit der Datenhaltungsschicht und der Präsentationsschicht kommen Standardmethoden zum Einsatz. Die Fachkonzeptschicht hat somit weder Wissen über die Benutzungsoberfläche noch über die Datenhaltungsstrukturen. Die Präsentationsschicht ist für die Darstellung aller Daten und für die Dialogführung gegenüber dem Benutzer zuständig.

Siedersleben (2000) beschreibt die Probleme dieses Ansatzes, der an den entsprechenden Schnittebenen immer noch gewisse Abhängigkeiten erzeugt und zeigt anhand der „Quality Software Architecture Quasar" wie die Trennung der Zuständigkeiten an den Schichtübergängen noch weiter detailliert werden kann. Eine Weiterentwicklung des Ansatzes findet sich als industriell genutzte Architektur in Siederleben (2003).

2.6.4 Logische Architektur von Anwendungssoftware-Produkten

Benutzer interessiert die technische Architektur nicht

Aus Sicht des (medizinischen) Benutzers ist die hardware- oder software-technologische Architektur eines Anwendungssystems zweitrangig. Ihn interessiert vor allem der für ihn nutzbare bzw. nutzbringende Funktionsumfang sowie die funktionale Zergliederung des Softwareproduktes.

Aus Sicht des Herstellers ist neben den in ⌧> Kapitel 2.6 ab Seite 60 diskutierten Aspekten der konkreten Architektur die produkttechnische Zerlegung in sinnvolle, am Markt anbietbare und verkaufbare Teile von Interesse.

Logische Zergliederung des Systems aus Benutzer- und Herstellersicht

Aus diesen beiden Sichten heraus ist es hilfreich, die oftmals aus hunderten bis tausenden von einzelnen Anwendungsfunktionen bestehende Anwendungssoftware eines Informationssystems hierarchisch zu gliedern (Hesse 1994b) z.B. in

- Module,
- Komponenten,
- Anwendungsfunktionen und
- Anwendungsmasken.

Die Zusammenfassung von verschiedenen Komponenten zu Modulen bzw. Funktionen zu Komponenten (oft auch als „Funktionskomplexe", „Hauptfunktionen" (Hesse 1994b) oder „Sachgebiete" bezeichnet) orientiert sich zumeist an den verschiedenen Aufgabenbereichen und Aufgaben in den betrieblichen Zielumgebungen und sind nicht nur bedingt Teil der Software-Architektur, da die Zusammenstellung auf den einzelnen Aggregationsebenen prinzipiell beliebig vorgenommen werden kann.

Den einzelnen Anwendungsfunktionen können nun Eigenschaften bzw. Anforderungen zugeschrieben werden, was vor allem auch für die Auswahl eines Anwendungssoftwareproduktes wichtig ist, denn die Summe der so geordneten Anforderungen stellt das Leistungsverzeichnis und bei Vertragsabschlüssen die geschuldeten Leistung des Lieferanten dar. Die einzelnen Anwendungsfunktionen und -masken repräsentieren letztendlich jene Teile, die der Benutzer sieht und mit denen er arbeitet, um z.B. Informationen zu verwalten, Auswertungen durchzuführen oder Verarbeitungsaktionen anzustoßen. Anwendungsfunktionen sind hierbei nicht mit einzelnen Masken zu verwechseln, sondern diese Anwendungsfunktionen können aus mehreren Masken bzw. Reitern bestehen.

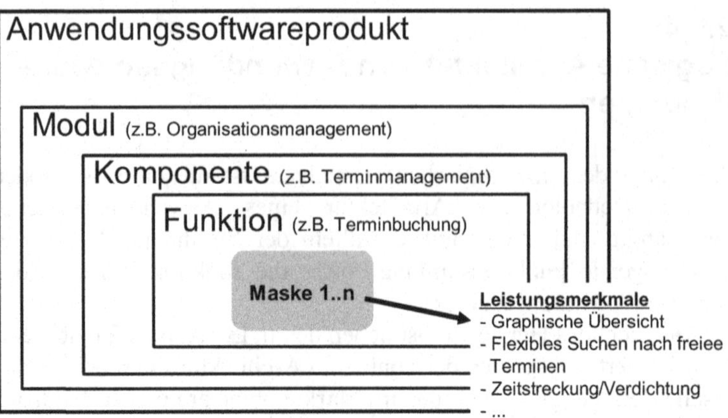

Abb. 2.20: Funktionale Gliederung von Software-Produkten

Die Darstellung der Funktionen und Leistungsmerkmale eines Medizinischen Informationssystems in den ⌦ Kapiteln 5 und 6 orientiert sich dementsprechend an diesem Gliederungsraster.

Der Einstieg in entsprechende Module kann sich für den Benutzer z.B. als Menü-Eintrag darstellen oder aber als eigenständig startbare Anwendung innerhalb seiner Arbeitumgebung. Oftmals ist es möglich, die für einen Benutzer relevanten bzw. zugänglichen Module zu parametrieren und ihm so einen einheitlichen Zugang zu seinen Modulen zu schaffen. Eine beispielhafte Menügliederungen zeigt ⌦ Abb. 2.21.

Abb. 2.21: Beispielhafte Menügliederung

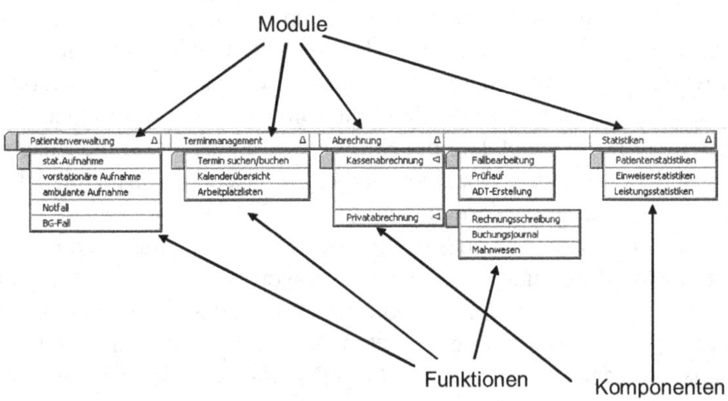

Benutzer interessiert nur funktionale Gliederung, Funktionalität und Bedienungskomfort

Während also ein Benutzer aus Sicht der owner's represenatation lediglich „seine" Funktionen sieht und ihn deren Bedienungskomfort und deren für ihn nutzbare Funktionalität interessiert, können sich aus Sicht der designer's representation beliebige viele softwarearchitektonisch relevante Objekte dahinter verbergen. (⌦ Abb. 2.22)

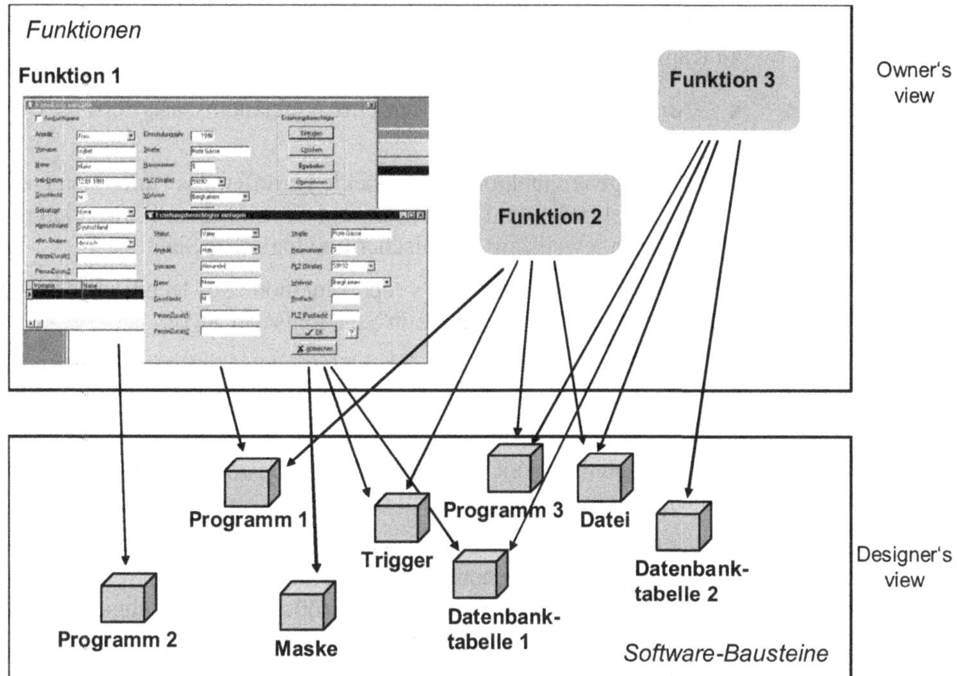

Abb. 2.22: Owner's View und Designer's View

Die tatsächliche Anordnung und das Zusammenspiel der Software-Bausteine ist komplexer und nach den in ⌧ Kapitel 2.6.3 auf Seite 70 erläuterten Prinzipien organisiert.

2.6.5 Zusammenfassung

Architektonische Aspekte von Informationssystemen können aus verschiedenen Sichten heraus betrachtet werden, einerseits aus globaler Sicht auf das gesamte betriebliche Unternehmensinformationssystem – und hier aus Sicht des Technikers z.B. auf die Infrastruktur oder aus der Sicht des Strategen auf die Softwaresysteme deren Funktionen und Zusammenspiel – und andererseits detailliert auf die einzelnen Anwendungssysteme – ebenfalls technisch oder logisch. Während aus Sicht des Benutzers bzw. Betreibers eines Informationssystems vor allem dessen Funktionalität und funktionale Zergliederung von Interesse ist („Owner's View"), ist für die Entwickler und den Softwarehersteller die technische Zusammensetzung („Designer's View") auch oder nur von Interesse. Insgesamt ist festzuhalten:

Merktafel 9
zu Kapitel 2.6: Architektonische Aspekte von Informationssystemen

M9.1 ■ Architekturmodelle schaffen eine Verständnisbasis für alle Beteiligten.

M9.2 ■ Wichtige architektonische Aspekte betreffen das Unternehmensinformationssystem insgesamt und die einzelnen Anwendungssysteme jeweils aus technischer und logischer Sicht.

M9.3 ■ Unterscheide: „Designer's representation" aus technischer Sicht und „Owner's representation" aus logischer Sicht.

M9.4 ■ Die logische Sicht auf das Unternehmensinformationssystem orientiert sich an der Aufbau- und Aufgabenstruktur und ergibt das Topologiemodell.

M9.5 ■ Die technische Sicht auf das Unternehmensinformationssystem wird im Infrastrukturmodell dargestellt.

M9.6 ■ Unternehmensinformationssysteme können monolithisch, heterogen oder komponentenbasiert sein. Jede dieser Architekturen hat ihre Vor- und Nachteile. Je größer ein Unternehmen, desto eher kommen heterogene Systeme zum Einsatz.

M9.7 ■ Hinsichtlich der Anbieter von Anwendungssystemen kann zwischen Gesamtlösungsanbieter, Kernlösungsanbietern und Spezialanbietern unterschieden werden.

M9.8 ■ Die Interoperabilität eines Anwendungssystems, also seine Fähigkeit mit anderen Systemen zusammenzuarbeiten, ist eine wichtige Eigenschaft.

M9.9 ■ Die Integration verschiedener Anwendungssysteme ist auf verschiedenen Ebenen notwendig: Technikintegration, Datenintegration, Funktionsintegration und Semantikintegration.

M9.10 ■ Für einzelne Anwendungssysteme ist aus technischer Sicht die Hardware-Architektur und die Software-Architektur zu unterscheiden.

M9.11 ■ Software-Architekturen fördern die Transparenz, Modularität, Einfachheit, Wiederverwendbarkeit, Redundanzfreiheit, Testbarkeit, Änderungs- und Erweiterbarkeit, Anpassbarkeit und Performanz von Anwendungssoftwareprodukten. Zum Einsatz kommen in der Regel mehrschichtige Architekturen.

M9.12 ■ Aus logischer Sicht ist ein Softwareprodukt einteilbar in Module, Komponenten und Funktionen mit den zugehörigen Masken. Die einzelnen Funktionen stellen dem Benutzer die für ihn gewinnbringende Funktionalität zur Verfügung.

2.7 Allgemeine Anforderungen an Informationssysteme

Branchenabhängige spezielle Anforderungen und branchenübegreifend allgemeine Anforderungen

Neben den einzelnen sehr speziellen und im Wesentlichen funktionalen Anforderungen an Anwendungssysteme in den verschiedenen Branchen können unabhängig davon eine ganze Reihe allgemeiner branchenunabhängiger Anforderungen angegeben werden. Diese allgemeinen Anforderung an Informationssysteme zeigt im Überblick nachfolgende Abbildung, die deutlich macht, dass bereits eine Vielzahl allgemeiner Anforderungen zum Erfolg von betrieblichen Informationssystemen beitragen. Nicht nur der Benutzer ist mit seinen Anforderungen zu berücksichtigen, sondern auch das Management und ggf. die Gesellschaft stellen Anforderungen an Informationssysteme. Gerade die Diskussion um die Gesundheitstelematik in den Jahren 2003 und 2004 zeigte, dass die gesellschaftlichen Einflüsse ganz wesentlich mitbestimmend sind bei der Ausgestaltung von technikbasierten Informationssystemen.

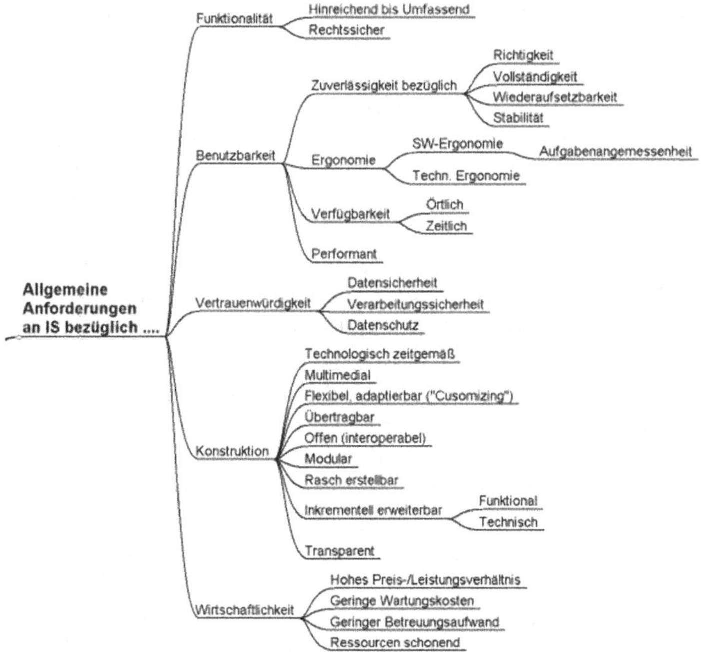

Abb. 2.23: Allgemeine Anforderungen an betriebliche Informationssysteme im Überblick

Alle diese Anforderungen müssen von den Herstellern von betrieblichen Informationssystemen berücksichtigt werden, wenn diese ihre Produkte erfolgreich placieren wollen. Ein erheblicher Anteil des

Produktionsaufwandes zur Erstellung kommerzieller Softwareprodukte fließt nicht in die eigentliche geforderte Sachfunktionalität, sondern ist induziert durch die Berücksichtigung und Implementierung dieser notwendigen allgemeinen Anforderungen an. So erhöht z.B. schon allein die zusätzliche Implementierung eines kontextsensitiven und rollenbasierten Datenschutzkonzeptes den Realisierungsaufwand für eine Anwendungssoftware erheblich.

2.7.1 Funktionalität

Hinreichend und rechtssichere Funktionalität

Die Funktionalität eines Informationssystems wird weitgehend durch die betrieblichen Ziele und den betrieblichen Einsatzbereich bestimmt. Die funktionalen Anforderungen sind daher je nach Branche sehr unterschiedlich – zur Funktionalität Medizinischer Informationssysteme wird auf die ⌧ Kapitel 5 und 6 verwiesen.

Gewinnbringender Nutzen, wenn die Aufgabenerfüllung effektiver oder qualitativ besser möglich wird

Prinzipiell muss die Funktionalität einerseits hinreichend sein, um die betrieblichen Aufgaben gewinnbringend zu unterstützen, andererseits müssen alle relevanten rechtlichen Auflagen und Verordnungen berücksichtigt sein. Diese können sich aus der allgemeinen Gesetzgebung oder gesetzesähnlichen Regelungskomplexen ergeben (z.B. das Datenschutzgesetz, Signaturgesetz, Gesetz zur Ordnungsmäßigkeit der Buchführung), oder aber aus speziellen branchenbezogenen Gesetzen (z.B. Krankenhausgesetz, Röntgenverordnung, Bundesseuchengesetz, Transfusionsgesetz, ärztliche Berufsordnung, ärztliche Schweigepflicht). Eine gewinnbringende Funktionalität ist dann erreicht, wenn die Aufgabenerfüllung des Benutzers – bezogen auf seine Arbeitserfüllung ohne das Informationssystem – entweder effektiver erfolgen kann, er also Zeit spart, oder aber eine qualitative Verbesserung erreicht werden kann. Diese kann auch darin bestehen, dass durch den Einsatz eine bessere Nutzung der Daten für nachgeordnete Verwendungszwecke wie Abrechnung, Statistiken oder Qualitätsmonitoring möglich wird. Der Nutzen kann also sehr wohl nicht nur beim Benutzer selbst entstehen, sondern auch bei anderen Mitarbeitern. Der Nutzen kann einerseits in allgemeiner Weise bezogen auf die „funktionale Kompetenz“ eines Informationssystems oder aber speziell bezogen auf die besonderen betrieblichen Bedingungen betrachtet werden. Zum Nutzen Medizinischer Informationssysteme im Speziellen wird auf ⌧ Kapitel 4.3 Seite 202 (Ziele und Nutzen der Elektronischen Krankenakte) und ⌧ Kapitel 6.2.1 Seite 512 (Ziele und Nutzen Medizinischer Informationssysteme) verwiesen.

2.7.2 Benutzbarkeit

Wie bereits in ⌧ Kapitel 2.2 ab Seite 36 ausgeführt, verändern Informationssysteme gerade in Dienstleistungsunternehmen die betrieblichen Abläufe und die Leistungsverrichtungen des einzelnen Mitarbeiters erheblich und lassen einzelne Anwendungsfunktionen zu einem wesentlichen Bestandteil bzw. Werkzeug seiner Arbeit werden. Das erfordert aber, dass der so zum Benutzer des Informationssystems gewordene Mitarbeiter zufrieden stellend und effektiv diese Anwendungsfunktionen nutzen können sollte.

Benutzbarkeit: Alle Aspekte zur zufriedenstellenden Aufgabenerfüllung

Unter Benutzbarkeit soll hier daher nicht im Sinne des „Usability"-Begriffes eingeschränkt die Software-Ergonomie verstanden werden, sondern alle jene Aspekte, die wesentliche Auswirkungen darauf haben, ob ein Benutzer ein Anwendungssystem bei seiner täglichen Arbeit – unabhängig von der konkreten Funktionalitätsbetrachtung – tatsächlich zufrieden stellend für seine Aufgabenerfüllung nutzen kann. Ein System, dass laufend „abstürzt" – wie dies oft erstaunlicherweise in Analogie zum Flugbetrieb verbalisiert wird – ist für die eigene Arbeitsverrichtung ebenso unbenutzbar, wie ein System, dass bei wechselnden Arbeitslokationen (Beispiel Visitensituation) nicht immer örtlich verfügbar ist oder falsche Ergebnisse liefert. Entscheidend für die Benutzbarkeit sind daher die

- Zuverlässigkeit,
- Ergonomie,
- Verfügbarkeit und die
- Stabilität.

2.7.2.1 Zuverlässigkeit

Zuverlässigkeit: Richtige Verarbeitung und vollständiges Retrieval

Jeder Benutzer erwartet von einem Informationssystem, dass es zuverlässig arbeitet, so z.B.:

- Werden Daten oder Dokumente erfasst, gespeichert und später wieder abgerufen, wird eine vollständige und korrekte Wiedergabe erwartet.
- Werden mit Daten Berechnungen angestellt, muss das Ergebnis korrekt sein.
- Werden Daten in einer anderen Zusammenstellung und/oder Form präsentiert wie sie eingegeben wurden, müssen diese korrekt sein.

Richtigkeit und Korrektheit von Verarbeitungsfunktionen sowie Vollständigkeit der Wiedergabe sind unerlässliche Kriterien, die einerseits als selbstverständlich gelten können. Der betriebliche Alltag aber zeigt aber oftmals, dass gerade bei neu entwickelter Software oder nach dem Einspielen von Updates oder aber nach Neuinstallation von Hardware oder Betriebssystem Verfahren nicht mehr korrekt arbeiten, was je nach Defekt oftmals erst verspätet festgestellt wird. Ein differenziertes Verfahren zur Messung der Software-Zuverlässigkeit findet sich in Belli (1998); in Thurner (1998) wird ein Verfahren für die Verlässlichkeitsbewertung komplexer Systeme vor allem vor dem Hintergrund, dass Informationssysteme heute oftmals heterogenen Charakter und aus vielen Einzelelementen bestehend sind, angegeben. Gerade im medizinischen Einsatzbereich können die Folgen inkorrekter Verarbeitungsfunktionen erheblich sein. Umso dringlicher erscheinen Verfahren für die Zertifizierung Medizinischer Informationssysteme.

2.7.2.2 Software-Ergonomie

Software: Von Menschen für Menschen gemacht

Informationssystemen werden – gerade auch wenn sie im Dienstleistungsbereich zum Einsatz kommen – von Menschen für Menschen konstruiert und realisiert. Der eigentliche Benutzer – unter Benutzer sollen hier die tatsächlich mit einem System arbeitenden Personen verstanden werden, im Gegensatz dazu sind Anwender Personengruppen oder Organisationen, die von einem IT-System direkt oder indirekt betroffen sind – nimmt in seinem Arbeitsalltag das Informationssystem im Wesentlichen durch die für ihn verfügbaren und zu bedienenden Bildschirmmasken sowie deren ablaufbezogene Verknüpfung wahr. Umso erstaunlicher ist die Tatsache, dass sich Konstrukteure dieser Masken (i.A. Software-Entwickler) oftmals bezogen auf das von ihnen konstruierten und realisierten Produkt wenig Gedanken über die tatsächliche Arbeitssituation, die Wünsche und Notwendigkeiten des Benutzers machen bzw. nur eine geringe Vorstellung haben. Die meisten Informatikstudenten sind vor und während ihres Studiums nie selbst Benutzer von Informationssystemen gewesen. Dies gilt umso mehr für die meisten kommerziellen und nicht-kommerziellen Medizinischen Informationssysteme. So entstehen dann oftmals Informationssysteme, die für den Benutzer unnötigen Mehraufwand verursachen und sein Arbeitsleben unnötig erschweren. Viele Ärzte in Krankenhäusern kennen diese Situation z.B. von den von ihnen zu benutzenden Diagnoseerfassungsmasken.

Der Erforschung geeigneter arbeits- und menschengerechter (ergonomischer) Benutzeroberflächen hat zu dem Teilgebiet „Software-Ergonomie" der Informatik geführt und die notwendigen Prinzipien haben mit den DIN-Normen DIN EN ISO 9241-10 bis 9241-17 sowie ISO 13719 Eingang in die Normierung gefunden . Dabei hat sich vor dem Hintergrund des Werkzeugscharakters von Informationssystemen der Eigenschaftsbegriff der Gebrauchstauglichkeit (Usability) von Software etabliert.

Ergonom: Erforscher der Beziehung zwischen Mensch und Arbeit

„Kurz gesagt ist eine Software dann gebrauchstauglich (ugs. "ergonomisch") wenn sie an den Benutzer und dessen Aufgaben angepasst ist und für ihn effektiv, effizient und ohne latente Unzufriedenheit zu benutzen ist." (http://www.rhaug.de/information/info.pdf, letzter Zugriff: 04.10.2003)

Der vor diesem Hintergrund notwendige Umdenkungsprozess wird auch im Memorandum „Mensch & Computer 2000: Information, Interaktion, Kooperation" des Fachbereiches Mensch-Computer-Interaktion der Gesellschaft für Informatik e.V. angemahnt, in dem es unter anderem heißt:

Notwendigkeit von aufgaben- und menschenzentrierten IT-Systemen

„Es gibt zunehmend renommierte Forscher im Bereich der Mensch-Computer- Interaktion, die vorschlagen, von einer technikzentrierten Weiterentwicklung zu einer aufgaben- und menschenzentrierten Entwicklung überzugehen, um die ständig wachsende Komplexität von Anwendungssystemen überhaupt in den Griff zu bekommen (vgl. Norman, 1991, 1998). Die Einbeziehung von Design-Qualifikationen (Winograd, 1996, 1997) sowie ein starker Kontextbezug der Gestaltung (Kyng & Mathiassen, 1997) werden für unabdingbar gehalten. Dabei wird die große Bedeutung einer sauberen, ingenieurmäßigen Realisierung nicht verkannt, aber Benutzer und Gebrauchstauglichkeit werden als Ausgangspunkt der Gestaltung gewählt." (http://mc.informatik.uni-hamburg.de/memorandum.html, letzter Zugriff 03.10. 2003)

Folgeeffekte von guter Software-Ergonomie sind in Anlehnung an Wessel (1998)

- höhere Effizienz und Produktivität für den Benutzer,
- weniger Benutzerfehler,
- höhere Benutzerzufriedenheit,
- Leichtere Erlernbarkeit,
- die Übertragbarkeit von Wissen auf andere Applikationen,
- weniger Kosten durch weniger Zeitaufwand für die Bedienung und
- weniger Gestaltungszeit bei der Entwicklung durch die Benutzung definierter Schnittmuster.

Wie deutlich wird, kommt der Nutzen guter Software-Ergonomie nicht nur dem Benutzer zugute, sondern sehr wohl auch dem Software-Unternehmen, das ergonomische Prinzipien bei seinen Entwicklungen berücksichtigt.

Wesentliche *software-ergonomische Kriterien* sind die folgend in der Marginalienspalte genannte.

Aufgabenangemessenheit

Der Benutzer soll seine Arbeitsaufgaben mit Hilfe des IT-Systems in einer Weise bearbeiten, die seiner Aufgabe angemessen ist. Im Falle des Medizinischen Informationssystems soll das ärztliche bzw. pflegerische Handeln optimal Unterstützt werden. So stellen sich z.B. folgende Fragen:

- Mit welchem Planungs- und Zeitaufwand (einschließlich der Korrektur von Fehlern) sowie mit welcher Qualität des Arbeitsergebnisses kann dieses Ziel erreicht werden?
- Ist die Maskenfolge und Aufbau und Funktionalität der Masken so implementiert, dass keine unnötigen oder umständlichen Eingaben erfolgen müssen?
- Kann – was vor allem für medizinische Anwendungen wichtig ist – freizügig (kontextuell) im System navigiert werden?
- Kann die Aufgabe überhaupt mit dem System insgesamt erreicht werden oder müssen zusätzlich andere Systeme oder Medien einsetzt werden (z.B. Speicherung von Zwischenergebnissen auf Papier, isolierte Nutzung anderer Systeme etc.).

Selbstbeschreibungsfähigkeit

Die Selbstbeschreibungsfähigkeit der Anwendungsfunktionen ermöglicht es dem Benutzer, ohne zu aufwendiges Lesen von Benutzerhandbüchern oder Anleitungen das System zu bedienen. Einerseits impliziert dies die Benutzung einer klaren Sprache für Bezeichner, Fehler- und Hilfetexte als auch die Nutzung eingängiger und allgemeinverständlicher Icons. Zur Selbstbeschreibungsfähigkeit gehört aber auch, dass das System jederzeit signalisiert oder angibt, in welchem „Zustand" es sich befindet. So ist es sehr hilfreich, bei etwas länger dauernden Berechnungs- oder Suchfunktionen nicht nur den Umstand, dass das System „beschäftigt" ist mit der bekannten „Eier-Uhr" anzuzeigen, sondern eben auch durch einen Fortschrittsbalken den Stand der Bearbeitung.

Steuerbarkeit

Souveräne Benutzer wollen Ihre Verrichtungsgewohnheiten – also die einzelnen Bearbeitungsschritte bei der Durchführung einzelner Tätigkeiten – nicht von einem Informationssystem vorgegeben bekommen. Dies bedeutet, dass sie selbst entscheiden wollen, welche einzelnen Anwendungsfunktionen sie in welcher Reihenfolge benutzen.

Erwartungskonformität

Umfassende IT-Systeme haben hunderte bis tausende von Funktionen, die von verschiedenen Software-Entwicklern realisiert wurden. Diese Funktionen sollten sich bezüglich der zugrunde gelegten Bedienungs-Prinzipien immer gleich „verhalten" bzw. funktionieren. So sollten Icons, Funktionstasten, Tastenkombinationen, beschriftete Buttons, etc. in beliebigen Kontexten bzw. Funktionen immer das gleiche bewirken.

Gibt es innerhalb eines Softwareunternehmens keine stringenten Vorgaben, wird jeder Entwickler für das Verhalten „seiner" Funktionen bestimmte Regeln festlegen und implementieren. Dies führt dazu, dass sich bei Benutzung von Funktionen und Modulen, die von verschiedensten Entwicklern realisiert wurden, sich das System verschieden „verhält" bzw. darstellt, was es für einen Benutzer sehr schwer macht, adäquat mit dem System zu arbeiten.

Fehlertoleranz/ -robustheit

Natürlich unterlaufen einem Benutzer im täglichen Alltag auch einmal Fehler, dies können Fehler bei der Bedienung sein (unerlaubte Eingaben, falsche Reihenfolge von Aktionen etc.) oder aber Fehler im Sinne zwar korrekter aber nicht gewollter Aktionen, z.B. versehentliches Löschen eines Datensatzes. Fehlertolerante Software hat die Eigenschaft, dass Benutzer auf unterlaufene Fehler zeitnah durch allgemeinverständliche Fehlermeldungen aufmerksam gemacht werden und bei bekannt häufigen Fehlern, die evtl. zu gravierenden Folgen führen, explizite Nachfragen erfolgen. Fehleingaben und -bedienung dürfen nie zum „Absturz" oder Verlust aller bereits getätigten Eingaben und Aktionen führen, sondern müssen durch lokale Fehlerbehandlung abgefangen werden. Wenn möglich, sollte eine automatische Korrektur (Autokorrektur) erfolgen. Versehentliche Aktionen können mit einer „Undo"-Funktion rückgängig gemacht werden.

Individualisierbarkeit

Jeder Benutzer hat individuelle Präferenzen bezüglich Farbgebung, Anordnung von Elementen, Hilfeleistungen des Systems usw. Die Individualisierbarkeit von Software ermöglicht es dem einzelnen Benutzer, über nur für ihn geltende Einstellungen, Aussehen, Anordnung und Verhalten der Software anzupassen, Beispiele sind die individuelle

- Anpassung der Farbgebung (Hintergrund, Rahmen, Texte),
- Anpassung der Spalten und Spaltenreihenfolge in Such-/Ergebnislisten,
- Hinterlegung von Suchabfragen,
- Zusammenstellung von Maskenfolgen,
- Einstellung, welche Informationen zu einem Objekt beim ersten Aufruf angezeigt werden (z.B. welche Informationen erscheinen beim Öffnen einer elektronischen Krankenakte) und
- Menügestaltung und Belegung der Funktionstasten.

Selbstverständlich muss es sein, dass alle diese Einstellung nicht durch Einspielen von Software-Updates oder Wartungsarbeiten verloren gehen dürfen.

Lernförderlichkeit

Software sollte einem Benutzer die Möglichkeit geben, benutzungsbegleitend zu lernen. Dies kann in Form von kontextsensitiv eingeblendeten Hinweisen (Tipps und Tricks) geschehen, durch Einblendung von Handbuchauszügen bei Fehlbedienung (evtl. auch erst wenn eine Fehlbedienung zwei- oder dreimal hintereinander erfolgt), durch die Möglichkeit, individuell elektronisch Notizen zu hinterlegen u.v.a.m. Dazu gehört auch, dass die Bedienung des Systems verschiedene Kompetenzlevels berücksichtigt (Anfänger, Geübter, Experte) und entsprechendes Verhalten hat.

Ästhetik

Ein wichtiger Aspekt für das tägliche Arbeiten mit Software ist deren ästhetische Gestaltung. Überladene, unübersichtliche und vielfarbige Masken mit umfangreichen farbigen Icon-Leisten, eventuell zusätzlich blinkende Elemente etc. stören so täglich das Wohlbefinden und die Arbeitszufriedenheit des Benutzers. Ästhetische Software berücksichtigt insofern auch Aspekte der visuellen Kommunikation und Grundprinzipien aus den Bereichen Graphik und Design, um Bedienungselemente und Informationen angemessen zu präsentieren.

Metaphern

Graphische Oberflächen haben ihren Siegeszug vor allem Mitte der 80er Jahre angetreten, weil sie durch Metaphern die bis dahin vorherrschende Abstraktion bei zeichenbasierten Informationssystemen überwanden. Die Nutzung von Metaphern – also Abbilden der realen Arbeitumgebung eines Benutzers – ermöglichen eine „intuitive" Bedienung – z.B. der Taschenrechner zum Rechnen, ein Karteikasten mit Schubladen und Buchstaben darauf zum Suchen, Lesezeichen oder Eselsohren bei elektronischen Dokumenten, farbige Warn- und Informationshinweise (z.B. rotes Stop-Schild bei verbotenen Operationen, ein grüner Haken wenn alles in Ordnung ist), ein Raumplan mit Geräten um für diese die Angaben gemäß Medizingeräteordnung zu führen, die Abbildung von Körperteilen zur Eingabe von Lokalisationen und Befunden. Metaphern erleichtern die Bedienung und die Erlernbarkeit der Bedienung und tragen ganz erheblich zur Akzeptanz und Arbeitszufriedenheit bei. Andererseits dürfen diese nicht zwanghaft eingesetzt werden, da sie auch die Bedienung prinzipiell umständlicher machen können. Sinnvoll ist es oftmals, für den Anfänger Metaphern anzubieten, aber für den erfahrenen Benutzer auch direktere Manipulationen zuzulassen.

Emotionalität

Nicht zu unterschätzen sind die emotionalen Aspekte von Software-Systemen. Aussehen und Verhalten haben einen erheblichen Einfluss darauf, inwieweit ein Benutzer ein Informationssystem annimmt, es quasi als „Partner" betrachtet. Findet er viele Metaphern, ist das Aussehen ästhetisch, fühlt sich der Benutzer von der Software „angezogen" oder „verstanden". Gerade bei Kaufentscheidung spielt oftmals nicht der objektive funktionale Nutzen eine große Rolle, sondern die emotionale Wirkung des Systems auf die für den Kauf verantwortlichen Entscheider.

Direkte Manipulation

Die direkte Manipulation ermöglicht dem Benutzer, ohne umständliche oder abstrakte Befehle Aktionen auszuführen. Dazu gehören metaphernhafte Aktionen wie z.B. das Verschieben eines Objektes in einen virtuellen Papierkorb ebenso dazu, wie schnelle Aktionen mittels der Tastatur (z.B. Löschen eines Objektes durch Aktivieren mit der Maus und Betätigung der Lösch-Taste). Gerade auf Graphischen Oberflächen sind reale Objekte repräsentierende Icons (z.B. eine Krankenakte, ein Befund, eine Person etc.), Schaltflächen, Eingabefelder etc. deutlich präsent und lassen sich direkt aktivieren, manipulieren, anklicken, verschieben und modifizieren. So kann die Verlegung eines Patienten von einem Zimmer einer Station auf ein anderes Zimmer durch „virtuelles Verschieben" des Bettes in ein anderes Zimmer erfolgen – keine textuellen Eingaben sind also notwendig.

2.7.2.3 Verfügbarkeit

Im medizinischen Anwendungsbereich spielt die Verfügbarkeit des Informationssystems eine entscheidende Rolle. Dabei ist die zeitliche Verfügbarkeit und die örtliche Verfügbarkeit zu berücksichtigen.

Zeitliche Verfügbarkeit

In einem dienstleistungsintensiven Betrieb mit hoher Verantwortung und Reaktionsnotwendigkeit (z.B. Notfälle, Rückfragen) muss die zeitliche Verfügbarkeit – also die Zeit der Benutzbarkeit bezogen auf die betriebliche Arbeitszeit – groß sein. Ausfälle bzw. Stillstand wegen Sicherung, Wartung, Update müssen minimiert werden. Selbst bei einer zeitlichen Verfügbarkeit von 99 % bedeutet dies in einem Krankenhaus mit 24-Stunden-Betrieb pro Jahr immerhin eine Ausfallzeit von 87,6 Stunden! Durch Ausfall nicht mögliche Eingaben müssen alle nacherfasst werden, da Elektronische Krankenakten nicht unvollständig im System belassen werden können bzw. dürfen.

Hohe örtliche Verfügbarkeit

Aber auch die örtliche Verfügbarkeit ist ein wichtiger Aspekt, denn ein Informationssystem, welches nur an wenigen Stellen des Betriebes zugänglich ist, kann selten aufgabenangemessen genutzt werden. Steht z.B. im Krankenhaus nur in den Stationszimmern ein Bildschirm, müssen am Krankenbett erhobene Messwerte, Visitennotizen etc. erst auf Papier notiert werden, um diese dann später im Stationszimmer nachzuerfassen. Örtliche Verfügbarkeit kann jedoch zunehmend durch mobile Geräte wie Tablet-PCs oder PDAs sowie deren mobile Anbindung über Funk-Netze realisiert werden.

2.7.2.4 Performanz

Wartezeiten behindern den Arbeitsfluss des Benutzers

Zuverlässige Systeme, die ergonomisch hervorragend realisiert und zeitlich wie örtlich durchgehend verfügbar sind können trotzdem nicht benutzt werden, wenn die Antwortzeiten zu lange sind. Diese führen beim Benutzer zu Wartezeiten, die ihn im Arbeitsalltag behindern und somit uneffektiver werden lassen. Diese Wartezeiten haben aber nicht nur eine betriebswirtschaftliche Dimension, sondern führen zu Frustration, Ablehnung oder aber sogar Verweigerung der Nutzung des Informationssystems durch die Benutzer. Die Verlustzeiten ergeben sich prinzipiell aus dem Produkt der Antwortzeit einer Funktion und der Häufigkeit der Nutzung dieser Funktion pro Tag. Einige reale Beispiele, die letztendlich eine tatsächliche Nutzung der entsprechenden Funktionalitäten verhindern, sollen dies verdeutlichen:

Die Folgen sind Frustration, Ablehnung, Verweigerung

- Schreibt eine Schreibdame pro Tag z.B. 40 Befunde und dauert das Vorgenerieren des Textes aus der Krankenakte jeweils eine Minute pro Befund, so gehen immerhin 40 Minuten Arbeitszeit pro Tag verloren, was immerhin 8,3 % der Arbeitsleistung ausmacht.
- Das Laden von Röntgenbildern inkl. Voraufnahmen eines Patienten auf den Befundungsarbeitsplatz des Radiologen dauert 10 Minuten. Damit wird diese Funktionalität per se unbenutzbar.
- Die Zeit zwischen Anstoß des Ausdruckes eines zu unterschreibenden Dokumentes und dessen tatsächlichem Druck am Arbeitplatzdrucker dauert wegen zentraler Drucksteuerung morgens im Spitzenbetrieb mehrere Minuten.
- Das elektronische Signieren, Verschlüsseln und Versenden eines Dokumentes dauert 2-3 Minuten.

Performanz-Probleme können sehr viele Ursachen haben, oftmals werden Systeme nicht in ausreichendem Maße mit Massendaten getestet, Entwickler nehmen keine Rücksicht auf den Ressourcenverbrauch oder aber spezielle technische Konfigurationen vor Ort beim Kunden – z. B. veraltete oder unterdimensionierte Hardware – haben entsprechende negative Auswirkungen. Für den Benutzer sind aber die Gründe in der Regel zweitrangig, für ihn zählt lediglich die Arbeitsbehinderung die er durch solche Performanzprobleme erfährt.

2.7.3 Vertrauenswürdigkeit

In dem Maße in dem Informationssysteme im täglichen Privat- und Arbeitsleben allgegenwärtig werden – sei es als Bürger bei Kontakt mit Geldinstituten, dem Einwohnermeldeamt, der Polizei, dem Arzt in Praxis und Krankenhaus usw. – stellt sich zunehmend für jeden betroffenen die Frage nach der Vertrauenswürdigkeit dieser Systeme und der Unverletzlichkeit der Privatsphäre. Gerade für Medizinische Informationssysteme ist deren Vertrauenswürdigkeit sowohl für den Arzt als auch den Patienten daher oberstes Gebot. Zur Erreichung dieser sind sowohl die gängigen Datenschutzaspekte zu berücksichtigen als auch umfangreiche Mechanismen zur Datensicherheit

Vertrauenswürdigkeit durch Datenschutz, Datensicherheit und Zuverlässigkeit

Kein Arzt bzw. kein Patient wird seine Daten einem Informationssystem anvertrauen, von dem er annehmen muss, dass Unbefugte zu diesen Daten Zugang haben bzw. Missbrauch damit möglich ist. Ein Informationssystem muss daher über differenzierte Mechanismen des Datenzugriffes verfügen, die es erlauben genau einzustellen, welche Berufsgruppen bzw. im Einzelfall auch welche Personen lesenden, schreibenden und löschenden Zugriff zu welchen medizinischen Daten eines Patienten haben. Über diesen in allen Anwendungsbereichen geltenden Datenschutzbestimmungen steht in der Medizin zusätzlich die ärztliche Schweigepflicht. Weitere datenschutzrechtliche Aspekte ergeben sich aus den anzuwendenden Datenschutzgesetzten, v.a. auch aus Anlage 1 des BDSG 2001.

Auch die Datensicherheit ist ein wichtiger Aspekt der Vertrauenswürdigkeit, denn es dürfen auf keinen Fall durch technische oder menschliche Fehler oder durch höhere Gewalt Daten verloren gehen. Datensicherheit muss durch technische und organisatorische Maßnahmen hergestellt werden, stellt aber heute prinzipiell kein Problem mehr dar.

Letztendlich muss ein Informationssystem auch zuverlässig arbeiten (⌦ Kap. 2.7.2.1. S. 81), damit sowohl die Benutzer als auch die Betroffenen, über die Informationen gespeichert werden, Vertrauen zu diesem System haben können.

2.7.4 Konstruktive Merkmale

Viele weitere Aspekte sind bei der Konstruktion und Realisierung von Informationssystemen zu berücksichtigen, von denen hier nur einige wesentliche aufgeführt sein sollen:

- Technologisch zeitgemäß,

- Multimedialität,
- Anpassbarkeit (-> Parametrierbarkeit),
- Übertragbarkeit,
- Offenheit, interoperabel,
- Modularität,
- rasche Erstellbarkeit und Änderbarkeit,
- Erweiterbarkeit (funktional, technisch), auch inkrementell und
- Transparenz.

2.7.5 Wirtschaftlickeit

IT-Investitionen müssen wirtschaftlichen Nutzen zeigen

IT-Investitionen müssen sich rechnen. Die Wirtschaftlichkeit von Informationssystemen ist ein wichtiger Aspekt, der gerade auch für Medizinische Informationssysteme von hoher Bedeutung ist. Tatsächliche Kosten-Nutzen-Analysen hierzu liegen aber nur in geringem Umfang vor und sind schwierig durchzuführen, da solche Systeme nicht nur quantitative Effekte haben, sondern vor allem auch qualitative. Oftmals werden neue Möglichkeiten und Dimensionen des betrieblichen Handelns und Miteinanders ermöglicht, was eine Kosten-/Nutzen-Rechnung weiter erschwert. Prinzipiell müssen bei Wirtschaftlichkeitsbetrachtungen vor dem Hintergrund des erwarteten Nutzens folgende Kosten – die natürlich so gering wie möglich ausfallen sollten und deren Höhe oftmals nicht in der Komplexität der Lösung in sich liegt, sondern in der Berücksichtigung der voranstehend erläuterten Anforderungen – in Betracht gezogen werden:

- Investitionskosten (Hardware, Software, Baumaßnahmen),
- Einführungskosten (Projektmanagement, Schulung),
- Wartungs- und Pflegekosten (Hardware und Software) und
- Support-/Betreuungskosten.

2.7.6
Zusammenfassung

Merktafel 10
zu Kapitel 2.7: Allgemeine Anforderungen an Informationssystemen

- Umfangreiche branchenunabhängige Anforderungen müssen von Informationssystemen erfüllt werden (⊠> Abb. 2.23, S. 79). *M10.1*
- Die Funktionalität muss den Benutzer in seiner Arbeit soweit unterstützen, dass es für ihn zu keinen Nachteilen gegenüber der Situation vor dem Einsatz des Informationssystems kommt. Ebenso müssen die im Anwendungsbereich geltenden gesetzlichen Bestimmungen erfüllt sein. *M10.2*
- Die Benutzbarkeit wird im Wesentlichen beeinflusst durch die Zuverlässigkeit, die Ergonomie, die Stabilität und die Verfügbarkeit. *M10.3*
- Der Benutzer erwartet mit Recht die Berücksichtigung der nach dem Stand der Technik bekannten software-ergonomischen Prinzipien. Ein ganz wichtiger Aspekt ist hierbei die Aufgabenangemessenheit sowie eine einfache intuitive Bedienbarkeit. *M10.4*
- In vielen Bereichen spielt die Verfügbarkeit des Informationssystems eine wichtige Rolle. Dabei ist zwischen der zeitlichen und der örtlichen Verfügbarkeit zu unterscheiden. *M10.5*
- Durch die zunehmende Informatisierung in allen Lebensbereichen kommt der Vertrauenswürdigkeit von Informationssystemen eine hohe Bedeutung zu. Hierzu müssen geeignete und differenzierte Mechanismen für Datenschutz und Datensicherheit systemseitig enthalten sein. *M10.6*
- Durch eine geeignete Konstruktion des Informationssystems bzw. eine Architektur nach dem aktuellen Stand der Technik ist Nachhaltigkeit und Investitionssicherheit sicherzustellen. Dazu gehört auch, dass es an neu funktionale oder technische Rahmenbedingungen angepasst und kostengünstig gewartet werden kann. Transparenz und Modularität tragen hier zur Zielerreichung bei. *M10.7*
- Es muss ein positives Kosten-/Nutzenverhältnis unter Berücksichtigung der Investitionskosten und der Betriebskosten vorliegen. *M10.8*

2.8 Gestaltungsdimensionen bei der Einführung

Bei der Einführung und dem Einsatz von Informationssystemen ist es wichtig, die damit verbundenen Gestaltungsdimensionen zu berücksichtigen. Gerade im medizinischen Bereich herrscht oftmals die Einschätzung vor, dass mit der Beschaffung und Installation des Anwendungssystems schon die möglichen Nutzeffekte erreicht werden. Dies ist aber selten der Fall, da das Anwendungssystem selbst das Umfeld beeinflusst.

Früh schon hat Leavit (1965) auf die wesentlichen Gestaltungsdimensionen und die Abhängigkeiten zwischen Organisation, Technik, Mensch und Aufgaben hingewiesen.

Seibt (1991) hat diese weiter detailliert und die in nachfolgender Abbildung gezeigten Gestaltungsdimensionen in Zusammenhang gebracht und explizit auch auf die zwischen allen diesen Gestaltungsdimensionen vorhandenen wechselseitigen Beziehungen bzw. Einflüsse hingewiesen.

Abb. 2.24: Gestaltungsdimensionen betrieblicher IT-Systeme

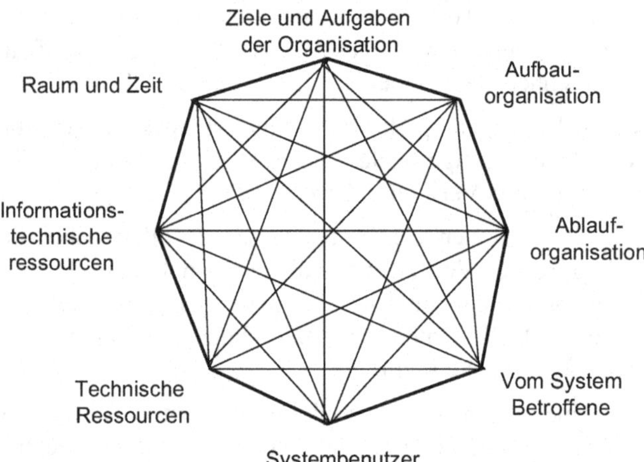

Folgende Aspekte sind dabei zu berücksichtigen:

Merktafel 11
zu Kapitel2.8: Gestaltungsdimensionen bei der Einführung von Informationssystemen

---

- Der Beitrag von Anwendungssystemen zum Unternehmenserfolg muss sich an den *betrieblichen Zielen und Aufgaben* eines Unternehmens ableiten, diese können sich aber auch gerade durch den IT-Einsatz ändern bzw. ausweiten, indem durch deren Einsatz neue Geschäftsfelder erschlossen werden können. *M11.1*
- Der Einsatz der IT modifiziert die *Ablauforganisation* erheblich, da bestimmte Aufgaben durch das Anwendungssystem übernommen werden können, neue effektivere Abläufe möglich werden und ganze Prozeßstrecken wegfallen oder abgekürzt werden können. *M11.2*
- Aufgrund geänderter Aufgaben und Aufgabenzuschnitte kann sich die *Aufbauorganisation* ändern, Hierarchien können flacher gehalten werden, neue Organisationseinheiten können entstehen und ursprüngliche Organisationseinheiten wegfallen. *M11.3*
- Die Verfügbarkeit *informationstechnischer Ressourcen* ist ebenfalls eine Gestaltungsdimension, da zwischen unterschiedlichen Alternativen bei der Gesamtarchitektur aber auch der einzelnen Arbeitsplatzausstattungen entschieden werden kann. *M11.4*
- Die Gestaltung von *Technischen Ressourcen* kann den positiven Nutzen und die Einsetzbarkeit von Informationssystemen erhöhen. Beispiel ist die Gestaltung ergonomischer Bildschirmarbeitplätze entsprechend geltender Normen, die ausreichend ausgebaute technische Infrastruktur. *M11.5*
- Die Reaktion und Haltung von *Betroffenen,* z.B. der Kunden bzw. Patienten oder des Managements, ist zu berücksichtigen. Deren Ablehnung oder Annahme der IT entscheiden mit erheblich zum Erfolg einer eingesetzten Lösung. *M11.6*
- Die tägliche Arbeit der *Benutzer* wird erheblich modifiziert, ihre Akzeptanz ist der wesentlichste Faktor zum erfolgreichen Einsatz eines IT-Systems. *M11.7*
- Die arbeitsplatzbezogenen Veränderungen erfordern auch die *räumliche Umgestaltung* einzelner Arbeitsplätze, ggf. deren räumliche Anordnung zueinander sowie des ganzen Umfeldes. Platzraubende dezentrale Archive können z.B. entfallen. *M11.8*

M11.9 ■ Die zeitliche Bearbeitung von Vorgängen kann verkürzt werden, schnellere Reaktion auf ungeplante Ereignisse und Anforderungen können realisiert werden. Ebenso haben Systemgestaltung und Umgestaltung eine zeitliche Dimension.

2.9 Aspekte der Parametrierbarkeit und Generizität

Individualsoftware

Die Implementierung von Anwendungssoftware für spezielle betriebliche Zwecke kann einerseits individuell für ein bestimmtes Unternehmen vorgenommen werden (Individualsoftware) und richtet sich dann konsequent an den spezifischen Strukturen, Abläufen und Anforderungen dieses Unternehmens aus. Dies bedeutet aber auch, dass der gesamte Entwicklungsaufwand zu Lasten dieses einen die Software einsetzenden Unternehmens geht, Individualsoftware also eine sehr teure Lösungsalternative ist.

Wunsch nach breiter einsetzbarer Standard-/Branchensoftware

Demgegenüber steht sowohl das Interesse nach kostengünstigen Lösungen beim einsetzenden Unternehmen als auch der wesentliche wirtschaftliche Aspekt für Software-Unternehmen, die Einsetzbarkeit von entwickelter Anwendungssoftware auf verschiedene Unternehmen der gleichen Branche evtl. sogar brachenübergreifend.

Nur dadurch können diese Softwaresysteme – dann als *Standard- oder Branchensoftware* bezeichnet (Mertens 1995) – mehrfach eingesetzt werden und erbringen für das Software-Unternehmen die für weiteres unternehmerisches Handeln notwendigen Erlöse und machen diese Lösungen für den einzelnen Endkunden bezahlbar. Mertens vergleicht dies mit der Entwicklung in der Bekleidungsindustrie, wo sich die Maßkonfektion (analog: Branchensoftware) als Mittelweg zwischen Maßanzug (analog: Individualsoftware) und kaum individualisierter Massenware z.B. in Form von Uniformen (analog: allgemeine nicht-aufgabenspezifische Software wie Datenbanken, Entwicklungstools, Tabellenkalkulationen etc. bzw. vollständig generische Software) bewährt hat und zeigt verschiedene Wege auf, wie Umfang und Funktionalität einer solchen Branchensoftware hergeleitet werden können.

Notwendigkeit der strukturellen und funktionalen Unschärfen

Dies bedeutet aber, dass spezielle – so genannte kundenindividuelle – Anforderungen eigentlich in einer solchen standardisierten Branchensoftware nicht als fest implementierte Funktionalitäten mit abgedeckt sind, also nicht zur Verfügung stehen. Dies ist aber insofern unbefriedigend, da sich Unternehmen z.B. in Aufbauorganisation, Ablauforganisation, Dokumentationsumfang, Berechnungsverfahren etc. unterscheiden – es also zu strukturellen und funktionalen „Unschärfen“ kommt. Konsequenterweise entsteht die Notwendigkeit, diese unterschiedlichen Anforderungen nicht durch jeweils kundenindividuelle spezifische Implementierungen abzudecken, sondern diese individuell notwendige Funktionalität bzw. das Systemverhalten durch kundenspezifische Einstellungen (Parameter) zu ermöglichen (analog: die individuell einstellbare Trägerlänge eines Sommerkleides bei den Kleidern einer Maßkollektion, verstellbare Bundweite).

Die Lösung: Parametrierbarkeit zur Realisierung von Struktur- und Verhaltensflexibilität

Man kann hier zu recht von einer *Struktur- und Verhaltensflexibilität* sprechen. Um diese zu erreichen, muss also Software in Teilbereichen parametrierbar sein, was beim Design und der Implementierung berücksichtigt werden muss.

Der Prozess der Anpassung einer konkreten Installation eines Softwareproduktes beim Kunden an die kundenspezifischen Anforderungen wird daher *Parametrierung* oder auch *Customizing* genannt.

Aus einem weiteren Grund kann es sinnvoll sein, ein Softwareprodukt verhaltensflexibel zu implementieren: Die Robustheit gegen zukünftig zu erwartende Änderungen, z.B. der Gesetzeslage, von Bewertungsmaßstäben, Normen etc., erfordert trotz der zu einem Zeitpunkt gleichartigen Nutzung durch alle Kunden eine flexible Implementierung. Foegen 2002 sieht diese Robustheit als ein wesentliches Kriterium für Anwendungssystem-Architekturen.

Das Maß dieser Parametrierbarkeit bzw. Struktur- und Verhaltensflexibilität kann immer extremer angewendet werden, um die Einsetzbarkeit des Softwareproduktes in verschiedenen Unternehmen – evtl. sogar branchenübergreifend – zu ermöglichen. Damit wächst aber sowohl die Komplexität der softwaretechnologischen Implementierung der Anwendungssoftware für den Hersteller als auch die Komplexität und der Aufwand der Anpassungsarbeiten beim bzw. durch den Kunden. Letzteres macht wiederum den Einsatz einer hochparametrierbaren Software für ein bestimmtes Unternehmen aufgrund der aufwändigen Parametrierung wirtschaftlich nicht mehr interessant, da die von ihm zusätzlich zu den Lizenzkosten zu tragenden Kosten für das Customizing zu einer Gesamtinvestition führen, die nahe an der für eine Individualrealisierung liegt. Wesentliches Optimierungsziel muss es also sein, eine Balance zwischen Flexibilität und Anpassungsaufwand zu finden.

Ziel: Optimaler Mix von fest implementierter Funktionalität und Parametrierbarkeit

In diesem Sinne ist die Implementierung von Standardsoftwareprodukten für bestimmte Anwendungsbereiche – und dies gilt auch für Medizinische Informationssysteme – letztendlich gekennzeichnet durch die Kunst, den optimalen Mix von fest implementierter Funktionalität und Parametrierbarkeit zu realisieren.

Abb. 2.25: Verhaltens-/ Strukturflexibilität und Einsatzbreite

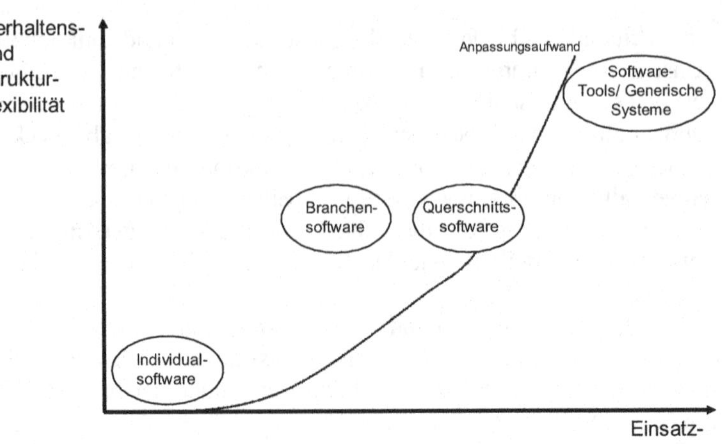

Parametrierbarkeit hat aber spätestens dort seine Grenzen, wo notwendige fest implementierte Funktionalitäten eines Informationssystems auf definierte Begrifflichkeiten und Strukturen zurückgreifen müssen, d.h. wo der Systementwickler bereits Struktur und Verhalten kennen muss, um eine gewünschte Eigenschaft herzustellen.

Die Parametrierbarkeit eines Informationssystems kann auf verschiedenen Komplexitätsebenen und für verschiedene Aspekte möglich sein, diese sind die

Kap. 2.9.1
- Parametrierbarkeit von Wertebereichen für Attribute in den einzelnen Dokumentationsfunktionen,

Kap. 2.9.2
- Parametrierbarkeit von einfachen bis komplexen Integritätsbedingungen,

Kap. 2.9.3
- Parametrierbarkeit der Verwaltung von Bezugsobjekten,

Kap. 2.9.4
- Parametrierbarkeit der Ablaufdynamik und des Systemverhaltens,

Kap. 2.9.5
- Parametriebarkeit von Verarbeitungseigenschaften wie Preisberechnungen, Kostenbewertungen etc.,

Kap. 2.9.6
- Parametrierbarkeit der Zugriffs- und Nutzungsmöglichkeiten und die

Kap. 2.8.7
- Parametrierbarkeit der verwalteten Inhalte und der zugehörigen Benutzeroberfläche (generische Funktionen).

Insgesamt kann festgehalten werden, dass im Verlauf der Historie der Entwicklung von Anwendungssoftwareprodukten der Grad der „Flexibilität, logischen Anpassungsfähigkeit, Formbarkeit und Verzweigungskomplexität" (Mertens 1989) immer mehr zugenommen hat. Damit sind aber Anwendungssysteme immer komplexer zu realisieren, zu betreiben und zu verstehen geworden, was automatisch die Frage nach der Beherrschbarkeit von komplexen Anwendungssystemen aufwirft.

Im Folgenden soll auf einige wichtige Aspekte parametrierbarer Anwendungssoftware eingegangen werden, da gerade für medizinische Informationssysteme deren Adaptivität an die spezifische Situation vor Ort ein wichtiges Leistungskriterium ist.

2.9.1 Verwaltung und Visualisierung von Wertebereichen

In den einzelnen Anwendungsfunktionen eines Informationssystems ist es erwünscht oder notwendig, die Eingaben in einzelnen Feldern auf eine definierte Menge von Begriffen oder Werten zu beschränken. Die Menge der erlaubten Begriffe bzw. deren Benennung der möglichen Werte kann jedoch von Institution zu Institution unterschiedlich sein, sodass es notwendig wird, innerhalb von Informationssystemen diese Wertebereiche flexibel d.h. kundenindividuell anpassbar vorzuhalten.

Einspaltige Wertebereiche

Bei einspaltigen Wertebereichen wird genau ein Begriff pro definierter Werteausprägung hinterlegt. Beispiele für solche Wertebereiche sind oftmals in der medizinischen Dokumentation zu finden, so z.B. Wertebereiche für Mobilität, Ernährungsstatus u.v.a.m.

Zweispaltige Wertebereiche

Oftmals ist es aber erwünscht, neben dem eigentlich Begriff auch aus Praktikabilitäts- und Platzgründen oder für die spätere Verwendung von Einträgen in Listen statt dem Langtext auch ein Kürzel benutzen zu können. Dafür werden zweispaltige Wertebereiche notwendig, bei denen je Eintrag in der Parametrierung jeweils ein Kürzel und ein Langtext angegeben werden kann. Ob Kürzel oder Langtext an der Benutzeroberfläche angezeigt werden, kann z.B. durch einen Parameter eingestellt werden. Beispiele für solche Wertebereiche sind Konfession, Familienstand u.v.a.m.

Mehrspaltige Wertebereiche

Mehrspaltige Wertebereiche werden dann notwendig, wenn natürlichsprachlichen Begriffen weitere Codes oder Bewertungen beigefügt werden sollen, die vor allem für die weitere Verarbeitung innerhalb der Anwendungssoftware oder aber für die Kommunikation mit anderen Informationssystemen Bedeutung haben. Mehrspaltige Wertebereiche finden sich z.B. in den Vereinbarungen zur Datenübermittlung nach § 301 SGB V in Form der Angaben zu Nationalitäten, ärztlichen Fachrichtungen und Auftragstypen.

Komplexe Wertebereichsstrukturen

In seltenen Fällen sollen die hinterlegten Wertebereiche, z.B. aufgrund des Umfanges, klassifiziert werden oder eine explizite Ordnung angegeben werden können – z.B. um die schnellere Suche zu unterstützen oder aber, um bei Auswertungen die Angaben verdichten zu können. Auch dann muss eine zusätzliche Spalte, die das klassierende Merkmal enthält, mit hinzugenommen werden.

Dynamische Wertebereiche

Dynamische Wertebereiche sind solche, die kontextsensitiv je nach Bearbeitungssituation zusammengestellt werden.

Hinsichtlich eines Informationssystems gibt es modulübergreifend notwendige Wertebereiche und modulbezogene Wertebereiche. Auf die wichtigsten Wertebereiche eines Medizinischen Informationssystems wird in ⌧ Kapitel 5.3 ab Seite 291 eingegangen.

Abb. 2.26: Visualisierung und Auswahl von Wertebereichen

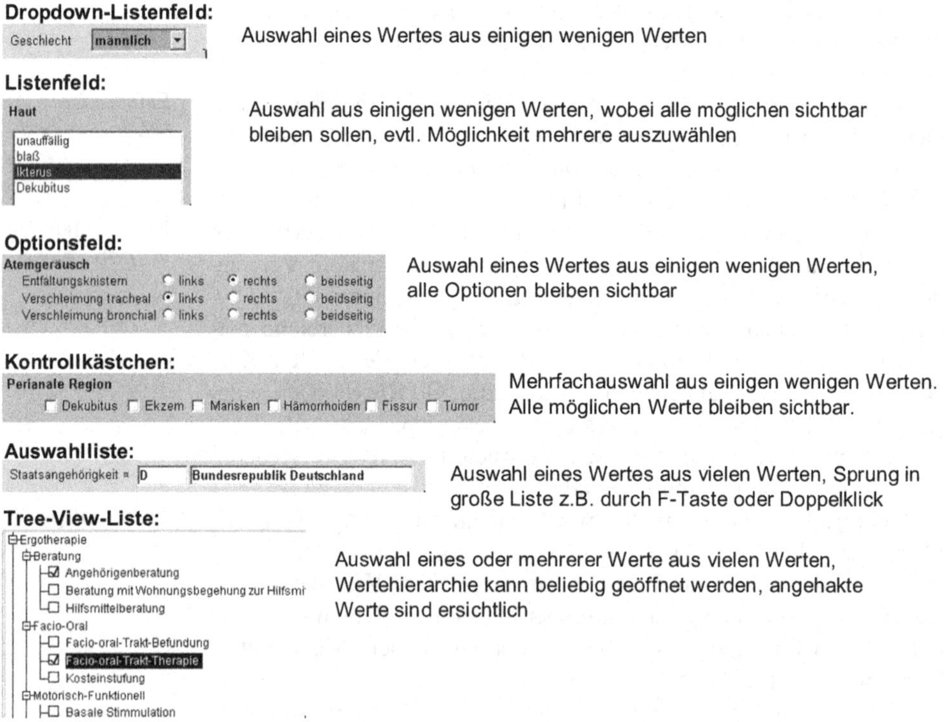

Die Auswahl eines Wertes kann an der Benutzeroberfläche mittels verschiedener Visualisierungsformen ermöglicht werden (Wessel 1998). Einige dieser Möglichkeiten zeigt nachfolgende Abbildung.

Dropdown-Listenfeld:

Geschlecht männlich

Auswahl eines Wertes aus einigen wenigen Werten

Listenfeld:

Haut
unauffällig
blaß
Ikterus
Dekubitus

Auswahl aus einigen wenigen Werten, wobei alle möglichen sichtbar bleiben sollen, evtl. Möglichkeit mehrere auszuwählen

Optionsfeld:

Atemgeräusch
Entfaltungsknistern links rechts beidseitig
Verschleimung tracheal links rechts beidseitig
Verschleimung bronchial links rechts beidseitig

Auswahl eines Wertes aus einigen wenigen Werten, alle Optionen bleiben sichtbar

Kontrollkästchen:

Perianale Region
Dekubitus Ekzem Marisken Hämorrhoiden Fissur Tumor

Mehrfachauswahl aus einigen wenigen Werten. Alle möglichen Werte bleiben sichtbar.

Auswahlliste:

Staatsangehörigkeit = D Bundesrepublik Deutschland

Auswahl eines Wertes aus vielen Werten, Sprung in große Liste z.B. durch F-Taste oder Doppelklick

Tree-View-Liste:

Ergotherapie
Beratung
Angehörigenberatung
Beratung mit Wohnungsbegehung zur Hilfsmi
Hilfsmittelberatung
Facio-Oral
Facio-oral-Trakt-Befundung
Facio-oral-Trakt-Therapie
Kosteinstufung
Motorisch-Funktionell
Basale Stimmulation

Auswahl eines oder mehrerer Werte aus vielen Werten, Wertehierarchie kann beliebig geöffnet werden, angehakte Werte sind ersichtlich

Gerade bei der Gestaltung von medizinischen Dokumentationsfunktionen kommt es besonders darauf an, dem Benutzer eine übersichtliche und schnell zu bedienende Oberfläche zur Verfügung zu stellen.

Während also der Benutzer auf seiner Maske die möglichen Eingabewerte zum Auswählen sieht, werden diese vor dem Einsatz des Systems in einem Unternehmen durch den Administrator mittels spezieller Verwaltungsfunktionen angepasst. Den Gesamtzusammenhang zeigt an einem kleinen Maskenausschnitt mit den zugerhörigen Administratorfunktionen nachfolgende Abbildung.

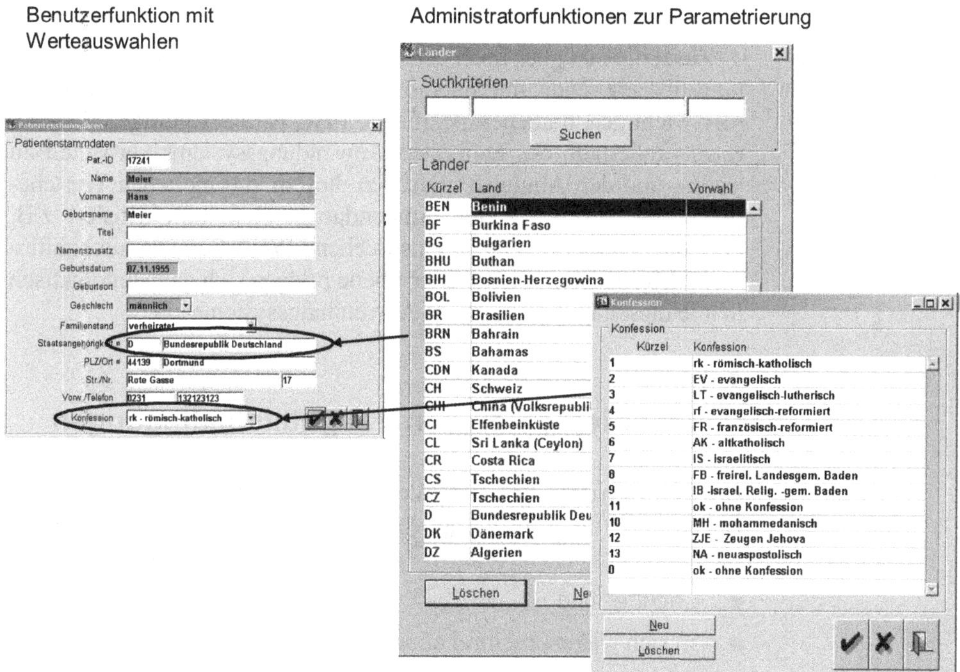

Abb. 2.27: Wertebereiche in Anwender- und Administratorfunktion

Für die kontinuierliche *Pflege von Wertebereichen* innerhalb eines Anwendungssystems gibt es grundsätzlich vier organisatorisch-technische Ansätze:

- Wertebereiche basieren auf gesetzlichen Vorschriften und Notwendigkeiten, ihre Ergänzung oder Änderung ist generell nicht möglich, der Benutzer kann nur Begriffe aus der definierten Menge auswählen. Änderungen ergeben sich nur bei entsprechenden Gesetzesänderungen. Beispiel: Die in einem Steuerprogramm hinterlegten Steuersatztabellen.
- Der Benutzer kann nur Begriffe aus der definierten Menge auswählen, findet er das gesuchte nicht, muss der Systemadminist-

rator mit den Administrationsfunktionen den Wertebereich entsprechend ergänzen.

- Der Benutzer kann selbst während der Datenerfassung den Wertebereich für die zukünftige Nutzung erweitern, wenn er feststellt, dass ein Wert fehlt.
- Der Wertebereich ergänzt sich quasi „selbstlernend" immer dann, wenn ein nicht enthaltener Wert eingegeben wurde bzw. es wird bei mehrspaltigen Wertebereichen die entsprechende Erfassfunktion zur Ergänzung der Zusatzangaben automatisch aufgerufen.

Einrichtungsübergreifende Wertebereiche z.B. durch WEB-Services verfügbar machen

Zusätzlich ist aber noch denkbar und wird gerade für die einrichtungsübergreifende Interoperabilität von Informationssystemen immer wichtiger, branchenspezifische bzw. national gültige Wertebereiche außerhalb des konkreten Anwendungssystems verwalten zu lassen, und den Abgleich zwischen diesem verbindlichen Wertebereich und dem konkreten Anwendungssystem automatisiert z.B. über das Internet und einen entsprechend WEB-Service durchzuführen. Änderungen auf nationaler Ebene pflegen sich dann automatisch in alle diesen Dienst nutzende Anwendungssysteme ein.

2.9.2 Parametrierbarkeit von Integritätsbedingungen

Die Parametrierbarkeit von Wertebereichen realisiert auf einfacher Ebene auch die Einhaltung von gewissen Integritätsbedingungen. Durch Integritätsbedingungen soll erreicht werden, dass Eingaben

- „richtig" und
- in sich widerspruchfrei anderen Angaben sind.

In diesem Sinne stellen natürlich die Einschränkungen von Feldeingaben auf eine Menge erlaubter Ausprägungen, wie im vorangehenden Kapitel beschrieben, auch schon Integritätsbedingungen dar. Aber darüber hinaus ist es auch denkbar, dass Integritätsbedingungen komplexerer Natur sind und trotzdem parametrierbar sein müssen. Durch einige Beispiele aus einem Medizinischen Informationssystem soll das verdeutlicht werden.

- Es soll parameterisierbar sein, welche Personen als Patienten für die einzelnen Fachabteilungen eines Krankenhauses aufgenommen werden können. Möglich Parameter sind z.B. Geschlecht und Alter. Mittels der Ausprägungen dieser beiden Parameter je Fachabteilung kann nun das nutzende Krankenhaus selbst festlegen, dass in die Gynäkologie nur Patientinnen aufgenommen werden können, in die Kinderklinik nur Patienten bis zu 16 Jahren, in die geriatrische Abteilung Patienten ab 60 Jahren usw.

- Es soll parametrierbar sein, welcher Abrechnungstarif für die Leistungserfassung benutzt wird, in Abhängigkeit davon, bei welcher Kassenart der Patient versichert ist.
- Es soll parametriert werden können, welche medizinischen Leistungen je nach Versicherungsart für einen Patienten erbracht werden können.
- Es sollen Abhängigkeiten zwischen eingegebenen Werten und darauf basierend den dann eingeschränkten Wertebereichen für andere Felder parametriert werden können, z.B. in der Dokumentation der Anamnese soll bei Eingabe des Geschlechtes „männlich" im Feld Lebendgeburten nur der Wert 0 zugelassen werden.
- Es soll parametriert werden können, welche Leistungen sich aufgrund des gesetzlich vorgeschriebenen Gebührenkataloges gegenseitig ausschließen, damit dies bei der Dokumentation geprüft werden kann.
- Es soll parametriert werden können, bei welchen Diagnosen welche Nebendiagnosen auftreten können, damit diese Nebendiagnosen bei der Erfassung der zugehörigen Hauptdiagnose zur Auswahl vorgeschlagen werden können.
- Es sollen für medizinische Angaben die Normbereiche sowie die maximalen Höchstwerte und niedrigsten Werte parametriert werden können.

2.9.3 Verwaltung und Parametrierbarkeit von Bezugsobjekten

Was sind Bezugsobjekte?

Unter Bezugsobjekten sollen hier alle zu verwaltenden Objekte verstanden werden, auf die die Funktionen eines Anwendungssystems „Bezug" nehmen, also zugreifen und diese Objekte zu aktuellen Vorgängen assoziieren müssen, deren Verwaltung aber selbst eigentlich nicht Gegenstand der Arbeit des Benutzers ist. Ein Beispiel soll dies verdeutlichen:

Beispiel

Für ein Krankenhaus soll eine einfache Funktion zur Verfügung stehen, um die wichtigsten administrativen Daten der Patienten zu verwalten. Dazu skizziert die leitende Aufnahmekraft die Angaben, die erfasst werden sollen und es wird die in nachfolgender Abbildung gezeigte Erfassungsmaske realisiert.

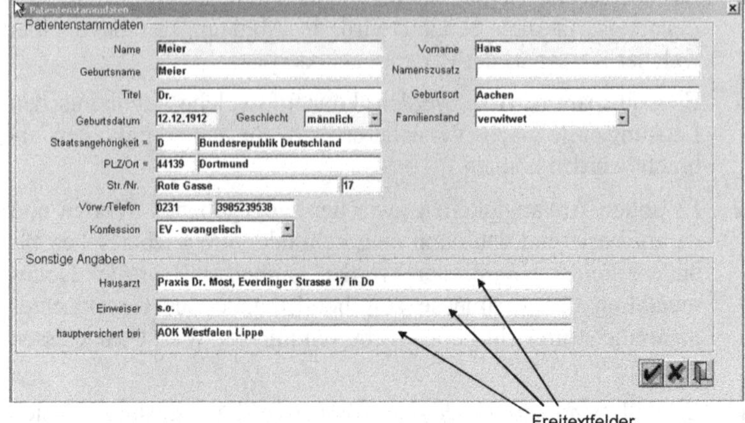

Abb. 2.28 Beispiel Erfassungsmaske Patientenstammdaten

Prinzipiell würde es also ausreichen, eine Funktion zu implementieren, die es ermöglicht, die notwendigen administrativen Angaben mittels entsprechender Felder zu verwalten. Für den Hausarzt, den einweisenden Arzt und die Krankenkasse kommen Freitextfelder zum Einsatz, in die jeder Benutzer die ihm als relevant erscheinenden Angaben einträgt. Nach einigen Tagen der Nutzung wird die Anforderung formuliert, dass der einweisende Arzt, der Hausarzt sowie die Krankenkasse, bei der der Patient versichert ist, nicht immer neu eingegeben werden soll, sondern aus einer Liste der jeweiligen Einrichtungen abgerufen werden können sollte. Dabei sollen auch weitere Angaben wie Adresse, Facharztbezeichnung, Telefonverbindungen, Kassentyp etc. zu diesen *Bezugsobjekten* verwaltbar sein. So wird die Adresse der Ärzte für den Versand der Arztbriefe benötigt, die Adresse der Krankenkasse für die Rechungsstellung usw.

Verwaltung von Bezugsobjekten unabdingbar

Es wird also deutlich, dass es sinnvoll wenn nicht sogar notwendig ist, eigene Funktionen zur Verwaltung dieser *Bezugsobjekte* zu implementieren, damit auf deren Daten aus der Patientenverwaltungsfunktion heraus zugegriffen und Zusatzangaben für weitere Funktionalitäten wie Briefversand, Rechnungsversand usw. genutzt werden können. Auch ist es nun möglich Einweiserstatistiken oder Statistiken über die Anzahl der Patienten bezüglich der Kostenträger zu erzeugen. Den Gesamtzusammenhang von Anwendungsfunktion, Auswahlfunktion und Verwaltungsfunktion für das Beispiel „Krankenkassen" zeigt ⌧ Abb. 2.29.

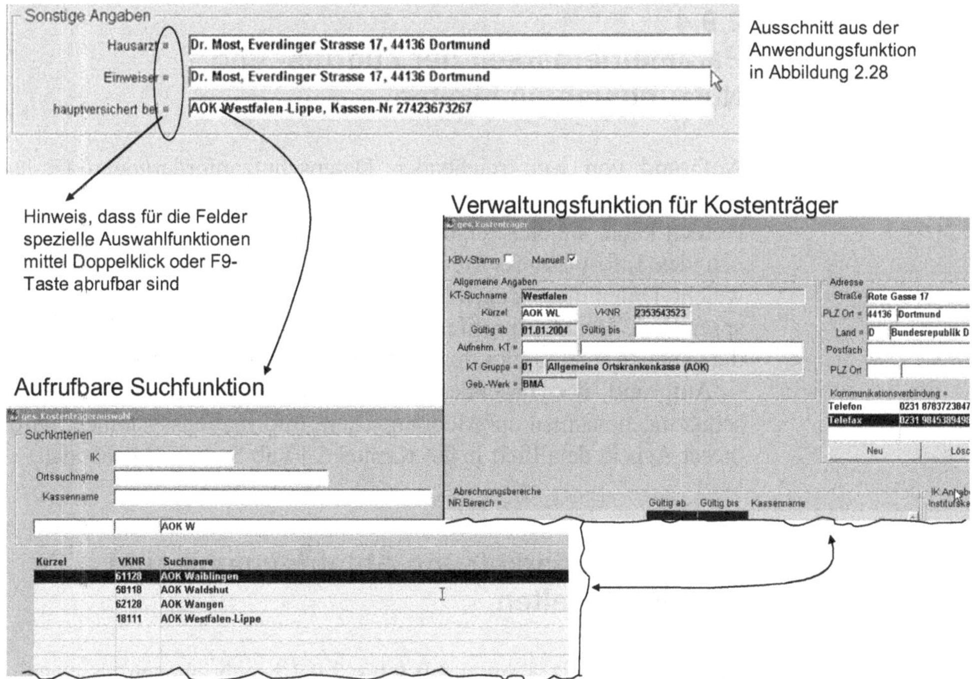

Abb. 2.29: Anwendungsfunktion und Bezugsobjekte

In der nun die Bezugsobjekte nutzenden Anwendungsfunktion kann also in die Felder „Hausarzt, Einweiser und hauptversichert bei“ nun kein beliebiger Freitext mehr eingetragen werden, sondern durch Aufruf einer speziellen Auswahlfunktion je Feld kann nun die entsprechende Praxis oder Krankenkasse herausgesucht und mit dem Patienten in Bezug gesetzt werden. Nach Auswahl werden automatisch die anzuzeigenden Zusatzangaben in das Maskenfeld eingesetzt. Für jede Klasse von Bezugsobjekten müssen also spezielle Verwaltungsfunktionen existieren, man spricht hier von der *Stammdatenverwaltung*. Im Unterschied zu den im vorangehenden Kapitel beschriebenen Wertebereichen reicht es also oftmals nicht aus, in einem Wertebereich nur eine Liste – im vorangehende Beispiel also die Praxisnamen, Kassennamen usw. – zu führen, sondern es müssen eigene Anwendungsfunktionen zur Verwaltung differenzierter Angaben zu diesen Bezugsobjekten zur Verfügung stehen.

Zu den grundsätzlich zu verwaltenden Bezugsobjekten im Rahmen der *Stammdatenverwaltung* eines Medizinischen Informationssystems bzw. dessen Module ⌧ Kapitel 5.3 ab Seite 291 ff.

2.9.4 Parametrierbarkeit der Zugriffs- und Nutzungsmöglichkeiten

Aufgrund von weit reichenden Datenschutzanforderungen ist es auch notwendig, dass für alle Funktionen des Systems parametriert werden kann, welche Personen in welchen Rollen welche Funktionen des Informationssystems nutzen dürfen und damit auch, auf welche Daten diese Zugriff haben. Dies wird in der Regel über entsprechende Benutzerprofile gesteuert. Mittels dieser Profile werden die genauen Rechte für einzelne Benutzergruppen festgelegt.

Aufgrund der besonderen Bedeutung entsprechender Datenschutzmechanismen in Medizinischen Informationssystemen wird dieser Aspekt detailliert in ⌧ Kapitel 5.17 ab Seite 478 behandelt.

2.9.5 Parametrierbarkeit von Ablaufdynamik und Systemverhalten

Neben den in ⌧ Kapitel 2.9.1 bis 2.9.3 beschriebenen eher statischen Aspekten der Verhaltens- und Strukturvariabilität existiert in Anwendungssoftwareprodukten zunehmend die Möglichkeit, auch Ablauf- und Systemverhalten auf Basis von Parametern kundenindividuell einstellen zu können. Beispiele hierfür sind:

- Durch Parameter kann festgelegt werden, welche Maskenreihenfolge bei bestimmten Anwendungsfunktionen benutzt wird. So kann z.B. die nutzende Institution selbst bestimmen, welche Angaben sie z.B. bei Notaufnahmen, stationären Voraufnahmen, ambulanter oder stationärer Aufnahme erfassen möchte.
- Steuerung über Parameter, welche Arbeitsaufträge ein Benutzer in seine Arbeitsplatzliste eingespielt bekommt.
- Steuerung der Bearbeitungsreihenfolge von Bearbeitungsvorgängen (Workflow-Steuerung).
- Steuerung der Nutzung von Berechnungsformen und Verarbeitungsfunktionen über Parameter, z.B. bei der Abrechnung.
- Steuerung von Wiedervorlagen über Parameter (z.B. im Mahnwesen bei der Privatliquidation in einem Arztpraxissystem).
- Parametergesteuerte automatische Generierung von Nachrichten oder E-Mails bei Vorliegen bestimmter Datenkonstellationen oder Systemereignissen.

2.9.6 Generizität von Anwendungssoftwareprodukten

2.9.6.1 Einführung und Beispiele

Generisch = die Gattung betreffend

Je weiter sich ein Anwendungssoftwareprodukt von der speziellen Problemlösung entfernt und diese nur noch durch Anpassung der Anwendungssoftware erreicht wird, desto *generischer* ist das System, desto mehr erhält es Werkzeugcharakter. Natürlich lässt sich dies nicht für ein gesamtes Anwendungssoftwareprodukt durchhalten, sondern in der Regel ist abzuwägen, wie „allgemeingültig" einzelne Funktionen des Softwareproduktes zu realisieren sind.

Rödiger (1989) weist in diesem Zusammenhang zu Recht auf den zunehmenden Kontrollverlust des Entwicklers bezüglich der sozialen Zweckbestimmtheit hin, d.h. es kann durch die Implementierung nicht mehr festgelegt werden, für was tatsächlich die Software eingesetzt wird. Eine allgemein verwendbare Mustererkennungssoftware für digitale Bilder kann eben nicht nur für die medizinische Diagnostik zum Einsatz kommen, sondern auch für die automatisierte Überwachung von Personen und Objekten.

Aber nicht nur dieser Kontrollverlust kann in einigen Fällen problematisch sein, sondern vor allem auch der Verlust an struktureller und semantischer Kontrolle über die vom Anwender frei definierbaren Inhalte und Abläufe, denn das Anwendungssoftwareprodukt kann nun auch keine spezielle Funktionalität hierzu bzw. darauf aufbauend mehr bieten. In den folgenden Beispielen kann sich das z.B. bei den Varianten 3 und 4 derart auswirken, dass kassentypspezifische Prüfungen bei der Fallverwaltung nicht mehr möglich werden (z.B. gesetzlich/privat?, Obergrenzen für die Kostenerstattung bei bestimmten Leistungsgruppen usw.), da ja der Entwickler des Softwareproduktes gar nicht weiß, ob der Anwender die dazu notwendigen Attribute überhaupt im Diktionär definiert und wie er diese benennt. Dies zeigt, dass es für gesetzlich vorgeschriebene Funktionalitäten bzw. solche die jeder Kunde in identischer Weise benötigt, nicht sinnvoll ist, einen generischen Lösungsansatz zu wählen.

An einem kleinen einfachen Beispiel soll Generizität im Folgenden erläutert werden: Im Medizinischen Informationssystem müssen auch als Bezugsobjekte Arztpraxen, Krankenhäuser und die Krankenkassen verwaltet werden. Zu allen diesen Einrichtungen gibt es allgemeine und spezielle Angaben.

Variante 1: Individuelle Funktionen je Objekttyp

Der individuellste Lösungsansatz wäre, nun für jede dieser Einrichtungen eine spezielle Verwaltungsfunktion zu realisieren, da ja spezifische Angaben jeweils notwendig sind. Eine Funktion betrifft also genau einen Objekttyp der oben genannten, es sind also drei Anwendungsfunktionen zu realisieren. (⌧ Abb. 2.30, S. 106).

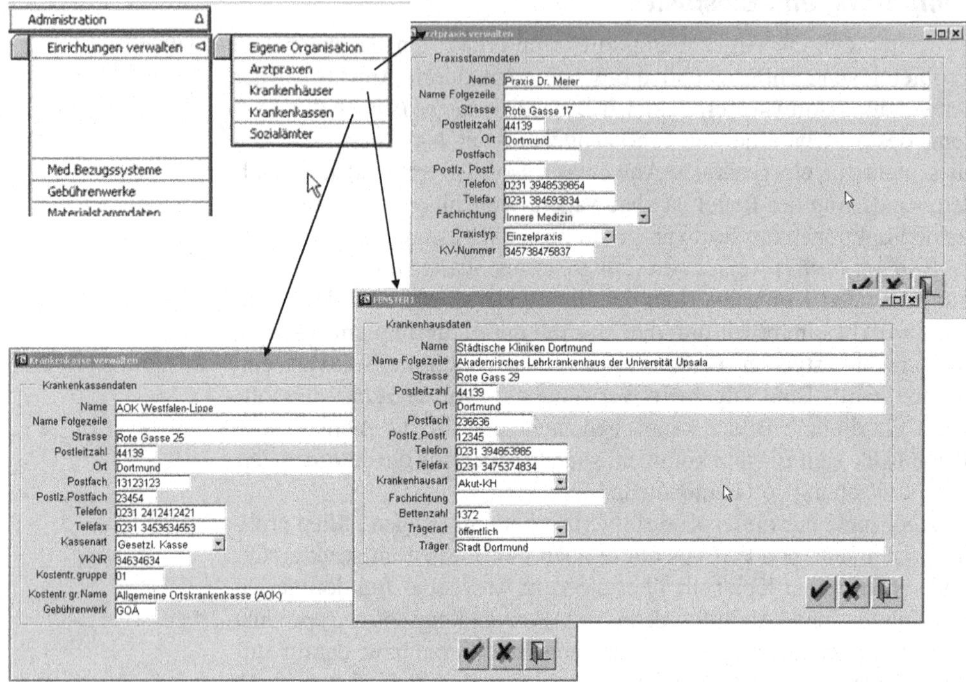

Abb. 2.30: Beispiel von drei individuellen Anwendungsfunktionen

Der Nachteil dieser Implementierung liegt auf der Hand: Mehrfacher Aufwand bei der Software-Pflege, Auslieferung, Installation, mehrfacher Implementierungsaufwand bei neu hinzukommenden anderen Objekttypen (z.B. Sozialamt). Bei genauer Analyse wird jedoch deutlich, dass eine ganze Reihe von Angaben ja für alle diese Institutionen gleichartig notwendig ist.

Variante 2: Allgemeine Funktion mit speziellen festen Erweiterungen

Also muss überlegt werden, inwieweit eine allgemeinere Funktionalität gefunden werden kann, die trotzdem für alle diese Objekttypen verwendet werden kann. Mit diesen Überlegungen kommt man nun zu einer zwar immer noch branchenspezifischen Verwaltungsfunktion, die aber nur „einmal" existiert und in einem allgemeinen Teil der Anwendungsfunktion die für alle gemeinsam zu verwendenden Angaben enthält und in einem spezifischen Bildschirmbereich je nach Objekttyp die objekttypspezifischen Attribute placiert (⌧ Abb. 2.31, S. 107). Eine solche nun einmalig implementierte Verwaltungsfunktion betrifft also die Gattung aller der in der Standardsoftware zu berücksichtigenden Bezugsobjekte, bei denen es sich um Einrichtungen bzw. Organisationseinheiten handelt, wobei aber für die einzelnen speziellen Angaben immer noch individuelle spezielle Teile enthalten sind.

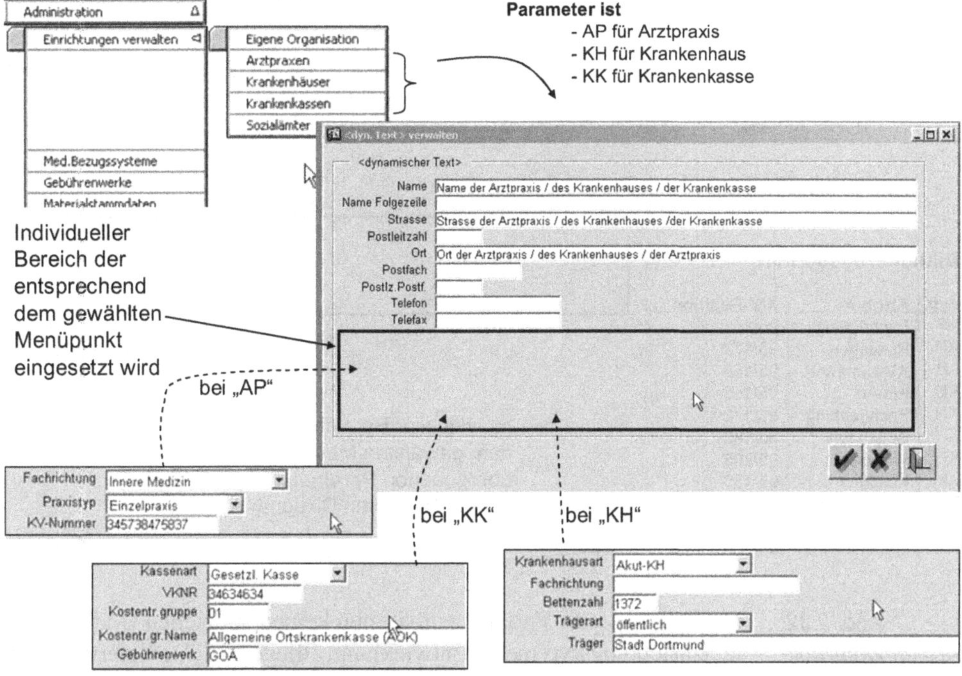

Der Benutzer bemerkt den Unterschied jedoch nicht, er hat weiterhin drei „verschiedene“ Anwendungsfunktionen, die er über den entsprechenden Menüpunkt anwählt. Dabei wird dann der nun einmalig implementierten Anwendungsfunktion als Parameter der ausgewählte Menüpunkt übergeben und die Funktion setzt im speziellen Bereich der Maske die entsprechend notwendigen Detailangaben ein.

Abb. 2.31: Beispiel einer „allgemeineren“ Anwendungsfunktion

Variante 3: Teilgenerische Funktion mit parametrierbaren Zusatzangaben

Damit bleibt aber das Problem, dass bei neuen Objekttypen diese Funktion programmtechnisch zu ändern ist. Ein weiterer Schritt ist es nun, diese Zusatzangaben gar nicht mehr fest vorzusehen, sondern deren Spezifikation dem das System einsetzenden Kunden zu überlassen. Damit muss er dann bei der Systemeinrichtung einerseits die gewünschten Objekttypen definieren sowie die jeweils zugehörigen Attribute definieren. Das Softwareprodukt ermöglicht nun die Verwaltung beliebiger Objekttypen ohne dass weitere programmtechnische Anpassungen notwendig sind (⊠ Abb. 2.32, S. 108). Damit betrifft diese Funktion also die Gattung aller denkbaren Einrichtungen, die verwaltet werden sollen.

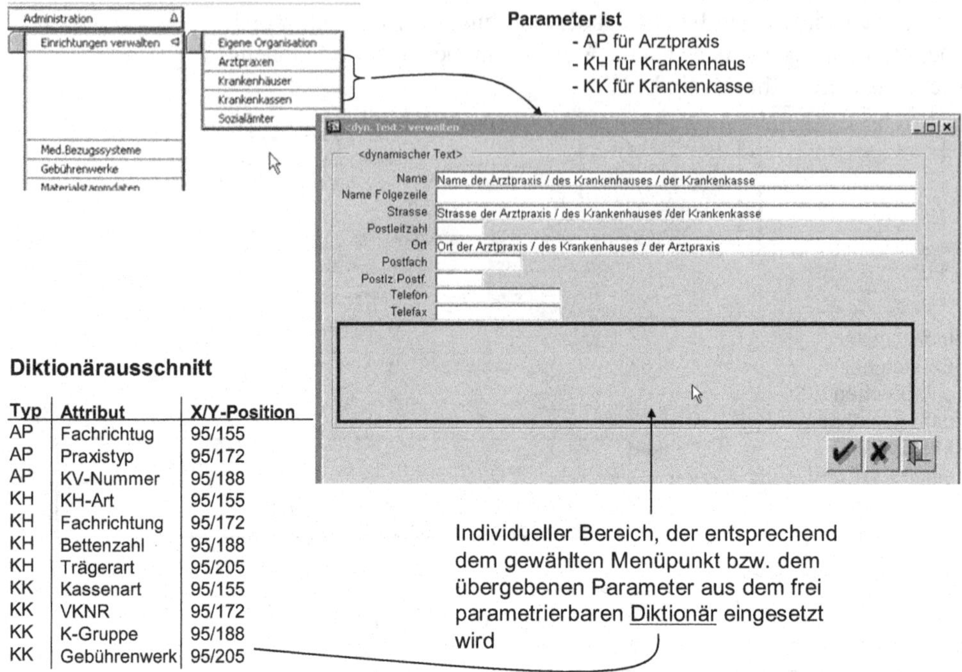

Typ	Attribut	X/Y-Position
AP	Fachrichtug	95/155
AP	Praxistyp	95/172
AP	KV-Nummer	95/188
KH	KH-Art	95/155
KH	Fachrichtung	95/172
KH	Bettenzahl	95/188
KH	Trägerart	95/205
KK	Kassenart	95/155
KK	VKNR	95/172
KK	K-Gruppe	95/188
KK	Gebührenwerk	95/205

Abb. 2.32: Anwendungsfunktion mit generischem Spezialisierungsteil

Die so realisierte Variante enthält nun keinen speziellen Code-Anteil je Einrichtungstyp mehr, Entwicklung, Pflege und Auslieferung sind also für alle Einrichtungsarten mit einer implementierten Funktion abgedeckt. Da nun die diese Funktion nutzende Institution – also der Kunde bzw. Benutzer – die speziellen Attribute alle selbst im Diktionär definiert, kann aber das Softwareprodukt auf diese Angaben verarbeitungstechnisch nicht mehr Bezug nehmen. So ist z.B. eine Statistik der einweisenden Ärzte nach Fachrichtungstyp mit der Anzahl der von ihnen überwiesenen Patienten pro Quartal als Standardfunktionalität nicht mehr implementierbar, da es sich ja für das Standardsoftwareprodukt entzieht, ob die nutzende Institution ein solches Attribut überhaupt für den speziellen Teil bei Arztpraxen definiert.

Variante 4: Vollständig generische Funktion

Am Ende steht die Möglichkeit, eine Funktion zu implementieren, die nur festschreibt, dass es verschiedene Objekttypen gibt, für die Angaben verwaltet werden. Alle Angaben aber werden in einem Diktionär definiert sowie funktionsbezogen die Zusammenstellung der notwendigen Attribute je Anwendungsfunktion auf Basis der Diktionäreinträge. Die Masken sind also völlig frei parametriert, es handelt sich um eine vollständig generische Funktion. Den Gesamtzusammenhang für eine solche Implementierung zeigt nachfolgende

Abbildung. Die Anwendung solcher eher werkzeugartigen generischen Lösungsansätze finden sich in Krankenhaus- und Arztpraxissystemen vor allem für den Bereich der Medizinischen Dokumentation in Form von so genannten „Formulargeneratoren“, die es dem Benutzer erlauben, auf Basis von selbst definierten Diktionäreinträgen beliebige medizinische Dokumentationsformulare zu definieren und in das Standardsoftwareprodukt einzubinden (⌧ auch Kap. 5.7.6. S. 381).

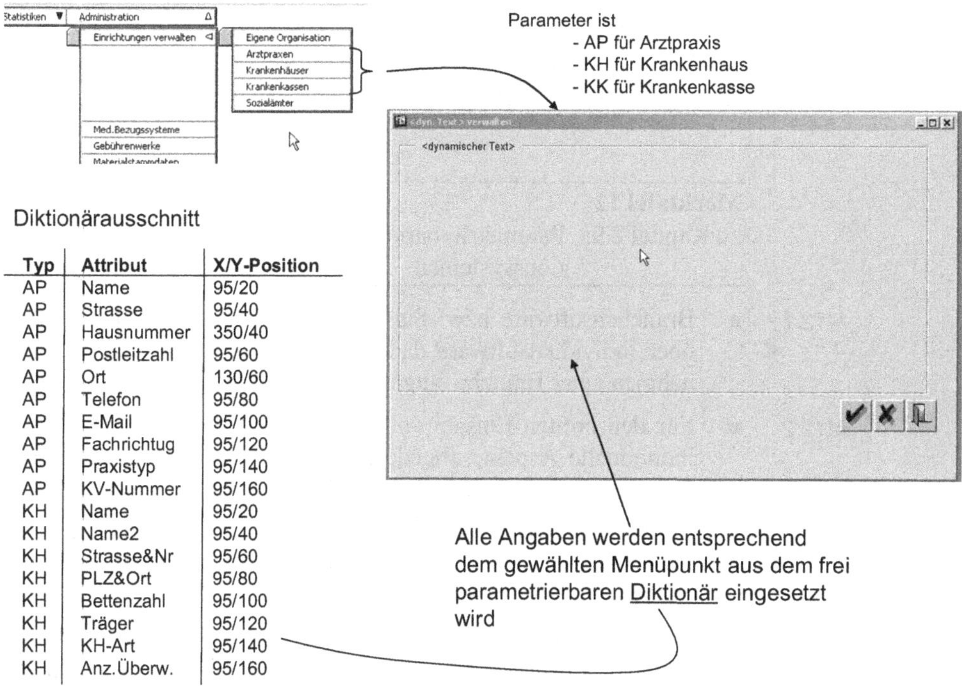

Typ	Attribut	X/Y-Position
AP	Name	95/20
AP	Strasse	95/40
AP	Hausnummer	350/40
AP	Postleitzahl	95/60
AP	Ort	130/60
AP	Telefon	95/80
AP	E-Mail	95/100
AP	Fachrichtug	95/120
AP	Praxistyp	95/140
AP	KV-Nummer	95/160
KH	Name	95/20
KH	Name2	95/40
KH	Strasse&Nr	95/60
KH	PLZ&Ort	95/80
KH	Bettenzahl	95/100
KH	Träger	95/120
KH	KH-Art	95/140
KH	Anz.Überw.	95/160

Abb. 2.33: Beispiel einer vollständig generischen Funktion

2.9.6.2
Problematik der Generizität

Generische Funktionen in Informationssystemen erweitern zwar die Einsatzbreite, bringen im Wesentlichen aber zwei Probleme mit sich, die in der Regel dazu führen, Generizität in Standardsoftwareprodukten nur behutsam zu verwenden:

Erheblicher Anpassungsaufwand

Zum Einen erfordert die konkrete Anpassung der generischen Funktionen vor dem Einsatz der Standardsoftware einen sowohl quantitativen als auch qualitativ anspruchsvollen Aufwand, der qualifiziertes Personal, Zeit und damit Geld kostet. Warum aber sollte jeder Kunde quasi jedes Mal die notwendigen Attribute für die Verwaltung von Arztpraxen, Krankenhäusern und Krankenkassen definieren, wenn diese sowieso bei allen Kunden identisch sind bzw. sein müssen?

Standardsoftware kann kundendefinierte Angaben nicht nutzen

Zum Anderen kann das Standardsoftwareprodukt auf Struktur und Semantik der generisch definierten Funktionen nicht zurückgreifen, da diese ja dem Softwareentwickler zum Zeitpunkt der Erstellung des Systems nicht bekannt sind.

Erheblicher Entwicklungsaufwand

Letztendlich ist auch der Aufwand für das Software-Unternehmen zur Implementierung generischer Funktionen erheblich.

2.9.7 Zusammenfassung

Merktafel 12

zu Kapitel 2.9: Parametrierbarkeit und Generizität von Informationssystemen

---

M12.1 ■ Branchensoftware bzw. Standardsoftware zeichnet sich gegenüber Individualsoftware dadurch aus, dass sie in vielen Unternehmen einer Branche eingesetzt werden kann.

M12.2 ■ Für den breiten Einsatz von Standardsoftware muss diese, wo individuelle Aspekte abgedeckt werden müssen, entsprechende Struktur- und Verhaltensflexibilität aufweisen.

M12.3 ■ Struktur- und Verhaltensflexibilität wird erreicht, indem Software auf kundenindividuelle Eintellungen – so genannten Parametern – flexibel reagiert.

M12.4 ■ Struktur- und Verhaltensflexibilität dient auch dazu, Standardsoftware an geänderte gesetzliche Bedingungen oder geänderte organisatorisch-technische Einsatzbedingungen unaufwendig anzupassen.

M12.5 ■ Die Anpassung einer konkreten Software-Installation vor Inbetriebnahme durch Festlegung der notwendigen Parameter wird Parametrierung oder Customizing genannt.

M12.6 ■ Customizing kann aufwendig sein und erfordert qualifiziertes Personal sowie Zeit und Geld.

M12.7 ■ Eine gut einsetzbare Branchensoftware ist durch den optimalen Mix von fest implementierter Funktionalität und Parametrierbarkeit gekennzeichnet.

- Parametrierbarkeit kann in verschiedenen Komplexitätsstufen stattfinden: Parametrierbare Wertebereiche, Parametrierung von Integritätsbedingungen, Parametrierbarkeit von Bezugsobjekten, Parametrierbarkeit von Zugriffsrechten, Parametrierbarkeit von Ablaufdynamik und Systemverhalten. *M12.8*
- Extreme Parametrierbarkeit führt zu generischen Funktionen, die rein parametergesteuert sind. *M12.9*
- Generizität hat dort ihre Grenzen, wo die Logik des Standardproduktes auf Struktur und Semantik von Anwendungsfunktionen verlässlich zurückgreifen muss. *M12.10*

2.10 Auswahl und Einführung von Anwendungssystemen

Auswahl und Einführung von Informationssystemen ist komplexer Prozess

Die Einführung von Informationssystemen führt wie in ⌦ Kapitel 2.2 ab Seite 36 ausführlich diskutiert zu hochkomplexen und sensiblen betrieblichen sozio-technischen Systemen, deren Funktionsfähigkeit nur dann die gewünschten operativen und strategischen Ergebnisse bringt, wenn alle Beteiligten sich nach Einführung in einer zumindest gleich bleibenden, eher jedoch verbesserten Arbeitssituation wieder finden. Es ist daher von hoher Bedeutung, dass bei Vorbereitung, Auswahl und Einführung von Informationssystemen die vielfältigen Gestaltungsdimensionen betrieblicher Informationssysteme (⌦ Kap. 2.8, S. 92) frühzeitig Berücksichtigung finden. Je stärker ein Informationssystem in menschliche Handlungsfelder hinein implementiert wird, desto mehr müssen alle diese Gestaltungsdimensionen beachtet werden. Ohne genaue Kenntnisse der gegebenen makro- und mikroskopischen Organisation, ohne Reflektion der Ziele eines Informationssystems an den Zielen und Aufgaben einer Organisation, ohne Kenntnisse und Berücksichtigung der Bedürfnisse von Benutzern und Betroffenen sollten daher keine Beschaffungsprozesse und Einführungen von Informationssystemen vorgenommen werden.

Auswahl und Einführung muss als eigenständiges Projekt begriffen werden

Die Auswahl und Einführung eines Informationssystems muss daher als eigenständiges Projekt begriffen werden. Nur so wird sichergestellt, dass eine solide und abgesicherte Entscheidung getroffen wird. Dafür müssen bis zu 10 % des Gesamtinvestitionsvolumens zur Finanzierung des Auswahlprozesses eingesetzt werden.

Um eine Kauf- oder Entwicklungsentscheidung solide und basierend auf den eigenen Belangen und dem aktuellen Stand der Technik methodisch herbeiführen zu können, sind folgende Phasen zu durchlaufen:

- Vorbereitungsphase (allgemeine und projektspezifische Vorarbeiten),
- Projektierung,
- Systemanalyse,
- Erstellung der Ausschreibung,
- Auswahl,
- Vertragsgestaltung,
- Abnahme & Einführung und
- frühe Betriebsphase.

Diese Phasen gelten sowohl für größere Projekte zur Auswahl und Einführung Unternehmensinformationssystemen als auch bei kleineren Projekten, z.B. der Einführung von Abteilungsinformationssystemen wie Radiologie- oder Laborinformationssystemen oder Arztpraxissystemen.

Wichtige Meilensteine sind im engeren Sinne die Fertigstellung der Systemanalyse, die Aussendung der Ausschreibung, der Vertragsabschluß und die Inbetriebnahme.

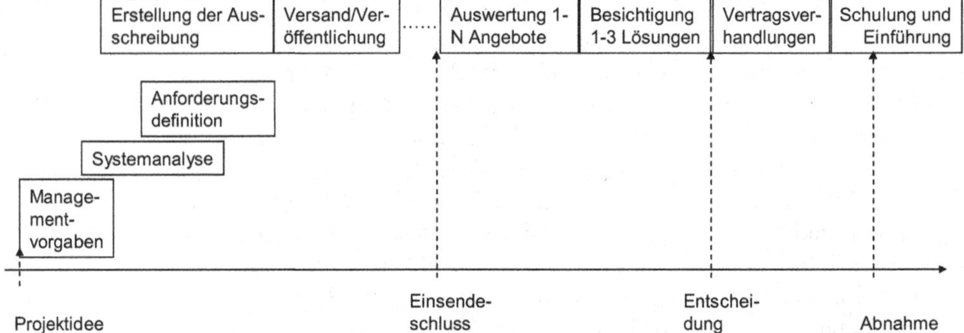

Abb. 2.34: Phasenmodell für die Systemauswahl

Die besonders zu beachtenden Aspekte sowie ein Vorgehensleitfaden für die Auswahl und Einführung medizinischer Informationssysteme finden sich in ⌧ Kapitel 7 ab Seite 605.

3 Grundlegende Aspekte der Medizinischen Dokumentation und Organisation

3.1 Einleitung

Spezifika der medizinischen Dokumentation und Organisation als Hintergrund für Systementwicklungen

Medizinische Informationssysteme mit integrierter Elektronischer Krankenakte sind mit die komplexesten IT-Anwendungen und an sie werden höchste Ansprüche hinsichtlich integriertem Funktionsumfang, Benutzbarkeit und Datenschutz gestellt. Entsprechende Anwendungssoftware muss daher vor dem Hintergrund der Spezifika medizinischen Handelns, der Medizinischen Dokumentation und der prinzipiellen Organisationsprinzipien im Gesundheitswesen entwickelt werden. Im folgenden Kapitel sollen daher die wesentlichen Grundlagen hierzu erörtert werden, die Basis und Hintergrund für die Implementierung solcher Systeme sind. Folgende Fragen werden behandelt:

Kapitel 3.2: Konventionelle Akten

- Wie sind konventionelle Krankenakten prinzipiell aufgebaut und wie wird ihre Ablage organisiert?

  Grundprinzipien konventioneller Krankenakten müssen sich auch in Elektronischen Krankenakten wieder finden. Konventionelle Akten decken im Wesentlichen den statischen Aspekt der Medizinischen Dokumentation ab. Wesentliche Fragen der internen Aktenorganisation sowie der externen Organisation im Sinne der Archivorganisation werden beleuchtet. Ebenso die Tatsache, dass es aus organisatorischen Gründen über einen Patienten nicht nur eine Akte gibt, sondern oftmals eine Vielzahl. Damit ist es aber mit dem konventionellen Medium Papier auch nicht möglich, eine gesamtheitliche Sicht über Krankheitsvorgeschichte und -verlauf herzustellen.

Kapitel 3.3: Bedeutung und Grundprinzipien der Medizinischen Dokumentation

- Wie ist die Bedeutung der Medizinischen Dokumentation einzuordnen, was sind deren Grundprinzipien?

  Die Medizinische Dokumentation gibt Nachweis über die durchgeführte Behandlung und ist gleichzeitig Basis für nachfolgende Handlungen. Sie gibt zu jedem Zeitpunkt detailliert Auskunft über den Behandlungsstand. Daneben ist sie Basis für viele weitere nachgeordnete Verwendungszwecke wie Abrechnung, Qualitätsmanagement, gesetzliche Nachweispflichten und Forschung. Zentrales Handlungsfeld der Medizinischen Informatik ist die korrekte informationstechnische Implementierung von Elektronischen Krankenakten und Medizinischen Informationssystemen unter Berücksichtigung der Grundprinzipien der Medizinischen Dokumentation. Dies ist ein wesentlicher kritischer Erfolgsfaktor für den Einsatz von IT-Lösungen in der Medizin.

Kapitel 3.4: Behandlungsprozess und Medizinische Dokumentation

- Wie hängen medizinische Handeln und der Behandlungsprozess sowie die dabei begleitend entstehende Dokumentation zusammen? Welche wesentlichen Bestandteile sollte eine (elektronische) Krankenakte haben?

  Die Behandlungsdokumentation entsteht prozessbegleitend. Ergebnisse von medizinischen Maßnahmen bedingen weiter Maßnahmen bzw. führen durch Interpretation dieser Ergebnisse zur Formulierung von Diagnosen, die selbst wieder Indikationen für weitere Handlungen sein können. Diesen Prozess dokumentarisch transparent zu halten und in seiner Dynamik durchgehend zu unterstützen ist ein wesentliches Ziel von (Elektronischen) Krankenakten. Die grundsätzlichen Zusammenhänge und die daraus resultierenden Teildokumentationen werden diskutiert.

Kapitel 3.5: Organisation der Leistungserstellung

- Was sind die organisatorischen Grundprinzipien bei der medizinischen Leistungserstellung?

  Der medizinische Leistungserstellungsprozess ist geprägt von Multiprofessionalität und der Beteiligung vieler verschiedener Rollenträger. Dabei hat das Wechselspiel zwischen Auftraggeber – in der Regel der anordnende Arzt – und der die beauftragte Leistung durchführenden Organisationseinheit eine zentrale Bedeutung. Die prinzipiellen Aspekte dieser Teilprozesse des gesamten Behandlungsprozesses werden aufgezeigt.

3.2 Aufbau und Organisation konventioneller Krankenakten

3.2.1 Einleitung

Die Medizinische Dokumentation ist wichtige Basis medizinischen Handelns

Seit kranke Menschen in methodischer Weise behandelt werden, bildet die Medizinische Dokumentation – präsent in Form der Krankenakte – die Basis für individuelles Handeln des Arztes und kollektivem wissenschaftlichen Erkenntnisgewinn in der Medizin. Im Laufe der Jahrhunderte wurde diese Dokumentation durch die Spezialisierung der Medizin und die immer größer werdende Zahl von diagnostischen und therapeutischen Möglichkeiten und Maßnahmen ebenfalls komplexer und hat heute – betrachtet man das konventionelle Medium Papierakte – oftmals schwer durchschaubaren Charakter erreicht. Die Sammlung der medizinischen Formulare eines Krankenhaus der Regelversorgung füllt z.B. in etwa zwei DIN A4-Ordner.

Die Krankenakte dokumentiert den Behandlungsverlauf und macht alle getroffenen Entscheidungen nachvollziehbar

Die konventionelle Krankenakte als Basis einer – auch justitiablen – Krankenbehandlung ist heute also in allen Gesundheitsversorgungseinrichtungen präsent. Sie dient primär der Behandlung, dokumentiert deren Verlauf und macht alle getroffenen Entscheidungen nachvollziehbar. Eine Würdigung dieser Bedeutung findet sich z.B. in der Musterberufsordnung für Ärzte – zuletzt geändert durch die Beschlüsse des 106. Deutschen Ärztetages 2003 in Köln, in der es in § 10 Abs. 1 heißt:

„Der Arzt hat über die in Ausübung seines Berufes gemachten Feststellungen und getroffenen Maßnahmen die erforderlichen Aufzeichnungen zu machen. Diese sind nicht nur Gedächtnisstützen für den Arzt, sie dienen auch dem Interesse des Patienten an einer ordnungsgemäßen Dokumentation." (Quelle: http://www.bundesaerztekammer.de/30/Berufsordnung/10Mbo/, letzter Zugriff 3.9.2003)

Ausführlichere Hinweise für den Krankenhausbereich finden sich in DKG (1999).

Ordentlich geführte Dokumentation ist geschuldete Leistung des Arztes

Anerkannter Weise ist heute eine ordentlich geführte Medizinische Dokumentation geschuldete Leistung des Arztes, deren Fehlen unweigerlich in Streitfällen zur Beweislastumkehr führt. In Geis (1998) heißt es hierzu deutlich:

„Die Rechtsprechung hat die ärztliche Dokumentationspflicht von der Standespflicht zu einer Nebenpflicht des Behandlungsvertrages fortentwickelt. Sie umfasst die vollständige Dokumentation der ärztlichen Behandlung einschließlich pflegerischer Maßnahmen und die jederzeitige Klarheit über den Verbleib von Behandlungsunterlagen. Die Verletzung der Dokumentationspflicht durch Arzt und Krankenhaus führt zu einer Beweiserleichterung für den Patienten durch Beweislastumkehr ..."

Steckel (2000) geht bei seinen Forderungen noch weiter:

„Vielfach wird die Zulässigkeit der digitalen Krankenakte von deren Ordnungsmäßigkeit abhängig gemacht ... Herangezogen werden dabei die steuerrechtlichen (§ 147 AO) und handelsrechtlichen (§ 253 HGB) Grundsätze ordnungsgemäßer Buchführung ... Dem ist zuzustimmen, da die Interessenlage vergleichbar ist; die handelsrechtlichen Grundsätze dienen der vermögensmäßigen Rechenschaftspflicht, die ärztliche Dokumentation unter anderem auch der ärztlichen Rechenschaftspflicht..."

Ordnungsmäßige Aktenführung ist Pflichtaufgabe

Es kann davon ausgegangen werden, dass es hinsichtlich der allgemeinen rechtlichen und standesrechtlichen Rahmenbedingungen nicht ausreicht, dass der Arzt einfach in beliebiger Weise dokumentiert, sondern dass seine Dokumentation nach klaren Kriterien geordnet und gegliedert sein muss – in diesem Sinne einer ordnungsgemäßen Aktenführung entspricht.

Weitere Aspekte – auch hinsichtlich der deontologischen und ethischen Bedeutung der Medizinischen Dokumentation – finden sich bereits in Proppe (1975).

Unterschiedliche Differenzierung und Komplexität der Krankenakten je nach Einrichtungsgröße

Krankenakten finden sich in allen Gesundheitseinrichtungen in mehr oder weniger komplexer Ausprägung. In kleineren ambulanten Institutionen wie bei Arztpraxen, Physiotherapeuten etc. aber auch bei betriebsärztlichen Diensten oder im Gesundheitsamt dominieren speziell entworfene Karteikarten, auf denen die einzelnen Kontakte des Patienten und die durchgeführten Maßnahmen übersichtlich dokumentiert werden und in die bedarfsweise Fremdbefunde eingelegt werden (⌧ Abb. 3.1, S. 117).

Eine solches Dokumentationsmedium muss aber dort scheitern, wo die Dokumentation umfangreicher ist und Dokumente von verschiedensten Leistungserbringern bzw. Personen beigesteuert werden – wie z.B. Im Krankenhaus. In diesen Fällen müssen dann Akten angelegt werden, die in der Regel die Form bekannter Hängeregistraturmappen mit zum Teil ausgefeilter interner Organisation haben.

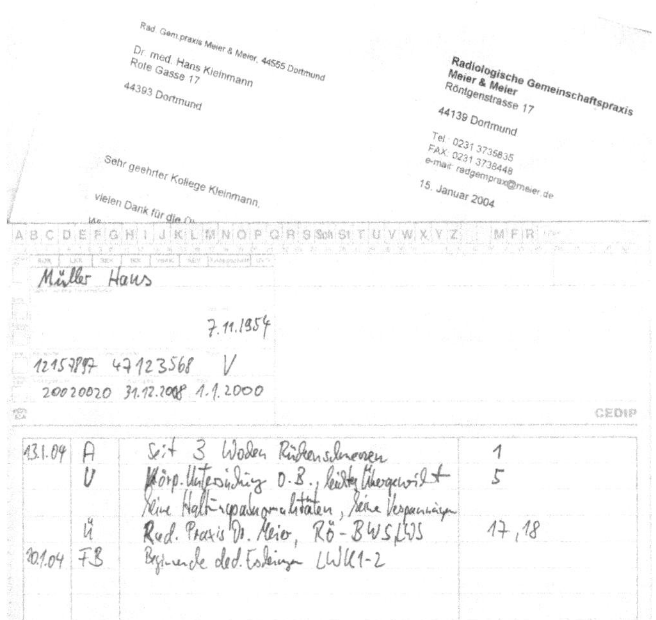

Abb. 3.1: Karteikarte mit eingelegten Fremdbefunden

3.2.2 Der Aktenbegriff und die Aktenorganisation

Zum Aktenbegriff sind folgende Definitionen zu finden:

- *Brockhaus*:

„Akten [lat.], die über eine bestimmte Angelegenheit gesammelten Schriftstücke."

- *Duden*:

„Ak|te die; -, -n, österr. auch Akt der; -[e]s, -e <zu lat. acta (Plur.) das Verhan-delte, die Ausführungen, der Vorgang, dies zu agere, vgl. agieren >: [geordnete] Sammlung zusammengehörender Schriftstücke."
(http://www.duden.de, letzter Zugriff 22.11.2003)

- *Online*-Verwaltungslexikon:

„Zusammenfassung von Schriftstücken zu einem Vorgang, so dass alle dazu vorhandenen, schriftlichen Informationen zusammengefasst verfügbar sind."
(http://www.olev.de/ak.htm#Akte, letzter Zugriff 02.09.2003)

Weitere hilfreiche Begriffsbestimmungen finden sich auch in der Registraturrichtlinie für die Bundesministerien (BMI 2001), die vor allem vor dem Hintergrund der zunehmenden Elektronisierung und IT-Unterstützung des Verwaltungshandelns bzw. der Dokumentation in der Verwaltung entstanden ist. (http://www.staat-modern.de/infos/daten/registraturrichtlinie.pdf, letzter Zugriff 03.09.2003). In § 3 heißt es dort:

„... Im Sinne dieser Richtlinie sind:

Schriftgut
Alle bei der Erfüllung von Aufgaben des Bundes erstellten oder empfangenen Dokumente, unabhängig von der Art des Informationsträgers und der Form der Aufzeichnung.

Dokument
Einzelnes Schriftstück, papiergebunden oder elektronisch erstellt und verwaltet, Fax, E-Mail, Datenbank und andere Dateien. Hierzu gehören auch alle ergänzenden Angaben (z.B. Metainformationen), die zum Verständnis der Informationen notwendig sind.

...

Akte
Geordnete Zusammenstellung von Dokumenten mit eigenem Aktenzeichen und eigener Inhaltsbezeichnung.

...

Schriftgutverwaltung
Ordnen, Registrieren, Bereitstellen, Aufbewahren und Aussondern von Schriftgut.

Registrieren
Aufzeichnen von Merkmalen (Metainformationen) von Dokumenten, Vorgängen, Akten und Aktenbeständen.

Metainformationen
Inhaltliche Merkmale und (formale) Ordnungsmerkmale zu Dokumenten, Vorgängen und Akten.

Aktenplan
Systematischer, an den behördlichen Aufgaben orientierter Ordnungsrahmen für das Bilden und Kennzeichnen von Akten.

Aktenplandatei
Aktenplan in elektronischer Form.

Aktenverzeichnis
Verzeichnis angelegter Akten nach der Ordnung des Aktenbestandes.

Aktendatei
Aktenverzeichnis mit allen für das Schriftgutverwalten notwendigen Angaben der Akten einer aktenführenden Stelle in elektronischer Form."

Zentrale Fragen der Aktenorganisation

Hinsichtlich der klassischen Aktenorganisation sind drei wesentliche Aspekte zu ent- und unterscheiden, die auch in geeigneter Weise in der elektronischen Implementierung – zumindest was die Oberflächengestaltung von elektronischen Krankenakten anbelangt – ihre Entsprechung finden können (⌧ Abb. 3.2, S. 120):

Aktenplan

- Welche Akten gibt es und welche Dokumente werden in diese Akten abgelegt?

Eine Entscheidung hierzu ist zumeist beeinflusst davon, welches Schriftgut anfällt und ob dieses für den alltäglichen Gebrauch sinnvoll nutzbar in einer Akte abgelegt werden kann. Wird diese Frage für bestimmtes Schriftgut verneint, werden entsprechende Neben- bzw. Sonderakten angelegt und müssen dann zusätzlich verwaltet werden. So werden in der Regel EEGs, Röntgenbilder, EKG-Streifen u.v.a.m. nicht in die eigentliche Krankenakte eingelegt, da diese damit zu umfangreich und nicht handhabbar wäre. Außerdem müssen diese Dokumente auch nicht immer zur Hand sein.

- Wie ist die interne Ordnung der Akten, also deren Binnenstruktur, organisiert?

  Ordnung innerhalb der Akten

  Umfangreichere Akten, in denen viele verschiedene Dokumenttypen enthalten sind, müssen intern eine sinnvolle Aktenstruktur aufweisen. Üblich sind die chronologische Ablage oder nach Dokumentarten getrennt in Registern mit entsprechenden Trennblättern.

- Wie ist die Ordnung der Akten im Archiv, welche Ablageorganisation findet Verwendung?

  Archivorganisation

  Akten müssen innerhalb von Archiven zu Aktensammlungen zusammengefasst werden. Für den Rückgriff ist es notwendig, genau festzulegen, nach welchen Kriterien die Akten innerhalb des Archivs geordnet werden.

Entscheidungen zu den o.a. Aspekten sind immer organisatorisch/technisch bedingt und beeinflusst von den Nachteilen materialisierter Informationsträger. So ist die Frage der betrieblichen Archivorganisation u.a. abhängig von

- der Aufbauorganisation und geographischen Zergliederung des Unternehmens,
- der maximal tolerierbaren Zugriffszeit auf Akten,
- der Gleichverteilung des gewählten oder möglichen Ordnungskriteriums bzw. dessen Trennschärfe und
- der Möglichkeit der Führung eines Aktenverzeichnisses.

Entsprechend hoch ist der personelle, technische und logistische Aufwand in größeren Institutionen, Aktenarchive vorzuhalten und einen schnellen Rückgriff auf Akten zu gewährleisten sowie die Ausleihe mit entsprechendem Kontroll- und Mahnwesen zu organisieren.

Abb. 3.2: Aspekte der Aktenorganisation

Externe Ordnung, Archiv-Organisation nach Aktenplan

Nach lfd. Nummern:

4536 | 4537 | 4538 | 4550 | 4552

Nach Geburtsdatum & Namenszusatz:

19320712Sa
19320712Ha
19320506Aa
19320505Ma

Aufnahmejahr & lfd. Nummer:

1996-23 | 1996-24 | 1996-25 | .... | 1998-121 | 1998-122

Nach Name:

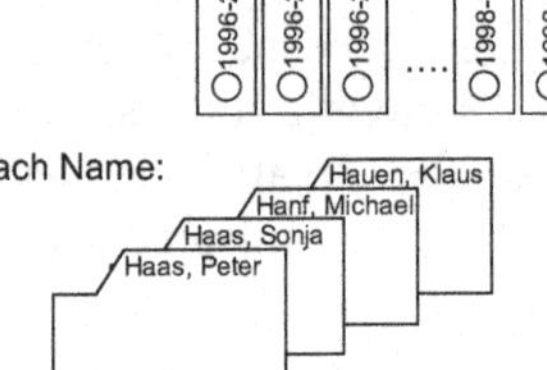

Interne Ordnung, Ablage in der Akte

Register nach Dokumenttypen
Registersortierung alphabetisch
oder nach Wichtigkeit:

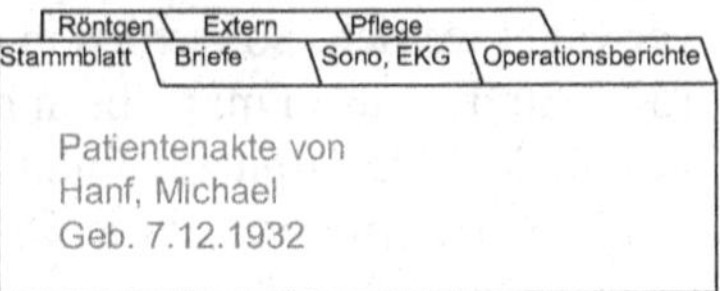

Chronologisch ab-/aufsteigend:

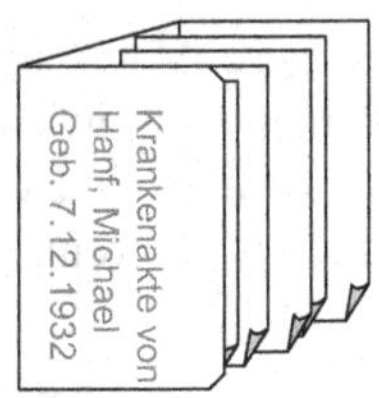

Zusammenfassend ist festzuhalten:

- Akten bilden die Grundlage einer ordnungsgemäßen Dokumentation.
- Akten sind sowohl im Inneren als auch in Archiven zu organisieren.
- Automatisch umorganisierbare oder auswertbare Akten fallen unter das Datenschutzgesetz

Rechtliche Aspekte

Akten selbst werden sowohl im privaten als auch im geschäftlichen Leben nicht zum Selbstzweck geführt. Vor allem im Geschäftsleben sollen Sie den einzelnen Organisationen personenunabhängig eine – in vielen Bereichen auch justitiable – Basis für das betriebliche Handeln sicherstellen und erfüllen sowohl eine retrospektive (was wurde warum getan) als auch prospektive (was soll aufgrund der Sachlage getan werden) Funktion.

In BMI (2001) heißt es in § 2 „Transparenz des Verwaltungshandelns" hierzu treffend:

„Die Geschäftstätigkeit der Verwaltung folgt dem Grundsatz der Schriftlichkeit. Sie besteht im Erstellen, Versenden, Empfangen und Registrieren von Dokumenten (Aktenbildung) und wird durch die Aktenführung unterstützt. Die Aktenführung sichert ein nachvollziehbares transparentes Verwaltungshandeln und ist Voraussetzung für eine sachgerechte Archivierung."

Im Online-Verwaltunglexikon wird zur Aktenmäßigkeit ergänzend ausgeführt:

„Das Prinzip fordert, dass sich der Stand einer Angelegenheit jederzeit aus der Akte ergibt (so sinngemäß die frühere Regelung in § 32 Abs. 1 GGO Teil I des Bundes). Ein für die deutsche Verwaltung wesentliches Prinzip, das die Unpersönlichkeit und Kontrollierbarkeit der Amtsführung der Mitarbeiter/Führungskräfte gewährleisten soll. Das bedeutet konkret: Was aufgrund welcher Informationen aus welchen Gründen geschehen – oder nicht geschehen – ist, wer was wann aus welchen Gründen angeordnet oder getan hat, sollte jederzeit aus der Akte ersichtlich und damit für andere erkennbar und nachprüfbar sein. Das ist auch ein wichtiges Prinzip zur Gewährleistung des Rechtsschutzes, weil Gerichte die Vorlage der Verwaltungsvorgänge verlangen (können) und der betroffene Bürger sie dann einsehen kann (weitergehende Regelungen u.U. im Rahmen von Gesetzen zur Informationsfreiheit)."

Stand der Angelegenheit muss sich jederzeit aus der Akte ergeben

Entsprechend umfangreiche Regelungen zur Pflicht und Ordnungsmäßigkeit der Dokumentation bestehen heute in fast allen Branchen – so im Bereich der Legislative, Exekutive, dem Sozialwesen, dem Bildungswesen, der betrieblichen Buchführung etc.

3.2.3 Die konventionelle Krankenakte

Krankenakte enthält alle behandlungsrelevanten Dokumente

Eine Krankenakte umfasst alle Dokumente, die im Rahmen einer Patientenbehandlung entstehen. Wie einführend erläutert, kann die konventionelle Krankenaktenführung je nach Institutionsgröße und Aufgabenkomplexität stark differieren. Prinzipiell gibt eine ordnungsgemäß geführte Krankenakte „jederzeit über den Stand der Behandlung Auskunft" – sowohl retrospektiv als auch hinsichtlich der geplanten Maßnahmen. Im Kern dient sie der Dokumentation, welche medizinischen Handlungen (WAS) zu welchem Zeitpunkt (WANN) von welcher Person (WER), aus welchem Grund (WARUM, mit WELCHEM Ergebnis und welchen Schlussfolgerungen mit/für den Patienten (mit WEM) durchgeführt wurden.

5 zentrale Ws: WER hat WANN, WAS, WARUM mit WELCHEM Ergebnis mit WEM durchgeführt

In der deutschen Übersetzung des Nursing Informatics Lexicon wird der Begriff Krankenakte in Anlehnung an CEN/TC251 wie folgt definiert:

„Systematische Akte mit der Krankengeschichte eines Patienten, die durch einen Arzt oder sonstigen Gesundheitsversorgenden geführt wird ..." (http://nightingale.nurs.uoa.gr/NILEXICO, letzter Zugriff 02.09. 2003)

In Leiner (1999) heißt es:

„Die Krankenakte umfasst alle Daten und Dokumente, die im Lauf der medizinischen Versorgung eines Patienten an einer medizinischen Versorgungseinrichtung entstehen. Dokumententräger können konventionelle oder elektronische Medien sein. Am weitesten verbreitet ist immer noch die papierbasierte Krankenakte, die auch Computerausdrucke enthält und durch eine Röntgenbildtüte ergänzt wird (siehe auch elektronische Krankenakte). Die Krankenakte umfasst eine ganze Reihe von Teildokumentationen (Anamnese- und Befunddokumentation, zusammenfassende Berichte, Übersichten usw.) mit unterschiedlichen Zielen und Eigenschaften."

Behandlungs-bezogene Hauptakte und diverse Nebenakten

Dass dem bei der papiergebundenen Organisation nicht so ist, zeigt ein Blick in das Krankenhaus: Für die Behandlungsdokumentation eines Behandlungsfalles werden oftmals eine Vielzahl von Akten geführt – z.B. die fallbezogene Krankengeschichte, die Pflegeakte, die Röntgenakte, die EEG-Akte. Diese werden dann noch oftmals aus organisatorischen oder räumlichen Gründen an getrennten Orten archiviert.

Abb. 3.3: Haupt- und Nebenakten

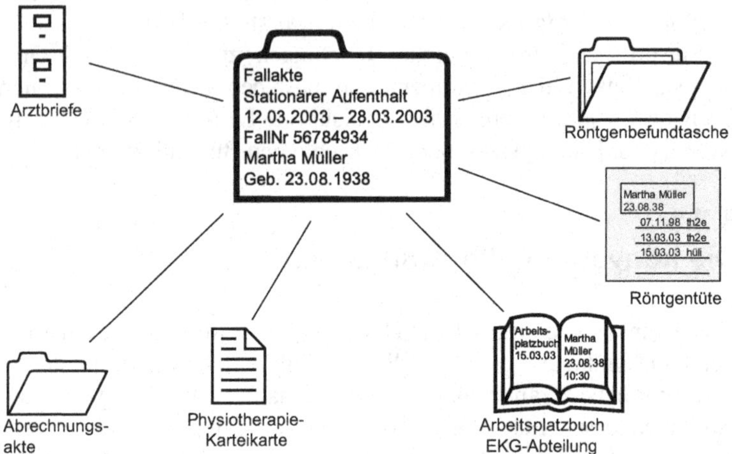

In größeren Organisationen wie z.B. Krankenhäusern wird oftmals für jeden neuen (stationären) Behandlungsfall auch eine neue Fallakte angelegt – meist sogar je Fachabteilung. Im ambulanten Bereich existieren zumeist ebenfalls je Fachabteilung eigene Akten, die für einen definierten Zeitraum (z.B. jährlich) die Dokumente zu einem Fall enthalten.

Die ⌧ Abbildung 3.4 auf der Folgeseite zeigt dies am Beispiel einer Patientin mit 4 stationären Behandlungen in ein und demselben Krankenhaus (Appendektomie 2001 in der Chirurgie, Kataraktoperation 2002 in der Augenklinik, eine Entbindung im Jahr 2002 und ein Eingriff zur Sterilisation 2003 in der Gynäkologie sowie mehreren ambulanten Behandlungen in verschiedenen Fachabteilungen).

Die Pfeile verdeutlichen stationäre Behandlungsphasen, die Kästchen ambulante Besuche und die Balken um diese Besuche herumden Zeitraum, für den in den entsprechenden Ambulanzen Akten angelegt werden. Es wird deutlich, dass aufgrund der spezifischen Archivorganisation und den organisatorischen Festlegungen für diese eine Patientin insgesamt neun (!) verschiedene Akten archiviert und eventuell an verschiedenen Orten vorgehalten werden – bei Aufbewahrungspflichten von bis zu 30 Jahren!

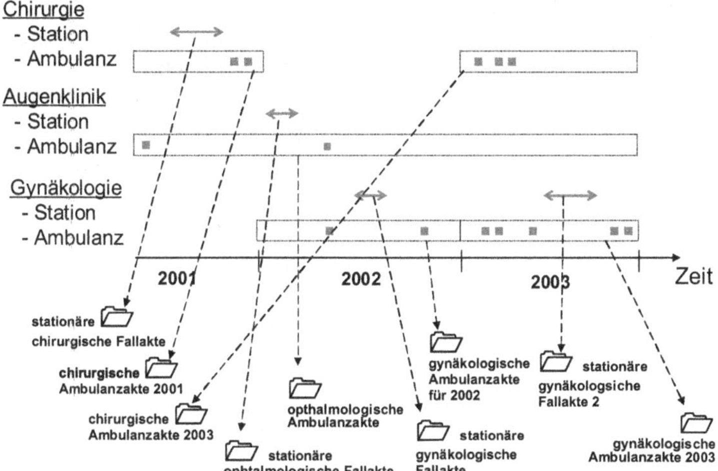

Abb. 3.4: Eine Patientin und ihre neun Akten im Krankenhaus

Dadurch entsteht ein immenser logistische Aufwand und bei Neuaufnahmen ist es zumeist gar nicht möglich, auf alle diese Akten zurückzugreifen bzw. die wesentlichen Informationen daraus gesammelt einzusehen. Die Konsequenz daraus ist nicht nur, dass auf diese Weise eine hochgradig redundante Dokumentation entsteht, sondern dass weder eine gesamtheitliche Dokumentation zur Patientin existiert, noch die Vollständigkeit der Einzeldokumentationen gewährleistet ist. Auch kann nicht sichergestellt werden, dass die Dokumentationen gegenseitig widerspruchsfrei sind.

Dieses aus der Praxis gegriffene Beispiel zeigt das enorme Verbesserungs-, Integrations- und Rationalisierungspotential, welches durch Elektronische Krankenakten erreicht werden kann.

Im Nursing Informatics Lexicon finden sich unter dem Begriff *Patientenakte* folgende weitere Ausführungen:

„Beachte: Verschiedene Arten von Patientenakten können unterschieden werden je nach:

1. Bereich: stationäre Patientenakte, ambulante Patientenakte;
2. Patientenaktenstruktur: problemorientierte Akte, zeitorientierte Akte, aufgabenorientierte Akte, besuchsorientierte Akte;
3. Zweck: Pflegeakte, radiologische Akte;
4. Medium: papierbasierte Akte, elektronische Patientenakte, multimediale Patientenakte, mikroverfilmte Akte."

Wie bereits in ⌧ Kapitel 3.2.2 Seite 117 ausgeführt, ist für eine Aktenführung zu ent- und unterscheiden, welche Akten geführt werden, welche Dokumente darin enthalten sind, wie die interne Organisation einer Akte ist und wie das Archiv organisiert wird.

Interne Organisation von Krankenakten: zeitlich oder nach Befundarten sortiert

Je nach bevorzugter Bearbeitungsart bzw. Größe und Komplexität der Gesundheitsversorgungseinrichtung werden die Inhalte medizinischer Akten zeitlich absteigend (aktuellste Schriftstücke sind ganz vorne eingeheftet) oder aber nach Befundarten bzw. Befundquellen sortiert abgelegt. In Arztpraxen und anderen kleineren Organisationen werden die Fremdbefunde oftmals chronologisch in die ebenfalls chronologisch geführte Karteikarte eingelegt. Dort jedoch, wo umfangreichere Akten mit vielen verschiedenen Befundarten entstehen – z.B. in Krankenhäusern –, kommen Akten mit befundartenbezogenen Registern zum Einsatz.

Die Registereinteilung der Akten in einem kleinen Krankenhaus ist z.B. wie folgt festgelegt:

Abb. 3.5: Beispielhafte Registereinteilung von Krankenakten

Register 1:
- Entlassungsbriefe der Abteilung
- OP-Berichte und OP-Kurzberichte
- Histologische Befunde
- Ambulante Briefe und D-Berichte

Register 2:
- Anästhesie-Protokolle
- Aufklärungsbögen
- Notarztprotokolle
- Krankengeschichte
- Einweisungsscheine des Hausarztes
- Patientenaufnahme
- Arbeitsunfähigkeitsbescheinigungen
- Patientenstammblatt der Ambulanz

Register 3:
- Konsiliaruntersuchungen
- Auswärtige Arztbriefe und Befunde
- Befunde von Röntgen, Sonographie, Endoskopie, Lungenfunktionsprüfung, Blutgruppe, Kreuzblut, externe Labors

Register 4:
- EKG's und ähnliche Originalaufzeichnungen

Register 5:
- Pflegestammblatt
- Pflegedokumentation
- Pflegekurve
- Diabetikerkontrolle
- Überwachungsprotokolle (grün)
- Krankengymnastik

Eine noch stärker an den Befundkategorien orientierte Einteilung ist in Reinhardt (1995) zu finden. Von Institution zu Institution differiert diese interne Aktenorganisation, oftmals ist in großen Krankenhäusern sogar die interne Ablagestruktur der Akten verschiedener Fachabteilungen unterschiedlich.

Die Ablage der Dokumente innerhalb der Register erfolgt in der Regel absteigend chronologisch, so dass die aktuellsten Befunde immer am Anfang innerhalb eines Registers liegen.

Ablageorganisation der Krankenakten = Archivorganisation

Hinsichtlich der *Archivorganisation* sind in den Gesundheitsversorgungseinrichtungen unterschiedlichste Formen zu finden. Bezüglich der Frage „Welche Akten gibt es und welche Dokumente werden darin abgelegt?“ finden sich folgende Ansätze:

Patientenakte

1. In einer Akte sind alle Dokumente eines Patienten über alle Fälle und Organisationseinheiten der aktenführenden Stelle (Oftmals alle Fallakten in einem Mutterbehälter) enthalten.

Fachabteilungsakte

2. In einer Akte sind alle Dokumente über alle Fälle eines Patienten pro Organisationseinheit/Fachabteilung enthalten.

3. In einer Akte sind alle Dokumente aller Organisationseinheiten pro Behandlungsfall enthalten. *Fallakte*
4. Die Akte enthält informationsquellen-/befundartenbezogene Dokumente (z.B. alle EEGs, alle Röntgenbilder). *Nebenakte, Spezialakte*
5. Akten gemäß laufender Nummer 1 und 2 können auch berufsgruppenbezogen existieren. *Pflegeakte, Therapeutenakte*
6. Die Akte enthält unabhängig von stationären oder ambulanten Fällen fallübergreifend krankheitsartenbezogene Dokumente (für Forschungszwecke, Register z.B. Tumor-Akte, Diabetes-Akte etc.) *Registerakte*

Organisatorische und technische Aspekte

Prinzipiell sind es auch hier organisatorische Aspekte (zentrale vs. dezentrale Ablage, Eigenständigkeit der dokumentierenden Organisationseinheit) und technische Aspekte (verfügbarer Raum, Form und Anzahl der zu archivierenden Dokumente, Archivierungssystem), welche die tatsächliche Ausgestaltung determinieren. In der Regel bestimmen viele verschiedene Haupt- und Nebenakten mit dem damit verbundenen logistischen und technischen Aufwand das Bild der Medizinischen Dokumentation.

Die Archivierung – die sich mit der Registrierung und Verwaltung der Akten befasst – bedient sich dabei verschiedenster Ablagekriterien entsprechend den behördlichen Aktenplänen, um die Akten in physischen Ablagesystemen wie Hängeablage, Stell- oder Steilablage, kombinierte Steil-Hängeablage, Pendelablage, fahrbare Regale mit entsprechenden Ablagen etc. zu archivieren. Ziel ist es dabei, Akten so schnell wie möglich wieder zu finden, d.h. für den Fall der Wiederaufnahme eines Patienten zugreifbar zu machen.

Folgende grundsätzlichen Organisationsprinzipien zu nennen:

- Alphabetische Ablage nach Nachname und Vorname,
- Ablage nach Geburtsdatum, ggf. ergänzt um den ersten Buchstaben des Nachnamens und ein Geschlechtskürzel,
- Ablage nach Fall- bzw. Behandlungsnummer,
- Ablage nach eigens vergebener (aufsteigender) Krankenblattnummer,
- Ablage nach erstem Behandlungstag bzw. dem Behandlungsjahr,
- Chaotische Ablage: Es wird abgelegt wo Platz ist, über eine gesonderte patientenbezogene Verwaltung (Aktenverzeichnis) wird festgehalten, wo sich Akten physisch befinden (Regal, Stellplatz).

Während bei den beiden erstgenannten Ablageorganisationen das Führen eines Aktenverzeichnisses nicht notwendig wird, da eine Akte – wenn die im Ordnungskriterium benutzten natürlichen Angaben zu einem Patienten bekannt sind – wieder direkt gefunden werden kann, ist dies bei den letztgenannten Organisationsformen unumgänglich.

Bei der Wahl der Archivorganisation spielen im Wesentlichen zwei Aspekte eine Rolle:

- Wie gut ist die Trennschärfe des Kriteriums, d.h. wie groß ist die Wahrscheinlichkeit, dass es für eine konkrete Ordnungsnummer mehrere Akten gibt?
- Welche organisatorischen Aspekte für Rückgriff und Auslagerung/Vernichtung spielen eine Rolle?

Werden Akten z.B. nach aufsteigender Krankenblattnummer archiviert, können diese nach Ablauf der Aufbewahrungsfrist sehr einfach über den entsprechenden Nummernkreis herausgesucht und entnommen werden. Andererseits kann eine Akte ohne Zugriff auf das Aktenverzeichnis nicht gefunden werden. Organisatorisch werden für die Signalisierung des Ordnungsmerkmals oftmals farbige Aufklebersysteme benutzt, bei denen jede Zahl farblich unterschiedlich hinerlegt ist. Dadurch können schnell auch fehlerhaft abgehängte Akten erkannt werden.

Schwachstellen der konventionellen Archivierung

Insgesamt ist die konventionelle Archivierung durch eine ganze Reihe von Problemen und Schwachstellen gekennzeichnet. Schmücker (1996) nennt hierzu:

„…

• Raummangel,
• auf die üblichen Arbeitszeiten begrenzte Öffnungszeiten der Archive,
• langes Suchen und lange Wegezeiten aufgrund einer Vielzahl an Archivräumen,
• Archivorganisationsmittel in vielfältigen und unterschiedlichen Ausprägungen,
• unterschiedliche Ordnungskriterien,
• in der Regel nur Zugriff über ein Ordnungskriterium,
• unbefriedigende Wiederauffindungsraten der Akten,
• Unvollständigkeit der Akten,
• unzureichende Transparenz der Akten (Ordnung bzw. Sortierung der Dokumente innerhalb der einzelnen Akten) sowie
• nachträglich eintreffende Dokumente.“

3.2.4 Zusammenfassung

Die Medizinische Dokumentation mittels dem konventionellen Medium Papier in Form von organisatorisch und technisch aufgabengerechten Krankenakten ist komplex und orientiert sich an den Limitierungen materialisierter Informationsträger sowie an den organisatorischen Notwendigkeiten, Akten über bestimmte Sachverhalte effektiv im Zugriff zu haben.

Merktafel 13
zu Kapitel 3.1: Aufbau und Organisation konventioneller Krankenakten

---

- Die Krankenaktenführung dient zur Dokumentation, wann mit wem, warum, welche medizinischen Handlungen von wem mit welchem Ergebnis und welchen Schlussfolgerungen durchgeführt wurden und stellt somit sicher, dass sich „jederzeit der Stand der Behandlung aus der Akte ergibt". *M13.1*
- Die Führung einer ordentlichen Krankenakte bzw. einer differenzierten und geordneten Medizinischen Dokumentation ist geschuldete Leistung der behandelnden Organisation bzw. der Behandler gegenüber dem Patienten. *M13.2*
- Krankenakten haben eine hohe forensische Bedeutung. *M13.3*
- Die Medizinische Dokumentation erfolgt mittels Formularen und sonstigen freitextlichen Notizen, die in die Krankenakten eingelegt bzw. eingeheftet werden. Hinzu kommen Originaldokumente medizin-technischer Verfahren, die aber oftmals in Nebenakten archiviert werden. *M13.4*
- In kleineren Organisationen erfolgt die Eigendokumentation anhand einer fortschreibbaren Karteikarte, in die Fremdbefunde chronologisch eingelegt werden. *M13.5*
- In größeren Organisation existiert eine differenzierte Dokumentation in Form von Neben- und Hauptakten, die in zentralen oder dezentralen Archiven vorgehalten werden. Für einen Patienten existieren daher oftmals eine ganze Reihe verschiedener Krankenakten. *M13.6*
- Je nach Inhalt können als Hauptakten unterschieden werden: Fall-, Fachabteilungs- und Patientenakten sowie als Nebenakten Spezialakten für spezifische Medien wie Röntgenbilder, EEG- *M13.7*

Streifen, EKG-Streifen oder aber Nebenakten für bestimmte Berufsgruppen wie die Pflegeakte oder die Therapeutenakte.

- *M13.8* Die Aktenführung ist aufgrund des Aufwandes der ordnungsgemäßen Einheftung von Dokumenten in die einzelnen Akten als auch deren Archivierung aufwändig.
- *M13.9* Prinzipiell ist innerhalb von Einrichtungen festzulegen, welche Akten zu führen sind (Aktenplan), wie die Archivierung dieser Akten organisiert ist und wie die Ablage von Dokumenten innerhalb der Akten zu erfolgen hat.
- *M13.10* Mögliche Ordnungskriterien für Krankenaktenarchive sind vielfältig, es finden sich Archive mit auf Patientenangaben wie Name, Geburtsdatum basierenden Ordnungskriterien aber auch Archive mit künstlichen Kriterien wie Fall-, Behandlungs- oder Patientennummer. Für den Zugriff auf Archive mit letztgenannten Prinzipien ist ein Aktenverzeichnis notwendig.

3.3 Bedeutung und Grundprinzipien der Medizinischen Dokumentation

3.3.1 Bedeutung der Medizinischen Dokumentation

Gesundheitsversorgungseinrichtungen sind komplexe Betriebe, welche eine der gesellschaftlich wichtigsten und sensibelsten Dienstleistung erbringen: die Gesundheit zu wahren oder wiederherzustellen sowie chronisch Kranken eine optimale Lebensqualität zu ermöglichen.

Gesundheitsversorgung ist multi- und interdisziplinäre Dienstleistung vieler Institutionen

Aufgrund der enormen Fächerdifferenzierung bzw. Spezialisierung in der Medizin sind an einem konkreten Behandlungsprozess eine Vielzahl medizinischer Mitarbeiter verschiedenster Professionen aus verschiedensten Einrichtungen in den verschiedenen Versorgungssektoren beteiligt. Die Unterstützung der interdisziplinären Kooperation, die einrichtungsübergreifende Koordination und Transparenz des Behandlungsgeschehens sowie die Integration der Berufsgruppen ist vordringliche Aufgabe der Reformierung bestehender Gesundheitsversorgungssysteme.

Wichtigste Basis für diese multi- und interdisziplinären medizinischen Versorgungsprozesse ist die Medizinische Dokumentation – heute meist noch in Form der konventionellen Krankenakte bzw. entsprechender Formulare, die oft auch zur Kommunikation benutzt werden. Die Medizinische Dokumentation dient nach Leiner (1994) primär zur

Die Medizinische Dokumentation ist zentrale Säule der Gesundheitsversorgung

- Bereitstellung geeigneter Informationen zur Vorbereitung und Unterstützung klinischer Entscheidungen,
- Durchführung und Überwachung der Versorgungsmaßnahmen und
- Berichterstattung über die Versorgung des Patienten an andere beteiligte Versorgungsinstitutionen.

Schoop (1999) zeigt, dass eine effektive multidziplinäre Kommunikation im Gesundheitswesen ganz wesentlich von an der kooperativen Zusammenarbeit ausgerichteten Dokumentationssystemen abhängt und problematisiert die notwendige Verständlichkeit bzw. terminologische Standardisierung der Inhalte für alle beteiligten Berufsgruppen. Er weist aber auch auf die prinzipiellen unterschiedlichen Intentionen der dokumentierenden Berufsgruppen und die damit einhergehenden Verständnis- und Interessenskonflikte hin.

Dokumentation ist Kommunikationsmedium

"... Therefore, the role of documentation as a medium of written multi-professional communication is emphasised in CDSs." (Anmerkung: CDS = Computer-based Documentation System)

In der Praxis zeigt sich konsequenterweise ganz deutlich, dass die erfolgreiche Einführung von Elektronischen Krankenakten bzw. Medizinischen Informationssystemen ganz erheblich die Berufsgruppenintegration fördern kann. Weber (2000) weist neben diesen Aspekten (zur eigenen Information, zur Information für Übergabe, Nachbehandlung, Mitbehandlung) auf die wichtige Funktion der haftungsrechtlichen Absicherung z.B. des Krankenhauses in Bezug auf Haftungsverfahren, Fehlbelegung, Strafrecht, Zivilrecht, Arbeitsrecht und Sozialrecht hin.

Die Medizinische Dokumentation dient aber nicht nur diesem primären Verwendungszusammenhang, also der individuellen Krankenbehandlung, sondern es gibt eine ganze Reihe nachgeordneter Verwendungszwecke gemäß ⌧ Abbildung 3.6, Seite 130. Diese müssen bei der Konstruktion und Implementierung von Medizinischen Informationssystemen sowohl hinsichtlich der zu verwaltenden Informationen als auch der notwendigen Funktionalität berücksichtigt werden.

Vielfältige Verwendungszwecke der Medizinischen Dokumentation

Die nachgeordnete Nutzung der Dokumentationsinhalte kann dabei entweder in einem sekundären (Abrechnung, Statistik, etc.) oder tertiären (Gesundheitssystemplanung, Forschung) Verwendungszusammenhang stehen. Die Unterscheidung in primären, sekundären und tertiären Verwendungszusammenhang ist auch im Hinblick auf den Datenschutz bedeutsam, da der primäre Verwendungszusammenhang direkt der betrieblichen Aufgabenerfüllung und dem eigentlichen (Behandlungs-) Vertragszweck dient, sekundäre Verwendungszusammenhänge meist durch Gesetze oder Verordnungen legitimiert sind und der tertiäre Verwendungszusammenhang explizit nicht dem eigentlichen Vertragszweck dient.

Abb. 3.6: Nachgeordnete Verwendungszwecke der Medizinischen Dokumentation

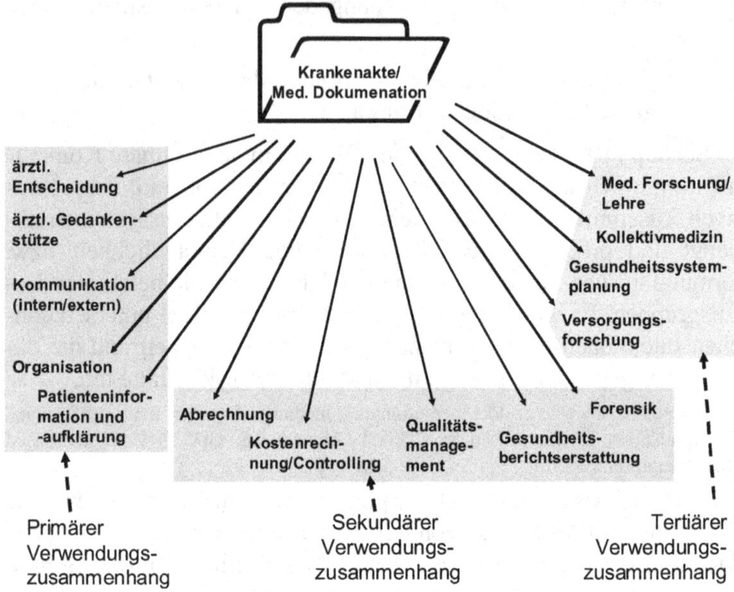

IT-Unterstützung muss alle Verwendungszwecke berücksichtigen

Konsequenz hieraus ist, dass Medizinische Dokumentationen derart aufgebaut sein sollten, dass durch eine entsprechend die nachgeordneten Verwendungszwecke berücksichtigende Strukturierung und Umfang einmal erfasste Informationen für mehrere Zwecke nutzbar sind und die Dokumentation von allen handelnden Personen integriert eingesehen und fortgeschrieben werden kann. Hinsichtlich der verschiedenen nachgeordneten Verwendungszwecke spricht man dann von der multiplen Verwendbarkeit medizinischer Daten (Brigl 1995). Ein kleines Beispiel soll dies verdeutlichen:

Beispiel

Im Rahmen eines Vorsorgeprogramms wird bei einer Patientin ambulant in der radiologischen Abteilung eines Krankenhauses eine Mammographie durchgeführt. Eine entsprechend medizinisch ausreichende Dokumentation könnte darin bestehen, dass ein einfacher Textbefund mit allen notwendigen Angaben für die interne Dokumentation und zur Übermittlung an den überweisenden Hausarzt oder Gynäkologen erstellt wird (⌧ nachfolgende Abbildung).

Abb. 3.7: *Beispiel Röntgenbefund*

Praxis Carl Beispielarzt
Facharzt für Gynäkologie
Hauptstrasse 47 50631 Beispielstadt

Praxis Carl Beispielarzt Hauptstrasse 47 50631 Beispielstadt

Dr. med. Klaus Dieter Doktor
persönlich
Emanuel-Leutze-Strasse 8

50631 Beispielstadt

eMail: beispielarzt@bigfoot.de
http://www.beispielarzt.org
Tel: 0211-2121
Fax: 0211-3746

12.06.2003

Auf Ihre Überweisung hin führten wir am 28.05.2003 bei Ihrer Patientin Martha Müller, geb. am 7.5.1952, eine Mammographie beidseits durch.

Mammographie beidseits
Die Hautabgrenzungen sind unauffällig, es sind keine Hautverdickungen und auch keine Hauteinziehungen vorhanden. Das subcutane Fettgewebe ist unauffällig. Die Mamillen sind nicht eingezogen, Restdrüsenkörper sind beidseits im äußeren oberen Quadranten noch zu sehen. Es sind keine Mikrocalicifikationen vorhanden. Man sieht beidseits im äußeren oberen Quadranten mehrere Verdichtungen, palpatorisch fanden sich keine auffälligen Tastbefunde.

Beurteilung Weitgehende Involution beidseits mit beidseits im äußeren oberen Quadranten gelegenen Restdrüsenkörpern. Es ist kein tumoröses Wachstum nachweisbar.
Empfehlung Durchführung einer weiteren Sonographie der Mamma zur Kontrolle in ca. einem Jahr.

Diese Form der Dokumentation im Rahmen von freitextlichen Befunden ist zwar medizinisch aussagekräftig, für den Behandlungszweck und aus forensischer Sicht ausreichend im primären Verwendungszusammenhang, aber für die nachgeordneten Verwendungszwecke nicht nutz- und auswertbar. Was könnten nun solche nachgeordneten Verwendungszwecke einer Röntgenuntersuchung sein?

Hier sind zu nennen: die ambulante Abrechnung, die institutionsinterne Leistungsstatistik und Kosten-/Leistungsrechnung, ggf. die Meldung an ein vorhandenes Tumorregister sowie die entsprechenden Nachweise nach Röntgen- und Strahlenschutzverordnung, letztendlich auch Auswertungen für die medizinische Qualitätssicherung. Diesen Gesamtzusammenhang sowie die dazu notwendig zu erfassenden Attribute einer über den freitextlichen Befund hinausgehenden erweiterten Röntgendokumentation zeigt ⌧ Abbildung 3.8 auf der Folgeseite.

Dabei wird deutlich, dass über den Befundtext hinaus einige formale Angaben wie z.B. Bilderzahl und Formate, Strahlenbelastung, verwendete Kontrastmittel etc. dokumentiert werden müssen, um die radiologische Dokumentation sinnvoll für viele Zwecke mit nutzen zu können.

Abb. 3.8: Dokumentation Röntgenuntersuchung und nachgeordnete Verwendungszwecke

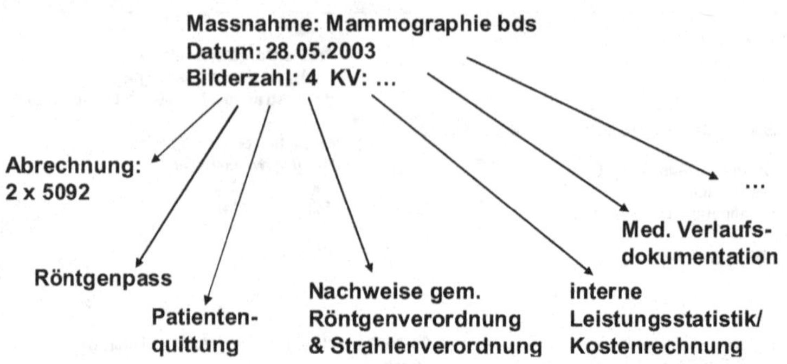

Der Zusammenhang zwischen der originären Medizinischen Dokumentation und den nachgeordneten Verwendungszwecken besteht also darin, dass die Originaldokumentation bezüglich der zu erfassenden Angaben hinsichtlich Vollständigkeit als auch Genauigkeit der Angaben quasi die Summe der Anforderungen aus den nachgeordneten Verwendungszwecken berücksichtigen muss, damit die dort benötigten Angaben aus den originär dokumentierten abgeleitet werden können. Dieser Zusammenhang gewinnt gerade auch beim Einsatz elektronischer Verfahren besondere Bedeutung.

Verschiedene Anforderungen an und Sichten auf die Krankenakte

Aufgrund der vielen Verwendungszusammenhänge und Nutzergruppen der Medizinischen Dokumentation resultieren jedoch sehr verschiedene Anforderungen und Sichten auf diese bzw. die Krankenakten. Die konventionelle medizinische Akte kann aufgrund der Limitierungen des Mediums Papier (nur an einem Ort verfügbar, nur eine feste Ablagestruktur usw.) von den beteiligten Berufsgruppen oftmals für ihre Zwecke nicht im Original verwendet werden, sodass mit Auszügen in Form von Kopien, Durchschlägen oder gesonderten Auf-/Abschrieben gearbeitet werden muss. Dementsprechend gibt es quasi mehrere „spezifische Akten" und Aufzeichnungen z.B. im Krankenhaus: die eigentliche Krankenakte, die Röntgenbefundtasche in der radiologischen Abteilung, Arbeitsplatzbücher in den einzelnen Leistungsstellen, eine Abrechnungsdokumentation in der Verwaltung und gesonderte Pflegedokumentationsmappen für das Pflegepersonal usw.

In Anlehnung an Degoulet (1997) zeigt nachfolgende Abbildung diesen Aspekt berufsgruppenspezifischer Sichten auf die Krankenakte.

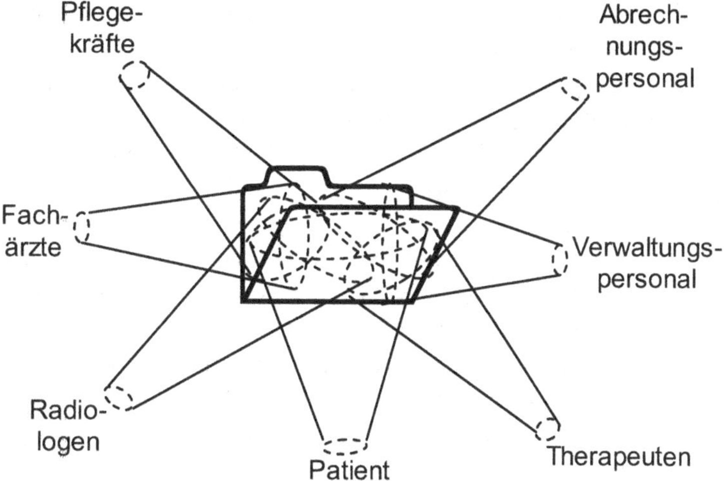

Abb. 3.9: Die Krankenakte im Fokus berufsgruppenspezifischen Handelns

"Each category of player, with its own view of the patient record, tends to favor certain functions of a computerized record." (Degoulet 1997)

Merktafel 14
zu Kapitel 3.3.1: Bedeutung der Medizinischen Dokumentation

- Gesundheitsversorgung ist multi- und interdisziplinäre Dienstleistung vieler Institutionen. *M14.1*
- Die Medizinische Dokumentation ist eine wesentliche Basis für diese Dienstleistungen. *M14.2*
- Im primären Verwendungszusammenhang dient die Medizinische Dokumentation *M14.3*
  - als Gedächtnisstütze für den Arzt,
  - zur Vorbereitung, Unterstützung und Begründung von klinischen Entscheidungen,
  - zur Durchführung und Überwachung der Behandlung und
  - zur Berichterstattung an andere Institutionen und zur Patientenaufklärung.
- Im sekundären Verwendungszusammenhang dient die Medizinische Dokumentation der Erfüllung gesetzlich geforderter Nachweispflichten, der Abrechnung, der Gesundheitsberichterstattung, dem Qualitätsmanagement und der Kostenrechnung. *M14.4*
- Im tertiären Verwendungszusammenhang dient die Medizinische Dokumentation der medizinischen Forschung sowie der *M14.5*

Versorgungsforschung und der Ausbildung und Lehre sowie zu forensischen Zwecken.

M14.6 ▪ Die Primärdokumentation muss alle nachgeordneten Verwendungszwecke in integrierter Weise berücksichtigen und soweit möglich jegliche Doppel-/Mehrfacherfassung vermeiden.

M14.7 ▪ Die versorgungsorientierte Primärdokumentation in elektronischen Krankenakten ist daher so zu gestalten, dass durch (automatisierte) Transformationen alle notwendigen Informationen für die zu berücksichtigenden nachgeordneten Verwendungszwecke automatisch abgeleitet werden können.

M14.8 ▪ Traditionell basiert die Medizinische Dokumentation auf einer Vielzahl verschiedener Akten und Dokumentensammlungen.

M14.9 ▪ Jede am medizinischen und administrativen Prozess beteiligte Berufsgruppe hat ihre eigenen Sichten und Anforderungen an die Medizinische Dokumentation.

3.3.2 Klassische Teildokumentationen

Lange Tradition methodisch geführter Patientenaufzeichnungen

Patientenaufzeichnungen bzw. medizinische Fallbeschreibungen lassen sich schon in Papyrusschriften aus ca. 1600 v. Chr. nachweisen, methodische Verlaufs-Aufzeichnungen finden sich bei Hippokrates, der diese sowohl als für die Behandlung wichtige eigene Gedächtnisstütze führte, aber auch als Basis für Erkenntnisgewinn durch den Vergleich von verschiedenen Krankheitsfällen bzw. deren Verläufe. Am Grundprinzip der chronologischen Aufzeichnung von Handlungen und Beobachtungen hat sich seither wenig geändert, sehr wohl jedoch an den genutzten Verfahren und Ausdifferenzierungen. Die zumeist auch heute noch gültigen methodischen Grundsätze und Prinzipien wurden erstmalig im deutschen Sprachraum umfassend von Koller und Wagner (1975) zusammengestellt. Aufgrund der umfänglichen Aspekte der Medizinischen Dokumentation soll im Folgenden nur auf die für die Implementierung Elektronischer Krankenakten und Medizinischer Informationssysteme wichtigsten Aspekte der patientenbezogenen Dokumentation eingegangen werden, ansonsten wird auf Koller (1975), Klar (1997), Leiner (1993), Leiner (1994), Leiner (1999) und Zaiß (2001) verwiesen.

Medizinische Dokumentationen existieren in unterschiedlichsten Ausprägungen in den Versorgungseinrichtungen und es haben sich sehr verschiedene Ansätze und Organisationsformen entwickelt, die auf den ersten Blick wenig Gemeinsamkeiten haben. Während der Arzt in seiner Praxis eine einfache chronologische Karteikarte führt, der ambulante Pflegedienst mit verschiedenen Übersichts- und Detailformularen arbeitet, im arbeitmedizinischen Dienst nach festem Zeitraster bestimmte Befunde erhoben und abgelegt werden, sind in den Krankenhäusern komplexe Akten entstanden.

Prinzipiell werden in den meisten der oben angegebenen Quellen folgende Dokumentationen unterschieden:

- Klinische Basisdokumentation

  Unter einer Basisdokumentation wird nach Immich (1975) die

  > „einheitliche, dokumentationsgerechte Erfassung einer festgelegten Anzahl von Merkmalen, die bestimmte Daten zur Person eines Patienten, seine Diagnosen und gewisse verwaltungstechnische Sachverhalte betreffen, verstanden."

  Dieses Konzept kann sowohl institutionell, institutionsübergreifend und sogar länderübergreifend genutzt werden. Je größer der Nutzerkreis, desto schwieriger ist es aber auch, den Dokumentationsumfang zu konsentieren. Dadurch nimmt die Anzahl der Angaben – da diese dann als kleinster gemeinsamer Nenner definiert werden – ab, je breiter der Einsatzbereich eines Konzeptes ist. So stellt der europäische Notfalldatensatz nur eine ganz rudimentäre Basisdokumentation dar. Für den klinischen Bereich wurde in Deutschland bereits 1959 mit den Arbeiten zum „Allgemeinen Krankenblattkopf" begonnen und wurde vom Arbeitsausschuss Medizin in der DGD (1961) publiziert.

- Verlaufsdokumentation

  In der Verlaufsdokumentation sollen nach Horbach (1975)

  > „ ... die den Verlauf kennzeichnenden Sachverhalte in übersichtlicher Form mit Verdeutlichung der zeitlichen Veränderungen und jederzeit rascher Zugriffsmöglichkeit fixiert werden, um dem Arzt eine wichtige Arbeitsunterlage bereitzustellen. Alle ärztlichen Maßnahmen zur Beeinflussung des Krankheitsgeschehens müssen in engem Zusammenhang mit dem Krankheitsverlauf dokumentiert werden..."

  Typischster Vertreter einer Verlaufsdokumentation ist die Karteikarte des niedergelassenen Arztes.

- Befunddokumentation

  Ein Befund stellt die Beschreibung eines Untersuchungsergebnisses dar (Anschütz in Seelos 1990), also die Zusammenstellung und ggf. isolierte Beurteilung von Ergebnissen der im Rahmen eines Untersuchungsauftrages (s. auch ⌧ Kap. 3.5, S. 176) durchgeführten Maßnahmen.

  Die Befunddokumentation enthält also alle im Rahmen der Durchführung diagnostischer Maßnahmen erhobenen Beobachtungen. Grundprinzipien hierzu finden sich bei Ehlers (1975).

- Operationsdokumentation

  Aufgrund der Komplexität und Differenzierung stellt die Dokumentation von Operationen mit integrierter Anästhesiedokumentation einen eigenen Komplex dar. Hierbei werden in sehr ausführlicher Weise alle im Rahmen von chirurgischen Eingriffen erfolgten Handlungen, Vorkommnisse und Medikationen dokumentiert. Wichtiger Teil ist dabei der Operationsbericht. Zur notwendigen Struktur in Form des „Minimal Data Set der OP-Dokumentation" finden sich Informationen unter http://www.uni-essen.de/~tmi030/ak_chirurgie/ mds_op.htm (letzter Zugriff 28.05.2004).

- Pflegedokumentation

  Aufgrund der besonderen Aufgaben sowie der Notwendigkeit verlaufsorientierter Übersichten hat sich für die Pflege eine gesondert geführte und strukturierte Dokumentation etabliert, wenngleich Grundprinzipien – also die Dokumentation von Maßnahmen und deren Ergebnissen – denen im ärztlichen Bereich entsprechen. Die Pflegedokumentation dient dem Festhalten der gesammelten Daten, der Verlaufskontrolle (Pflegebericht) und der Beurteilung der gegebenen Pflege. Sie ist also auch ein wichtiges Instrument der Qualitätssicherung bzw. der Qualitätsverbesserung (Juchli 1994). Kernelement der Pflegedokumentation ist die sogenannte „Fieberkurve" bzw. das Kurvenblatt in das u.a. die Vitalwerte, Flüssigkeitsbilanzen, Angaben zu Ausscheidung und Ernährung sowie zur Medikation in übersichtlicher Form eingetragen werden. Ergänzend kommen die Dokumentation der Pfleganamnese, Pflegeplanung, Verlaufsnotizen und Sonderdokumentationen hinzu. Die Pflegedokumentation wird v.a. in stationären Einrichtungen und bei ambulanten Pflegediensten geführt und kann eine weitgehende Differenzierung aufweisen. Im Sinne einer berufsgruppenübegreifenden patientenorientierten Versorgung ist die Reintegration der Pflegedokumentation in die ärztliche Dokumentation eine wesentliche Anforderung an Elektronische Krankenakten.

- Krankenblattabschluss

  Blittersdorf (1975) beschreibt ausführlich Aufgaben und Ziele der Epikrise und des Arztbriefes. Eine solche synoptisch zusammenfassende Beurteilung des gesamten Krankheitsgeschehens sollte die Vorgeschichte enthalten, die wichtigsten Befunde und den Verlauf darstellen und kritisch würdigen und wenn möglich eine endgültige Bewertung bzw. Diagnose enthalten. Auch sollten abschließend Empfehlungen für die weitere Behandlung gegeben werden. Sie wird in der Regel nur dort vorgenommen, wo der Patient von einer Einrichtung (z.B. Krankenhaus) in eine andere (z.B. nachbehandelnde Arztpraxis) wechselt.

- Krankheitsartenspezifische Spezialdokumentation

  Oftmals werden neben den generellen bereits aufgeführten Bestandteilen der Dokumentation krankheitsartenspezifische Dokumentationen geführt, die genauere Angaben zur Erkrankung und eventuell deren Verlauf ermöglichen. Oftmals erfolgt dies auch zum Zwecke der Führung eines krankheitsspezifischen klinischen Registers. Typische Beispiele sind Diabetesdokumentation, Tumordokumentation, Schlaganfalldokumentation usw.

- Aufgabenbezogene Spezialdokumentationen

  Spezialdokumentationen finden sich vor allem in den einzelnen medizinischen Fachgebieten, wo ergänzend zur eigentlichen Befunddokumentation fachspezifische Aufzeichnungen angefertigt werden. Beispiele sind Dokumentationen in der Pädiatrie, Dermatologie, Chirurgie, Urologie, Gynäkologie, Mund-, Zahn und Kieferheilkunde. Aber auch in der Arbeitsmedizin, beim schulärztlichen Dienst, bei den Renten- und Krankenversicherungen u.v.a.m. werden spezielle Dokumentationen geführt.

Für die Konstruktion von Elektronischen Krankenakten und Medizinischen Informationssystemen stellt sich vor diesem Hintergrund die Frage, welche weitgehend invarianten Gemeinsamkeiten der Medizinischen Dokumentation für alle medizinischen Versorgungseinrichtungen prinzipiell zu finden sind. Dazu soll im Folgenden in ⌦ Kapitel 3.4 ab Seite 148 der Zusammenhang zwischen medizinischem Handeln, Behandlungsprozess und Medizinischer Dokumentation entwickelt und dargestellt werden.

Merktafel 15
zu Kapitel 3.3.2: Klassische Teildokumentationen

- Medizinische Dokumentationen existieren in unterschiedlichster Ausprägung in den Versorgungseinrichtungen. *M15.1*
- Die Medizinische Dokumentation besteht aus verschiedene Teildokumentationen. *M15.2*
- Die Basisdokumentation ist eine wenige wichtige Merkmale umfassende Dokumentation, die für alle Patienten unabhängig von Erkrankung, Fachabteilung etc. geführt wird. *M15.3*

M15.4 ■ Die Verlaufsdokumentation enthält in chronologischer übersichtlicher Weise alle behandlungsrelevanten Angaben zu Symptomen, Maßnahmen, Diagnosen und dem Patientenstatus.

M15.5 ■ Die Befunddokumentation enthält alle Ergebnisse der diagnostischen Maßnahmen.

M15.6 ■ Die Operationsdokumentation ist eine spezialisierte und sehr differenzierte Dokumentation aller im Rahmen von chirurgischen Eingriffen anfallenden Informationen.

M15.7 ■ Die Pflegedokumentation ist eine an den Erfordernissen des Pflegebereiches orientierte berufsgruppenspezifische Dokumentation.

M15.8 ■ An Spezialdokumentationen können die krankheitsartenspezifischen und fachrichtungs-/aufgabenspezifischen Dokumentationen unterschieden werden.

3.3.3 Standardisierung der Medizinischen Dokumentation

Ein wichtiger Aspekt ist die Standardisierung der Medizinischen Dokumentation. Vom Standardisierungsgrad hängt sowohl die Nutzung der Dokumentation für nachgeordnete Verwendungszwecke als auch ihre Vollständigkeit und Qualität, ihre Kontinuität und ihre Unabhängigkeit von einzelnen Beobachtern ab.

Klinimetrie: Lehre von den Formen und Messgrößen für klinische Beobachtungen

Feinstein (1987) geht sogar soweit, eine bessere Standardisierung der Medizinischen Dokumentation als kritischen Erfolgsfaktor für die Medizin der Zukunft zu definieren, da nur eine verlässliche „Klinimetrie" – die er als Lehre zu den Formen oder Messgrößen versteht, mit denen sich klinische Beobachtungen beschreiben lassen – Basis für eine fortschrittsorientierte und zum medizinischen Erkenntnisgewinn beitragende klinische Epidemiologie ist.

Eine standardisierte Dokumentation erfordert nach Leiner (1999) die einheitliche Aufzeichnung bestimmter Merkmale bezogen auf den Dokumentationszweck.

Beispiel

An einem Beispiel soll die Bedeutung der Standardisierung der Medizinischen Dokumentation verdeutlicht werden: Gegeben ist das nachfolgend dargestellte bisher in der Papierwelt klartextlich ausgefüllte Aufnahmeformular bzw. der Aufnahmebefund. In diesen werden Angaben zu Angehörigen, Aufnahmeanlass, Zustand des Patienten, momentane Medikation, frühere Diagnosen und Operationen sowie aktuelle Beschwerden eingetragen.

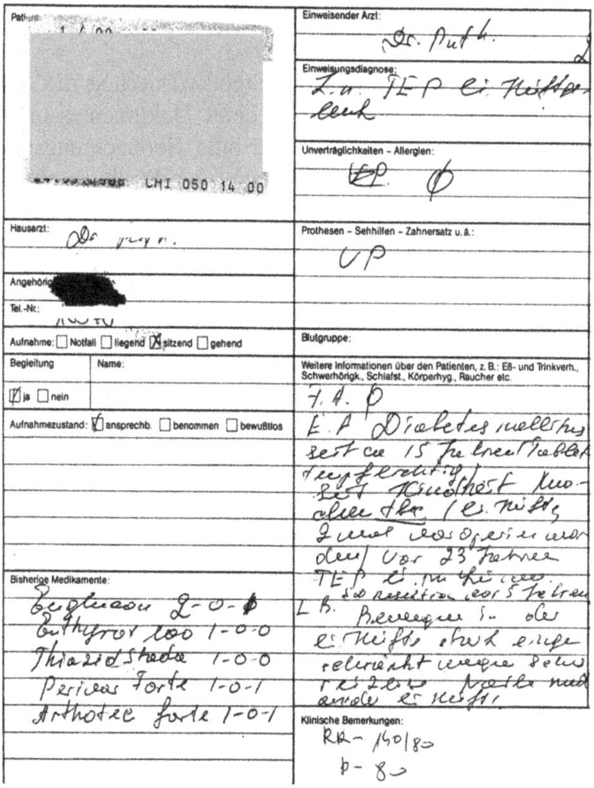

Patient: | Einweisender Arzt:
Einweisungsdiagnose:
Unverträglichkeiten – Allergien:
Hausarzt: | Prothesen – Sehhilfen – Zahnersatz u. ä.:
Angehörige:
Tel.-Nr.:
Aufnahme: ☐ Notfall ☐ liegend ☒ sitzend ☐ gehend | Blutgruppe:
Begleitung | Name: | Weitere Informationen über den Patienten, z. B.: Eß- und Trinkverh., Schwerhörigk., Schlafst., Körperhyg., Raucher etc.
☒ ja ☐ nein
Aufnahmezustand: ☒ ansprechb. ☐ benommen ☐ bewußtlos
Bisherige Medikamente:
Klinische Bemerkungen:

Abb. 3.10: Weitgehend freitextlicher Aufnahmebefund

Dieser Freitextbefund impliziert folgende Probleme:

- Ist die Vollständigkeit gegeben? Sind alle notwendigen Beobachtungen berücksichtigt?
- Fehlende Werte („Missing Value") bei leeren Feldern werfen die Frage auf: War die Beobachtung negativ oder ist sie nicht durchgeführt worden?
- Es besteht keine (oder nur bedingte) Auswertbarkeit.
- Die Benennung von Beobachtungsergebnissen erfolgt Untersucherabhängig, es gibt keine Vergleichbarkeit der von verschiedenen Personen erhobenen Aufnahmebefunde, da jeder andere Formulierungen benutzt.

Standardisierung aus: Strukturierung und Formalisierung

Wesentlichste Frage beim Design oder dem Redesign Medizinischer Dokumentationen – ein solches ist immer z.B. bei der Einführung einer Elektronischen Krankenakte notwendig – ist also: Wie weitgehend muss die *Standardisierung* in Form der Strukturierung und Formalisierung eines Dokumentes sein, um beobachterunabhängig eine gleich bleibende Aussage treffen sowie alle zu unterstützenden nachgeordneten Verwendungszwecke bedienen zu können?

Strukturierung = Aufteilung in Bereiche und Attribute

Dabei ist der erste Aspekt der Standardisierung die *Strukturierung*. Hierunter soll die Aufteilung eines Dokumentes in Bereiche, Teilbereiche und Einzelangaben (Attribute, Beobachtungsmerkmale) verstanden werden. Bei der Festlegung der Strukturierung können folgende Fragen helfen:

- Zu welchen Realweltausschnitten sollen in der Dokumentation Angaben enthalten sein (im Beispiel: Zustand des Patienten bei Einlieferung, psychische Situation, Mobilität)?
- Welche Angaben sollen oder müssen – auch isoliert – später ausgewertet oder weiterverarbeitet werden können?
- Welche Angaben sollten aus medizinischer Sicht im zeitlichen Verlauf angezeigt und nachverfolgt werden können?
- Welche einzelnen Beobachtungsmerkmale sollen zu den festgelegten Realweltausschnitten dokumentiert werden? (z.B. Zustand ⇨ Ernährungszustand, psychische Verfassung, Puls, Blutdruck, Ansprechbarkeit usw.)

Sekundäre Verwendungszwecke am Beispiel

Für den vorangehend beschriebenen Aufnahmebefund könnten z.B. folgende sekundäre Verwendungszwecke definiert werden:

- Es soll eine Auswertung über den Bewusstseinszustand von Patienten zum Zeitpunkt der Einlieferung erfolgen, da der Versorgungsaufwand bei bewusstlosen bzw. desorientierten Patienten höher ist.
- Es soll eine patientenbezogen verlaufsorientierte Darstellung des Mobilitätszustandes möglich sein.
- Alle Angaben aus dem Aufnahmebefund, die für die Barthel-Einstufung – eine Einstufung zur Ermittlung der Pflegebedürftigkeit – wichtig sind, sollen auch direkt für diesen Zweck übernommen werden können, damit Doppelerfassungen und Fehler vermieden werden.
- Es soll ein (wie auch immer zu berechnender) Aufnahmescore ermittelt werden, der die Aspekte Bewusstsein, Mobilität und Allgemeinzustand mit einbezieht. Dieser soll sowohl für patientenindividuelles Staging als auch für Analysen über das aufgenommene Patientenklientel genutzt werden.
- Diagnosen müssen auch für andere Funktionen (z.B. zur Nutzung als Indikation bei Verordnungen, für die Abrechnung etc.) sowohl im Klartext als auch nach ICD kodiert zur Verfügung stehen.

Eine besser strukturierte Dokumentation für den vorangehend gezeigten Aufnahmebefund mit Erweiterungen vor dem Hintergrund der so formulierten sekundären Verwendungszwecke könnte also wie in folgender Abbildung gezeigt aufgebaut sein:

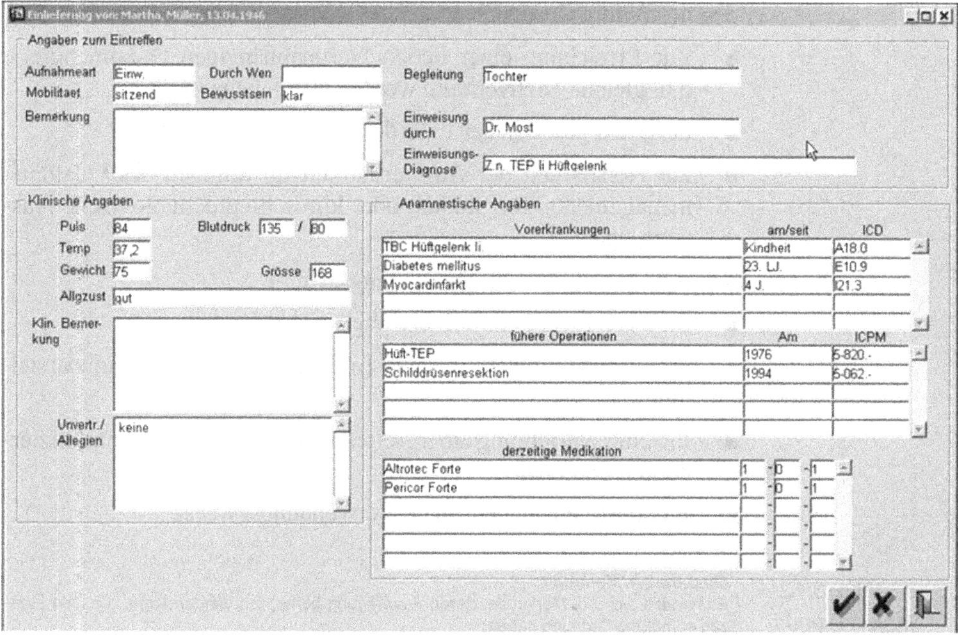

Abb. 3.11: Aufnahmebefund in strukturierter Form

Die Dokumentation des Aufnahmebefundes enthält nun also alle für die nachgeordneten Verwendungszwecke notwendigen Angaben. Eine Auswert- und Vergleichbarkeit ist aber weiterhin nicht gegeben, da die Benutzer – i.allg. die aufnehmenden Ärzte – immer noch selbst subjektiv formulierte Werte in die einzelnen Felder eintragen können.

Die Dokumentation ist zwar nun differenzierter strukturiert, d.h. es wird deutlich zu welchen Aspekten Eintragungen dokumentiert werden sollen, aber weiterhin nicht vergleich- und auswertbar.

Formalisierung = Einschränkung der Eingaben auf einen definierten Wertebereich

Mit der *Formalisierung* muss daher in einem zweiten Schritt festgelegt werden, ob die Dokumentation bestimmter Merkmale (Attribute) in der Medizinischen Dokumentation mittels definierter Werte erfolgen soll bzw. muss. Dabei sind die *quantitativen Merkmalsarten* die mess- und zählbare Größen repräsentieren von den *qualitativen Merkmalsarten* die durch eine Menge von erlaubten Bezeichnungen charakterisiert sind zu unterscheiden. Die zu berücksichtigenden Aspekte zeigt nach Leiner (1999) ⌧ Abbildung 3.12. auf der Folgeseite.

Ein solcher Wertebereich kann von der dokumentierenden Institution selbst definiert sein (☒ Kap. 2.9.1 S. 97) oder auf einer international festgelegten Einteilung oder einem Ordnungssystem basieren (☒ Kap. 4.5, S. 222).

Die Formalisierung einzelner Attribute kann aus folgenden Gründen notwendig werden:

- Zur Erreichung einer beobachterunabhängigen Dokumentation d.h. gleiche Sachverhalte werden gleich benannt,
- aufgrund gesetzlicher Erfordernisse (Meldepflichten),
- zur Herstellung der Auswertbarkeit im Rahmen des Qualitätsmanagements, für Studien oder klinisch-epidemiologische Auswertungen,
- zur Ermittlung von Abrechnungsziffern,
- für Berechungen und Score-Wert-Ermittlung,
- für eine parameterbezogene (z.B. graphische) Verlaufsdarstellung,
- für eine einrichtungsübergreifende verständliche Kommunizierbarkeit und/oder
- für sonstige nachgeordnete Verwendungszwecke.

Abb. 3.12: Skalenniveaus von Merkmalsarten

Quantitative Merkmale:
Es handelt sich um Merkmale, deren Ausprägung gemessen werden kann, die also eine zahlenmäßige Ordnung haben.
- **Verhältnisskala:** messbare Größe mit einem natürlichen Null- bzw. Bezugspunkpunkt.
- **Intervallskala:** messbare Größe, bei der sich zwar die Abstände zwischen den Ausprägungen bestimmen lassen, es existiert aber kein natürlicher Nullpunkt für die Skala.

Qualitative Merkmale:
Es handelt sich um Merkmale, deren Ausprägung durch Angabe einer Bezeichnung aus einer erlaubten Menge von Bezeichnungen angegeben wird. Es existiert keine zahlenmäßige Ordnung
- **Ordinalskala:** Die definierten Bezeichnungen bilden eine natürliche Rangfolge; man kann die Beobachtungen inhaltlich sortieren.
- **Nominalskala:** Die bezeichneten Begriffe weisen keine inhaltliche Rangfolge auf. Beispiele: Geschlecht, Blutgruppe.

Für das Beispiel des vorangehend beschriebenen Aufnahmebefundes sollten also aufgrund der zuvor auf Seite 140 formulierten nachgeordneten Verwendungen folgende Attribute formal erfasst werden:

- Bewusstseinszustand,
- Mobilität,
- Allgemeinzustand,
- Körpergewicht,
- Größe,

- Medikation,
- Diagnosen und
- frühere Operationen.

Damit resultiert auf Basis der in ⌧ Abbildung 3.11 Seite 141 gezeigten Dokumentationsfunktion die nachfolgend gezeigte. Diese hat nun neben der bereits vorangehend festgelegten Strukturierung nun auch ein hohes Maß an Formalisierung.

Abb. 3.13: Aufnahmebefund in strukturierter und formalisierter Form

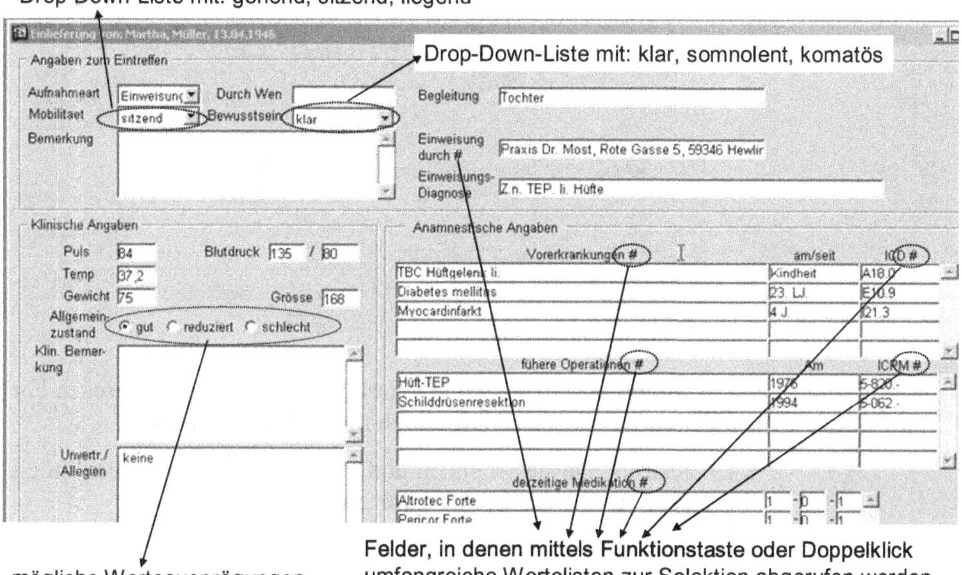

Die Notwendigkeit zu entscheiden, welchen Grad der Standardisierung eine Dokumentation haben muss – vorangehend exemplarisch gezeigt an der Dokumentation eines Aufnahmebefundes – ergibt sich im Wesentlichen bei der Einführung von Elektronischen Krankenakten bzw. Medizinischen Informationssystemen. Dabei muss die papiergestützte Dokumentation in eine elektronische Dokumentation überführt werden, es handelt sich also um eine klassische Migrationsaufgabe (s. ⌧ Abb. 3.14), die aber auch ein konstruktives Redesign der Medizinischen Dokumentation vor dem Hintergrund der neuen und umfangreichen Möglichkeiten der elektronischen Dokumentation erforderlich macht.

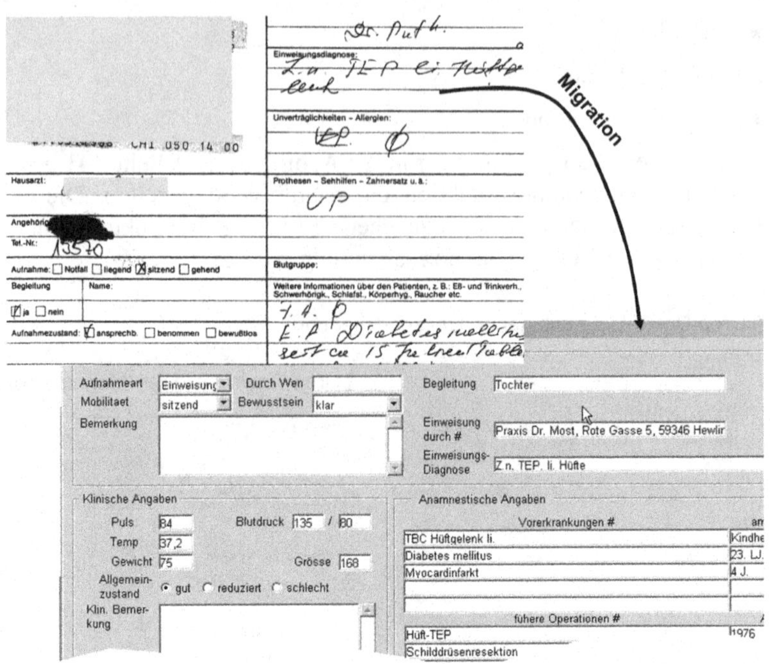

Abb. 3.14: Migration vom Papierformular zum standardisierten elektronischen Formular

Der Migrationsprozess von Papierformularen zu elektronischen Formularen ist gekennzeichnet durch folgende Überlegungen:

1. Klärung der bestehenden und durch den IT-Einsatz neu möglichen nachgeordneten Verwendungszwecke.
2. Klärung der auf Basis der Ergebnisse von Schritt 1 und weiteren Anforderungen an die elektronische Dokumentation notwendigen zukünftigen Strukturierung des Formulars.
3. Klärung und Festlegung der Formalisierung auf Basis der Ergebnisse aus Schritt 2. Dabei auch Prüfung, ob zur Formalisierung von Angaben internationale Ordnungssysteme oder in der Medizin bereits definierte Stadien und Einteilungen benutzt werden können.

Merke!

Die Standardisierung (aus Strukturierung und Formalisierung) der Dokumentation in einer Elektronischen Krankenakte bzw. einem Medizinischen Informationssystem entscheidet über die Nutzbarkeit der Inhalte für nachgeordnete Verwendungszwecke. Für jedes zu implementierende Dokumentationsformular ist daher zu prüfen, ob durch ein Redesign unter Berücksichtigung der Möglichkeiten des elektronischen Mediums Doppelerfassungen vermieden und die Folgenutzung der Angaben erhöht werden können. Für den Grad der

Standardisierung sollte gelten: *So viel wie nötig, so wenig wie möglich*!

Merktafel 16
zu Kapitel 3.3.3: Standardisierung der Medizinischen Dokumentation

---

- Die Standardisierung einer Dokumentation erhöht Beobachterunabhängigkeit, Auswertbarkeit, Vollständigkeit und Qualität der Dokumentation. *M16.1*
- Der Standardisierungsgrad einer Dokumentation ergibt sich aus Strukturierungsgrad und Formalisierung. *M16.2*
- Die Strukturierung beschreibt die Aufteilung der Dokumentation von Sachverhalten in Bereiche, Teilbereiche und Einzelangaben (Attribute, Beobachtungsmerkmale). *M16.3*
- Die Formalisierung legt für ein Attribut der Dokumentation die Einschränkung der Angaben auf festgelegte Werte- bzw. Begriffsmengen fest. *M16.4*
- Es sind qualitative und quantitative Merkmale zu unterscheiden. *M16.5*
- Die Festlegung der Standardisierung einer Medizinischen Dokumentation wird vor allem bei Neueinführung bzw. beim Redesign einer Dokumentation im Rahmen der Einführung von Elektronischen Krankenakten notwendig. *M16.6*
- Bei der Festlegung der Standardisierung sind alle nachgeordneten Verwendungszwecke der zu standardisierenden Dokumentation zu berücksichtigen, um eine optimale Folgenutzung zu gewährleisten. *M16.7*

3.3.4 Einteilungen, Stadien, Scores und Ordnungssysteme

Die Notwendigkeit einer Formalisierung von Beschreibungen zu klinischen Beobachtungen und Patientenstatus hat über die Zeit zur Entwicklung vielfältiger Einteilungen, Stadien, Scores und Ordnungssystemen in der Medizin geführt, ein Zusammenstellung hierzu findet sich bei Gerber (1995).

Einteilungen: Schweregrade und Typisierungen

Einteilungen dienen dazu, bestimmte Beobachtungen klassifizierend standardisiert benennen zu können. Hierzu wird für eine Beobachtung genau angegeben, welche Kriterien erfüllt sein müssen, damit eine entsprechende Einteilung zugewiesen werden kann, z.B.

bei Verbrennungen je nach Grad die entsprechenden Hautveränderungen sowie weitere Kriterien wie Schmerzempfinden, Ausfall von Haut und Nägeln usw. Einteilungen beziehen sich auf den momentanen Zustand des Patienten bzw. eine konkrete Beobachtung und deren Klassifikation oder Typisierung. Beispiele sind vielfältig: die Einteilungen von Verbrennungen (Grad I oberflächlich, II tief, III knapp) oder Erfrierungen (Grad I, II, III), Einteilung des Descensus uteri (Grad I, II, III), Schweregrad einer Ösophagitis (Grad I bis IV), Typeneinteilungen für Externsionskontrakturen im MP-Gelenk nach Verbrennung, Einteilung für Jochbeifrakturen, Einteilung von Nervenverletzungen nach Sunderland, der Digital Damage Severity Index zur Beurteilung des Bewegungsumfanges eines Fingers, Hauttypen (Typ I bis VI), Typisierung von Kopfschmerzen nach der International Headache Society u.v.a.m. Konkretes Beispiel für die Einteilung der Hauttypen:

- Typ I: Immer Sonnenbrand, nie Bräunung
- Typ II: Immer Sonnebrand, minimale Bräunung

...

- Typ V: Sehr selten Sonnenbrand, immer Bräunung
- Typ VI: Nie Sonnenbrand, immer Bräunung

Stadien

Stadien dienen dazu, den Status eines Patienten bezogen auf die Pathodynamik eines krankhaften Prozesses festzuhalten, sind also nicht absolut zeitpunktbezogen wie die zuvor angesprochenen Einteilungen, sondern relativ zu einem in mehrere Ausprägungsstärken eingeteilten Verlauf einer Erkrankung. Sie dienen damit auch der Aussage über den relativen Fortschritt oder Umfang einer Erkrankung bei einem konkreten Patienten. Beispiele sind Stadieneinteilungen für zerebrovaskuläre Krankheiten, zum Morbus Parkinson, Einteilung nach Paty für die Multiple Sklerose, Stadieneinteilung für das Magenlymphom nach Musshoff, für das Karpaltunnelsyndrom, Stadieneintlungen der WHO für die Hypertonie u.v.a.m. Konkretes Ein konkretes Beispiel für solche Stadieneinteilungen ist die Stadieneinteilung der Athrose des Kniegelenks nach Ahlbäck:

- Stadium I: Verschmälerung des Gelenkspaltes
- Stadium II: Aufhebung des Gelenkspaltes
- Stadium III: Leichte Arrosionen des Knochens (<= 7 mm)
- Stadium IV: Mäßige Arrosionen des Knochens (> 7 mm)
- Stadium V: Massive Arrosionen des Knochens (> 7 mm und Subluxation >= 10 mm)

Scores

Scores dienen dazu, den Gesundheitszustand eines Patienten auf Basis von in der Regel mehreren Beobachtungen auf einen numerischen Wert abzubilden und damit mit einer einzigen Angabe eine komplexe Gesamtsituation auszudrücken. bzw. in Abhängigkeit der Scoreausprägung prognostische Aussagen zu treffen zu können. Extensive Verwendung finden diese v.a. in der Intensivmedizin. In der Regel werden die Einzelbeobachtungen gewichtet und dann verrechnet. Beispiele sind der Glasgow Coma Score, Crohn's Disease Activity Index nach Best, Klinischer Score für die Appendizitis nach Hecker oder nach De Dombal u.v.a.m. Konkretes Beispiel für einen solchen Score ist der Appendizitis-Score nach De Dombal:

- Schmerzwanderung in den rechten Unterbauch
- Appetitlosigkeit, Übelkeit, Erbrechen
- Zunahme der Beschwerden bei Bewegung und Husten
- Neu aufgetretene Gesichtsrötung
- Druckdolenz im rechten Unterbauch
- Direkter Loslaßschmerz, Défense
- Druckdolenz rektal rechts
- (Je zutreffendem Symptom 1 Punkt)

Beurteilung:

- 0–1 Punkt: Appendizitis unwahrscheinlich
- 2 Punkte: Viele werden keine Appendizitis haben
- 3 Punkte: Operation ziemlich sicher notwendig
- > 3 Punkte: Operationsindikation gegeben

Ordnungs-systeme

Ordnungssysteme legen die erlaubten Begriffe zur Dokumentation von Sachverhalten fest und haben eine „innere“ Ordnung in dem Sinne, dass – zumeist hierarchische – Beziehungen zwischen den Begriffen bestehen. Ordnungssysteme können ein- oder mehrachsig sein, wobei bei mehrachsigen Systemen konkrete Beobachtungen durch die Kombination je eines Eintrages aus den verschiedenen Achsen angegeben werden. Die meisten Ordnungssysteme bzw. deren Achsen können in hierarchischer Form dargestellt werden.

Handelt es sich bei den Einträgen im Ordnungssystem nur um klassierende Begriffe, wird ein solches Ordnungssystem als Klassifikation bezeichnet, ansonsten liegt eine Nomenklatur vor. Klassifikationen sind z.B. die International Classification of Disease (ICD), International Classification of Functioning (ICF), International Classifications of Procedures (ICPM), International Classification of Nursing Procedures (ICNP) u.v.a.m. Die wesentlichste und umfangreichste Nomeklatur ist die Standardized Nomenclature of Medicine (SNOMED). Zur Rolle von Begriffsordnungen in Medizinischen Informationssystemen wird auf ⌧ Kapitel 4.5 ab Seite 222 sowie die ⌧ Kapitel 5.3.3.7 bis 5.3.3.15 Seite 311 ff. verwiesen.

Im konkreten Implementierungsfall ist für den Aufbau einer elektronischen Dokumentation bzw. medizinischer Formulare jeweils zu prüfen, ob der Erfassung bestimmter Sachverhalte bzw. Beobachtungen Einteilungen, Stadien, Scores oder ein Ordnungssystem zu Grunde gelegt werden sollten.

3.4 Medizinisches Handeln, Behandlungsprozess und Medizinische Dokumentation

3.4.1 Einleitung

Wie bereits deutlich wurde, dient die Medizinische Dokumentation primär der Behandlung, indem sie

- deren Verlauf dokumentiert,
- die Basis für alle Entscheidungen darstellt und dadurch
- alle getroffenen Entscheidungen begründet und nachvollziehbar macht.

Medizinische Dokumentation ist mehr als eine technische Sammlung von Dokumenten

Die Medizinische Dokumentation sollte daher nicht nur eine nach technischen Ordnungskriterien abgelegte Sammlung von Dokumenten sein, sondern sollte tatsächlich ermöglichen, die Krankengeschichten – also gegebenenfalls mehrere unabhängige oder ineinander verwobene Krankengeschichten eines Patienten – zu „erzählen“ und Bezüge zwischen den Einträgen zu dokumentieren. Dieser Grundgedanke, wie ihn Kay und Purves (1996) ausgeführt haben und der u.a. von Gremy (1996), Kluge (1996), Rector (1996) und van Ginneken (1996) kommentiert und arrondiert wurde, erzwingt geradezu, nach den grundsätzlichen medizinischen Handlungs- und Denkebenen und den diesen assoziierten Dokumentationsobjekten sowie den zwischen den konkreten Dokumentationseinträgen bestehenden Zusammenhängen zu fragen.

Zentrale Frage muss also sein: Wie entsteht im Verlauf eines Behandlungsprozesses eigentlich die Medizinische Dokumentation, welche Hauptbestandteile hat diese aufgrund dieser Analyse? Aber auch im Hinblick auf die zunehmende Prozessorientierung in der Medizin ist es wichtig, konzeptionell deutlich zu machen, wie

Wie entsteht die Dokumentation im Verlauf des Behandlungsprozesses?

- das medizinisches Handeln,
- der Behandlungsprozess und
- die dafür notwendige(n) Dokumentation(en)

zusammenhängen. Die zu verwaltenden Entitäten innerhalb einer Elektronischen Krankenakte bzw. eines Medizinischen Informationssystems müssen sich daher aus dem Behandlungsprozess und den damit verbundenen Dokumentations- und Entscheidungsstrukturen ergeben. Es wird daher im Folgenden auf die grundsätzlichen Aspekte von Behandlungen und deren Dokumentation eingegangen.

Dazu soll im Folgenden eine „Domänenontologie" entwickelt werden, in der die relevanten Objekttypen (Entitäten) und deren Beziehungen dargestellt sind. Ontologien sind (teil)formale Spezifikationen von Konzepten, Beziehungen und Funktionen für eine definierte Domäne und sollen einen Konsens bzw. ein gemeinsames Verständnis einer Domäne zwischen verschiedenen Betrachtern, die unterschiedliche fachliche Qualifikation und Orientierung haben, ermöglichen (Mädche 2001) und auch als Grundlage für Softwareentwicklungen dienen (⌧ auch Abb. 5.136, S. 505).

Gemeinsames Verständnis durch Ontologien

Für die Repräsentation der nachfolgend entwickelten Domänenontologie wird die in ⌧ nachfolgender Abbildung 3.15 gezeigte Notation angelehnt an die übliche Notation von UML-Klassenmodellen verwendet. Mittels solcher Ontologiediagramme wird erreicht, dass das Wissen einer Domäne durch die Einbettung der Begriffe in ihren semantischen Kontext explizit gemacht und einerseits gestalt- und diskutierbar wird, bei entsprechender Benutzung von IT-Werkzeugen dann aber auch andererseits maschinenlesbar und weiterverarbeitbar ist.

Neben der einfachen Beziehung zwischen benannten Objekttypen sind folgende weitere Beziehungstypen erkenntnistheoretisch von Relevanz:

- Aggregation

  Eine Aggregation liegt vor, wenn sich ein Objekttyp aus mehreren anderen zusammensetzt (besteht aus, ist Teil von). Beispiel: Eine klassische Akte kann als Summe der darin enthaltenen Dokumente angesehen werden. Jedes Dokument ist dann Teil der Akte.

Abb. 3.15: Notation zur Darstellung der Domänenontologie

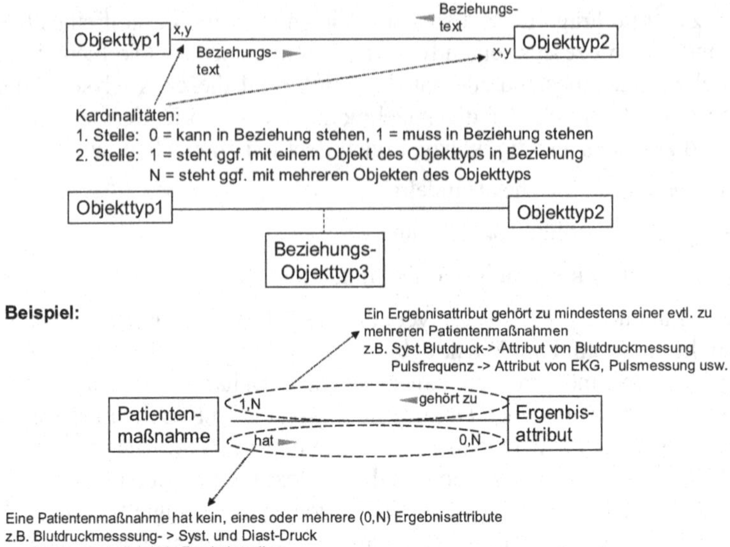

- **Generalisierung/Spezialisierung**

  Eine Generalisierung liegt vor wenn Gemeinsamkeiten eines bzw. mehrere Objekttypen durch einen allgemeineren Typ beschrieben werden können bzw. von einem allgemeinen Typ mehrere spezielle abgeleitet werden können. Beispiel: Briefe, Formulare, Bilder usw. sind verallgemeinert Dokumente. Der so genannte „generische" Typ ist also das Dokument.

- **Rollenbeziehung**

  Eine Besonderheit stellt die Situation dar, wenn ein Objekttyp je nach Verwendung eine „Rolle" spielt. Beispiel: Ein Symptom kann sowohl als Indikation für eine Maßnahme dienen, aber auch ein Problem repräsentieren, als auch beides. Dabei ist aber das Symptom nicht alleine eine Spezialisierung der Indikation oder des Problems, sondern Indikationen und Probleme können auch originär eigene Instanzen haben und Symptome müssen nicht unbedingt als Indikation oder Problem Verwendung finden. Dies zeigt, dass eine solche Beziehung nicht wie es auf den ersten Blick vordergründig erscheint als Generalisierungs-/Spezialisierungskonstrukt angesehen werden kann.

- **Attributierungen von Beziehungen zu neuen Beziehungstypen**

  Zusätzlich zu den verschiedenen Assoziationstypen kann es notwendig werden, Beziehungen zu attributieren, also mit originären eigenen Angaben näher beschreiben zu müssen. So entstehen dann neue Objekttypen, die „Beziehungstypen". Beispiel:

Maßnahmen sind prinzipiell durchführbare Handlungen. Sie können als eigenständige Objekttypen aufgefasst werden. Wird eine Maßnahme (z.B. „Ruhe-EKG") zu einem bestimmten Zeitpunkt für einen Patienten durchgeführt, so führt dies zu der „Patientenmaßnahme" (*das* Ruhe-EKG für Herrn Müller am 17.05.2004) – auch „clinical act" genannt.

Domänenontologien können sowohl auf der Meta-Ebene als auch konkretisiert beschrieben werden. Während auf der Meta-Ebene wie gezeigt die prinzipiellen Objekttypen und deren Beziehungen miteinander beschrieben werden, stellt die Darstellung bzw. Modellierung von konkreten Ausprägungen der Objekttypen dann eine konkrete Wissensbasis dar, die auf gegebene Faktenlagen anwendbar ist. Insofern können gerade für die Domäne der Medizin drei Ebenen betrachtet werden: Die Meta-Ebene mit ihren Objekttypen und Beziehungen, die erste Inkarnationsebene mit ihren nicht patientenbezogenen Ausprägungen und die zweite Inkarnationsebene mit den patientenbezogenen Ausprägungen. Letzteres repräsentiert dann die Patientendokumentation. (⊠ auch Abb. 5.136, S. 504).

3.4.2 Behandlungsprozess und dessen Dokumentation

Unterstützung des Versorgungsprozesses ist primäres Ziel des IT-Einsatzes

In der Medizin steht der patientenindividuelle Versorgungsprozess im Mittelpunkt. Diesen optimal zu unterstützen ist unter anderem eines der wesentlichsten Ziele Medizinischer Informationssysteme. Ein konkreter *Versorgungsprozess* ist prinzipiell beschreibbar durch eine zeitliche Abfolge von präventiven, diagnostischen, therapeutischen, pflegerischen sowie administrativen Handlungen (Maßnahmen). Nachfolgende Abbildung zeigt ein Beispiel aus dem stationären Bereich.

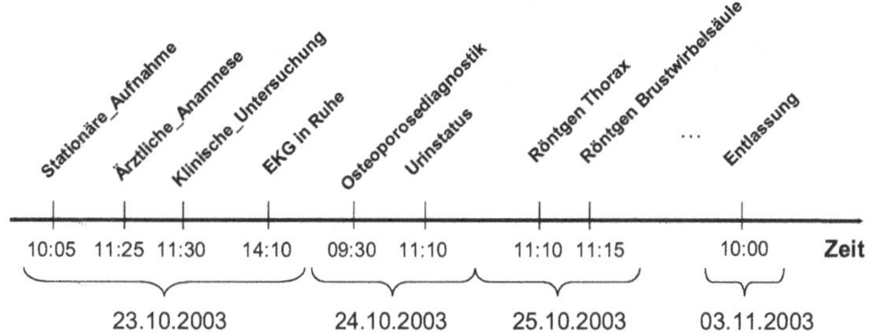

Abb. 3.16: Behandlungsprozess im Zeitverlauf

Wer, Wann, Was und mit Wem?

Die zentrale Frage ist also:

- *Wer* (Erbringer, Person einer Einrichtung) hat
- *Wann* (d.h. das Datum und die Uhrzeit, an dem die Medizinische Maßnahme stattgefunden hat)
- *Was* (d.h. welche Medizinische Maßnahme ggf. mit welchem Verfahren)
- *mit Wem* (d.h. mit/für welchen Patienten) durchgeführt?

Analog gilt dies auch für alle anderen Versorgungssituationen, z.B. im betriebsärztlichen Dienst, wo orientiert an arbeitsplatzbezogenen Belastungen und Risiken regelmäßig ein definiertes Untersuchungsspektrum durchgeführt wird, im schulärztlichen Dienst, wo Untersuchungen geplant und durchgeführt werden usw.

Für das *Was* gilt in Anlehnung an Graubner (1998): Eine Maßnahme (Prozedur) ist eine Handlung eines Arztes oder einer medizinischen Hilfsperson an einem Patienten oder an einer Probe oder mit einem Schriftstück der Patientenbehandlung. Sie geht von einer bestimmten Indikation aus, um die Erkennung, Besserung, Linderung, Vorbeugung/Verhütung einer Erkrankung zu erreichen.

Welche Maßnahmen insgesamt zur Verfügung steht, ist in medizinischer Hinsicht abhängig von der medizin-kulturellen Prägung einer Gesellschaft und basiert in der westlichen Welt auf der wissenschaftlich nachgewiesenen Evidenz einer Maßnahme. Welche Maßnahmen in ökonomischer Hinsicht von einer Gesellschaft bezahlt werden, ist – wie auch die anhaltende Diskussion um das Gesundheitswesen zeigt – von vielfältigen Einflüssen abhängig, aber vor allem von der gesamtgesellschaftlich finanziellen Situation und bestehenden ethischen Grundprinzipien.

Maßnahmen-Nomenklatur für die Prozess-dokumentation

Für eine entsprechende allgemeinverständliche (elektronische) Behandlungsprozessdokumentation muss der prinzipiell mögliche medizinische Handlungsrahmen über ein Verzeichnis aller möglichen Maßnahmen z.B. in Form einer hierfür hinterlegten Nomenklatur bzw. eines kontrollierten Vokabulars (= Maßnahmenkatalogs s. ⌧ Kap. 5.3.3.14 S. 319) abgebildet werden können. Entsprechende medizinische Ordnungssysteme für medizinische Maßnahmen sind die einschlägigen Prozedurnomenklaturen und -klassifikationen (s. ⌧ Kap. 4.5.2, S. 231).

Dreht man die ⌧ Abbildung 3.16 auf Seite 151 um 90 Grad im Uhrzeigersinn, erhält man den zeitorientierten Behandlungsprozess in listenartiger Form.

Patientin: Martha Müller, geb. 17.01.1934

Datum	Uhrzeit	Wer	Maßnahme
23.10.2003	10:05	Fr. Meier	Stat.Aufnahme
	11:25	Dr. Müller	Ärztl.Anamnese
	11:30	Dr. Müller	Klinische Untersuchung
	14:10	Fr. Mohr, Dr. Karst	Ruhe-EKG
24.10.2003	09:30	Fr. Hohner, Dr. Klein	Osteoporosediagnostik
	11:10	Hr. Köstner	Urinstatus
... usw.			

Abb. 3.17: Behandlungs-prozess-dokumentation

Diese Darstellung der geplanten und durchgeführten Maßnahmen soll in der Folge als *Behandlungsprozessdokumentation* bezeichnet werden. Die prinzipiell durchführbaren Handlungen werden in der Folge als *Maßnahmen* bezeichnet, die tatsächlich für einen Patienten geplanten bzw. durchgeführten Maßnahmen (z.B. „das EKG am 23.10.2003 von Herrn Müller") als *Patientenmaßnahmen.*

Die Behandlungsprozessdokumentation ist also die chronologische Dokumentation aller im Rahmen einer Behandlung geplanten bzw. erfolgten Patientenmaßnahmen. Explizite Behandlungsprozessdokumentationen sind in der konventionellen papiergestützten Dokumentation meist nur in kleineren Einrichtungen die z.B. mittels Karteikarten dokumentieren (⌧ Abb. 3.1 Seite 117) zu finden. In größeren Organisationen ist der Aufwand, diese Übersicht zusätzlich zur konventionellen Akte zu führen jedoch zu aufwändig. Zur beispielhaften Implementierung einer Behandlungsprozessdokumentation siehe ⌧ Kapitel 5.6, Seite 343.

Diese Betrachtungen führen zu zwei weitere „Ws": *Warum* (Indikation) und *für Wen* (hier: der Auftraggeber, anordnender Arzt etc.) wurde eine Maßnahme durchgeführt.

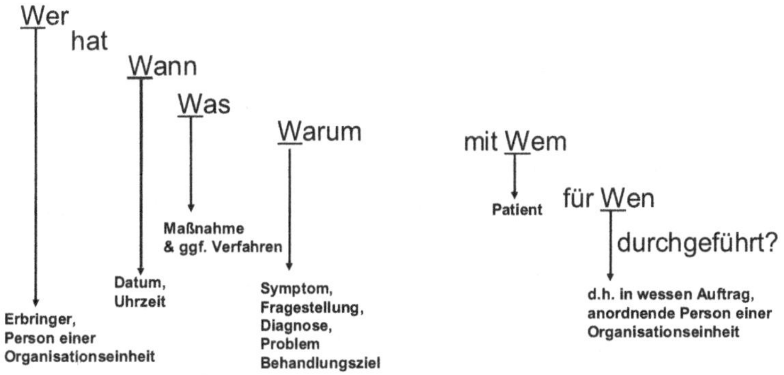

Abb. 3.18: 6 der 7 Ws

Beteiligte Personen, Maßnahmen, Patientenmaßnahmen und deren Indikationen sind also auf Basis der vorangehenden Betrachtungen die wesentlichen in der Domänenontologie zu berücksichtigenden Objekttypen (s. ⌧Abb. 3.19, S. 154). Die handelnden Personen (Ärtze, Pflegekräfte, medizinisch-technisches Personal, Apotheker usw.) werden dabei neuerdings auch mittels des Überbegriffs „Health Professionals" („Heilberufler") bezeichnet. So heißt z.B. der elektronische Heilberufsausweis, der vorerst in Deutschland für Ärzte und Apotheker geplant ist, auch „HPC - Health Professional Card".

Unter Berücksichtigung dieser Aspekte ergibt sich als erster Ausschnitt der Domänenontologie die ⌧ nachfolgende Abbildung.

Abb. 3.19: Domänenontologie der Behandlungsprozessdokumentation

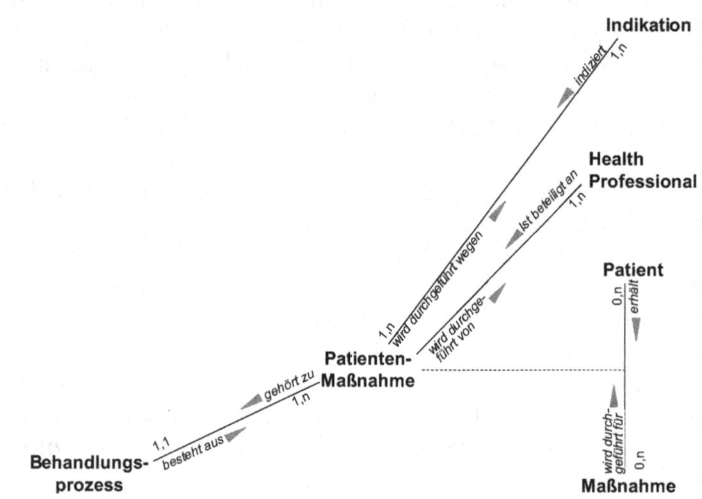

3.4.3 Ergebnisdokumentation

Welches Ergebnis hatte eine Maßnahme?

Für die klinische Dokumentation werden alle im Zusammenhang mit der Durchführung solcher Maßnahmen notwendig festzuhaltenden Informationen dokumentiert. Die in ⌧ Kapitel 3.3.2 ab Seite 134 angesprochene Befunddokumentation ist also eine Untermenge der Ergebnisdokumentation, da hierunter meist nur die Ergebnisse diagnostischer Maßnahmen verstanden werden. Demgegenüber können aber auch präventive, therapeutische oder rehabilitative Maßnahmen ebenfalls Ergebnisse haben, die im engeren Sinne keine Befunde darstellen.

Die Summe der zu einer konkret durchgeführten Patientenmaßnahme dokumentierten Angaben (Attribute) stellt quasi den „Ergebnisraum" dieser Maßnahme dar. Diese Angaben werden in der Regel in einem speziellen Formular zu Zwecken der Dokumentation zusammengestellt. In der Folge sollen diese als *Maßnahmenergebnisdokument* bezeichnet werden. Allen Maßnahmen ist also abstrakt gesehen eine handlungsspezifische Dokumentation assoziiert, die jedoch – je nach internationalem oder nationalem Standardisierungsgrad dieser Dokumentation – von Einrichtung zu Einrichtung bzw. auch fachrichtungsspezifisch stark voneinander abweichen kann. Welche Angaben zu einem EKG dokumentiert werden, ist weltweit weitgehend festgeschrieben, welche Angaben aber z.B. zu einer Sozialanamnese gehören, liegt allein im Ermessen der erhebenden Einrichtung. Unwesentlich ist hierbei, dass im Extremfall ein solches Maßnahmenergebnisdokument nur einen Wert enthält (Beispiel: Die Maßnahme Pulsfrequenz hat nur einen Ergebniswert). Die Dokumentation dieser Ergebnisattribute kann also mehr oder weniger formalisiert sein (s. ⌧ Kap. 3.3.3, S. 138).

Nachfolgende Abbildung zeigt beispielhaft einige Maßnahmen und speziell für die Anamnese, das Ruhe-EKG und die klinische Untersuchung Ausschnitte aus den zugehörigen Dokumentationsformularen.

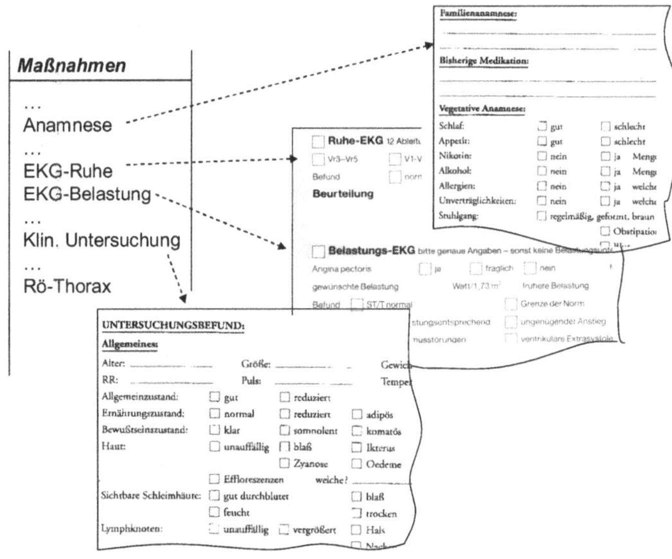

Abb. 3.20: Maßnahmen und zugehörige leere Ergebnisformulare

Aber nicht nur klassische Dokumentationsformulare gehören zur handlungsspezifischen Dokumentation, sondern auch alle im Rahmen der Durchführung anfallenden Dokumente wie Bilder, Messwertreihen, Kurven, Videos und Audios sind ebenso „Maßnahmenergebnisdokumente".

Maßnahmen haben spezifisches Dokumentenprofil

Damit kann prinzipiell jeder medizinischen Maßnahme ein „Dokumentenprofil“ zugedacht werden, das festlegt, welche konkreten Dokumente bei der Durchführung dieser Maßnahme anfallen bzw. nach der Durchführung vorliegen müssen. Ähnliche Maßnahmen können dabei das gleiche Profil haben. Beispiele für die Beziehung von Maßnahmen und Ergebnisdokumenten sind:

- Zur Anamnese gehört der Anamnesebogen.
- Zur klinischen Untersuchung gehört der Untersuchungsbogen.
- Zu jeder konventionellen Röntgenmaßnahme gehören der Röntgenleistungserfassungsbeleg, der schriftliche Röntgenbefund und ein bis mehrere Röntgenbilder.
- Zum EKG gehört die EKG-Kurve und ein schriftlicher Befund.
- Zur Herzkatheteruntersuchung gehören Patientenaufklärungsbogen, Dokumentationsbogen, Video und ein schriftlicher Befund.

Diese Beispiele können vielfach fortgesetzt werden. Ergänzt man den Aspekt, dass zu einer Maßnahme mehrere Dokumente gehören können, in der Abbildung 3.21, so wird deutlich, dass eine Maßnahme auch mehrere Ergebnisdokumente haben kann. Folgende Abbildung zeigt diesen Aspekte speziell anhand der Maßnahme „Röntgen Thorax“.

Abb. 3.21: Medizinische Maßnahme und Ergebnisdokumente

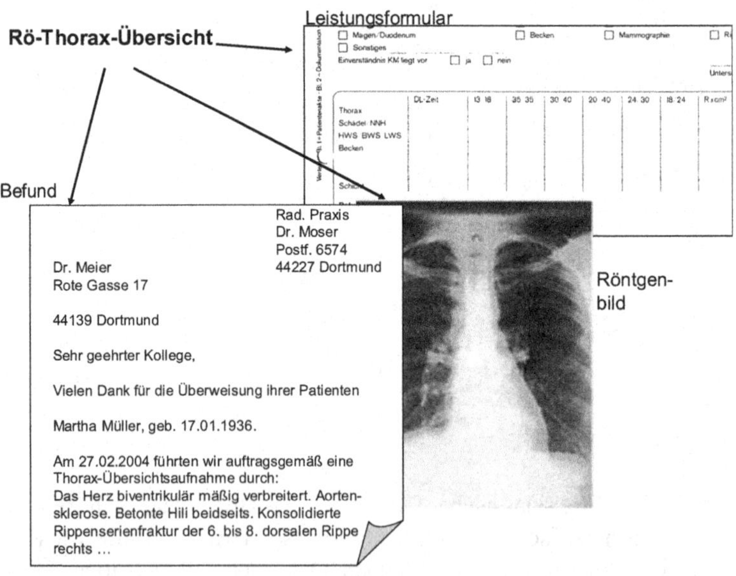

Fügt man nun diesen Aspekt – dass zu den geplanten oder konkret durchgeführten medizinischen Maßnahmen mehrere definierte Ergebnisdokumente gehören – in ⌧ Abbildung 3.16 auf Seite 151 ein, erhält man eine Ergebnisdokumentation, bei der jeder konkret durchgeführten Maßnahme die zugehörigen konkret ausgeprägten Ergebnisdokumente zugeordnet sind.

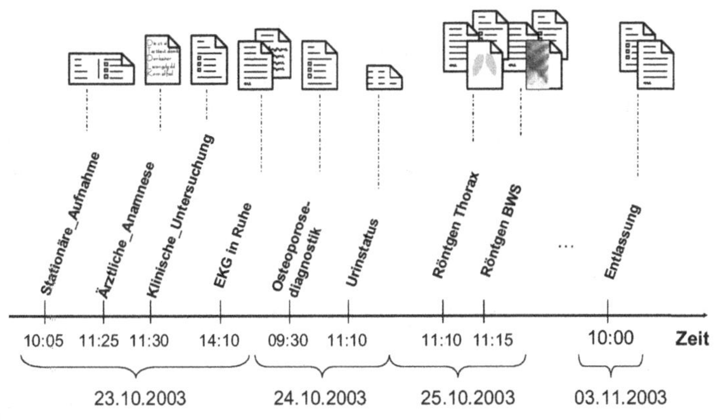

Abb. 3.22: Behandlungsprozess und Ergebnisdokumente

Dreht man nun auch diese Abbildung im Uhrzeigersinn um 90°, so erhält man eine Behandlungsprozessdokumentation, die ergänzt ist um die zu den einzelnen Maßnahmen bereits erstellten oder noch zu erstellenden Ergebnisdokumente. Die Behandlungsprozessdokumentation selbst erhält so den Charakter eines zeit- bzw. prozessbezogenen „Inhaltverzeichnisses" der in der Dokumentation bzw. der Krankenakte enthaltenen Dokumente.

Datum	Uhrzeit	Maßnahme	Dokumente
23.10.2003	10:05	Stat.Aufnahme	
	11:25	Ärztl.Anamnese	
	11:30	Klin.Untersuchung	
	14:10	EKG	
24.10.2003	09:30	Osteoporosediagnostik	
	11:10	Urinstatus	
25.10.2003	11:10	Rö Thorax	
	11:15	Rö BWS	

UNTERSUCHUNGSBEFUND:

Allgemeines:

Alter: 68 Größe: 172 Gewich

RR: 140/90 Puls: 112 Temper

Allgemeinzustand: ☐ gut ☒ reduziert

Ernährungszustand: ☒ normal ☐ reduziert ☐ adipös

Bewußtseinszustand: ☒ klar ☐ somnolent ☐ komatös

Haut: ☒ unauffällig ☐ blaß ☐ Ikterus ☐ Zyanose ☐ Oedeme ☐ Effloreszenzen weiche?

Sichtbare Schleimhäute: ☐ gut durchblutet ☒ blaß ☒ feucht ☒ trocken

Lymphknoten: ☐ unauffällig ☐ vergrößert ☐ Hals

Abb. 3.23: Konkrete Maßnahme mit einem ausgefüllten Ergebnisdokument

Symptome als herausragende Ergebnisse verstehen

Besonders herausragende Ergebnisse des diagnostischen Handelns sind jene, die in Abweichung des Erwarteten dann als Krankheitszeichen – also als Symptome – Eingang in den weiteren diagnostischen Entscheidungsprozess finden. Symptome in diesem Sinne umfassen vorliegende Ergebnisse, wie z.B. pathologische Messwerte medizinisch/technischer Verfahren oder z.B. in Dokumentationsformulare eingetragene Angaben zu durchgeführten Maßnahmen aber auch in freitextlichen Befunden formulierte Beobachtungen („... multiple kleinste hypodense rundliche Herde im Bereich beider Leberlappen mit einem solitären größeren Herd von etwa 1 cm Durchmesser").

Die „Bedeutungs-Erteilung" als fachliche Interpretation von Beobachtungsergebnissen zu Symptomen ist hierbei eine aktive Leistung des Beobachters. Mannebach (1997) schreibt hierzu:

> „Sie (Anmerkung: die Symptome) sind das Produkt eines komplexen Vorganges der Selektion, Transformation, Gruppierung und Gewichtung von einzelnen Wahrnehmungen durch das erkennende Subjekt, den Beobachter – im Rahmen der Medizin also durch den Arzt."

Traditionell keine explizite Dokumentation der Symptomatik

In der konventionellen Dokumentation ist eine explizite Dokumentation der Symptome – also eine gesonderte aus den einzelnen Beobachtungsdokumentationen heraus gelöste Dokumentation dieser „bedeutenden" Beobachtungen, sprich spezifischen Symptomatik –, nicht zu finden, sondern deren Erkennung bzw. Interpretation aus den vorliegenden Dokumenten bleibt retrospektiv dem fachkundigen Leser einer Krankenakte überlassen.

Symptomatik als Teil der Ergebnisdokumentation

Die Symptomatik ist – trotz des auch interpretativen Charakters durch den Vorgang der „Bedeutungs-Erteilung" – prinzipiell dem Ergebnisraum zuzuordnen. Damit muss die ⌧ Abbildung 3.22 auf Seite 157 um eine entsprechende, der Ergebnisdokumentation inhärente oder explizite, Symptomdokumentation ergänzt werden. Inhärent heißt hierbei, dass pathologische Beobachtungen ausschließlich verteilt in den Ergebnisformularen dokumentiert sind, die Symptomatik also nicht explizit auf einem Blick zu überschauen ist.

Abb. 3.24: Behandlungsprozess, Ergebnisdokumente und Symptomdokumentation

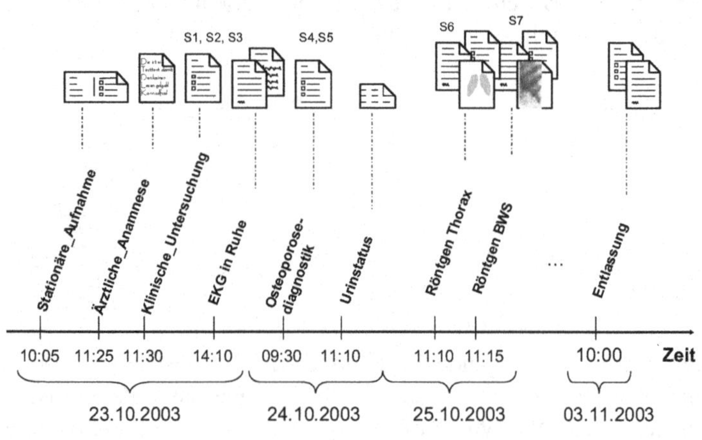

Warum wurde eine Maßnahme in wessen Auftrag durchgeführt?

Wichtig ist abschließend anzumerken, dass es für jede durchgeführte medizinische Maßnahme – was auch forensisch bedeutsam ist – einen Auslöser, einen Grund, eine Indikation geben muss. Diese Indikation kann z.B. ein solches Symptom sein, aber auch eine (Verdachts-) Diagnose, eine Behinderung oder Funktionseinschränkung, ein Problem oder ein Therapieziel. Medizinische Maßnahmen müssen von einem Arzt angeordnet werden – werden also in der Folge „für ihn" bzw. für die Organisationseinheit die er repräsentiert durchgeführt.

Ergänzt man also nun die Domänenontologie in ⊠ Abbildung 3.19 auf Seite 154 um die diskutierten Aspekte so erhält man nachfolgendes Bild.

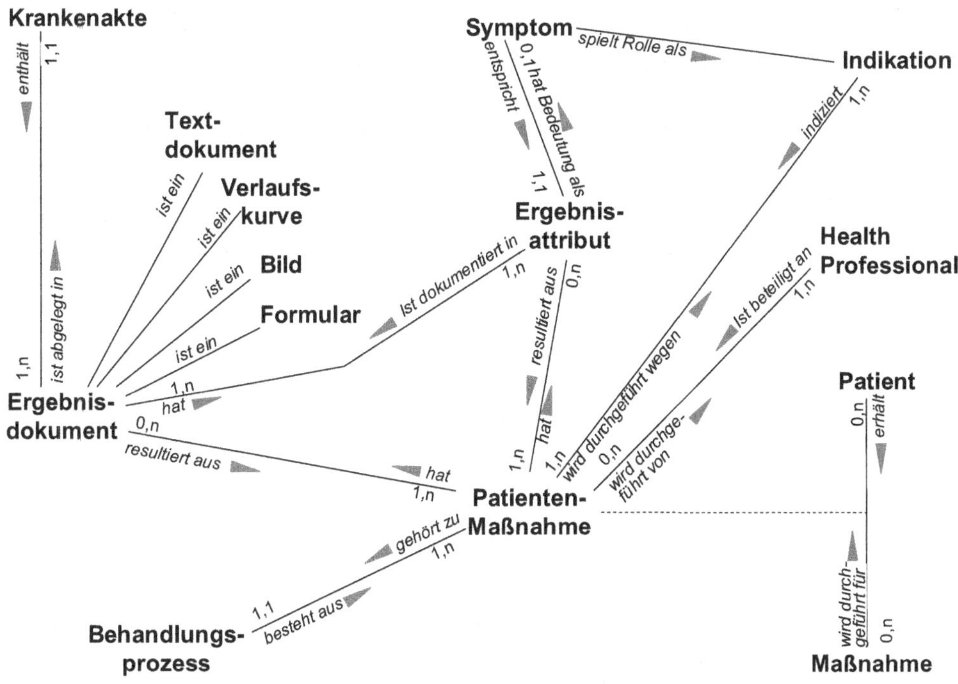

Dies sagt aus: Für einen Patienten werden verschiedene Maßnahmen durchgeführt, zu denen jeweils ein bis mehrere Ergebnisdokumente anfallen. An der Durchführung sind ein bis mehrere Health Professionals beteiligt. Die einzelnen Angaben in den Dokumenten können als Ergebnisattribute bezeichnet werden. Über das assoziierte Dokument gehört also jedes Ergebnisattribut auch zu einer definierten Maßnahme. Bedeutungserteilte Ergebnisattribute sind Symptome, die als Indikationen für weitere Maßnahmen dienen. Die Summe der Ergebnisdokumente ergibt eine Krankenakte, die Summe der geplanten bzw. durchgeführten Maßnahmen den Behandlungsprozess. Ergebnisdokumente können beliebigen (medialen) Typs sein.

Abb. 3.25: Domänenontologie der Behandlungsprozess- und Ergebnisdokumentation

3.4.4 Interpretation der Ergebnisse: Diagnosendokumentation

Symptomatik führt zu Diagnosen

Während Symptome – wie auch immer erhobenen und bedeutungserteilten – Beobachtungen entsprechen, ist deren Interpretation und Bewertung zur Formulierung von Hypothesen und Diagnosen der zweite wesentliche Schritt der intellektuellen Leistung des Arztes im Rahmen der Diagnostik: Hierbei wird ein Symptom bzw. eine Symptomatik vor dem Hintergrund seines symptomatologischen Wissens (Hartmann 1977, Rotschuh 1995) mit einem bekannten Krankheitsbild so gut wie möglich zur Deckung gebracht bzw. eine differentialdiagnostische Strategie zur weiteren Abklärung begründet (u.a. Dahmer 1998, Mannebach 1997, Gross 1997). Zu berücksichtigen ist dabei weiterhin, dass zwischen den einzelnen Diagnosen ein Zusammenhang bestehen kann, z.B. kann eine Diagnose als Folge einer anderen auftreten. Miller und Geisbuhler (1998) geben dazu entsprechend drei aufeinander folgende Definitionen des Begriffes Diagnose:

Diagnosen sind „higher level information"!

"… the placing of an interpretative, higher level label on a set of raw, more primitive observations"

"… a mapping from a patients data (normal and abnormal history, pysical examination, and laboratory data) to a nosology of disease states"

"… the process of determining by examination the nature and circumstances of a disease condition."

Für die Domänenontologie ergeben sich hieraus folgende zusätzlichen Sachverhalte:

- *Indikationen* – in Form von Symptomen, (Verdachts-) Diagnosen, Problemen, Behandlungszielen – induzieren die Durchführung von medizinischen Maßnahmen.
- Medizinische Maßnahmen als Objekte des Handlungsraumes haben einerseits als primäres Ergebnis originäre Ergebnisdokumente wie Bilder, Kurven Videos, andererseits aber auch Formulare oder Berichte mit konkret eingetragenen Beobachtungen und Messwerten, von denen einige speziell als *Symptome* gedeutet werden.
- Medizinische Maßnahmen haben als sekundäres Ergebnis auch die aus den Primärergebnissen durch Bewertung und Interpretation abgeleiteten (Verdachts-)*Diagnosen* (Interpretationsraum).
- Zwischen Diagnosen kann eine Beziehung bestehen derart, dass eine Diagnose Folge einer anderen Diagnose ist.

Aufbauend auf ☒ Abbildung 3.24, Seite 158, ergibt sich demnach folgendes Bild:

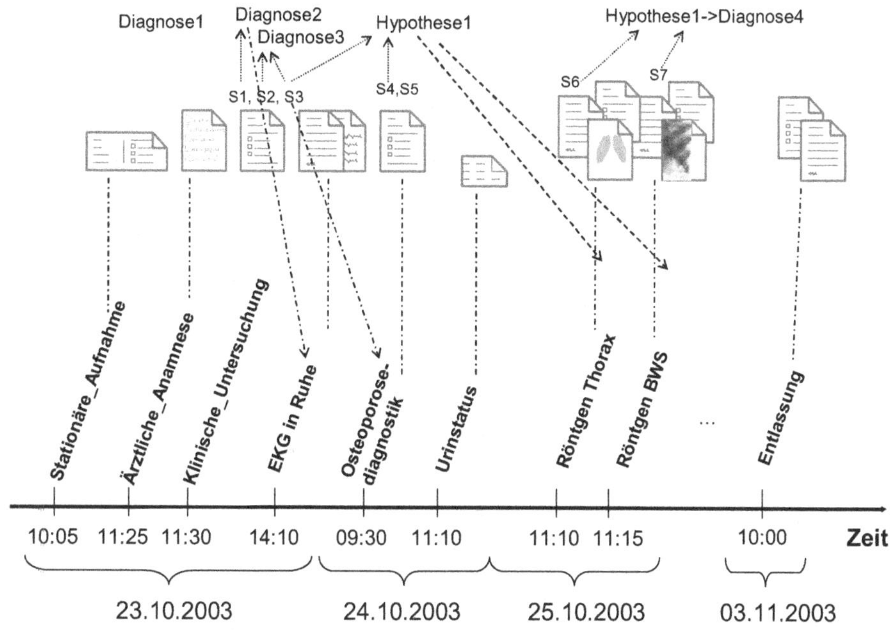

Abb. 3.26: Behandlungsprozess, Ergebnisdokumente, Symptome und Diagnosendokumentation

Eine spezielle Sicht auf das Ergebnis der intellektuellen Leistung des Arztes ist also die *Diagnosendokumentation*, die auf der Interpretation aller vorliegenden Ergebnisse (Informationen) basiert. Diese Diagnosendokumentation für einen Patienten ist nicht als statisches Dokument zu verstehen, sondern wird im Rahmen des diagnostischen Prozesses laufend angepasst, überarbeitet, fortgeschrieben und präzisiert. Die Tatsache, dass Diagnosen in bestimmten Ergebnisformularen oder Ergebnisdokumenten z.B. Untersuchungsbögen notiert werden, entspricht prinzipiell der Assoziation der diesen Dokumenten zugrunde liegenden Maßnahmen und interpretierten Symptomen zu diesen dort eingetragenen Diagnosen. Wenig hilfreich wäre aber eine Dokumentation, in der alle diese dokumentierten Diagnosen ausschließlich in diesen vorangehend erwähnten Dokumenten stehen, denn eine schnelle Übersicht zum momentanen Krankheitsstatus des Patienten wäre dann unmöglich. Hierfür wird dann eine explizite Diagnosendokumentation geführt, in die – bei papierbasierter Dokumentation – die in den Untersuchungsbögen stehenden Diagnosen übertragen werden. Dies gilt prinzipiell für die stationäre wie für die ambulante Versorgung. Nachfolgende Abbildung verdeutlicht den Aspekt einer dem Prozess „überlagerten“ einheitlich fortgeschriebenen und fortschreibbaren Diagnosendokumentation. Hinsichtlich einer beispielhaften Implementierung einer Diagnosendokumentation siehe ⌧ Kapitel 5.8, Seite 397.

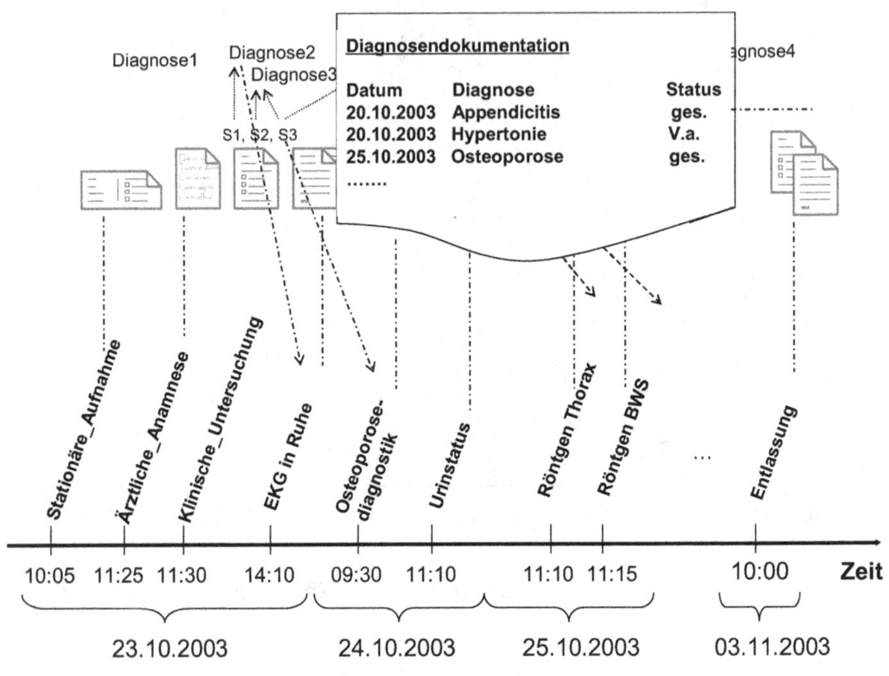

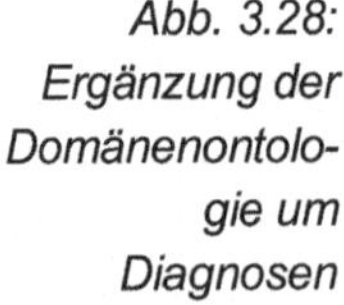
Abb. 3.27: Beispiel Diagnosendokumentation

Ergänzend zur ⌧ Abbildung 3.25 Seite 159 sind also die diskutierten Aspekte der Diagnosendokumentation zu berücksichtigen: Symptome weisen auf eine oder mehrere Diagnosen hin, Diagnosen bzw. Hypothesen in Form von Verdachtsdiagnosen können Indikationen für weitere Maßnahmen sein.

Abb. 3.28: Ergänzung der Domänenontologie um Diagnosen

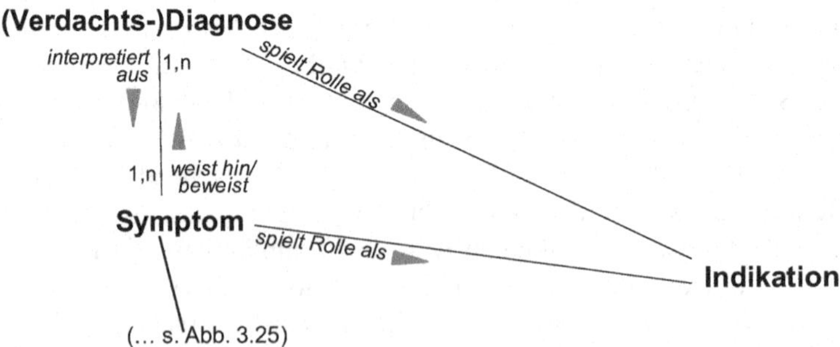

Die ⌧ Abbildung 3.18 auf Seite 153 ist ebenfalls dementsprechend um ein weiteres „W" zu ergänzen: „Welches Ergebnis" resultierte aus einer durchgeführten Maßnahme?

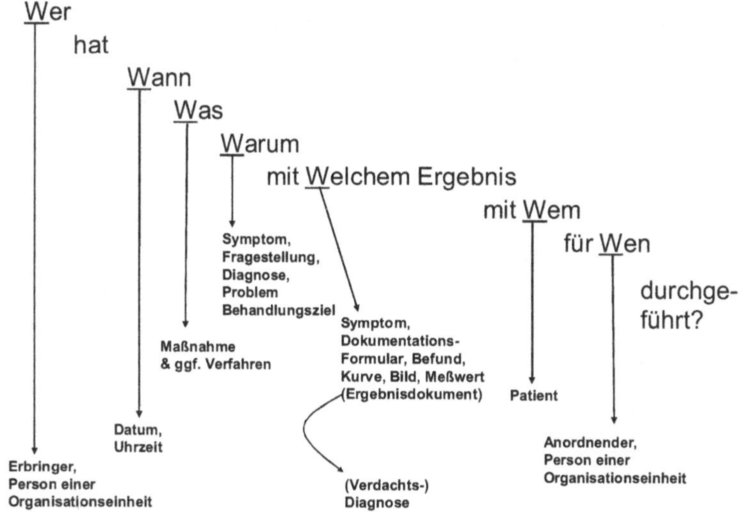

Abb. 3.29: Die 7 Ws

Diese 7 Ws sind einerseits Teil der Dokumentation selbst, können aber auch im strengen Sinne als Deskriptoren angesehen werden. Gaus (2003) bringt hierzu ein schönes Beispiel:

„Eine Dokumentationseinheit ist z.B., dass der Patient Mustermann am 3.7.2002, 13:30 Uhr eine Rektaltemperatur von 37,2 Grad Celsius hatte. Dabei sind die Patientenidentifikation (Mustermann), der Zeitpunkt (3.7.2002, 13:30 Uhr), die Angabe des Merkmals (Rektaltemperatur) und die Maßeinheit (Grad Celsius) im strengen Sinne Deskritptoren, der Zahlenwert 37,2 die eigentliche Dokumentationseinheit."

Dieser Sachverhalt wird später noch von großer Bedeutung sein, denn die 6 Ws Wer, Wann, Was, Warum, mit Wem und für Wen sind tatsächlich Deskriptoren der Ergebnisdokumentation und können als Metadaten einer prozessorientierten Krankenakte zu Grunde gelegt werden, um über diese Deskriptoren beliebige Selektionen und Sichten auf den Inhalt von Elektronischen Krankenakten zu erzeugen.

3.4.5 Probleme und Behandlungsziele

Das problemorientierte Krankenblatt

Larry Weed stellte erstmals 1968 das Konzept des problemorientierten Krankenblattes mit weltweit großer Resonanz vor. Seine Vorschläge basierten im Hinblick auf die konventionelle Akte auf den folgenden Erkenntnissen:

1. Patienten haben keinen festen Arzt, zu dem sie immer wieder hingehen und der die komplette Krankengeschichte kennt. Damit ist auch die Möglichkeit einer erfolgreichen Präventivmedizin nicht gegeben.
2. Die gewonnenen Informationen werden keinen Problemen zugeordnet.
3. Es gibt keine kontinuierliche Qualitätskontrolle.
4. Hierunter leidet auch die Ausbildung.
5. Das medizinische Fachwissen des Arztes ist auf seinen Bereich begrenzt.
6. Die Behandlungsergebnisse sind schwer auswertbar bzw. werden nicht ausgewertet.
7. Die Untersuchungen werden nicht einer Kosten-Nutzen Prüfung unterzogen.
8. Es fehlt an einer Standardisierung.

Daraus folgert er …

„In seinem gegenwärtigem Zustand ist es [Anmerkung des Autors: das Krankenblatt] ein Instrument voll ernstzunehmender Mängel, zuweilen regellos, diffus, subjektiv und unvollständig".

… und entwickelt seine Vision eines problemorientierten Krankenblattes:

„Das Krankenblatt braucht nicht bloß eine statische proforma-Ablage von medizinischen Beobachtungen und Tätigkeitsnachweisen zu sein, die in sinnloser Anordnung nach ihren Quellen – Arzt, Schwester, Labor oder Röntgenabteilung – angelegt ist, anstatt mit Bezug auf die zugrunde liegenden Probleme. Es kann problemorientiert sein und damit zu einem dynamischen, strukturierten, kreativen Instrument werden, das eine umfassende und hochspezialisierte medizinische Versorgung ermöglicht."

Problemdokumentation als Teil der Krankenblattführung

Grundidee des Ansatzes ist die Orientierung bzw. Ergänzung der Dokumentation und des ärztlichen Vorgehens an den spezifischen Problemen des Patienten – ein somit zusätzlicher Betrachtungsraum, dessen Elemente sowohl als Indikationen dienen können, aber auch zugleich zur Indizierung aller Informationen genutzt werden kann.

Ziele des problemorientierten Ansatzes

Drei wesentliche Ziele sollen nach Dahmer (1998) durch das problemorientierte Krankenblatt erreicht werden:

- Patientendaten sollen zweckmäßig und geordnet dokumentiert werden.
- Anlass, Ziel und Erfolg der (Be)Handlungen sollen nachvollziehbar werden.
- Die kontinuierliche Betreuung soll gesichert werden.

Was ist nun ein Problem? Weed schreibt hierzu:

„... Der Student oder Arzt sollte alle Probleme des Patienten aufführen, vergangene sowohl als gegenwärtige, soziale und psychiatrische oder psychosomatische ebenso wie organmedizinische. Diagnostische Vermutungen gehören nicht in die Liste. Die Problemliste soll die Probleme nur so festhalten, wie sie sich dem Arzt gerade darstellen und wie er sie versteht. Dabei kann sie das ganze Spektrum von einer präzisen Diagnose bis zum isolierten ungeklärten Befund durchlaufen. ... Bei der Abgrenzung eines Problems soll sich der Arzt oder der Student als erstes fragen: Ist es ein medizinisches oder ein soziales Problem? ...“

Hartmann (1977) kommt zu dem Schluss,

„dass sich in einem richtig formulierten Problem der Arzt selbst eine definierte Aufgabe stellt.“

Der Problembegriff

Ein Problem – das im Weed'schen Sinne auch aus der Sicht des Patienten heraus definiert werden sollte – kann sowohl eine Befindlichkeitssörung, ein Symptom, eine Diagnose oder eine bestehende Funktionseinschränkung sein. Probleme sind dabei jedoch nicht nur auf den somatischen Bereich beschränkt, sondern können auch psychischer oder sozialer Natur sein. Probleme z.B. am Arbeitsplatz oder in der Familie – eventuell auch als Auslöser somatischer Beschwerden – haben also in diesem Gedankenmodell und der damit einhergehenden Dokumentation ihren festen Platz.

Aufbauend darauf formulierte Weed das SOAP-Konzept für die Problemorientierten Notizen:

- „S“ – für Subjective: Notizen zum subjektiven Befinden des Patienten.
- „O“ – für Objective: Objektive Befunde und Ergebnisse durchgeführter Maßnahmen.
- „A“ – für Assessment: Analyse und Notizen zum Problemverlauf, Einstufung des Problems, Einordnung und Bewertung auf Basis neuer Ergebnisse
- „P“ – für Plan: Planung des weiteren Vorgehens, Festlegung der durchzuführenden Maßnahmen

Zweck dieser Strukturierung der Notizen sollte eine kontinuierliche Selbstreflektion der eigenen Entscheidungen und Vorgehensweisen sein. „Eigen“ bedeutet dabei nicht, auf eine Person, auf einen Arzt bezogen, sondern auch für ein Team von Behandlern.

Das Krankenblatt soll sich nach Dahmer (1998) in Anlehnung an Weed dementsprechend in folgende wesentlichen Teile gliedern:

Datenbasis

In die *Datenbasis* gehen alle Informationen über den Patienten ein, so z.B. Hauptbeschwerden, das Patientenprofil mit den zugehörigen sozialen Daten, seine gegenwärtige Erkrankung, seine Vorgeschichte mit Organübersicht, die klinischen Untersuchungsbefunde sowie Angaben über Laboruntersuchungen (Dies entspricht der bisher dargestellten Dokumentation).

Problemliste

Zusätzlich wird eine *Problemliste* angelegt, die in durchnummerierter Weise alle aktuellen Probleme des Patienten enthält. Jedes Problem wird von Behandlungsbeginn bis Behandlungsende (oder Problemende) verfolgt, der Status eines Problems wird kontinuierlich fortgeschrieben.

Initialplan

Für jedes Problem aus der Problemliste wird ein *Behandlungsplan* mit Anordnungen für die weitere Vorgehensweise erstellt. Dadurch entsteht eine Dokumentation der Vorgehens- bzw. Entscheidungsstrategie, die für weitere Behandler, aber auch für die Forschung und Lehre, nachvollziehbar und bewertbar ist.

Verlaufsnotizen

In den *Verlaufsnotizen* werden alle Veränderungen dokumentiert, wobei jeder Eintrag einem Element aus der Problemliste zugeordnet wird. Sowohl Ärzte als auch das Pflegepersonal können Eintragungen vornehmen – es soll sich also um eine multiprofessionelle Dokumentation handeln.

Verlaufsbogen

Der *Verlaufsbogen* besteht im Wesentlichen – was nur die stationäre Dokumentation betrifft – aus der Fieberkurve.

Abschlussbericht

Im Entlassungsbericht oder *Fallabschlussbericht* soll zu jedem Problem aus der Problemliste eine abschließende Bewertung enthalten sein.

Berücksichtigt man nun diesen problemorientierten Ansatz nach Weed, so sind die explizite Formulierung und damit die Dokumentation von Problemen und Handlungszielen weitere wesentliche Aspekte der Medizinischen Dokumentation, die in der Domänenontologie zu berücksichtigen sind. Dabei ist zu beachten, dass Probleme als auch Ziele Indikationen für medizinische Handlungen sein können. Probleme und Behandlungsziele fügen also den bisherigen Betrachtungen zwei weitere zur berücksichtigende Objekttypen hinzu. Die entsprechenden Ergänzungen in der Domänenontologie finden sich in ⌧ Abbildung 3.32 auf Seite 169. Zu einer beispielhaften Implementierung einer Problem-/Zieldokumentation als integralen Teil einer Elektronischen Krankenakte siehe ⌧ Kapitel 5.9, Seite 409.

3.4.6 Behandlungsziele und Handlungspläne

Die explizite Festlegung und Dokumentation von Handlungszielen kann entweder isoliert oder aber in Bezug auf entsprechende Einträge in der Diagnosen- oder Problemdokumentation erfolgen.

Die Zielformulierungen dienen in der Diagnostik der Begründung einer differentialdiagnostischen Strategie, in der Therapeutik begründen sie nicht nur diese Strategie, sondern legen auch das angestrebte Therapieziel in überprüfbarer Form fest. Ziele müssen – orientiert an den Prinzipien des Qualitätsmanagements – so festgelegt werden, dass sie erreichbar sind.

Handlungspläne repräsentieren Strategien

Ein entsprechendes Vorgehen findet sich bereits in der Krankenpflege als etablierte Methodik: Bei der *Pflegeplanung* werden auf Basis der Pflegeanamnese die Probleme und Ressourcen des Patienten explizit dokumentiert, es werden Pflegeziele definiert und diesen Zielen werden entsprechende Maßnahmen bzw. Maßnahmenpläne zugeordnet (Budnik 2003, Maletzki 1998, Stösser 1994).

Werden die Probleme und Ziele in ☒ Abbildung 3.26 auf Seite 161 berücksichtigt, ergibt sich nachfolgendes Bild.

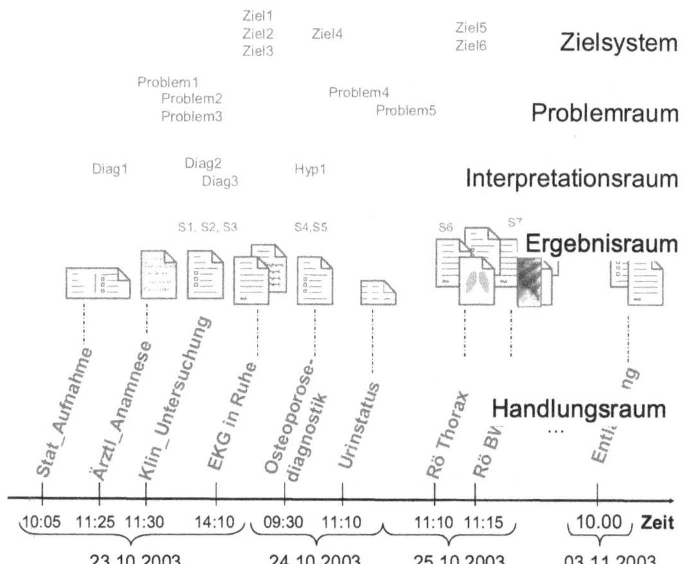

Abb. 3.30: Behandlungsprozess, Ergebnisdokumente, Diagnosen, Probleme und Ziele

Damit wird deutlich, dass sich um die zentralen primären Bereiche der Dokumentation einer medizinischen Behandlung – also um die Behandlungsprozess- und Ergebnisdokumentation – weitere Betrachtungsräume gruppieren, welche Interpretationen und Entscheidungen repräsentieren. Damit entsteht eine dokumentarische Mehrdimensionalität mit entsprechenden Bezügen zwischen den Einträgen der verschiedenen Teildokumentationen. Diese Bezüge können aber in der Regel auf Basis der konventionellen Krankenakte mit dem Medium Papier nicht mit vertretbarem Aufwand explizit geführt werden. Mit Medizinischen Informationssystemen, die über entsprechende Funktionalitäten verfügen, erschließt sich aber die Möglichkeit einer mehrdimensionalen zusammenhängenden Dokumentation, da die Bezüge nicht mehr durch Übertragen bzw. Abschreiben von Einträgen aus den verschiedenen Dokumentationen hergestellt werden müssen, sondern durch einfaches Auswählen oder Ankreuzen der in Bezug zu setzenden Sachverhalte.

Handlungspläne

Die angesprochenen Handlungspläne selbst können im Grunde als vorkonfektionierte Zusammenstellung von Behandlungsmaßnahmen – oft auch als klinische Pfade bezeichnet – verstanden werden, die bei Vorliegen einer konkreten Indikation und nach ggf. notwendiger Individualisierung für einen Patienten durch seiner Situation angemessener Hinzufügung oder Streichung von Maßnahmen angewandt werden. Den Zusammenhang zwischen allgemeinen, individualisierten Behandlungsplänen und dem konkreten Behandlungsprozess zeigt nach Haas (2000) folgende Abbildung.

Abb. 3.31: Behandlungsmanagement mit Handlungsplänen

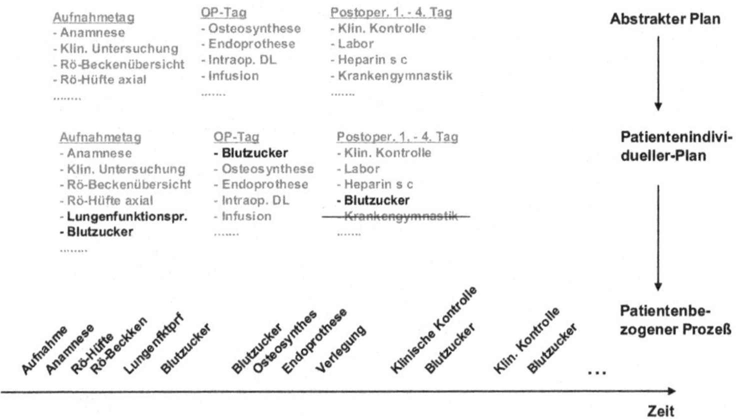

Zur beispielhaften Implementierung eines Behandlungsplanungsmoduls siehe ⌧ Kapitel 6.4 Seite 549.

Unter Berücksichtigung dieser Aspekte in ⌧ Abbildung 3.25 Seite 159 ergibt sich sodann das nachfolgend gezeigte Bild.

Die Domänenontologie bildet sowohl die Zusammenhänge für medizinisches Handeln, Behandlungsprozess und Medizinischer Dokumentation im Krankenhaus, in Rehabilitationseinrichtungen und Arztpraxen ab, als auch im betriebsärztlichen Dienst, im Gesundheitsamt z.B. für die schulmedizinischen Untersuchungen und bei Krankenkassen für die Leistungsdokumentation oder die Durchführung von Case-Management-Programmen. Auch die Unterstützug von Screening-Centern wie sie für das Screeningprogramm zu Mamma-Carcinomen geplant sind, lassen sich mit diesen grundsätzlichen Strukturen abbilden.

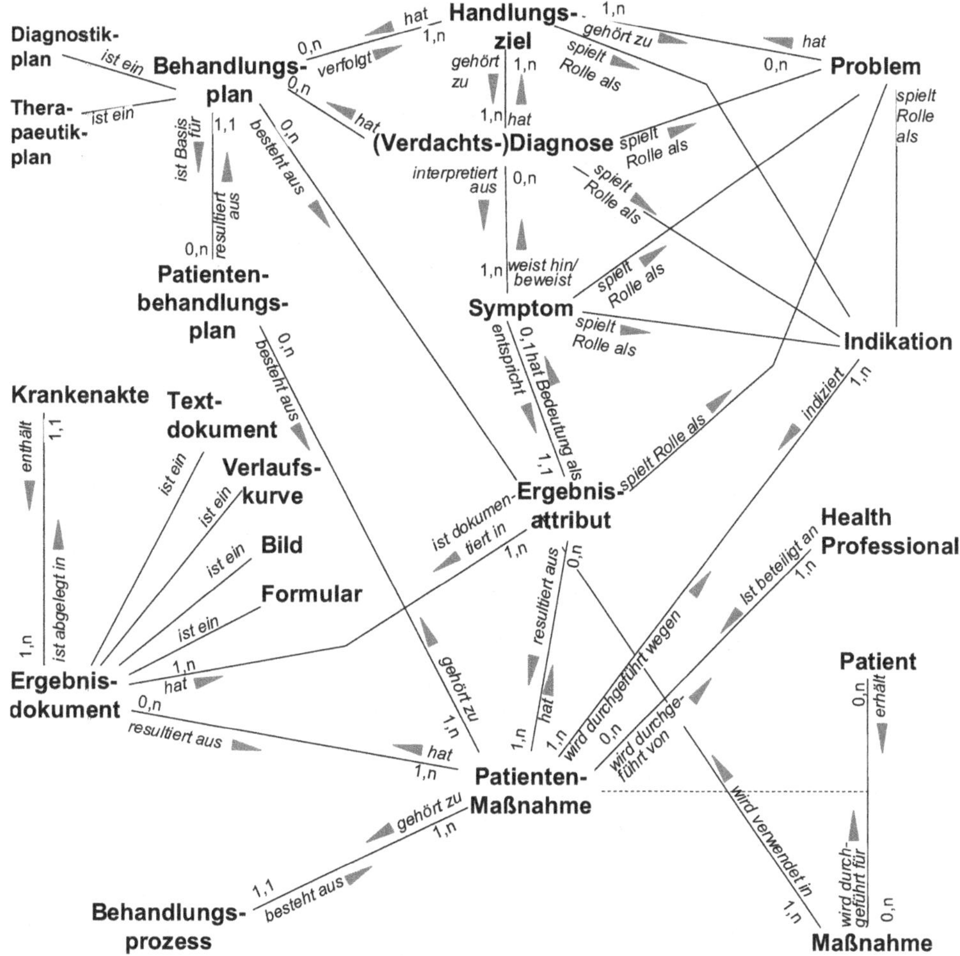

Abb. 3.32: Domänenontologie der Behandlungsprozess-, Ergebnis-, Diagnosen-, Problem- und Zieldokumentation

Dabei ist zu beachten, dass die meisten der o.a. Objekttypen und Zusammenhänge auch Ausprägungen im Abstrakten haben können und dann eine Wissensbasis repräsentieren („instancing with domain facts" nach Musen 1998). So sind Diagnosen und die mit diesen assoziierten Behandlungsplänen (in diesem Sinne klinische Pfade oder klinische Algorithmen s. ⌧ Kap. 6.4, Seite 549) Ausprägungen von Teilen der Domänenontologie und stellen patientenunabhängig Wissen dar. Beispiel: Die Diagnose „Verdacht auf Diabetes mellitus" und der zugehörige differentialdiagnostische Plan zur Sicherung (oder dem Verwerfen) dieser Hypothese. Ebenso kann die Ausprägung von Diagnosen und der zugehörigen Symptome dem Faktenwissen zuzuordnen. Wird nun bei einem Patienten eine konkrete Diagnose zugeordnet (z.B. die Verdachtsdiagnose Diabetes mellitus), so kann in Anwendung der definierten Instanzen (Diagnose, Behandlungsplan und zugeordnete Maßnahmen) im Abstrakten daraus der konkret abzuarbeitende Patientenbehandlungsplan mit den einzelnen analog zugehörigen Patientenmaßnahmen daraus generiert werden. Im Konkreten repräsentieren also Ausprägungen die für einen Patienten spezifische Behandlungs- und Krankheitssituation.

Die Fähigkeit, abstrakte Ausprägungen (z.B. abstrakter Behandlungspläne, die angewandt auf eine Patientensituation zu konkreten Patienten-Behandlungsplänen werden) verwalten zu können, ist ein wichtiges Leistungsmerkmal zukunftsorientierter Medizinischer Informationssysteme. Das Kopieren oder Anwenden abstrakter Ausprägungen in patientenorientierte entspricht der Anwendung von abstrakten Domänenwissen auf eine konkrete Patientensituation.

Prinzipiell können für Datenmodelle redundante Beziehungen modelliert werden. So können Diagnosen, Probleme und Behandlungsziele auch direkt mit einem Patienten in Beziehung gesetzt werden, um nicht nur über die Zusammenhangskette Patientenmaßnahme ⇨ Ergebnisattribut ⇨ Symptom ⇨ Diagnose diesen Bezug ableiten zu müssen. Dies gilt auch für den Health Professional und seine Beziehung zu bestimmten Beobachtungen und Einträgen in der Patientendokumentation.

Auf die Darstellung dieser zusätzlichen Beziehungen wurde zu Gunsten der Übersichtlichkeit verzichtet!

3.4.7
Ergänzende Dokumentationen

Um die in den ⌧ Kapiteln 3.4.2 bis 3.4.6 ab Seite 151 dargestellten fünf zentralen Teildokumentationen gruppieren sich in der Regel weitere Ergänzungs- oder Sonderdokumentationen wie z.B.

- die Laborwertdokumentation als besonders granulare Dokumentation diagnostischer Maßnahmen und deren Ergebnisse,
- die Verordnungsdokumentation als besondere Dokumentation therapeutischer Maßnahmen,
- die Dokumentation klinischer Verlaufsnotizen als zusätzliche Hilfe,
- die Material- und Ressourcenverbrauchsdokumentation für die Abrechnung und Leistungsstatistik,
- die Pflegekurve als besondere Visualisierung einer Maßnahmen-/Ergebnisdokumentation,

- Sonderdokumentationen wie die Chemotherapieplanung und -dokumentation,
- Bestrahlungsplanung und -dokumentation,
- OP- und Anästhesiedokumentation.

Zwar können die meisten davon als Spezialisierungen der angeführten fünf wesentlichen Dokumentationen angesehen werden – so ist z.B. die OP-Dokumentation die Ergebnisdokumentation für operative Maßnahmen, die Laborwertdokumentation eine granulare Maßnahmendokumentation usw. – aber meist ergänzen diese als Spezialdokumentationen die Kerndokumentation.

3.4.8 Zusammenfassung

Zusammenfassend kann für den Zusammenhang von medizinischem Handeln, Behandlungsprozess und Medizinischer Dokumentation festgehalten werden:

Merktafel 17
zu Kapitel 3.4: Medizinisches Handeln, Behandlungsprozess und Medizinische Dokumentation

---

- Medizinisches Handeln, Behandlungsprozess und Medizinische Dokumentation stehen in einem engen Zusammenhang. *M17.1*
- Der Behandlungsprozess kann als zeitliche Abfolge von medizinischen Maßnahmen betrachtet werden (wobei auch zeitgleiche Maßnahmen denkbar sind, z.B. im Labor). *M17.2*
- Die Summe der möglicher Maßnahmen beschreibt den gesamten Handlungsraum, hierfür kann ein entsprechendes Vokabular oder eine Nomenklatur bzw. ein Thesaurus („Maßnahmenkatalog") zu Grunde gelegt werden. *M17.3*
- Für jede Maßnahme wird das Ergebnis in der Regel in medizinischen Formularen (oder computergenerierten Ausdrucken medizin-technischer Geräte) mit einer definierten Menge von Dokumentationsattributen oder in Form von freitextlichen Befunden festgehalten. Ergänzende Ergebnisse sind die eventuell zusätzlich anfallenden originären Ergebnisdokumente medizintechnischer Verfahren wie Röntgenbilder, Messkurven, Videos etc. *M17.4*
- Formularimanente Einzelangaben, freitextliche Aussagen in Befunden und komplexe Informationsobjekte bilden den handlungsbezogenen Ergebnisraum. *M17.5*

M17.6 ■ Jeder denkbaren Maßnahme kann ein „Dokumentenprofil“ zugewiesen werden, das angibt, mittels welcher Informationsobjekte (Formular, Bild, Messwertreihe, Video etc.) diese Maßnahme dokumentiert wird. Damit ist auch definiert, welche Informationsobjekte nach der konkreten Durchführung vorliegen müssen.

M17.7 ■ Die Anordnung und Durchführung von Maßnahmen erfolgt aufgrund definierter Indikationen. Indikationen können Symptome, (Verdachts-)Diagnosen, Probleme und Handlungsziele sein.

M17.8 ■ Symptome sind herausgehobene „bedeutungserteilte“ beobachtete und dokumentierte Ergebnisse medizinischer Maßnahmen.

M17.9 ■ Die Interpretation von beobachteten Symptomen führt zu den Diagnosen, welche in der Diagnosendokumentation festgehalten werden. Diagnosen sind demnach nicht direkt Ergebnisse, sondern subjektive Interpretationen dieser und bedürfen der gesonderten Dokumentation.

M17.10 ■ Durch den problemorientierten Ansatz nach Weed wird dem Behandlungsgeschehen und dessen Dokumentation eine weitere Dimension hinzugefügt. Die explizite Dokumentation der Patientenprobleme soll helfen, den patientenorientierten Blick zu schärfen und Handlungsstrategien an diesen Problemen auszurichten sowie den Problem- und Krankheitsverlauf zu kontrollieren.

M17.11 ■ Orientiert an definierten Problemen können Behandlungsziele und die zur Zielerreichung notwendigen Handlungspläne festgelegt werden. Handlungspläne repräsentieren indikationsbezogene Strategien und setzen sich aus einzelnen Maßnahmen zusammen. Diese vordefinierten Behandlungsmuster werden je nach Komplexität als klinische Pfade oder klinische Algorithmen bezeichnet.

M17.12 ■ Die Grundstruktur einer integrierten Prozess- und Ergebnisdokumentation sollte auf den 7 Ws basieren: *Wer, Wann, Was, Warum, Welches Ergebnis, mit Wem, auf Wessen Veranlassung hin?* Diese Angaben stellen zugleich die wichtigsten Metadaten der Dokumentationseinträge und Dokumente dar.

M17.13 ■ Prinzipiell besteht also eine umfassende allgemeine Medizinische Dokumentation aus folgenden wesentlichen Teilen:

- Behandlungsprozessdokumentation,
- (maßnahmenspezifische) Ergebnisdokumentation mit integrierter Symptomdokumentation,

  - Diagnosendokumentation,
  - Problemdokumentation,
  - Behandlungszieldokumentation und
  - Behandlungsplanungsdokumentation.

  Als weitere generelle Teile sind darüber hinaus zu nennen:

- Klinische Verlaufsnotizen,
  - Medikationsdokumentation,
  - Laborwertdokumentation,
  - Pflegedokumentation und
  - Ressourcenverbrauchsdokumentation (Leistungserfassung).
- Ein Medizinisches Informationssystem muss diese Teildokumentationen sowie die möglichen Beziehungen der Einträge dieser Teildokumentationen untereinander berücksichtigen. *M17.14*
- Medizinische Informationssysteme, welche die vorgenannten Prinzipien berücksichtigen, haben einen breiten Gegenstandsbereich, sind also allgemein in den meisten medizinischen Einrichtungen einsetzbar. *M17.15*

Darüber hinaus gibt es je nach Fachgebiet und Institution eine ganze Reihe von ergänzenden Sonderdokumentationen, auf die an dieser Stelle nicht weiter eingegangen werden soll.

Grundsätzliche Aussagen zu den Betrachtungsobjekttypen und ihren Beziehungen

Die einzelnen Objekttypen der Domänenontologie und ihre Beziehungen sind Aspekte für die Medizinische Dokumentation bzw. für das Design und den Betrieb Elektronischer Krankenakten. Insgesamt kann zu ⌧ Abbildung 3.32 zusammenfassend festgehalten werden:

- Ein Behandlungsprozess besteht aus vielen Patientenmaßnahmen.
- Eine Maßnahme (sowohl im Abstrakten als auch im Konkreten) hat ein oder mehrere Ergebnisdokumente.
- Ergebnisdokumente sind Formulare, Bilder, Videos usw.
- In den Ergebnisdokumenten werden die patientenindividuellen Ausprägungen von Ergebnisattributen dokumentiert.
- Besondere Ergebnisattributausprägungen (die als pathologisch bzw. auffällig erkannten) werden als Symptome bezeichnet.
- Ein bzw. mehrere Symptome weisen auf eine Diagnose hin bzw. beweisen eine Diagnose. Als Symptomatik wird die Summe der Symptome zu einem gegebenen Zeitpunkt bezeichnet.

Die Lehre der Interpretation dieser Symptomatik ist die Symptomatologie.

- Die Interpretation einer konkreten Symptomatik führt zu (Verdachts-)Diagnosen.
- Zu Diagnosen können diagnostische bzw. therapeutische Behandlungsziele definiert werden.
- Zu definierten Zielen können (Be-)Handlungspläne assoziiert werden.
- Ein (Be-)Handlungsplan besteht aus einer definierten Menge von zeitlich und logisch verknüpften Maßnahmen.
- Die Anwendung eines Behandlungsplanes für einen Patienten führt zum Patientenbehandlungsplan, der selbst dann zu konkreten Patientenmaßnahmen führt.
- Ein Problem kann originär, eine Diagnose oder ein Symptom sein.
- Symptome, Diagnosen, Handlungsziele und Probleme können als Indikationen für Maßnahmen dienen.
- Jede Maßnahme hat eine oder mehrere Indikationen, durch welche die Durchführung begründet wird.
- Ausprägungen der Objekttypen im Abstrakten stellen Wissen dar, im Konkreten repräsentieren sie die aktuelle Patientendokumentation.

Die ⌧ Abbildung 3.32 auf Seite 169 kann sowohl als Basis für ein Klassenmodell im Sinne der informatischen Modellierung dienen, als auch als allgemeingültige Ontologie des Betrachtungsbereiches verstanden werden und der Modellierung einschlägiger Wissensbasen zu Grunde gelegt werden (s. ⌧ Abb. 5.136, Seite 505). Auf die Bedeutung solcher Ontologien für die Implementierung von Informationssystemen weisen u.a. Kuhn und Giuse (2001)

"Ontologies allow software developers to formally describe the underlying concepts of an application domain."

sowie Musen (1998) besonders hin.

Die vorangehend hergeleiteten Objekttypen und ihre Beziehungen müssen in einer Elektronischen Krankenakte bzw. einem Medizinischen Informationssystem entsprechend für den Benutzer an der Benutzeroberfläche, als auch hinsichtlich der Konstruktion des Systems im zu Grunde liegenden Datenmodell repräsentiert sein, wobei Instanzen davon sowohl im Abstrakten in Form von Faktenwissen als auch im Konkreten im Form der Einträge in einer konkreten elektronischen Krankenakte verwaltet werden können müssen.

Während die abstrakten Instanzen quasi Wissen über den Betrachtungsbereich – hier die Medizin – repräsentieren, bilden die konkreten Instanzen die spezifische Patientensituation – also das Wissen über den Patienten – ab.

3.5 Grundprinzipien der Organisation von Behandlungsprozessen

Arbeitsteilung: Zeitlich und räumlich differenzierte Leistungserbringung durch viele Personen erfordert geordnete Organisation

Die hohe Arbeitsteilung und enorme Fächerdifferenzierung in der Medizin haben zu einem komplexen institutionellen Geflecht von Gesundheitsversorgungseinrichtungen geführt und innerhalb von größeren Versorgungseinrichtungen wie Krankenhäusern zu einer differenzierten Arbeitsteilung und Organisation. Multiprofessionelles Handeln in komplexen Organisationsstrukturen erfordert auch eine geordnete Organisation. Wie bereits angemerkt, bedarf es für die Durchführung von medizinischen Maßnahmen zumeist einer ärztlichen Anordnung, die auch die Indikation beinhaltet. Ein wesentlicher Kernprozess innerhalb von Krankenhäusern, aber auch zwischen Versorgungseinrichtungen aufgrund der verteilten und spezialisierten Leistungserbringung, ist die so genannte *Leistungskommunikation.*

Leistungskommunikation als zentraler Prozess in der Medizin

Hierunter versteht man den Prozess der arbeitsteiligen Anordnung und Erbringung von Leistungen. Der anordnende Arzt fungiert hierbei als Auftraggeber und die die angeordnete Leistung durchführende Stelle als Auftragnehmer. Die ⌧ Abbildung 3.35 auf der Folgeseite zeigt exemplarisch den Gesamtzusammenhang für Leistungen, bei denen der Patient selbst zur Leistungserbringung anwesend sein muss. Entsprechend fällt z.B. bei Labormaßnahmen die Terminvergabe weg. Ansonsten ist der Ablauf aber ähnlich organisiert.

Die enorme Vielfalt von Formularen ist z.B. in Krankenhäusern hat ihre Ursache in dieser Arbeitsteilung, die zur Kommunikation und gleichzeitig zur Dokumentation spezielle Formulare notwendig macht.

Formulare dienen oft drei Zwecken

Daher haben auch viele Formulare in stationären aber auch anderen Gesundheitsversorgungseinrichtungen eine dreifache Funktion: Sie dienen der Beauftragung von Leistungen – also in diesem Sinne der Organisation – werden für die schriftliche Kommunikation benutzt und dienen auf der die Leistung erbringenden Seite auch der Medizinischen Dokumentation, da oftmals auf das Anforderungsformular auch die Ergebnisdokumentation notiert wird. Darüber hinaus geht ein Durchschlag an die Abrechnung und an die Kosten-

/Leistungsrechnung. Es gilt also auch schon für die konventionelle Medien: Einmal dokumentieren, mehrfach nutzen.

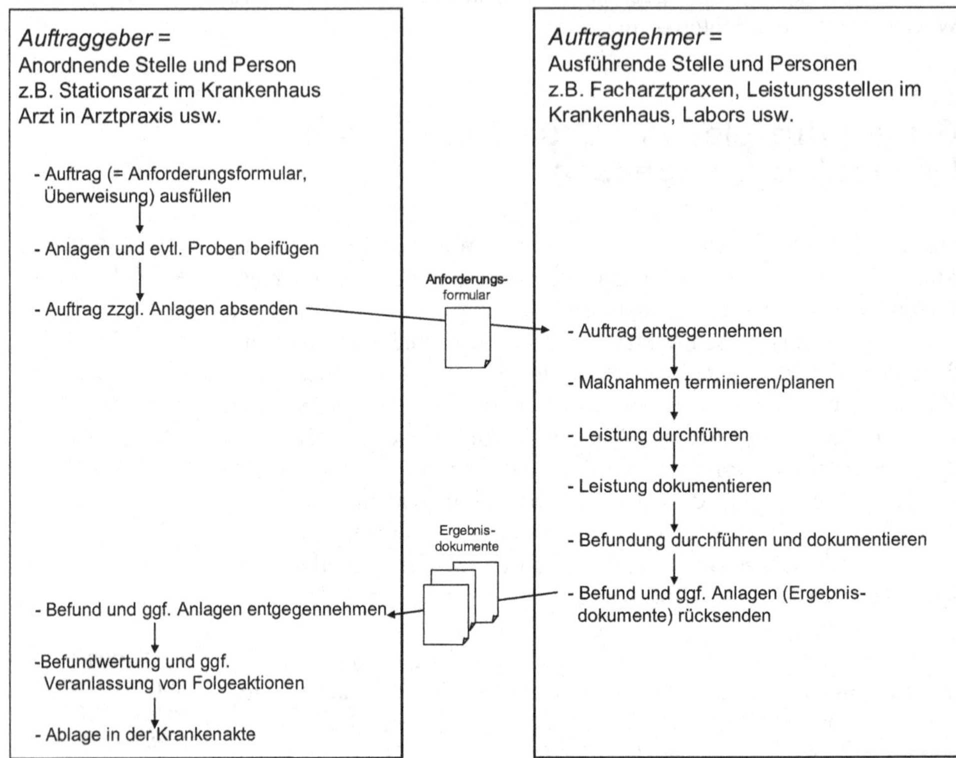

Auftraggeber =
Anordnende Stelle und Person
z.B. Stationsarzt im Krankenhaus
Arzt in Arztpraxis usw.
- Auftrag (= Anforderungsformular, Überweisung) ausfüllen
- Anlagen und evtl. Proben beifügen
- Auftrag zzgl. Anlagen absenden
- Befund und ggf. Anlagen entgegennehmen
-Befundwertung und ggf. Veranlassung von Folgeaktionen
- Ablage in der Krankenakte
Anforderungs-formular
Ergebnis-dokumente
Auftragnehmer =
Ausführende Stelle und Personen
z.B. Facharztpraxen, Leistungsstellen im Krankenhaus, Labors usw.
- Auftrag entgegennehmen
- Maßnahmen terminieren/planen
- Leistung durchführen
- Leistung dokumentieren
- Befundung durchführen und dokumentieren
- Befund und ggf. Anlagen (Ergebnis-dokumente) rücksenden

Abb. 3.33: Grobübersicht zur Leistungskommunikation

Typische Institutionen auf der Auftragnehmerseite sind sowohl im stationären als auch im ambulanten Bereich aber auch bei der Arbeitsmedizin

- die radiologische Abteilung,
- das Labor,
- der Funktionsbereich EKG,
- der Funktionsbereich EEG,
- die SonographieStelle,
- die Physio-/Ergo-/Psycho-Therapeuten sowie
- niedergelassene Fachärzte.

Während die Aufträge an spezielle Funktionsbereiche wie Radiologie, Labor, EKG usw. punktuell und eng umschrieben sind (d.h. führe Unteruchung(en) x, y, z durch), entsprechen Überweisungen an Fachärzte prinzipiell zwar auch einer Beauftragung, sind aber oftmals eher problemorientiert (z.B. spezielle Abklärung bestehender Symptomatik etc.) und beschränken sich nicht auf dedizierte Maßnahmen.

Prinzipiell kann ein Auftragsformular aus folgenden Teilen bestehen:

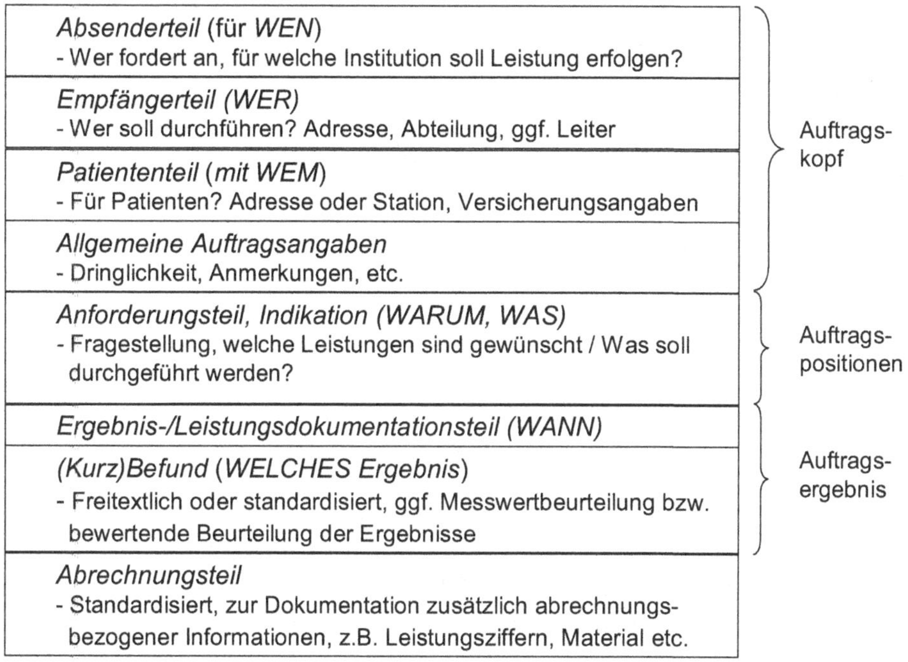

Formularteil	
Absenderteil (für *WEN*) - Wer fordert an, für welche Institution soll Leistung erfolgen?	Auftragskopf
Empfängerteil (WER) - Wer soll durchführen? Adresse, Abteilung, ggf. Leiter	
Patiententeil (*mit WEM*) - Für Patienten? Adresse oder Station, Versicherungsangaben	
Allgemeine Auftragsangaben - Dringlichkeit, Anmerkungen, etc.	
Anforderungsteil, Indikation (WARUM, WAS) - Fragestellung, welche Leistungen sind gewünscht / Was soll durchgeführt werden?	Auftragspositionen
Ergebnis-/Leistungsdokumentationsteil (WANN)	Auftragsergebnis
(Kurz)Befund (*WELCHES Ergebnis*) - Freitextlich oder standardisiert, ggf. Messwertbeurteilung bzw. bewertende Beurteilung der Ergebnisse	
Abrechnungsteil - Standardisiert, zur Dokumentation zusätzlich abrechnungsbezogener Informationen, z.B. Leistungsziffern, Material etc.	

Abb. 3.34: Prinzipielle Bestandteile von medizinischen Auftragsformularen

Die für die Leistungskommunikation im ambulanten Bereich vorgeschrieben Überweisungsformulare (⌧ Abb. 3.35, Folgeseite) beinhalten im Wesentlichen Angaben zum Auftragskopf und freitextliche Angaben zu den Auftragspositionen, haben also keinen integrierten Ergebnisteil.

Im Überweisungsformular werden die Fragestellung/Indikation sowie die einzelnen Auftragspositionen (d.h. WAS durchgeführt werden soll) nur freitextlich angegeben. Nicht angegeben wird dabei der Empfänger bzw. Auftragnehmer, da auf Grund der freien Arztwahl der Patient selbst entscheiden kann, zu welchem Facharzt er gehen möchte.

Neben diesem ärztlichen Überweisungsformular gibt es noch eine ganze Reihe von Formularen, die ebenfalls zur Leistungskommunikation zwischen den ambulanten Einrichtungen dienen und zumeist alle den gleichen Formularkopf (=Auftragskopf) haben.

Abb. 3.35: Überweisungsformular im ambulanten Bereich

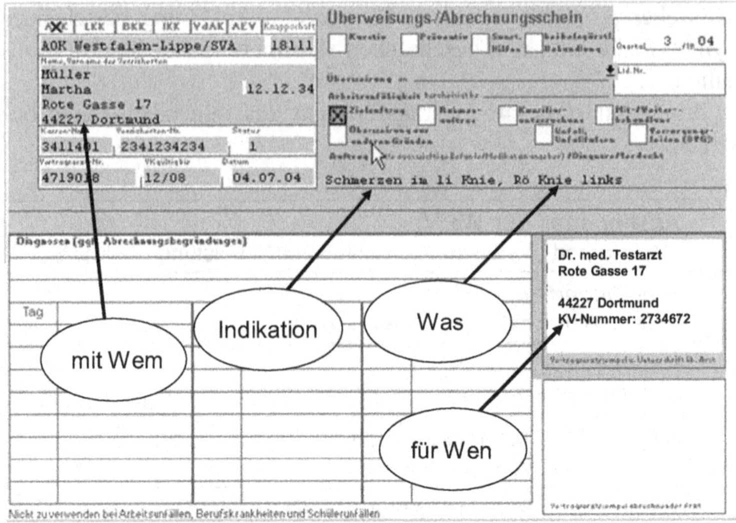

Weitere spezielle Leistungsanforderungsformulare im ambulanten Bereich sind z.B.:

- Verordnung Kurarzt
- D-Arzt-Überweisung
- Überweisung vor Aufnahme einer Psychotherapie
- Ohrenärztliche Verordnung
- Laborüberweisung
- Krankenhauseinweisung
- Überweisungsschein Pathologie

Demgegenüber sind in stationären Einrichtungen vielfältige Formulare für die Leistungskommunikation anzutreffen. Während manche Krankenhäuser ihr Formularwesen weitgehend standardisiert haben und für alle Leistungsanforderungen z.B. den gleichen „Auftragskopf" benutzen, sind in anderen Häusern oftmals sehr leistungsstellenspezifische und individuell entworfene Formulare anzutreffen. Davon gibt es in der Regel dann auch sehr viele, da oftmals das Anforderungsformular wie bereits erwähnt gleichzeitig zur Dokumentation der Ergebnisse dient und daher oft je Maßnahmenklasse oder sogar für einzelne spezielle Maßnahmen dann auch spezielle Formulare existieren. So hat schon ein kleineres Krankenhaus mit 250 Betten über 200 solcher Formulare, in einem Universitätsklinikum sind es über 1000. Einige Beispiele medizinischer Anforderungsformulare in Anlehnung an konkrete Formulare aus dem Universitätsklinikum Heidelberg zeigen die folgenden Abbildungen.

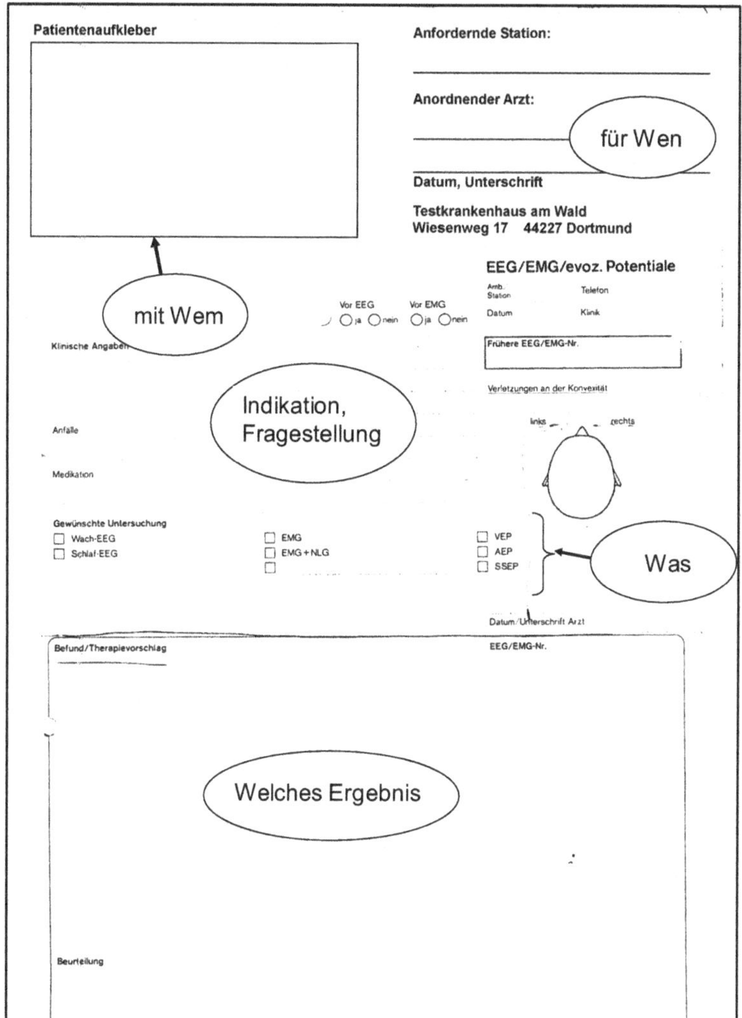

Patientenaufkleber

Anfordernde Station:

Anordnender Arzt:

Datum, Unterschrift

Testkrankenhaus am Wald
Wiesenweg 17 44227 Dortmund

EEG/EMG/evoz. Potentiale

Amb. Station | Telefon
Datum | Klinik

Vor EEG ○ ja ○ nein | Vor EMG ○ ja ○ nein

Frühere EEG/EMG-Nr.

Verletzungen an der Konvexität

links | rechts

Klinische Angaben

Anfälle

Medikation

Gewünschte Untersuchung

- ☐ Wach-EEG
- ☐ Schlaf-EEG
- ☐ EMG
- ☐ EMG + NLG
- ☐
- ☐ VEP
- ☐ AEP
- ☐ SSEP

Datum/Unterschrift Arzt

Befund/Therapievorschlag

EEG/EMG-Nr.

Beurteilung

Datum Unterschrift befundender Arzt

Abb. 3.36: Beispiel Anforderungsformular EMG/EEG

Das Formular ist speziell für die Anforderung eines EEGs, eines EMGs oder evozierter Potentiale gestaltet. Der Empfänger – in diesem Sinne der Auftragnehmer – ist damit innerhalb des Krankenhauses bereits festgelegt. Im Formularkopf – also dem Auftragskopf – werden die Angaben zum Patienten und der anforderenden Stelle angegeben, weiterhin enthält das Formular auch einen Ergebnisteil, in den der Befund eingetragen wird. Das Formular hat zumindest einen Durchschlag. Das Original geht zurück an den Auftraggeber, der Durchschlag bleibt beim Auftragnehmer.

Abb. 3.37: Beispiel Anforderungsformular Lungenfunktion

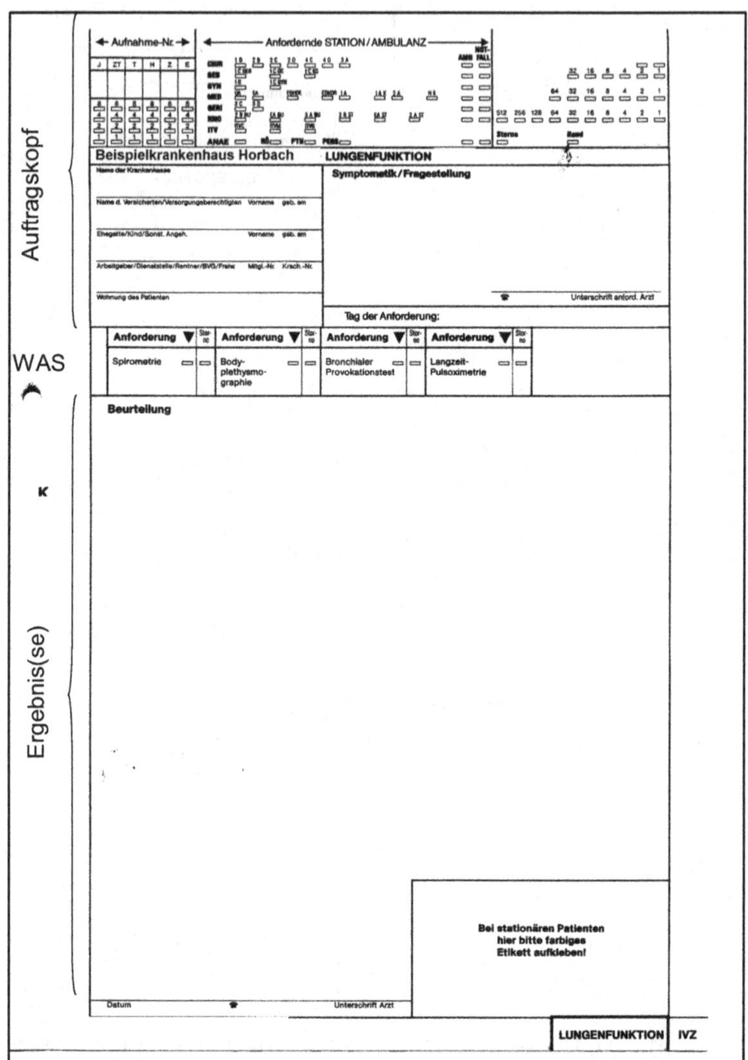

Auftragskopf

← Aufnahme-Nr. →

← Anfordernde STATION / AMBULANZ →

J | ZT | T | H | Z | E

NOT-FALL

Beispielkrankenhaus Horbach — LUNGENFUNKTION

Name der Krankenkasse

Name d. Versicherten/Versorgungsberechtigten — Vorname — geb. am

Ehegatte/Kind/Sonst. Angeh. — Vorname — geb. am

Arbeitgeber/Dienststelle/Rentner/BVG/Freiw. — Mitgl.-Nr. — Krkh.-Nr.

Wohnung des Patienten

Symptomatik / Fragestellung

Unterschrift anford. Arzt

Tag der Anforderung:

WAS

Anforderung ▼	Storno	Anforderung ▼	Storno	Anforderung ▼	Storno	Anforderung ▼	Storno
Spirometrie		Body-plethysmographie		Bronchialer Provokationstest		Langzeit-Pulsoximetrie	

Ergebnis(se)

Beurteilung

Bei stationären Patienten hier bitte farbiges Etikett aufkleben!

Datum — Unterschrift Arzt

LUNGENFUNKTION | IVZ

Auch hier gibt es einen Formularkopf, der in diesem Haus für alle Anforderungsformulare identisch ist, aber auch der Ergebnisteil ist in diesem Krankenhaus immer gleich gehalten, lediglich der empfängerbezogene Bereich zur Angabe der gewünschten Leistung differiert zwischen den einzelnen Formularen.

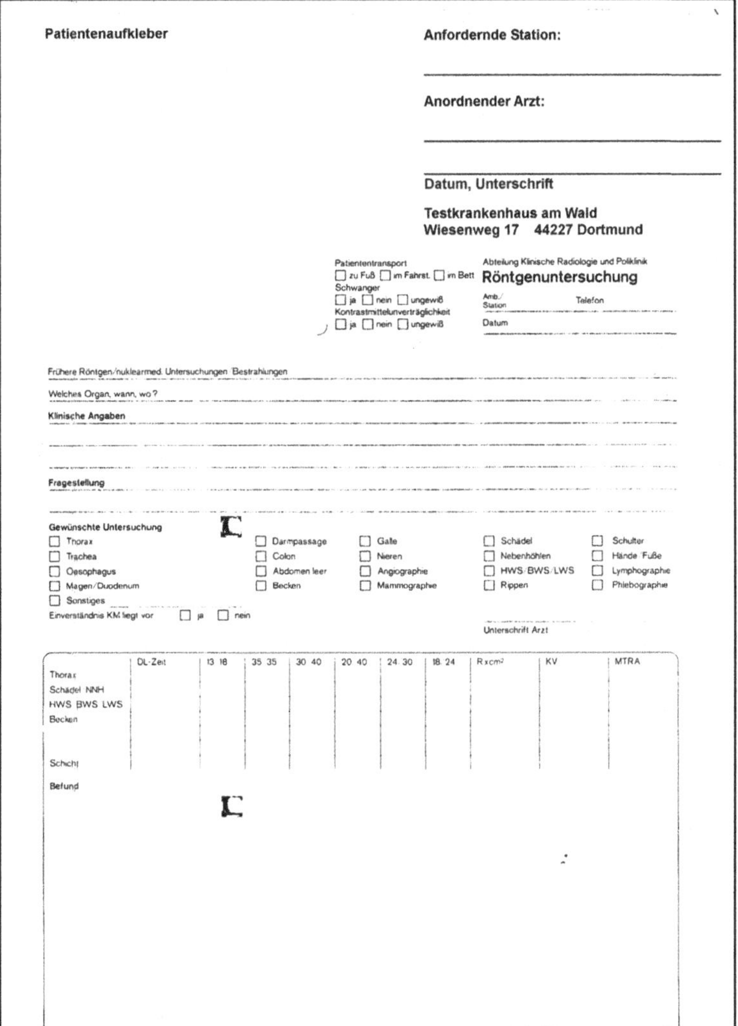

Patientenaufkleber

Anfordernde Station:

Anordnender Arzt:

Datum, Unterschrift

Testkrankenhaus am Wald
Wiesenweg 17 44227 Dortmund

Patiententransport
☐ zu Fuß ☐ im Fahrst. ☐ im Bett
Schwanger
☐ ja ☐ nein ☐ ungewiß
Kontrastmittelunverträglichkeit
☐ ja ☐ nein ☐ ungewiß

Abteilung Klinische Radiologie und Poliklinik
Röntgenuntersuchung
Amb./Station Telefon
Datum

Frühere Röntgen/nuklearmed. Untersuchungen/Bestrahlungen
Welches Organ, wann, wo?
Klinische Angaben

Fragestellung

Gewünschte Untersuchung

☐ Thorax	☐ Darmpassage	☐ Galle	☐ Schädel	☐ Schulter
☐ Trachea	☐ Colon	☐ Nieren	☐ Nebenhöhlen	☐ Hände/Füße
☐ Oesophagus	☐ Abdomen leer	☐ Angiographie	☐ HWS/BWS/LWS	☐ Lymphographie
☐ Magen/Duodenum	☐ Becken	☐ Mammographie	☐ Rippen	☐ Phlebographie
☐ Sonstiges				

Einverständnis KM liegt vor ☐ ja ☐ nein

Unterschrift Arzt

	DL-Zeit	13 18	35 35	30 40	20 40	24 30	18 24	R x cm²	KV	MTRA
Thorax										
Schädel NNH										
HWS BWS LWS										
Becken										
Schicht										

Befund

Unterschrift befundender Arzt

Abb. 3.38: Beispiel Anforderungsformular Röntgen

In diesem Formular ist nun auch ein Bereich für die eher abrechnungstechnische Leistungserfassung bzw. für die Dokumentation der Angaben nach Röntgenverordnung in Form einer Matrix integriert. Die Ankreuzkästchen für die gewünschte Leistung sind nur eine Hilfestellung, da es weitaus mehr Röntgenuntersuchungen gibt. Dementsprechend kann die gewünschte Untersuchung auch im Klartext angegeben werden.

Die organisatorische Abwicklung bei den einzelnen Auftragnehmern ist sehr unterschiedlich und kann z.T auch sehr komplex sein

Tab. 3.1: Beispiel Organisationsablauf Auftragsabwicklung

und viele Handelnde einbeziehen. Am Beispiel einer manuell organisierten Abwicklung einer Röntgenuntersuchung sollen die Schritte dieses Leistungserstellungsprozesses – ohne Berücksichtigung der zusätzlich notwendigen Arbeiten für die Leistungsabrechnung – exemplarisch aufgelistet werden:

Prozess-schritt	Ereignis/Aktivität	Betroffene Dokumente	Aktion mit Dokument(en)	Wer?
Ereignis	Auftrag trifft ein			
1	Auftrag entgegennehmen	Auftrag	lesen	Praxishelfer
2	Beauftragte Untersuchungen terminieren	Terminkalender	Termin suchen und eintragen	Praxishelfer
3	Vorhandene Vorbefunde und Voraufnahmen heraussuchen	Rö-Vorbefunde Rö-Vorbilder	Aus Archiv holen und bereitlegen	Praxishelfer
	E: Patient meldet sich in der Anmeldung			Patient
4	Ggf. demographische Angaben und Versicherungsangaben feststellen und dokumentieren	Patientenkarte Röntgenschein	Anlegen/ergänzen ausfüllen	Praxishelfer Praxishelfer
5	Patient zum entsprechenden Arbeitsplatz schicken			Praxishelfer
6	Patient aufklären			Arzt
7	Untersuchung durchführen	Rö-Bild(er)	erstellen	MTRA, Arzt
8	Röntgenuntersuchung dokumentieren	Röntgenschein	Ergänzen um Leistungsangaben	MTRA
9	Alle Unterlagen dem Arzt vorlegen	Rö-Bild(er), Rö-Schein, Rö-Vorbe Funde, Vorbilder		MTRA
10	Bilder auswerten			Arzt
11	Ggf. Kurzbefund erstellen	Rö-Schein	ergänzen	Arzt
12	Befund diktieren	Dikatat-Kasette	erstellen	Arzt
13	Diktatkasette weiterleiten	Diktat-Kasette		Arzt
14	Befund schreiben	Diktatkasette Rö-Befund	abhören erstellen	Schreibkraft
15	Rö-Befund in Arztmappe	Arztmappe		Schreibkraft
16	Arztmappe an Arzt	Arztmappe		Praxishelfer
17	Rö-Befund kontrollieren ggf. ergänzen	Rö-Befund	ergänzen	Arzt
18	Rö-Befund unterschreiben	Rö-Befund	unterschreiben	Arzt
19	Rö-Befund und ggf. Röntgenschein an Postausgang	Rö-Befund Röntgenschein		Arzt
20	Rö-Befund und ggf. Röntgenschein einkuvertieren und verschicken	Rö-Befund Röntgenschein		Praxishelfer
21	Archivierung der Bilder im Bildarchiv	Rö-Bild(er)	archivieren	Praxishelfer
22	Archivieren des Röntgenscheines und Rö-Befundes	Röntgenschein Rö-Befund	archivieren	Schreibkraft

Der zuvor aufgelistete beispielhafte Ablauf macht folgende Aspekte deutlich:

- Zur Röntgenuntersuchung gehören eine Reihe von Dokumenten:
  - Eine Überweisung bzw. ein Anforderungsformular,
  - ein Röntgenschein (dieser entspricht oftmals dem Anforderungsformular),
  - je nach Untersuchung ein Aufklärungsbogen,
  - ein oder mehrere Röntgenbilder und
  - der textuelle Röntgenbefund (s. auch ⌦ Abb. 3.21, S. 156)
- Am Prozess der Leistungserstellung sind viele Personen beim Auftraggeber und Auftragnehmer mit den von ihnen wahrgenommenen Rolle (Arzt, Praxishelfer, Radiologe, Radiologisch-Technische Assistentin, Schreibkraft usw.) beteiligt.
- Die Abwicklung einer Untersuchung ist als komplexer Prozess über viele Personen und zwei bis mehrere Organisationseinheiten hinweg zu verstehen. Dabei sind inhaltliche und terminliche Randbedingungen zu berücksichtigen.
- Die Ergebnisse des Prozesses werden an den Auftraggeber zurückkommuniziert, wo sie Teil der dort geführten Krankenakte werden, gleichzeitig fließen diese in die eigene Dokumentation der leistungserbringenden Institution mit ein.

Merktafel 18
zu Kapitel 3.5: Grundprinzipien der Organisation von Behandlungsprozessen

---

- Behandlungsprozesse erfolgen hochgradig arbeitsteilig zwischen verschiedenen Personen und Organisationen. *M18.1*
- Die Beauftragung Dritter durch den behandelnden Arzt zur Durchführung spezieller diagnostischer oder therapeutischer Leistungen ist ein wesentlicher Teilprozess. *M18.2*
- Die Beauftragungen medizinischer Leistungen erfolgen in der Regel mittels allgemeiner oder spezieller Auftragsformulare bzw. mittels spezieller Überweisungsformularen. *M18.3*
- Auftragsformulare bestehen in der Regel aus Auftragskopf, Anforderungs-, Ergebnis- und Abrechnungsteil. *M18.4*

M18.5 ■ Im Auftragskopf finden sich die Angaben zur anfordernden Stelle, zum Patienten sowie allgemeine Auftragsangaben wie Dringlichkeit, Transportfähigkeit usw. wieder.

M18.6 ■ Im Anforderungsteil werden die Indikationen und die gewünschten Leistungen angegeben.

M18.7 ■ Im medizinischen Ergebnisteil finden sich spezielle Angaben zur Untersuchung sowie ein freitextlicher Befund.

M18.8 ■ Unter dem Begriff Leistungskommunikation („order entry/result reporting") wird der gesamte Teilprozess von der Auftragserfassung bis zur Ergebnisrückmeldung subsummiert.

M18.9 ■ Der Leistungserstellungsprozess bei den Auftragnehmern kann komplex sein, es sind viele Personen involviert.

4 Grundlagen zur Elektronischen Krankenakte

4.1 Einleitung

Nachteile der konventionellen Aktenführung

Die Nachteile der konventionellen Krankenakte liegen auf der Hand: Sie ist nur an einem Ort zur gleichen Zeit verfügbar, verlegbar, nicht nach beliebigen Kriterien sortier- und filterbar, wenig standardisiert, nicht automatisiert auswertbar und es ist kein merkmalsausprägungsbasiertes Retrieval (z.B. zur Suche ähnlicher Fälle und Bildung von Kohorten) möglich. An der 1969 von Weed geschilderten Situation

„In seinem gegenwärtigem Zustand ist es [Anmerkung des Verfassers: das Krankenblatt] ein Instrument voll ernstzunehmender Mängel, zuweilen regellos, diffus, subjektiv und unvollständig".

hat sich hinsichtlich der konventionellen Aktenführung wenig geändert. Hinzu kommt, dass es aufgrund der nicht möglichen Medienintegration aus organisatorischen Gründen nicht nur eine Krankenakte zu einem Patienten gibt, sondern mehrere, die auch nicht physisch zusammengeführt werden können (⌦ Abb. 3.3, S. 122 und Abb. 3.4, S. 123). Daneben sind die Vorhaltung und die Rückgriffslogistik sehr aufwändig.

Vorteile der konventionellen Akte

Die konventionelle Akte hat aber auch Vorteile: Sie ist – zumeist – handlich, kann leicht transportiert werden, die strukturelle Erweiterbarkeit z.B. durch Hinzufügen eines neuen Formulars ist einfach und kostengünstig möglich, sie kann ohne jegliche technische Hilfsmittel von jedermann und ohne spezielle Einweisung oder Schulung gelesen werden. Sie wurde auch über viele Jahrzehnte hinweg entwickelt und optimiert, viele Ärzte und Pflegekräfte sind geschult und es gewohnt, mit den Papierkrankenakten zu arbeiten.

Elektronische Akte: Implementierung mit Augenmaß

An der Schwelle zur Informationsgesellschaft wird inzwischen vielerorts über die „Elektronische Krankenakte" diskutiert. Manch einer sieht schon alle Daten eines Patienten auf einer Chipkarte oder einer CD, die der Patient mit sich führt. Andere sehen darin Teufelswerk und die Basis für den gläsernen Arzt und Patienten. Beide Einschätzungen – die technophil überzogene wie die abwehrend ängstliche – helfen wenig bei der Aufarbeitung und Lösung der tatsächlichen Probleme einer konventionellen Medizinischen Dokumentation durch Überführung in eine elektronische Dokumentation bzw. eine Elektronische Krankenakte. Hier sind realistische Ansätze zur Implementierung des sinnvoll Machbaren und Bezahlbaren gefragt, denn einerseits sind die Schwächen der konventionellen Krankenakte und die Vorteile einer elektronischen offensichtlich (⌧ auch Tabelle 4.1), andererseits müssen bei einer Elektronisierung und ggf. einrichtungsübergreifenden Zusammenführung einzelner Krankenakten zu einer umfassenden Patientenakte sowohl die schutzwürdigen Belange der Betroffenen, als auch die arbeitsorganisatorischen Bedingungen und Anforderungen des medizinischen Personals berücksichtigt werden. Ökonomisch gesehen konnte Schmücker (1991) zeigen, dass bereits bei einem Digitalisierungsgrad von 30 Prozent – d.h. wenn 30 Prozent der zu archivierenden Dokumente bereits originär digital erstellt und damit direkt in das digitale Archiv übernommen werden können – die digitale Archivierung der konventionellen überlegen ist.

Folgende grundlegenden Aspekte für Elektronische Krankenakten werden in diesem Kapitel behandelt:

Kapitel 4.1: Was ist eine Elektronische Krankenakte

- Was ist eine Elektronische Krankenakte, welche Vorstellungen und Definitionen existieren?

  Zum Begriff der Elektronischen Krankenakte gibt es viele teilweise sich widersprechende Definitionen und Sichtweisen. Auf Basis einiger international anerkannter Definitionen werden die fünf wesentlichen Kriterien zur Klassifikation von Lösungsansätzen vorgestellt und an einigen Beispielen erläutert.

Kapitel 4.2: Grundlagen zur Elektronischen Krankenakte

- Welche grundlegenden Aspekte sind für Elektronische Krankenakten zu berücksichtigen?

  Der Einsatz Elektronischer Krankenakten ist mit hohen Investitions-, Schulungs- und Betriebskosten verbunden. Diesen Aufwendungen muss ein entsprechender ökonomischer und qualitativer Nutzen entgegenstehen, der nur erreicht werden kann, wenn Elektronische Krankenakten sowohl vor dem Hintergrund der verschiedenen Verwendungszwecke, als auch unter Berücksichtigung der versorgungsprozessbezogenen Anforderungen implementiert werden. Es werden unter Berücksichtigung der Grundlagen und Analysen aus ⌦ Kapitel 3 ab Seite 117 die prinzipiellen Ziele, Vorteile und spezifischen Anforderungen und Funktionalitäten Elektronischer Krankenakten erläutert.

- Welche Rolle spielen Vokabularien und Begriffsordnungen für Elektronische Krankenakten?

  Kapitel 4.3: Die Bedeutung von Vokabularien und Begriffsordnungen

  Die personenunabhängige Verständlichkeit der Dokumentation in einer elektronischen Krankenakte durch eine einheitliche Sprache, die Auswertbarkeit und Kommunizierbarkeit der Inhalte sowie die Möglichkeit, Krankenakten von Patienten, die in verschiedenen Institutionen geführt werden, zusammenzuführen, hängen ganz wesentlich von den semantischen Vereinbarungen der dokumentierenden Personen ab. Hierfür kann durch die Verwendung von kontrollierten Vokabularen für die zentralen Teile der Dokumentation ein wesentlicher Beitrag geleistet werden. Die Bedeutung dieser Vokabulare sowie internationaler Ordnungssysteme für Elektronische Krankenakten werden erläutert.

- Welche konstruktiven Aspekte müssen bei der Implementierung einer Elektronischen Krankenakte berücksichtigt werden?

  Kapitel 4.4: Grundsätzliche Implementierungsaspekte

  Die Implementierung Elektronischer Krankenakten kann auf vielerlei Weise erfolgen. Bei Betrachtung der kommerziell verfügbaren Systeme zeigt sich sehr deutlich, dass es zur Zeit kein einheitliches Paradigma und gewisse konstruktive Grundprinzipien gibt, die solche Anwendungen vor allem auch hinsichtlich Bedienung und Repräsentation vergleichbar machen. Demgegenüber gibt es sehr wohl abgeleitet aus den Betrachtungen in ⌦ Kapitel 3 prinzipielle konstruktive Aspekte, die für eine Elektronische Krankenakte formuliert werden können. Diese Aspekte wie prinzipielle Ordnungskriterien, Standardisierung der Aktendokumente, sowie der Einsatz der Clinical Document Architecture werden erläutert.

- Welche grundsätzlichen Funktionen sollte eine prozessorientierte Elektronische Krankenakte haben?

  Kapitel 4.5: Grundfunktionen einer prozessorientierten Krankenakte

  Einerseits müssen Elektronische Krankenakten zumeist umfangreiche auch fachrichtungsspezifische Funktionalitäten besitzen, andererseits besteht die Notwendigkeit, dass sich eine generelle Grundstruktur mit entsprechenden Kernfunktionalitäten etabliert, damit Akten oder Aktenteile zwischen verschiedenen Gesundheitsversorgungseinrichtungen problemlos kommuniziert werden können. Auf Basis der vorangehenden Kapitel werden diese generellen und vom Einsatzbereich prinzipiell unabhängigen Grundfunktionen kurz dargestellt. Ihre detaillierte Beschreibung sowie detaillierte konstruktive Aspekte sind dann Gegenstand des ⌧ Kapitels 5 ab Seite 275.

4.2 Definitionsversuche

Vielfältige Definitionsversuche trüben das Bild

Die Vielfältigkeit der verschiedenen Definitionen zur Elektronischen Krankenakte in der einschlägigen Literatur zeigt die Schwierigkeit, diesen weit gefassten Begriff tatsächlich zu operationalisieren und ihm Leben einzuhauchen. Oftmals sind es die konkreten Vorstellungen der konventionellen Akte mit all ihren Ordnungsprinzipien und Aspekten, die den Blick für das tatsächliche Potential einer elektronischen Krankenakte verstellen.

Aber auch die Benutzung unterschiedlichster Begriffe wie

- Elektronische Krankenakte (EKA),
- Elektronische Karteikarte,
- Elektronische Fallakte,
- Elektronische Patientenakte (EPA) und
- Elektronische Gesundheitsakte (EGA)

schafft oftmals mehr Verwirrung als Klärung, zumal unterschiedliche Begriffe für das gleiche Konzept, aber auch gleiche Begriffe für unterschiedliche Konzepte benutzt werden. Im angelsächsischen Sprachraum finden sich entsprechend Begriffe wie

- Electronic Health Record (EHR),
- Computerized Patient Record (CPR),
- Computer-Based Patient Record (CPR),
- Electronic Medical Record (EMR),
- Computerized Medical Record (CMR),
- Electronic Health Care Record (EHCR),
- Continuous Electronic Care Record (CECR).

Es sollen daher im Folgenden auf Basis einiger exemplarischer Definitionen und den Betrachtungen aus ⌧ Kapitel 3.2 und ⌧ Kapitel 3.4 Kriterien hergeleitet werden, anhand der eine genauere Einordnung von konkreten Implementierungen möglich wird.

Beim Bundesdatenschutzbeauftragten heißt es unter http://www.bfd.bund.de/information/tb19/node193.html (letzter Zugriff: 18.11. 2003):

„... Der Begriff Elektronische Patientenakte wird vielmehr in unterschiedlichen Ausprägungen verwendet. Zum einen wird unter einer EPA eine Sammlung medizinischer Informationen zu einem Patienten innerhalb einer Institution auf digitalen Datenträgern verstanden. Dies kann die Krankenakte über einen Patienten in einem Krankenhaus sein, aber auch die ärztliche Dokumentation in einer Praxis. Zum anderen wird der Begriff aber zunehmend auch werbewirksam von kommerziellen Anbietern benutzt. Sie bieten an, medizinische Daten über eine Person über das Internet zur Verarbeitung oder/und zum Abruf durch einen Arzt, ein Krankenhaus etc. bereitzuhalten. Im Rahmen der Diskussion der Reform im Gesundheitswesen ist unter dem Begriff EPA die jederzeit verfügbare, institutionsübergreifende und unter Kontrolle des Patienten und (eines) Arztes befindliche Kopie aller relevanten Daten der Krankengeschichte zu verstehen. ..."

arztmoderierte oder patientenmoderierte Akte

Diese Ausführungen zeigen auf ein erstes wesentliches Unterscheidungsmerkmal zur Klassifikation von Lösungsansätzen: Wer entscheidet über die Aufnahme von Informationen in die Elektronische Krankenakte bzw. wer führt die Akte? Bei *arztmoderierten Akten* geschieht dies wie bei den traditionellen Akten durch den behandelnden Arzt, der die elektronische Akte als Dokumentationsmedium nutzt. Bei *patientenmoderierten Akten* stellt der Patient in seine eigene persönliche Akte jene Informationen und elektronischen Dokumente ein, die er für wichtig hält. Erste kommerzielle Lösungen für letztgenannten Ansatz sind auf Basis der Internet-Technologie inzwischen verfügbar. Gegebenenfalls können beide Ansätze auch parallel geführt werden. Im Folgenden sollen aber die versorgungsorientierten arztmoderierten Krankenakten im Mittelpunkt der Betrachtungen stehen, da aus diesen in der Regel die patientenmoderierten Akten bestückt werden können.

Die wohl einfachste Definition zur Elektronischen Krankenakte stammt von Waegemann (1999):

"The electronic health record is a computer-stored collection of health information about one person linked by a person identifier."

Bei Leiner (1999) heißt es:

„Eine Elektronische Krankenakte ist eine umfassende oder partielle Krankenakte, die auf einem elektronischen Datenträger abgelegt ist. In diesem Sinne enthält jedes rechnerbasierte Anwendungssystem zur klinischen Dokumentation zumindest eine partielle Elektronische Krankenakte."

Im Rahmen des „Aktionsforums Telematik im Gesundheitswesen (ATG)" formulierten die Selbstverwaltungsorgane des deutschen Gesundheitswesens im „Managementpapier zur Elektronischen Patientenakte"

„Die elektronische Patientenakte wird hier als eine IT-gestützte, strukturierte Dokumentation verstanden, in der die zeitlich und räumlich verteilt erhobenen Gesundheitsdaten eines Menschen zusammengefasst werden. Dies beinhaltet grundsätzlich sämtliche den Patienten wie die Leistungserbringer betreffenden medizinischen und administrativen Behandlungsangaben einschließlich der Prävention.

Die Daten werden nach einheitlichen Ordnungskriterien elektronisch erfasst und gespeichert. Diese einrichtungsübergreifende elektronische Patientenakte ermöglicht erstmals die problemorientierte Transparenz der Krankengeschichte mit dem Ziel bestmöglicher Versorgung und der Minimierung unerwünschter Belastungen, Verzögerungen und Doppelleistungen." (GVG 2003)

In Dick (1991) – dem wohl etabliertesten und umgangreichsten Grundlagenwerk zu Anforderungen und Funktionalitäten von Elektronischen Krankenakten – wird festgelegt:

"A *patient record* is the repository of information about a single patient. This information is generated by health care professionals as a direct result of interaction with a patient or with individuals who have personal knowledge of the patient (or with both). Traditionally, patient records have been paper and have been used to store patient care data.

A *computer-based patient record (CPR)* is an electronic patient record that resides in a system specifically designed to support users by providing accessibility to complete and accurate data, alerts, reminders, clinical decision support systems, links to medical knowledge, and other aids.

A *primary patient record* is used by health care professionals while providing patient care services to review patient data or document their own observations, actions, or instructions.

A *secondary patient record* is derived from the primary record and contains selected data elements to aid nonclinical users (i.e., persons not involved in direct patient care) in supporting, evaluating, or advancing patient care. Patient care support refers to administration, regulation, and payment functions. Patient care evaluation refers to quality assurance, utilization review, and medical or legal audits. Patient care advancement refers to research. These records are often combined to form what the committee terms a secondary database (e.g., an insurance claims database).

A *patient record System* the set of components that form the mechanism by which patient records are created, used, stored, and retrieved. A patient record system is usually located within a health care provider setting. It includes people, data, rules and procedures, processing and storage devices (e.g., paper and pen, hardware and software), and communication and support facilities. "

Diese Definitionen bringen weitere Aspekte ans Licht, die den Verwendungszusammenhang berücksichtigen (⌧ Kap. 3.3.1, S. 128 und Abb. 3.6, S. 124):

Kriterium: Verwendungszusammenhang

- Primary Record

  Elektronische Patientenakte für die Nutzung im primären Verwendungszusammenhang also zur Versorgungsunterstützung.

- Secondary Record

  Spezielle Akte für sekundäre und tertiäre Verwendungszusammenhänge wie Abrechnung, Qualitätsmanagement.

Daneben wird ein institutionsspezifisches Anwendungssystem z.B. ein Krankenhausinformationssystem oder ein Arztpraxisinformationssystem, welches eine Elektronische Krankenakte beinhaltet, als „patient record system" bezeichnet. Dieser letzte Zusatz zeigt, dass sich die zweite Definition in der o.a. Liste auf eine Akte zu einem Patienten innerhalb einer Institution bezieht.

Im Strategiepapier des englischen National Health Service (NHS 1998) sind die folgenden beiden Definitionen zu finden.

"Electronic Patient Record (EPR) describes the record of the perodic care provided mainly by one institution. Typically this will relate to the healthcare provided to a patient by an acute hospital. EPRs may also be held by other healthcare providers, for example, specialist units or mental health NHS Trusts."

"The term Electronic Health Record (EHR) is used to describe the concept of a longitudinal record of patients health and healthcare, from cradle to grave. It combines both the information about patient contacts with primary healthcare as well as subsets of information associated with the outcomes of periodic care held in the EPRs."

Kriterium: Gegenstandsbereich

Diese beiden Definitionen des NHS weisen auf einen wichtigen Aspekt hin, der so mittels der konventionellen Aktenführung bisher nicht möglich war: Die Zusammenführung mehrerer episoden- bzw. einrichtungsbezogenen Krankenakten zu einer einrichtungsübergreifenden Krankenakte bzw. die Frage des Gegenstandsbereiches (⌦ Kap. 2.4, S. 42 ff.) eine Elektronischen Krankenakte: Innerhalb einer Einrichtung oder einrichtungsübergreifend.

Aufeinander aufbauende Definitionen zum Electronic Health Record (EHC) formulierte 2001 das Office of Health and the Information Highway Canada auf Basis der Analyse von weltweit zu findender Definitionen:

"…

Definition of an Electronic Health Record

In researching this paper, it became very evident that there are many definitions of an EHR. … An analysis of the definitions … was conducted in order to develop a proposed definition for discussion purposes. This resulted in the following series of definitions that build on each other in a linear progression, introducing various concepts as required.

Arzt-/ Patienteninterkation

Incident Record: Selected data generated each time an individual interacts with a health care professional. One record is created for each interaction. For example, a record would be created when a physician prescribes a drug for a patient; another record would be generated by a pharmacist when the patient has the prescription filled. Relevant medical and administrative information would be included in all of the records.

Summe der Interaktionen in einer Einrichtung

Patient Record: A series of incident records for an individual that is generated by a specific health provider (e.g. a physician or a hospital). Each provider generates one series of records.

… und über alle Einrichtungen hinweg

Health Record: All patient records that are generated over an individuals lifetime by all the health care providers who provided services to that individual. There may be many series of records for an individual.

Electronic Incident Record: An incident record that has been entered into an automated provider-based system.

Electronic Patient Record: A complete patient record accessible from a single, automated provider-based system (e.g. a physician's or hospital's system.)

Electronic Health Record: The health record of an individual that is accessible online from many separate, interoperable automated systems within an electronic network."

Die Akte als fortgeschriebene Dokumentation aller Begebenheiten

Diese Definitionen haben die in ⌧ Kapitel 3.4.2 ab Seite 151 erläuterte Behandlungsprozessdokumentation ebenfalls zur Grundlage und als granularste Einheit einer Elektronischen Kranken- bzw. Patientenakte werden die einzelnen Dokumentationseinträge zu einer Maßnahme inklusive der dazugehörigen Ergebnisdokumentation in Form des "Incident Record" definiert. Ganz im Sinne der Diskussion um die Krankenakte als Krankengeschichte nach Kay (1996) kann aber ein "Incident" nicht nur mit Vorfall, Zwischenfall oder Ereignis übersetzt werden, sondern auch mit Begebenheit. Die Summe der „Begebenheits-Einträge" einer Einrichtung wird dann als *Patient Record* bezeichnet und die Zusammenführung von mehreren Patient Records aus verschiedenen Einrichtungen als *Health Record.* Werden die entsprechenden „Records" elektronisch geführt, sind dies dann *Electronic Patient Records bzw. Electronic Health Records*. Im Gegensatz zu anderen Definitionen wird hier auch die Frage des einrichtungsübergreifenden herstellerunabhängigen Zugriffs auf Informationen als Merkmal des Health Records definiert.

Einen anderen Zuschnitt bei gleichen Begrifflichkeiten wählt Waegemann (1999), der fünf Stufen zum Electronic Health Record beschreibt. Diese orientieren sich an der natürlichen Entwicklung des IT-Einsatzes in medizinischen Einrichtungen. Dabei unterscheidet er zwischen dem *Medical Record* im Sinne einer einrichtungsbezogenen Krankenakte und dem *Patient Record* im Sinne einer einrichtungsübergreifenden gesamtheitlichen Patientenakte bis hin zu einer Dokumentation, die auch Eintragungen von paramedizinischen Dienstleistern und Selbsteintragungen des Patienten enthält – den *Health Record*, oft auch als Gesundheitsakte übersetzt.

Stufe 1: Automated Record

Die erste Stufe – der *Automated Record* – ist gekennzeichnet durch Informationssysteme, in denen im Wesentlichen Patienteninformationen zu administrativen Zwecken vorgehalten werden. Erfasst und verwaltet werden also Patientenstamm- und Falldaten, sowie die einzelnen für eine Abrechnung notwendigen Leistungsdaten. Darüber hinaus gibt es Archivverwaltungssysteme, mit denen mittels der Patientenstamm- und Falldaten sowie einiger weiterer Informationen zu den Stand-/Ablageorten von Akten die Archivierung von und der Rückgriff auf konventionelle Akten unterstützt wird. Die elektronischen Informationen dienen also als Aktenverzeichnis. Damit können auch Aktenanforderungen verwaltet sowie das Ausleih- und Mahnwesen unterstützt werden. Die Krankenakten selbst werden aber weiterhin konventionell mit Papier geführt und archiviert. Waegemann weist aber auch darauf hin, dass selbst auf dieser Stufe viele medizinische Dokumente – er geht von 50 % der Gesamtdokumentation aus – bereits computergestützt mittels isoliert arbeitender Informationssysteme erstellt werden, z.B. mit Textverarbeitungssystemen oder durch medizintechnische Geräte, aber alle diese elektronischen Befunde ausgedruckt und in die Papierakte abgelegt werden.

Stufe 2: Computerized Medical Record System

In der nächsten Stufe – dem Computerized Record – werden die Akten zum Teil oder ganzheitlich zwar im Informationssystem gespeichert, aber nur retrospektiv beziehungsweise begleitend zur weiter papiergeführten Akte. Durch zentrale Dokumentenmanagementsysteme werden dabei die verschiedenen bereits elektronisch vorliegenden Dokumente zentral patientenorientiert zusammengeführt und um die mittels Scanner digitalisierten verbleibenden Papierdokumente ergänzt. Schmücker (1996) beschreibt Anforderungen und Komponenten eines solchen Lösungsansatzes, Dujat (1998) die Ziele, Einführungsaspekte und Effekte einer solchen Lösung. So entsteht dann eine „computerisierte“ Krankenakte, die aber aufgrund des geringen Standardisierungsgrades (⊠ Kap. 3.3.3, S. 138) und der fehlenden Metadaten (⊠ Kap. 4.6.2, S. 254) der einzelnen Dokumente nur zu Zwecken der Archivierung und zur Wiedereinsichtnahme bei Wiederaufnahmen genutzt werden kann, also nicht auswertbar ist für die nachgeordneten Verwendungszwecke (⊠ auch Kap. 3.3.1, S. 128).

Stufe 3: The Electronic Medical Record System

Wird die originäre Dokumentation nicht mehr mit papierenen handschriftlich ausgefüllten Dokumentationsformularen geführt, sondern mittels strukturierter und (teil)formalisierter IT-Funktionen eines Medizinischen Informationssystems mit hinterlegter Terminologie, so spricht Waegemann dann von der Elektronischen Krankenakte (Electronic Medical Record). Die Inhalte dieser Akte stehen auch für nachgeordnete Verwendungszwecke wie Qualitätsmanagement, Auswertungen und Abrechnung zur Verfügung. Außerdem sind alle Dokumente und Daten mit Metadaten wie z.B. Ersteller, Datum, Uhrzeit etc. versehen (⊠ auch die 7 Ws in ⊠ Kap. 3.4, Abb. 3.29, S. 163) und die Informationen in der Akte können so besser – auch mittels verschiedener Sichten – präsentiert und selektiert werden. Diese Akte wird aber nur innerhalb einer Einrichtung in dieser Form geführt.

Stufe 4: The Electronic Patient Record System

Werden die in den Einrichtungen implementierten Elektronischen Krankenakten einrichtungsübergreifend gekoppelt bzw. geführt – was eine Interoperabilität der Medizinischen Informationssysteme sowie syntaktische und semantische Vereinbarungen für die Dokumentation und Kommunikation erfordert – so ist die Stufe 4 erreicht, eine einrichtungsübergreifende Elektronische Patientenakte (Electronic Patient Record), die von allen Heil- und Hilfsberufen für die Dokumentation genutzt wird.

Stufe 5: The Electronic Health Record

Am Ende dieses Stufenkonzeptes steht die gesamtheitliche und lebenslang fortgeschriebene Medizinische Dokumentation eines Menschen, in der neben Eintragungen von medizinischen Hilfsberufen auch eigene gesundheitsrelevante Eintragungen des Patienten enthalten sind. Eine solche Akte ist nicht zwingend schon eine „Krankenakte" in dem Sinne, dass sie erst bei Vorliegen einer Erkrankung eröffnet und geführt wird, sondern diese wird bei der Geburt angelegt und kann insofern auch über lange Phasen von gesunden Menschen meist selbstständig geführt werden, daher der Begriff der Gesundheitsakte bzw. des (Electronic Health Record). Diese umfasst also auch Angaben und Informationen, die traditionell nicht in eine Krankenakte gehören wie persönliche Verhaltens- und Lebensgewohnheiten (Diäten, Selbstmedikation, Rauchgewohnheiten, Alkohol, sportliche Aktivitäten, etc.).

Kriterium: Umfang der Implemtierung

In seiner Definition berücksichtigt Waegemann sowohl die Standardisierung der Medizinischen Dokumentation, als auch die Erstellung und Nutzung durch verschiedene Einrichtungen (Gegenstandsbereich), sowie auch den Aspekt der Nutzung über die gesamte Lebensspanne hinweg. Dabei vermischt er aber die eigentlich unabhängig voneinander zu betrachtenden Aspekte der Standardisierung der Dokumentation und des Gegenstandsbereiches von Informationssystemen. Dies zeigt sich daran, dass die Stufen 4 und 5 nicht zwingend die Stufe 3 voraussetzen.

Diese verschiedenen Definitionen zeigen gewisse Ähnlichkeiten und Abweichungen: Während bei Dick (1991) und beim NHS der „Patient Record" eine einrichtungs- und patientenbezogene Krankenakte ist, entspricht dies bei Waegmann dem „Medical Record". Der Begriff des „Patient Record" wird bei Waegemann demgegenüber für einrichtungsübergreifende Akten benutzt. „Health Record" wird bei Dick und NHS als arztmoderierte einrichtungsübergreifende Akte gesehen, bei Waegemann entält dieser aber weitaus mehr Informationen – auch z.B. Selbsteintragungen des Patienten.

Weitere Definitionen und Abhandlungen zu Aspekten und Anforderungen Elektronischer Krankenakten finden sich u.a. bei Hölzel (1994), Schmücker (1998) sowie eine übersichtliche Darstellung der Anforderungen in Haas (1997).

Kriterium: krankheitsbezogener Inhalt der Akte

Nicht berücksichtigt wird in fast allen Definitionen der Aspekt, dass es auch nur krankheitsspezifisch geführte elektronische Akten gibt, z.B. für die Tumordokumentation, die Diabetesdokumentation etc., also ein weiteres Kriterium der eventuell isoliert krankheitsbezogene Inhalt der Akte selbst ist.

Fasst man die vorangehenden Überlegungen zusammen, ergeben sich folgende fünf wesentliche und voneinander unabhängige Aspekte mit den dazu angegeben Kriterien zur Klassifikation von elektronischen Krankenakten:

- *Verwendungszweck* der elektronischen Krankenakte (⌧ Kap. 3.3.1, S. 128):

  Der Verwendungszweck

  - Primärer Verwendungszusammenhang für die Behandlung des Patienten
  - Sekundärer Verwendungszusammenhang zu gesetzlich vorgeschriebenen nachgeordneten Zwecken wie Abrechnung, Meldepflichten, Qualitätsmanagement etc.
  - Tertiärer Verwendungszusammenhang für Forschung und Lehre, Gesundheitsberichtserstattung und klinische Epidemiologie etc.
- *Gegenstandbereich* der Elektronischen Krankenakte, es ergeben sich folgende „Einsatzszenarien"

  Der Gegenstandsbereich

  Hinsichtlich des Gegenstandsbereiches müssen die zwei Aspekte Organisations- und Behandlungsfallbezug betrachtet werden. Für den Gegenstandsbereich ergeben sich somit folgende Unterscheidungen:

  - Ein Behandlungsfall in einer Versorgungsinstitution
(-> Elektronische Fallakte EFA)
  - Integrierte patientenbezogene Akte über alle Behandlungfälle innerhalb einer Versorgungsinstitution
(-> Elektronische Patientenakte EPA)
  - Integrierte patientenbezogene Akte über alle Behandlungfälle aller beteiligten Versorgungsinstitution
(-> einrichtungsübergreifende Elektronische Patientenakte eEPA)
  - Integrierte patientenbezogene Akte über alle Behandlungfälle und alle beteiligten Versorgungsinstitutionen und zusätzlichen Informationen aus paramedizinischen Bereichen und Selbsteintragungen des Patienten
(-> Elektronische Gesundheitsakte EGA)
- *Digitalisierungsgrad und Standardisierung* der medizinischen Informationen, es ergeben sich folgende „Implementierungsszenarien":

  Der Umfang der Implementierung

  - Nur Patienten- und Falldaten sowie Verweise zu Papierakten (Automatisierte Krankenakte)
  - Alle Inhalte, jedoch die medizinischen Formulare in gecannter Form
(Computerisierte Krankenakte)

- Alle Inhalte, medizinische Angaben in strukturierter und zum Teil formalisierter Form (Elektronische Krankenakte EKA)

Der eigentliche Inhalt der Krankenakte

- *Krankheitsbezogener Inhalt* der Krankenakte

  Umfasst eine Krankenakte nur Behandlungsinformationen zu einer bestimmten Erkrankung, handelt es sich um eine krankheitsbezogene Krankenakte. Eine solche ist innerhalb einer Einrichtung zwar wenig sinnvoll, aber einrichtungsübergreifend sehr wohl vorzufinden, z.B. in Form einer einrichtungsübergreifenden DMP-Dokumentation (DMP = Disease Mamanagement Program), einer einrichtungsübergreifenden Tumor- oder Diabetes-Akte.

Personen die die Kontrolle über die Krankenakte haben

- *Dokumentierende Person(en),* die Inhalte in die Elektronische Krankenakte einstellen und somit die Kontrolle über die Akte haben, es ergeben sich folgende „Kontrollszenarien"
  - Ärzte und Pflegekräfte führen die Akte (arztmoderierte Elektronische Krankenakte)
  - Patient selbst führt die Akte (patientenmoderierte Elektronische Krankenakte)

Abb. 4.1: Begriffe zur Elektronischen Akte

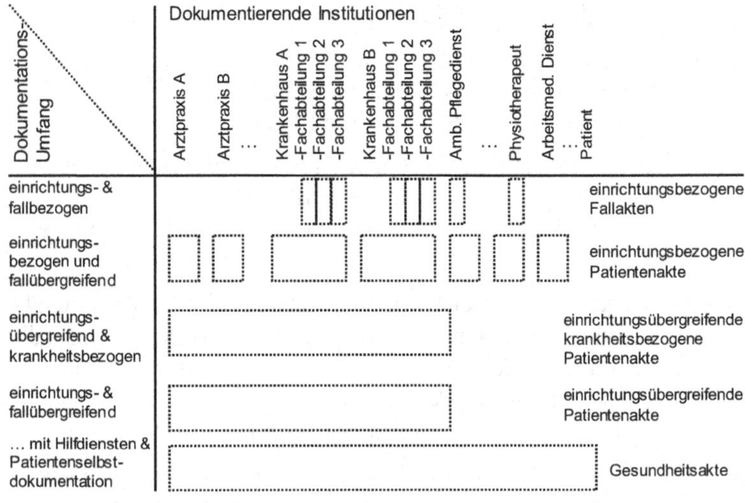

Da es sich um voneinander unabhängige Kriterien handelt, sind prinzipiell alle möglichen Kombinationen denkbar, wenngleich nicht immer sinnvoll. Einige Beispiele konkreter Elektronischer Krankenakten sollen die voran stehenden Erläuterungen verdeutlichen.

In einem Krankenhausinformationssystem existieren verschiedene Fachabteilungssysteme z.B. in der Chirurgie, Gynäkologie und Inneren Medizin. Jede Abteilung führt je stationärem Aufenthalt eine eigene Elektronische Krankenakte, in der Informationen zu allen für den Aufenthalt relevanten Erkrankungen geführt werden. Diese Akten können auch zusammengemischt werden. Für diese Akten gilt: *Beispiel 1*

Gegenstands-bereich	Verwendungs-Zweck	Implementierungs-Umfang	Krankheits-Bezug	Moderation
☒ einrichtungs- & fallbezogen	☒ primär	☐ nur Patienten- und Falldaten	☒ krankheits-übergreifend	☐ patienten-moderiert
☐ einrichtungs- & patientenbezogen	☐ sekundär	☐ inkl. medizinische Dokumente gescannt	☐ krankheits-bezogen	☒ arzt-moderiert
☐ einrichtungs-übergreifend	☐ tertiär	☒ inkl. strukturierter med. Dokumentation		

Es handelt sich also hier um arztmoderierte einrichtungsbezogene elektronische Fallakten.

In einer Arztpraxis wird ein umfassendes Arztpraxisinformationssystem eingesetzt, mittels dem die gesamte Medizinische Dokumentation und die Abrechnung erfolgen. Hier besteht also die Besonderheit, dass die im Systeme enthaltene elektronische Akte sowohl dem primären Verwendungszusammenhang als auch dem sekundären Verwendungszusammenhang Abrechnung in integrierter Weise dient. *Beispiel 2*

Gegenstands-bereich	Verwendungs-Zweck	Implementierungs-Umfang	Krankheits-Bezug	Moderation
☐ einrichtungs- & fallbezogen	☒ primär	☐ nur Patienten- und Falldaten	☒ krankheits-übergreifend	☐ patienten-moderiert
☒ einrichtungs- & patientenbezogen	☒ sekundär	☐ inkl. medizinische Dokumente gescannt	☐ krankheits-bezogen	☒ arzt-moderiert
☐ einrichtungs-übergreifend	☐ tertiär	☒ inkl. strukturierter med. Dokumentation		

Es handelt sich also um eine einrichtungsbezogene Patientenakte.

In eben diesem Krankenhaus gibt es ein spezielles Anwendungssystem für die Tumordokumentation des Mammakarzinoms, welches den Charakter eines klinischen Registers hat. Hierin werden sehr differenziert patientenbezogen alle Befunde und Diagnosen – Letztere auch codiert mittels der internationalen Ordnungssysteme TNM und ICD – dokumentiert. (http://www.med.uni-giessen.de/akkk/info/15/abstracts/vandenbergh.html, letzter Zugriff 02.06.2004) *Beispiel 3*

Gegenstand-Bereich	Verwendungs-Zweck	Implementierungs-Umfang	Krankheits-Bezug	Moderation
☐ einrichtungs- & fallbezogen	☒ primär	☐ nur Patienten- und Falldaten	☐ krankheits-übergreifend	☐ patienten-moderiert
	☐ sekundär			
☒ einrichtungs- & patientenbezogen	☐ tertiär	☐ inkl. medizinische Dokumente gescannt	☒ krankheits-bezogen	☒ arzt-moderiert
☐ einrichtungs-übergreifend		☒ inkl. strukturierter med. Dokumentation		

Es handelt sich hier also um eine einrichtungs- und krankheitsbezogene Patientenakte.

Beispiel 4 In einem Versorgungsnetz haben sich Ärzte und Krankenhäuser zusammengeschlossen, um den Prozess der Versorgung des Mamma-Carcinoms besser zu koordinieren und zu unterstützen. Im Rahmen dessen wird auch eine zentrale Dokumentation ausgesuchter Angaben geführt. (http://www.ehealth.nrw.de/files/Handout_2004-02-06.pdf, letzer Zugriff 02.06.2004)

Gegenstands-bereich	Verwendungs-Zweck	Implementierungs-Umfang	Krankheits-Bezug	Moderation
☐ einrichtungs- & fallbezogen	☒ primär	☐ nur Patienten- und Falldaten	☐ krankheits-übergreifend	☐ patienten-moderiert
	☐ sekundär			
☐ einrichtungs- & patientenbezogen	☐ tertiär	☐ inkl. medizinische Dokumente gescannt	☒ krankheits-bezogen	☒ arzt-moderiert
☒ einrichtungs-übergreifend		☒ inkl. strukturierter med. Dokumentation		

Es handelt sich hierbei um eine einrichtungsübergreifende krankheitsbezogene Patientenakte.

Beispiel 5 Es gibt eine Reihe von Projekten und kommerziellen Lösungen, die es ermöglichen, dass ein Patient selbst eine medizinische Akte unter seiner Kontrolle führt. Eine Übersicht solcher Lösungen findet sich unter http://www.medinfo.de/index.asp?r=826&thema=elektronische_Patientenakte (letzter Zugriff 02.06.2004). Je nach Ausprägung geschieht dies krankheitsspezifisch z.B. an der Universität Münster die „akteonline" für Mamma-CA-Patientinnen oder Eltern von Säuglingen mit Risikoerkrankungen. Für alle diese Ansätze ergibt sich folgendes Bild:

Gegenstands-bereich	Verwendungs-Zweck	Implementierungs-Umfang	Krankheits-Bezug	Moderation
☐ einrichtungs- & fallbezogen	☒ primär	☐ nur Patienten- und Falldaten	☒ krankheits-übergreifend	☒ patienten-moderiert
	☐ sekundär			
☐ einrichtungs- & patientenbezogen	☐ tertiär	☒ inkl. medizinische Dokumente gescannt	☐ krankheits-bezogen	☐ arzt-moderiert
☒ einrichtungs-übergreifend		☒ inkl. strukturierter med. Dokumentation		

Es handelt sich also um einrichtungsübergreifende patientenmoderierte Gesundheitsakten.

Alle diese Beispiele zeigen, dass also mit den Begriffen Fallakte, Krankenakte, Patientenakte und Gesundheitsakte nicht eindeutig zu beschreiben ist, was ein damit bezeichneter Lösungsansatz wirklich leistet, sondern dies nur durch zusätzliche Attributierungen zum Ausdruck gebracht werden kann.

Begriff „Elektronische Krankenakte" als Gattungsbegriff für alle denkbaren Implementierungen

Der Begriff „Krankenakte" kann in diesem Zusammenhang sehr wohl als Überbegriff für alle Einsatz- und Implementierungsszenarien gelten. Stoop und Berg (2003) benutzen als allgemeine Bezeichnung „Patient Care Informations Systems (PCIS)" und schreiben hierzu:

"PCIS is a broader term than e.g. electronic patient record, but no sharp terminological distinctions are intended here. All these systems denote IT applications that handle information generated or used in primary care process, an whose core users are doctors, nurses an other health care professionals."

Im Folgenden soll im Rahmen der Betrachtungen zu Medizinischen Informationssystemen vor allem die einrichtungsbezogene Elektronische Patientenakte (EPA) im Mittelpunkt stehen, da diese in der Regel innerhalb der einzelnen Gesundheitsversorgungseinrichtungen wie im Krankenhaus, in Arztpraxen, in Arbeitsmedizinischen Diensten, im Gesundheitsamt oder bei Kostenträgern usw. in verschieden differenzierten Ausprägungen von Interesse ist.

Dabei muss herausgestellt werden, dass sich die vorangehend erläuterten Unterscheidungen aber nur auf die Inhalte in Krankenakten, nicht aber auf deren prinzipielle Grundstruktur auswirken! Eine allgemeine Grundstruktur muss davon unabhängig sein und sich aus den in ⌧ Kapitel 3.4 ab Seite 148 dargestellten Zusammenhängen ableiten. Insofern ist es sinnvoll und möglich, für alle vorangehend beschriebenen Einsatzszenarien eine Grundstruktur für eine Elektronische Krankenakte zu definieren und zu implementieren.

Am Ende steht nun die Frage nach einer allgemeingültigen und treffenden knappen Definition einer Elektronischen Krankenakte. Unter Berücksichtigung der vorangehend diskutierten Aspekte soll für die weiteren Betrachtungen folgende allgemeine Definition gelten:

Begriffsdefinition zur Elektronischen Krankenakte

„Eine *Elektronische Krankenakte* ist die teilweise oder vollständig auf elektronischen (digitalen) Speichermedien und nach definierten Ordnungskriterien abgelegte Sammlung der medizinischen Informationen zu einem Patienten sowie die zugehörige Interaktions- und Präsentationskomponente zum Navigieren in und Arbeiten mit der Akte."

Abb. 4.2: Prinzipielle Komponenten einer EPA

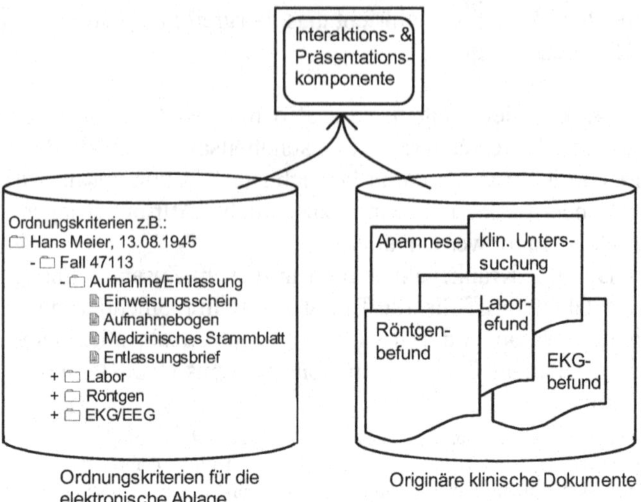

Die Präsentations- und Interaktionskomponente – auch gemeinhin als Benutzeroberfläche bezeichnet und in vielen Definitionen nicht explizit berücksichtigt – ist insofern erwähnenswert, da alleine die Verfügbarkeit digitaler Daten und Dokumente ohne entsprechende Möglichkeit einer minimalen Interaktion und Sichtbarmachung dieser keinerlei Nutzen mit sich bringt. Eine isolierte, intransparente Speicherung von Behandlungsdokumenten kann daher nicht schon als elektronische Akte bezeichnet werden kann.

Merktafel 19
zu Kapitel 4.1: Definitionsversuche zur Elektronischen Krankenakte

---

M19.1 ■ In der Literatur finden sich zahlreiche Begriffe zur Elektronischen Krankenakte, teilweise werden diese homonym verwendet für sehr verschiedene Konzepte.

M19.2 ■ Prinzipiell enthält eine Elektronische Krankenakte alle Behandlungsinformationen zu einem Patienten. Diese können je nach Implementierung verschiedenen Standardisierungs-, Vollständigkeits- und Detaillierungsgrad haben.

M19.3 ■ Zur genauen Einordnung einer konkreten Implementierung einer Elektronischen Krankenakte müssen die Kriterien

- Gegenstandsbereich,
- Verwendungszweck,
- Implementierungsumfang,
- Krankheitsbezug und

- Moderation betrachtet werden.

- Hinsichtlich der verschiedenen Implementierungen können prinzipiell einrichtungsbezogen oder einrichtungsübergreifend unterschieden werden M19.4

  - *Fallakten*, die alle Behandlungsdokumente zu einem bestimmten Behandlungsfall – meist definiert über die führende Erkrankung oder einen definierten Zeitraum – enthalten.
  - *Patientenakten*, die alle Behandlungsdokumente zu einer Person, unabhängig der verschiedenen evtl. vorliegenden Behandlungsfälle, enthalten. Patientenakten enthalten also alle Fallakten einer Person.
  - *Gesundheitsakten*, die zusätzlich zu den Behandlungsinformationen auch Patientenselbstaufzeichnungen und Informationen aus dem paramedizinischen Bereich enthalten und
  - *Registerakten*, die speziell für Forschungszwecke geführt werden und nur spezielle Informationen – also Aktenteile der Fall- oder Patientenakten – von jenen Patienten enthalten, die an der Erkrankung, für die das Register geführt wird, leiden.

- Arztmoderierte Akten sind solche, deren Inhalt von den behandelnden Ärzten festgelegt wird und der Versorgung dient. Sie werden also vom Arzt geführt. M19.5

- Patientenmoderierte Akten sind solche, bei denen der Patient selbst entscheidet, welche Behandlungsdokumente enthalten sein sollen. Sie können nur ergänzend zu den arztmoderierten Akten geführt werden, stellen also eine ausschnittsweise „persönliche" Kopie des Patienten dar. M19.6

- Der Begriff „Elektronische Krankenakte" kann als *Gattungsbegriff* für alle denkbaren Implementierungsvarianten betrachtet werden. M19.7

- Als erste *Definition* kann gelten: M19.8

  Eine Elektronische Krankenakte ist die teilweise oder vollständig auf elektronischen (digitalen) Speichermedien und nach definierten Ordnungskriterien abgelegte Sammlung der medizinischen Informationen zu einem Patienten sowie ein zugehörige Interaktions- und Präsentationskomponente zum Navigieren in und Arbeiten mit der Akte.

4.3 Ziele und Nutzen der Elektronischen Krankenakte

Welchen Nutzen haben nun Elektronische Krankenakten? Hierzu ist es hilfreich, einmal die Schwächen der konventionellen Akte zu betrachten und diesen die Vorteile Elektronischer Krankenakten gegenüberzustellen:

Schneller und gezielter Zugriff auf Krankenakten und einzelne Informationen

- Konventionelle Krankenakten müssen aufwändig archiviert und organisiert werden. Ein schneller und bedarfsgerechter Zugriff ist oftmals nicht oder nur aufwändig möglich. Durch den Einsatz einer Elektronischen Krankenakte können aufwändige Suchzeiten in Archiven sowie Transportzeiten entfallen, die Informationslogistik wird erheblich verbessert.

Selektiver Zugriff auf Krankenakten

- Das Heraussuchen einer bestimmten Menge von Krankenakten die definierten Kriterien genügen – z.B. zum Zwecke der Forschung oder Behandlungsvergleichen, also ein inhaltbezogenes Heraussuchen von Akten bzw. das Bilden spezieller Kohorten durch Suche nach bestimmten Merkmalsausprägungen, ist auf Basis konventioneller Archive äußerst aufwändig, wenn nicht sogar unmöglich. Durch den Einsatz einer elektronischen Akte ist es unaufwändig möglich, Kohorten zu bilden bzw. Krankengeschichten die bestimmten Kriterien genügen herauszusuchen.

Paralellnutzung von Krankenakten

- Konventionelle Akten und Dokumente können zu einem Zeitpunkt auch nur an einem Ort verfügbar sein. Parallel entstehende Dokumente müssen zusammengeführt und aufwändig in der Akte abgelegt werden. Ist eine Akte noch in einem Arztzimmer, da noch eine Epikrise diktiert werden muss, ist diese Akte z.B. bei plötzlicher Wiederaufnahme des Patienten nicht sofort verfügbar. Oft ist sogar nicht bekannt, wo diese Akte gerade lagert. Durch den Einsatz einer elektronischen Akte ist eine zeitgleiche Nutzung durch verschiedene an der Behandlung beteiligte Personen problemlos möglich.

Beliebige „virtuelle“ Sichten auf eine Krankenakte

- Die konventionelle Akte muss intern physisch nach einer einmal festgelegten Struktur organisiert bzw. geordnet werden. Dies kann chronologisch oder nach Befundarten mittels Registern geschehen. Ebenso ist zu entscheiden, ob und in welcher Weise Fallakten getrennt oder gemeinsam in einem Mutterbehälter aufbewahrt werden. Dementsprechend kann eine konventionelle Akte nicht oder nur mit großem Aufwand umsortiert werden, was für den täglichen Gebrauch nicht möglich ist. Oftmals interessiert aber sowohl der chronologische Verlauf, als auch eine nur befundartenbezogene Sicht, ggf. auch eine problemorientierte Sicht oder nur ganz bestimmte Angaben in einer spezieller Zusammenstellung. Durch den Einsatz einer elektronischen Akte muss keine materialisierte physische Ablageorganisation festgelegt werden, der Inhalt von digitalen Krankenakten kann also nach verschiedensten Kriterien sortiert, gefiltert und dargestellt werden. Damit können auch berufsgruppenorientierte virtuelle Sichten auf eine gesamtheitliche Akte (z.B. die Röntgenakte, die Physiotherapiedokumentation, die Anästhesiedokumentation usw.) erzeugt werden.

Höhere Transparenz der Medizinischen Dokumentation

- Ärztliches Handeln basiert auf Informationen. Durch die stetig steigende Zahl diagnostischer und therapeutischer Verfahren erhöht sich auch die Anzahl der einzelnen Angaben zu einem Patienten. Das daraus entstehende komplexe Informationsgeflecht muss für Behandlungsentscheidungen laufend neu bewertet, geordnet und priorisiert, sowie in geeigneter Weise dargestellt werden. Durch entsprechende Informationsfunktionen wie die Basisdokumentation oder aber verlaufsorientierte Darstellung von Laborwerten, Vitalwerten, Scores etc. kann die Medizinische Dokumentation und die momentane Situation eines Patienten effektiv transparenter gemacht werden.

Höhere Qualität der Dokumentation

- Nicht nur durch verbesserte Ablage und Retrieval sowie der flexiblen und aufgabenbezogenen Darstellung von Informationen kann eine elektronische Akte zur besseren Versorgung beitragen, sondern auch durch den Einsatz von elektronischen Eingabeformularen. Als Werkzeuge zur Medizinischen Dokumentation wird diese selbst qualitativ besser, da die Vollständigkeit, Korrektheit und Widerspruchsfreiheit steigt. Dies wird durch integrierte Eingabehilfen und Integritätsprüfungen direkt während der Dateneingabe erreicht. Die Vollständigkeit wird aber nicht nur bezogen auf das Ausfüllen einzelner Bildschirmformulare besser, sondern auch durch den Einsatz so genannter Erledigungslisten, anhand derer übersichtlich deutlich wird, welche Maßnahmen noch durchzuführen sind, bzw. was noch zu dokumentieren ist.

mehrfach nutzbare Dokumentation

- Konventionelle Dokumentationen erlaubt es nicht, einmal erfasste Angaben für verschiedene nachgeordnete Verwendungszwecke (⌧ Abb. 3.6, S. 130) an verschiedenen Orten gleichzeitig zu benutzen. Daher müssen viele Angaben oftmals doppelt oder mehrfach dokumentiert werden. So werden z.B. Angaben über Operationen einerseits für die Versorgungsdokumentation im Operationsbericht dokumentiert, für die Abrechnung auf speziellen Abrechnungsbögen und für die externe Qualitätssicherung nochmals auf entsprechenden von den Ärztekammern vorgeschriebenen Qualitätssicherungsbögen. Durch den Einsatz eines Informationssystems können dem gegenüber einmal erfasste Angaben in verschiedensten Zusammenstellungen für nachgeordnete Verwendungszwecke genutzt werden – und können sich dann im Rahmen der Operations-Dokumentation erfassten Angaben sowohl im OP-Bericht, in der Epikrise (Arztbrief), in der Abrechnung, in der Leistungsstatistik, in der externen Qualitätssicherung und im internen Qualitätsmanagement Verwendung wiederfinden.

Kontinuierliches Qualitätsmonitoring

- Gesundheitsversorgungseinrichtungen sind zum internen Qualitätsmanagement verpflichtet. Ein Medizinisches Informationssystem ermöglicht kontinuierlich das automatische Auswerten und Überwachen von behandlungsbezogenen Qualitätsindikatoren, auch unter Berücksichtigung patientenindividueller Faktoren, sowie die Durchführung entsprechender Analysen.

Medienbrüche werden vermieden

- Die konventionelle Aktenorganisation und Ablage erlaubt es nicht, alle Informationen bzw. Dokumente eines Patienten in einer Akte zu archivieren. So müssen Röntgenbilder, EKG-Kurven, EEG-Kurven, Herzkathetervideos und vieles andere mehr ausgelagert archiviert werden und der behandelnde Arzt muss, will er diese Quellen nutzen, mit verschiedensten Medien und Nebenakten arbeiten. Elektronische Krankenakten helfen, durch eine maximale Medienintegration solche Medienbrüche zu vermeiden, so dass heute vorhandene (z.B. Akte – Bildarchiv) wegfallen und sogar zusätzliche Informationen wie z.B. Audio-Sequenzen in die Dokumentation integriert werden können. Zusätzlich besteht die Möglichkeit, medizintechnische Geräte direkt anzuschließen und Bilder, Signale und Auswertungsergebnisse direkt Online während der Untersuchung aus diesen Geräten in die digitale Krankenakte zu übernehmen.

Einfache Datenübermittlung für Leistungsvergütung und Berichtspflichten

- Für viele Gesundheitsversorgungsversorungseinrichtungen bestehen eine ganze Reihe von Berichts- und Übermittlungspflichten. Bei der konventionellen Dokumentation müssen diese zu kommunizierenden Informationen in gesonderte Formulare oder Briefe manuell übertragen – also doppelt dokumentiert – und dann per Post versandt werden. Auf Basis einer elektronischen Akte können diese Informationen automatisiert abgeleitet und unaufwändig übermittelt werden.

- Das ökonomische Management von Gesundheitsversorgungseinrichtungen ist nur noch auf Basis einer sowohl mikroökonomisch als auch medizinisch auswertbaren Dokumentation möglich. Nur die Verfügbarkeit von zeitnahen und detaillierten Angaben zu individuellen Behandlungen ermöglicht z.B. eine medizinökonomisch ausgerichtete Deckungsbeitragsrechnung und eine ökonomische Steuerung des Unternehmens.

Effektives betriebliches Management

Diese und weitere Vorteile der Elektronischen Krankenakte werden anhand der Gegenüberstellung der konventionellen und der elektronischen Akte deutlich (⌧ Tabelle 4.1 auf der Folgeseite in Anlehnung an Degoulet (1997) und Schmücker (1996)).

Insgesamt kann gezeigt werden, dass die Vorteile Elektronischer Krankenakten bei Weitem gegenüber einer konventionellen Aktenführung überwiegen, es gibt aber auch ein Reihe von Gründen, die ihren Einsatz erschweren:

- Eine Vielzahl der Eintragungen in den Akten wird heute handschriftlich vorgenommen. Dabei handelt es sich um Einträge von Messwerten in Verlaufskurven aber auch Notizen und Befundbemerkungen des Arztes z.B. im Rahmen der Anamnese, einer Zwischenuntersuchung etc. Keine Aufzeichnung ist schneller und einfacher durchgeführt als die handschriftliche.
- Eine Vielzahl der Eintragungen stammt nicht von der aktenführenden Stelle selbst, sondern von anderen leistungserbringenden z.B. konsiliarisch tätigen Organisationseinheiten. Untersuchungen in Krankenhäusern zeigen, dass dieser Dokumentationsanteil in Abhängigkeit von der Fachabteilung zwischen 40 und 80 % liegt!
- Die Vielfältigkeit der Dokumentationsmedien umfasst Freitext, Datenelemente, Verlaufskurven (Temperatur, EKG, EEG), Graphiken (z.B. Skizzen des Abdomens, des Kopfes, der Mamma usw. zum Markieren bestimmter Areale), Bilder (Fotos, Röntgenbilder, Sono-Standbilder usw.), Video-Sequenzen (Herzkatheter-Video, SONO-Sequenzen usw.).
- Viele Dokumente dienen nicht nur der Medizinischen Dokumentation, sondern sind auch Basis für Leistungsstatistiken, Abrechnung, Nachweispflichten und andere Verwendungszwecke.

Dementsprechend muss eine Elektronische Krankenakte alle diese Aspekte in sinnvoller Weise berücksichtigen.

Kriterium	Konventionelle Akte	Elektronische Akte
Primärnutzung, Speicherung, Kommunikation		
– Dokument ohne Hilfsmittel einzusehen	++	-
– Raumbedarf	hoch	gering
– Aufwand für Speicherung/Rückgriff	hoch	gering
– Aufwand für Kopie-Erstellung	hoch	gering
– Aufwand für Versenden von Extrakten	hoch	gering
– Datenintegration (einschl. Multimediadaten)	-	++
– Lesbarkeit der Aufzeichnung	0	++
– Problemorientierung	+	++
– Vollständigkeit (ausgesuchte Bereiche)	0	++
– Zugang, gleichzeitige Nutzung	-	++
– Globale Verfügbarkeit	-	++
– Differenziert einschränkbarer Zugang	0	++
– Integration von verschiedenen Akten	0	++
– Integration verschiedener Akten	0	+
– Alternative Ordnungskriterien	0	++
– Akzeptanz bei medizinischem Personal	++	-
Behandlungs- und Entscheidungshilfe		
– Zusammenfassungen, Mehrfachabstraktionen	0	++
– Automatische Erinnerungen, Alarme	0	++
– Diagnostische/therapeutische Vorschläge	0	++
– Verarbeitung von Multimediadaten	0	++
Neugruppieren von Daten, Auswertungen		
– Möglichkeit aufgabenbezogener Sichten	0	++
– Behandlungsüberwachung/Evaluation	+	++
– Klinische, epidemiologische Forschung	+	++
– Controlling, Scheduling	0	++
Training, Ausbildung, Standardisierung		
– Formalisierung des medizinischen Prozesses	++	+
– Festhalten an Behandlungsprotokollen	+	++
– Verbindung zu Daten-/Wissensbasen	+	++
Juristische Aspekte		
– Rechtliche Anerkennung	++	0
– technischer Aufwand zur Herstellung der rechtlichen Anerkennung	gering	sehr hoch
– Einfachheit des Unterschriftsverfahrens	++	-
– Datensicherheit	+	++
– differenzierte Möglichkeiten für Datenschutz	0	++
– Aufwand für Sicherung der Vertraulichkeit	gering	Hoch

Tab. 4.1: Vergleich Konventionelle und Elektronische Krankenakte

Merktafel 20
zu Kapitel 4.3: Ziele und Nutzen einer Elektronischen Krankenakte

- Eine Elektronische Krankenakte erlaubt den schnellen und gezielten (selektiven) Zugriff auf bestimmte Akten sowie innerhalb dieser Akten auf bestimmte Informationen. *M20.1*
- Eine Elektronische Krankenakte kann von vielen an der Behandlung Beteiligten parallel genutzt werden. *M20.2*
- Durch die Möglichkeit, Informationen gezielt zu selektieren oder in verschiedener Weise darzustellen, ermöglicht die Elektronische Krankenakte viel „virtuelle Sichten" auf die Akte. *M20.3*
- Selektions- und Auswertbarkeit, virtuelle Sichten und Standardisierungsgrad erhöhen die Transparenz der Medizinischen Dokumentation. *M20.4*
- Durch die direkte Überprüfung der Dokumentationseinträge bei deren Erstellung auf formale Korrektheit und Integrität kann die Qualität der Medizinischen Dokumentation erhöht werden. *M20.5*
- Die Mehrfachnutzung einmal erfasster Informationen für nachgeordnete Verwendungszwecke wird möglich. Doppelaufschreibungen können entfallen. *M20.6*
- Durch kontinuierliche automatisierte Auswertung kann ein umfassendes zeitnahes Qualitätsmanagement erfolgen. *M20.7*
- Die Elektronische Krankenakte hilft, Medienbrüche abzuschaffen *M20.8*
- Die Inhalte der Elektronischen Krankenakte können – sofern ein Erlaubnistatbestand besteht – einfach und effizient an Mitbehandler und andere berechtigte Stellen kommuniziert werden. *M20.9*
- Die Elektronische Krankenakte ermöglicht ein effektives betriebliches Management der diese nutzenden Gesundheitsversorgungseinrichtung. *M20.10*

4.4 Allgemeine Anforderungen an Elektronische Krankenakten

4.4.1 Funktionale Anforderungen

Zu den in ⌧ Kapitel 2.7, Seite 79 dargestellten allgemeinen Anforderungen an Informationssysteme kommen die speziellen Anforderungen an Elektronische Krankenakten.

Einmal dokumentieren, mehrfach nutzen.

Wie bereits kapiteleinleitend herausgestellt, müssen Medizinische Informationssysteme konsequent eine nichtredundante Dokumentation unterstützen, so dass einmal erfasste Informationen für alle beteiligten Berufsgruppen und nachgeordnete Verwendungszwecke nutzbar sind. Dies erfordert aber eine holistische Sicht des Konstrukteurs auf alle oder zumindest die wichtigsten zu berücksichtigenden nachgeordneten Verwendungszwecke im Gesundheitswesen, v.a. auch Kenntnisse über die notwendigen Nachweis- und Meldepflichten. Für Radiologieinformationssysteme ist dies z.B. die Röntgenverordnung, für Krankenhausinformationssysteme die einschlägige Krankenhausgesetzgebung.

Allgemeine Anforderungen an Medizinische Informationssysteme sind umfangreich und vielfach formuliert worden (Dick 1991, Effken 2003, Haas 1997, Kuhn 2001, van Ginneken 2002, Patel 2002). Nach Moorman (2003) erscheinen weltweit ca. 600 Artikel jährlich in indizierten Fachzeitschriften der PUBMED zum MESH-Begriff „Medical Records Systems, Computerized".
Van Ginneken (2002) formuliert folgende *wesentlichen Anforderungen* an Elektronische Krankenakten:

Nutzung von Ordnungssystemen

- Weitgehende Nutzung von internationalen Ordnungssystemen zur Gewährleistung der einrichtungsübergreifenden Kommunizierbarkeit und Nutzung medizinischer Behandlungsdaten,

Flexibilität der Dokumentationsstrukturen

- Flexibilität hinsichtlich dem strukturellen Inhalt der Dokumentation, d.h es muss mit geringen Mitteln möglich sein, die Dokumentation zu erweitern bzw. umzugestalten,

Benutzungsflexibilität

- Flexibilität in der Benutzung, d.h. freizügiges Navigieren, Möglichkeit zur Zusammenstellung benutzereigener Sichten auf die Krankenakten etc.,

- Weitgehende Integration aller notwendigen Funktionen und Daten und

Daten- / Funktionsintegration

- Einbeziehung der Nutzer bei der Planung und Durchführung der Einführung.

Nutzerpartizipation bei Entwicklung

Als wichtigste Voraussetzung sieht er ein positives Aufwands-/Nutzenverhältnis für die einzelnen Benutzergruppen sowie ein überschaubarer Zeitraum für den Return-on-Investment für die finanzierende Institution.

Im Rahmen des Forschungsprojektes PADKOM (PAtientenDaten-KOMmmunikation) der Projektgruppe Medizin am Deutschen Herzzentrum Berlin und der Technischen Universität Berlin als Teil des von der TELEKOM geförderten Forschungsprojektes BERKOM wurden z.B. sehr umfangreiche Analysen hierzu durchgeführt (Fleck 1989). Grundlagen der formulierten Anforderungen waren:

- eine Systemanalyse der medizinischen Arbeitsabläufe im Deutschen Herzzentrum Berlin, bei der Dokumente und Arbeitsabläufe im Detail analysiert wurden. Daraus Aussagen über anfallende Datenmengen, zeitliche und örtliche Bedingungen der Verwendung dieser Daten, Engpässe etc.
- Aus der Systemanalyse heraus entwickelte Szenarien für den DV-Einsatz im medizinischen Umfeld.
- Auf internationaler Ebene entwickelte Szenarien zur Verbesserung der medizinischen Diagnostik und Therapie (z.B. EG-Förderprojekte wie das RACE-Projekt TELEMED).

In wohl umfassendster Weise hat sich auch das „Comitee on Improving the Patient Record“ des Institute of Medicine (Dick 1991) mit Anforderungen beschäftigt und u.a. folgende Empfehlungen bzw. Anforderungen formuliert:

Problemorientierung

1. Die Elektronische Krankenakte beinhaltet eine Problemliste, mittels der die klinischen Probleme des Patienten sowie deren aktueller Status und Verlauf (z.B. die Primärkrankheit wird schlechter, ist stabil oder wird besser) dokumentiert werden können.

Disease-Staging und Assessments

2. Die Elektronische Krankenakte begünstigt und unterstützt die systematische Messung und Aufzeichnung des Gesundheitsstatus und der funktionalen Ressourcen eines Patienten. Damit kann eine genauere und kontinuierlichere Beurteilung des Outcomes der Patientenbehandlung erfolgen.

Entscheidungsdokumentation

3. Die Elektronische Krankenakte repräsentiert die logische Basis für alle Diagnosen oder Schlussfolgerungen, in dem sie die Medizinische Dokumentation als Basis für klinische Entscheidungen und Patientenbehandlung gesamtheitlich unterstützt. Diese Dokumentation sollte die Wissenschaftlichkeit verbessern und auch zum Erkenntnisgewinn beitragen können.

Patientenorientierung

4. Die Elektronische Krankenakte kann mit anderen Akten des Patienten verlinkt werden – mit Akten anderer Institutionen oder Behandlungsepisoden. Damit kann eine longitudinale (lebenslange) Medizinische Dokumentation aufgebaut werden, die einen wesentlichen Beitrag für die individuelle Gesundheitsversorgung des Einzelnen leisten kann.

Differenzierte Datenschutzmechanismen

5. Die Elektronische Krankenakte berücksichtigt umfassend die Datenschutzbedürfnisse, in dem sie durch differenzierte Zugriffsmechanismen nur authorisierten Personen die Einsichtnahme ermöglicht.

hohe zeitliche und örtliche Verfügbarkeit

6. Die Elektronische Patientenakte ist jederzeit durch authorisierte an der Behandlung beteiligte Personen zugreifbar. Gleichzeitiger und örtlich verteilter Zugriff ist möglich.

virtuelle Sichten

7. Die Elektronische Krankenakte ermöglicht für den Benutzer einen selektiven Zugriff und eine variable Repräsentation der Informationen die in der Akte enthalten sind. Sie ermöglicht benutzerindividuelle Sichten auf die Informationen.

Integration von Wissen

8. Die Elektronische Krankenakte kann mit lokalen und entfernten Wissensbasen, welche Faktenwissen, Literatur oder Leitlinien beinhalten, gekoppelt werden, so dass dieses Wissen für den Behandler zeitnah zur Unterstützung seiner Entscheidungen verfügbar gemacht werden kann.

Entscheidungsunterstützende Funktionen

9. Die Elektronische Krankenakte unterstützt – in speziellen Fällen leitet auch – den klinischen Entscheidungsprozess durch die Verfügbarkeit integrierter Analysewerzeuge, klinischer Erinnerungsfunktionen, Berechnungsfunktionen für prognostische Indices und andere intelligente Funktionen.

Strukturierte & formalisierte Dokumentation

10. Die Elektronische Krankenakte unterstützt die strukturierte Datenerfassung und speichert Informationen unter Zugrundelegung von definierten Vokabularen. Sie unterstützt effektiv die direkte Dokumentation durch den Arzt.

Unterstützung des Qualitätsmanagement

11. Die Elektronische Krankenakte unterstützt Kliniker, niedergelassene Ärzte und Gesundheitsversorgungseinrichtungen bei Bewertung und Controlling von Behandlungsqualität und -kosten.

12. Die Elektronische Krankenakte ist technisch ausreichend flexibel und erweiterbar, um einerseits zukünftige Anforderungen zu erfüllen, aber auch die Bedürfnisse der verschiedenen klinischen Disziplinen berücksichtigen zu können.

Erweiterungsfähig

Zusammenfassend und unter Berücksichtigung der Ausführungen in ⌧ Kapitel 3 ab Seite 113 ergeben sich folgende wichtigsten funktionale Aspekte bzw. Anforderungen.

Wesentliche Anforderungen an Medizinische Informationssysteme

---

Merktafel 21
zu Kapitel 4.4: Allgemeine Anforderungen an Elektronische Krankenakten

---

- Die Elektronische Krankenakte enthält eine Behandlungsprozessdokumentation gemäß ⌧ Kapitel 3.4.2, Seite 151 ff. (zu einer beispielhaften Implementierung ⌧ Kap. 5.6, S. 343 ff.). *M21.1*
- Die Elektronische Krankenakte enthält eine Ergebnisdokumentation mit integrierter expliziter Symptomdokumentation gemäß ⌧ Kapitel 3.4.3, Seite 154 ff. (zu einer beispielhaften Implementierung ⌧ Kap. 5.7., S. 365 ff.). *M21.2*
- Die Elektronische Krankenakte ermöglicht eine Standardisierung der Ergebnisdokumentation gemäß Kapitel 4.6.3 Seite 259 ff. (zu Implementierungsaspekten ⌧ Kap. 5.7.4, S. 375 ff.). *M21.3*
- Die Elektronische Krankenakte erlaubt eine inkrementelle Erweiterung der Ergebnisdokumentation (⌧ Kap. 5.7.5, S. 379). *M21.4*
- Design und Konzeptualisierung der Elektronischen Krankenakte berücksichtigen die nachgeordneten Verwendungszwecke. *M21.5*
- Die Elektronische Krankenakte ermöglicht eine Medienintegration durch Integration von Formularen, freitextlichen Befunden, Bildern, Videos, Audios usw. gemäß Kapitel 3.4.3 (⌧ Abb. 3.21 und 3.22 S. 154 ff.). *M21.6*
- Die Elektronische Krankenakte ermöglicht eine explizite Diagnosendokumentation und -verschlüsselung gemäß ⌧ Kapitel 3.4.4, Seite 160 ff. (zu einer beispielhaften Implementierung ⌧ Kap. 5.8, S. 397). *M21.7*
- Die Elektronische Krankenakte ermöglicht eine Problemdokumentation gemäß ⌧ Kapitel 3.4.5, Seite 164 ff. (zu einer beispielhaften Implementierung s. Kap. 5.9, S. 409). *M21.8*
- Die Elektronische Krankenakte ermöglicht eine Dokumentation von Behandlungszielen und Handlungsplänen gemäß ⌧ Kapitel 3.4.6, Seite 167 ff. (zu einer beispielhaften Implementierung ⌧ Kap. 6.4, S. 549). *M21.9*

M21.10 ■ Die Elektronische Krankenakte unterstützt ergänzende Dokumentationen gemäß ⌧ Kapitel 3.4.7, Seite 171 ff. (zu beispielhaften Implementierungen ⌧ Kap. 5.10 – 5.14, S. 420 ff.).

M21.11 ■ Die Elektronische Krankenakte ermöglicht die Inbezugsetzung von Dokumentationseinträgen der verschiedenen Teildokumentationen (⌧ z.B. Abb. 6.5, S. 527).

M21.12 ■ Die Elektronische Krankenakte unterstützt die Leistungskommunikation gemäß ⌧ Kapitel 6.5, Seite 560 ff.

M21.13 ■ Die Elektronische Krankenakte ermöglicht der Zuordnung von Informationen/Dokumenten zu Behandlungsfällen gemäß ⌧ Kapitel 3.2.3, Seite 121 ff. (zur Fallverwaltung ⌧ Kap. 5.5, S. 339).

M21.14 ■ Der Elektronischen Krankenakte liegen selbstlernende oder kontrollierten Vokabularen für die einzelnen Einträge in den Teildokumentationen zu Grunde. Dadurch wird eine Konzeptbasierung erreicht. (zu Beispielen ⌧ Kap. 5.3.3, S. 297 ff.).

M21.15 ■ Die Elektronische Krankenakte ermöglicht verschiedene berufsgruppenbezogene und individueller Selektionen und Sichten auf die Inhalte (zu Beispielen ⌧ Kap. 5.6.4 S. 349 ff.).

M21.16 ■ Der Elektronischen Krankenakte liegen prozessorientierte Ordnungskriterien (Metadaten) gemäß ⌧ Kapitel 4.6.2, Seite 254 ff. zu Grunde.

M21.17 ■ Die Elektronische Krankenakte verfügt über differenzierte Datenschutzmechanismen (zu Implementierungsaspekten ⌧ Kap. 5.17 S. 478 ff.).

M21.18 ■ Die Elektronische Krankenakte verfügt über Exportmechanismen für definierte Dokumente und Informationen zur Versendung an Mitbehandler sowie Importmechanismen von Fremddokumenten und Informationen (zu Implementierungsaspekten ⌧ Kap. 5.16 S. 465 ff.).

M21.19 ■ Die Elektronische Krankenakte verfügt über Verlinkungsmöglichkeiten mit anderen Krankenakten und Wissensbasen.

M21.20 ■ Durch die Möglichkeit einer verteilte Zugreifbarkeit erlaubt die Elektronische Krankenakte ihre Benutzung und Fortschreibung durch alle am Behandlungsprozess Beteiligten unabhängig von Raum und Zeit.

M21.21 ■ Die Elektronische Krankenakte verfügt über Auswertungs- und Monitoringfunktionen für das medizinische und ökonomische Controlling.

- Die Elektronische Krankenakte ermöglicht die Integration wissensbasierter Funktionen (⌧ Kap. 6.7, S. 580 ff.). M21.22

Implementierung aus isolierter Sicht verschwendet Nutzungschancen

Wird eine Elektronische Krankenakte bzw. ein Medizinisches Informationssystem nur aus der isolierten Sicht einer Berufsgruppe oder eines Verwendungszweckes heraus implementiert, wird daher ein Großteil des möglichen Nutzenpotentials des IT-Einsatzes vergeben. Es muss daher oberste Prämisse sein, dass beim Entwurf und der Implementierung eines Medizinischen Informationssystems die Bedürfnisse aller Benutzergruppen sowie die nachgeordneten Verwendungszwecke berücksichtigt werden. Auf die Probleme multidisziplinärer Dokumentationen weist Schoop (1999) hin. Wird der Zusammenhang zwischen originärer Behandlungsdokumentation und nachgeordneten Verwendungszwecken beim Design von Medizinischen Informationssystemen nicht berücksichtigt, kommt es später bei Nutzung des Informationssystems zu weiteren Doppelerfassungen und Mehrarbeit, um eben auch die z.B. gesetzlich vorgeschriebenen nachgeordneten Verwendungszwecke zu bedienen. Prinzipiell bedarf es also einer ausreichenden Strukturierung und Formalisierung der Dokumentation. Die versorgungsorientierte Primärdokumentation in Elektronischen Krankenakten ist daher so zu gestalten, dass durch automatisierte Informationstransformationen alle notwendigen Informationen für die zu berücksichtigenden nachgeordneten Verwendungszwecke automatisch abgeleitet werden können.

4.4.2 Anforderungen an die Bedienung

Übersichtlich und unaufwendig benutzbar

Wesentlicher Erfolgsfaktor für alle Medizinischen Informationssysteme ist die schnelle und aufgabenangemessene Benutzbarkeit sowie die Übersichtlichkeit der präsentierten Informationen, so dass gegenüber der konventionellen Organisation durch die Computerbenutzung keine Mehrarbeit entsteht bzw. die Mehrarbeit durch entsprechenden Nutzen ausgeglichen wird.

"In our experience, new data processing functions were only successful and accepted if all the staff members involved experienced at least a small immediate payoff when using them." (Bürkle 1999)

Freizügige Navigation und kontextsensitives Verzweigen

Dabei spielt die *freizügige Navigation* innerhalb des Systems, sowie die Möglichkeit der *kontextsensitiven Verzweigung* ausgehend von einer Funktion in eine Vielzahl anderer Funktionen, eine entscheidende Rolle. Ärztliches und pflegerisches Handeln und das damit einhergehende Arbeiten mit einem Informationssystem darf nicht an starre Abläufe gebunden werden, sondern muss geprägt sein von der situativen Notwendigkeit, in einem komplexen Informationsraum schnell und effektiv Informationen abrufen und neue hinzufügen zu können.

Überfliegen der Akte, Browsing

Einerseits muss es in einfacher Weise möglich sein, so wie dies auch bei der Papierakte der Fall ist, die Akte bzw. Teile davon schnell zu „überfliegen", d.h. einen Überblick zu bekommen, was in der Akte enthalten ist, aber auch alle bzw. eine Teilmenge der Dokumente schnell durchzublättern.

Spezifische selektive Sichten: nach Befundarten, speziellen Maßnahmen oder Erkrankungen

Andererseits besteht auch der Bedarf, gezielt nach bestimmten Informationen zu suchen bzw. nur Teilaspekte der Akte – z.B. für eine Verlaufskontrolle – herauszusuchen. Diese Teilaspekte können sowohl die Befundklasse betreffen (alle radiologischen Befunde), spezielle Maßnahmen (alle Röntgenaufnahmen der Hüfte) als auch diagnose-/problembezogene Aspekte (z.B. alle in Verbindung mit der künstlichen Hüfte durchgeführten Maßnahmen und Dokumente). Diese Such- und Filterkriterien sollten allgemein und benutzerspezifisch hinterlegt werden können, damit ein schneller Abruf ohne aufwändige Eingabe der Selektionskriterien erfolgen kann.

Beispiel: Lesen, Entscheiden, Dokumentieren, Verordnen

Betrachten wir z.B. die Situation, in der ein Arzt einen neuen aktuellen Befund für eine Elektronische Krankenakte erhält und durchliest. Während des Lesens möchte er in die Diagnosendokumentation verzweigen, um dort aufgrund dieses neuen Befundes z.B. den Sicherheitsgrad einer Diagnose zu ändern oder eine Bemerkung zu einer Diagnose hinzuzufügen. Danach kehrt er zum Befund zurück. Nach weiterer Durchsicht des Befundes schaut er kurz in die aktuellen Laborwerte, um von da aus in die elektronische Auftragsvergabe zu verzweigen und einen neuen Laborauftrag zu verordnen. Da er diese Funktion aus der Laborwertkurve heraus bezogen auf einen bestimmten Parameter aufruft, sind in der Laboranforderung die entsprechenden zum Parameterprofil gehörenden Anordnungen bereits angekreuzt, er ergänzt diese eventuell und sendet den Auftrag elektronisch ab. Danach kehrt er zum Befund zurück, wird jedoch durch eine telefonische Nachfrage einer Pflegekraft gestört, die es erfordert, schnell eine andere Patientenakte zu öffnen, um dort die aktuellen Laborwerte einzusehen – ohne die ursprünglich geöffnete Akte schließen zu müssen. Danach schließt er die für den Telefonanruf geöffnete Akte und kehrt zu seinem noch fertig zu lesenden Befund zurück, den er am Ende schließt und noch schnell eine medikative Verordnung eingibt.

Keine starren Maskenabfolgen und Bearbeitungsvorgänge

Dieses kleine Beispiel zeigt, wie wenig – ganz im Unterschied zu anderen betrieblichen Bereichen wie in der Buchhaltung, der Personalabteilung oder in anderen Branchen wie in der Touristik, im Bankwesen, in KFZ-Werkstätten etc. – das Arbeiten mit einem Medizinischen Informationssystem an starre Handlungs- sprich Maskenabläufe gebunden sein darf. Der Aufruf häufig genutzter Funktionen muss dabei schnell und unumständlich erfolgen können, z.B. mittels Funktionstasten. Hier sind sowohl generelle immer gültige Einstellungen sinnvoll (z.B. F1 = Stammdaten, F2 = Aktenübersicht, F3 = Diagnosenübersicht, F4 = Laborwertkurve usw.) als auch die Nutzung eines bestimmten Funktionstastenbereiches (z.B. F8 bis F12) für kontextbezogene Funktionen.

Geringe Navigationstiefe

Die flexible und schnelle Navigation in Elektronischen Krankenakten bzw. den damit verbundenen komplexen Informationsräumen erfordert auch, dass die Navigationstiefe und somit die damit verbundenen manuellen Aktionen (Klicken, Auswählen usw.), um an bestimmte Informationen zu gelangen, so gering wie möglich sein sollte. Die maximale Navigationstiefe sollte daher nur drei Stufen betragen.

Vereinfachung der Datenerfassung, Unterstützung der Dokumentation durch aufrufbare Wertebereiche

Ein weiterer wichtiger Aspekt ist die Aufrufbarkeit von Wertebereichen z.B. von Stadien oder Einteilungen bei der Erfassung. Dabei sollte in den Masken immer deutlich werden, bei welchem Feld ein solcher Abruf einer Werteliste möglich ist. Dieser Abruf sollte auch durch Eingabe eines links oder rechts trunkierten Teilstrings möglich sein (z.B. „*schädel*“ zeigt alle Vokabulareinträge, in denen diese Zeichenkette vorkommt), was die Treffermenge der angezeigten möglichen Werte einschränkt, aber trotz allem eine ungenaue Suche zulässt. Denkbar ist auch, bei Freitextfeldern die Hinterlegung genereller und individueller Textbausteine zu ermöglichen, auf die bei der Eingabe effektiv zurückgegriffen und somit der Tippaufwand verringert werden kann.

Dezente Einfärbung von Mussfeldern

Wichtig ist es auch, dass der Benutzer auf einen Blick erkennen kann, welche Eingaben unbedingt erforderlich sind (Mussfelder) und welche nicht. Dies kann z.B. durch Farbsignalisierung dieser Mussfelder erfolgen.

Kontextsensitives Verzweigen

Wie bereits vorangehend an einem kleinen Beispiel beschrieben, ist das kontextsensitive Verzweigen und Wechseln zwischen verschiedenen Anwendungsfunktionen eine wichtige Eigenschaft. Der dabei übernommene Kontext (z.B. eine Diagnose als Indikation in einer Anforderungsfunktion, ein Symptom als Begründung für die Dokumentation einer Diagnose usw.) sollte dem Benutzer immer transparent sein und es muss auch klar sein, ob durch eine Verzweigung die vorige Funktion ganz verlassen wird, diese parallel offen bleibt oder aber diese sogar hierarchisch über jener verharrt, in die aktuell verzweigt wurde. Ein entsprechende einsehbare Graphik der offenen Fenster und deren Zusammenhang sollte jederzeit abgerufen werden können.

Vollständigkeitskontrolle

Die Elektronische Krankenakte sollte es in einfacher Weise ermöglichen, die Vollständigkeit der Krankenakte – soweit möglich – zu überprüfen bzw. auf fehlende Maßnahmen und Dokumente aufmerksam zu machen.

Zusammenfassend ist festzuhalten:

Merktafel 22
zu Kapitel 4.4.2: Anforderung an die Bedienung

M22.1 ■ Die Bedienung einer Elektronischen Krankenakte muss übersichtlich und unaufwändig sein.

M22.2 ■ Es muss eine freizügige Navigation mit kontexsensitivem Verzweigen möglich sein.

M22.3 ■ Ein Überfliegen der Akteninhalte muss möglich sein.

M22.4 ■ Die Elektronische Krankenakte muss dem Benutzer ermöglichen, beliebige selektive Sichten zu definieren und abzurufen.

M22.5 ■ Die Maskenabfolgen in Elektronischen Krankenakten darf nicht starr sein, sondern muss parametrierbar und/oder individuell wählbar sein.

M22.6 ■ Die Elektronische Krankenakte muss eine geringe Navigationstiefe aufweisen.

M22.7 ■ Durch einfach abrufbare Wertebereiche und Vokabularbegriffe muss die Erfassung von Dokumentationseinträgen mit minimalem Aufwand möglich sein.

M22.8 ■ In jeder Maske bzw. in jedem Dokumentationsformular muss ersichtlich sein, welche Angaben Mussangaben sind und bei welchen Feldern Wertelisten abgerufen werden können. Ebenso muss deutlich ersichtlich sein, welche (evtl. kontextuellen) Folgeaktionen möglich sind.

M22.9 ■ Die Elektronische Krankenakte muss ein kontextsensitives Verzweigen zwischen Anwendungsfunktion ermöglichen.

4.4.3 Verantwortung und ethische Aspekte

Doppelte Schutzwürdigkeit der medizinischen Informationen

In keinem anderen Anwendungsbereich werden derart sensible Informationen gespeichert wie im Gesundheitswesen. In der Regel stufen die Betroffenen die Vertraulichkeit höher ein, als z.B. Informationen über die eigene wirtschaftliche Situation. Dies ist verständlich vor dem Hintergrund, dass das Bekanntwerden Medizinischer Informationen über eine Person ganz erheblich soziales Image und

Rolle, aber auch persönliche und berufliche Zukunftschancen, beschädigen kann. Umfangreiche Betrachtungen hierzu finden sich in Papagounos (1999). Einerseits enthalten Elektronische Krankenakten also hochsensible Informationen über den Patienten, anderseits aber auch Informationen über die Handelnden selbst, über ihr Können, Wissen und Vorgehen in einer bisher ungeahnten Transparenz. Diese im Sinne der Kommunizierbarkeit von elektronischen Akten und deren Auswertbarkeit für das Qualitätsmanagement gewollte Transparenz führt dazu, dass Akten im doppelten Sinne schutzwürdig sind: hinsichtlich der Patienteninformationen und hinsichtlich der impliziten Informationen über die Handelnden.

Grundvoraussetzung für den Einsatz vertrauenswürdiger Elektronischer Krankenakten sind also differenzierte Mechanismen für den Datenschutz, die sicherstellen, dass nur autorisiertes Personal auf Informationen zugreifen darf (⌧ Kap. 5.17, S. 478). Einen noch höheren Komplexitätsgrad erreichen die notwendigen Mechanismen bei einrichtungsübergreifenden Akten, wenn die Steuerung der Zugreifbarkeit auf Informationen für bestimmte Personen oder Personengruppen über vom Patienten selbst definierte Profile erfolgen soll; also der Patient festlegt, welcher behandelnde Arzt welche Informationen sehen darf. Auch bei der Kommunikation von medizinischen Informationen über Einrichtungsgrenzen hinweg ist durch Signatur und Verschlüsselung sicherzustellen, dass Integrität, Vertraulichkeit, Verlässlichkeit und Verbindlichkeit gewährleistet bleiben.

Notwendigkeit differenzierter Datenschutzmechanismen

Insgesamt kommt daher der Modellierung und Implementierung sicherer Informationssysteme sowie der Definition entsprechender Sicherheitsrichtlinien in den Gesundheitseinrichtungen eine besondere Bedeutung zu (Pommerening 1997). Informatiker übernehmen bei der Realisierung Medizinischer Informationssysteme eine äußerst hohe Verantwortung. Zu den Anforderungen und Implementierungsaspekten siehe ⌧ Kapitel 5.17, Seite 478.

Ergänzend zu den in ⌧ Kapitel 2.2 ab Seite 36 diskutierten sozio-technischen Aspekten von Informationssystemen ergeben sich bei deren Einsatz in der Medizin also eine ganze Reihe weiterer ethischer Aspekte, die sich aus dem besonderen Charakter und den Möglichkeiten Elektronischer Krankenakten und Medizinischer Informationssysteme sowie deren Vernetzung ergeben. Vielerorts macht der Begriff des „gläsernen Patienten“ und des „gläsernen Arztes“ die Runde. Einige dieser Aspekte sollen im Folgenden aufgezeigt werden.

Datenwürfel gaukelt Objektivität und Vollständigkeit vor

Informationen aus einem Rechner wird kulturell bedingt mehr vertraut als handschriftlichen Notizen auf Papier. Eine Elektronische Krankenakte, die nicht mehr als real sinnlich wahrnehmbares Objekt existiert (dicke schwere Akte -> komplexer Fall), lässt den individuellen Patienten und seine Situation immer weniger gewahr werden. Stattdessen tritt ein wohlgeordneter, nur über Bildschirme ausschnittsweise punktueller Blick auf das Gesamtgeschehen, dessen Inhalt ein hohes Maß an Objektivität, Richtigkeit und Vollständigkeit zugerechnet wird. Ein Irrtum insofern, da jede Information nur vor dem Wissen, Können und Zielen des Erhebenden interpretiert werden kann (Berg 1998). Kluge (1999) spricht hier von berufsgruppenbezogenen „Informationsräumen" innerhalb der Elektronischen Krankenakte, deren Verschmelzung kritisch sein kann, da sie vor verschiedenen Hintergründen und inhaltlichen sowie zeitlichen Kontexten entstanden sind.

einrichtungsübergreifende Verfügbarkeit kann Objektivität schaden

Die einrichtungsübergreifende Verfügbarkeit der Vorgeschichte eines Patienten kann einen Bias – also eine Voreingenommenheit – beim aktuellen Behandler erzeugen und seine Objektivität gegenüber dem für ihn neuen Patienten beeinflussen. Außerdem entsteht so die Möglichkeit festzustellen, bei welchen Ärzten der Patient ggf. schon mit der gleichen Fragestellung vorstellig wurde oder in Behandlung ist. Dies schränkt die Patientensouveränität erheblich ein!

Dauerhaftigkeit der Information schadet bei Falscheintragungen

Informationen in elektronischen Krankenakten werden über sehr lange Zeit gespeichert und sind schnell wieder gezielt abrufbar. Dadurch wir nicht nur die Vorgeschichte eines Patienten transparenter, sondern auch die (Aus-)Wirkung von nicht richtigen Eintragung steigt dramatisch. Höchste Ansprüche müssen daher an die Zuverlässigkeit und Richtigkeit von Informationen in einem medizinischen Informationssystem gestellt werden.

Ökonomische Auswertbarkeit und Transparenz führt eventuell zu Patientenselektion

Die ökonomische Auswertbarkeit einzelner Behandlungsverläufe ermöglicht es, den „Kostendeckungsbeitrag" eines Falles zu ermitteln sowie die Kostenverteilung innerhalb von Fallgruppen. Kosten können mit Indikatoren verglichen und „Kostenprofile" erstellt werden, die dann dazu führen können, dass Patienten mit bestimmten Diagnosen und Zusatzangaben als „zu teuer" ermittelt und dann z.B. unter dem Vorwand der Vollbelegung o.ä. abgewiesen werden. Ähnliches gilt für die Kostenträger, denen in immer differenzierterer Weise Auswertungen über ihr Versichertenklientel ermöglicht werden und die dann Versicherte in die zwei Klassen „schlechte und gute Risiken" einteilen. Der dem deutschen Gesundheitssystem innewohnende Gedanke der Solidarität wird so immer mehr in praxi faktisch ausgehöhlt.

Die Auswertbarkeit medizinischer Daten lässt eine bessere Verlaufskontrolle und ein behandlungsprozessbegleitendes Scoring zu. Ebenso können prognostische Indices eingeführt und kontinuierlich berechnet werden. Damit besteht aber auch die Gefahr frühzeitiger mentaler Fixierung auf den vom Computer extrapolierten Outcome des Handelns, was dieses selbst wieder beeinflusst. Die Einbeziehung genetischer Informationen wird diesen Aspekt weiter verstärken. Darüber hinaus können Auswertungen aber auch genutzt werden, um die handelnden Personen zu überwachen und zu beurteilen.

Medizinische Auswertbarkeit kann Unvorgenommenheit beeinflussen

Durch die Mehrfachverwendbarkeit werden die medizinischen Informationen eines Patienten – z.T. auch in transformierter Form – in verschiedenen Kontexten weiterbenutzt. Dadurch werden auch falsche Daten oder evtl. nicht mehr gültige Daten ggf. weitgehend unkontrolliert verteilt.

Mehrfachverwendbarkeit kann Fehler multiplizieren

Dokumente und Informationen einer Elektronischen Krankenakte können unaufwändiger und schneller kommuniziert werden. Dies kann einerseits zu einem unnötigen Informationsaufkommen bei Empfängern führen, indem „alles" bzw. auch Unnötiges kommuniziert wird, andererseits gerät auch ohne klare Regelungen die informationelle Selbstbestimmung des Patienten in Gefahr. Es bedarf daher nach Rigby (1999) einer klaren unter ethischen Aspekten definierten Kommunikations- und Verteilungs-Policy, um die Privatsphäre und Autonomie des Patienten zu gewährleisten.

Kommunizierbarkeit ohne Policy gefährdet die Privatsphäre

Der Einsatz organisationsunterstützender Verfahren z.B. von automatischen Terminplanungssystemen, Workflowmanagement-Systemen und inhaltlich und zeitlich deterministisch festgelegter klinischen Pfaden birgt die Gefahr, dass sowohl Patient, als auch handelnde Akteure wie Ärzte, Pflegekräfte etc., immer mehr in einen von Computern vorgegeben Ablauf gezwungen werden, ohne dass den individuellen Neigungen und Lebensumständen des Einzelnen noch Rechnung getragen werden kann. Die Behandlung von Ausnahmesituationen wird komplex und führt im Informationssystem zu Verwerfungen der Deterministik, die sowohl Entwickler als auch Anwender versuchen zu umgehen, was aber den Einsatz des organisationsunterstützenden Verfahrens dann selbst wieder in Frage stellt.

Einsatz von organisationsunterstützenden Verfahren

Den in vielen Quellen dargestellten Vorteile entscheidungsunterstützender Verfahren (eine übersichtliche Diskussion findet sich in Janßen (1997) und MEDIS (1988)) stehen eine Reihe von Risiken gegenüber. In der MEDIS-Untersuchung werden hier vorrangig genannt: Unkritisches Verlassen auf den Computer und Überschätzung dessen Leistungsfähigkeit, Nachlassen des persönlichen Verantwortungsgefühls, ärztliche Trägheit, Fehler durch inkompetente Handhabung, Fehldiagnosen und falsche Therapien aufgrund fehlerhafter oder nicht mehr aktueller Wissensbasen, mangelhafte Evaluierung

Einsatz von entscheidungsunterstützenden Verfahren

und Validierung der Systeme, Vernachlässigung weniger qualifizierter Informationen („weiche Daten"). Einher gehen kann damit auch ein unbemerkter Verlust an Handlungsautonomie, Kompetenz und Behandlungsindividualität. Auch kann sich der offensichtliche Einsatz solcher Systeme auf das Arzt-/Patientenverhältnis auswirken: der Patient empfindet sich weniger individuell behandelt und versorgt, eine „Maschine" hilft bei Entscheidungen; andererseits ist auch vor dem Hintergrund der hohen Technikgläubigkeit der diametrale Fall denkbar: der Patient vertraut der maschinell unterstützen Entscheidung mehr und sieht den Einsatz solcher Verfahren als Mehrwert an.

Merktafel 23
zu Kapitel 4.4.3 Verantwortung und ethische Aspekte

M23.1 ■ Informationen in der Elektronischen Krankenakte sind doppelt schutzwürdig: Sie geben nicht nur Auskunft über den Patienten sondern über Können und Handeln der Behandler.

M23.2 ■ Höchste Schutzwürdigkeit erfordern differenzierte Schutzmechanismen, um unberechtigte Einsichtnahme und Missbrauch zu verhindern.

M23.3 ■ Die Wahrhaftigkeit des Patienten sowie seine bewusste Wahrnehmung als Individuum darf nicht durch eine Technikgläubigkeit in Daten und Informationen in der Akte gefährdet werden.

M23.4 ■ Durch uneingeschränkte Verfügbarkeit von Vorinformationen kann die Objektivität des Arztes gegenüber dem Patienten beeinträchtigt werden.

M23.5 ■ Die Auswertbarkeit von elektronischen Krankenakten und die Möglichkeit der Berechnung prognostischer Indizes sowie der prospektive Vergleich mit Kostenaufwendungen ähnlicher Fälle vor Behandlungsbeginn kann zu bewusster Patientenselektion führen

M23.6 ■ Die Mehrfachverwendung und einfache Kommunizierbarkeit von Informationen – ein wesentliches Ziel Elektronsicher Krankenakten – multipliziert auch fehlerhafte Daten und deren Auswirkungen.

M23.7 ■ Jede Gesundheitsversorgungseinrichtung, die eine Elektronische Krankenakte einsetzt, muss eine betriebliche Sicherheitsrichtlinie definieren und diese den Mitarbeitern kommunizieren und auch durchsetzen.

- Der Einsatz entscheidungsunterstützender Verfahren darf nur behutsam erfolgen, es dürfen nur von objektiven Organisationen zertifizierte Verfahren verwendet werden. *M23.8*
- Jeder Informatiker, der Elektronische Krankenakten und Medizinische Informationssysteme realisiert, sollte sich der enormen Verantwortung die er trägt bewusst sein. *M23.9*

4.5 Die Bedeutung von Vokabularen und Begriffsordnungen

4.5.1 Problemstellungen, Lösungsansätze und Nutzenpotential

Eine ganz entscheidende Rolle bei der Implementierung von Elektronischen Fall-/Kranken-/Patienten-/Gesundheitsakten bzw. Medizinischen Informationssystemen spielen die der Medizinischen Dokumentation zugrunde liegenden semantischen Bezugssysteme, z.B. in Form von medizinischen Ordnungssystemen oder Stadien und Einteilungen sowie die zum Einsatz kommenden und mit den Ordnungssystemen verknüpften kontrollierten Vokabulare (Cimino 1998, Degoulet 1997, Ingenerf 1998, Keizer 2000, Kuhn 2001, McCray 1998, NHS 1995a, Pflüglmayer 2001, Reiner 2003, Schoop 1999).

"In my review … I have pointed out that accurate representation of medical concepts or medical information is crucial to many functions of health information systems." (Moehr 1998)

Semantische Bezugssysteme für Auswertbarkeit und Kommunizierbarkeit

Wesentlichste Gründe für die Notwendigkeit, entsprechende Dokumentationseinträge in einer Elektronischen Krankenakte auf eine definierte Menge von Begriffen oder einen numerischen Wertebereich einzuschränken – also Einträge eines Ordnungssystems – sind:

- Es gibt viele Benutzer/Leser der Akte, die zur Verbesserung der Verständlichkeit eine einheitliche Terminologie benutzen sollten.
- Die Dokumentationsangaben müssen für nachgeordnete Verwendungszwecke wie Qualitätssicherung, Abrechnung, Gesundheitsberichtserstattung und Meldepflichten, Forschung oder Verlaufskontrolle formalisiert werden (☒ Kap. 3.3.1, S. 128).

- Die Interoperabilität von verschiedenen Informationssystemen (⌧ Kap 5.16, S. 465) zur Realisierung einer einrichtungsübergreifenden Kommunikation und Dokumentation erfordert gemeinsame Vereinbarungen über semantische Bezugssysteme. Thome (2002) spricht hier von der „Semantischen Geschäftsprozessintegration".
- Die Erfassung kann dadurch vereinfacht werden, dass Eingaben durch Auswahl oder Ankreuzen aus einer vorgegebenen begriffs- bzw. Werteliste schnell möglich sind.

Dabei sollte immer überprüft werden, inwieweit für die innerhalb der Dokumentation vorgesehenen semantischen Bezugssysteme ein bereits verfügbares internationales oder nationales Ordnungssystem zu Grunde gelegt werden kann.

Für welche Aspekte Ordnungssysteme bzw. Klassifikationen relevant sein können, hat die World Health Organization in ihrem WHO-Report zur ICD-10-Konferenz 1989 in einer Übersicht (s. nachfolgende Abbildung) deutlich gemacht (WHO 1989). Im Zentrum stehen dabei Klassifikation für Diagnosen, Symptome, Behinderungen und Maßnahmen mit entsprechenden fachspezifischen Adaptionen und Erweiterungen.

Abb. 4.3: Familie der krankheits- und gesundheitsbezogenen Klassifikationen nach WHO (1989)

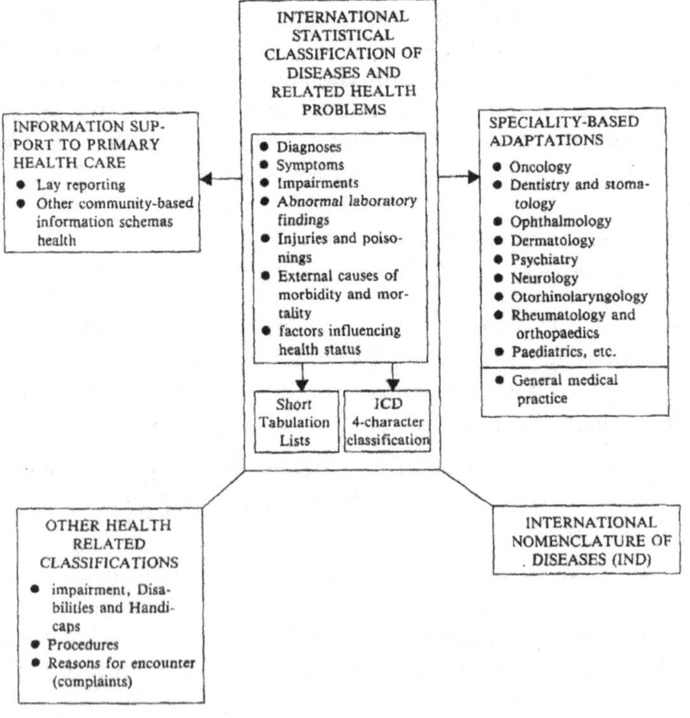

In Keizer (2000) werden die Aspekte semantischer Bezugssysteme bezüglich einer intensivmedizinischen Dokumentation anhand einer Untersuchung zur Eignung bekannter medizinischer Ordnungssysteme ausführlich entwickelt und die Bedeutung von semantischen Bezugssystemen für eine qualitativ hochwertige und auswertbare Medizinische Dokumentation aufgezeigt. Keizer setzt auch die verschiedenen Alternativen für Ordnungssysteme übersichtlich in Zusammenhang und diskutiert die Eignung der verschiedenen Ansätze für eine standardisierte Medizinische Dokumentation.

Zu unterscheiden sind prinzipiell:

- „Vo|ka|bu|lar das; -s, -e <aus gleichbed. mlat. vocabularium>: a) Wörterverzeichnis; b) Wortschatz, dessen man sich bedient, der zu einem bestimmten [Fach]bereich gehört." (Wernke 2001) *Vokabular*
- „... ein nach einem bestimmten System angelegtes Verzeichnis" (Wernke 2001) *Katalog*
- „... alphabetisches Verzeichnis von Wörtern mit Worterklärungen und/oder sprachlichen Angaben oder Übersetzungen" (BROCKHAUS 2000). *Wörterbuch*
- „The|sau|rus, der; -, ...ren u. ...ri [1: lat. thesaurus < griech. thēsaurós]: ... 3. alphabetisch u. systematisch geordnete Sammlung von Wörtern eines bestimmten [Fach]bereichs". (Wernke 2001) *Thesaurus*
- „No|men|kla|tur *die;* -, -en <»Namenverzeichnis«>: System der Namen u. Fachbezeichnungen, die für ein bestimmtes Fachgebiet, einen bestimmten Wissenschaftszweig o.Ä. [allgemeine] Gültigkeit haben" (Wernke 2001). Eine Nomenklatur vereinigt so das wissenschaftliche Beziehungssystem und ein Vokabularverzeichnis, das als Ordnungssystem dient und gleichzeitig eine Dokumentationssprache sein kann. *Nomenklatur*
- „... eine systematische Einteilung oder Einordnung von Begriffen, Gegenständen, Erscheinungen in Klassen (z.B. Gruppen, Untergruppen), die durch bestimmte Merkmale charakterisiert sind" (BROCKHAUS 2000). Klassifikationen beruhen auf dem Prinzip der Klassenbildung durch Zusammenfassung von Begriffen, die in mindestens einem klassenbildenden Merkmal übereinstimmen. Während bei extensionalen Klassifikationen alle erlaubten Klassenbegriffe in der Klassifikation selbst benannt sind, listen intensionale Klassifikationen nur die klassenbildenden Kriterien auf. *Klassifikation*

Je nach Zweck und Ziel einer Dokumentation ist daher zu entscheiden, welches dieser Konzepte zur Anwendung kommen soll. Dabei können auch Kombinationen verschiedener Ansätze zum Einsatz kommen. So kann z.B. ein kombiniertes Ordnungssystem aus einem Thesaurus und einer Klassifikation bestehen.

Vorsicht: Klassifikationen sind für Originaldokumentation ungeeignet !

Dabei darf nicht verkannt werden, dass sich Klassifikationen aufgrund ihres „vergröberenden" Charakters in der Regel nicht zur Führung einer versorgungsbezogenen Originaldokumentation eignen, da die forensisch wichtige Detaillierung eines Dokumentationseintrages verloren geht!

Auch Cimino (1998) problematisiert die Balancierung von Standardisierung und einrichtungsbezogener Individualität und bringt bezüglich vorhandener Standards das Dilemma des medizinischen Anwenders auf den Punkt:

"It doesn't have what I want to say."

Nur wenn die Granularität einer Klassifikation so fein ist, dass der versorgungsbezogene und juristisch notwendige Dokumentationsbedarf erfüllt werden kann, darf diese auch als Wertebereich für Attribute bzw. ganze Dokumentationskomplexe im Rahmen der Originaldokumentation zum Einsatz kommen. Am „Ruf nach einem klinischen Vokabular" wie ihn Hammond schon 1997 formulierte hat sich wenig geändert.

Nachfolgende ⌧ Abbildung zeigt beispielhaft den Effekt des Informationsverlustes bei Dokumentation mittels einer Klassifikation. Die Nutzung z.B. der ICD-Codes für eine versorgungsbezogene Originaldokumentation der Diagnosen – wie das heute in vielen Medizinischen Informationssystemen immer noch der Fall ist – ist also völlig unzureichend.

Abb. 4.4: Beispiel für Informationsverlust durch Klassifikation

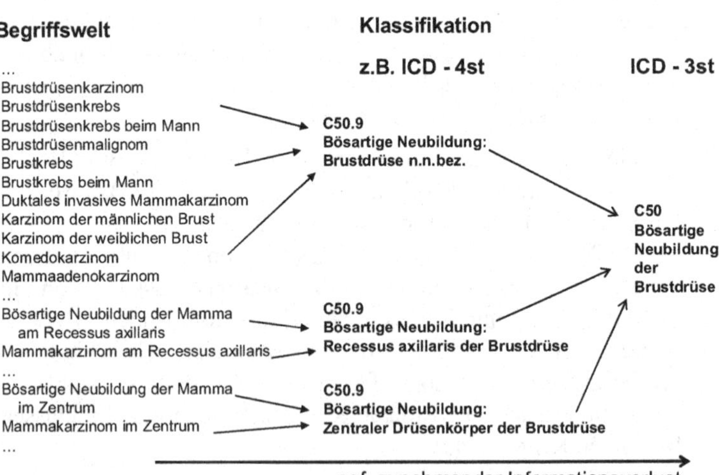

Dieser Sachverhalt führt zu einer Spannungssituation, die darin besteht, dass einerseits aufgrund von gesetzlichen Bestimmungen und Nachweispflichten und/oder aufgrund von für die Abrechnung von Leistungen notwendigen Klassifikationen eine klassierende Dokumentation der realen Sachverhalte notwendig ist, andererseits der Praktiker im täglichen Versorgungsalltag aber diese, auf einem Klassifikationssysteme basierende Dokumentation, weder aus medizinischer noch aus forensischer Sicht nutzen möchte und kann.

Klassifikation für die Abrechnung notwendig, für die Versorgung ungeeignet

Ein typisches Beispiel für diese Situation sind die in Deutschland genutzten Abrechnungstarifwerke im ambulanten Bereich. Diese sind Klassifikationen für Maßnahmen auf einem in Teilabschnitten sehr groben Niveau. Der niedergelassene Arzt notiert also einerseits in seiner Karteikarte freitextlich im Detail die durchgeführten Maßnahmen, muss aber den bereits dokumentierten Sachverhalt dann nochmals mittels der entsprechenden Abrechnungsziffern eintragen – dokumentiert also doppelt.

In der Regel sollten also kontrollierte Vokabulare, Thesauri oder Nomenklaturen den wesentlichen Teilen einer medizinischen Versorgungsdokumentation zu Grunde gelegt werden. Denkbar ist es zwar auch, ein verfügbares Klassifikationssystem für die eigenen Zwecke der Dokumentation weiter zu detaillieren und damit trotzdem mit diesem kompatibel zu bleiben in dem Sinne, dass anhand des zu Grunde liegenden Klassifikationssystems Auswertungen möglich sind (Cimino 1998), dies ist aber kein generell tragfähiger Lösungsansatz. Harry und Mead (1997) zeigen aufgrund ihrer Untersuchungen im Pflegebereich deutlich, dass klinische Dokumentationseinträge nur in ihrer differenzierten Form auf Basis eines ausreichend präzisen Vokabulars – das nach ihrer Forderung nur aus zugelassenen Vorzugsbegriffen bestehen sollte und damit extensionaler Natur ist – erfolgen kann. Und auch Immich weist schon 1975 darauf hin:

> „Jeder Schlüssel sollte dem praktischen Ablauf der Dokumentation in einem Krankenhaus oder einer Praxis angepasst sein. Er darf die Signierer nach Zeit und Schwierigkeitsgrad nicht übermäßig belasten. … Die Grundlage jedes Schlüssels ist ein Thesaurus, d.h. die möglichst vollständige Sammlung aller Sachverhalte, die verschlüsselt werden sollen. …“

Unstrittig ist, dass für eine sinnvolle Implementierung von Elektronischen Krankenakten bzw. Medizinischen Informationssystemen die Zugrundelegung von kontrollierten klinischen Vokabularen für die wesentlichen Dokumentationsaspekte wie Diagnosen, Maßnahmen, Symptome, Probleme und Behandlungsziele unabdingbar ist (vgl. Cimino 1998, Hammond 1997, Kuhn 2001, McCray 1998).

Kontrollierte Vokabulare als Basis der Originaldokumentation

Klassifikationen für Statistiken, Retrieval und nachgeordnete Verwendungszwecke

Andererseits werden Klassifikationen wie bereits erwähnt notwendig für

- Statistiken,
- das inhaltsbezogene Wiederauffinden von Krankenakten und Zusammenstellung von fragestellungsbezogenen Kohorten,
- die Abrechung (Fallpauschalen- und Sonderentgelte, „ähnliche" d.h. in eine Klasse fallende Krankheiten werden gleich abgerechnet, DRG – Diagnosis Related Group),
- das Qualitätsmanagement,
- die Forschung und Lehre,
- die Gesundheitssystemplanung,
- die Anwendung von Leitlinien / Behandlungsstandards und klinischen Pfaden sowie
- die Integration wissensbasierter und entscheidungsunterstützender Funktionen.

Die Lösung: Kontrollierte Vokabulare mit Cross-Mapping auf Klassifikationen

Soll also aus Auswertungsgründen oder muss aus Gesetzesgründen eine Klassifikation für einen oder mehrere der o.a. Verwendungszwecke zum Einsatz kommen, ist es daher das Mittel der Wahl, die Klassenzuordnung (d.h. die Codierung bzw. Verschlüsselung) der versorgungsorientierten Vokabulareinträge bzw. der „lexikalischen Items" (McGray 1998) durch systeminternes Mapping zu realisieren. Dies erfordert zwar das Führen von entsprechenden Cross-Mapping-Tabellen, was aber einen weitgehend einmaligen Aufwand bedeutet, dafür aber die immer wieder vorzunehmende Klassifikation durch den Benutzer erspart.

So stellt z.B. der Diagnosethesaurus des DIMDI (http://www.dimdi.de/dynamic/de/klassi/download/idt/index.html, letzter Zugriff 12.3.2004) eine Datenbasis für einen solchen Lösungsansatz in der Diagnosendokumentation dar (⌦ auch Kap. 5.8, S. 397 ff.).

Nachfolgende Abbildung zeigt in allgemeiner Form diesen Lösungsansatz.

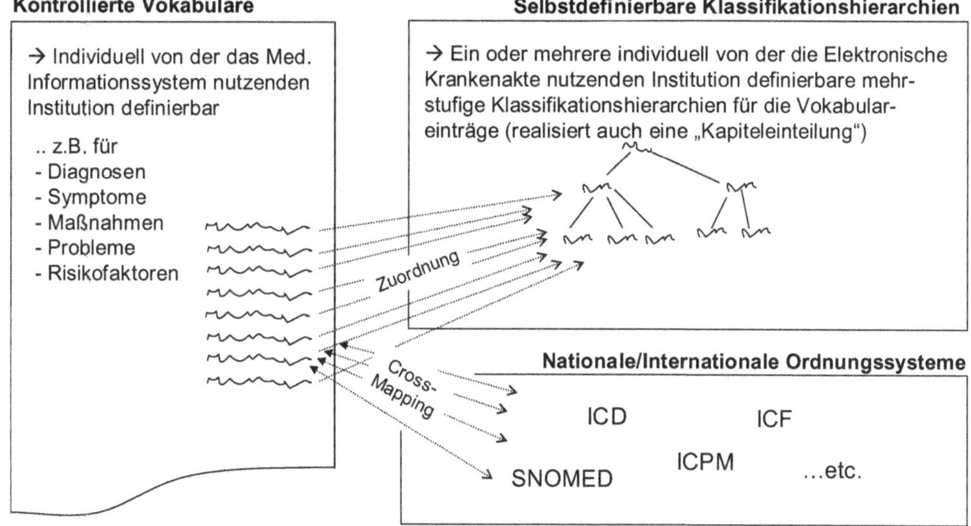

Abb. 4.5: Kontrollierte Vokabulare, Klassifikationen und Cross-Mapping

Das systeminterne kontrollierte Vokabular enthält also die für die Versorgungsdokumentation nutzbaren Begriffe. Um mit diesen sinnvoll arbeiten zu können, ist es notwendig, dass die Begriffe mittels einer institutionsbezogen individuellen Klassifikationshierarchie, die sich an den Nutzungsbedürfnissen orientiert, klassiert werden können. Diese Klassifikationshierarchie dient z.B. der übersichtlichen Navigation innerhalb des Vokabulars. Sie könnte – muss aber nicht – identisch mit der Klassenstruktur einer entsprechend ausgewählten internationalen Klassifikation sein. Daneben müssen die Vokabulareinträge auf jene nationalen oder internationalen Ordnungssysteme abgebildet werden, die für die nachgeordneten Verwendungszwecke der Dokumentation notwendig sind. Damit können Doppelerfassungen vermieden werden, da mit der Dokumentation eines Eintrages auf Basis des Vokabulars auch die entsprechenden Codes der zugeordneten Ordnungssysteme bekannt sind.

Konkrete Beispiele für Maßnahmen- und Diagnosenvokabular mit individueller Klassenhierarchie und Zuordnungen sowie Cross-Mappings finden sich in ⌧ Abbildung 4.8 auf Seite 241 und Abbildung 4.9, Seite 245.

Kompromiss: Detaillierte Dokumentation auf Basis des Vokabulars, automatische Ableitung notwendiger Codes

Mit einem solchen Lösungsansatz kann in der Versorgungsdokumentation also jener Detaillierungsgrad erreicht werden, der hierfür und in forensischer Hinsicht notwendig ist. Gleichzeitig können aber auch die für die nachgeordneten Verwendungszwecke notwendigen Klassen beliebiger Ordnungssysteme abgeleitet werden. Dabei ist einerseitsdie terminologische Individualität der dokumentierenden Institution weitgehend gewährleistet, andererseits automatisch die Codierung der Einträge – z.B. für nachgeordnete Verwendungszwecke – automatisch damit gegeben.

"A Data Entry System that stimulates registration of patient information at the proper level of detail will result in registered data that has added value both for daily practice and for research because it is more precise. This will in turn benefit registration of the information." (NICT 2003)

Es ist zu berücksichtigen, dass als Einträge dieses Vokabulars nicht nur einzelne Worte zugelassen sein dürfen, sondern auch zusammengesetzte Phrasen, die durch mehrere Wörter – auch mittels Leerzeichen getrennt – eine besondere Bedeutung haben. McCray (1998) weist hierauf im Zusammenhang mit seinen Betrachtungen „The Nature of Lexical Knowledge" wie folgt hin:

"... From a semantic point of view, it is more useful to distinguish lexical items, or lexemes, from each other than to distinguish words from each other. ..."

Bei der Benutzung solcher Vokabulare stellt sich aber zumeist das Problem, dass nicht alle individuellen Bezeichnungen bzw. Phrasen dort enthalten sind.

"One of the more difficult issues is balancing the expressive power of natural language and the computing efficiency of encoded concept phrases. A robust CPR will need to implement both natural language and encoded concept phrases and be able to convert one to the other." (Rosenberg 1994)

Strategisch und somit auch implementierungstechnisch sind drei technische Lösungsansätze zu unterscheiden:

- Stark kontrolliertes Vokabular

  In der Patientendokumentation dürfen nur Einträge basierend auf den Einträgen im kontrollierten Vokabular vorgenommen werden. Dies ist der Fall, wenn die Kontrolle über das Vokabular entweder außerhalb der nutzenden Institution liegt – also wenn es sich um national oder international vereinbarte Vokabulare handelt – oder zumindest einrichtungsintern Ergänzungen nur von einer zentralen Stelle vorgenommen werden dürfen.
  Beispiel: Das Vokabular für Maßnahmen in einer Einrichtung soll nur zentral gepflegt werden, da davon weitere Aspekte der Abrechnung und Kostenrechnung sowie des Cross-Mappings auf andere Ordnungssysteme usw. zusammenhängen. Initial sollten alle erbring- und somit dokumentierbaren Leistungen der das Informationssystem nutzenden Einrichtung durch entsprechende Systemanalysen festgestellt und in das Vokabular aufgenommen werden, so dass es nur selten vorkommen dürfte, dass ein neuer Begriff hinzugefügt werden muss.

- Schwach kontrolliertes Vokabular

  In der Patientendokumentation dürfen auch Einträge vorgenommen werden, die nicht im kontrollierten Vokabular enthalten sind. Bei selbstlernenden Vokabularen werden dann diese Dokumentationseinträge in das Vokabular übernommen. Um die terminologische Kontrolle zu gewährleisten, sollten diese behandlungsbegleitend entstandenen Neueinträge durch einen verantwortlichen Administrator überprüft und die zusätzlich notwendigen Angaben (z.B. Cross-Mapping auf andere Ordnungssysteme) ergänzt werden.
  Beispiel: Bei der Diagnosendokumentation wird eine zu dokumentierende Diagnose nicht im Vokabular gefunden bzw. ist noch nicht enthalten. Der Arzt dokumentiert also den erwünschten Text, dieser wird in das Vokabular aufgenommen und über eine Bearbeitungsliste der noch nicht verschlüsselten Diagnosen an der zuständige Arzt oder Medizin-Controller den neuen Vokabularbegriff später nachverschlüsseln.

- Kontrolliertes Vokabular und Individualzusätze

  Die Patientendokumentation wird zwar auf Basis des kontrollierten Vokabulars geführt, die Vokabulareinträge können aber nach Übernahme in die konkrete Patientendokumentation durch individuelle Ergänzungen linguistisch angereichert werden. Der Bezug zum Vokabulareintrag bleibt aber in der Patientendokumentation erhalten.
  Beispiel: Bei der Diagnosendokumentation wird eine konkrete Diagnose aus dem Vokabular übernommen und durch eine individuelle genauere topographische Angabe ergänzt.

Zusammenfassend kann also festgehalten werden: Für den Folgenutzen einer Elektronischen Krankenakte ist von besonderer Bedeutung, welche Vokabulare bzw. Ordnungssysteme für die einzelnen wesentlichen Teil-Dokumentationen (⌦ Kap. 3.4, Seite 147 ff.), nämlich für die

- Behandlungsprozessdokumentation,
- ausgewählte Attribute der Ergebnisdokumentation,
- Symptomdokumentation,
- Diagnosendokumentation,
- Problemdokumentation und die
- Behandlungszieldokumentation

zugrunde gelegt werden.

Damit ergibt sich die Notwendigkeit bzw. Anforderung an Elektronische Krankenakten, dass für die o.a. Dokumentationen Vokabulare und/oder Nomenklaturen im Informationssystem hinterlegt werden können müssen.

Semantikbasierung als wichtiger Aspekt Medizinsicher Informationssysteme

Weiterhin ist festzuhalten, dass je nachdem, wie konsequent Vokabulare und Ordnungssysteme für die wichtigen Dokumentationsteile zum Einsatz kommen, von *fehlender, schwacher oder starker Semantikbasierung bzw. Konzeptbasierung* einer Elektronischen Krankenakte bzw. eines Medizinischen Informationssystems gesprochen werden kann. Beispiel: Heute gängige Arztpraxisinformationssysteme bieten zwar die Möglichkeit, die meisten der o.a. Dokumentationen zu führen, aber in der Regel – bis auf die ICD-Codes für die Diagnosendokumentation – erfolgt keine strukturelle Unterstützung des Einsatzes von Vokabularen oder Ordnungssystemen. Damit sind diese Systeme nur sehr schwach semantikbasiert und ähneln in der Karteikartenführung eher einem Tabellenblatt.

Aufgrund der immensen Vielzahl verschiedener Ordnungssysteme in der Medizin – eine ausführliche Darstellung zu Klassifikationen und Nomenklaturen findet sich in Graubner (1998) und unter http://www.medinf.mu-luebeck.de/~ingenerf/terminology/Graubn1.html, letzter Zugriff 16.12.2003 – ist die Entscheidung, welches davon den einzelnen Teil-Dokumentation zugrunde gelegt werden bzw. für welche ein Cross-Mapping erfolgen soll, nicht immer einfach – zumindest nicht dort, wo die gesetzlichen Vorgaben keinen zwingenden Einsatz eines bestimmten Ordnungssystems erfordern. Andererseits gibt es Anforderungen an die versorgungsorientierte Medizinische Dokumentation, die nicht alle existierenden medizinischen Ordnungssysteme als geeignet erscheinen lassen.

Außerordentliche Bedeutung haben sicherlich die Ordnungssysteme für die Dokumentation von Maßnahmen im Rahmen der Behandlungsprozessdokumentation, sowie jene für die Dokumentation von Diagnosen im Rahmen der Diagnosendokumentation.

4.5.2 Semantische Bezugssysteme für die Behandlungsprozessdokumentation

Eine konkrete Behandlungsprozessdokumentation besteht im Kern aus der zeitorientierten Dokumentation der durchgeführten und geplanten Maßnahmen (⌧ Kap. 3.4.2, Seite 150). Tabellenartig lässt sich also notieren, WANN WAS durchgeführt wurde. Im folgenden Beispiel handelt es sich um die am ersten und zu Beginn des zweiten Tages des stationären Aufenthaltes durchgeführten Maßnahmen einer Patienten im hohen Alter, die wegen starker Atemnot ins Krankenhaus eingeliefert wurde.

Datum	*Uhrzeit*	*Maßnahme*
23.10.2003	10:05	Stationäre Aufnahme
	11:25	Ärztliche Anamnese
	11:30	Klinische Untersuchung
	14:20	Aufnahme-Labor
	14:10	Ruhe-EKG
	16:15	Röntgen-Thorax in 2 Ebenen
24.10.2003	09:30	Osteoporosediagnostik
	11:10	Urinstatus
	...	...

Tab. 4.2: Ausschnitt aus einem Behandlungsprozess

Die zur Dokumentation benutzten Maßnahmenbezeichnungen könnten natürlich bei jedem Eintrag jedes Mal anhand eines vom Benutzer frei zu vergebenden Textes notiert werden, die Dokumentation entspräche dann einem tabellenartigen Notizblatt. Dies aber würde eine Auswertung und eine benutzergruppen- oder aufgabenbezogene Filterung der Elektronischen Krankenakte gar nicht oder nur sehr schwer möglich machen. Die Benutzung eines *kontrollierten Vokabulars* von Maßnahmenbezeichnungen innerhalb einer Elektronischen Krankenakte bzw. eines Medizinischen Informationssystems hat demgegenüber viele Vorteile:

- Es entsteht eine benutzerunabhängig formulierte Prozessdokumentation.
- Das Eintragen von Maßnahmen in die Behandlungsprozessdokumentation durch Abruf vordefinierter Begriffe ist schnell möglich.
- Es können ergänzende informative Angaben zu Maßnahmen hinterlegt werden: Definitionen, Indikationen, benötigte Hilfsmittel und Personal, Durchführungshinweise usw.
- Es besteht die Möglichkeit der mehrfachen und beliebigen Klassifikation der Maßnahmen für nachgeordnete Verwendungszwecke, dadurch Mehrfachverwendbarkeit der Behandlungsprozessdokumentation für medizinische und/oder administrative Statistiken, Abrechnung, Qualitätsmanagement etc.
- Es besteht die Möglichkeit der Hinterlegung der für die Maßnahmenplanung bebuchbaren Ressourcen und Festlegung des Leistungsangebotes von Ressourcen.

- Für die Leistungserfassung können Vordefinitionen hinterlegt werden: Standardmaterialverbrauch, Personalverbrauch, Abrechnungsziffern etc.
- Es können Bündel von Maßnahmen zur schnellen Verordnung hinterlegt werden.
- Es können Vor- und Nachbereitungsmaßnahmen zu einer Maßnahme hinterlegt werden.
- Es besteht die Möglichkeit der Vordefinition von indikationsbezogenen Handlungsketten bzw. klinischen Pfaden.
- Es besteht die Möglichkeit des Aufbaus handlungsbezogener Wissensbasen durch Verknüpfung von Maßnahmen und Diagnosen etc.
- Es kann eine Hinterlegung von zugeordneten zu erfassenden Ergebnisdokumenten bzw. Informationsobjektprofilen erfolgen.
- Es kann der Workflow von Maßnahmen definiert werden.
- Die Behandlungsprozessdokumentation wird auswertbar, z.B. für das Qualitätsmanagement.
- Es besteht die Möglichkeit der Auswertung der Elektronischen Krankenakte für ökonomische Analysen und die Durchführung einer Prozesskostenrechnung.
- Es besteht die Möglichkeit der Gruppierung für die Ermittlung des prinzipiell notwendigen Pflege- und Behandlungsbedarfes.
- Eine semantischen Interoperabilität zwischen Medizinischen Informationssystemen wird möglich.
- Es können maßnahmenbezogene Zugriffsschutzmechanismen auf die Krankenakte definiert werden, d.h. es entsteht die Möglichkeit der Erzeugung verschiedener benutzergruppenbezogener Sichten.

Maßnahmenkatalog ist notwendige Basis für Behandlungsprozessdokumentation

Anhand der voran stehenden Liste wird deutlich, dass die Zugrundelegung eines kontrollierten Vokabulars von Maßnahmenbezeichnungen für die Behandlungsprozessdokumentation wesentliche Voraussetzung für den Nutzen einer Elektronischen Krankenakte bzw. eines Medizinischen Informationssystems und daher eine zwingende Anforderung ist. Aufgrund der gleichzeitigen Verwendung der Behandlungsprozessdokumentation als Leistungsdokumentation hat dies nicht nur eine medizinisch hohe Relevanz, sondern ist auch ökonomisch von hoher Bedeutung. Die voran stehende Aufzählung macht auch deutlich, welche erweiterten Anforderungen an eine solche Maßnahmenbegriffsverwaltung zu stellen sind. Diese gehen also weit über eine einfache Verwaltung von Begriffen hinaus, indem auch Eigenschaften der Maßnahmen (nach NHS 1995 sogenannte Qualifier) und Assoziationen zu anderen Dokumentationseinträgen verwaltbar sein müssen. Es soll daher in der Folge nicht mehr nur von einem Maßnahmenvokabular gesprochen werden, sondern von einem *Maßnahmenkatalog*, bei dem jedem Eintrag bzw. einer Klasse von Einträgen eine ganze Reihe zusätzlicher Eigenschaften zugewiesen werden kann. Den Gesamtzusammenhang zwischen Behandlungsprozessdokumentation und zugrunde liegendem Maßnahmenvokabular zeigt nachfolgende Abbildung.

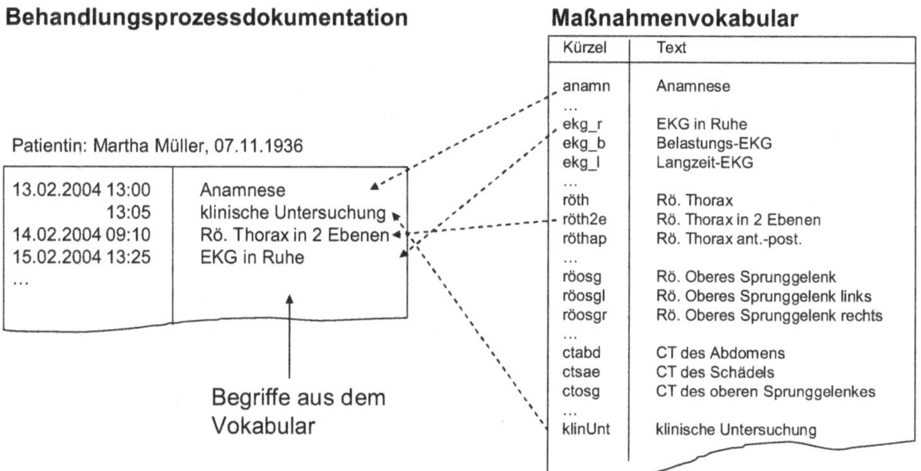

Abb. 4.6: Zusammenhang von konkreter Dokumentation und Vokabular

Prinzipiell stehen als Basis für einen Maßnahmenkatalog national und international zwar eine Vielzahl verschiedener Klassifikationen zur Verfügung (⌧ Abb. 4.7, S. 234), diese eignen sich aber nicht zur originären Behandlungsprozessdokumentation, da ihre semantische Ausdruckskraft für die originäre Dokumentation zu gering ist. Thesauri oder Nomenklaturen stehen demgegenüber nur bedingt zur Verfügung. Ordnungssysteme für Prozeduren zeigt die nachfolgende Abbildung (für die Spalte Typ gilt: K = Klassifikation, N = Nomenklatur) .

Für detaillierte Darstellungen zum Aufbau siehe Zaiß (2001) sowie Leiner (1999).

Kürzel	Name	Einsatz für	Land	Typ
EBM	Einheitlicher Bewertungsmaßstab	amb. Abrechnung	D	K
BMÄ	Bewertungsmaßstab für ärztliche Leistungen	amb. Abrechnung	F	N
CCAM	Classification commune des artes médicaux	amb./stat. Dokumentation	D	K
DKG-NT	Tarifwerk der Deutschen Krankenhausgesellschaft	Stat. Statistik, amb. Abrechnung	D	K
E-GO	Ersatzkassen-Gebührenordnung	amb. Abrechnung	D	K
GOÄ	Gebührenordnung für Ärzte	amb. Abrechnung	Intern.	K
HHCC	Georgetown Homecare Healthcare Classification		Intern.	K
ICD9CM	ICD9 Clinical Modifications		Intern.	K
ICD10-PCS	ICD10 – Procedure Coding System	Pflegedokumentation	USA	K
ICNP	Intern. Classification of Nursing Procedures	Allgemein	USA	N
ICPC	Intern. Classification of Primary Care	Nursing Interventions classification	D	N
ICPM	Intern. Classification of Procedures in Medicine	allg. Maßnahmendokumentation	USA	N
NIC	Nursing Interventions Classification	Stat./Amb. & sonst. Versorgung	Intern.	N
OMAHA	OMAHA System	Stat./Amb. & sonst. Versorgung	Intern.	K
OPS301	Operationsschlüssel nach § 301 SGB	Stat./Amb. & sonst. Versorgung	GBR	N
PCS	Procedure Coding System	Stationäre Versorgung	USA	K
SNOMED	Standardized Nomenclature of Medicine	amb./stat. Abrechnung	Intern.	N
TARMED	Tarif Medizinischer Leistungen	ärztl. Dokumentation	CH	K
RCC	Read-Clinical-Code	ärztliche Dokumentation	GBR	
LOINC	Logical Observations Identifiers, Names and Codes	Labormaßnahmen	Intern.	N
VESKA	Schweizer Operationsschlüssel	OP-Dokumentation	CH	
VITAL	Vital Signs Information Representation	Medical Device Interfacing	Intern.	

Tab. 4.3: Ordnungssysteme für Prozeduren

Die heutige Situation ist also gekennzeichnet dadurch, dass es zwar eine Reihe anwendungsbereichsbezogenen guten Ansätzen gibt, aber ein umfassender Lösungsansatz für die Dokumentation medizinischer Maßnahmen nicht vorliegt. Viel versprechend erscheinen hier die Arbeiten zur Verschmelzung der Read-Codes mit dem SNOMED zur SNOMED-CT, sowie die CCAM zu sein.

Behandlungsprozessdokumentation erfordert differenziertes Vokabular

Für die Behandlungsprozessdokumentation ist es jedoch erforderlich, ein für den entsprechenden Betrachtungsbereich hinreichend umfassendes und ausreichend differenziertes kontrolliertes Vokabular – welches im Folgenden als *Maßnahmenkatalog* bezeichnet werden soll – zugrunde zu legen. Daher sind aufgrund ihres Nomenklatur-Charakters dafür z.B. CCAM, SNOMED, READ-Code, UMLS, PCS, LOINC prinzipiell nutzbare Kandidaten.

Zwei Probleme im klinischen Alltag

Bei den meisten dieser multiaxial aufgebauten Ordnungssysteme ergeben sich aber zwei wesentliche Probleme für die effiziente Nutzung im klinischen Alltag:

- Je nach Fachrichtung und Versorgungsinstitution wird einerseits die tatsächliche Handlungsmenge durch die o.a. Ordnungssysteme nicht überdeckt, enthält aber andererseits viele im speziellen Fall nicht notwendige bzw. relevante Einträge.
- Die Multiaxialität erfordert bei der Dokumentation einer Maßnahme jeweils die Auswahl einer Ausprägung aus jeder zu berücksichtigenden Achse des Ordnungssystems. Statt also einen Begriff auszuwählen, ist ein Eintrag durch Auswahl eines Ein-

trages aus den jeweiligen Achsen zusammenzusetzen, was hinsichtlich der Erfassung sehr aufwendig ist.

Beispiel multiaxiales Prozedurvokabular

Ein Beispiel mag dies verdeutlichen: Zum Aufbau eines radiologischen Maßnahmenkataloges müssen prinzipiell mindestens die semantischen Dimensionen Topographie, Verfahren, Seitenangabe sowie ergänzend die Aufnahmeart bzw. -richtung berücksichtigt werden, eventuell auch noch die Lage des Patienten. In einem multiaxialen Ansatz wird für jede dieser Achsen der gültige Wertebereich definiert, z.B. wie folgt:

Tab. 4.4: Achsen eines Ordnungssystems für radiologische Maßnahmen

Verfahren	Topographie	Seitenangabe	Aufnahmeart	Lagerung
Röntgen	Schädel	Links	ant.-post.	im Stehen
CT	Schulter	Rechts	post.-ant.	liegend
NMR	Oberarm	Beidseits	seitlich-li	seitlich liegend
Angiographie	Unterarm		seitlich-re	im Sitzen
....	Hand		in 2 Ebenen	gehalten
	Finger1			...
	Finger2			
	...			
	Daumen			
	Thorax			
	Becken			
	...			
	Niere			
	Leber			
	...			

Die konkret durchgeführte Maßnahme kann nun durch Kombination der Begriffe der Achsen dokumentiert werden, z.B. also:

- Röntgen Oberarm links in 2 Ebenen liegend
- Röntgen Thorax ant.-post. im Stehen
- Röntgen Daumen links
- CT Abdomen
- Angiographie Niere usw.

Hiermit wird eine optimale Flexibilität erreicht, aber ein solcher Lösungsansatz hat zwei gravierende Nachteile:

- Der Benutzer muss bei der Eintragung oder Verordnung einer Maßnahme immer eine Auswahl aus mehreren Achsen treffen – ein bedienungstechnisch sehr aufwändiges Verfahren, welches bei der täglichen Häufigkeit der Eingaben kaum auf Akzeptanz stoßen wird.
- Werden nicht alle erlaubten Begriffskombinationen explizit definiert – was aus Gründen der Kombinatorik meist unterlassen wird – kann der Benutzer natürlich auch unsinnige Kombinationen dokumentieren, z.B. „CT Niere in 2 Ebenen". Zusätzlich besteht dann noch die Problematik der Notwendigkeit einer expliziten Definition der erlaubten Begriffskombinationen – ein nicht zu unterschätzender Aufwand.

Cimino (1998) problematisiert diese nachteiligen Aspekte und schließt:

"... The tradeoff is that, while domain coverage may become easier to achive, use of the vocabulary becomes more complex."

Eine Lösung, bei der ein beliebig eingegebener Klartext auf Basis eines mehrachsigen Ordnungssystem automatisch analysiert und codiert wird, wie sie Wingert (1986) bei seinen Ausführungen zum Kapitel „Prozeduren" der deutschen SNOMED-Übersetzung für die Zukunft als realistisch angesehen hat, erscheint auch aus heutiger Sicht immer noch nicht tragfähig zu sein.

Moehr (2003) nennt drei prinzipielle Forschungsansätze zu Lösungsansätzen, die eine konzeptbasierte Datenerfassungen über den Ansatz kontrollierter Vokabulare hinaus in der Medizin unterstützen könnten:

1. Klartextanalysen und automatische Codierung wie vorangehend angesprochen,
2. Artificial Intelligence-basierte Ansätze mittels speziellen Wissensrepräsentationssprachen oder graphischen Repräsentationen und
3. die Schaffung von „Concept Space"-Repräsentationen.

Hinterlegung erlaubter Begriffskombinationen erleichtert Nutzung

Eine Alternative aus dem beschriebenen Dilemma besteht darin, die erlaubten Begriffskombinationen direkt in ein einachsiges Ordnungssystem – nun eher ein zweckorientiertes kontrolliertes Vokabular – zu überführen. Der Benutzer kann dann aus dieser Begriffsmenge den gesuchten Begriff über eine entsprechende Suchfunktion – auch mittel Suche nach Teilstrings – direkt auswählen bzw. der geübte Benutzer kann den zu dokumentierenden Begriff direkt notieren/eingeben. Dabei muss die Reihenfolge der enthaltenen semantischen Achsen jedoch einmal festgelegt werden. Ein entsprechendes

Vokabular für die vorangehend gezeigten Röntgenuntersuchungen könnte dann ausschnittsweise wie folgend gezeigt aussehen:

Mnemo-Kürzel	Langtext
röth	Röntgen Thorax
röth2e	Röntgen Thorax in 2 Ebenen
röthap	Röntgen Thorax ant.-post.
röabdap	Röntgen Abdomen ant.-post.
ctabd	CT des Abdomens
ctsae	CT des Schädels
angionil	Angiographie der linken Niere
röhandliap	Röntgen der linken Hand ant.-post.
...	

Tab. 4.5: Beispielhafte Vokabulareinträge von Maßnahmenbegriffen

Bei diesem Lösungsansatz kann nun – sofern die Anzahl der Einträge nicht zu umfangreich ist – sehr einfach ein Begriff gesucht und ausgewählt werden und es wird auch nicht notwendig, erlaubte Kombinationen explizit festzulegen, da diese inhärent sind. Bei umfangreichen Begriffsmengen, wie dies für umfassende Maßnahmenkataloge der Fall sein dürfte, sind jedoch zusätzliche Ordnungsstrukturen in Form beigestellter Klassenhierarchien oder ergonomisch übersichtliche Katalogbrowser notwendig, die den Benutzer bei der schnellen Auswahl eines Begriffes unterstützen.

Kriterien für die Konstruktion eines klinischen Vokabulars

Folgende fünf Kriterien sind nach Henry (1997) – unabhängig ob ein multiaxialer oder einachsiger Ansatz gewählt wird – bedeutsam für den klinisch sinnvollen Einsatz eines kontrollierten Vokabulars:

- "domain completeness", also die Vollständigkeit im Sinne der ausreichenden Abdeckung des Dokumentationsbedarfes, also ausreichende Breite (= Vollständigkeit) und Tiefe bzw. Differenzierung (= Granularität),
- "conceptual clarity and coherence", also der klare logische Aufbau und die Geschlossenheit,
- "data structures and relationships among terms", also die formale Strukturierung und die Möglichkeit, Beziehungen zwischen den Begriffen herstellen zu können,
- "clinical concept capture", also die Fähigkeit, klinische Konzepte ausreichend abbilden/ausdrücken zu können, evtl. auch durch ergänzende Modifikatoren wie Schweregrad etc. sowie

- "utility", also die Handhabbarkeit und Benutzbarkeit bei der Dokumentation im Arbeitsalltag, sowie die Möglichkeit der kontinuierlichen Ergänzung und Verfeinerung.

Ausreichende Granularität ist notwendig

Aufbau und Granularität bestimmen die klinische Ausdruckskraft; folgende praktische Aspekte beeinflussen diese notwendige Granularität:

- ausreichend detaillierte Verdeutlichung des „WAS" in der Behandlungsprozessübersicht für alle an der Behandlung beteiligten Personen,
- Ermöglichung eines sinnvollen Retrievals der Elektronischen Krankenakte,
- gute Filterbarkeit der Behandlungsprozessdokumentation nach Maßnahmenbegriffen, -oberbegriffen und Maßnahmenklassen, auch zu Zwecken des Datenschutzes,
- Nutzbarkeit der Begriffe für Behandlungsplanung und Auftragskommunikation und
- nachgeordnete Auswertungserfordernisse des Behandlungsprozesses für das Qualitätsmanagement, die Abrechnung und die Kostenrechnung.

Maßnahmenkatalog als Basis der Behandlungsprozessdokumentation

Aufgrund der spezifischen Dokumentationserfordernisse in den einzelnen Versorgungsinstitutionen und Fachgebieten etabliert sich bei Implementierungen von Elektronischen Krankenakten bzw. Medizinischen Informationssystemen vor dem Hintergrund der vorangehenden Betrachtungen zunehmend ein Lösungsansatz, der die Verwaltung eines internen Vokabulars für Maßnahmen – im Folgenden als Maßnahmenkatalog bezeichnet – vorsieht. Dieser wird oftmals umgangssprachlich auch als „Hauskatalog" oder „Leistungskatalog" bezeichnet.

Dabei sind die folgenden wesentlichen Aspekte bei der Definition eines Maßnahmenkataloges für eine Elektronische Krankenakte bzw. innerhalb eines Medizinischen Informationssystems zu berücksichtigen:

- Innerhalb des kontrollierten Vokabulars sollte keine Ordnung notwendig sein, Begriffe sollten frei definiert werden können.
- Prinzipiell sollte die Möglichkeit bestehen, neben den freitextlichen Begriffen in Form von Langtexten auch Kürzel zu definieren.
- Die Kürzel sollten mnemotechnischen Charakter haben und durchgängig logisch mit möglichst vorgegebener Syntax und Semantik aufgebaut sein.

- Hilfreich ist es, den Katalog taxonomisch anzureichern, da bei Verordnungen oftmals nicht eine konkrete Maßnahme angegeben wird, sondern nur ein Überbegriff.
- Neben dem Katalog müssen auch eine oder mehrere explizite Ordnungsstrukturen definiert werden können, die eine für den Alltagsgebrauch praktikable und von der benutzenden Institution selbst definierbare Klassifikation der Begriffe ermöglicht.
- Es muss die Möglichkeit bestehen, die Katalogeinträge auf beliebige nationale bzw. internationale Ordnungssysteme für Prozeduren abbilden zu können („cross mapping“).
- Die Granularität der Maßnahmendefinitionen muss so differenziert sein, dass die Aussagekraft sowohl für den Alltagsgebrauch als auch für nachgeordnete Verwendungszwecke ausreichend ist. Dies impliziert die Möglichkeit der Abbildung auf die gesetzlich vorgeschriebenen Klassifikationen (z.B. Abrechnungstarifwerke, OPS 301 – Operationsschlüssel nach § 301 SGB usw.).

Nachfolgende Abbildung zeigt aufbauend auf Abbildung 4.5, Seite 227 diese prinzipiellen Aspekte für den Maßnahmenkatalog im Zusammenhang.

Mit einem solchen Lösungsansatz kann der gesamte für eine Institution relevante klinische Handlungsraum individuell beschrieben und in entsprechende Klassen eingeteilt werden. Maßnahmenkatalog und Klassifikationshierarchie müssen daher originäre Basis einer Elektronischen Krankenakte bzw. eines Medizinischen Informationssystems sein.

Maßnahmenkatalog beschreibt den in einer Institution relevanten klinischen Handlungsraum

Die Klassenhierarchie hat insofern eine besondere Bedeutung, da den Maßnahmen auch auf Ebene der einzelnen Klassen Eigenschaften zugewiesen werden können (z.B. Standardmaterialverbrauch, Indikationen, Handlungsstandards, Abbildungsdefinitionen auf Klassifikationen etc.), die dann deskriptiv oder funktional für alle der Klasse zugehörigen Maßnahmen gelten. Dieser Aspekt erleichtert ganz erheblich die Administration dieser Eigenschaften.

Weiterhin kann anhand dieser Klassen die Krankenakte gefiltert werden (z.B. zeige alle Radiologischen Maßnahmen, zeige alle CTs, zeige alle EKGs usw.) bzw. diese klassenbezogenen Sichten auf die Behandlungsprozessdokumentation können auch zu Datenschutzzwecken genutzt werden (Radiologe sieht nur alle radiologischen Maßnahmen, Laborarzt nur alle Labormaßnahmen etc.). Damit kann mittels der Maßnahmenklassen einerseits der Umgang mit den Inhalten der Elektronischen Krankenakte gut unterstützt werden, andererseits können differenzierte Datenschutzkonzepte realisiert werden.

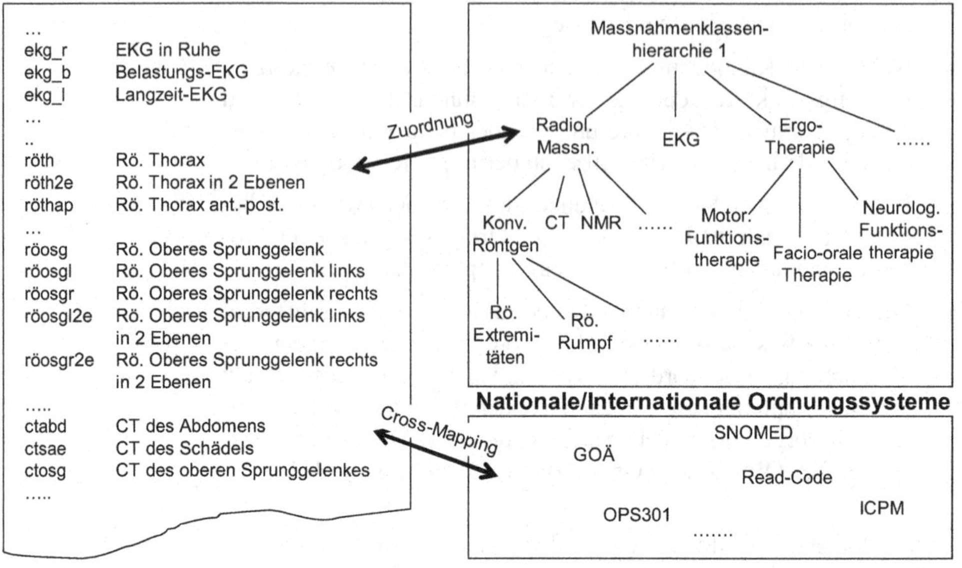

Abb. 4.7: Maßnahmen-katalog und Ordnungs-systeme

An einem konkreten Beispiel soll der so zu implementierende Lösungsansatz nochmals verdeutlicht werden. Dazu soll die Dokumentation von EKG-Abteilungen in einem Krankenhaus dienen. Dort werden sowohl als ambulante Leistung als auch für die stationären Patienten EKGs angefertigt. Nach Analyse des Leistungsspektrums werden folgende Vokabulareinträge definiert:

- Ruhe-EKG,
- Langzeit-EKG,
- Belastungs-EKG,
- Kontroll-EKG,
- Notfall-EKG.

In die existierende Maßnahmenklassenhierarchie muss also zuerst einmal eine Klasse „EKG“ eingefügt werden. Danach muss entschieden werden, welche konkreten Maßnahmenbezeichnungen für EKGs gewählt werden sollen (vermutlich die oben stehend aufgelisteten) und für welche Ordnungssysteme ein Cross-Mapping vorgenommen werden soll. Hier ist der OPS, ICNP, die ambulanten Tarifwerke GOÄ und BMÄ sowie die SNOMED von Interesse. Vor diesem Hintergrund ergeben sich dann die in nachfolgender Abbildung gezeigten Zusammenhänge für die Abbildung des Handlungsraumes „EKG-Maßnahmen“. Danach können die konkret durchgeführten EKGs in den patientenbezogenen Behandlungsprozessdokumentationen verzeichnet werden. Für jeden Eintrag sind dann auch schon die zugehörigen Codes der zugeordneten Ordnungssysteme automatisch bekannt und können z.B. für die Abrechnung genutzt werden.

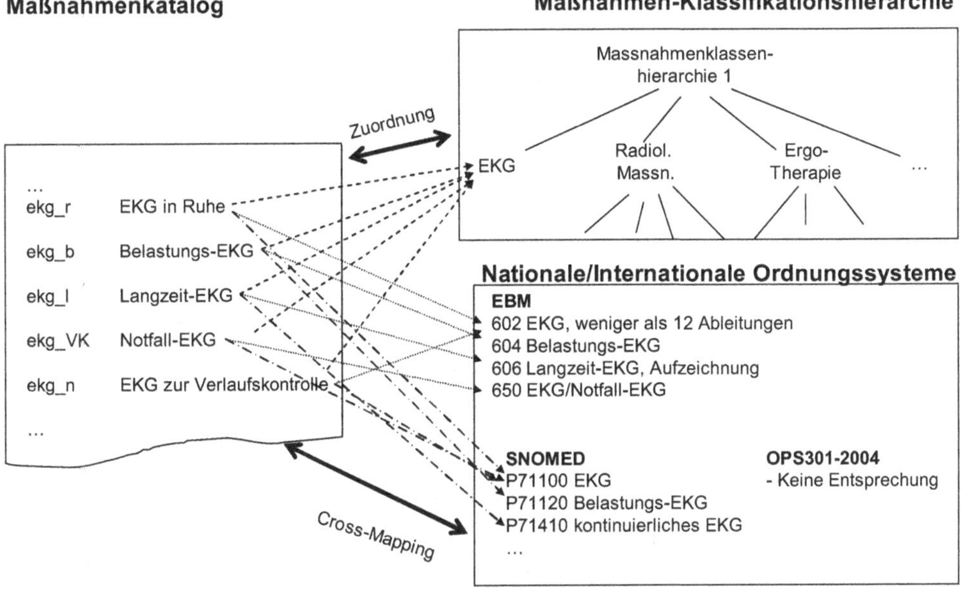

Abb. 4.8: Beispielhafte Zusammenhänge von Vokabulareinträgen und Codes von Ordnungssystemen

Beim erstmaligen Anlegen der Maßnahmenbegriffe kann einerseits ein praktikables Ordnungssystem oder aber Teile verschiedener Ordnungssysteme zugrunde gelegt werden – die dann initial in den o.a. Katalog importiert werden. Sinnvoll kann es aber auch sein, innerhalb einer nutzenden Institution methodologisch durchgängige Prinzipien anzuwenden und einen eigenen „Hauskatalog" zu definieren.

Zusammenfassend ist also festzuhalten, dass eine Elektronische Krankenakte bzw. ein Medizinisches Informationssystem also über einen Maßnahmenkatalog und eine entsprechende Verwaltungsfunktion hierfür verfügen muss. Mittels Letztgenannter müssen beliebige Maßnahmenbegriffe und zugehörige mnemotechnische Kürzel verwaltet werden können und diese dann auf beliebige Ordnungssysteme abgebildet werden können („Cross-Mapping"). Zusätzlich muss es möglich sein, eine oder mehrere eigendefinierte Klassenhierarchien für die Einteilung der im Katalog geführten Maßnahmen anzulegen. Letztendlich sollten auch weitere beschreibende Attribute für die Maßnahmen wie Standarddauer, Materialverbrauch, notwendiges Personal etc. verwaltet werden können.

🖳-Masken in Kap. 5.3.3.14

Eine beispielhafte Implementierung für die Verwaltung eines solchen umfassenden Maßnahmenkataloges mit beigestellten Klassenhierarchien sowie der Möglichkeit, die Katalogbegriffe auf beliebige Ordnungssysteme abzubilden findet sich in Kapitel 5.3.3.14, Seite 319.

4.5.3 Semantische Bezugssysteme für die Ergebnisdokumentation

Vielfältige und fachspezifische Stadien und Einteilungen in der Medizin

Im Rahmen der Ergebnis- und Symptomdokumentation stellt sich im Wesentlichen die Frage, ob einerseits die notwendige Strukturierung der Ergebnisdokumentation bzw. der Symptomdokumentation durch Zugrundelegung eines Symptomkataloges erreicht werden kann, andererseits der notwendige Formalisierungsgrad der einzelnen Angaben (⌦ Kap. 3.2.3, Seite 137) durch vorhandene Ordnungssysteme oder Einteilungen gewährleistet werden kann bzw. muss. Hier kommen die unterschiedlichsten fachspezifischen Stadien und Einteilungen in Frage. Eine gute nach topologischen Kriterien eingeteilte Übersicht über wesentliche Stadien und Einteilungen in der Medizin gibt Gerber (1995).

Bei allen Realisierungen von medizinischen Dokumentationsfunktionen innerhalb eines Medizinischen Informationssystems ist daher zu prüfen, ob bei der Definition von attributbezogenen Wertebereichen auf eine vorhandene Einteilung zurückgegriffen werden kann. Dies ist sicherlich nicht immer möglich oder sachgerecht, so dass auch die Möglichkeit bestehen muss, eigene Festlegungen zu treffen oder die Angaben freitextlich zu dokumentieren.

Problematisch ist und bleibt eine explizite und formalere Symptomdokumentation, die bisher in keinem kommerziellen Softwareprodukt zu finden ist. Obwohl diese für eine transparentere Aktenführung und den Einsatz wissensbasierter Funktionen notwendig wäre, konnte aufgrund der schier unendlichen Menge von Symptomen und deren Bezeichnungen bisher noch kein befriedigender Lösungsansatz gefunden werden. Am ehesten geeignet erscheint hier noch die SNOMED oder das UMLS zu sein.

Prinzipiell sollte die Ergebnisdokumentation so knapp wie möglich sein, hilfreich ist es auch, ein „Kurzergebnis" zusätzlich zu formulieren, welches dann in der Behandlungsprozessdokumentation übersichtlich mit angezeigt wird. Zu den Aspekten der Gestaltung von Ergebnisdokumentationen siehe ⌦ Kapitel 5.7 ab Seite 365.

4.5.4 Semantische Bezugssysteme für die Diagnosendokumentation

Eine konkrete Diagnosendokumentation besteht im Kern aus der zeitorientierten Dokumentation der festgestellten Verdachtsdiagnosen bzw. gesicherten Diagnosen. Die Diagnosenbezeichnungen könnten natürlich bei jedem Eintrag jedes Mal anhand eines vom Benutzer frei zu vergebenden Textes notiert werden, was aber eine Auswertung und eine diagnosenbezogene Filterung der Elektronischen Krankenakte nur schwer ermöglichen würde. Auch wäre der Eingabeaufwand bei immer wiederkehrenden Diagnosen hoch, da der gesamte Text jedes Mal neu erfasst werden müsste.

Vorteile eines Diagnosenvokabulars

Die Benutzung eines kontrollierten Diagnosenvokabulars hat demgegenüber folgende Vorteile:

- Es entsteht eine weitgehend benutzerunabhängig formulierte Diagnosendokumentation.
- Ein schnelles Eintragen durch Abruf vordefinierter Begriffe ist möglich.
- Es können ergänzende informative Angaben zu den Diagnosen z.B. Definitionen, Stadieneinteilung, prognostische Aspekte hinterlegt werden.
- Es besteht die Möglichkeit der Hinterlegung von bzw. Verknüpfung von Leitlinien zu den Diagnosen.
- Diagnosebezogene Handlungspläne in Form von klinischen Pfaden oder klinischen Algorithmen können hinterlegt und kontextsensitiv bei der Dokumentation der entsprechenden Diagnose vorgeschlagen werden.

Zur Dokumentation von Diagnosen stehen ebenfalls unzählige internationaler Ordnungssysteme zur Verfügung, von denen einige der wichtigsten nachfolgend aufgeführt sind.

Tab. 4.6: Ordnungssysteme für Diagnosen

Kürzel	*Name*	*Land*	*Typ*
ICD	International Classification of Disease	Intern.	K
SNOMED	Standardized Nomenclature of Medicine	Intern.	N
ICDO	International Classification of Diseases for Oncology	Intern.	K
TNM	Tumorklassifikationssystem	Intern	K
NANDA	Pflegediagnosenklassifikation	USA	K

Daneben gibt es eine Vielzahl fach- und krankheitsartenspezifischer Klassifikationen, deren Breitenabdeckung zwar sehr gering ist, die aber sehr differenziert sind. Zum Einsatz kommen diese bei speziellen fachspezifischen Dokumentation und bei Forschungs-/Studienprojekten.

Das etablierteste und auch in vielen Ländern zwingend gesetzlich vorgeschriebene Ordnungssystem für Diagnosen ist die International Classification of Disease ICD, heute verfügbar in der Version 10. Diese ist in Deutschland für die Abrechnungsdokumentation im ambulanten und stationären Bereich in der Version ICD-10-GM 2004 (DIMDI 2003) gesetzlich vorgeschrieben, wobei das Kürzel GM für German Modification steht. Bei der ICD handelt es sich um ein hierarchisches einachsiges Ordnungssystem, bei dem das semantische Bezugssystem auf der ersten Ebene zwischen Topographie, Nosologie und Ätiologie wechselt.

Prinzipiell besteht aber für die Diagnosendokumentation auch die kapiteleinleitend dargestellte Problematik: Für die Originaldokumentation reicht eine Klassifikation – und somit die ICD – nicht aus, sondern die Diagnosen müssen immer so dokumentiert werden können, wie es der behandelnde Arzt für notwendig hält. Ein dazu praktikabler Lösungsansatz ist es, der versorgungsbezogenen Diagnosendokumentation einen selbstlernenden Diagnosethesaurus zu Grunde zu legen, der alle eingegebenen Diagnosetexte, sowie die diesen durch Cross-Mapping zugeordneten Codes relevanter Ordnungssysteme – in der Regel den ICD-Code – enthält.

Wingert (1987) beschreibt diesen Ansatz als erste Stufe eines zweistufigen Verfahrens der teilautomatischen IT-gestützen Codierung:

> „… Aus dieser Überlegung resultiert ein zweistufiges Verfahren. Seine erste Stufe besteht darin, eine Diagnosebezeichnung in der Liste bisher kodierter Diagnosen (Direktkodierungstabelle) zu suchen. Die zweite Stufe, also die eigentliche Kodierung einer Diagnose, muss nur dann eingesetzt werden, wenn die Suche auf der ersten Stufe erfolglos war. Dabei ist man in der Wahl des verwendeten Indexierungssystems noch frei. …“

Selbstlernender Diagnosen-thesaurus

Im Gegensatz zum „stärker“ kontrollierten Vokabular für Maßnahmen, in das Neueinträge nur durch einen Administrator bzw. eine dazu autorisierte Person möglich sein sollten, muss es bei der Eingabe von Diagnosen dem Benutzer möglich sein, auch noch nicht im Vokabular verzeichnete Begriffe anzugeben, wodurch diese automatisch dem Vokabular hinzuzugefügt werden.

> "One approach to increasing content is to add terms as they are encountered ..." (Cimino 1998)

…. mit organisierter Kontrolle

Dabei muss dann jedoch organisatorisch gewährleistet sein, dass in regelmäßigen Abständen die Neueinträge von einer dafür beauftragten Fachkraft einerseits auf Richtigkeit und Widerspruchsfreiheit zu den bestehenden Vokabulareinträgen geprüft werden, andererseits die entsprechend notwendigen Cross-Mappings vorgenommen werden – d.h. die Zuordnung zu den Codes der zu mappenden Ordnungssysteme im Sinne der Wingertschen Stufe 2 des Kodierverfahrens.

Den Diagnosekatalog basierten Ansatz zeigt schematisch nachfolgende Abbildung. Ein vordefinierter deutschsprachiger Thesaurus mit ca. 50.000 Diagnosen kann z.B. unter www.dimdi.de (letzter Zugriff: 10.01.2004) bezogen werden.

Ein Medizinisches Informationssystem muss also über eine Diagnosenkatalogverwaltung verfügen, mittels der beliebige Diagnosegriffe verwaltet werden und diese dann auf beliebige Ordnungssysteme für Diagnosen abgebildet werden können („Cross-Mapping"). Zusätzlich muss es möglich sein, mehrere eigendefinierte Klassenhierarchien für die Einteilung der im Katalog geführten Diagnosen anzulegen. Darüber hinaus sollten Diagnosen untereinander in Beziehung gesetzt werden können.

Eine beispielhafte Implementierung für die Verwaltung eines solchen Diagnosenkataloges mit beigestellten Klassenhierarchien sowie der Möglichkeit, die Katalogbegriffe auf beliebige Ordnungssysteme abzubilden wird anhand des Medizinischen Informationssystems MedAktIS in ⌧ Kapitel 5.3.3.13, Seite 360 erläutert.

-Masken in Kap. 5.3.3.13

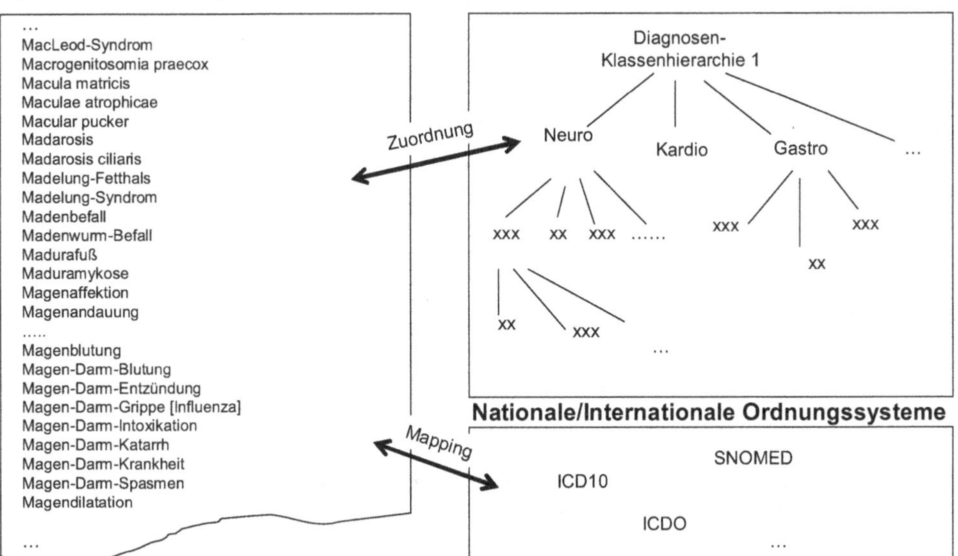

Abb. 4.9: Diagnosenkatalog und Ordnungssysteme

4.5.5 Semantische Bezugssysteme für die Problemdokumentation

Dokumentation von Problemen noch wenig verbreitet

Trotz der anerkannt hohen Bedeutung für Patientenorientierung, Transparenz, Entscheidungsfindung, Behandlungsplanung und Verlaufskontrolle hat die Dokumentation von Problemen im klinischen Alltag bisher noch wenig Einzug gehalten. Dies einerseits, da der problemorientierte Ansatz nach Weed nicht Bestandteil der medizinischen Ausbildung ist, aber andererseits auch aufgrund der Komplexität des Problembegriffes und der Vielschichtigkeit der Dokumentation konkreter Probleme mit ihren vielen Bezügen.

Tuttle (1998) zeigt einen Lösungsansatz für die Problemdokumentation auf Basis des Thesaurus basierten Moduls „METAPHRASE", welches als kontrolliertes Vokabular fungiert und in das zur Initialisierung der UMLS (Unified Medical Language System) sowie Problem-Diktionäre der Mayo-Klinik und des Harvard Beth Israel Krankenhauses geladen wurden. Dieser Lösungsansatz zeigt einen gangbaren Weg: Die Zugrundelegung der umfassend angelegten Begriffsordnung UMLS für die Vokabulare der Elektronischen Krankenakte bzw. das Medizinische Informationssystem. Der Vorteil des UMLS liegt in der Tatsache, dass bereits viele Begriffe und Begriffbeziehungen enthalten sind.

Eine andere Möglichkeit besteht darin, vorhandene spezielle Ordnungssysteme einzusetzen und ebenfalls entsprechend ⌧ Abbildung 4.5 auf Seite 219 auch für die Probleme zu verfahren. Im Bereich der Psychiatrie, der Rehabilitation und der Pflege existieren schon geraume Zeit Anstrengungen, auch häufig auftretende Probleme wie Behinderungen oder Funktionseinschränkungen unter Zugrundelegung von Ordnungssystemen zu dokumentieren. Ein herausragender Vertreter eines solchen Ordnungssystems ist neben den speziellen Teilen der ICD die ICF (International Classification of Functioning, Disability and Health), welche auch in Deutschland im Bereich der Rehablitation zum Einsatz kommen soll. Der Entwurf der deutschen Übersetzung findet sich unter http://www.dimdi.de/de/klassi/ICF/index.html (letzter Zugriff: 12.03.2004). Ziel der ICF ist es, in

> „einheitlicher und standardisierter Form eine Sprache und einen Rahmen zur Beschreibung von Gesundheits- und mit Gesundheit zusammenhängenden Zuständen zur Verfügung zu stellen." (DIMDI 2002).

Dabei werden Gesundheitsprobleme im Zusammenhang von Körperfunktionen und -strukturen, der Fähigkeit bzw. Einschränkung von Aktivitäten, sowie der möglichen Teilhabe an konkreten Lebensbereichen/-situationen unter Berücksichtigung von umwelt-

und personenbezogenen Faktoren betrachtet. Aber auch die NANDA Pflegediagnosen (NANDA International 2003) enthalten eine ganze Reihe von in der Praxis entwickelten und gut anwendbaren Problembegriffen.

Bei der Implementierung eines IT-Moduls für die Problemdokumentation stellt sich die Ausgangssituation komplexer dar, als dies für Maßnahmen, Symptome oder Diagnosen der Fall ist, denn wie in ⌧ Abbildung 3.32, Seite 169 deutlich wird, gibt es neben originären Problemen auch solche, die gleichzeitig eine Rolle als Diagnose, Symptom oder Ergebnis spielen bzw. umgekehrt werden herausgehobene Diagnosen, Symptome oder Ergebnisse auch als Probleme identifiziert. Damit verschließt sich der Ansatz, für diese Dokumentation explizit und ausschließlich ein eigenes kontrolliertes Vokabular zugrunde zu legen, da ja auch Diagnosen, Symptome oder Ergebnisse als Probleme dokumentiert werden können müssen. Das spezielle Vokabular ist dann nur jenen Problembezeichnungen vorbehalten, die auch als originäre Probleme anzusehen sind.

4.5.6 Beziehungen zwischen Vokabulareinträgen

Vokabulareinträge als Basis für die konkrete Patientendokumentation

Wie bereits angemerkt, können Ausprägungen und Beziehungen der medizinischen Betrachtungsobjekte sowohl im Konkreten als auch im Abstrakten relevant sein. Beispiel: In der konkreten Patientendokumentation führt die konkret am 13.10.2003 durchgeführte Maßnahme „Belastungs-EKG" von Patient Müller (Indikation war das Symptom: Brustschmerzen nach Anstrengung) zu folgender bedeutungserteilter Ergebnisattributausprägung – sprich zu dem Symptom: „ST-Streckensenkung bei Annäherung an Maximalbelastung". Dieser Symptomatik wird im konkreten Fall aufgrund der Vorgeschichte die Diagnose „Stabile Angina Pectoris" zugewiesen mit anschließender Medikation z.B. Nitrate, Beta-Blocker oder Calciumantagonisten. In der konkreten Patientendokumentation finden sich also konkrete patientenbezogene Ausprägungen für die in Abbildung 3.32, Seite 169 gezeigten Objekttypen.

Vokabulareinträge als Basis für domänenspezifische Ontologie

Andererseits können im Abstrakten – also bezüglich der verschiedenen kontrollierten Vokabularen zu Maßnahmen, Diagnosen und Symptomen – ebenfalls Ausprägungen dieser Objekttypen gespeichert und miteinander in Beziehung gesetzt werden: So z.B. Symptome, mögliche Maßnahmen und Diagnosen. Diese dann ein semantisches Netz repäsentierende Datenbasis kann als domänenspezifische Ontologie betrachtet werden. Musen (1998) beschreibt z.B. die Instanziierung einer Ontologie für ein Behandlungsmanagement-Modul. Die vorangehend diskutierten kontrollierten Vokabulare können also nicht nur als Grundlage für eine konkrete Patientendokumentation dienen, sondern sie stellen auch den Wertebereich für die einzelnen Objekttypen Maßnahme, Symptom, Diagnose, Problem zur Modellierung einer Wissensbasis dar. Dazu ist es aber notwendig, dass die einzelnen Einträge in den Vokabularen miteinander in Beziehung gesetzt werden können.

Für diese Inbeziehung-Setzung von Vokabulareinträgen kann es implementierungstechnisch hilfreich sein, technisch nur ein Vokabular für alle in ⌧ Kapitel 3.2 ab Seite 169 dargestellten Objekttypen der Detaildokumentationen zu führen – entsprechend den beim UMLS oder GALEN verfolgten Ansätzen. Der Zugriff darauf aus Funktionen des Medizinischen Informationssystems heraus muss dann über entsprechende Selektionen bzw. Views kontextsensitiv eingeschränkt werden, um nur Diagnosen, Maßnahmen, Symptome oder Probleme abzurufen. Wird z.B. im Rahmen einer Auftragserfassung eine Maßnahme gesucht, dürfen nur Vokabularbegriffe aus der Begriffsklasse „Maßnahme" erscheinen, bei der Diagnosenerfassung nur Diagnosen usw.

Zusätzlich muss aber berücksichtigt werden, dass in entsprechenden begriffsklassenbezogenen Spezialisierungen weitere charakterisierende Attribute verwaltet werden können (Beispiel: Standarddauer, benötigtes Material etc. für Maßnahmen). Andererseits kann ein solcher Lösungsansatz auch zu erheblichen Verarbeitungskomplexitäten und Performanzproblemen beim Datenzugriff führen, so dass prinzipiell beide Lösungsansätze – die Implementierung eines kontrollierten Vokabulars je Objekttyp mit allen charakterisierenden Attributen oder die Führung eines einzigen Vokabulars mit entsprechenden Spezialisierung je Begriffsklasse – denkbar sind. In der Regel wird man je relevanter Teildokumentation ein eigenes Vokabular vorhalten.

"Terminolgy are now Software" meint Rector (1998) und zeigt deutlich auf, dass moderne Medizinische Informationssysteme nicht nur zu Zwecken der besseren Auswertbarkeit und Kommunikation Ontologie basiert sein sollten, sondern dass eine formalere Repräsentation beobachteter Sachverhalte selbst Systemverhalten und -reaktionen beeinflusst, in dem Hilfestellung gegeben werden kann bei

- der Dokumentation

  … in dem z.B. assozierte Sachverhalte eingeblendet werden (Beispiel Anzeige möglicher Komorbiditäten bei Eingabe einer Diagnose, möglicher weiterer Symptome auf die geachtet werden sollte etc.) und somit die Dokumentation insgesamt vollständiger wird,

- der Eingabe von Aufträgen/Verordnungen

  ... in dem mögliche Nebenwirkungen, Kontraindikationen, Besonderheiten zu den verordneten Maßnahmen oder Medikamenten etc. aufgelistet werden und

- bei diagnostischen oder therapeutischen Entscheidungen

  ... in dem auf Basis definierter Symptome auf mögliche Ursachen/Diagnosen hingewiesen wird, bei Diagnosen auf mögliche weitere diagnostisch abklärende Prozeduren oder auf therapeutische Maßnahmen etc.

Zusammenfassend kann festgestellt werden, das einer Elektronischen Krankenakte für die zentralen Dokumentationsteile nicht nur kontrollierte Vokabulare zugrunde liegen sollten, sondern auch qualifiziert Beziehungen zwischen den verschiedenen Vokabulareinträgen ermöglicht werden sollten.

4.5.7 Zusammenfassung

Viele Nutzeneffekte von Elektronischen Krankenakten und Medizinischen Informationssystemen erschließen sich nur, wenn die Dokumentationseinträge der gemäß ⌦ Kapitel 3.4 wichtigen Dokumentationsteile auf Ordnungssystemen bzw. kontrollierten Vokabularen basieren.

Für die Medizin gibt es eine Vielzahl solcher Ordnungssysteme und es muss je nach Verwendungszweck entschieden werden, welches zum Einsatz kommen soll. Unabhängigkeit der Implementierung von bestehenden Ordnungssystemen und bessere Benutzbarkeit wird erreicht, wenn den Dokumentationen kontrollierte Vokabulare zugrunde gelegt werden und die Katalogeinträge mittels Cross-Mapping auf beliebig hinterlegte Ordnungssysteme abgebildet werden können. Dabei kann die Initialisierung des Vokabulars auch mittels der Einträge eines oder mehrerer solcher vorhandener Ordnungssysteme erfolgen.

Prinzipiell besteht die Möglichkeit, nur ein Vokabular für alle Dokumentationsteile zu führen und je Begriffsklasse dann die notwendigen Zusatzattribute zu verwalten. Dies hat den Vorteil der einfacheren Inbezug-Setzung von Vokabulareinträgen, erschwert aber auch das implementierungstechnische Handling bzw. beeinflusst die

Zugriffs-Performance aufgrund der notwendigen Datenbank-Join-Operationen.

Zusammenfassend ist festzuhalten:

Merktafel 24
zu Kapitel 4.4: Die Rolle von Stadien, Einteilungen, Vokabularien und Begriffsordnungen

---

M24.1 ■ Zur besseren Kommunizierbarkeit und Auswertbarkeit der Dokumentationseinträge sind Elektronischen Krankenakten bzw. Medizinischen Informationssystemen Ordnungssysteme zu Grunde zu legen.

M24.2 ■ Klassifikationen eignen sich aufgrund ihres vergröbernden Charakters nicht zur Führung der Originaldokumentation.

M24.3 ■ Der Einsatz kontrollierter Vokabulare mit Cross-Mapping auf die für nachgeordnete Verwendungszwecke notwendige Klassifikationen ist das Mittel der Wahl, um eine weitgehend natürlich sprachliche Dokumentation bei gleichzeitiger Auswertbarkeit zu ermöglichen.

M24.4 ■ Die Nutzung mehrachsiger Ordnungssysteme bzw. Vokabulare bei denen konkrete Angaben durch Zusammensetzung der Auswahl eines Begriffes aus mehreren semantischen Achsen notwendig ist, ist bei der Nutzung für die Originaldokumentation zu aufwendig und findet wenig Akzeptanz. Es sind einachsige Vokabulare vorzuziehen, in denen die erlaubten Begriffskombinationen als eigenständige Einträge bereits enthalten sind.

M24.5 ■ Neben dem Cross-Mapping sollte es auch möglich sein, kundenindividuell verschiedene Klassenhierarchien für die Vokabulareinträge anzulegen.

M24.6 ■ Der Behandlungsprozessdokumentation sollte ein Maßnahmenkatalog zugrunde liegen, der es ermöglicht, neben der Führung des kontrollierten Maßnahmenvokabulars umfangreiche zusätzliche Angaben zu Maßnahmen zu verwalten.

M24.7 ■ Den Attributen der Ergebnisdokumentation sowie der Symptomdokumentation sind wenn möglich anerkannte Stadien und Einteilungen der Medizin zu Grunde zu legen. Insgesamt sollte den formal zu dokumentierenden Attributen der Ergebnisdokumentation ein klinisches Vokabular zu Grunde liegen.

M24.8 ■ Der Diagnosendokumentation sollte ein selbstlernendes aber organisatorisch kontrolliertes Diagnosenvokabular mit Cross-Mapping zumindest zum ICD zu Grunde liegen.

- Die Problemdokumentation muss sowohl die Möglichkeit bieten, bereits dokumentierte Diagnosen, Symptome oder Ergebnisse als Probleme in die Problemliste aufzunehmen, als auch Problembegriffe explizit aus einem kontrollierten Vokabular auszuwählen. *M24.9*
- Es muss möglich sein, im Abstrakten zwischen den Einträgen der verschiedenen Vokabulare Begriffsbeziehungen zu definieren. *M24.10*
- Bei der konkreten Patientendokumentation sollte der Benutzer durch die kontextsensitiv eingeschränkte Anzeige von möglichen Begriffsbeziehungen zu dem momentan dokumentierten Item unterstützt werden. *M24.11*

4.6 Grundsätzliche Implementierungsaspekte

4.6.1 Einleitung

Zwei Interpretationen

Prinzipiell lassen die meisten Definitionen für die Elektronische Krankenakte zwei sehr verschiedene Sichtweisen zu:

- Der aus dem Archivwesen kommende Fachmann versteht unter einer Elektronischen Krankenakte die Gesamtheit der z.B. mittels Scanner auf eine optische Platte gebrachten Dokumente einer konventionellen Akte und sieht darin die konsequente Fortentwicklung der Technologie der Mikroverfilmung (Schmücker 1996), was dem "Computerized Record System" nach Waegemann (1999) entspricht.
- Der Informatiker sieht darin die vollständig durchstrukturierte und formalisierte Medizinische Dokumentation (Hölzel 1994), was dem "Electronic Record System" nach Waegemann (1999) entspricht.

Beide Ansätze realisieren unbestreitbar eine Elektronische Krankenakte, welcher Lösungsansatz ist aber tatsächlich aufgabenangemessen und hinsichtlich der vorangehend aufgezeigten Zielsetzungen und Nutzenpotentiale sinnvoll? Zur Beantwortung müssen zwei weitere Fragen in den Mittelpunkt gerückt werden:

- Welche Möglichkeiten bestehen für den Benutzer, mit der Elektronischen Krankenakte sinnvoll und effektiv zu arbeiten, d.h. wie kann er darin (freizügig) navigieren, Sichten bilden, Informationen abrufen und neue Dokumente hinzufügen?
- Welche Voraussetzungen müssen vorliegen, um den Nutzen für alle beteiligten Berufsgruppen und die in ⌧ Kapitel 3.3, Seite 128 aufgeführten verschiedenen nachgeordneten Verwendungszwecke tatsächlich zu realisieren?

Mit einer Elektronischen Krankenakte, die im Wesentlichen nur gescannte Dokumente enthält, kann weder der Behandlungsprozess zeitnah unterstützt werden noch besteht eine Auswertbarkeit zur Nutzung für sekundäre Verwendungszwecke. Sie dient im Grunde nur der Ablage und dem Wiederfinden von Dokumenten.

Notwendigkeit der Strukturierung und Formalisierung

Das tatsächliche Potential einer Elektronischen Krankenakte erschließt sich also nur auf Basis einer hinreichend strukturierten und durch Nutzung von semantischen Bezugssystemen, wie internationale Schlüsselsystemen für Diagnosen und Prozeduren und hauseigenen Schlüsseln, formalisierten digitalen Dokumentation. Strukturierungs- und Formalisierungsgrad bestimmen den Standardisierungsgrad der Dokumentation. Ein Zuviel schränkt den Nutzen genauso ein wie ein Zuwenig:

"… A Cooperative Documentation System should not be too rigid and precriptive either; too much structure can be as problematic as too little" (Schoop 1999).

Eine zu starke Standardisierung schränkt die individuelle Ausdrucksmöglichkeit des Arztes zu sehr ein und führt zu aufwändiger Dokumentation, eine fehlende Standardisierung ermöglicht keine Folgenutzung der Dokumentation.

Während also eine „eingescannte" Akte auf Basis eines digital-optischen Archivs vor allem den Nutzen der platzsparenden Ablage, des schnellen Wiederfindens nach wenigen Ordnungskriterien und der ggf. dokumentartenbezogenen Darstellung bietet, verschließen sich bei dieser Variante alle anderen Nutzungen für die in ⌧ Abbildung 3.6 auf Seite 130 gezeigten nachgeordneten Verwendungszwecke. Im anderen Extrem erfordert die Unterstützung der Handelnden durch wissensbasierte Funktionen eine sehr hohe Standardisierung und DV-technisch verarbeitbare Abbildung der Inhalte einer Krankenakte bis hinein in jede Einzelangabe der Dokumentation.

Implementierungsaspekt: Standardisierung der Dokumentation

Damit ist der erste der beiden wesentlichen Implementierungsaspekte deutlich geworden: Welchen *Standardisierungsgrad* müssen die in der Elektronischen Krankenakte enthaltenen Dokumente bzw. die Ergebnisdokumentation aufweisen, damit eine hinreichend gute Weiterverwendung der dokumentierten Angaben für nachgeordnete Verwendungszwecke ermöglich wird?

Der zweite Aspekt bezieht sich auf die *Ordnungskriterien*, die der Präsentations- und Interaktionskomponente einer Elektronischen Krankenakte zugrunde liegen, denn die in ihr enthaltenen Dokumente und Daten können nur umsortiert, selektiert und gefiltert angezeigt werden, wenn diese nach einem einheitlichen Schema „indiziert" sind. Man spricht in diesem Falle von den *Metadaten* der Dokumente bzw. der Dokumentation. Umfang und Struktur dieser Metadaten entscheiden also, inwieweit spezielle berufsgruppen- oder problembezogene Sichten auf die Krankenakte möglich sind. In Analogie zu der konventionellen Aktenorganisation entsprechen diese Metadaten den Ordnungskriterien für die Archivierung, mit dem Unterschied, dass in der elektronischen Implementierung gleichzeitig mehrere Ordnungskriterien definiert und genutzt werden können. Die Gesamtheit dieser Ordnungskriterien sind quasi die Metadaten (Daten über Daten) zu den in der elektronischen Krankenakte enthaltenen Dokumenten. Den Gesamtzusammenhang zeigt in Analogie zur konventionellen Organisation (⌧Abb. 3.2, Seite 119) die nachfolgende Abbildung.

Ordnungskriterien für die Dokumentation

Abb. 4.10: Prinzipielle Implementierungsaspekte für eine Elektronische Krankenakte

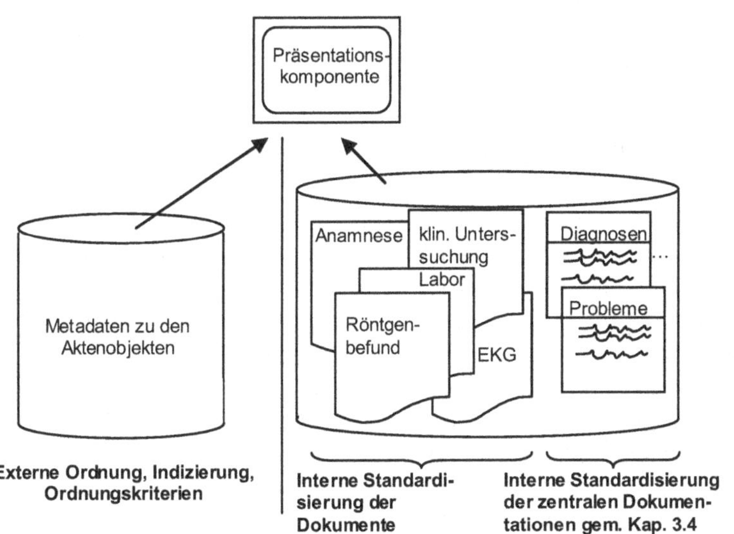

Während also Umfang und Struktur der Metadaten zu den in der Elektronischen Krankenakte vorhandenen Objekten die Zugänglichkeit und Benutzbarkeit des Inhaltes bestimmen, determiniert die Standardisierung der Dokumentation (⌧ Kap. 3.3.3, S. 138) die Nutzung der Inhalte für nachgeordnete Verwendungszwecke (⌧ Kap. 3.3.1, S. 128).

Merke!

4.6.2 Grundsätzliche Implementierungsparadigmen für die Ordnungskriterien

Wie kann nun diese „externe" Ordnung von Elektronischen Krankenakten organisiert werden, welche Metadaten zu den enthaltenen Informationen und Objekten sollten verfügbar sein? Die zwei prinzipiellen Lösungsansätze hierzu sollen anhand des folgenden Beispiels illustriert werden:

Beispiel

In einer Elektronischen Krankenakte eines Patienten, der sich einer Hüftoperation unterzogen hat, seien enthalten: Ein Einweisungsschein, ein Aufnahmeblatt, 2 klinische Untersuchungsbögen, 3 EKGs mit Befunden, 1 Thoraxröntgenaufnahme nebst Befund, 3 Röntgenaufnahmen der Hüfte mit jeweiligen Befunden sowie ein Entlassungsbrief. Alle diese Dokumente sind mit einer eindeutigen Dokument-ID in der EKA hinterlegt.

Für den Aspekt der Metadaten und der damit verbundenen Präsentations- und Interaktionskomponente können im Wesentlichen zwei grundsätzliche Implementierungsparadigmen für Elektronische Krankenakten angegeben werden:

- *Dokumentenorientierte Systeme* mit Metadaten und einer Präsentations- und Interaktionsoberfläche aus dem Bereich des Dokumentenmanagements oder
- *Prozessorientierte Systeme* mit am Behandlungsprozess orientierten Metadaten und einer speziellen medizinisch orientierten Präsentations- und Interaktionsoberfläche.

Dokumenten-orientierte Lösungen

Dokumentenorientierte Elektronische Krankenakten stellen architektonisch das einzelne Dokument und klassische Archivierungsprinzipien der konventionellen Organisation in den Mittelpunkt und erlauben es, die vielfältigen medizinischen Dokumente elektronisch zu erfassen, abzulegen und wieder zu finden. Die Metainformationen sind zumeist rudimentär, oder es können zwar vom Anwender beliebig viele Attribute zur Indexierung definiert werden, diese dienen aber nur dem schnellen Suchen nach Dokumenten. Sie finden sich aber nicht als explizite und architektonisch vorgesehene interpretierbare Strukturen und Semantik für die Präsentations- und Interaktionskomponenten wieder. Die Präsentations- und Interaktionskomponente orientiert sich an den klassischen hierarchischen Ordner- und Fächerstrukturen, die vom Anwender frei definiert werden können (⌧ Abb. 4.11, S. 256).

Umständliche Navigations- und Suchvorgänge

Das konkrete Arbeiten mit diesen dokumentenorientierten Elektronischen Krankenakten ist gekennzeichnet durch eine Vielzahl von Navigations- und Suchvorgängen, um an eine bestimmte Information bzw. ein Dokument zu kommen. Aufgrund der dem System nur geringen bekannten semantischen Informationen über gespeicherte Dokumente (z.B. Dokumenttyp, Erstellungsdatum) ist eine Unterstützung des medizinischen Handelns, der Behandlungsplanung und Abwicklung des Behandlungsprozesses nicht möglich. In der Regel kann bei diesen Systemen der Anwender selbst definieren, welche Dokumentarten er mittels welcher Metadaten verwalten möchte und wie diese in einer hierarchisch angelegten Ordnerstruktur „virtuell„ abzulegen sind. Es handelt sich also um einen weitgehend generischen Lösungsansatz (⊠ Kap. 2.9.6, S. 105). Die in diesen Dokumentmanagementsystemen somit frei definierbaren Indexierungsattribute für Dokumente können aber nur zum Suchen und Ordnen und Präsentieren benutzt werden, weitere medizinspezifische Logiken und Mechanismen sind nicht möglich, da ein Informationssystem mit den Inhalten aufgrund der unbekannten Semantik dieser benutzerdefinierten Attribute nicht funktional arbeiten kann.

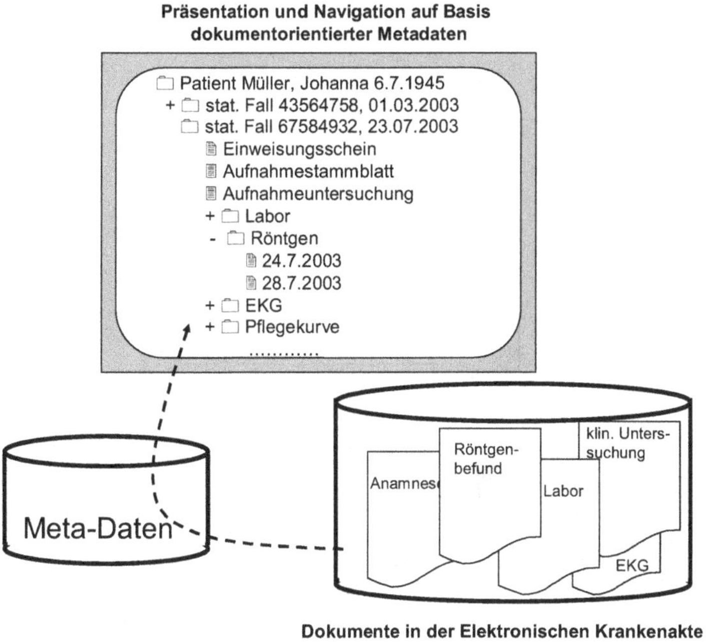

Abb. 4.11: Dokumenten-orientierte Elektronische Krankenakte

Als Metadaten sind im Wesentlichen der Patienten-/Fallbezug, das Erstellungsdatum des Dokumentes sowie der Dokumenttyp bekannt. Ebenso ist festgelegt, welche Dokumenttypen welchen Ordnern zugehörig sind. Die resultierende Lösung – wie sie sich auch in vielen marktüblichen Systemen darstellt – zeigt die voran stehende Abbildung.

Prozess-orientierte Lösungen

Prozessorientierte Elektronische Krankenakten stellen den Behandlungsprozess mit seinen einzelnen Handlungen und den diesen zugeordneten Dokumenten (⌧ Abb. 3.23, Seite 157) sowie den zugehörigen Diagnosen und Ereignissen in den Mittelpunkt. Prinzipiell werden den einzelnen Handlungen nun die zugehörigen Dokumente wie Formulare, Bilder,Videos etc. zugeordnet und die handlungsbeschreibenden Attribute (zumindest die 6 Ws: WER, WANN, WAS, WARUM, für WEN, mit WEM) stellen die Metadaten dieser Dokumente dar. Über diese Metadaten können die Dokumente und die Inhalte der Akte zeitlich und inhaltlich und über den Prozess hinweg selektiert, präsentiert und erschlossen werden. Mittels der semantisch benannten und innerhalb einer Versorgungseinrichtung standardisierten Maßnahmenbegriffe (Prozeduren, Hausleistung) – und Maßnahmenklassen lässt sich die so vorliegende Krankenakte also nach beliebigen Kriterien filtern und ordnen – z.B. Überblick zu allen durchgeführten Röntgenuntersuchungen, allen EKGs oder nur bestimmte konkreten Maßnahmen oder aber allen Maßnahmen bezogen auf eine bestimmte Diagnose.

Abb. 4.12: Prozessorientierte Elektronische Krankenakte

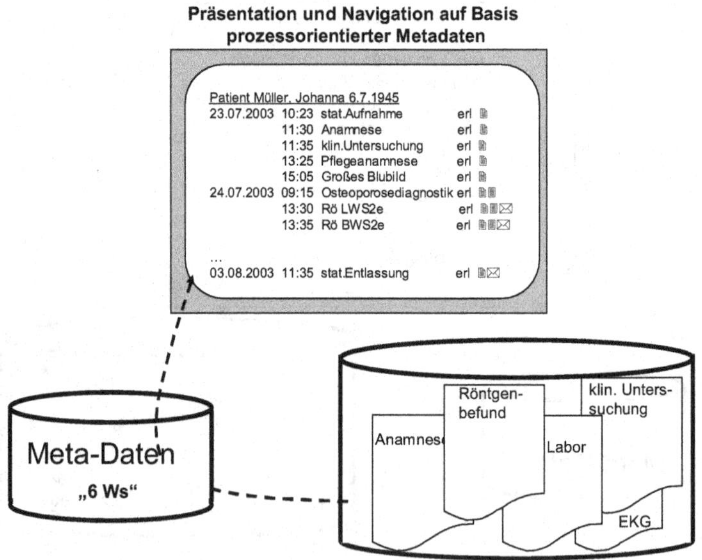

Das konkrete Arbeiten mit diesen prozessorientierten Akten ist gekennzeichnet durch eine geringe Navigationstiefe. Durch eine hohe semantische Transparenz bzw. Konzeptbasierung und durch vielfältige Filter- und Sortiermöglichkeiten und kann sehr schnell und gezielt zu bestimmten Informationen gelangen. Einerseits ist ein solcher Ansatz Basis für die retrospektive Auswertung von konkreten Behandlungsprozessen – sowohl in medizinischer Hinsicht für das Qualitätsmanagement als auch in ökonomischer Hinsicht für die Prozesskosten- und Deckungsbeitragsrechnung. Andererseits stellen prozessorientierte Elektronische Krankenakten aber vor allem auch die Basis her, um Behandlungen prospektiv – z.B. mittels definierter klinischer Pfade, Algorithmen oder Leitlinien – zu planen und zu überwachen. Damit ist die Prozessorientierung Medizinischer Informationssysteme das Implementierungs-Paradigma der Zukunft und Voraussetzung für den Einsatz klinischer Pfade und die Implementierung eines – auch einrichtungsübergreifenden – Case-Managements.

Während prozessorientierte Systeme bei entsprechender semantischer Klassifikation der Maßnahmenbegriffe mittels einer definierbaren Klassenhierarchie (⌧ Abb. 4.7, S. 240) auch eine ordnerorientierte Präsentation der Krankenakteninhalte ermöglichen, können rein dokumentenorientierten Lösungen keine Prozessdarstellung unterstützen.

Ein ebenfalls interessanter Lösungsansatz hat sich in den vergangenen Jahren bei den Arztpraxisinformationssystemen herauskristallisiert. Dort werden innerhalb der elektronischen Karteikarte – die prinzipiell verlaufs- und damit prozessorientiert angelegt ist – nicht nur die einzelnen Maßnahmen, sondern alle Dokumentationseinträge – also die Maßnahmen, Befunde, Diagnosen und Abrechnungsziffern mittel so genannter Zeilentypen dokumentiert.

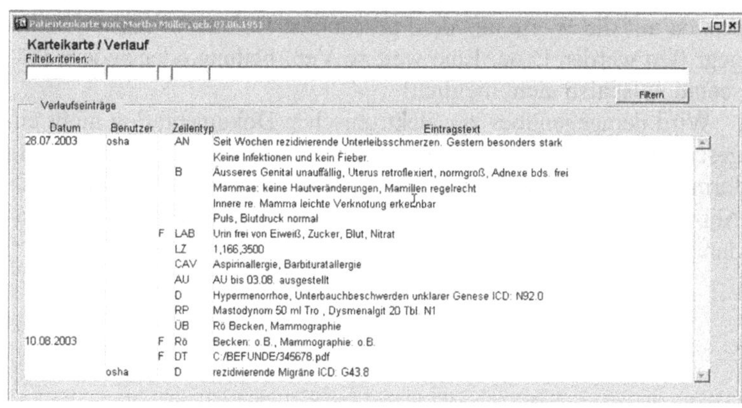

Abb. 4.13: Elektronische Karteikarte in einem Arztpraxissystem

Mittels verschiedener Filter bzw. der Selektionszeile im oberen Bereich ist es dabei möglich, nur bestimmte Zeilentypen und somit

Dokumentationsteile zu selektieren und spezielle Sichten zu erzeugen.

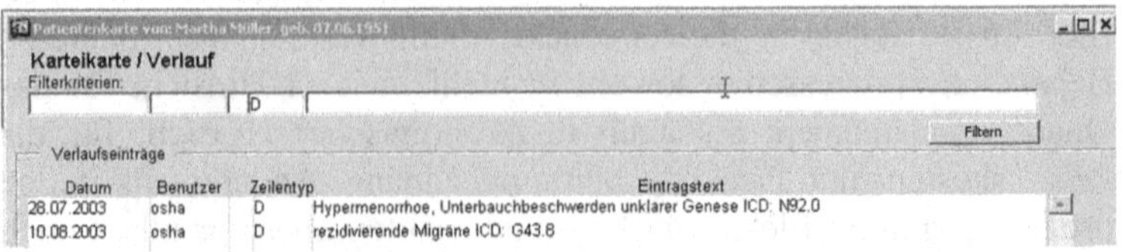

Abb. 4.14: Gefilterte Einträge der Karteikarte

Das Problem der meisten Arztpraxisinformationssysteme besteht in der Regel darin, dass sie ohne hinterlegte semantische Bezugssysteme arbeiten, also kaum konzeptbasiert sind. Das, was eingegeben wird, ist bis auf einige wenige festgelegte Zeilentypbezeichnungen – die vor allem für die Abrechnung notwendig sind – wahlfrei. Somit ist die implizite Semantik nur sehr schwach ausgeprägt.

4.6.3 Standardisierungsgrad der Aktendokumente

Gescannte Dokumente enthalten keine weiterverarbeitbaren Informationen. Ein einfaches Beispiel mag dies verdeutlichen: Die Speicherung verschiedener gescannter Formulare zur Assessmenteinstufung macht diese zwar wieder elektronisch abrufbar (⌦ nachfolgende Abbildung), ermöglicht aber im Sinne einer weiteren Nutzung und Auswertung weder die automatische Berechnung des Summenscores – dies muss manuell geschehen – noch eine graphische Verlaufdarstellung der einzelnen Einstufungen oder des Gesamtscores bzw. Trendanalysen und eine Bewertung des Behandlungsergebnisses, da auf die Werte aus dem gescannten Dokument nicht zurückgegriffen werden kann. Eine weitere Verarbeitung oder andere Präsentation ist also nicht möglich!

Wird demgegenüber zur elektronischen Dokumentation nicht ein gescanntes Dokument zugrunde gelegt, sondern werden die Werte formal in einer entsprechenden Maske erfasst (nachfolgende ⌦ Abbildung), können viele primäre und nachgeordnete Verwendungszwecke automatisiert bedient werden.

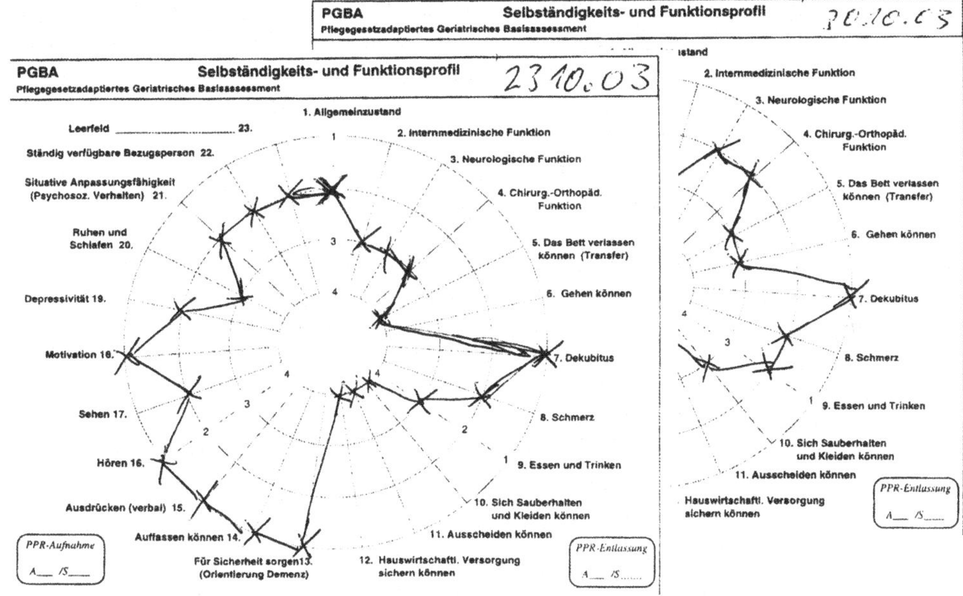

Abb. 4.15: Gescannte Dokumente

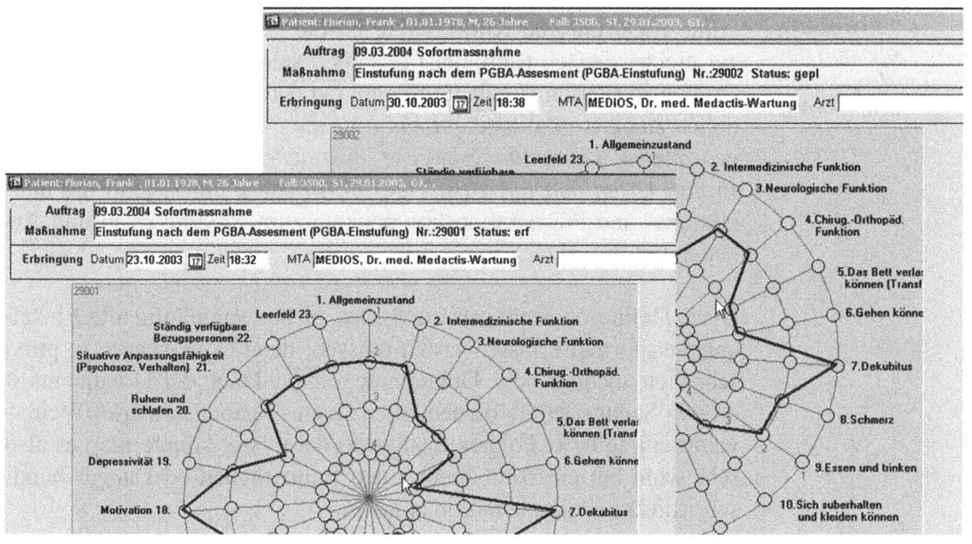

Abb. 4.16: Standardisierte EDV-Erfassung der Assessment-Einstufung

Auf Basis der nun standardisiert erfassten Einstufungen – z.B. bei wöchentlicher Einstufung im Rahmen eines längeren Krankenhausaufenthaltes – können nun Verlaufsdarstellungen einzelner Achsen (⌧ Abb. 4.22) oder aber des gesamten Scores dargestellt werden. Ebenso ist es möglich, die Angaben für das Qualitätsmanagement und für das Behandlungsmonitoring zu nutzen und Veränderungen mit verordneten Therapien und Interventionen zu korrelieren.

Abb. 4.17: Verlaufsdarstellung von Assessment-Einstufungen

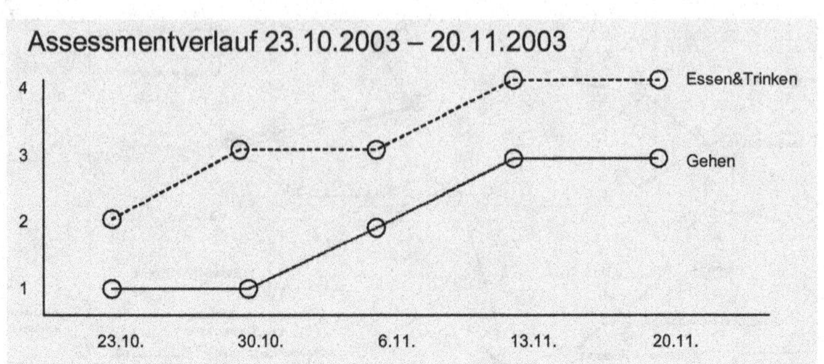

Die auf ⌧ Seite 199 aufgezeigte erste knappe Definition zur Elektronischen Kranken-/Patientenakte muss also zur Vervollständigung eine Erweiterung mittels dem in der folgenden Definition gekennzeichneten kursiv geschriebenen Zusatz erfahren:

Erweiterte Definition der Elektronischen Krankenakte

„Eine Elektronische Krankenakte ist die teilweise oder vollständig auf elektronischen (digitalen) Speichermedien und nach definierten Ordnungskriterien abgelegte Sammlung der medizinischen Informationen zu einem Patienten *in einer für die Primärziele und die nachgeordneten Verwendungszwecke ausreichend standardisierten (= strukturierten und formalisierten) Form* sowie ein zugehörige Interaktions- und Präsentationskomponente zum Navigieren in und Arbeiten mit der Akte."

Diese Definition impliziert auch, dass nicht zwangläufig alle Einzelangaben formal erfasst werden müssen, denn es existieren in praxi sehr viele medizinische Dokumente, die punktuell der Dokumentation von Sachverhalten dienen, aber deren Angaben keinerlei Weiterverarbeitung bzw. Folgenutzung erfordern. Hier könnte man es also sehr wohl bei einer entsprechenden freitextlichen oder sogar handschriftlichen Dokumentation belassen.

4.6.4 Die Clinical Document Architecture

Ausgehend vom Kommunikationsstandard HL7 wurde die *Clinical Document Architecture (CDA)* entwickelt (u.a. Dolin 1999, Dolin 2000). Die CDA stellt sowohl ein allgemeines Dokumentenformat klinischer Dokumente auf Basis von XML dar, als auch eine Dokumentenarchitketur in dem Sinne, dass einerseits eine hierarchische schrittweise Verfeinerung bzw. Spezialisierung von Dokumentspezifikationen ermöglicht wird, andererseits auch der Zusammenhang von Dokumenten abgebildet werden kann. Die hierarchische Verfeinerung (sprich Spezialisierung) von Dokumenten ermöglicht so, dass Dokumente auf einem höheren Level kompatibel zu spezielleren sind, und hinsichtlich der gemeinsamen Attribute quasi vergleichend im Verlauf betrachtet werden können. So kann ein Dokument z.B. eine Anamnese repräsentieren, in den weiteren Spezialisierungen kann diese ausdifferenziert werden zu einer allgemeinen internistischen Anamnese, chirurgischen Anamnese usw., auf einer weiteren Spezialisierungsstufe dann ergänzt um Attribute, die die dokumentierende Institution zusätzlich für notwendig hält.

CDA-Dokumente für Archivierung und Kommunikation

CDA-Dokumente können sowohl für die originäre elektronische Ablage in elektronischen Archiven bzw. Elektronischen Krankenakten genutzt werden, als auch – was originäre Intention zur Entwicklung des Standards war – zur Kommunikation zwischen Informationssystemen. Während die klassischen HL7-Nachrichten oder andere Kommunikationsstandards (⌧ auch Kap. 5.16, S. 465) im Wesentlichen der Übermittlung von Datensätzen zwischen Informationssystemen dienen und meist Informationen aus Dokumenten nur teilweise übermitteln, bildet ein Dokument – sowohl in der realen materialisierten Ausprägung als auch in der CDA – eine Einheit zusammenhängender Informationen und hat ein definiertes Layout.

Ziele der CDA

Mit der CDA werden folgende Ziele verfolgt (Alschuler 2001):

“The goals of the CDA are:

1. Give priority to delivery of patient care.
2. Allow cost effective implementation across as wide a spectrum of systems as possible.
3. Support exchange of human-readable documents between users, including those with different levels of technical sophistication.
4. Promote longevity of all information encoded according to this architecture.
5. Enable a wide range of post-exchange processing applications.
6. Be compatible with a wide range of document creation applications.
7. Promote exchange that is independent of the underlying transfer or storage mechanism.

8. Prepare the design reasonably quickly.
9. Enable policy-makers to control their own information requirements without extension to this specification.”

CDA-Dokument besteht aus Header und Body

Ein CDA-Dokument besteht aus einem Header (CDA-Header, zu den Header-Angaben ⊠ Tabellen 4.7 Seite 265 ff.) und einem Body (CDA-Body) der je nach Kompatibilität zur Spezifikationsstufe als „CDA Level <n> Body“ bezeichnet wird mit n = 1, 2 oder 3.

CDA-Header enthält alle wichtigen Metadaten CDA-Body die klinischen Informationen

Der *CDA-Header* eines Dokumentes enthält auf Basis der Spezifikation umfangreiche Metadaten zum Dokument, während der Body die speziellen klinischen Informationen enthält.

Der Body besteht in der Level 1-Spezifikation aus hierarchisch geschachtelten Containern der Typen: Section, Paragraph, List und Table. Der Inhalt der Container kann aus originärem Text bestehen, aber auch Links und Multimedia-Elemente enthalten. Alle verwendbaren Datentypen basieren auf dem Reference Information Model (RIM) der HL7-Organisation (http://www.hl7.org/Library/datamodel/RIM/modelpage_mem.html, letzter Zugriff 10.3.2004).

Nachfolgende Abbildungen zeigen ausschnittsweise den Quelltext einer Überweisung im CDA-Format und seine Browser-Repräsentation (aus Benninghoven 2003).

Ein klinisches Dokument wird im CDA-Standard als Dokumentation von medizinischen Maßnahmen verstanden, also als Objekt des „Ergebnisraumes“ (⊠ Kap. 3.4.3, S. 154). Wesentliche Charakteristika eines CDA-Dokumentes sind nach Alschuler (2001):

Persistenz

- *Persistenz* (in der Originalquelle: Persistence): Ein klinisches Dokument bleibt über seine gesamte Lebenszeit unverändert. Diese Lebenszeit wird in der Regel durch lokale oder gesetzliche Rahmenbedingungen (z.B. Verjährungsfristen) bestimmt.

Zuständigkeit

- *Zuständigkeit* (in der Originalquelle: Stewardship): Für die Erstellung und Pflege des Dokumentes ist eine am Behandlungsprozess beteiligte Person oder Organisation zuständig.

Justitiabilität

- *Basis für Justitiabilität* (in der Originalquelle: Potential for authentication): Die in einem Dokument zusammengestellten Informationen sind justitiabel in dem Sinne, dass Urheberschaft und Integrität sichergestellt sind.

Gesamtheit

- *Gesamtheit* (in der Originalquelle Wholeness): Die Justitiabilität eines klinischen Dokuments bezieht sich immer auf das komplette Dokument und nicht nur auf Teile davon.

Lesbarkeit

- *Lesbarkeit für das menschliche Auge* (in der Originalquelle: Human readability): Der Quelltext von CDA-Dokumenten ist mittels eines einfachen Editors lesbar, mittels generischer XML-Stylesheets und einem gängigen Browser können die Daten aber auch in der entsprechend gewünschten Form angezeigt werden. CDA-Dokumente sind also ohne weitere Hilfsmittel wie z.B. spezielle Software von einzelnen Firmen lesbar.

```
<?xml version="1.0" encoding="iso-8859-1"?>
<?xml-stylesheet type="text/xsl" href="sci_ueberweisung.xsl"?>
<levelone xmlns="urn::hl7-org/cda" xmlns:sciphox="urn::sciphox-org/sciphox" xmlns:xsi="http://www.w3.
  <clinical_document_header>
    <id/>
    <!-- weltweite eindeutige Dokumenteninstanzennummer (noch kein Verfahren festgelegt, daher leer
    <document_type_cd V="11303-5" S="2.16.840.1.113883.6.1" DN="Überweisung">
        <!--Das S Attribut verweist auf die Tabelle, in der der Code 11303-5 (Referral) definiert ist.
        (Codesystem LOINC(ISO OID:2.16.840.1.113883.6.1) s.a. www.regenstrief.org) -->
        <NOTE V="Version 1.0"/>
        <!-- spezifische Versionsnummer zum Überweisungsdokument -->
    </document_type_cd>
    <origination_dttm V="2002-07-07T13:20:00.000-01:00"/>
    <provider>
        <provider.type_cd V="PRF"/>
        <!--PRF = PERFORMER ~ Ausführender -->
        <person>
            <id EX="2780123" RT="2.16.840.1.113883.3.7.2.999.1.1"/>
            <!--EX Attribut: Vertagsarztnummer -->
            <!--RT Attribut: Codesystem der KV, z.Bsp. Arztregister -->
            <person_name>
            <nm>
                <PFX V="Dr. med." QUAL="AC"/>

  </clinical_document_header>
    <body>
      <section>
        <caption>Überweisung</caption>
        <paragraph>
          <content>
            local_markup ignore="all" descriptor="sciphox">
              <sciphox:sciphox-ssu type="referral_de" country="de" version="v1">
                <sciphox:Formularangaben>
                  <sciphox:Ausstellungsdatum V="2001-07-07"/>
                  <sciphox:Grund>
                    <sciphox:Behandlungsart V="K" S="2.16.840.1.113883.3.7.1.10" DN="ku
                    <sciphox:Einweisung>
                      <sciphox:Leidensursache V="U" S="2.16.840.1.113883.3.7.1.11" DN=
                    </sciphox:Einweisung>
                    <sciphox:Ueberweisung>
                      <sciphox:anFachgruppe V="HUG" S="2.16.840.1.113883.3.7.1.12" DI
                      <sciphox:Quartal V="2001-07"/>
                      <sciphox:AUbis V="2001-07-05"/>
                      <sciphox:Scheinuntergruppe V="KON" S="2.16.840.1.113883.3.7.1.1:
```

Abb. 4.18: CDA-Dokument in Quelltext-Ansicht (Ausschnitt)

CDA-Header enthält alle wichtigen Meta-Daten

Der CDA-Header enthält – wie in den vorangehenden Abbildungen deutlich wird – administrative Angaben zum Dokument selbst, zum Ereignis, sowie zu den Akteuren und Empfängern der damit dokumentierten Maßnahme – in diesem Sinne Meta-Daten des Dokumentes, welches inhaltlich durch den Body repräsentiert wird. Durch die Informationen zum Dokument wird eine eindeutige Kennzeichnung von Dokumenten ermöglicht, eine Grundvoraussetzung für einen geordneten Austausch und das Management von klinischen Dokumenten. Durch die Persistenz aller – auch der als ungültig gekennzeichneten – Dokumente ist in der CDA ein Mechanismus zur historisierten Dokumentenverwaltung implizit gegeben.

Der CDA-Header ist in vier logische Abschnitte unterteilt, welche jeweils Informationen enthalten

- zum Dokument,
- zum Ereignis,
- zu den handelnden Personen und Institutionen (Akteure) und
- zu den Bezugsobjekten des Dokumentes.

Abb. 4.19: CDA-Dokument in Browser-Ansicht

AOK | LKK | BKK | IKK | VdAK | AEV | Knappschaft

AOK Köln / 27101

Name, Vorname des Versicherten
Gräfin von Kuckelborn-Hohenheim — geb. am
Dr. med. Renate Hanna Ulrike — 09.08.1936
Martinstr. 1
44931 Kaarst

Kassen-Nr. 7632267 | Versicherten-Nr. 0612304653 | Status 3044 1

Vertragsarzt-Nr. 2780123 | VK gültig bis 09/02 | Datum 07.07.2001

Überweisungs-/Abrechnungsschein

X Kurativ | Präventiv | Sonstige Hilfen | bei belegärztl. Behandlung | Qu

Unfall Unfallfolgen | AU bis **05.07.2001** | Lfd. Nr. **000**

Überweisung an **Radiologie**

X Ausführung von Auftragsleistungen | Konsiliar-untersuchung | Mit-/Weiter-behandlung

Auftrag (bitte auch wichtige Befunde / Medikation angeben) / **Diagnose / Verdacht**

Unklarer Tastbefund in der linken Mamma, Mammographie beidseit

Diagnosen (ggf. Abrechnungsbegründungen)

ICD-10-SGBV | **Diagnosensicherheit** | **Lokalisation** | **Erläuterung**

Tag **Monat** **GNR** **Begründung** | Dr. med.

Die wesentlichsten Elemente der logischen Abschnitte werden in den folgenden Tabellen kurz dargestellt, insgesamt enthält der CDA-Header dreiundneunzig z.T. hierarchisch strukturierte Elemente.

Der erste Abschnitt des CDA-Headers, der die Dokumentinformationen enthält, identifiziert das Dokument eindeutig, kennzeichnet die Art des Dokuments und gibt Vertraulichkeitsinformationen sowie Beziehungen zu anderen Dokumenten an. Wesentliche Elemente dieses Teils des Headers – einige davon können auch mehrfach ausgeprägt sein – sind:

Tab. 4.7: Wesentliche Elemente des CDA-Headers zu Dokumentinformationen

<id>	Die Dokument-ID ist ein weltweit eindeutiger Identifikator für ein Dokument.
<set_id>	Gemeinsamer Identifikator für alle Versionen eines Dokuments.
<version_nbr>	Versionsnummer eines Dokumentes.
<document_type_cd>	Art des Dokumentes, meist auf Basis einer definierten Domäne z.B. dem LOINC.
<service_tmr>	Uhrzeit, zu der die dem Dokument zugrundeliegende(n) Maßnahme(n) stattgefunden hat/haben. Es ist auch die Angabe einer Zeitspanne möglich.
<origination-dttm>	Datum und Uhrzeit, an dem das Dokument initial er-

	stellt wurde.
<copy_dttm>	Zeitpunkt zu dem eine Kopie z.B. zur Übermittlung oder zum Drucken erstellt wurde.
<confidentiality_cd>	Angaben zur Vertraulichkeitsstufe des Dokumentes codiert nach HL7-Tabelle 177, z.B. „D" = nur für Ärzte lesbar, „I" = spezielle genannte Personen, „N" = Normal usw.
<document-relationship>	Beziehungen zu anderen Dokumenten inkl. Art der Beziehung (weitere Unterteilung in Unterelemente).
<fullfills_order>	Angaben zu jener /jenen Anordnung(en) („orders"), mit denen die dem Dokument zugrunde liegenden Maßnahmen angefordert wurden.

Nach den Dokumentinformationen folgt jener Teil mit den Informationen zu dem dem Dokument zugrunde liegenden Ereignis.

Tab. 4.8: Wesentliche Elemente des CDA-Headers zum zugrunde liegenden Ereignis

<id>	Eindeutige ID des Ereignisses.
<encounter_tmr>	Zeitpunkt an dem das Ereignis stattfand.
<practice_setting_cd>	Art der behandelten Einrichtung.
<service_location>	Ort bzw. ID und Adresse der behandelnden Einrichtung.

Im dritten Teil des Headers werden die an der Durchführung der zum Dokument gehörenden Maßnahme sowie an der Dokumentenerstellung beteiligten Akteure bzw. Personen dokumentiert. Die menschlichen Aufgabenträger können dabei sehr verschiedene Rollen einnehmen, was in der CDA entsprechend berücksichtigt ist. So ist es denkbar, dass z.B. eine originäre Röntgenmaßnahme von Radiologe A durchgeführt wird, Radiologe B befundet das Bild durch ein Diktat, welches aber von einer Schreibkraft X geschrieben wird. Am Ende signieren Radiologe B und der Leiter der Radiologie (Radiologe C) den Befund und geben diesen damit frei.

Die Grundstruktur der CDA-Elemente für die Akteure ist dabei immer gleich: Es sind immer die Elemente <person> für persönliche Angaben des Akteurs wie Name und Vorname, sowie <participation_tmr> für die Zeit, zu der die Person in ihrer Rolle als entsprechender Akteur an der Maßnahme teilgenommen hat. Außerdem wird die Rolle des Akteurs bei der Durchführung dieser Maßnahme durch das jeweilige Element <xxx.type_cd> näher spezifiziert. („xxx" ist durch den Namen des jeweiligen Elements zu ersetzen.). Zusätzlich werden Informationen zu Signatur abgelegt.

Tab. 4.9: Wesentliche Elemente des CDA-Headers zu den Akteuren

<authenticator >	Verantwortliche Person, die unterschreibt.
<legal-authenticator>	Verantwortliche Institution / juristische Person.
<intended_recipient>	Beabsichtigter Empfänger.
<originator>	Angaben zum Urheber des Dokumentes, es können auch mehrere Urheber sein.
<originating_organization>	Organisation in der der das Dokument erstellt wurde
<transcriptionist>	Angaben zur Niederschrift des Dokumentes, z.B. wer die Erfassung vorgenommen hat.
<provider>	Angaben zu den Erbingern der Maßnahme, d.h. wer die Maßnahme federführend durchgeführt und wer dabei assistiert hat.
<service_actor>	Weitere relevante Personen oder Organisationen, die jedoch nicht direkt an der Erbringung der Maßnahme beteiligt waren.

Im vierten Abschnitt werden die Bezugsobjekte (im Original „service targets") des Dokumentes bzw. der Maßnahme angegeben. Neben der notwendigerweise verpflichtenden Angabe zum Patienten können auch Proben, ein Familienangehöriger oder ein Dokument der Patientenbehandlung angegeben werden, ebenso auch ein Gerät, das Informationen für das Dokument lieferte. Wird z.B. eine Fremdanamnese durchgeführt, so ist der durchführende Arzt der „originator", der Patient auf den sich diese Fremdanamenese bezieht wird direkt als „patient" angegeben, wobei er selbst an der Maßnahme gar nicht beteiligt ist. Ein Bezugsobjekt „service_target" ist aber jener Familienangehörige, mit dem der Arzt das Gespräch geführt hat. Schreibt ein Arzt ein Gutachten auf Basis ihm vorliegender anderer Dokumente einer Patientenbehandlung, so sind diese Dokumente Bezugsobjekte.

Tab. 4.10: Wesentliche Elemente des CDA-Headers zu den Bezugsobjekten

<patient>	Angaben zum Patienten, auf den sich das Dokument bezieht.
<originating_device>	Angaben zu Geräten, die Teile des Dokumentes geliefert haben, z.B. Laborgeräte, Röntgengeräte etc..
<service_target>	Angabe von Bezugsobjekten, die mit dem Dokument in Beziehung stehen.

Meta-Daten als Teil des Dokumentes

Durch den Einsatz von CDA enthalten also alle Dokumente selbst quasi eine definierte Menge von Metadaten als Inhalt im Header.

In Bezug auf die in ⌧ Kapitel 3.4.2, Seite 151 aufgezeigten wesentlichen Angaben zur Behandlungsprozessdokumentation sowie einer prozessorientierten Interaktions- und Präsentationskomponente auf Basis entsprechender Metadaten gemäß ⌧ Abbildung 4.12, Seite 257 ergibt sich folgender Zusammenhang:

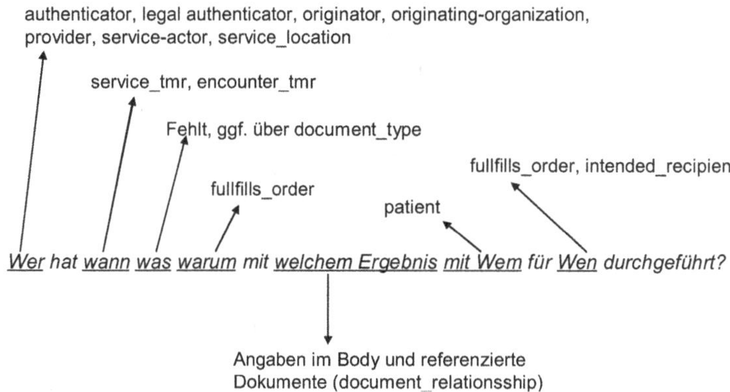

Abb. 4.20: CDA-Dokumente und Behandlungsprozeßdokumentation

CDA-Dokumente bieten gegenüber herkömmlichen elektronischen Dokumenten neben der formaleren Kommunizierbarkeit der Dokumente zwischen IT-Systemen folgende zwei entscheidende Vorteile:

1. Aus einem Bestand von CDA-Dokumenten können alle Metadaten für eine dokumentenorientierte oder prozessorientierte Krankenakte extrahiert werden, die archivierten Objekte selbst tragen also alle notwendigen Informationen implizit in sich.
2. Neu eingehende Dokumente können automatisiert registriert d.h. in das elektronische Archiv eingefügt und die Metadaten des Dokumentes in die entsprechenden expliziten Indexierungsstrukturen der Elektronischen Krankenakte eingefügt werden.

Selbstorganisierende Archive mittels CDA

Damit können sich selbstorganisierende Archive aufgebaut und betrieben werden, die angekoppelt an beliebige kommerzielle Informationssysteme über eine entsprechende Schnittstelle Verwendung finden können. Die Abhängigkeit von der Software einzelner Hersteller entfällt und die Archiv führende Institution erhält selbst wieder Transparenz und Kontrolle über das Elektronische Krankenaktenarchiv. Nachfolgende ⌧ Abbildung zeigt schematisch diesen Zusammenhang.

Die Clinical Document Architecture stellt also eine mächtige Basis zum Aufbau transparenter elektronischer medizinischer Akten und Archive dar und bietet daneben die Möglichkeit, darauf aufbauend flexible prozessorientierte Repräsentationen der Elektronischen Krankenakte zu realisieren. CDA-Dokumente enthalten als Träger der Originaldaten auch im Header die zugehörigen Metadaten.

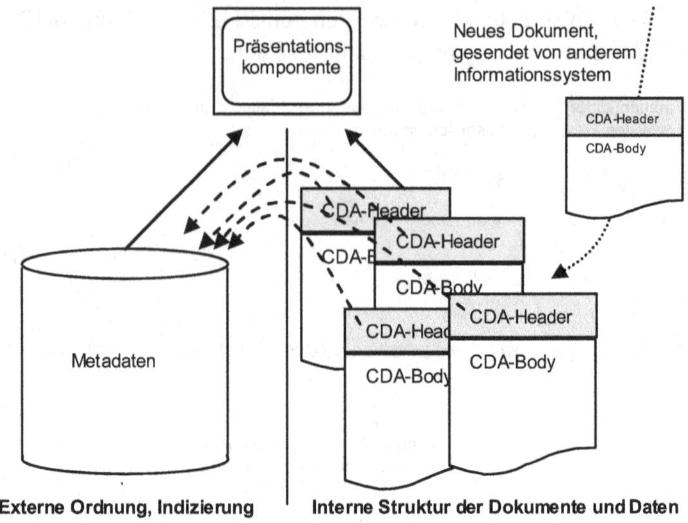

Abb. 4.21: Prinzip einer CDA-basierten Elektronischen Krankenakte

4.7 Zusammenfassung zur Elektronischen Krankenakte

Der Begriff der Krankenakte umfasst viele verschiedene Konzepte hinsichtlich Art und Umfang der enthaltenen Dokumente und Informationen. Treffender erscheint daher als Überbegriff für alle Arten von Akten der Begriff der „Krankengeschichte" (Kay und Purves 1996, Kluge 1996, Gremy 1996, van Ginneken 1996 und Rector 1996). Krankengeschichten sind in diesem Sinne nicht nur Mittel der Dokumentation, sondern ihre Organisation und ihr Gebrauch ist eng verknüpft mit betriebsorganisatorischen Aspekten.

Sollen alle Potentiale der neuen Medien genutzt werden, darf eine Elektronische Krankenakte nicht eine 1:1-Umsetzung der konventionellen Akte sein. Vor allem die Möglichkeiten, Eintragungen mehrfach zu nutzen und damit Doppelerfassungen und -arbeiten zu vermeiden und den Folgenutzen zu erhöhen, stellen ein wesentliches Merkmal dar. Die prinzipiellen Dokumentationsteile der elektronischen Krankenakte müssen sich aus den Betrachtungsobjekten medizinischen Handelns ergeben (⌦ Abb. 3.34, S. 168). Daneben steht die Detaildokumentation in Form vieler unterschiedlicher Formulare.

Merktafel 25
zu Kapitel 4: Die Elektronische Krankenakte

- Die Elektronische Krankenakte enthält alle patientenbezogenen medizinischen und administrativen Behandlungsangaben in digitaler Form in einer für die nachgeordneten Verwendungszwecke ausreichend strukturierten und formalisierten Form. *M25.1*
- Die elektronische Kranken-/Patienten-/Gesundheitsakte verfügt über eine Präsentations-/Interaktionskomponente. *M25.2*
- Je nach Umfang und Inhalt kann zwischen krankheitsbezogenenen, fallbezogenen und personenbezogenen Elektronischen Krankenakten unterschieden werden. *M25.3*
- Elektronische Krankenakten können nur Dokumente einer Einrichtung enthalten und nur von dieser Einrichtung geführt werden (einrichtungsintern) oder aber einrichtungsübergreifend erstellt und genutzt werden. *M25.4*
- In der Elektronischen Gesundheitsakte sind zusätzlich zu den in M25.1 genannten auch Gesundheitsinformationen, die nicht aus dem professionellen Versorgungsbereich stammen, sowie Selbstaufzeichnungen des Patienten enthalten. *M25.5*
- Wird eine elektronische Akte von einem Arzt bzw. einer Versorgungsinstitution geführt, spricht man von einer arztmoderierten Akte. Stellt demgegenüber der Patient selbstständig ihm von behandelnden Institutionen elektronisch überlassene Dokumente in einer Akte zusammen, spricht man von einer patientenmoderierten Akte. *M25.6*
- Im Vergleich zur konventionellen Akte bietet die Elektronische Krankenakte umfangreiche Vorteile im Rahmen der Primärnutzung, Speicherung und Kommunikation, der Behandlung und Entscheidungshilfe, der Möglichkeit der Neugruppierung von Informationen und deren Auswertung, von Training, Ausbildung und bei der Implementierung differenzierter Nutzungs- und Zugriffsrechte. *M25.7*
- Eine 1:1-Umsetzung der Inhalte und Organisationsprinzipien konventioneller Krankenakten ist suboptimal, wird dem elektronischen Medium nicht gerecht und übernimmt die dem Papiermedium innewohnende Limitierungen unnötigerweise in die elektronische Dokumentation. *M25.8*

M25.9 ■ Die Einführung einer Elektronischen Krankenakte ist bezüglich der medizinischen Dokumentation ein Migrationsprozess (Papier ⇨ IT), in dessen Rahmen geprüft werden muss, welche synergetischen Effekte im Sinne der Mehrfachnutzung von dokumentierten Sachverhalten für nachgeordnete Verwendungszwecke erzielt werden können. Dabei muss vor allem vor der Überführung eines konventionellen Dokumentes in ein elektronisches Dokument hinterfragt werden, in welchem Umfang aufgrund der Möglichkeiten der elektronischen Dokumentation und der Nutzung für nachgeordnete Verwendungszwecke ein Redesign der Dokumentation erforderlich ist.

M25.10 ■ Elektronische Krankenakten müssen die realen Gegebenheiten medizinischen Handelns abbilden können und demnach folgende Kernbestandteile enthalten: Behandlungsprozess-, Ergebnis-, Diagnosen-, Problem- und Behandlungszieldokumentation sowie Behandlungspläne. Hinzu kommen als wichtige Bestandteile die Verordnungsdokumentation und die Dokumentation von Verlaufsnotizen und je nach Fachrichtung spezielle Sonderdokumentationen.

M25.11 ■ Nach Waegeman (1999) können fünf Ausprägungsstufen einer elektronischen Akte definiert werden, die einhergehen mit dem Umfang und der Differenzierung der elektronischen Dokumentation: Automated Record, Computerized Medcial Record System, Electronic Medical Record System, Electronic Patient Record System und Electronic Health Record System.

M25.12 ■ Für die Realisierung von Elektronischen Krankenakten können drei wesentliche prinzipielle Designaspekte unterschieden werden:

- Die Standardisierung der Dokumente bzw. der Ergebnisdokumentation.
- die im Sinne von Ordnungskriterien explizit verfügbaren Metadaten über die enthaltenen Dokumente.
- Die Verfügbarkeit und Standardisierung der zentralen Teil-Dokumentationen (Behandlungsprozess-, Diagnosen-, Symptom- und Problemdokumentation usw.).

M25.13 ■ Der Standardisierungsgrad der Medizinischen Ergebnisdokumentation – gekennzeichnet durch die Strukturierung und Formalisierung – determiniert die Nutzbarkeit der elektronischen Krankenakte für nachgeordnete Verwendungszwecke und sollte vor diesem Hintergrund festgelegt werden.

- Externe Indizierung bzw. die Struktur der Metadaten und interne Standardisierung sind prinzipiell unabhängig voneinander (⌧ Abb. 4.27). Insofern können alle aus der nachfolgend gezeigten Vierfeldertafel möglichen Kombinationen auftreten: M25.14
  - M_0+S_0 = dokumentenorientierte Akte mit eingescannten Dokumenten
  - M_0+S_1 = dokumentenorientierte Akte mit strukturierten Dokumenten
  - M_1+S_0 = prozessorientierte Akte mit eingescannten Dokumenten
  - M_1+S_1 = prozessorientierte Akte mit strukturierten Dokumenten

Abb. 4.22: Ordnungskriterien und Standardisierungsgrad im Überblick

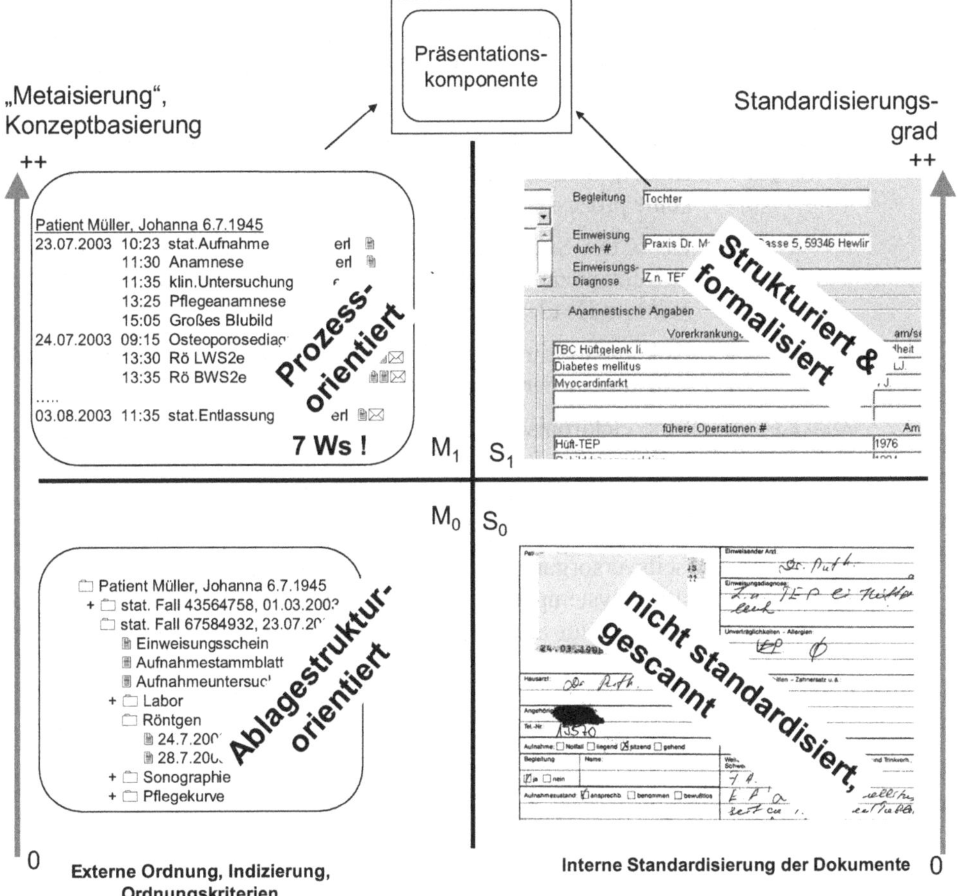

M25.15 ■ Umfang und Struktur der Metadaten entscheiden über die Funktionalität der Präsentations- und Interaktionskomponente einer elektronischen Akte und somit über die aufgabenangemessene Benutzbarkeit für das medizinische Personal.

M25.16 ■ Prinzipiell können dokumentenorientierte und prozessorientierte elektronische Krankheits-/Fall-/Patienten-/Gesundheitsakten unterschieden werden.

M25.17 ■ Dokumentenorientierte Systeme basieren hinsichtlich der Metadaten und der Interaktionskomponente auf den klassischen Ablagestrukturen: Ordner, Unterordner, Ordnerkapitel etc.

M25.18 ■ Prozessorientierte Systeme orientieren sich hinsichtlich der Metadaten und der Interaktionskomponente am Behandlungsprozess.

M25.19 ■ Die Metadaten prozessorientierter Lösungen sind zumindest die 7 Ws: Wer, Wann, Was, Warum, mit Wem, für Wen und mit Welchem Ergebnis.

M25.20 ■ Prozessorientierte Lösungen können auch eine dokumentenorientierte Sicht erzeugen, dokumentenorientierte Systeme jedoch keine prozessorientierte Sicht.

M25.21 ■ Der CDA-Standard definiert eine XML-basierte medizinische Dokumentenarchitektur, bei der die Metadaten zu einem Dokument im Header des Dokumentes selbst abgelegt sind.

M25.22 ■ Dokumentsammlungen im CDA-Format erlauben den Aufbau selbstorganisierender elektronischer Archive.

M25.23 ■ Eine elektronische Akte muss die Kommunikation mit internen und externen Partnern zum Versenden und Empfangen von medizinischen Dokumenten unterstützen.

Vor Einführung einer Elektronischen Krankenakte sollte jede Gesundheitsversorgungseinrichtung eine entsprechende strategische Informationssystemplanung durchführen (Haas 1997). Nachfolgende Abbildung zeigt alle Aspekte anhand eines Beispieles im Zusammenhang.

Präsentations- und Interaktions-komponente

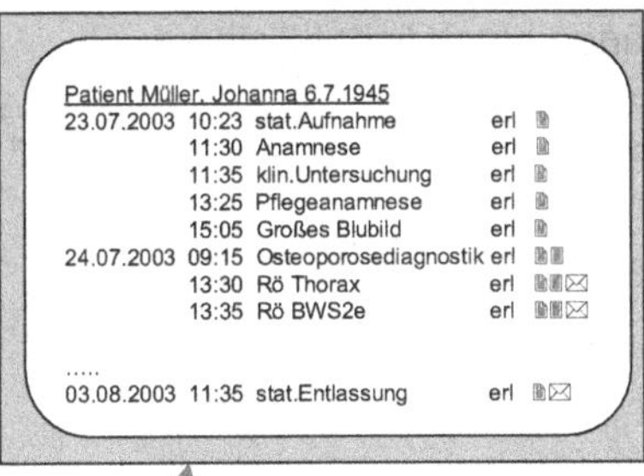

Tabelle Patienten

PAT-ID	Name	Vorname	......
3452	Meier	Hans	
3453	Moser	Hanna	
3460	Hansen	Hans	
3488	klein	Christine	
.....			
4711	Müller	Johanna	

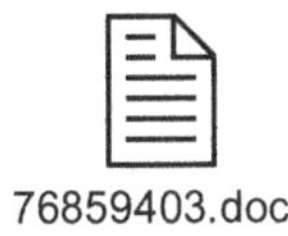

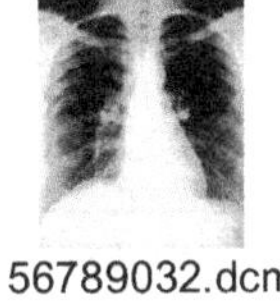

...

Prozessorientierte Metadaten

PAT-ID	Massnah-men-ID	Datum	Uhrzeit	Maßnahme
4711	895678	23.07.2003	10:23	Stat. Aufnahme
4711	895680	23.07.2003	11:30	Anamnese
4711	895681	23.07.2003	11:35	Pflegeanamnese
4711	906573	23.07.2003	15:05	Großes Blutbild
4711	913456	24.07.2003	09:15	Osteporosediag
4711	915643	24.07.2003	13:30	Rö Thorax
4711	915649	24.07.2003	13:35	Rö BWS 2e
....				
4711	1004567	03.08.2003	11:35	Stat. Entlassung

Tabelle Patientenmaßnahmen

Massnah-men-ID	Dokument-ID
915643	56789032
915643	76859403
915649	56789050
915649	76859403
...	...

Tabelle Maßnahmen-dokumente

Abb. 4.23: Zusammenhang von Präsentation, Metadaten und Dokumenten

Übersicht der Zusammenhänge aus Kapitel 3 und 4

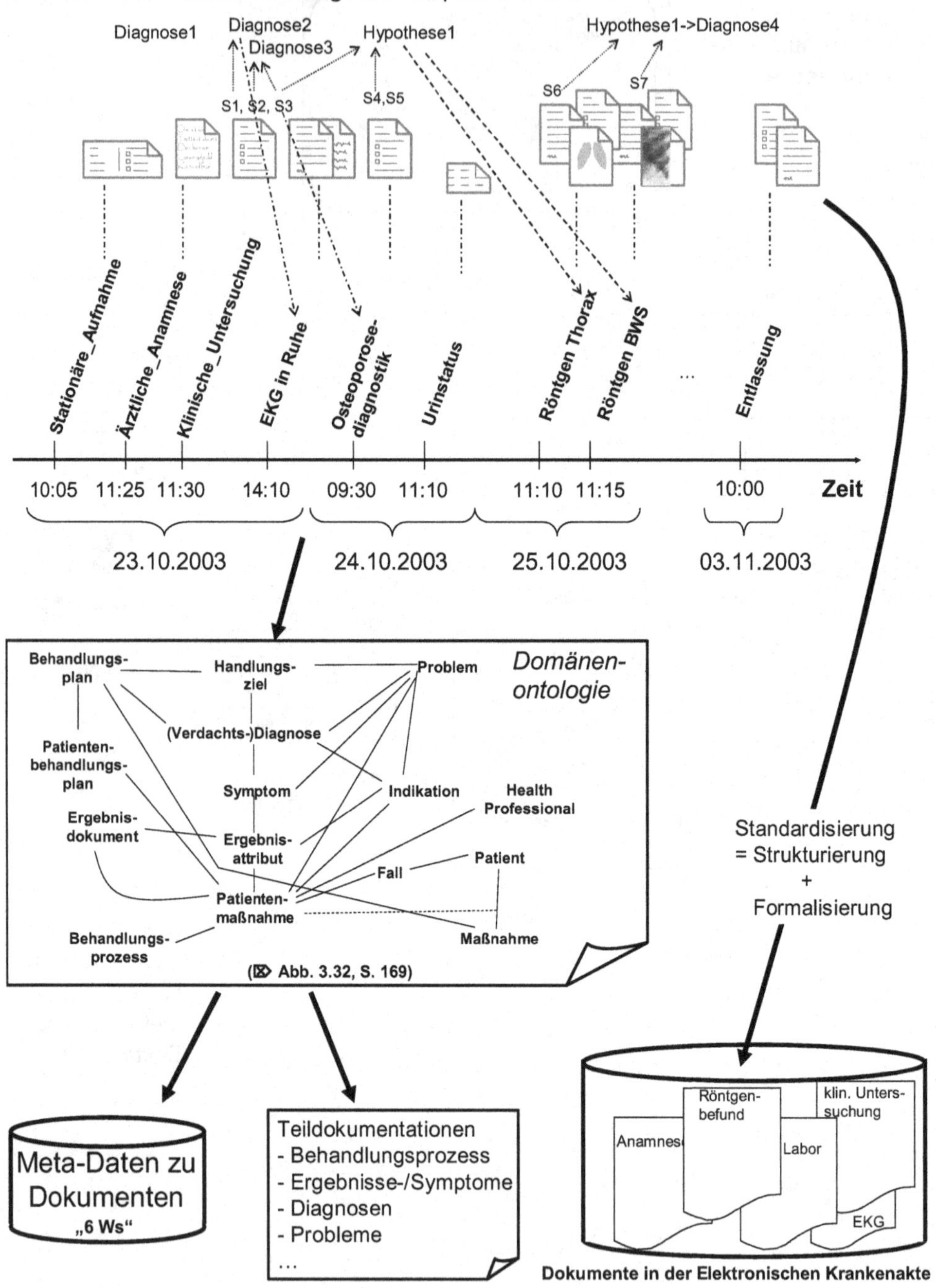

5 Module einer Elektronischen Krankenakte

5.1 Einleitung

Erinnere: Definitionen aus ⌦ Kapitel 4.2, Seite 188

Die Elektronische Krankenakte repräsentiert die medizinische Dokumentation für einen Patienten und enthält alle patientenbezogenen medizinischen und administrativen Behandlungsangaben in elektronischer (digitaler) Form. Die Dokumentationen in der Akte sollten eine für die nachgeordneten Verwendungszwecke ausreichende Standardisierung d.h. Strukturierung und Formalisierung (hierzu ⌦ Kap. 4.6.3, S. 259) aufweisen. Je nach Inhalt dieser Akte spricht man von einer Elektronischen Fall-, Patienten- oder Gesundheitsakte (⌦ Abb. 4.1, S. 196).

Repräsentation aller medizinischen Sachverhalte der Domänenontologie

Unabhängig von diesen Unterscheidungen sowie den berufsgruppenbezogenen verschiedenen Sichten auf eine Krankenakte (⌦ Abb. 3.9, S. 133) muss eine Elektronische Krankenakte alle in der Domänenontologie in ⌦ Abbildung 3.32 auf Seite 169 gezeigten Objekttypen sowie deren Beziehungen untereinander abbilden und patientenbezogene Ausprägungen davon verwalten können.

Die berufsgruppenspezifischen Sichten können sowohl hinsichtlich

- des *selektiven Blicks* auf die Inhalte (z.B. Radiologe sieht nur die radiologischen Maßnahmen und deren Dokumentation, Physiotherapeut sieht nur die physiotherapeutische Inhalte usw.),
- der eventuell *verschiedenen Präsentation* der gleichen Inhalte (z.B. die ärztliche Verlaufsdokumentation und das pflegerische Übersichtsblatt etc.) als auch
- der je nach Anwendungsbereich *fachspezifischen Differenzierung* der konkreten medizinischen Dokumentation (chirurgische

Dokumentation, internistische Dokumentation, gynäkologische Dokumentation etc.)

unterschiedlich sein. In der Grundstruktur einer Elektronischen Krankenakte müssen sich trotzdem alle medizinisch handlungsrelevanten Sachverhalte der Domänenontologie funktional, an der Benutzeroberfläche und auch datenmodelltechnisch abbilden.

Prinzipielle Grundstruktur für alle Einsatzbereiche möglich

Damit kann für eine Elektronische Krankenakte prinzipiell eine generisch angelegte Grundstruktur konstruiert werden, die unabhängig von der medizinischen Fachrichtung und vom Einsatzbereich – ob Klinik, Arztpraxis, Pflegedienst, Arbeitsmedizinischer Dienst oder Rehabilitationskrankenhaus – Verwendung finden kann.

Gesamtheitliche Unterstützung der Dokumentation

Hinsichtlich der in ⌦ Kapitel 2.5 ab Seite 49 aufgezeigten prinzipiellen Unterstützungsdimensionen von Informationssystemen realisiert also die Elektronische Krankenakte die gesamtheitliche administrative und medizinische Dokumentation und ist unabdingbarer Bestandteil eines Medizinischen Informationssystems.

Welche Funktionalitäten – in diesem Sinne welche Module, Komponenten und Anwendungsfunktionen (⌦ Kap. 2.6.4, S. 75) – sollte nun eine Elektronische Krankenakte enthalten?

Stammdaten und Parameterverwaltung (⌦ Kap. 5.3, S. 291)

Als grundlegendes Modul und Basis benötigen sowohl die Elektronische Krankenakte als auch das Medizinische Informationssystem eine *Stammdaten- und Parameterverwaltung* zur Sicherstellung der für eine ausreichende Übertragbarkeit notwendigen Anpassbarkeit. Damit kann die Elektronische Krankenakte an die spezifische Vor-Ort-Situation und die Anforderungen der nutzenden Institution angepasst werden (⌦ hierzu auch Kap. 2.9, S. 94).

Mit den Funktionen dieses Moduls muss es möglich sein,

- die notwendigen Parameter (System- und Anwendungsparameter) kundenspezifisch einzustellen,
- die wesentlichen Stammdaten, die für den Betrieb der eigentlichen Funktionen bekannt sein müssen (z.B. Organisationsstruktur, Benutzer, externe Einrichtungen wie einweisende Ärzte, andere Krankenhäuser etc.) zu verwalten,
- die notwendigen modulübergreifenden und modulbezogenen Wertebereiche für Feldeingaben einzustellen und
- die notwendigen medizinischen Ordnungssysteme wie z.B. Diagnosenvokabular, Diagnoseklassifikationen, Maßnahmenvokabular, Ordnungssysteme für Behinderungen und Funktionseinschränkungen, Risikofaktoren u.v.a.m. zu verwalten.

Aufbauend auf diesem Modul arbeiten dann die patientenbezogenen Module.

Patientendatenverwaltung (⌦ Kap. 5.4, S. 328)

Basis für alle patientenbezogenen Funktionen ist die *Patientendatenverwaltung*, mittels der alle wesentlichen demographischen Informationen sowie einige Zusatzangaben wie soziale Bezugspersonen und Angehörige, mitbehandelnde Ärzte und zu beachtende Risikofaktoren verwaltet werden können sollten.

Falldatenverwaltung (⌦ Kap. 5.5, S. 339)

Wie bereits in ⌦ Kapitel 3.2.3 ab Seite 121 ausgeführt, kann ein Patient verschiedene administrative Behandlungsfälle haben, denen dann in differenzierter Weise die einzelnen Symptome, Diagnosen Maßnahmen und Probleme zugeordnet werden müssen. Ein Fall kann also als „administrative Klammer" um die dazugehörigen Informationen angesehen werden. Entsprechend ist es notwendig, auch innerhalb der Elektronischen Krankenakte die notwendigen Falldaten verwalten zu können, z.B. Angaben zu den einzelnen stationären oder ambulanten Behandlungsfällen. Je nach Einsatzbereich kann evtl. die Fallverwaltung entfallen und alle Einträge sind direkt und ausschließlich dem Patienten zugeordnet. Dies erscheint aber oftmals nur vordergründig so, denn selbst bei Anwendungen im betriebsärztlichen Bereich ist prinzipiell eine Falldatenverwaltung sinnvoll, um auch verschiedene Beschäftigungsverhältnisse oder Arbeitsplatzperioden als „administrative" Fälle zu unterscheiden. Diese sind auch in medizinischer Hinsicht bezüglich der unterschiedlichen Arbeitsplatzrisiken von Bedeutung.

Auf Basis der Patienten- und Falldatenverwaltung können dann alle behandlungsbezogenen Module zum Einsatz kommen.

Dokumentationsmodul (⌦ Kap. 5.4 – 5.12, S. 427 ff.)

Zentrale Bedeutung nimmt dabei die medizinische Dokumentation ein. Mittels des *Dokumentationsmoduls* sollten alle medizinisch notwendigen Informationen rechtssicher dokumentiert werden können. Eine besondere Stellung – auch unter abrechnungstechnischen Gesichtspunkten – nehmen hierbei die Behandlungsprozess- und Diagnosendokumentation ein. Prinzipiell sind die in ⌦ Merktafel 17 auf ⌦ Seite 171 unter dem Merkpunkt M17.13 aufgezeigten allgemeinen Teildokumentationen notwendig.

Diese sind

Wesentliche Teil-Dokumentationen

- die Behandlungsprozessdokumentation,
- (maßnahmenspezifische) Ergebnisdokumentation mit integrierter oder expliziter Symptomdokumentation,
- Diagnosendokumentation,
- Problemdokumentation,
- Behandlungszieldokumentation sowie die
- Behandlungsplanungsdokumentation.

Weitere Teile sind darüber hinaus

- die Dokumentation klinischer Notizen,
- die Medikationsdokumentation (Verordnungsdokumentation),
- die Laborwertdokumentation sowie die
- Pflegedokumentation.

Designer's Representation vs. Owner's Representation

Wie bereits in ⊠ Kapitel 2.6.4 ab Seite 75 dargestellt, können Informationssysteme in eine Reihe von Modulen zerlegt werden, die selbst aus Komponenten und Anwendungsfunktionen bestehen. Während die software-technische Zergliederung eines Informationssystems (Software-Architektur, „Designer's representation", ⊠ Kap. 2.6.3, S. 70) hochdifferenziert und komplex ist, interessiert den eigentlichen Benutzer im Wesentlichen die funktionale Zergliederung sowie die Leistungsfähigkeit der einzelnen Funktionen und deren Zusammenhang („Owner's Representation", ⊠ Kap. 2.6.4, S. 75).

Insgesamt sollte eine allgemein verwendbare Elektronische Krankenakte aus funktionaler Sicht mindestens die in nachfolgender Abbildung gezeigten Module und Komponenten haben.

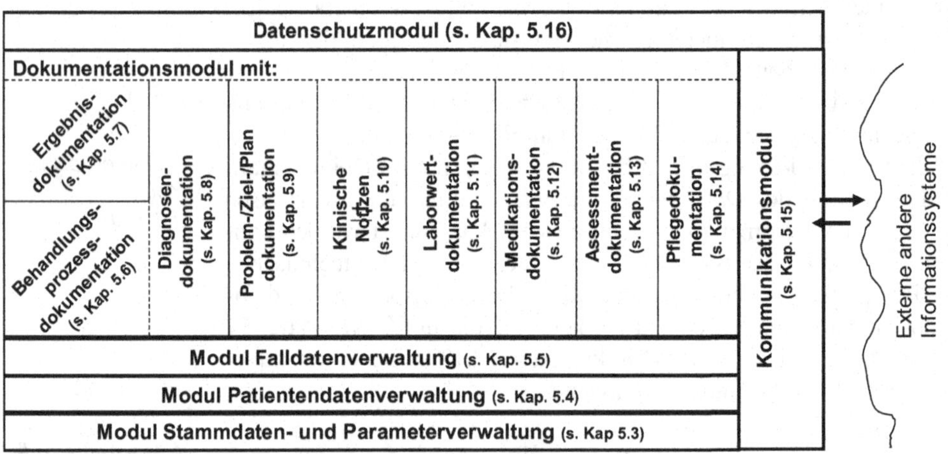

Abb. 5.1: Module einer Elektronischen Krankenakte

Dabei sind die Abhängigkeiten der verschiedenen Module voneinander zu berücksichtigen:

- Ein Modul baut teilweise oder vollständig auf ein anderes Modul auf.
- Ein Modul „kommuniziert" bzw. „interoperiert" mit anderen Modulen, ist jedoch bedingt auch isoliert zu betreiben.

- Ein Modul ist für mehrere oder alle Komponenten von Bedeutung (Typ „Teilsystem" bzw. Querschnittsmodul).
- Ein Modul ist völlig isoliert betreibbar.

Schichtenmodell zeigt Abhängigkeiten der Module

In diesem Sinne entsteht ein Schichtenmodell, welches auch die Abhängigkeit der verschiedenen Module untereinander andeutet. ⌧ Abbildung 5.1. zeigt also, dass auf der Stammdatenverwaltung die Patientendatenverwaltung aufbaut, die Falldatenverwaltung auf der Patientendatenverwaltung und das Dokumentationsmodul wiederum darauf. Alle Module interoperieren mit dem Kommunikationsmodul. Der Zugang zu den einzelnen Modulen muss über entsprechende Datenschutzmechanismen abgesichert sein.

„Owener's representation" als Grundlage für Spezifikationen und Ausschreibungen

Im Folgenden soll aus anwenderorientierter Sicht die generelle Funktionalität der einzelnen Module einer Elektronischen Krankenakte im Detail vor dem jeweils thematisch zugehörigen theoretischen Hintergrund dargestellt werden. Die Darstellungen kommen in ihrer Gesamtheit einer Spezifikation bzw. einem Pflichtenheft gleich. Als beispielhafte Implementierung wird das von der Firma MEDACTIS als Lehrexponat entwickelte Informationssystem „MedAktIS" (*Med*izinisches *Akt*ivitätsbasiertes *I*nformations*S*ystem) verwendet. Ziel ist es hierbei, Prinzipien und Lösungsaspekte aufzuzeigen, die sowohl einschlägigen Ausschreibungen als auch Implementierungen zugrunde gelegt werden können.

Die ⌧ Kapitel 5 und 6 sind entsprechend der hierarchischen Architektur Modul ⇨ Komponente ⇨ Anwendungsfunktion (⌧ Kap. 2.6.4, S. 75) gegliedert. Jedes Kapitel repräsentiert in der Regel ein Modul (Ausnahmen: Kapitel 5.4 – 5.15 repräsentieren aufgrund des großen Umfanges des Dokumentationsmoduls Komponenten von diesem). Im Hinblick auf die wesentlichen Unterstützungsdimension (⌧ Kap. 2.5, Seite 49) wird den Aspekten der Dokumentations-, Organisations-, Kommunikations- und Entscheidungsunterstützung besonderer Raum gewidmet.

Alle Unterkapitel sind ähnlich aufgebaut und bestehen aus den in ⌧ Abbildung 5.2 auf der Folgeseite gezeigten prinzipiellen Untergliederungen.

Dabei wird die Funktionalität der patientenbezogenen Module unter Bezugnahme auf einen konkreten stationären Behandlungsfall in einer geriatrischen Fachabteilung erläutert, sodass deutlich wird, welche einzelnen Funktionalitäten im Rahmen des Behandlungsprozesses zu welchem Zeitpunkt benutzt werden, um die Behandlung zu dokumentieren oder den Behandlungsprozess zu planen, zu steuern und durchzuführen.

Abb. 5.2: Kapitelgliederung der Modulbeschreibungen

5.x.1 Einführung
5.x.2 Übersicht zu den Komponenten und Funktionen
5.x.4 Detailbeschreibungen zu den Modulkomponenten
5.x.5.1 Detailbeschreibung Modulkomponente 1
Detailbeschreibung Funktion 1
Detailbeschreibung Funktion 2
...
Detailbeschreibung Funktion n
5.x.5.2 Detailbeschreibung Modulkomponente 2
Detailbeschreibung Funktion 1
...
Detailbeschreibung Funktion n
...
5.x.5.n Detailbeschreibung Modulkomponente n
...
5.x.5 Zusammenfassung mit Merk-/Anforderungstafel

5.2 Die Akte im Überblick

Notwendigkeit der Repräsentation der domänenspezifischen Objekttypen in der Elektronischen Krankenakte

Wie können die patientenbezogenen Ausprägungen der domänenspezifischen Objekttypen und ihrer Beziehungen (⌧ Abb. 3.34, S. 168) nun sinnvoll in einem Informationssystem repräsentiert werden?

Eine übersichtliche und bedienungstechnisch einfache Möglichkeit der gegliederten Repräsentation zusammenhängender Informationen besteht darin, für die einzelnen zentralen Dokumentationsteile einer Elektronischen Krankenakte entsprechende Registerdialoge (auch „Karteireiter" genannt) vorzusehen, zwischen denen schnell und transparent gewechselt werden kann. Registerdialoge haben den Vorteil, dass sie zusammengehörige Daten übersichtlich gliedern, auf diese schnell, wahlfrei und ohne Fensterwechsel zugegriffen werden kann. Sie stellen eine sehr realistische „Büro-Metapher" dar (Wessel 1998). Dabei sollte die Anzahl der Karteireiter überschaubar bleiben und auf keinen Fall größer als zehn sein.

Karteireiter für die Teil-Dokumentationen

Für die zentralen Teildokumentationen einer Elektronischen Krankenakte stellen diese Karteireiter also einen idealen Repräsentationsansatz dar. Je nach Anwendungsbereich können einzelne oder mehrere davon entfallen, ohne dass davon die verbleibenden Teile der Akte beeinflusst werden. In marktüblichen Medizinischen Informationssystemen finden sich die Funktionalitäten aber auch in gesondert abrufbaren Funktionen.

Die prinzipielle Aufteilung der umfangreichen Informationen in der Elektronischen Krankenakte auf einzelne Karteireiter zeigt schematisch ⌧ Abbildung 5.3., wobei die Multidimensionalität des Betrachtungsraumes auch innerhalb der Elektronischen Krankenakte in geeigneter Weise die Inbezugsetzung verschiedener Einträge zueinander ermöglichen muss.

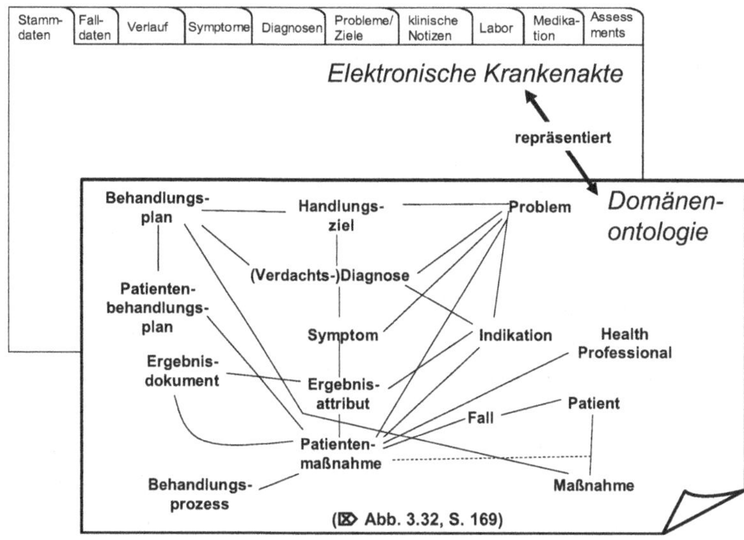

Abb. 5.3: Karteireiter und Objekttypen der Domänen-Ontologie

Hinsichtlich der Zuordnung der verschiedenen Informationen zu entsprechenden Karteireitern ergibt sich folgender Zusammenhang:

- Karteireiter „*Stammdaten*"

  Hier sind alle demographischen Angaben zu einem Patienten enthalten. Der Karteireiter repräsentiert den Objekttyp „Patient" aus dem Ontologiediagramm.

  Zu Details ⌧ Kap. 5.4, S. 328

- Karteireiter „*Falldaten*"

  Enthält eine Übersicht aller administrativen Behandlungsfälle und die zum jeweils aktivierten Fall gehörigen Detailangaben. Hiermit wird der Objekttyp „Fall" aus der Domänenontologie repräsentiert.

  Zu Details ⌧ Kap. 5.5, S. 339

- Karteireiter „*Verlauf*"

  Auf diesem Karteireiter ist eine Übersicht zu allen geplanten und bereits durchgeführten Patientenmaßnahmen zu finden. Eine optionale Einmischung von weiteren Informationen (Diagnosen, Probleme, Notizen etc.) in diese Verlaufsübersicht sollte möglich sein. Jeder Einzeleintrag repräsentiert den Objekttyp „Patientenmaßnahme" aus der Domänenontologie. Die Gesamtheit der Einträge repräsentiert also den Behandlungsprozess.

  Zu Details ⌧ Kap. 5.6, S. 343

Von hier aus muss eine Verzweigung in die einzelnen Ergebnisdokumente mit den entsprechenden Ergebnisattributausprägungen und Symptomen möglich sein (⌧ Kap. 3.4.2, S. 151 und ⌧ Kap. 3.4.3, S. 154).

- Karteireiter „*Symptome*"

Zu Details ⌧ Kap. 5.7.8, S. 389

Sofern eine explizite Symptomdokumentation geführt wird, sind hier alle bedeutungserteilten Beobachtungen in Form der Symptome zusammengestellt. Die Informationen auf diesem Karteireiter stellen insofern eine redundante verdichtete Sicht auf die Ergebnisdokumentation dar (⌧ auch S. 157).

- Karteireiter „*Diagnosen*"

Zu Details ⌧ Kap. 5.8, S. 397

Hier befindet sich eine Übersicht zu allen früheren und aktuellen Diagnosen, wahlweise fallbezogen oder auch fallübergreifend (⌧ auch Kap. 3.4.4, S. 160). Es muss die Möglichkeit bestehen, neue Diagnosen einzutragen oder Angaben zu bestehenden Diagnosen (z.B. Sicherheitsgrad) fortzuschreiben.

- Karteireiter „*Probleme/Ziele*"

Zu Details ⌧ Kap. 5.9, S. 409

Hier findet sich eine Übersicht zu allen Problemen gemäß dem problemorientierten Ansatz nach Weed (⌧ Kap. 3.4.5, S. 164), daneben auch die entsprechend assoziierten Behandlungsziele und im Zusammenhang mit dem Ziel geplante Maßnahmen.

- Karteireiter „*klinische Notizen*"

Zu Details ⌧ Kap. 5.10, S. 420

Alle Notizen, die nicht in die Kategorien Diagnosen, Ergebnisse, Probleme usw. fallen, werden hier verwaltet. Dies können Notizen zu Vorfällen, sonstigen Beobachtungen oder Anweisungen sein. Aber auch Notizen zu bestehenden Einträgen der Teildokumentationen sollten eingeblendet werden können.

- Karteireiter „*Labor*"

Zu Details ⌧ Kap. 5.11, S. 423

Die Ergebnisse von Labormaßnahmen sind umfangreich und sollten in der Regel in entsprechenden verlaufsorientierten Tabellen oder Messwertkurven repräsentiert werden. Auch wenn prinzipiell eine Laboruntersuchung eine Maßnahme ist und der gemessene Laborwert das entsprechende Ergebnis dazu, so ist eine ausschließliche Einmischung dieser Untersuchungen in die Behandlungsprozessübersicht in der Regel wenig praktikabel, da diese dann sehr viele Zeileneinträge enthält und sehr unübersichtlich wird. Es ist daher sinnvoll, Laborergebnisse gesondert zu repräsentieren und gegebenenfalls nur die auffälligen Ergebnis auch in die Verlaufsübersicht einzumischen.

- Karteireiter „*Medikation*"

Bei der Medikation verhält es sich ähnlich wie bei den Laborwerten: Prinzipiell sind medikative Verordnungen und deren Durchführung ebenfalls Patientenmaßnahmen, aber auch deren generelle Einmischung in die Verlaufsübersicht führt zu Unübersichtlichkeit. Ein spezieller Karteireiter hierfür erscheint also angemessen, auf dem alle früheren und aktuellen Verordnungen sowie die tatsächlichen Einnahmen übersichtlich eingesehen und fortgeschrieben werden können.

Zu Details ⌦ Kap. 5.12, S. 427

- Karteireiter „*Assessment*"

  Auf diesem Karteireiter befinden sich – falls ein Assessment zum Einsatz kommt – die Angaben zu den aktuellen Einstufungen und es können von hier aus auch frühere Einstufungen abgerufen werden.

Zu Details ⌦ Kap. 5.13, S. 440

- „*Pflegedokumentation*"

  Hier befinden sich die zentralen Angaben der elektronischen Pflegeakte übersichtlich dargestellt. Ein Wechsel in die Krankenakte muss von hier aus möglich sein.

Zu Details ⌦ Kap. 5.14, S. 453

Für die grundsätzliche Aktenstruktur ist zu berücksichtigen, dass ein Patient verschieden Behandlungsfälle in einer oder verschiedenen Versorgungseinrichtungen haben kann und die im Rahmen dieser Behandlungsfälle durchgeführten Maßnahmen und Feststellungen auch immer diesen Fällen zugeordnet werden können müssen.

Zusammenführung verschiedener Fallakten zu einer Patientenakte

Eine Elektronische Akte muss also die Akten mehrerer Fälle beinhalten können und jede Information muss mindestens einem Fall zugeordnet sein. Dabei erfordert das Konzept der Patienten- bzw. Gesundheitsakte einerseits die Zusammenführung verschiedener Fallakten zu einer gesamtheitlichen Akte, ohne dass andererseits die Möglichkeit der fallbezogenen Sichten verloren geht. Die Zusammenführung darf aber nicht darin bestehen, verschiedene Ordner quasi elektronisch „aufeinander zu stapeln", sondern der zeitbezogene Behandlungsprozess muss Fallakten-übergreifend repräsentiert werden können. Ist dies erfüllt, lassen sich sowohl fallbezogene als auch fallübergreifende Behandlungsprozesse darstellen. Gerade bei der Implementierung einrichtungsübergreifender Akten sind diese Aspekte von Bedeutung, da somit datenschutztechnisch gesteuert werden kann, ob bestimmte Institutionen nur „ihre" Akten sehen oder übergreifende Sichten zur Verfügung haben.

5.2.1 Karteireiter „Stammdaten“

Das „Deckblatt“ der Patientenakte ist der erste Karteireiter mit allen *personenbezogenen wichtigen Angaben.* Hierzu gehören auch Angaben zu den familiären oder sozialen Bezugspersonen sowie zum Hausarzt und weiteren behandelnden Fachärzten.

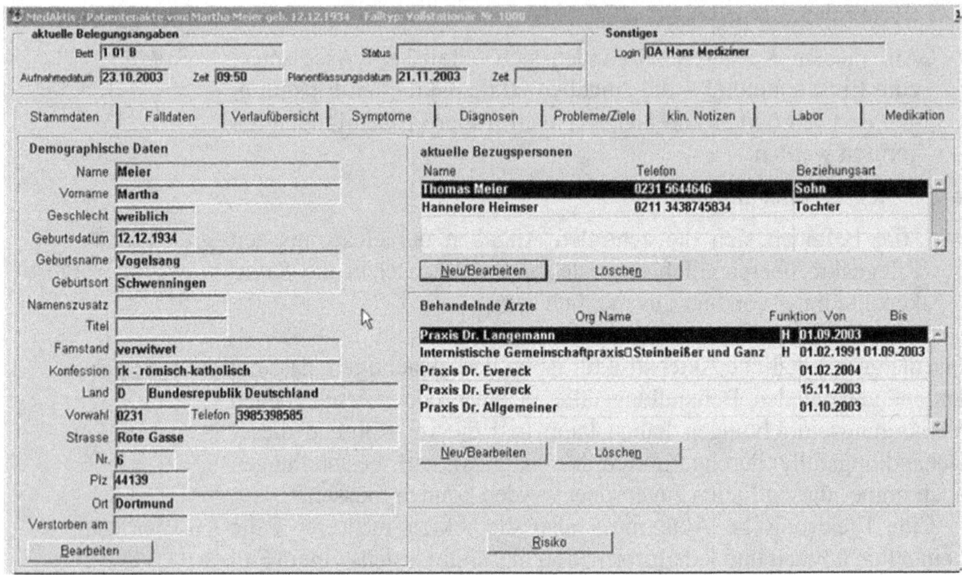

Abb. 5.4: Karteireiter Stammdaten

Details zu diesem Karteireiter bzw. der Patientendatenverwaltung finden sich in ⌧ Kapitel 5.4, Seite 328.

5.2.2 Karteireiter „Falldaten“

Patient kann mehrere Behandlungsfälle haben

Wie in ⌧ Kapitel 3.2.3 ab Seite 121 ausgeführt, kann ein Patient mehrere Behandlungsfälle haben. Dies können z.B. im Krankenhaus stationäre Fälle sein, die jeweils einen Krankenhausaufenthalt repräsentieren, im Bereich der Arbeitsmedizin Phasen der Beschäftigung an speziellen Arbeitsplätzen und in der Arztpraxis evtl. quartalsbezogene Behandlungen. Im Extremfall kann aber auch eine Person mit nur einem Fall über die gesamte Dauer der institutionsbezogenen Behandlung geführt werden. Trotzdem sind diese Abgrenzungen gerade auch vor dem Hintergrund der nach Waegemann definierten Patienten bzw. Gesundheitsakte relevant, um bei Zusammenführung verschiedener Akten unabhängig von den im Zeitverlauf durchgeführten Maßnahmen die Behandlungsfälle mit ihren zugehörigen Informationen auseinander halten zu können.

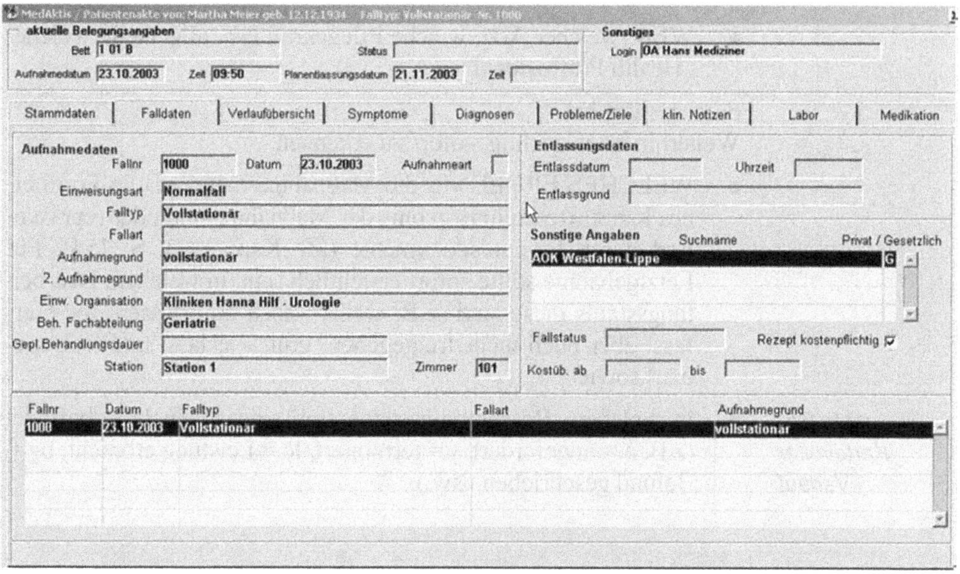

Abb. 5.5: Karteireiter Falldaten

In der *Fallübersicht* sind alle in der Akte enthaltenen Fälle chronologisch aufgelistet. Die zum jeweils aktivierten Fall gehörenden Detailinformationen erscheinen im entsprechenden Bereich der Maske. Je nach Fallart (stationär, ambulant, Reha-Aufenthalt, Arbeitmedizinischer Fall etc.) können Umfang und Art der Falldaten variieren.

Für die auf den verschiedenen Karteireitern erscheinenden Einträge muss dabei generell eingestellt werden können, ob nur die zu einem bestimmten bzw. zum aktuellen Fall gehörenden Einträge oder aber alle Einträge aller in der Elektronischen Krankenakte enthaltenen Fälle erscheinen. Ersteres repräsentiert dann eine „Fallakte“, der zweite Fall eine „Patientenakte“. Details zur Fallverwaltung finden sich in ⌦ Kapitel 5.5, Seite 339.

5.2.3 Karteireiter „Verlauf“

Im Mittelpunkt des aktiven Handelns steht die Verlaufsübersicht mit der *Behandlungsprozessdokumentation*, die alle im Zeitverlauf erbrachten oder geplanten Maßnahmen mit den zugehörigen Ergebnisdokumenten auflistet. Dabei sollte im Sinne der 7 Ws (⌦ Abb. 3.29, S. 163) zumindest sofort ersichtlich sein,

- WANN (Datum, Uhrzeit),
- WAS (Maßnahmenbezeichnung auf Basis des kontrollierten Vokabulars für Maßnahmen, „Maßnahmenkatalog“ ⌦ Kap. 5.3.3.14),
- WER (welcher Arzt, welche Pflegekraft etc., allgemein: welcher „Health Professional“)

durchgeführt hat.
Weiterhin ist es wichtig, sofort zu erkennen,

- WELCHES ERGEBNIS die Maßnahme hatte, z.B. in Form eines Kurztextes zum Ergebnis der Maßnahme und/oder repräsentiert durch Ergebnisdokumente (⌦ Kap. 3.4.3, S. 154). Für Letztgenannte sollte sofort ersichtlich sein, in welchem Bearbeitungsstatus diese sind (z.B. weiß = noch zu erfassen, rot = erfasst aber noch nicht freigegeben, grün = erfasst und freigegeben) sowie
- in welchem Bearbeitungsstatus sich eine Maßnahme befindet (z.B. a = angefordert, t = terminiert, le = Leistung erbracht, bg = Befund geschrieben usw.).

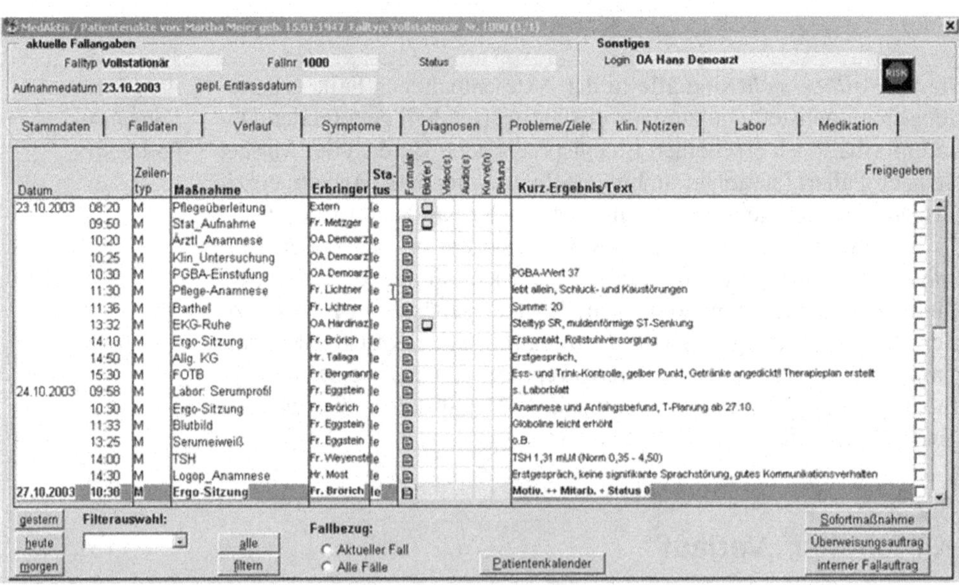

Abb. 5.6: Karteireiter Verlauf

Zu den Details der Behandlungsprozessdokumentation ⌦ Kap. 5.6., Seite 343.

Damit wird der Behandlungsverlauf sowohl retrospektiv hinsichtlich der bereits durchgeführten Maßnahmen als auch prospektiv hinsichtlich noch geplanter Maßnahmen übersichtlich und transparent.

Retro- und prospektive Transparenz!

5.2.4 Karteireiter „Symptome"

Nicht zwingend, aber hilfreich kann die Führung einer gesonderten Symptomdokumentation sein. Dabei werden die Symptome gesondert zusammengestellt und ggf. ihr Verlauf dokumentiert. Symptome werden in der Regel im Rahmen der Ergebnisdokumentation erhoben, sodass einerseits zu überlegen ist, ob und wie auffällige Angaben in die Symptomdokumentation automatisch übernommen werden können. Andererseits kann es aber auch zur Transparenz und gezielten Klarheit beitragen, wenn alle an der Behandlung Beteiligten die für alle Aktennutzer relevanten Symptome explizit dokumentieren.

Explizite Symptomdokumentation integriert in der Ergebnisdokumentation sinnvoll

Ob nun Übernahme aus der Ergebnisdokumentation oder explizite Erfassung: Die Festlegung, ob eine Beobachtung in die Symptomdokumentation aufgenommen werden soll, müssen in der Regel die menschlichen Handlungsträger treffen. Ausnahme sind z.B. Laborparameter, deren Bewertung im Sinne der Abweichung vom Normbereich auch durch das Informationssystem selbst vorgenommen werden kann.

Abb. 5.7: Kartenreiter Symptome

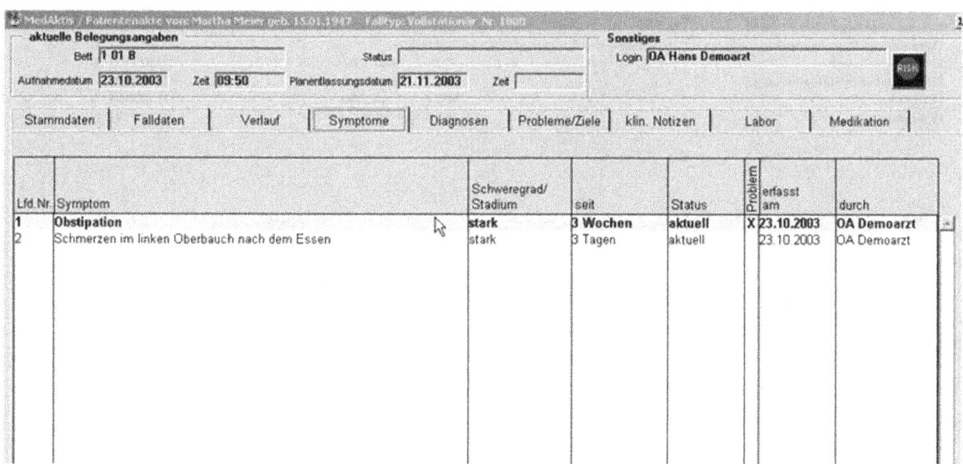

Zu den Details der Symptomdokumentation s. ⌧ Kapitel 5.7.8, Seite 389.

5.2.5 Karteireiter „Diagnosen“

Ein weiterer zentraler Teil der Akte ist die *Diagnosendokumentation.* Hier werden alle Verdachtsdiagnosen, gesicherte Diagnosen und verworfene Diagnosen übersichtlich dokumentiert. Je nach Einsatzbereich (Klinik, Arztpraxis, Arbeitmedizinischer Dienst etc.) können Diagnosen eine unterschiedliche „Rolle“ spielen: im stationären Bereich z.B., ob diese als Einweisungs-, Aufnahme- Verlegungs- und/oder Entlassungsdiagnosen zu betrachten sind. Dabei muss die Möglichkeit bestehen, Diagnosenbeziehungen zu dokumentieren, aber auch die Erfassung weiterer detaillierter Angaben und Bemerkungen zu den Diagnosen ist vorzusehen. Die Liste der Diagnosen kann dabei sehr umfangreich ausfallen.

Abb. 5.8: Karteireiter Diagnosen

MedAktis / Patientenakte von: Martha Meier geb. 12.12.1934 Falltyp: Vollstationär Nr. 1000 (1/1)

aktuelle Belegungsangaben — Bett: 1 01 B — Status: — Aufnahmedatum: 23.10.2003 — Zeit: 09:50 — Planentlassungsdatum: 21.11.2003 — Zeit:

Sonstiges — Login: OA Hans Mediziner

Stammdaten | Falldaten | Verlaufübersicht | Symptome | Diagnosen | Probleme/Ziele | klin. Notizen | Labor | Medikation

Diagnose Bezug

Nr.	Diagnose	ICD	Seit	Einw	Aufn.	Entl.	Verl.	Haupt.	Zu Diag Bezug	Abr Diag	Erf. Datum	Sicherheit	Loka.	Bemerk.
1	Mediateilinfarkt rechts	I63.3	03.10.03	✓	✓	✓		✓		✓	11.07.2004	G	R	
2	Linksseitiges sensomotorisches Hemisyndrom	G81.9	03.10.03			✓			Folge	✓	11.07.2004	G		
3	Dysphagie	R13	03.10.2003						Folge	✓	11.07.2004	G		
4	Chronische Herzinsuffizienz	I50.9								✓	11.07.2004	G		
5	Essentielle (primäre) Hypertonie	I10	1995			✓				✓	11.07.2004	G		
6	Diabetes mellitus Typ II b (diätpflichtig)	E11.40+								✓	11.07.2004	G		
7	Diabetische Polyneuropathie	G63.2*							Grund	✓	11.07.2004	G		
8	Post-Stroke-Depression	F32.2	03.10.03						Folge	✓	11.07.2004	G		
9	Gonathrose beidseits	M17.0	1998							✓	11.07.2004	G	B	
10	Lumboischialgie	M54.4								✓	11.07.2004	G		
11	Neurogene Blasenentleerungsstörung mit rezidivierenden Harnwegsinfektione	N31.9								✓	11.07.2004	G		
12	Harninkontinenz	R32	März 2002							✓	11.07.2004	G		
13	Suprabibische Harnableitung	Z43.5	März 2003						Grund	✓	11.07.2004	G		
14	Obstipation	K59.0	Sept. 2003							✓	11.07.2004	G		
15	Adipositas	E66.8	1994							✓	11.07.2004	G		

Hinzufügen | Bearbeiten | Löschen | Diag. Übernehmen | Speichern

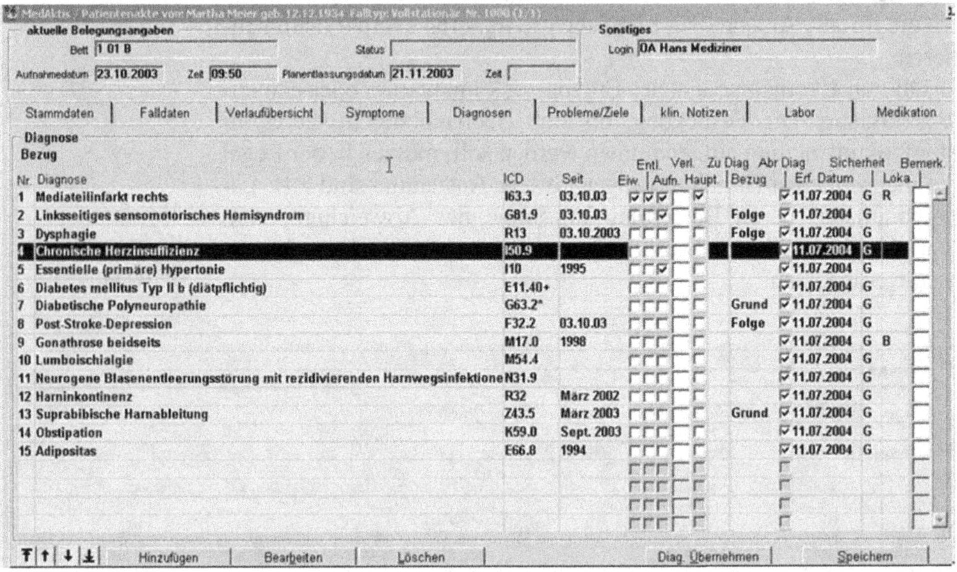

Zu den Details der Diagnosendokumentation ⌧ Kapitel 5.8 auf Seite 397.

5.2.6
Karteireiter „Probleme/Ziele“

Explizite Problemdokumentation als handlungsleitende Informationsbasis

Soll die Elektronische Krankenakte als problemorientiertes Krankenblatt nach Weed (⌧ Kap. 3.4.5, S. 162) geführt werden, muss die Akte eine explizite *Problemdokumentation* unterstützen. Hier sollten dann alle Probleme des Patienten sowie die damit verbundenen Behandlungsziele und geplanten Maßnahmen übersichtlich zusammengestellt werden können. Die adäquate Dokumentation und Repräsentation dieser Sacherverhalte und ihrer Zusammenhänge sind komplex und können aufgrund der Mehrdimensionalität mit klassischen Formularen nur schwerlich visualisiert werden, so dass auch alternative Darstellungsformen diskutiert werden müssen. Dabei darf nicht übersehen werden, dass die Problemdokumentation integriert sein muss mit den anderen Teildokumentationen – also im Rahmen des problemorientierten Handelns geplante Maßnahmen auch in der Behandlungsprozessdokumentation erscheinen, bzw. Probleme, welche Diagnosen sind auch in der Diagnosendokumentation erscheinen.

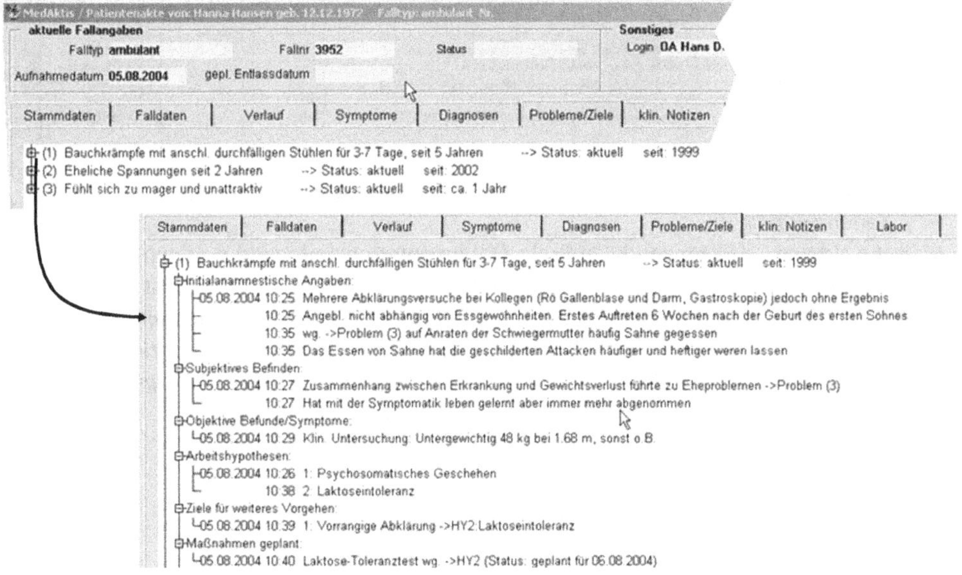

Abb. 5.9: Kartenreiter Probleme/Ziele

Zu Details der Problemdokumentation ⌧ Kapitel 5.9, Seite 409.

5.2.7 Karteireiter „Klinische Notizen“

Klinische Verlaufsnotizen dienen vor allem dazu, relevante Vorfälle und Anmerkungen zum Krankheitsverlauf zu dokumentieren, die nicht direkt im Zusammenhang mit durchgeführten Maßnahmen, beobachteten Diagnosen, Symptomen oder Problemen anfallen. So werden z.B. Notizen in Form von narrativem Text im Pflegebereich für die Schichtübergaben benutzt. Klinische Notizen müssen kategorisiert und mit einem Wichtigkeitsgrad versehen werden können, um bei Vorliegen vieler Notizen entsprechende Selektionen/Filterungen anwenden zu können. Auch die Assoziation zu anderen Einträgen in der Behandlungsprozess-, Symptom-, Diagnosen- oder Problemdokumentation sollte möglich sein.

aktuelle Fallangaben
Falltyp **Vollstationär** Fallnr **1000** Status
Aufnahmedatum **23.10.2003** gepl. Entlassdatum
Sonstiges
Login **OA Hans Demoarzt**

Stammdaten | Falldaten | Verlauf | Symptome | Diagnosen | Probleme/Ziele | klin. Notizen | Labor | Medikation

Eintrag am	Text	Kategorie	Priorität	in Epikrise	erfasst von
23.10.2003 10:00	Längeres Gespräch mit Tochter, über Zustand und weiteres Vorgehen aufgeklärt	Notiz		n	OA Demoarzt
24.10.2003 09:30	Patientin klagt über unruhige Nacht. Zimmernachbarin atmet zu laut	Notiz			OA Demoarzt
24.10.2003 12:00	Patientin ist unorientiert durch das Haus gewandert, von Fr. Meier S4 zurückgebracht	Vorfall			SW Rubens
25.10.2003 08:00	Patientin klagt über Atemnot beim Aufstehen und Toilettengang	BefSt			SW Kaiser
27.10.2003 11:00	**Patientin hat Angst vor Röntgenuntersuchung, muss überredet werden**	**Notiz**			**SW Rubens**

Abb. 5.10: Kartenreiter klinische Notizen (Auszug)

Zu den Details ⌧ Kapitel 5.10, Seite 420.

Ergänzende zentrale Dokumentationsteile sind u.a. nun noch vor allem die *Laborwertdokumentation* – d.h. eine Übersicht über die Laborergebnisse (⌧ Kap. 5.11, S. 423), die *Pflegedokumentation* (⌧ Kap. 5.14., S. 453). und die *Verordnungsdokumentation* (⌧ Kap. 5.12., S.427). Optional kann noch die *Assessmentdokumentation* dazukommen (⌧ Kap. 5.13, S. 440).

5.3 Grundlegende Parameter und Stammdaten

5.3.1 Einführung und theoretische Grundlagen

Parameter, Wertebereiche und Stammdaten zu Bezugsobjekten

Funktionalität und mögliche Dokumentationseinträge innerhalb der Elektronischen Krankenakte bzw. eines Medizinischen Informationssystems basieren in der Regel auf voreingestellten Parametern, definierten Wertebereichen oder komplexeren Stammdaten, welche selbst wichtige Bezugsobjekte für die konkrete Patientendokumentation darstellen (zu den theoretischen Grundlagen ⌧ Kap. 2.9, S. 94). Während *Parameter* im Wesentlichen dazu dienen, gewisse funktionale Verhaltensweisen zu beeinflussen bzw. das Aussehen einer Anwendung zu steuern, dienen *Wertebereiche* dazu, die möglichen Eingaben bei bestimmten Feldern einzuschränken. *Stammdaten* repräsentieren reale Objekte wie Krankenkassen, Arztpraxen etc., die im Rahmen der Dokumentation, Organisation und Kommunikation relevant sind bzw. auf die Bezug genommen wird.

Vor der Nutzung des Systems steht die Phase der Systemanpassung

Im Rahmen der Einführung von Elektronischen Krankenakten bzw. Medizinischen Informationssystemen in Gesundheitsversorgungseinrichtungen sind daher diese Angaben zuerst einmal mittels der für die Systemeinrichtung und -anpassung verfügbaren Administrationsfunktionen auf die spezifische Situation der nutzenden Institution anzupassen. Diese Arbeiten werden auch mit „Customizing" (Kundenanpassung), Stammdatenerfassung oder Parametrierung bezeichnet).

In der Regel geht dieser Phase eine *Systemanalyse* der vorliegenden Ausgangssituation voraus. Mittels dieser wird auch jene Informationen gewonnen, die für die Systemeinrichtung notwendig sind. In der Regel wird sich eine solche Systemanalyse untergliedern in eine Aufgaben-, Ausstattungs-, Organisations-, Dokumentations- und Kommunikationsanalyse und die Analyse der spezifischen Abrechnungsmodalitäten. (⌧ Kap. 7, Seite 605).

Folgende Phasen und Schritte müssen bei der Parametrierung durchlaufen werden:

Erste Phase: Erfassen aller wichtigen Bezugsobjekte

In einer *ersten Phase der Parametrierung* werden die notwendigen Bezugsobjekte, welche die Grundlage für die Dokumentations- und Organisationsfunktionen bilden, erfasst. Dabei ist zu trennen zwischen der differenzierten Abbildung der „eigenen" Organisation der das System nutzenden Institution und externen Organisationen. Folgende wesentliche Schritte fallen an:

Tab. 5.1: Vorgehensschritte bei der Systemparametrierung

1	Erfassung des „eigenen Unternehmens"
1.1	Erfassung der notwendigen Wertebereiche, die für die nachfolgenden Funktionen notwendig sind. Beispiele: Abteilungstypen, Raumtypen, Mitarbeiterrollen, Kostenstellen etc.
1.2	Erfassung der organisatorischen Gliederung mit Abteilungen, Funktionsbereichen, Unterabteilungen usw.
1.3	Erfassung aller Mitarbeiter mit ihren Rollen und Zugriffsrechten sowie ihrer Abteilungszugehörigkeit.
2	Erfassung des „eigenen" Umfeldes, seiner Geschäftspartner
2.1	Erfassung der notwendigen Wertebereiche hierzu wie Einrichtungstypen, Kommunikationsarten usw. falls nicht schon in Schritt 1.1 enthalten.
2.2	Erfassen oder Einlesen aus bestehenden Verzeichnissen der Angaben zu den konkreten Geschäftspartnern. Diese sind u.a. Krankenkassen, Arztpraxen, Krankenhäuser, Sozialdienste, Pflegedienste usw.

Es kann auch vorkommen, dass eine Reihe von Einträgen bereits vom Lieferanten des Informationssystems bzw. der Elektronischen Krankenakte zur Verfügung gestellt werden, also schon bei der Lieferung und Installation enthalten sind. So könnten z.B. alle Krankenkassen basierend auf dem Kassendatenstamm der Kassenärztlichen Bundesvereinigung bereits enthalten sein. Ist ein System insgesamt „fast" einsatzbereit vom Hersteller schon eingerichtet, nennt man dies auch ein „vorkonfiguriertes" System.

Nachdem die vorangehend beschriebenen organisatorischen Angaben erfasst sind, werden die notwendigen Wertebereiche und Parameter für die Patientendaten- und die Falldatenverwaltung erfasst bzw. überprüft und ergänzt.

Tab. 5.1 Fortsetzung

3	Überprüfung und Ergänzung der Wertebereiche und Parameter für die Patienten- und Falldatenverwaltung
3.1	Wertebereiche für die Patientendatenverwaltung ergänzen wie z.B. Konfessionen, Personenstand, Bezugsarten für Angehörige und behandelnde Ärzte etc.
3.2	Wertebereiche und Parameter für die Falldatenverwaltung ergänzen wie z.B. Aufnahmearten, Versicherungsarten, Grenzwerte, Fristen, Multiplikatoren etc. für die Abrechnung

3.3	Festlegung der Vorbelegungswerte für die einzelnen Erfassungsmasken der Patienten- und Falldatenverwaltung

Zweite Phase: Einrichtung der wichtigsten semantischen administrativen und medizinischen Bezugssysteme

Nach diesem Schritt ist das Informationssystem soweit vorbereitet, dass zwar Patienten mit ihren Fällen erfasst und verwaltet werden können, aber noch die notwendigen medizinischen Bezugssysteme bzw. Vokabulare und Festlegungen für die administrative und medizinische Dokumentation fehlen. Diese sind nun in der *zweiten Phase der Parametrierung* zu überprüfen oder einzupflegen. Im Wesentlichen sind zu nennen:

Tab. 5.1 Fortsetzung

4	Überprüfung/Ergänzung der Bezugssysteme/kontrollierten Vokabulare für administrative und medizinische Dokumentation
4.1	Einspielen bzw. Überprüfen der gesetzlich vorgeschriebenen Bezugssysteme wie ICD, OPS und der gesetzlichen Tarifwerke für die stationäre und ambulante Abrechnung (Anmerkung: diese sind zumeist schon vom Lieferanten eingespielt und werden auch von diesem im Rahmen seiner Software Pflegeverpflichtung aktuell gehalten).
4.2	Einspielen bzw. Ergänzen der kontrollierten Vokabulare vor allem für Diagnosen (z.B. DIMDI-Thesaurus, Hauskatalog) und medizinische Maßnahmen, ggf. aber auch weiterer fachspezifischer Vokabulare.
4.3	Gegebenenfalls Definition der Beziehungen zwischen Diagnosen v.a. welche Diagnosen als Komorbiditäten zu anderen Diagnosen gehören. Damit kann die Erfassung ganzer Krankheitsbilder erleichtert werden.
4.4	Überprüfung oder Eingabe des Cross-Mappings der Diagnosebegriffe auf die notwendigen oder gewünschten nationalen oder internationalen Klassifikationssysteme.
4.5	Überprüfung oder Eingabe des Cross-Mappings der Maßnahmenbegriffe auf die notwendigen oder gewünschten nationalen oder internationalen Klassifikationssysteme.
4.6	Eingabe der funktionalen Zusammenhänge zwischen den Maßnahmen und den einzelnen internen organisatorischen Einheiten („Leistungsangebot“).
4.7	Überprüfung oder Ergänzung des Mappings von Maßnahmen zu den in Schritt 4.1. erfassten Abrechnungstarifwerken.
4.8	Festlegung der Vorbelegungswerte für die einzelnen Erfassungsmasken der Diagnosen- und Behandlungsprozessdokumentation.

4.9	Falls das System eine Workflow-Unterstützung bietet: Definition der zu den Maßnahmen gehörenden Workflows.
4.10	Einspielen bzw. Erfassen der Materialstammdaten.
4.11	Definition des maßnahmenbezogenen Materialverbrauchs.

Nachdem diese Schritte durchlaufen sind, können nun sowohl die Diagnosendokumentation wie auch die Behandlungsprozessdokumentation erfolgen. Auch kann daraus eine erste Behandlungsprozesskostenrechnung auf Basis von definierten Material- und Personalverbrauchsdefinition durchgeführt werden.

Dritte Phase: Ausdifferenzierung der medizinischen Dokumentation

Nun aber erfolgt die aufwendigere *dritte Phase der Parametrierung,* in der die gewünschte medizinische Dokumentation zu realisieren ist sowie die notwendigen Einstellungen zur Unterstützung der Organisation vorzunehmen sind. Im Wesentlichen fallen dabei an:

Tab. 5.1 Fortsetzung

5	Festlegung und Implementierung der Medizinischen Dokumentation
5.1	Festlegung der zu den Maßnahmen gehörenden Dokumentationsformulare und weiterer Dokumente ggf. auf Basis der bisher vorhandenen Papierdokumentation.
5.2	Festlegung des Workflows zu den Dokumenten, falls das Informationssystem eine dokumentenbezogene Workflow-Unterstützung bietet.
5.3	Festlegung des Workflows zu den Maßnahmen, auch unter Berücksichtigung der Arbeiten aus 5.2.
5.4	Festlegung der Wertebereiche und Ordnungssysteme für die einzelnen Dokumentationsfunktionen.
6	Festlegung der für die Organisationsunterstützung notwendigen Parameter und Vorgaben
6.1	Eingabe der prinzipiellen Planungszeitslots für die einzelnen Leistungsstellen.
6.2	Festlegung der Standardzeiten für die Durchführung einzelner Maßnahmen als Basis für das Ressourcenmanagement.
6.3	Definition von diagnose-, symptom- oder problembezogenen klinischen Pfaden sowie deren Aktivierungsmechanismen.
6.4	Definition der systemseitig automatisch zu erzeugenden und zu versendenden Meldungen.

Damit sind die wichtigsten Anpassungen vorgenommen, wobei es in der Regel parallel zur Nutzung einen kontinuierlichen Anpassungsprozess gibt, da neue Bezugsobjekte wie Geschäftspartner, neue Einträge in die kontrollierten Vokabulare wie Diagnosetexte oder Maßnahmen oder neue bzw. geänderte medizinische Dokumentationsformulare betriebsbedingt im Laufe der Zeit notwendig werden.

Kontinuierliche Anpassung notwendig

Auch der Ausbau der Medizinischen Dokumentation wird sukzessive und kontinuierlich erfolgen. Gerade für den alltäglichen Betrieb ist es daher wichtig, dass neue Einträge in Wertebereiche, Stammdaten oder kontrollierte Vokabulare einfach und möglichst dokumentationsbegleitend vorgenommen werden können, ohne dass der Benutzer umständlich in ein gesondertes Administrationsmodul wechseln oder einen zentralen Administrator anrufen muss. Dabei sind Änderungen und Ergänzungen der Parametrierung zu unterscheiden, die einerseits vom normalen Benutzer selbst durchgeführt werden dürfen (z.B. Erfassung einer neuen externen Organisationseinheit also z.B. einer Arztpraxis, Erfassung neuer Begriffe für das Diagnosen- und Problemvokabular usw.) von solchen, die andererseits nur von einem speziell benannten Systemverwalter (Administrator) vorgenommen werden können (Ergänzung von Wertebereichen, Definitionen des Cross-Mappings von Vokabularbegriffen zu Ordnungssystemen usw.).

Sukzessiver Ausbau der Medizinischen Dokumentation

5.3.2 Übersicht zu den Modulkomponenten

Wie bereits einleitend angedeutet, müssen im Rahmen der Systemeinrichtung Parameter, Wertebereiche und Stammdaten zu Bezugsobjekten verwaltet werden können.

Die auf der Folgeseite beispielhaft aufgelisteten *wesentlichen und modulübergreifend* – auch für die Module des Medizinischen Informationssystems – *relevanten* Komponenten mit den entsprechenden Funktionen müssen daher Bestandteil des Moduls „Parameter und Stammdaten“ sein. Die Systemparameter werden in der Regel auf der Basis der Ergebnisse einer vor der Systemeinführung durchgeführten Systemanalyse bzw. einer Anforderungsdefinition vom Lieferanten voreingestellt. Ebenso werden Ordnungssysteme oftmals mit ausgeliefert. Die Erfassung der Stammdaten und der kontrollierten Vokabulare übernimmt dann die nutzende Institution. Bei Systemwechsel werden die Stammdaten soweit möglich oftmals auch aus dem bisher genutzten Informationssystem automatisch übernommen.

Tab. 5.2: Komponenten und Funktionen des Moduls Stamm- und Parameterdaten

Systemparameter		
	Funktionale Parameter wie z.B.	
		Aktivkennzeichen für bestimmte Anwendungsteile
		Kennzeichen für Datenlogging (an/aus)
		Berechnungsfaktoren z.B. für die Abrechnung
		Aktuelle Tarifwerkversionsnummern u.v.a.m.
	Speicherparameter wie z.B.	
		Speicherorte für externe Import-/Export-Dokumente
		Datenbankname bzw. Datenbankverbindung
		Speicherort für Dokumentvorlagen u.v.a.m.
	Oberflächenparameter wie z.B.	
		Einfärbung der Mussfelder und Status von Dokumenten
		Signalisierung von großen Wertelisten
		Icon-Festlegungen u.v.a.m.
	Zeitbezogene Parameter wie z.B.	
		Pollingzeiten für Mail-Abholung u.v.a.m.
Stammdaten		
	Wertebereiche zu Bezugsobjekten (⌦ Kap. 5.3.3.2)	
	Interne Aufbauorganisation (⌦ Kap. 5.3.3.3)	
	Externe Organisationseinheiten (⌦ Kap. 5.3.3.4)	
	Materialien, Arzneimittel und Heilmittel (⌦ Kap. 5.3.3.5)	
	Personalverrechnungssätze (⌦ Kap. 5.3.3.6)	
Medizinische Ordnungssysteme		
	ICD-Verwaltung (⌦ Kap. 5.3.3.7)	
	TNM (⌦ Kap. 5.3.3.8)	
	ICPM/OPS-Verwaltung (⌦ Kap. 5.3.3.9)	
	ICF (⌦ Kap. 5.3.3.10)	
	Sonstige Ordnungssysteme (⌦ Kap. 5.3.3.11)	
Kontrollierte Vokabulare		
	Wertebereiche zu Vokabularen (⌦ Kap. 5.3.3.12)	
	Diagnosenvokabular (⌦ Kap. 5.3.13)	
	Maßnahmenvokabular (⌦ Kap. 5.3.14)	
	Problemvokabular (⌦ Kap. 5.3.3.15)	
	Symptomvokabular (⌦ Kap. 5.3.3.16)	
Wertebereiche zur medizinischen Dokumentation (⌦ Kap 5.3.3.16)		

5.3.3 Detailbeschreibungen zu den Parametrierungsfunktionen

5.3.3.1 *Systemparameter*

Systemparameter für interne Einstellungen

Bei den Systemparametern handelt es sich um Einstellungen, die Aussehen und Funktionalität eines Informationssystems steuern. Bei gut anpassbaren Softwareprodukten kann es sich dabei um mehrere Hundert solcher Parameter handeln, die aber meist „werksseitig" d.h. vom Softwarelieferanten schon voreingestellt sind. Einige wenige Beispiele dieser umfangreichen Systemparameter zeigt ⌦ Tabelle 5.3. Prinzipiell können folgende weiteren verschiedene Arten von Parametern unterschieden werden.

5.3.3.2 *Wertebereiche für Stamm-, Patienten- und Falldatenverwaltung*

Wertebereiche zur Hilfe und Überprüfung bei der Dateneingabe

Zur Verwaltung der allgemeinen Bezugsobjekte werden eine ganze Reihe von Wertebereichen benötigt. Im stationären Bereich können diese z.B. für die Datenübermittlung nach § 301 SGB gesetzlich vorgeschrieben sein (Rickelt 1996) sein es besteht der Wunsch nach kundenindividueller Flexibilität. Zu generellen Aspekten der Parametrierbarkeit von Wertebereichen wird auf ⌦ Kapitel 2.9.1. Seite 97 verwiesen. Die einzelnen Wertebereiche werden in der Regel in eigenen Funktionen verwaltet.

Prinzipiell kann die Funktionalität dieser Verwaltungsfunktionen immer identisch gehalten werden: Tabellenartig werden die Werte aufgelistet, durch direktes Editieren in der Tabelle oder durch Zusatzmasken können neue Werte eingefügt bzw. bestehende Werte geändert werden. Auch ein Löschen sollte möglich sein, wenngleich einmal in der konkreten Dokumentation benutzte Werte nicht mehr geändert oder entfernt werden dürfen. Sinnvoll kann es auch sein, eine Gültigkeitshistorisierung zu führen, um schon einmal benutzte Werte – die aber nicht mehr verwendet werden sollen – sperren zu können.

In der Folge werden aus der Fülle der notwendigen Funktionen einige wenige Beispiele gegeben. Allgemeine Wertebereiche sind z.B. die in nachfolgender Tabelle aufgelisteten.

Tab. 5.3: Wertebereiche zu Bezugsobjekten, Patienten- und Falldatenverwaltung (Auszug)

Anwendungsbereich und Wertebereiche	SGB 5, § 301-Schlüssel
Allgemein verwendete Wertebereiche	
Akademischer Titel	
Familienstand	
Konfession	
Land	7
Postleitzahl und Ort	
Wertebereiche für die Stammdaten von Organisationseinheiten	
Institutionsklasse	
Institutionstyp	
Fachrichtung	6
Geräteklasse	
Gerätetyp	
Raumklasse	
Ressourcentyp	
Position und Dienstart	
Vertragsschlüssel	
Wertebereiche für die Patientendatenverwaltung	
Beziehungsarzt Bezugspersonen	
Beziehungsart Mitbehandler	
Wertebereiche für die Falldatenverwaltung	
Einweisungsart	
Falltyp	
Aufnahmegrund	1
Entlassungsgrund	5
Versichertenstatus	12
Zuzahlungskennzeichen	15
Wertebereiche für die Material/Medikamentenverwaltung	
Artikelgruppe	
Darreichungsform	
Hinweistext	
Indikation	
Kostenart	
Mengeneinheit	
Wirkstoff	

Je nach Wertebereich und der Notwendigkeit der Angabe zusätzlicher Merkmale oder der Notwendigkeit des Mappings auf externe Kennzeichen kommen ein- bis mehrspaltige Wertebereiche zum Einsatz. Nachfolgende Abbildung zeigt einige Beispiele für mehrspaltige Wertebereiche.

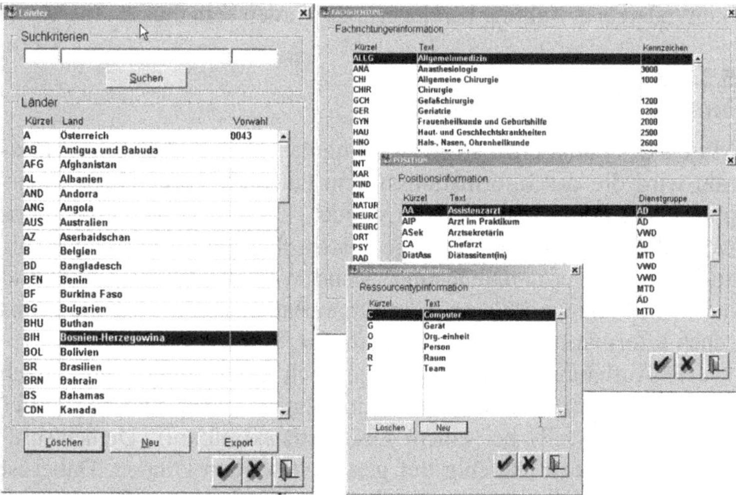

Abb. 5.11: Beispielhafte Funktionen für Wertebereichsverwaltung

Verwaltung von Wertebereichen mittels einfachen tabellenartigen Funktionen

Benutzt werden diese Wertebereiche dann in den einzelnen Funktionen der Stammdatenverwaltung, indem aus ihnen feldbezogen mittels einer speziellen über eine Funktionstaste abrufbare Auswahlliste oder aber einer Listbox eine Ausprägung ausgewählt und in das aktuelle Eingabefeld übernommen werden kann (⌧ Kap. 2.9.1, S. 97). Nachfolgende Abbildung zeigt einen Ausschnitt der Maske zur Eingabe eines neuen Mitarbeiters mit den zugrunde liegenden Wertebereichen.

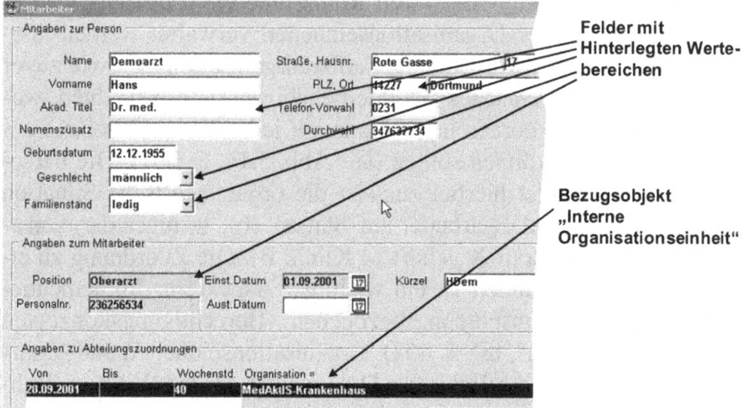

Abb. 5.12: Beispiel für Benutzung von Wertebereichen

Im Beispiel kommen z.B. die Wertebereiche „Akademischer Titel", „Geschlecht", „Familienstand", „Postleitzahl", und „Position" zur Anwendung. Außerdem wird für die Abteilungszuordnung des Mitarbeiters auf eine „interne Organisationseinheit" Bezug genommen, welche entsprechend im Rahmen der nachfolgend beschriebenen Stammdatenverwaltung bereits erfasst worden sein muss.

5.3.3.3
Interne Aufbauorganisation

Differenzierte Abbildung der internen Aufbauorganisation

Mittels der Funktionen zu Verwaltung der internen Aufbauorganisation wird die das Informationssystem nutzende Gesundheitsversorgungseinrichtung detailliert abgebildet. Diese Angaben bilden sowohl die Basis für notwendige Datenschutzparametrierungen, als auch für die Terminmanagement- und Workflowfunktionalität und die Bettenbelegungsplanung im Organisationsmodul des Medizinischen Informationssystems (⌧ Kap. 6.3, S. 519).

Die Aufbauorganisation kann je nach Einrichtung sehr einfach ausfallen (z.B. bei einer kleinen Einzelpraxis), aber auch hochdifferenziert sein (z.B. bei einem Universitätsklinikum). Dementsprechend sollte diese beliebig tief gestaffelt werden können. Dabei ist zu berücksichtigen, dass hinsichtlich der einzelnen Typen von Organisationseinheiten semantische Abhängigkeiten bestehen und mittels einer parametrierbaren „Typenhierarchie" abgebildet werden können muss, welche Organisationstypen welchen anderen untergeordnet werden können. So kann z.B. eine Organisationseinheit des Typs „Station" nicht übergeordnet zu einer Organisationseinheit des Typs „Fachabteilung" sein, eine Organisationseinheit des Typs „Ambulanz" nicht einer „Station" untergeordnet sein usw.

Neben der Aufbauorganisation ist es auch wichtig, dass alle handelnden Personen – die in der Regel dann auch Benutzer des Informationssystems sind – mit ihren Rollen und der Zugehörigkeit zu einer oder mehrerer Organisationseinheiten verwaltet werden können. In der Regel wird man eine Aufbauorganisation also wie zuvor erläutert als hierarchisches Gebilde beliebiger Tiefe betrachten, wobei Personal, Ressourcen und Räume auf jeder Hierarchieebene zugeordnet werden können sollten (⌧ Abb. 5.14, S. 301). Die Personalzuordnung bildet hierbei zumeist die organisatorische Situation ab (also Pflegekraft X arbeitet auf Station 1b), weniger die dienstrechtliche (Pflegekraft X gehört zu Klinik B). Die Zuordnung zu einer Organisationseinheit ist ein wichtiger Aspekt zur Implementierung von datenausprägungsbezogenen Berechtigungskonzepten ("Security by value", ⌧ S. 492). Organisationseinheiten und Mitarbeiter bilden auch die Basis zur Dokumentation des WAS im Rahmen der 7 Ws. Schematisch gesehen sind die entsprechenden Anwendungsfunktionen und die Navigationsstruktur zwischen diesen Funktionen für die Parametrierung der internen Organisation entsprechend wie folgt zu gliedern:

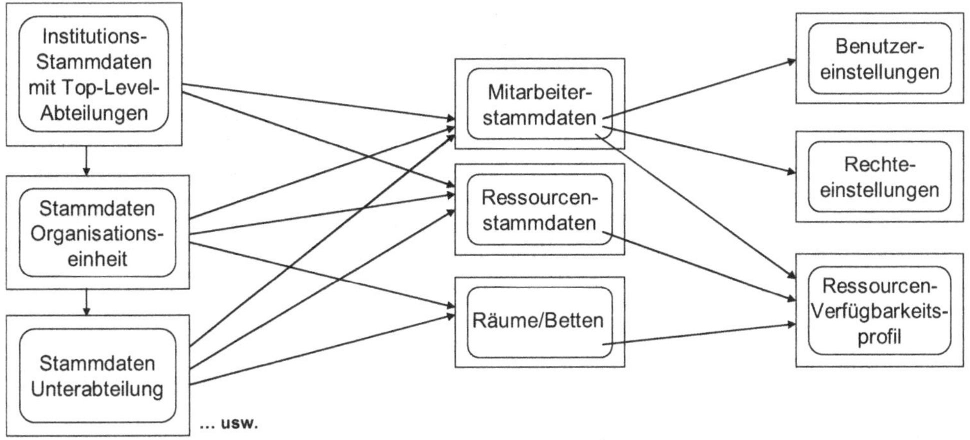

Abb. 5.13: Beispielhafte Aufrufstruktur

Auf der obersten Ebene wird man die Angaben zu der die Elektronische Krankenakte bzw. das Informationssystem nutzenden Gesundheitsversorgungseinrichtung verwalten. Von hier aus ist z.B. die Verzweigung in die Detailinformationen zu den einzelnen Organisationseinheiten mittels Doppelklick auf die Einträge in der Organisationshierarchie auf der rechten Seite dann möglich.

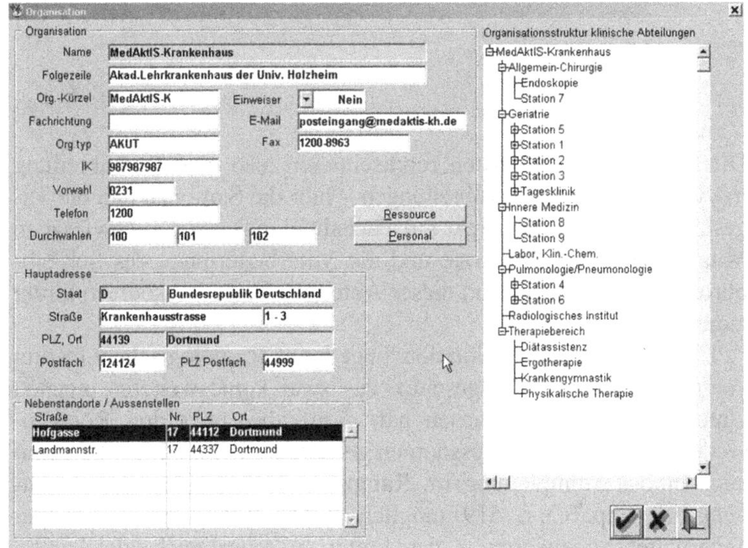

Abb. 5.14: Beispiel Verwaltung Organisationsstammdaten mit Abteilungshierarchie

Mittels der in vorangehend dargestellter Maske rechtsseitig aufgelisteten Organisationsstruktur können die Organisationseinheiten der verschiedenen Ebenen durch entsprechende Hinzufügungen oder Löschungen verwaltet werden. Dabei muss es auf jeder Hierarchieebene – wie es in der ⌧ Abbildung 5.14 auf Seite 301 deutlich wird – möglich sein, Personal, Ressourcen und ggf. Räume mit stationären Betten oder Funktionsräume zuzuweisen. Auch müssen weitere Unterabteilungen bzw. Funktionsbereiche oder Stationen angegeben werden können. Wird ein rekursives Datenmodell benutzt, kann dabei die hierarchische Tiefe der Organisation beliebig sein, wobei jedoch hinsichtlich der Datenintegrität gewährleistet sein muss, dass nur sinnvolle Zusammenstellungen definiert werden können (also z.B. nicht eine Station übergeordnete Organisationseinheit einer Fachabteilung ist).

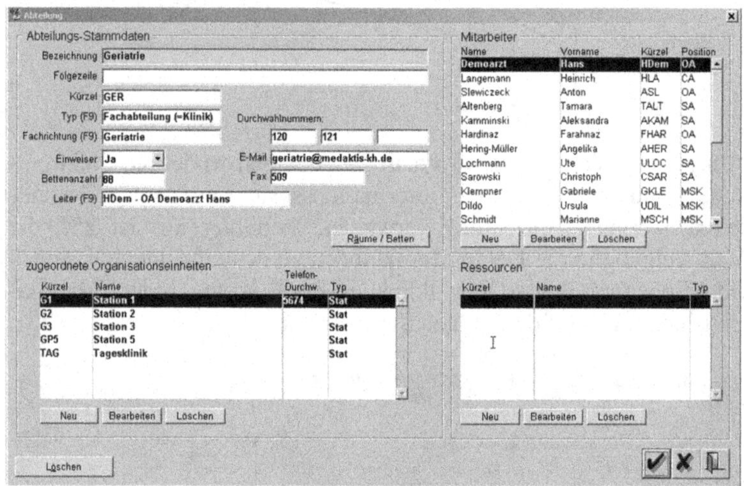

Abb. 5.15: Beispielhafte Funktion zur Verwaltung von Abteilungsstammdaten einer Fachabteilung

Die gezeigten Stammdaten repräsentieren also eine Fachabteilung mit verschiedenen Unterabteilungen – hier die Stationen und die Tagesklinik – sowie die direkt auf Fachabteilungsebene zugewiesenen Mitarbeiter – hier die Ärzte und die Mitarbeiterinnen des Schreibbüros. Wie man sieht, sind dieser Abteilung keine Ressourcen direkt zugewiesen.

Eine etwas andere Situation liegt beim Radiologischen Institut vor (⌧ Abb. 5.16, Folgeseite), das zwar keine weiteren eigenen Unterabteilungen zugewiesen hat, dafür aber über drei Röntgen-Geräte verfügt, die als Ressourcen geführt werden und für die damit auch eine Terminplanung im Rahmen der Organisationsunterstützung (⌧ Kap. 6.3, S. 519) möglich ist. Der Abteilung sind nur vier Mitarbeiter zugewiesen – der Leiter, welcher auch gleichzeitig

Chefarzt der Chirurgie ist und drei Medizinisch-Technische Röntgen-Assistentinnen (MTR).

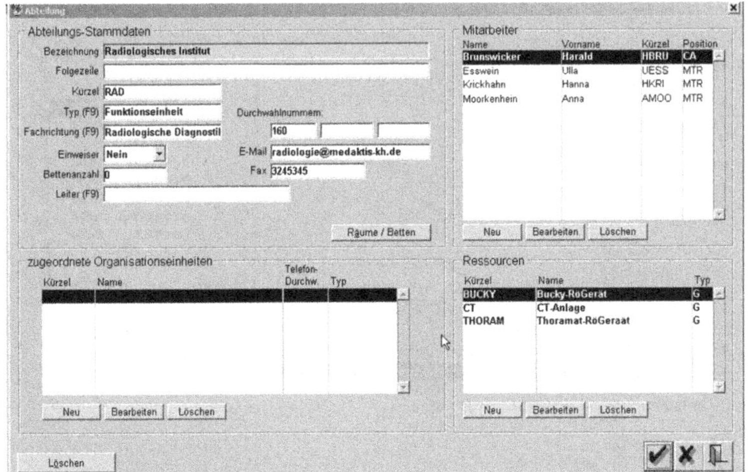

Abb. 5.16: Beispielhafte Funktion zur Verwaltung von Abteilungstammdaten einer Funktionsabteilung

Für die Organisationsunterstützung ist es von Bedeutung, dass die für ein Terminplanungsverfahren bebuchbaren Ressourcen im Informationssystem hinterlegt werden können. Diese Ressourcen können Personen (z.B. Ärzte, Therapeuten), Teams (z.B. OP-Teams), medizin-technische Geräte (z.B. Röntgengerät, EKG-Gerät, Schmetterlingswanne) oder Räume (z.B. OP-Saal, Gymnastikraum, Schwimmbad) sein. Für festgelegte Ressourcen können dann entsprechend Terminkalender (⌦ Abb. 6.8, S. 531) geführt werden, in die die geplanten Patientenmaßnahmen eingetragen werden können. Den einzelnen Ressourcen muss als Grundlage für das Terminbuchungsverfahren ein allgemeines oder ein individuelles Verfügbarkeitsprofil für die tägliche Verfügbarkeit der Ressource zugewiesen werden können, damit Terminvergaben nur für gültige Zeiten möglich sind. Ergänzend müssen Sperrzeiten (Feiertag, Wartung, sonstige Nutzung etc.) angegeben werden können.

Nachfolgende Abbildung zeigt einen entsprechenden Parametrierungsbildschirm für die Ressourcen, wobei im linken oberen Bereich die Stammdaten der Ressource angeordnet sind, in der rechten Spalte die Verfügbarkeitszeiten pro Wochentag und im linken unteren Bereich die Sperrzeiten. Bei den Stammdaten kann dabei der Bezug zu parametrierten Geräten oder Mitarbeitern hergestellt werden. So könnte z.B. festgelegt werden, dass für den zur Fachabteilung „Geriatrie" gehörende Physiotherapeuten Herrn Kneissel ein Terminkalender geführt wird, und er von Montag bis Donnerstag von 7:30

Uhr bis 13 Uhr arbeitet – also als bebuchbare Ressource verfügbar ist.

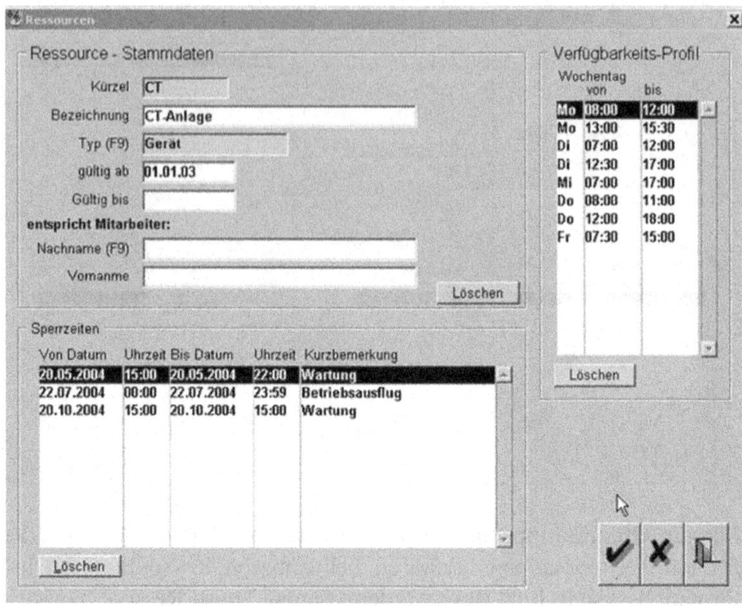

Abb. 5.17: Funktion Tagesprofil

Jeder Organisationseinheit muss nun noch das zugehörige Personal zugeordnet werden können, wobei die Rolle bzw. Position die eine beschäftigte Person inne hat, auch aus Datenschutz- und Berechtigungsgründen eine hohe Bedeutung hat (⌧ Kap. 5.17, S. 478).

Auch Personen können Ressourcen sein!

Personen (z.B. Therapeuten, Operateure in Teams etc.) können im Sinne einer „verplanbaren“ Ressource einen Terminkalender haben, der dann im Rahmen der Auftragsplanung/-terminierung und -abwicklung zum Einsatz kommt (⌧ Kap. 6.3.4, S. 530). Entsprechend muss also eine Funktion zur Verwaltung von minimalen Angaben zu Beschäftigten – und somit auch Benutzern – der Elektronischen Krankenakte bzw. des Medizinischen Informationssystems geben. Diese darf jedoch nicht mit der entsprechenden Funktion im Personalverwaltungssystems verwechselt werden, da dort viel mehr auch dienstrechtliche und vergütungsbezogene Angaben verwaltet werden. Eine Übersicht zu den zu verwaltenden Minimalangaben zeigt nachfolgende Abbildung, wobei neben den prinzipiellen Angaben zur Person deren Mitarbeiterangaben und die Zuordnung zu einer oder mehrere Organisationseinheiten. Ist ein Mitarbeiter auch Benutzer der Elektronischen Krankenakte – was zumeist die Regel sein dürfte – sollten die Angaben zum System- und Datenbankbenutzer ebenfalls direkt von dieser Funktion aus angegeben werden können.

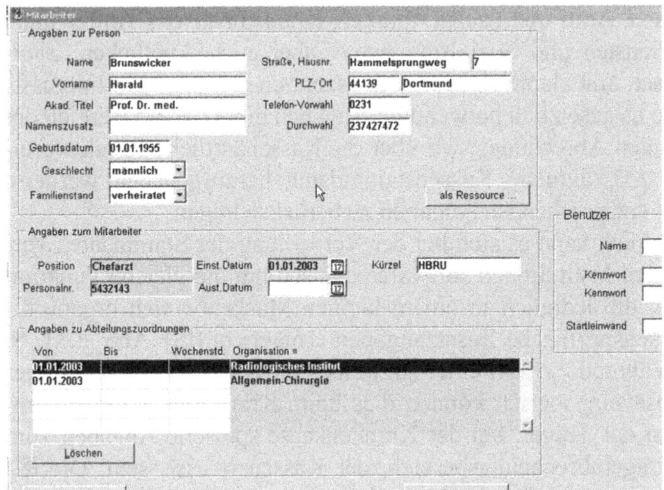

Abb. 5.18: Beispielhafte Funktion zur Verwaltung von Mitarbeiterstammdaten

Von hier aus müssen ergänzend die entsprechenden Angaben zum Benutzer des Informationssystems (Betriebssystemkennung, Datenbankkennung, Benutzereinstellungen) sowie seine Benutzerrechte verwaltet werden können.

5.3.3.4 *Externe Organisationen/Geschäftspartner*

Geschäftspartner: Von Krankenkassen, Arztpraxen, Pflegediensten bis zu Sanitätshäusern

Neben der Notwendigkeit, die interne Organisation abzubilden, müssen auch die externen Geschäftspartner verwaltet werden können. Für die Falldatenverwaltung im Krankenhaus ist es z.B. notwendig, auf ein Kassenverzeichnis zurückgreifen zu können. So werden die Angaben zu den in der näheren Umgebung ansässigen Arztpraxen und Krankenhäusern benötigt, um diese einerseits als Ein- und Überweiser und Empfänger von Arztbriefen im Zugriff zu haben, andererseits können diese Institutionen auch Adressaten von eigenen Über-/Einweisungen sein. Auch Sozialdienste oder ambulante Pflegedienste, die den Patient übernehmen oder mitbetreuen sind wichtige Geschäftspartner. Eine ordentliche Ersteingabe dieser Angaben erleichtert den täglich Umgang mit dem Medizinischen Informationssystem. Für externe Organisationseinheiten ist es nicht notwendig, analog zur internen Organisation die differenzierte Aufbaustruktur zu verwalten. In der Regel wird jeder Geschäftspartner, der im Sinne einer einrichtungsübergreifenden Kooperation und Kommunikation an der Behandlung beteiligt ist, als externer Partner geführt.

Prinzipieller Lösungsansatz für externe Einrichtungen notwendig

Ein Medizinisches Informationssystem sollte in der Lage sein, beliebige Klassen von externen Organisationen frei parametrierbar zu verwalten. Notwendig ist dies vor allem zu Verwaltung von Krankenkassen, Arzt- und Facharztpraxen, Krankenhäusern, Ambulanten Pflegediensten und Sozialstationen – aber auch Apotheken, Sanitätshäuser, ambulante Rehabilitationszentren etc. sind von Interesse. Dort wo es gesetzlich notwendige Angaben gibt (z.B. im Bereich der ambulanten Abrechnung, wo über die Kassenärztliche Bundesvereinigung z.B. aktuelle Kassenstammdaten herausgegeben werden), sind die entsprechenden Angaben zu berücksichtigen.

Prinzipiell kann es sich bei der Verwaltung der Stammdaten verschiedenen Institutionen softwaretechnisch um die gleiche Funktion handeln, die lediglich in einem kleinen Maskenbereich organisationsklassenspezifische Zusatzangaben ermöglicht (⌧ Abb. 2.31, S. 107). Während z.B. bei einer Arztpraxis die KV-Zulassungsnummer eine Zusatzangabe ist, können dies beim Krankenhaus die Bettenzahl und der Träger, bei der Krankenkasse spezielle Angaben zum Kostenträgerabrechnungsbereich, der Kassenart usw. sein. Die ⌧ Abbildungen 5.20 ff. zeigen beispielhaft die drei Funktionen Organisationssuche, Organisationsstammdaten und Personenstammdaten zu externen Organisationen am Beispiel der Verwaltung externer Arztpraxen.

Abb. 5.19: Funktionsübersicht zur Pflege externer Institutionen

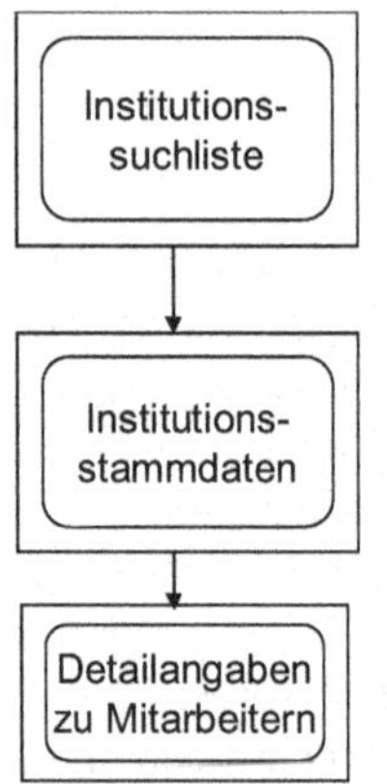

Hinsichtlich der einzelnen Funktionen für die Pflege externer Institutionen ergibt sich nebenstehender Zusammenhang: Über eine variable Suchliste sollte es möglich sein, nach entsprechenden Institutionen zu suchen bzw. neue einzupflegen. Ausgehend davon sollte dann die Bearbeitung der einzelnen Detailangaben erfolgen. Dabei muss es möglich sein, je Institution beliebig viele Ansprechpartner bzw. Rollenträger zu verwalten. Aus Platzgründen ist es sinnvoll, die Detailangaben zu den einzelnen Personen in eine gesonderten Funktion auszulagern.

Erwähnenswert ist, dass trotz der Ähnlichkeit der zu verwaltenden Informationen einzelner den verschiedenen Organisationsklassen (Krankenhaus, Arztpraxis, Kostenträger usw.) zugehörigen Einrichtungen diese bei der Benutzung des Informationssystems bzw. der konkreten Dokumentation eine sehr verschiedene Rolle spielen: Eine Krankenkasse oder ein Sanitätshaus kann natürlich keine Patienten ein-/überweisen und diese Organisationen dürfen demzufolge nicht in der Auswahlliste für die Einweiser bei der Falldatenerfassung auftauchen. Genauso wenig, wie Versorgungsinstitutionen in der Auswahlliste für Kostenträger erscheinen dürfen. Hier sind also Selektionen über die Organisationsklassen bzw. Organisationsunterklassen notwendig. Nachfolgende Abbildungen zeigen beispielhafte Funktionen für die Verwaltung externer Organisationseinheiten.

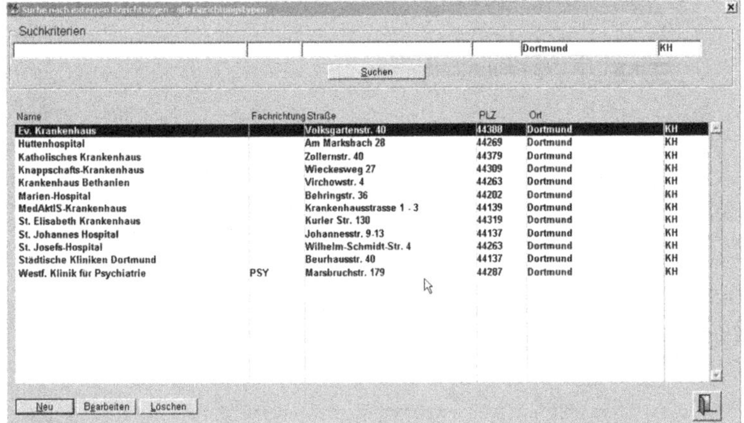

Abb. 5.20: Beispielhafte Suchfunktion für externe Organisationen, hier: alle Krankenhäuser in Dortmund

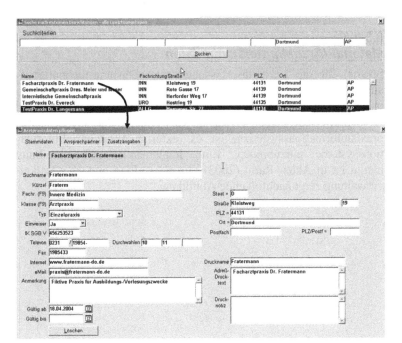

Abb. 5.21: Suchliste und nachgeordneter Detailbildschirm zu Stammdaten externer Organisationen

Auch die Angaben zu externen Institutionen können z.B. auf drei Karteireiter verteilt werden, wobei der erste Karteireiter die Stammdaten zur Institution enthält, der zweite eine Liste der Ansprechpartner mit Details zu jedem Ansprechpartner und der dritte jene spezifischen Angaben, die für die entsprechende Institutionsklasse noch weitergehend interessant sind.

Abb. 5.22: Karteireiter für Ansprechpartner in der externen Institution

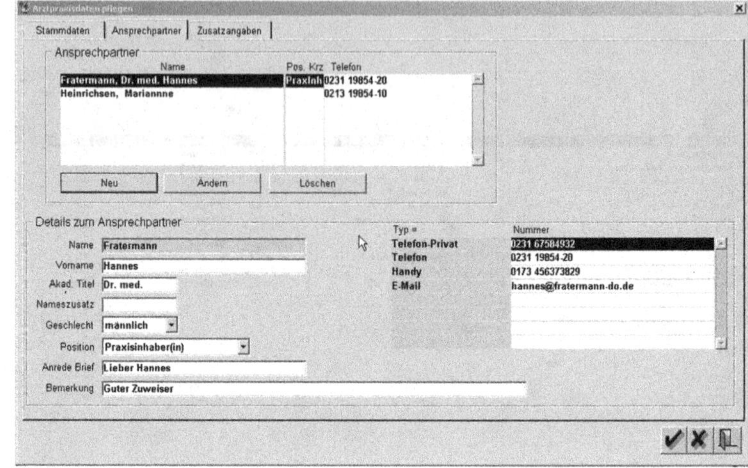

5.3.3.5 *Material-/Arzneimittelstammdaten*

Sowohl für die Leistungserfassung/Kosten-Leistungsrechnung als auch für das Verordnungswesen muss ein Medizinisches Informationssystem über die Möglichkeit der Verwaltung von Material- und Arzneimittelstammdaten verfügen. Eine übliche Variante bei Arztpraxisinformationssystemen ist es, externe Arzneimittelinformationssysteme einzubinden. Eine Implementierungsbeschreibung hierzu ist in Akbar-Rabii (2003) zu finden. Eine einfache Artikelverwaltung zeigt nachfolgende Abbildung.

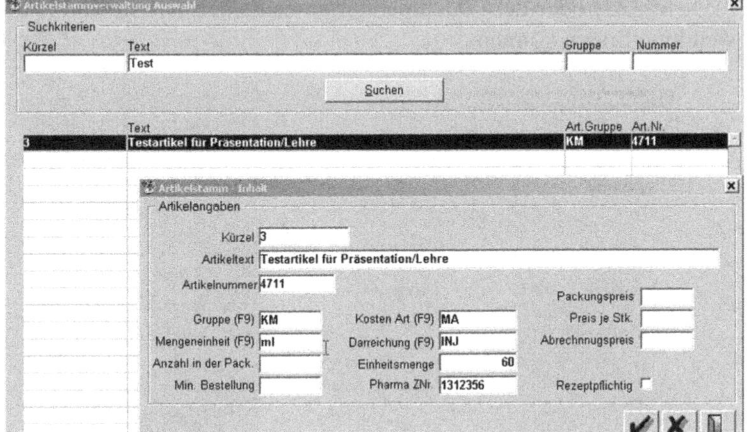

Abb. 5.23: Funktion für die Artikelverwaltung

Dabei sollte sowohl die Möglichkeit bestehen, den Artikelkatalog selektiv zu exportieren, als auch über eine variable Schnittstelle extern vorhandene Artikelkataloge importieren zu können, um den initialen Erfassungsaufwand bei der Parametrierung zu verringern. Über die Pharmazentralnummer kann ein definierter Aufruf eines externen kommerziellen Arzneimittelinformationssystems realisiert werden. Der interne Verrechnungspreis kann für die Prozesskostenrechnung genutzt werden, der Abrechnungspreis für die Leistungsabrechnung z.B. mit Privatpatienten.

Als Grundlage für die Leistungserfassung bzw. Prozesskostenrechnung ist es sinnvoll, auf Basis dieser Materialstammsätze maßnahmenbezogen den Standardverbrauch festzulegen (⌧ Kap. 5.3.3.14, S. 319). Bei der Leistungserfassung für eine Maßnahme wird dann dieser Verbrauch als Voreinstellung in die Erfassungsmaske eingespielt oder aber – wenn keine detaillierte Ist-Verbrauchserfassung erfolgt – dieser Standardverbrauch direkt den betriebswirtschaftlichen Kalkulationen (⌧ Kap. 6.10, S. 600) zu Grunde gelegt werden.

5.3.3.6 *Personalverrechnungssätze*

Analog zum Materialverbrauch bedarf es auch für betriebswirtschaftliche Kalkulationen der Erfassung bzw. Kalkulation des „Personalverbrauchs“, d.h. wie viel Personalressourcen für die Erbringung einer Maßnahme eingesetzt werden müssen bzw. eingesetzt wurden. Dazu ist es notwendig, für die verschiedenen betrieblichen Rollen Verrechnungssätze zu definieren, die dann bei der Prozesskostenkalkulation in Kombination mit dem für eine Maßnahme parametrierten Standardverbrauch an Personalressourcen (⌧ Abb.

5.35, S. 323) oder dem dokumentierten zeitlichen Ist-Aufwand Anwendung finden können.

Abb. 5.24: Funktion Personalverrechnungssatz

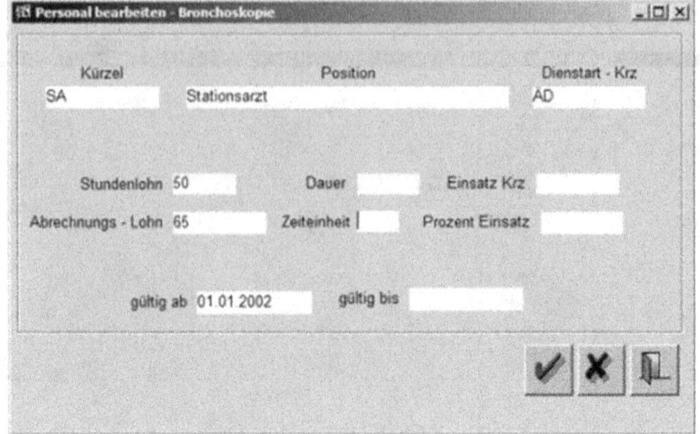

Als Grundlage für die Leistungserfassung bzw. Prozesskostenrechnung ist es also sinnvoll, auf Basis dieser Verrechnungssätze maßnahmenbezogen den „Standardpersonalverbrauch" festzulegen. Bei der Leistungserfassung für eine Maßnahme kann dann dieser Standardverbrauch als Voreinstellung in die entsprechende Erfassungsmaske eingespielt oder aber – wenn keine detaillierte Ist-Erfassung der für eine einzelne Leistungserbringung eingesetzten Personalressourcen erfolgt, was eher der Regelfall sein dürfte – diesen Standardverbrauch dann den betriebswirtschaftlichen Kalkulationen zur Prozesskostenermittlung gemäß ⌦ Kapitel 6.10 Seite 600 zu Grunde zu legen. Ergänzend ist denkbar, dass neben den rollenbezogenen Kostensätzen mitarbeiterbezogen Zu- oder Abschläge hinterlegbar sind. Diese kommen dann aber nur bei einer tatsähclichen Ist-Erfassung (Wer hat wie lange bei einer Maßnahmenerbringung mitgewirkt?) zum tragen.

5.3.3.7 *ICD-Verwaltung*

ICD: Die Diagnosenklassifikation schlechthin

Eine zentrale Rolle bei der Medizinischen Dokumentation, aber auch für die Abrechnung und die Gesundheitsberichtserstattung spielt die International Classification of Disease (ICD). Diese gültig Version 10 kann frei verfügbar unter der Adresse www.dimdi.de (letzter Zugriff 06.04.2004) in Buchversion oder als Datensätze heruntergeladen werden. Ein Medizinisches Informationssystem muss in der Lage sein, die ICD bzw. verschiedene Versionen davon zu verwalten.

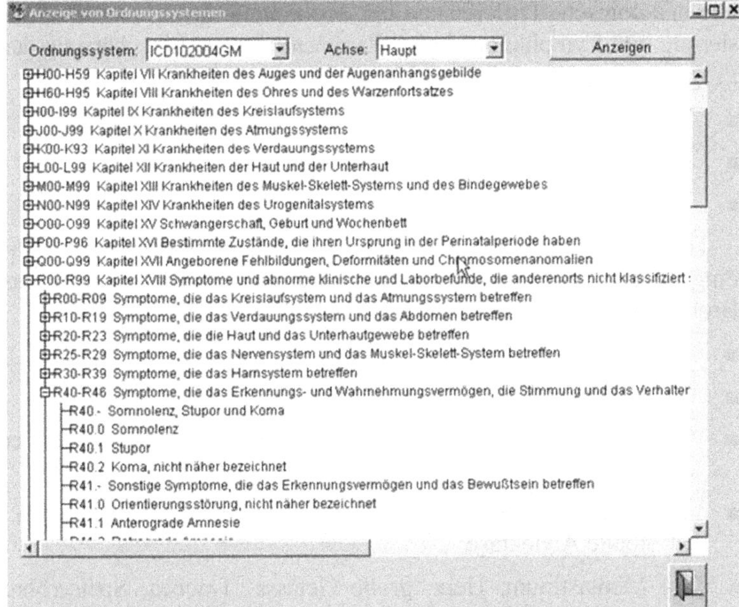

Abb. 5.25: Beispielhafte Funktionen für ICD-Verwaltung

Aufgrund des Charakters der ICD als internationales medizinisches Ordnungssystem darf der Inhalt nicht geändert bzw. nur entsprechend der internationalen Richtlinien angepasst werden. Da die ICD allgemein elektronisch verfügbar ist, wird man diese mittels des amtlichen Datenbestandes in die Datenhaltung der Elektronischen Krankenakte importieren bzw. der Hersteller des Medizinischen Informationssystems liefert die ICD in der Regel schon an seine Kunden mit aus. Die Pflege des ICD-Kataloges sollte einem Systemverwalter oder dem Medizin-Controller vorbehalten sein. Ebenso die Benutzung verfügbarer Import-Funktionen des Systemherstellers.

Auf Basis der so im Medizinischen Informationssystem verfügbaren ICD können dann die Begriffe des Diagnosenvokabulars (⌦ Kap. 5.3.3.13, S. 316) den einzelnen ICD-Codes zugewiesen werden und die teilautomatisierte Verschlüsselung im Rahmen der Diagnosendokumentation (⌦ Kap. 5.8, S. 397) unterstützt werden.

5.3.3.8 *TNM-Verwaltung*

TNM für die Dokumentation maligner Tumore

Für die differenzierte Dokumentation von malignen Tumor-Erkrankungen wird in der Regel die TNM-Klassifikation verwendet. Diese in den Jahren 1943–1952 von Denoix in Frankreich entwickelte Klassifikation impliziert eine prognostisch relevante Stadieneinteilung. Sie beruht auf den Erfahrungen, dass die Tumorart selbst sowie histologische Differenzierung, Ausbreitungsgrad bzw. Metastasierung und Lymphknotenbefall Parameter für die Einschätzung der Prognose sind. Die TNM hat folgende Achsen:

- T /pT - Primärtumor (tumor)
- N / pN - regionäre Lymphknoten (nodes)
- M / pM - Fernmetastasen (metastasis)

Die Angaben pro Achse erfolgen mittels eines numerischen Grading in der Form TxNxMx und sind Tumorarten-spezifisch, für das Bronchialkarzinom in den Achsen T und N z.B.:

- Tx positive Zytologie
- T1 < 3 cm
- T2 > 3 cm, Ausbreitung in Hilusregion, Invasion viszeraler Pleura, patielle Atelektase
- T3 Brustwand, Zwerchfell, Perikard, mediastinale Pleura u.a., totale Atelektase
- T4 Mediastinum, Herz, große Gefässe, Trachea, Speiseröhre u.a., maligner Erguß
- N1 peribronchiale, ipsilaterale hiläre Lymphknoten
- N2 ipsilaterale mediastinale Lymphknoten
- N3 kontralaterale mediatinale, Skalenus- oder supraklavikuläre Lymphknoten

Die TNM ersetzt daher nicht die ICD – eine Klassifikation der patientenbezogenen Diagnosen nach ICD ist generell schon aus gesetzlicher Sicht notwendig – sondern ist ein ergänzendes Instrument für eine differenzierte Dokumentation von Krebserkrankungen. Dementsprechend sollte ein Medizinisches Informationssystem auch die TNM-Klassifikation beinhalten.

Da sich die Stadieneinteilung immer auf eine konkrete Erkrankung eines Patienten mit seiner individuellen Ausprägung bezieht, ist ein generelles Cross-Mapping der Diagnosenbegriffe des Diagnosenvokabulars auf TNM-Einträge nur bedingt möglich, sodass die Codierung einer patientenbezogenen Diagnose nach TNM immer dem behandelnden Arzt vorbehalten bleiben muss und nicht durch ein automatisiertes Verfahren erfolgen kann.

5.3.3.9 *ICPM-/OPS-Verwaltung*

Speziell im deutschen Gesundheitswesen wird im stationären Bereich eine spezielle Version der ICPM (International Classification of Procedures in Medicine) vorgeschrieben: der OPS 301 (Operationsschlüssel SGB V Paragraph 301). Dementsprechend muss ein Medizinisches Informationssystem auch dieses Ordnungssystem – möglichst den vollständigen ICPM - beinhalten.

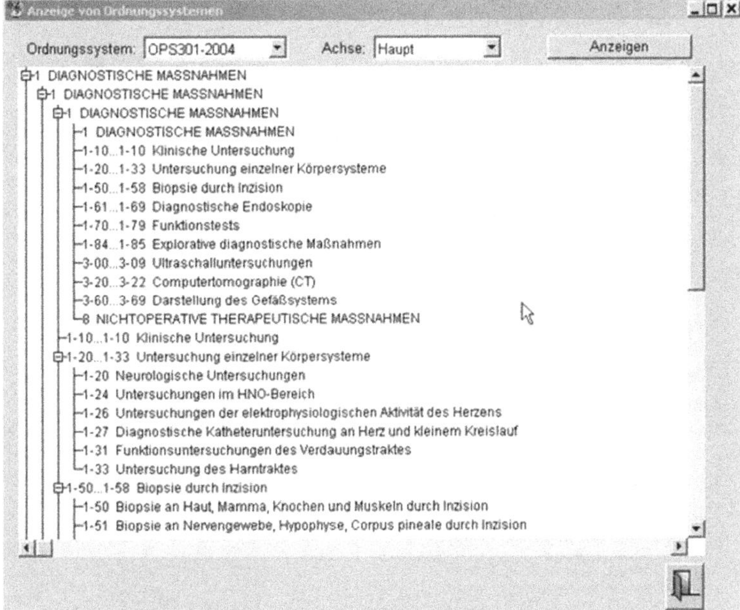

Abb. 5.26: Beispielhafte Funktion für OPS-Verwaltung

Auf der so im Medizinischen Informationssystem verfügbaren ICPM können dann die Maßnahmen des Maßnahmenkataloges (⌧ Kap. 5.3.3.14, S. 319) den einzelnen ICPM-Codes zugewiesen (⌧ Abb. 5.31, S. 320) und die automatisierte Klassifikation der auf Basis des kontrollierten Vokabulars dokumentierten Maßnahmen im Rahmen der Maßnahmendokumentation (⌧ Kap. 5.6, S. 343) unterstützt werden.

5.3.3.10 *ICF-Verwaltung*

Die ICF (International Classification of Functioning, Disability and Health) ist ebenfalls ein hierarchisches Ordnungssystem zur formalen Dokumentation von Funktionseinschränkungen und Behinderungen. Sie hat Prinzipiell drei Achsen: Merkmal, Schweregrad und Veränderung. Nachfolgende Abbildung zeigt Auszüge der entsprechenden Stammdatenfunktion.

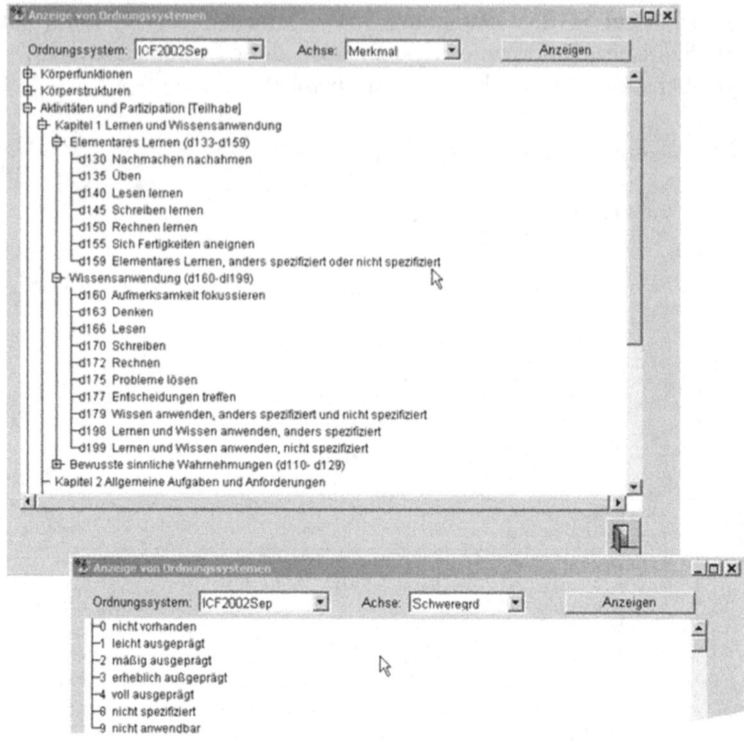

Abb. 5.27: Beispielhafte Anzeigefunktion für die ICF

5.3.3.11 *Sonstige Ordnungssysteme*

In entsprechender Weise wie für ICD, ICF und ICPM gezeigt, sollten auch andere Ordnungssysteme der Elektronischen Krankenakte zu Grunde gelegt werden können: z.B. SNOMED oder die UMLS als umfassendes Terminologiesystem mit vordefinierten Bezügen zwischen den Begriffen der verschiedenen Begriffsklassen.

Verwaltungsfunktionen für Ordnungssysteme dienen nur der Visualisierung!

Prinzipiell dienen dabei die Verwaltungsfunktionen nur zur Visualisierung der Ordnungssysteme, nicht zur konkreten Datenpflege, da die Einträge in den internationalen Bezugssystemen nicht verändert werden sollten bzw. dürfen. Notwendig sind entsprechende Import-Funktionen, mit denen die einzelnen Bezugssysteme aus den zur Verfügung stehenden Originalquellen in die Stammdaten der Elektronischen Krankenakte mittels einer Import-Funktion geladen werden können.

Für eine Implementierung der Ordnungssysteme können prinzipiell zwei Lösungsansätze gewählt werden:

- Es wird je Ordnungssysteme eine entsprechende Klasse bzw. eine Tabelle in der Datenbank vorgesehen.

- Es wird eine generische Grundstruktur implementiert, in die alle Ordnungssysteme geladen werden können.

Letzterer Lösungsansatz ist einerseits flexibler, erfordert aber andererseits komplexere Zugriffs- und Nutzungsalgorithmen innerhalb der Elektronischen Krankenakte. Die vorangehend gezeigten Funktionen basieren auf einem generischen Lösungsansatz.

5.3.3.12
Wertebereiche zu den Vokabularverwaltungen

Auch für die Verwaltung der Vokabulare werden eine Reihe von Wertebereichen benötigt. Im Einzelnen sind dies:

... für das Diagnosenvokabular	
	Risikorollenkürzel
	Problemrollenkürzel
... für das Maßnahmenvokabular	
	Maßnahmenart
	Maßnahmentyp
	Maßnahmenobjekt
	Maßnahmenveknüpfungsart
... für das Problemvokabular	
	Problemschwere
... für die Verknüpfung von Vokabulareinträgen	
	Beziehungsbezugsklasse
	Beziehungsart (in Abhängigkeit der Beziehungsbezugsklasse)

Tab. 5.4: Beispiele von Wertebereichen für die Vokabularverwaltung

5.3.3.13
Kontrolliertes Vokabular für Diagnosen

Diagnosenthesaurus des DIMDI als Basis für das kontrollierte Vokabular

Als Basis für die patientenbezogene Diagnosendokumentation sowie die Unterstützung der Diagnosencodierung nach ICD kann ein kontrolliertes Vokabular für Diagnosen (⌧ Kap. 4.4.4, S. 234) dienen. Ein umfassender Diagnosenthesaurus findet sich z.B. unter der Internetadresse www.dimdi.de (letzter Zugriff 06.04.2004).

Bei der Diagnosenverwaltung kommt es nicht nur darauf an, die Diagnosentexte des kontrollierten Vokabulars zu verwalten, sondern es muss auch möglich sein, Beziehungen zwischen Diagnosen definieren zu können, sowie ggf. mit Diagnosen einhergehende Funktionseinschränkungen und Behinderungen.

Die Pflege der Vokabulareinträge kann prinzipielle über eine beliebig selektierbare Liste der im Vokabular enthaltenen Begriffe geschehen. Folgende Leistungsmerkmale sollte eine solche Pflegefunktion haben:

- Möglichkeit des Suchens von Vokabulareinträgen über beliebige Teilzeichenketten, dabei auch Nutzung der hinterlegten Synonymbeziehungen. Hier kann optional auch ein Texterkennungsverfahrens zu Verbesserung von Precision und Recall der Begriffssuche integriert werden.
- Möglichkeit der Selektion von Diagnosenteilmengen z.B.:
  - Texte ohne Zuordnung zu einem definierten Ordnungssystem z.B. der ICD („Nachverschlüsselungsliste").
  - Begriffe, die nicht in der konkreten Patientendokumentation genutzt werden (unbenutzte Katalogeinträge).
  - Selektion aller „eigenen" Diagnosen (=solche, die durch Benutzer der Krankenakte hinzugefügt wurden, also nicht von externen Lieferanten eines Vokabulars – hier z.B. dem DIMDI – kommen).

Selbstlernender Kataloge ist vorzuziehen

Die Vokabular-Verwaltungsfunktion dient aber im Wesentlichen dazu, den Katalog der Diagnosentexte zu kontrollieren (Stichwort „kontrolliertes Vokabular"), die originäre Eingabe kann selbstlernend im Rahmen der patientenbezogenen Diagnosendokumentation (⌧ Kap. 5.8, S. 397) erfolgen – d.h. vom Arzt dokumentierte aber noch nicht im Vokabular enthaltene Diagnosen werden automatisch in das Vokabular aufgenommen. Ein verantwortlicher Arzt muss dann in regelmäßigen Abständen die neu hinzugekommenen Diagnosen im Katalog überprüfen und ggf. für diese das Cross-Mapping zu den verpflichtenden Ordnungssystemen (hier v.a. die ICD) vornehmen. Der Einsatz selbstlernender Vokabulare setzt voraus, dass die dokumentierenden Personen konsequent das Vokabular benutzen – also dort nach vorhandenen Begriffen suchen, bevor neue hinzugefügt werden.

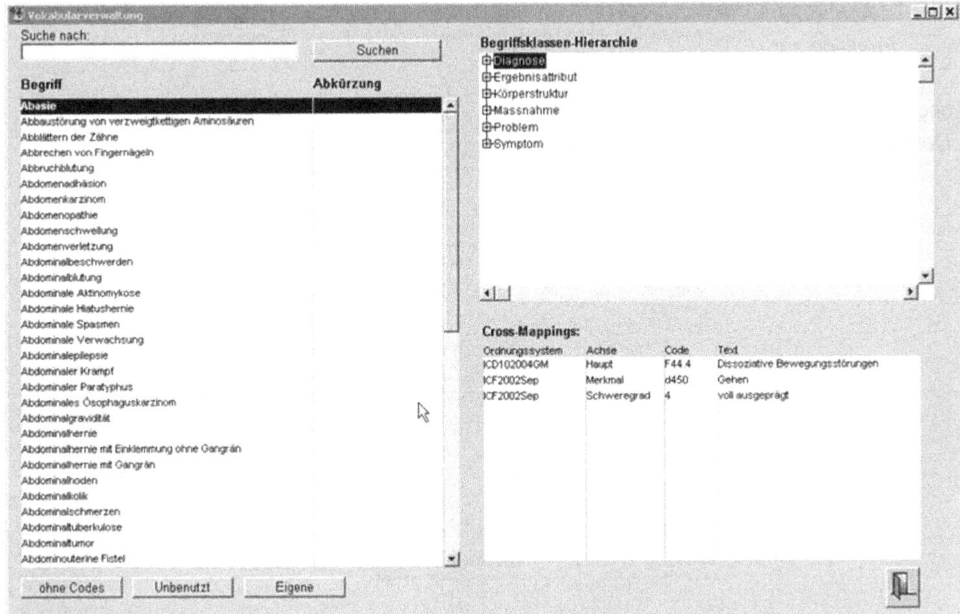

Abb. 5.28: Allgemeine Vokabularverwaltung und Diagnosenvokabular

Daneben muss es auch möglich sein, Vokabulareinträge beliebigen hinterlegten Medizinischen Ordnungssystemen zuzuweisen („Cross Mapping"), was z.B. in der obigen Funktion gezeigt durch die Anzeige der zugewiesenen Codes für den auf der linken Seite aktivierten Begriff übersichtlich realisierbar werden kann. Für die native Pflege des Diagnosenvokabulars reicht diese beschriebene Funktionalität prinzipiell aus.

Diagnosenvokabular durch Zusatzinformationen anreichern

Für eine weitergehende Verwaltung von Begriffsbeziehungen und Zusatzangaben bedarf es aber einer zusätzlichen Detailfunktion, die z.B. durch einen Doppelclick auf den Begriff oder ein Kontextmenü angesprungen werden kann. Ergänzende Angaben können z.B. Definitionen bzw. Verweise auf Definitionen, Verweise auf externe Informationsquellen zum Begriff sowie organisationsinterne Anmerkungen sein, sowie die Definition von Beziehungen zu anderen Begriffen.

Auch hier kann für die Gliederung der verschiedenen Angaben die Bürometapher des Karteireiters Anwendung finden (⌧> Abb. 5.29): Während auf dem ersten Karteireiter die Definition und weitere Detailangaben zu sehen sind, enthält der Zweite die definierten Begriffsbeziehungen, der Dritte die Angaben zum Cross-Mapping und zur Einordnung in die vokabularbezogenen Klassenhierarchie und der Vierte dann die organisationsinternen evtl. kategorisierten Anmerkungen.

Abb. 5.29: Funktion zur Verwaltung begriffsbezogener Detailangaben für Diagnosen

Begriffsstammdatenpflege für Begriff: Klatskin-Tumor

Stammdaten | Begriffsbeziehungen | Mappings | Anmerkungen | Informations-Links

Abkürzung

Definition (Karz-*; -om*) n: (engl.) carcinoma of the bile duct; syn. malignes Cholangiom; seltenes, vom Gallengangepithel ausgehendes Karzinom, das am häufigsten nach dem 60. Lj. v. a. bei Männern auftritt; histol. meist Adenokarzinom* mit Lok. v. a. papillennah im Ductus choledochus (Choledochuskarzinom) u. im Bereich der Gabelung des Ductus hepaticus (sog. Klatskin-Tumor); relativ späte lympho- u. hämatogene Metastasierung; Klin.: progredienter Ikterus*, häufig palpable, schmerzlose Resistenz im re. Oberbauch (Courvoisier-Zeichen), evtl. epigastrische Schmerzen u. Gewichtsverlust; Ther.: chir.; Radikaloperation nur in ca. 10% der Fälle möglich; Progn.: durchschnittl. Überlebenszeit nach Radikaloperation ca. 12 Mon., nach palliativen Eingriffen ca. 2-6 Monate. (Quelle: Pschyrembel)

Attribut1 DIMDI

Attribut 2

Attribut 3

Attribut 4

Attribut 5

Attribut 6

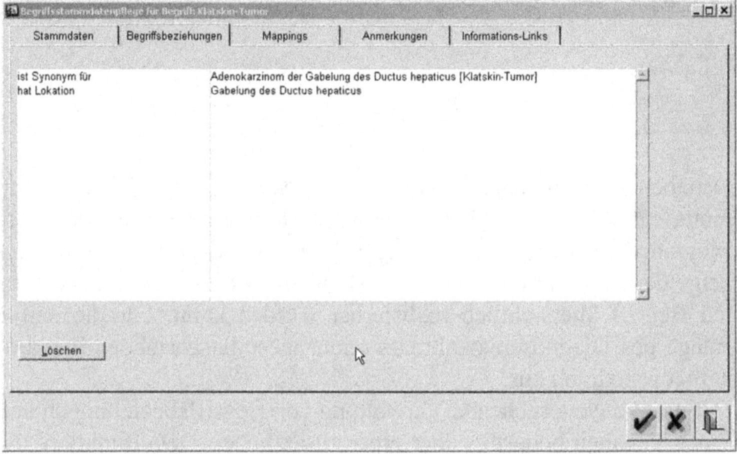

Über die Begriffsstammdaten ist auch eine entsprechende Verlinkung mit externen Informationsquellen wie Internet-Adressen oder Faktendatenbanken möglich. Damit kann dann einfach und effizient auf externe Detailinformationen zurückgegriffen werden. Zu den weiteren Aspekten der Nutzung dieser Informationen im Rahmen der Behandlungsdurchführung und -dokumentation siehe auch ⌦ Kapitel 6.4 Seite 549.

5.3.3.14
Kontrolliertes Vokabular für Maßnahmen

Maßnahmenvokabular als Basis für die Behandlungsprozessdokumentation

Als Basis für die Behandlungsprozessdokumentation (⌧ Kap. 3.4.2, S. 151) – aber auch zur Unterstützung der Organisation- und Kommunikation – muss in einer Elektronischen Krankenakte bzw. einem Medizinischen Informationssystem die Möglichkeit bestehen, ein kontrolliertes Vokabular für die dokumentierbaren Maßnahmen zu verwalten (Synonyme hierfür: „Maßnahmenverzeichnis", „Maßnahmenkatalog", „Hausleistungskatalog"). Zum Zusammenhang zwischen Vokabular und Behandlungsprozessdokumentation siehe ⌧ Abbildung 4.6 auf Seite 233. Die Festlegung der Vokabulareinträge sollte dabei der nutzenden Institution überlassen werden, wobei ein flexibles Cross-Mapping auf beliebige andere Maßnahmen-Nomenklaturen und -Klassifikationen möglich sein muss (⌧ Abb. 4.7, S. 240). Für die Erstparametrierung ist es denkbar, ein verfügbares Ordnungssystem oder Teile verschiedener Ordnungssysteme für Maßnahmen zu importieren und dann das so initialisierte Vokabular zu ergänzen und individuell anzupassen. Letztendlich bildet das Vokabular die Gesamtheit der in einer Institution durchführbaren Leistungen ab.

Zusammenfassung der Maßnahmenbegriffe in praktikable Klassen notwendig

An minimaler Funktionalität ist es – analog wie bereits für das Diagnosenvokabular gezeigt – notwendig, dass die entsprechenden Maßnahmenbegriffe und deren Cross-Mapping auf genormte Ordnungssysteme verwaltet werden können. Da es aber sehr schnell zu einer großen Menge solcher Maßnahmenbegriffe kommen kann, ist es wichtig, dass mittels einer zusätzlichen Klassenhierarchie eine Zusammenfassung von Maßnahmen in definierte Klassen ermöglicht. Es wird also zuallererst eine Verwaltungsfunktion für diese Klassenhierarchie benötigt.

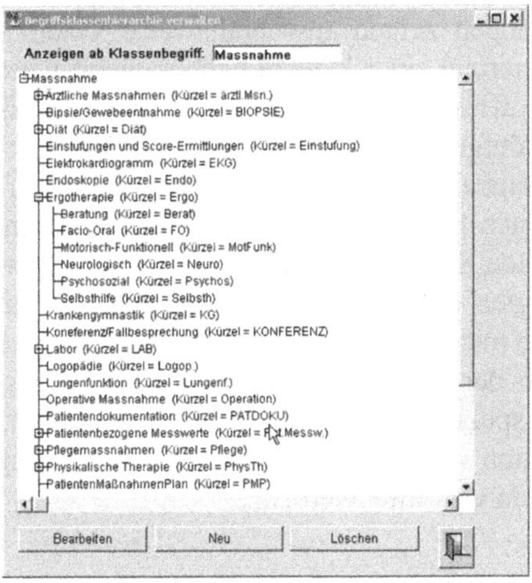

Abb. 5.30: Beispielhafte Funktion zur Verwaltung von Maßnahmenklassen

Nebenstehende Abbildung zeigt beispielhaft eine entsprechende Anwendungsfunktion, mittels der in einfacher und übersichtlicher Weise die Hierarchie der Maßnahmenklassen definiert und verwaltet werden kann. Die Klassenbegriffe finden dann z.B. in der Elektronischen Krankenakte bei der Funktion zur Auftragsvergabe bzw. Verordnung von mediznischen Leistungen (⌧. Kap. 6.3.3, S. 5.2.5), aber auch als Kriterien für die Aktenfilterung (⌧ 5.6.4, S. 349) und bei Auswertungen und der Prozesskostenrechnung (⌧ Kap. 6.10, S. 600) Verwendung.

Die Begriffe der Klassenhierarchie stellen somit selbst Wertebereiche für die Klassifikationsattribute der Maßnahmen dar (siehe die Felder Maßnahmenklasse, -unterklasse und Maßnahmenunterunterklasse in ⌧ 🖳-Maske auf Seite 322).

Für die konkrete Maßnahmenverwaltung wird eine Such- und Selektionsfunktion sowie eine konkrete Verwaltungsfunktion benötigt. Um ausschließlich die Maßnahmenbegriffe zu verwalten, würde die in nachfolgender Abbildung gezeigte und schon vom Diagnosenvokabular bekannte Funktion ausreichen.

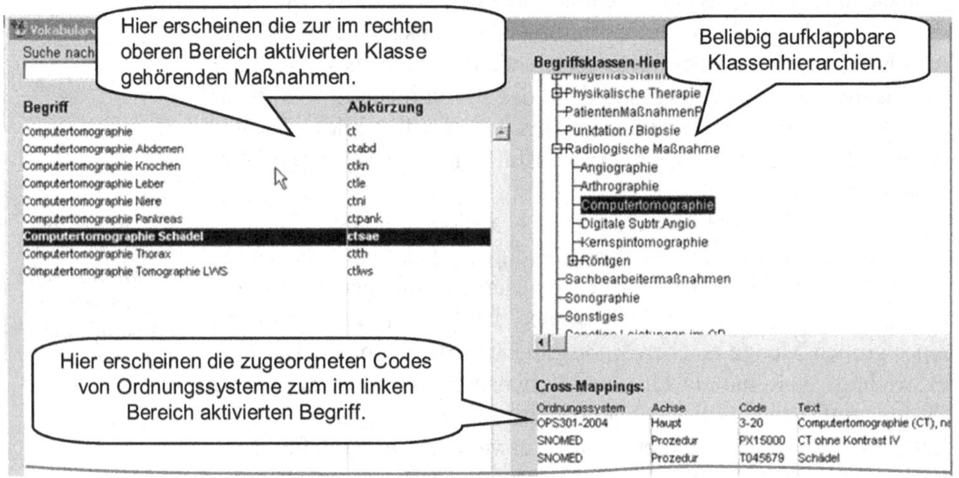

Abb. 5.31: Verwaltung des Maßnahmenvokabulars

Die nachfolgenden Abbildungen zeigen ausschnittsweise Vokabulareinträge aus der Parametrierung eines kleinen Fachkrankenhauses zu den Maßnahmenklassen „Krankengymnastik", „Motorisch Funktionelle Übungen" und „Röntgen Becken und Hüfte". Dabei erscheinen im linken Bildschirmbereich immer genau jene Vokabulareinträge, die zu der im rechten Bereich aktivierten Klasse gehören. Die Hierarchie auf der rechten Seite erlaubt also einerseits die Eingrenzung der links angezeigten Begriffsmenge („Begriffsliste") auf beliebigen Hierarchiestufen; mittels des Suchbegriffes oberhalb der Begriffsliste kann innerhalb der mittels dem Klassenbegriff selektierten Begriffsmenge nach speziellen (Teil-)Begriffen gesucht werden. Mit dieser Repräsentation können in einfacher Weise beliebig umfangreiche Begriffsmengen verwaltet werden.

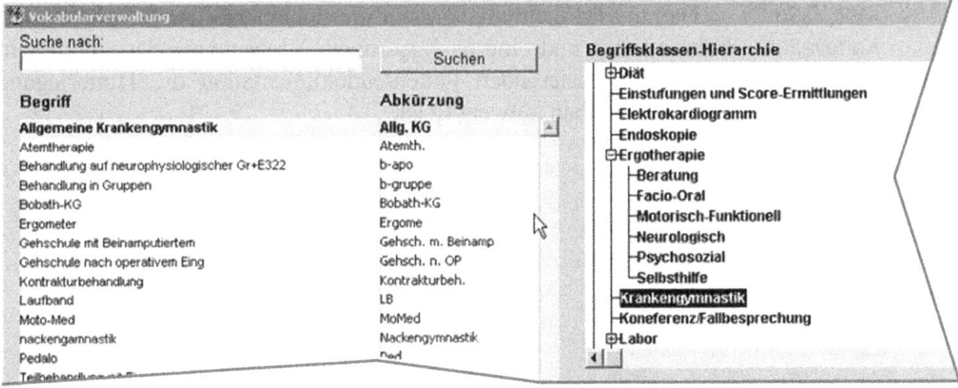

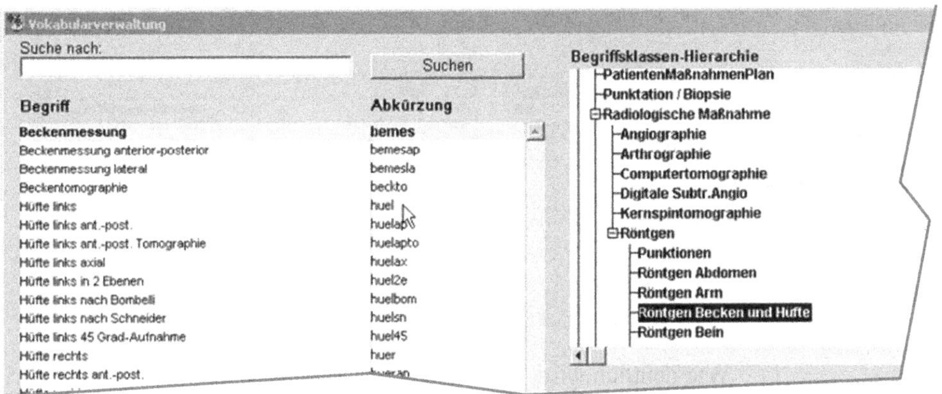

Abb. 5.32: Beispiele für Maßnahmenklassen und zugehörige Vokabulareinträge

Mit der in ⌧ Abbildung 5.30 Seite 319 gezeigten Funktion können aber keine weiteren wichtigen Eigenschaften zu den einzelnen Maßnahmen verwaltet werden. Für eine effektive Unterstützung der Dokumentation und Organisation sind aber weitere Angaben notwendig wie z.B.:

- Untersuchungsobjekt (Patient, Probe, Schriftstück etc.),
- Standarddauer für die Durchführung als Basis für das Terminmanagement und die Prozesskostenrechnung,
- Normalerweise benötigtes Material („Materialverbrauch"),
- benötigtes Personal („Personalverbrauch"),
- Cross-Mapping auf Gebührenwerke,
- zugehörige Dokumentationsformulare und Dokumente,
- Begriffsbeziehungen zwischen Maßnahmen und
- Begriffsbeziehungen zu anderen Vokabulareinträgen.

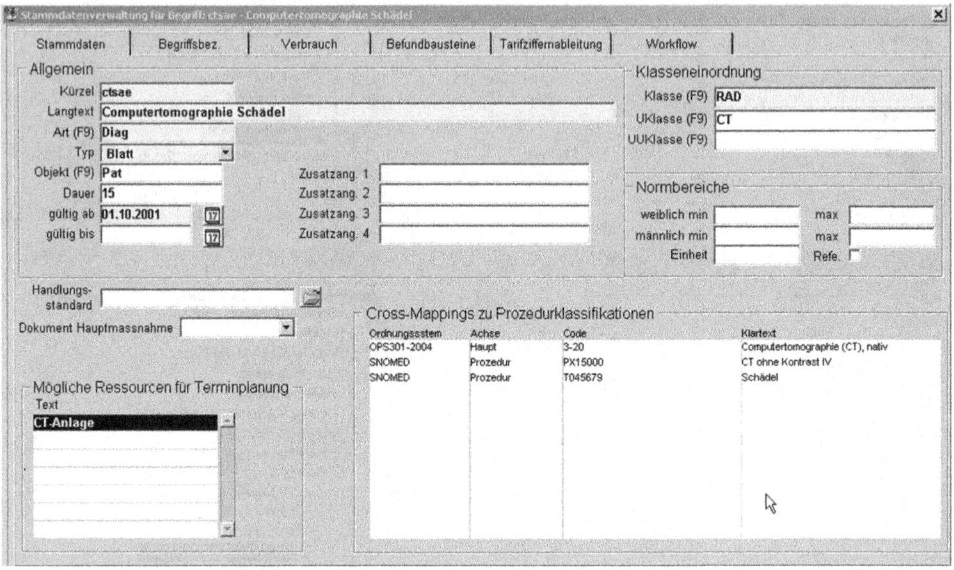

Abb. 5.33: Karteireiter Stammdaten für Maßnahmen

Damit wird deutlich, dass für die dokumentationsgerechte Vokabularnutzung und eine nachgeordnete Verwendung der auf diesem Vokabular basierenden Patientendokumentation die Hinterlegung weitere Angaben notwendig ist.

Stammdaten | Begriffsbez. | Verbrauch | Befundbausteine | Tarifziffernableitung | Workflow

Allgemein

Kürzel	ctsae
Langtext	Computertomographie Schädel
Art (F9)	Diag
Typ	Blatt
Objekt (F9)	Pat
Dauer	15
gültig ab	01.10.2001
gültig bis	

Zusatzang. 1, Zusatzang. 2, Zusatzang. 3, Zusatzang. 4

Klasseneinordnung

Klasse (F9)	RAD
UKlasse (F9)	CT
UUKlasse (F9)	

Normbereiche: weiblich min, max, männlich min, max, Einheit, Refe.

Handlungs-standard

Dokument Hauptmassnahme

Mögliche Ressourcen für Terminplanung

Text
CT-Anlage

Cross-Mappings zu Prozedurklassifikationen

Ordnungssstem	Achse	Code	Klartext
OPS301-2004	Haupt	3-20	Computertomographie (CT), nativ
SNOMED	Prozedur	PX15000	CT ohne Kontrast IV
SNOMED	Prozedur	T045679	Schädel

Wie deutlich wird, ist es auch hierfür sinnvoll, die zusammengehörigen Angaben auf Karteireiter zu verteilen. Auf dem ersten Karteireiter können sich z.B. alle Stammdaten zum Vokabulareintrag sowie die Einordnung in die eingangs erwähnte Klassenhierarchie und das Cross-Mapping finden.

Begriffsbeziehungen stellen Wissen dar

Zur Verwaltung der Beziehungen zu anderen Vokabulareinträgen steht dann der zweite Karteireiter zur Verfügung. Dabei ist zu unterscheiden zwischen Beziehungen zu anderen Maßnahmen – die in diesem Zusammenhang Vorbereitungs-, Nachbereitungs- oder Kontrollmaßnahmen sein können und gegebenenfalls eine bestimmte zeitliche Distanz haben – und Beziehungen zu Einträgen in anderen Vokabulareinträgen wie z.B. zu Diagnosen, Problemen etc.

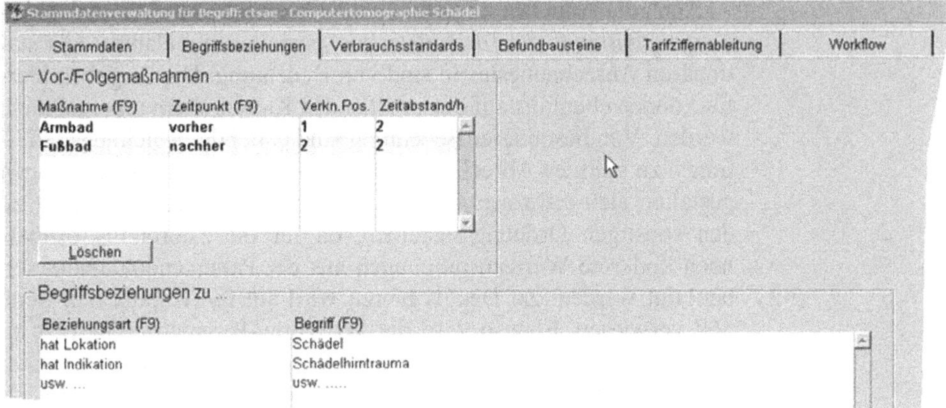

Abb. 5.34: Karteireiter für Begriffsbeziehungen von Maßnahmen

Die Angaben zu den Verbrauchsdefinitionen für Material und Personal können ebenfalls auf einem gesonderten Karteireiter untergebracht werden.

Stammdaten | Begriffsbeziehungen | Verbrauchsstandards | Befundbausteine | Tarifziffernableitung | Wo

Standardmaterialverbrauch

Artikel =	Planmenge	Mengeneinheit	Darreichung	PKG-Menge
Testartikel	100	ml	INJ	

Löschen

Standardpersonalverbrauch

Rolle	Minuten	Anmerkung
Rad.-Techn. Assistent	20	Vorbereitung und Durchfuhung der Aufnahmen
Arzt	25	Betreuung der Aufnahme und Befunddiktat
Oberarzt	5	Durchsicht und gegenzeichnung
Chefarzt	5	Durchsicht und Gegenzeichnung

Abb. 5.35: Karteireiter für Standardverbrauch von Maßnahmen

Prozesskostenrechnung aus geschätzten und konkreten Verbrauchsangaben

Durch die Parametrierung solcher *Verbrauchsstandards* kann die Leistungserfassung erheblich effektiviert und eine differenzierte Prozesskostenrechnung in der Medizin aufgebaut werden. So brauchen bei der Einzelleistungserfassung verbrauchte Materialien nicht mehr aufwändig erfasst werden, sondern es werden nur wenn ggf. notwendig die Abweichungen zum Standardverbrauch erfasst. Auf Basis der eventuell vorgenommen Ist-Erfassung und den parametrierten Standards ist dann eine Kalkulation der Kosten des Behandlungsprozesses möglich (⌧ Kap. 6.10, S. 600).

Auch die Angaben zu speziellen *Befundtextbausteinen* und *Ableitungsdefinitionen für Tarifziffern* der speziellen ambulanten oder stationären Abrechnungstarife sind von Bedeutung. Die Angaben hierfür können ebenfalls auf entsprechenden Kartenreitern untergebracht werden. Von besonderer Bedeutung sind dabei die Ableitungsdefinitionen zu gültigen Abrechnungstarifwerken. Diese Referenzierungen gestalten sich teilweise schwieriger als für das Cross-Mapping zu den sonstigen Ordnungssystemen, da für die Zuordnung oftmals noch konkrete Werteausprägungen aus der Patientendokumentation benötigt werden. Zu Details hierzu wird auf ⌦ Kapitel 6.6, Seite 569 verwiesen. Ebenso wird die Workflow-Parametrierung erst im Zusammenhang mit dem Organisationsmodul (⌦ Kap. 6.3.5, S. 536) beschrieben.

Aussagekräftige mnemotechnische Kürzel erleichtern Dokumentation und Übersicht

Für Vokabularbegriffe sollte es auch möglich sein, neben dem normalen Langtext ein mnemotechnisches Kürzel bzw. eindeutigen Code anzugeben. Während dies bei Diagnosen wenig Sinn macht, sind solche Kürzel für die Maßnahmenbegriffe unverzichtbar. Dabei haben sich solche Kürzel oftmals im medizinischen Alltag bereits etabliert. Beim Design der Kürzel sollte darauf geachtet werden, dass ein logischer Aufbau eingehalten wird, der gegebenenfalls auch eine Ordnung impliziert. So könnten generell die Aspekte Verfahren, Topographie, Seitenangabe bzw. genauere Lokalisation und Verfahrenszusatz mnemotechnisch codiert sein. Die Kürzel können also eine „semantische" Ordnung herstellen und es kann dadurch die Suche bzw. die Notation für den geübter Benutzer erheblich erleichtert werden.

Alternative Repräsentationen für die Auswahl einer Maßnahme

Prinzipiell sollte die Auswahl eines Katalogeintrages im Rahmen der Patientendokumentation durch verschiedene Alternativen unterstützt werden: Durch die direkte Eingabemöglichkeit eines Kürzels, durch Suche nach einem Teilstring, durch Navigation über die Klassenhierarchie und durch ggf. graphische Unterstützung mittel Topographiebildern.

Wie deutlich wurde, zielt ein ausschließlich auf die Verwaltung von Maßnahmenbegriffen angelegter Lösungsansatz zu verwalten zu kurz. Um eine Nutzung der Behandlungsprozessdokumentation für nachgeordnete Verwendungszwecke sicherzustellen, sind eine ganze Reihe weiterer Angaben zu den Maßnahmenbegriffen notwendig. Diese sollten mittels einer speziellen Stammdatenverwaltungsfunktion für die Vokabulareinträge der Begriffsklasse „Maßnahme" möglich sein.

5.3.3.15
Kontrolliertes Vokabular für Probleme

Auch Probleme können in einem kontrollierten Vokabular geführt werden

Explizite Probleme werden in der Regel weitgehend freitextlich formuliert und sind der Normierung mittels eines kontrollierten Vokabulars nur schwer zugänglich. Andererseits gibt es in speziellen medizinischen Fächern oder Versorgungssituationen immer wieder gleiche bzw. ähnlich gelagerte Probleme, denen auch mit gleichen Handlungssträngen (Klinische Pfade oder klinische Algorithmen) begegnet wird. In solchen Fällen kann es sinnvoll sein, Probleme sehr wohl in einem Vokabular zu führen und den Einträgen dann die entsprechenden Handlungsstränge zu assoziieren(hierzu siehe auch Ausführungen in ⌧ Kapitel 6.4, Seite 549). Aufgrund der weitgehenden Differenzierung der Einträge können z.B. ICF oder die Phänomene des ICNP als initiale Begriffsmengen für Problemvokabulare angesehen werden. Aufbau und Pflege eines Problemvokabulars sollten also prinzipiell möglich sein, ebenfalls in Form eines selbstlernenden Vokabulars, wie es bereits für die Diagnosen ausgeführt wurde. Insgesamt kann die Vokabularverwaltung der Probleme funktional identisch mit der für die Diagnosen gestaltet werden. Der Schwerpunkt des Cross-Mappings liegt dann auf der ICF.

5.3.4
Zusammenfassung

Die Notwendigkeit der Parametrierbarkeit von Informationssystemen wurde bereits in ⌧ Kapitel 2.9, Seite 94 erläutert. Für Elektronische Krankenakten und Medizinische Informationssysteme ist es besonders wichtig, dass Systemeinstellungen und Stammdaten von Bezugsobjekten parametriert und so individuell angepasst werden können. Neben den für die Parametrierungsfunktionen selbst wichtigen Wertebereichen handelt es sich bei den Stammdaten vor allem um die interne Aufbauorganisation der das Informationssystem nutzenden Institution mit allen dazugehörigen statischen Aspekten, externe Organisationen mit ihren Ansprechpartnern sowie die notwendigen medizinischen Ordnungssysteme und die für die zentralen Dokumentationen notwendigen kontrollierten Vokabulare.

Merk-/Anforderungstafel 26
zu Kapitel 5.3: Grundlegende Parameter und Stammdaten

M26.1
- Für die Übertragbarkeit von Lösungen für Elektronische Krankenakten und medizinische Informationssysteme müssen diese mittels kundenindividuell einstellbaren Parameter- und Stammdaten an die spezifische Vor-Ort-Situation anpassbar sein.

M26.2
- Im Rahmen der Systemeinführung erfolgt die Systemanpassung („Parametrierung", „Customizing"). Hierbei wird die Standardsoftware auf Basis der Ergebnisse betrieblicher Systemanalysen an die Vor-Ort-Situation angepasst.

M26.3
- Prinzipiell kann in der Parameter- und Stammdatenverwaltung unterschieden werden zwischen
  - einstellbaren Parametern zur Steuerung von Verhalten und Aussehen der einzelnen Funktionen,
  - Wertebereichen zur Vereinfachung und Einschränkung der Eingabemöglichkeit bei bestimmten Feldern,
  - Stammdatenverwaltung von Bezugsobjekten, auf die im Rahmen der Dokumentation zurückgegriffen werden muss,
  - semantischen Bezugs- und Ordnungssystemen sowie Vokabularen, die vor allem in der Medizinischen Dokumentation eine große Rolle spielen.

M26.4
- Die Verwaltung von Bezugsobjekten für die Elektronische Krankenakte betrifft vor allem die interne Organisation der nutzenden Institution sowie die externen Geschäftspartner.

M26.5
- Zur Abbildung der internen Organisation müssen
  - die Stammdaten der nutzenden Einrichtung wie Adressen zu Standorten, Telekommunikationsverbindungen etc.,
  - die einzelnen Abteilungen und deren hierarchischer Zusammenhang,
  - die auf den verschiedenen Hierarchiebenen den Abteilungen zugeordneten Mitarbeiter mit ihren Rollen, Rechteprofilen für die Nutzung der Elektronischen Krankenakte und benutzerbezogenen Einstellungen,
  - die auf den verschiedenen Hierachieebenen den Abeilungen zugeordneten Ressourcen mit ihren zeitlichen Verfügbarkeitsprofilen und die
  - für die Leistungserfassung notwendigen Materialstammdaten vor allem für Verbrauchsmaterialien und Medikamente

  verwaltet werden können.

- Für die Verwaltung externer Geschäftspartner müssen neben den prinzipiellen Stammdaten verschieden Ansprechpartner mit ihrer Rolle/Position und ihren Kontaktdaten dokumentiert werden können. *M26.6*
- Die Verwaltung der externen Geschäftpartner muss durch eine Klassifikation der Institutionen und der Möglichkeit, je nach Klasse ergänzende Attribute verwalten zu können eine differenzierte Abbildung der Gegebenheiten möglich sein. *M26.7*
- Als Basis für die Medizinische Dokumentation und für die Abrechnung bzw. gesetzliche Nachweise müssen verschiedene nationale und internationale medizinische Ordnungssysteme verwaltet werden können. Dabei sind einachsig hierarchische als auch mehrachsige Ordnungssysteme zu berücksichtigen. *M26.8*
- Für die zentralen Dokumentationen sind entsprechende Vokabulare zu integrieren. Im Wesentlichen handelt es sich um Vokabulare für Diagnosen, Maßnahmen, Symptome, Probleme und Handlungsziele. *M26.9*
- Für die Vokabulare ist das Konzept des „kontrollierten Vokabulars" vorzusehen. *M26.10*
- Zur besseren Nutzung der Vokabulare ist diesen eine beliebig definierbare Begriffsklassenhierarchie mit entsprechenden Zuordnungen beizustellen. *M26.11*
- Durch entsprechende Datenstrukturen und Funktionen muss es ermöglicht werden, Vokabulareinträge auf verschiedene Ordnungssysteme abzubilden („Cross-Mapping"). *M26.12*
- Durch entsprechende Datenstrukturen und Funktionen muss es ermöglicht werden, Vokabulareinträge beliebiger Vokabulare untereinander in Beziehung zu setzen. Dies ermöglicht kontextsensitive Unterstützung der medizinischen Dokumentation. *M26.13*
- Für jedes Vokabular ist die Verwaltung von begriffsbezogenen Zusatzinformationen vorzusehen. Eine solche Anreicherung der Vokabulare ermöglicht die weitere Folgenutzung der vokabularbasierten Medizinischen Dokumentation für nachgeordnete Verwendungswecke. *M26.14*
- Ergänzend zum Maßnahmenvokabular ist eine erweiterte Maßnahmenverwaltung vorzusehen, mittels der spezifische Angaben zu den einzelnen Maßnahmen wie Abrechnungsziffernableitungen, Workflow-Festlegungen, Befundbausteine, Materialverbrauchsstandards etc. festgelegt werden können. *M26.15*

5.4 Patientendatenverwaltung

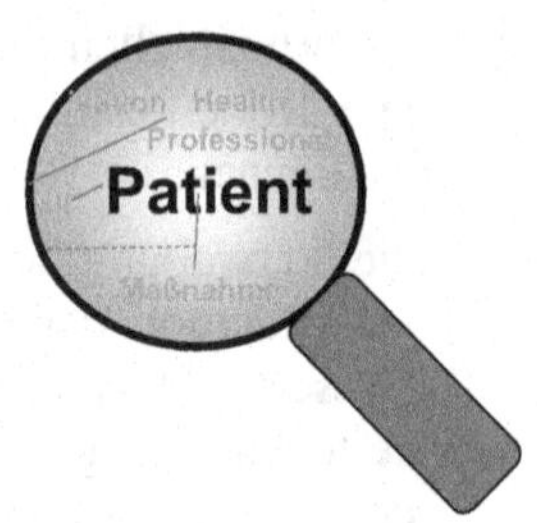

5.4.1 Einführung und theoretische Hintergründe

Die Verwaltung der Stammdaten zu einem Patienten sowie seiner Bezugspersonen ist auf den ersten Blick eine Funktionalität mit geringer Komplexität. Ein jedoch oftmals unterschätzter und sehr wichtiger Aspekt bei der Patientendatenverwaltung ist die eindeutige Identifikation einer Person. Werden neue Patienten in die Elektronische Aktenführung aufgenommen – sei es manuell durch Eingabe am Bildschirm, durch Einlesen von Versicherten- oder Gesundheitskarte oder mittels der elektronischen Übermittlung von Daten durch andere Medizinische Informationssysteme – so ergibt sich prinzipiell ein Zuordnungsproblem. Dabei kann es z.B. durch Fehler bei der Eingabe der Suchkriterien oder Fehler bei der früheren Eingabe der Patientenstammdaten (z.B. Schreibfehler im Namen, Zahlendreher im Geburtsdatum usw.) zu prinzipiell zwei fehlerhaften Aktionen kommen (s. nachfolgende Abbildung, Fall 2 und 3).

Abb. 5.36: Zuordnungsmöglichkeiten bei der Patientenidentifikation

Aktion / Tatsächlicher Sachverhalt	Neuaufnahme	Zuweisung zu vorhandener Person
Patient ist noch nicht vorhanden	Fall1: Korrekte Neuaufnahme	Fall 2: Fehler !! Konsequenz: Medizinische Vorgeschichte einer anderen Person wird dem aktuellen Patienten zugewiesen
Patient schon vorhanden	Fall 3: Fehler !! Konsequenz: Medizinische Vorgeschichte geht verloren, eine Person wird im Informationssystem als mehrere unterschiedliche Personen geführt („Dubletten")	Fall4: Korrekte Zuweisung

Bei früheren Untersuchungen zeigte sich, wie viele ähnliche – in Wirklichkeit eventuell identische – Patienten in einer Datenbank enthalten sind (Fischer 1982, Thurmayr 1984). Von Fischer wurden 14.303 Erstaufnahmen gegen eine Datenbank von 320.000 Patienten geprüft. Dabei fand er 1.078 Patienten, die zwar neu aufgenommen worden waren, in Wirklichkeit aber schon in der Patientendatenbank gespeichert waren. Diese Zahl entspricht immerhin 7,5 % dieser Erstaufnahmen. Von Thurmayer wurde ebenfalls eine Quote von 10,7 % gefunden, und Kaestner-Schindler (1981) fand in einer Stichprobe von 1000 Patienten unter 137 Wiederaufnahmen bei den 78 weiblichen Personen 55 doppelt aufgenommene. In allen diesen Fällen sind die Patienten mindestens zweimal in der Datenbank – oftmals auch mehrfach – als Personen enthalten!

Zuordnungsfehler haben forensische Bedeutung

Sowohl die Zuweisung zu einer anderen, „falschen" Person – was selten vorkommt – als auch das Anlegen von mehreren Patientendatensätzen für eine Person kann – vor allem, wenn die Elektronische Krankenakte zu Auskunftszwecken und zum Suchen von Vorbefunden eines Patienten benutzt wird bzw. die Papierakte ersetzt – zu gravierenden Behandlungsfehlern führen. Eine korrekte Patientenreidentifikation hat also direkte forensische Implikationen. Durch entsprechende intelligente Reidentifikationsalgorithmen muss daher versucht werden, die Fehlerrate bei Zuordnungen so klein wie möglich zu halten.

Notwendigkeit eines fehlertoleranten Identifikationsalgorithmus

Statt einfacher Suchmechanismen auf der Basis eingegebener Angaben zu Name, Vorname, Geburtsdatum usw. muss daher in Elektronischen Krankenakten ein fehlertoleranter Identifikationsalgorithmus innerhalb der Such- bzw. Reidentifikationsfunktion implementiert sein, der auf Basis mehrerer eingegebener Suchmerkmale auch ähnliche Personen mit anzeigt. Der Begriff „ähnlich" bedeutet hier z.B.: Beim Namen und beim Geburtsnamen entweder eine Übereinstimmung mittels eines phonetischen Code oder eines definierten Teilstrings (z.B. die ersten 4 Buchstaben). Beim Geburtsdatum werden sinnvolle Zahlendreher berücksichtigt. Die Identifikation einer Person muss dabei basierend auf alltäglich gebrauchten Suchbegriffen durchgeführt werden können. Solche „Such-Merkmale" können sein: Name, Vorname, Geburtsdatum, Geburtsname, Geburtsort und -land, Geschlecht, Wohnort, Straße, Nationalität. Die Suchmerkmale sollten – soweit sinnvoll – einzeln, kombiniert oder teilweise angegeben werden können. Um ein fehlertolerantes Verhalten aufzuweisen, muss der Suchalgorithmus folgenden Forderungen gerecht werden:

- Die Treffermenge bei Eingabe mehrerer Suchkriterien soll gering sein.
- Bei Eingabe mehrerer Suchkriterien soll der Algorithmus fehlertolerant sein, also auch ähnliche Personen anzeigen, um Dubletten zu vermeiden.
- Die Antwortzeiten sollen unter 2 Sekunden liegen.

- Für nicht entscheidbare Fälle sollte eine erweiterte Verifikation durch Überprüfung zusätzlicher Angaben wie Geburtsname, Geburtsort usw. möglich sein.

Die Fehlertoleranz des Identifikationsalgorithmus kann hierbei nicht konstant sein, sondern hängt von der Anzahl der eingegebenen Suchmerkmale ab, da bei Eingabe vieler Angaben fehlertoleranter gesucht werden kann als z.B. bei Eingabe nur eines Kriteriums. Beispiel: Wird nur der Nachname Meier angegeben, macht eine Suche nach „ähnlichen" Namen wenig Sinn, da zu viele Treffer resultieren, wird jedoch der Name und das Geburtsdatum angegeben, kann jeweils in einem Kriterium bei exaktem Festhalten des anderen Kriteriums fehlertolerant gesucht werden.

Durch den Einbau eines fehlertoleranten Reidentifikationsalgorithmus kann erreicht werden, dass die Wahrscheinlichkeit einer falschen Zuordnung bzw. einer fälschlicherweise nicht erfolgten Zuordnung erheblich verringert werden, die Fälle zwei und drei in ⌧ Abbildung 5.36 auf Seite 328 also nicht mehr auftreten.

Nichtsemantische interne Patientennummer notwendig

Der systeminterne Primärschlüssel (Patientennummer) darf nicht von Identifikationssuchmerkmalen abhängen, da sonst Fehler in den Suchmerkmalen/Identifikationsdaten in diesen Primärschlüssel mit eingehen und somit dieser interne Schlüssel nicht invariant ist. Medizinische Informationssysteme müssen daher eine interne eindeutige Patientennummer („Objekt-ID") führen, die fallübergreifend gültig ist.

5.4.2 Übersicht zu den Funktionen

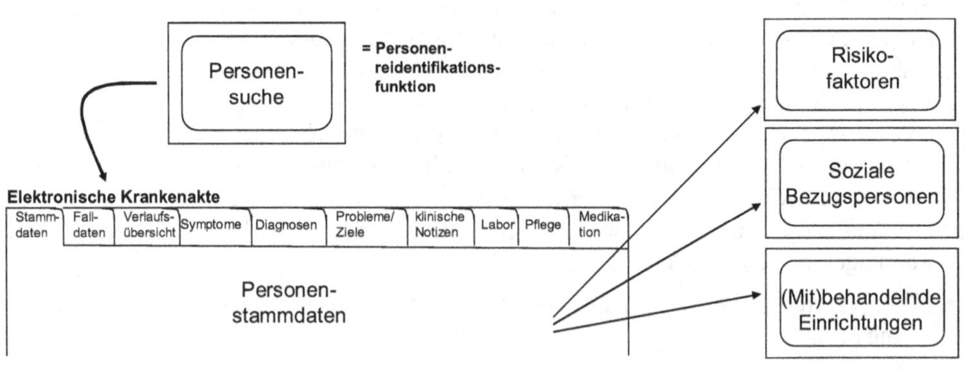

Abb. 5.37: Funktionen zur Patientenstammdatenverwaltung

Das Modul Patientendatenverwaltung besteht im Wesentlichen aus den in voran stehender Abbildung in ihrem Zusammenhang gezeigten Funktionen: Der Personensuchfunktion, dem Patientenstammblatt und den von da aus aufrufbaren Funktionen.

5.4.3 Patientenreidentifikationsfunktion

Sinnvolle Suchkriterien wählen

Eine beispielhafte Suchfunktion zeigt ⌧ Abbildung 5.38 auf Seite 332, wobei als prinzipielle Suchkriterien die Patientennummer, der Name, der Vorname, das Geburtsdatum, das Geschlecht und der Geburtsname angegeben werden können. Falls eine frühere Fallnummer bekannt ist und gezielt auf eine frühere Fallakte zurückgegriffen werden soll, kann auch anhand dieser Fallnummer die Akte gesucht werden. Denkbar wäre auch, die Adresse mit zu den Suchmerkmalen hinzu zu nehmen; auf jeden Fall sollte diese zur besseren Unterscheidung von angezeigten Personen in der Ergebnisliste angezeigt werden. Werden die Suchkriterien über der Ergebnisliste angebracht – wie dies in der Folge bei allen Auswahlfunktionen der Fall sein wird – so ist immer direkt ersichtlich, welche Kriterien eingegeben wurden und welche Treffer resultierten.

Fehlertolerante Trefferliste, um Zuordnungsfehler zu vermeiden

Eine solche Suchfunktion sollte, wie im vorangehenden Kapitel erläutert, folgendes fehlertolerantes Verhalten haben:

- Bei Eingabe der Patientennummer oder einer Fallnummer: Da die Trefferliste nur genau die Person mit der eingegebenen Nummer enthalten würde, lohnt sich das Anzeigen einer Trefferliste nicht. Daher kann – falls eine Person zur gesuchten Nummer existiert – direkter die zugehörigen Krankenakte aufgerufen werden.
- Bei Eingabe nur des Nachnamens: Trefferliste enthält alle Personen, die genau diesen Namen haben.
- Bei Eingabe nur des Geburtsnamens: Trefferliste enthält alle Personen, die genau diesen Geburtsnamen oder genau diesen Geburtsname als Nachname haben.
- Bei Eingabe des Geburtsdatums: Trefferliste enthält Personen mit genau diesem Geburtsdatum.
- Bei Eingabe des Nachnamens und des Geburtsdatums: Trefferliste enthält Personen mit einem „ähnlichen" Namen und dem gleichen Geburtsdatum und Personen mit genau dem Nachnamen und einem „ähnlichen" Geburtsdatum.

Ähnlichkeitsalgorithmen sind zu implementieren

Ähnlichkeit bei Namen Können z.B. durch Benutzung eines phonetischen Codes oder durch Teilzeichenkettenvergleich ermittelt werden. Hinsichtlich des zur Suche eingegebenen Geburtsdatums sollte ein sinnvoller Zahlendreher (07.04.1956 -> 04.07.1956 usw.) toleriert werden. Die nachfolgenden Abbildungen zeigen drei Selektionsbeispiele eines solchen fehlertoleranten Suchalgorithmus auf Basis der jeweils in den Suchkriterien angegebenen Werte.

- Beispiel 1: Suche nur nach Name, Trefferliste enthält Personen mit ähnlichen Namen bzw. bei denen der Anfang des Namens mit dem Suchbegriff übereinstimmt.
- Beispiel 2: Suche nur nach Geburtsdatum, Trefferliste enthält genau jene Personen, die das gleiche Geburtsdatum haben.
- Beispiel 3: Suche nach Name und Geburtsdatum, Trefferliste enthält Personen mit ähnlichen Namen und gleichem Geburtsdatum sowie Personen mit ähnlichem Geburtsdatum und gleichem Namen.

Abb. 5.38: Funktion „Patientensuche" mit Fehlertoleranz

Beispiel 1

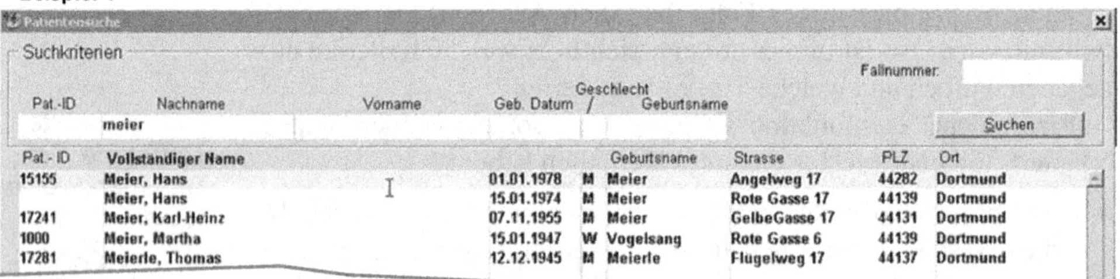

Beispiel 2

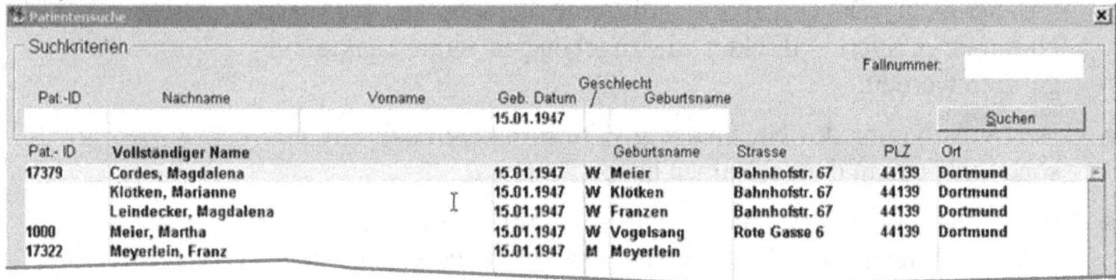

Beispiel 3

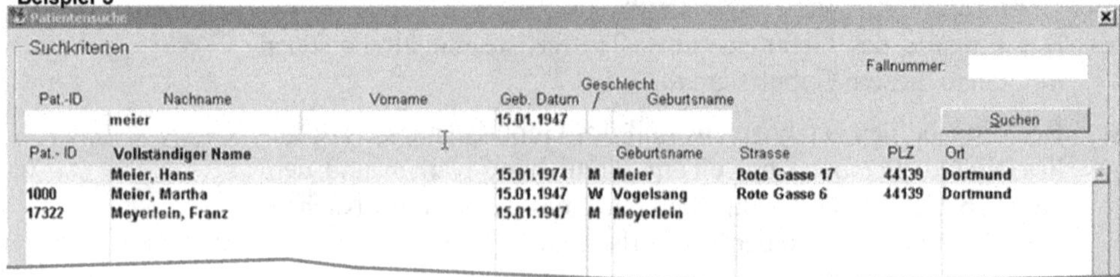

Wird aufgrund der Suchkriterien keine Person gefunden, kann mittels eines entsprechenden Buttons eine Neuaufnahme erfolgen.

5.4.4 Karteireiter „Stammdaten“

Die Fülle der Informationen in einer Elektronischen Krankenakte kann auf verschiedene Karteireiter verteilt werden, von denen der erste in der Reihe das „Deckblatt“ der Krankenakte darstellt. Die fallübergreifend relevanten Daten zum Patienten sind auf diesem ersten Karteireiter zusammengestellt und ihre Bearbeitung ist von hier aus möglich. Prinzipiell sollten hier alle fallübergreifend wichtigen Informationen zusammengestellt werden. Hierzu könnten z.B. die Bezugspersonen, die mitbehandelnden Institutionen und Angaben zu vorliegenden Risikofaktoren gehören. Das Deckblatt der Beispielpatientin zeigt nachfolgende Abbildung.

Stammdaten-Reiter entspricht dem Deckblatt der Papier-Akte

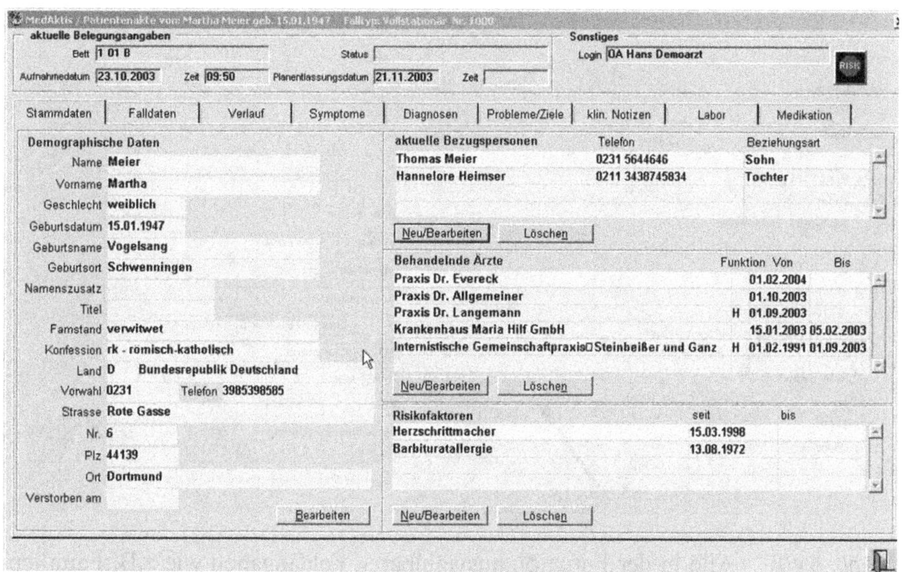

Die Bearbeitung kann hierbei immer gleich gehalten werden: Mit den Buttons „Neu/Bearbeiten“ werden neue Einträge für Bezugspersonen bzw. mitbehandelnde Ärzte oder Risikofaktoren hinzugefügt bzw. der aktive Eintrag geändert, mit dem Button „Löschen“ können Einträge entfernt werden. Das zusätzlich außerhalb der Karteireiterflächen angebrachte Stoppschild mit der Aufschrift „Risiko“ zeigt dabei in jeder Nutzungssituation an, dass Einträge der Kategorie „Risikofaktoren“ vorhanden sind.

Abb. 5.39: Beispielhaftes Deckblatt einer Elektronischen Krankenakte

5.4.5 Patientenstammdaten

Die Verwaltung der Patientenstammdaten erfolgt ausgehend von der zuvor beschriebenen Reidentifikationsfunktion: bei Neuanlage direkt durch Betätigen des Buttons „Neu“ oder – wenn eine elektronische Akte bereits existiert – nachdem diese mittels der Patientenreidentifikationsfunktion geöffnet (quasi aus dem Archiv „gezogen“) wurde und dann die Stammdaten-Änderungsfunktion angewählt wurde.

Da nicht unbedingt jeder Benutzer die Berechtigung zum Ändern dieser Angaben hat, ist es sinnvoll die eigentlich Datenpflege in eine gesondert aufrufbare Maske auszulagern, die nur von berechtigten Personen aufgerufen werden kann (siehe Pfeil).

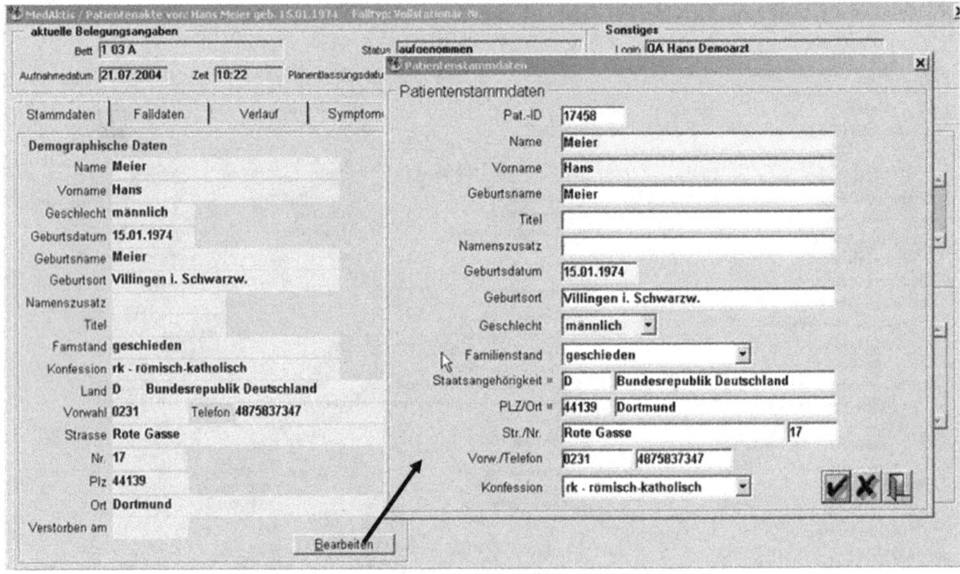

Abb. 5.40: Funktion Patientenstammdaten

Alle in der Funktion auswählbaren Feldangaben wie z.B. Familienstand, Konfession, Staatsangehörigkeit sollten im Rahmen der Parameter- und Stammdatenverwaltung individuell festgelegt werden können. Dabei ist bei einigen auch auf eventuell bestehende gesetzliche Vorgaben oder nationale Vereinbarungen zu achten. In der Regel wird der Softwarelieferant hierfür eine Vorparametrierung ausliefern.

5.4.6 Risiko- und Gefährdungsfaktoren

Risikofaktoren sollten immer sichtbar sein!

Risiko- und Gefährdungsfaktoren sind Angaben, die jedem, der den Patienten behandelt oder pflegt, sofort bekannt sein sollten. Da diese zumeist nicht nur temporären Charakter haben, sondern eher dauerhaft vorhanden sind, sollte die Dokumentation dieser Angaben nicht nur bezüglich des aktuellen Behandlungsfalles erfolgen, sondern zu den Stammdaten eines Patienten zugerechnet und fallübergreifend fortgeschrieben werden. Eintragungen können z.B. besondere risikobehaftete Diagnosen sein, aber auch andere wichtige medizinische Angaben wie Kontrastmittel- oder Medikamentenallergien oder das Vorhandensein von Implantaten. Angaben zu Risiko- und Gefährdungsfaktoren sollten ebenfalls direkt auf dem Patientenstammdaten-Kartenreiter erscheinen.

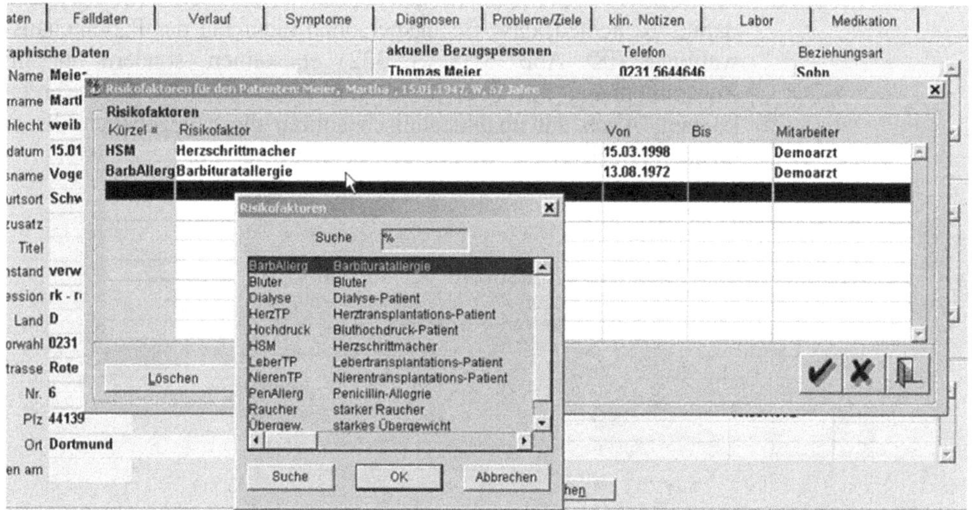

Abb. 5.41: Funktion Risiko- und Gefährdungsfaktoren

Sind Eintragen vorhanden, muss dies bei jeder Nutzungssituation der Elektronischen Krankenakte ersichtlich sein – z.B. mittels einer dauerhaft rechts oben erscheinenden roten Signalisierung in Form eines Stoppschildes. Auch sollten die Eintragungen in jeder Anwendungssituation schnell abgerufen werden können, z.B. mittels Doppelklick auf das entsprechende „Stoppschild".

Hilfreich kann es sein, wenn ein selbstlernendes Vokabular an Risikofaktoren hinterlegt ist, sodass bei der Erfassung auf diese Begriffe zurückgegriffen werden kann. Diagnosentexte, für die im kontrollierten Vokabular angegeben wurde, dass es sich um Risikodiagnosen handelt, sollten direkt nach der Diagnosenerfassung automatisch in der Risikoliste erscheinen, ohne dass eine doppelte Eintragung notwendig wird.

5.4.7 Bezugspersonen

Die Notwendigkeit der Dokumentation von Bezugspersonen ergibt sich in vielfältiger Hinsicht: Bei Kindern ist es wichtig, die Eltern mit aufzuführen, bei alten Patienten gegebenenfalls deren Kinder oder Betreuungspersonen oder den Vormund, bei allein stehenden Personen nahe Verwandte oder enge Freunde. Bezugspersonen sind im Notfall zu kontaktieren, können aber auch bei entsprechendem Abklärungsbedarf und dem Vorliegen des Einverständnisses des Patienten zu Behandlung hinzugezogen werden. Was und in welcher Weise dokumentiert wird, sollte die dokumentierende Institution entscheiden. Implementierungstechnisch ist aus Datenschutzgründen darauf zu achten, dass Bezugspersonen nicht bei der Patientenauswahlliste (⌧ Abb. 5.38, S. 332) erscheinen, sondern nur im Zusammenhang mit dem jeweiligen Patienten abgerufen werden können. Auch datenbanktechnisch sollten diese gegebenenfalls in eigenen Dateien bzw. Tabellen gespeichert werden.

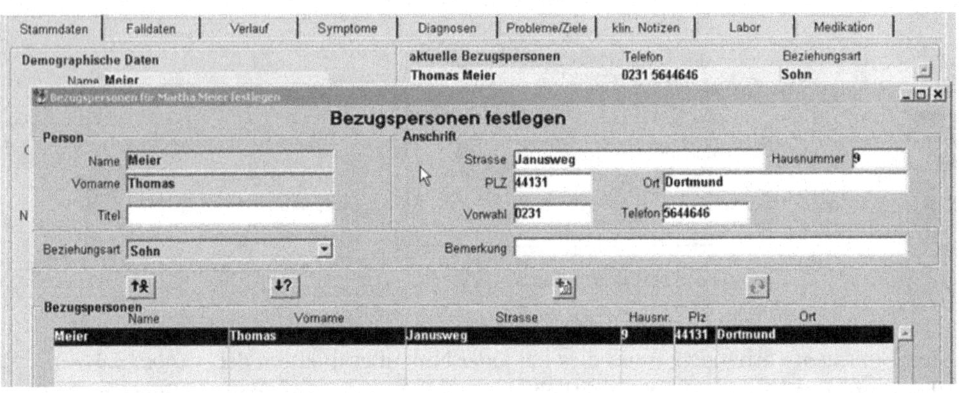

Abb. 5.42: Funktion Bezugspersonen zuweisen

Für jede Bezugspersonen sollte auch mitdokumentiert werden können, inwieweit dieser Auskunft über den Gesundheitszustand des Patienten gegeben werden darf und wer im Notfall zu benachrichtigen ist.

5.4.8 Mitbehandelnde Ärzte

Ein weiterer fallübergreifender Aspekt ist die Dokumentation der mitbehandelnden Ärzte bzw. Institutionen, so z.B. der Hausarzt des Patienten oder Fachärzte, bei denen der Patient noch in Behandlung ist oder früher einmal war. Dies kann z.B. die Anforderung von früheren Befunden oder Krankenhausentlassbriefen erleichtern.

Die mitbehandelnden Institutionen sollten daher ebenfalls direkt auf dem Stammdaten-Kartenreiter erscheinen (⌧ Abb. 5.39, S. 333) und von dort aus sollte auch die Änderung oder Ergänzung um neue Einträge möglich sein.

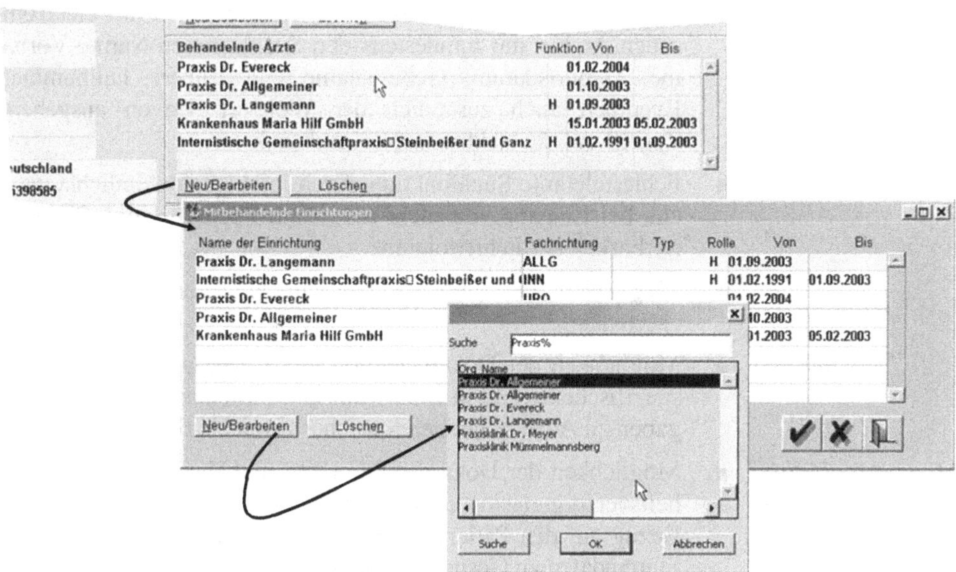

Im Beispielsystem MedAktIS können durch den Button „Hinzufügen" über eine daraufhin erscheinende Auswahlliste der im Rahmen der Parametrierung hinterlegten Gesundheitsversorgungseinrichtungen Ergänzungen vorgenommen werden. Ist eine Einrichtung (z.B. eine mitbehandelnde Facharztpraxis) nicht vorhanden, muss diese mittels der entsprechenden Verwaltungsfunktion für externe Organisationseinheiten (⌧ Kap. 5.3.3.4, S. 305) hinzugefügt werden. Dies zeigt, wie wichtig es ist, dass bestimmte Parametrierungsfunktionen direkt aus der eigentlichen Anwendung heraus aufgerufen können werden.

Abb. 5.43: Ausschnitt der Funktion für Mitbehandelnde Einrichtungen

5.4.9 Zusammenfassung

Das Modul Patientenstammdatenverwaltung einer Elektronischen Krankenakte sollte alle Funktionen zur Verfügung stellen, mittels der die Verwaltung aller notwendigen demographischen Daten sowie weiterer fallübergreifend relevanter Informationen zum Patienten möglich ist.

Merk-/Anforderungstafel 27
zu Kapitel 5.4: Patientendatenverwaltung

M27.1 ■ Verwaltung demographischer Angaben zum Patienten.

M27.2 ■ Komfortable Suchfunktionen zur Personensuche im elektronischen Archiv mit mindestens den Suchkriterien Name, Vorname, Geburtsdatum, Geburtsname und frühere Fallnummer. Eventuell auch zusätzlich der Wohnort. Davon ausgehend Zugriff auf die elektronische Krankenakte.

M27.3 ■ Fehlertolerante Suchfunktion durch intelligente Ähnlichkeitssuche bei Eingabe von mehr als einem Suchkriterium. Parametrierbarkeit der Fehlertoleranz.

M27.4 ■ Möglichkeit des Einlesens der Patientendaten von der Versichertenkarte.

M27.5 ■ Möglichkeit der Dokumentation von Bezugspersonen mit ihrer spezifischen Rolle in Bezug auf den Patienten. Zumindest Angaben zu Adresse und telefonsicher Erreichbarkeit.

M27.6 ■ Möglichkeit der Dokumentation von mitbehandelnden Gesundheitsversorgungsinstitutionen mit ihrer spezifischen Rolle in Bezug auf den Patienten. Dabei Rückgriff auf die hinterlegten Stammdaten zu Gesundheitsversorgungsinstitutionen.

M27.7 ■ Möglichkeit der Dokumentation von Risikofaktoren mit der Angabe, seit wann diese vorliegen.

5.5 Falldatenverwaltung

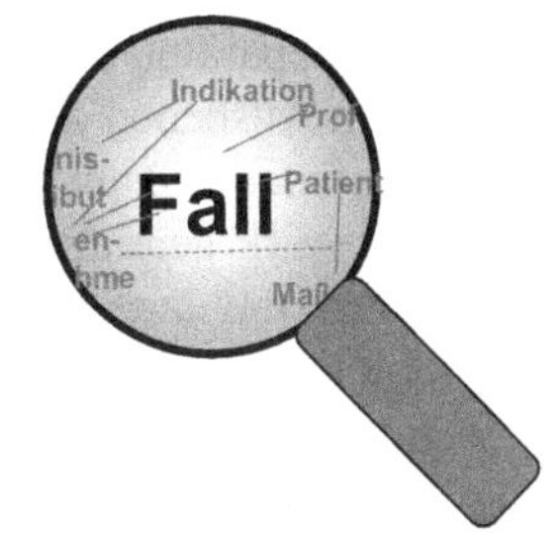

5.5.1 Einführung und theoretische Grundlagen

Ein Patient kann mehrere Fälle haben

Wie bereits in den ⌧ Kapiteln 3.2.3, Seite 121 und 4.2, Seite 188 ausgeführt, können Patienten in einer Institution bzw. in verschiedenen Institutionen viele Behandlungsfälle und Akten haben. Die notwendigen Falldaten zu diesen einzelnen Behandlungsfällen müssen in einer Elektronischen Krankenakte geführt werden können. Ein kleines fiktives Beispiel soll dies verdeutlichen:

Fallbeispiel Herr Moser

Herr Moser ist seit dem 1.2.2004 im Städtischen Krankenhaus Glottertal als Mitarbeiter des technischen Dienstes eingestellt. Er tritt zeitgerecht seinen Dienst an.

- Zu dieser Zeit befindet sich Herr Moser bereits in der internistischen Ambulanz – für die der Chefarzt der Inneren Klinik eine Ermächtigung zur Teilnahme an der ambulanten Versorgung hat – wegen anhaltender Magenbeschwerden in Behandlung. Für den 6.2. um 8 Uhr ist in der Röntgenabteilung für ihn ein Termin zur Durchführung einer Abdomenübersichtsaufnahme vereinbart. (Es handelt sich hier also um einen normalen ambulanten Fall, die Abrechnung der Leistungen erfolgt über die Kassenärztliche Vereinigung mit der Krankenkasse von Herrn Moser)
- Am 3.2. begibt sich Herr Moser zum betriebsärztlichen Dienst zur Erstuntersuchung. Der Betriebsarzt vereinbart für den 6.2. 11.30 Uhr in der Röntgenabteilung eine Thoraxübersichtsaufnahme, die zum standardmäßigen Untersuchungsprogramm nach Einstellungen gehört. (Es handelt sich hier um eine Personaluntersuchung, auch für diese muss ein spezieller Falltyp existieren. Die Leistung wird nicht abgerechnet.)
- Am 6.2. erscheint Herr Moser morgens vor Dienstantritt in der Röntgenabteilung, wo die Übersichtaufnahme des Abdomens durchgeführt wird. Danach verrichtet er seinen Dienst und meldet sich kurz vor 11.30 Uhr ab, um den Termin zur Durchführung der Throax-Übersichtsaufnahme wahrzunehmen. Er muss ca. 20 Minuten warten und geht danach direkt in die Mittagspause. Als er zurückkommt, liegt eine Meldung vor, dass auf

Station 6 eine Türe defekt ist. Er begibt sich mit einem Kollegen zur Reparatur dort hin. Unglücklicherweise lässt sein Kollege beim Ausheben der Türe diese fallen, und da Herr Moser sie an der unteren Kante gehalten hat, wird seine Hand eingeklemmt und stark gequetscht. Er begibt sich umgehend in die chirurgische Ambulanz, die ihn zum Röntgen der Hand in die Röntgenabteilung schickt. (Es handelt sich um einen Arbeitsunfall, die Behandlung muss über die Berufsgenossenschaft abgerechnet werden.)

Drei Untersuchungen, drei Fälle!

Für Herrn Moser wurden nun an einem Tag drei verschiedene Röntgenuntersuchungen durchgeführt. Prinzipiell gehören diese in die Elektronische Krankenakte, sind aber einerseits drei völlig unterschiedlichen Fällen zuzuordnen und werfen andererseits auch die Frage nach der Zugriffsberechtigung auf die Bilder und Befunde der 3 Untersuchungen auf. Das Beispiel zeigt deutlich, dass die Verwaltbarkeit verschiedener Fälle sowie die Zuordnung von Einträgen in der Elektronischen Krankenakte zu diesen Fällen ein unabdingbares Leistungsmerkmal ist – ebenso die fallbezogene Filterung und Darstellung aller in der Elektronischen Krankenakte enthaltenen Informationen.

Verschiedene Falltypen sind zu berücksichtigen

Je nach der Institution, die die Elektronische Krankenakte nutzt, können diese Falldaten Falltyp-spezifisch sehr verschieden ausfallen:

- Im Krankenhaus sind dies Angaben zu den stationären Behandlungsfällen wie Aufnahmedatum, Aufnahmeart, Entlassungsdatum etc. aber auch Angaben zu ambulanten Fällen,
- in ambulanten Einrichtungen und bei Pflegediensten sind dies vor allem Angaben zum Versicherungsverhältnis,
- in der Arbeitmedizin Angaben zu Beschäftigungsverhältnissen und Arbeitsplatztypen mit ihren spezifischen Gefährdungen und
- im jugendärztlichen Dienst eines Gesundheitsamt Angaben zu Einschulung und Schule, die das Kind besucht bzw. bisher besuchte.

Fall als organisatorisch/rechtliche Klammer um einen Behandlungsprozess

Behandlungsfälle sind in diesem Sinne die organisatorischen und/oder rechtlichen Klammern um eine bestimmte Behandlungs- bzw. Dokumentationsepisode in einer Einrichtung, alle Eintragungen – bis auf die medizinisch fallübergreifend relevanten – sind daher immer jenem Fall zuzuordnen, in Rahmen dessen sie erhoben wurden.

Wichtige Information: Das aktuelle Versicherungsverhältnis

Wesentlichste Information zu den Fällen ist das aktuelle Versicherungsverhältnis des Patienten, d.h. bei welcher Krankenversicherung er zu welchen Bedingungen versichert ist. Bei Neuanlage von

Behandlungsfällen sollten die Informationen hierzu aus dem zeitlich jüngsten Fall übernommen werden können.

5.5.2 Übersicht zu den Funktionen

In der Falldatenverwaltung muss es möglich sein, die verschiedenen Fälle eines Patienten zu verwalten. Während in großen Einrichtungen wie Krankenhäusern viele verschiedene Falltypen zur berücksichtigen sind (wie z.B. vorstationär, stationär, nachstationär, ambulant, BG-Fall usw.), gibt es kleineren Institutionen wie Arztpraxen oder bei Anwendungen im arbeitsmedizinischen Bereich nur wenige Falltypen. Dementsprechend sind auch nur eine bis wenige oder mehrere spezielle Fallverwaltungsfunktionen notwendig.

Eine Elektronische Krankenakte sollte in der Lage sein, je nach gewähltem Falltyp kontextsensitiv die entsprechend zugehörige Fallverwaltungsfunktion automatisch aufzurufen. Insgesamt könnte die Integration der verschiedenen Funktionen für die Fallverwaltung wie folgt dargestellt implementiert sein.

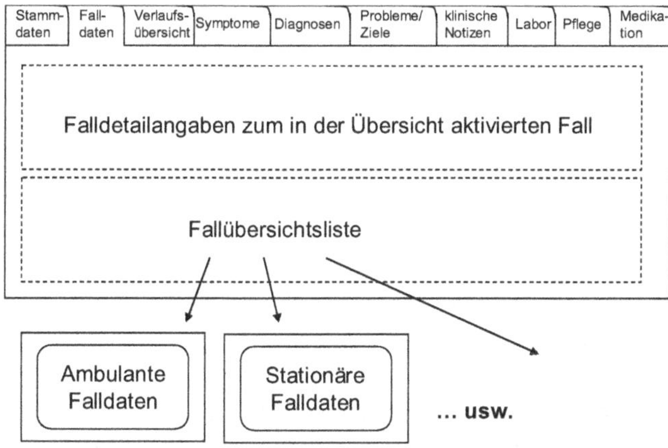

Abb. 5.44: Funktionen zur Falldaten-verwaltung

Dabei muss automatisch je nach Falltyp die entsprechenden Falldatenfunktion mit den für die einzelnen Falltyp (ambulant, stationär, berufsunfall etc.) spezifischen Angaben aufgerufen werden. Neben der Möglichkeit, Falldaten zu bearbeiten und einzusehen, sollte der Benutzer zu jeder Zeit angeben können, ob er die Inhalte der gesamten Akte bzw. verschiedener Karteireiter fallübegreifend betrachten möchte, oder nur fallbezogen – also sich innerhalb einer Fallakte bewegt.

5.5.3 Falldatenverwaltung

Die ⌧ Abbildung 5.45 zeigt beispielhaft den Kartenreiter „aktuelle Falldaten“, wobei im unteren Bereich die Fallübersichtsliste placiert ist und darüber die Detailangaben zum aktivierten Fall.

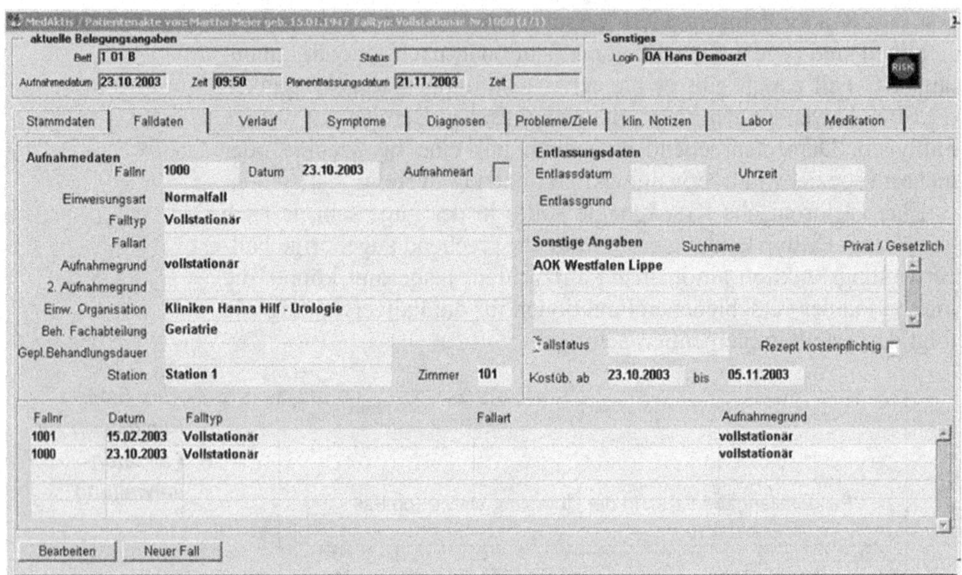

Abb. 5.45: Beispielhafter Karteireiter Falldaten

5.5.4 Zusammenfassung

Für eine in die elektronische Krankenakte integrierte Falldatenverwaltung ergeben sich die folgend aufgelisteten Anforderungen.

Merk-/Anforderungstafel 28
zu Kapitel 5.5: Falldatenverwaltung

M28.1 ■ Übersichtliche Darstellung aller bisherigen Fälle in einer Fallübersichtliste.

M28.2 ■ Verwaltung verschiedenen Falltypen wie Ambulanter Fall, Notfall, Stationärer Fall, Arbeitsunfall usw. sowie der Detailinformationen zu den einzelnen Falltypen.

- Möglichkeit der fallbezogenen Dokumentation der einzelnen Versicherungsverhältnisse des Patienten unter Rückgriff auf die hinterlegten Stammdaten von Kostenträgern. Dabei auch Dokumentation, welche Leistungen bzw. Leistungsgruppen von der Versicherung übernommen werden. *M28.3*
- Möglichkeit der Dokumentation von fallbezogenen administrativen Notizen und Klassifikationskennzeichen als Grundlage für Statistik und administrative Fall-/Abrechnungssteuerung. Hier auch Führung eines Fallstatus (z.B. offen, teilabgerechnet, abgerechnet, erstattet usw.) *M28.4*
- Möglichkeit des Fallwechsels unter Übernahme jener Angaben, die bezogen auf den alten und neuen Falltyp kompatibel sind. *M28.5*

5.6 Behandlungsprozessdokumentation

5.6.1 Einführung und theoretischer Hintergrund

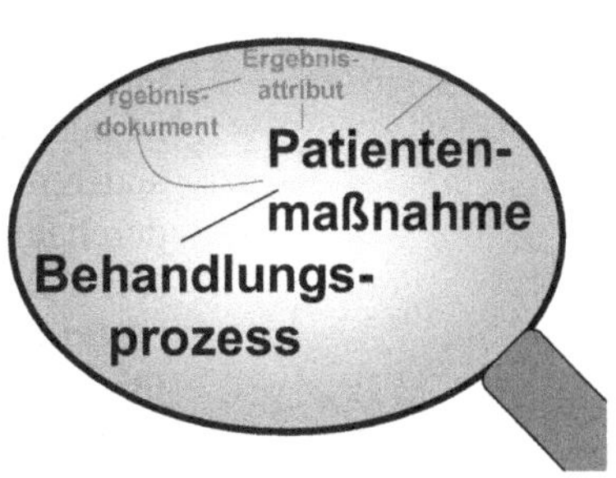

Die Behandlungsprozessdokumentation sollte sich am natürlichen Behandlungsprozess (⌧ Kap. 3.4.2, S. 151) orientieren und einen Überblick über alle erfolgten bzw. geplanten medizinischen Maßnahmen für einen Patienten ermöglichen. Sie sollte sich an den 7 Ws (⌧ Abb. 3.29, S. 163) orientieren bzw. die in ⌧ Abb. 3.17 Seite 152 gezeigte Grundstruktur haben. Die Einträge sollten

Für den schnellen Überblick und für den Zugriff auf Detailinformationen

- zur besseren Auswert- und Kommunizierbarkeit auf einem kontrollierten Vokabular – dem Maßnahmenkatalog (⌧ Kap. 5.3.3.14, S. 310) – basieren,
- direkt den Zugriff auf die detaillierte Ergebnisdokumentation bzw. die Ergebnisdokumente der einzelnen Maßnahmen (⌧ Kap. 3.4.3, S. 153) ermöglichen und auch
- einen Überblick zu den wichtigsten Ergebnissen geben.

Das zeitorientierte „Inhaltsverzeichnis“ der Krankenakte

Die Behandlungsprozessdokumentation repräsentiert demnach das zeitorientierte „Inhaltsverzeichnis“ zu allen administrativen, präventiven, diagnostischen, therapeutischen, rehabilitativen und sonstigen Maßnahmen. Mittels ihr ist der Zugriff zu allen erstellten Dokumenten – aber auch zu den noch zu erfassenden Dokumenten –

möglich. Die Behandlungsprozessdokumentation ist damit, neben der Diagnosendokumentation, die zweite wesentliche Kernfunktionalität einer Elektronischen Krankenakte.

Neue Einträge durch direkte Dokumentation oder aber Anordnungen, die von anderen Stellen ausgeführt werden

Für die Fortschreibung dieser Behandlungsprozessdokumentation sind prinzipiell zwei verschiedene organisatorische Situationen zu berücksichtigen:

- Sofortmaßnahme

  Eine Eintragung mit der zugehörigen Ergebnisdokumentation erfolgt direkt durch den die medizinische Aktion bzw. Maßnahme durchführenden Benutzer (Arzt, Pflegekraft). Eine solche Handlung soll als „Sofortmaßnahme" bezeichnet werden. Beispiele: Der Arzt führt eine Anamnese durch und erfasst direkt den Eintrag in der Prozessdokumentation sowie die erhobenen Feststellungen; eine Pflegekraft bestimmt den Barthel-Index und trägt das Ergebnis direkt in die Krankenakte ein.

- Auftragsmaßnahme

  Eine Eintragung basiert auf einer Fremdbeauftragung, der Benutzer der Elektronischen Krankenakte plant bzw. verordnet eine oder mehrere Maßnahmen, die dann aber von ihm oder einer anderen Organisationseinheit oder externen Institution später durchgeführt und dokumentiert werden. Eine solche Handlung soll als „Auftragsmaßnahme" bezeichnet werden. Beispiele: Maßnahmen in Röntgenaufträgen, Therapieaufträgen, Aufträgen für eine Gastroskopie u.v.a.m. Zu organisatorischen Aspekten hierzu siehe auch ⌦ Kapitel 3.5 ab Seite 174.

Leistungskommunikation: Anordnen und Erbringen von Maßnahmen

Beauftragungen erfolgen z.B. im Krankenhaus im Rahmen der so genannten „Leistungskommunikation" (⌦ Kap. 6.3.3, S. 525) oder aber im ambulanten Bereich durch Überweisungen an Spezialisten, in der Arbeitsmedizin durch die Planung eines arbeitsplatzspezifischen in zyklischen Abständen durchzuführenden Untersuchungsprogramms, im jugendärztlichen Dienst durch die Planung entsprechender Reihenuntersuchungen. Hier kommt es dann zur Situation, dass zwar die beauftragte Maßnahme in der Prozessdokumentation verzeichnet ist, aber zu dieser vorübergehend noch keine Ergebnisdokumentation vorliegt, dass sie beauftragt aber noch nicht erbracht und das Ergebnis von der beauftragten Stelle rückgemeldet wurde (⌦ auch Kap. 6.3.5, S. 536).

5.6.2 Übersicht zu den Funktionen

Folgende Funktionalitäten müssen für eine Behandlungsprozessdokumentation minimal zur Verfügung stehen:

- Darstellung einer übersichtlichen, chronologischen Behandlungsprozess-/Verlaufsübersicht.
- Möglichkeit der rollen- und aufgabenbezogenen Filterung der Einträge sowie der Erzeugung spezifischer Sichten.
- Möglichkeit zum Eintragen von Sofortmaßnahmen mit minimaler Ergebnisdokumentation.
- Erfassung von Fremdaufträgen mittels interner Auftragsvergabe oder ambulanter Überweisung (Fallauftrag).
- Minimale Leistungsdokumentation zu den einzelnen Maßnahmen.
- Möglichkeit der flexiblen Integration um institutionsinterne oder externe Ergebnisdokumente beliebigen Formates.

Aufgrund des Umfangs der Informationen und ihrer zentralen Bedeutung ist die Behandlungsprozessübersicht auf einem eigenen Karteireiter untergebracht, von dem aus alle notwendigen Funktionen zur Fortschreibung der Prozessdokumentation sowie zur Selektion nur bestimmter Einträge möglich sein müssen.

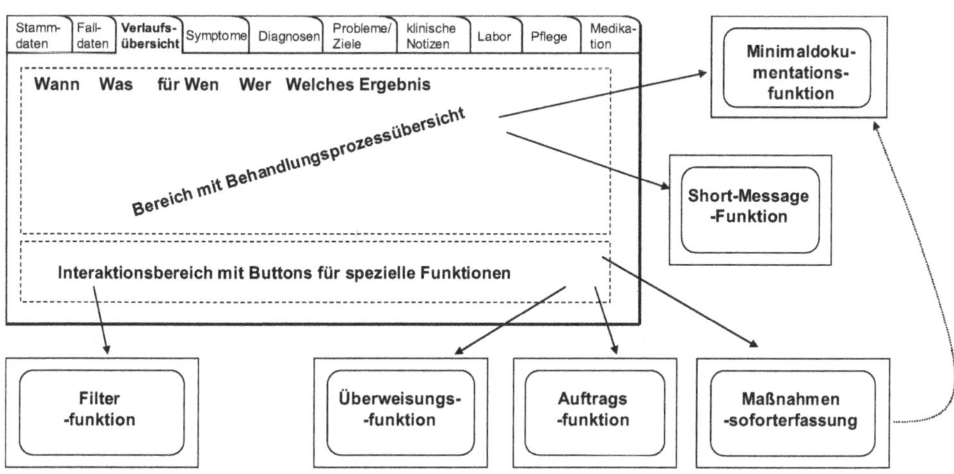

Abb. 5.46: Funktionen der Behandlungsprozessdokumentation

Dabei repräsentiert der rechtsseitige Ergebnisteil auch jenes Areal, mittels dem zugeordnete Ergebnisdokumente abgerufen werden können. Diese Ergebnisdokumente können auch von externen Stellen elektronisch übermittelt worden sein.

5.6.3 Behandlungsprozessübersicht

Alle erbrachten und geplanten Maßnahmen im Überblick

Übersichtliche Alle im Zeitverlauf für einen Patienten durchgeführten oder geplanten Maßnahmen mit den zugeordneten Ergebnisdokumenten sollten in der Elektronischen Krankenakte übersichtlich dargestellt werden können. Optional sollte das Einmischen von anderen Dokumentationseinträgen wie z.B. Diagnosen, Problemen usw. in diesen zeitlichen Verlauf möglich sein. Durch dieses Einmischen von Diagnosen, Problemen und Notizen wird die Behandlungsprozessdokumentation zum „klinischen Verlauf" angereichert, wenngleich die Behandlungsprozessdokumentation zum Zweck der besseren Steuerung und Kontrolle des Behandlungsprozesses im Mittelpunkt stehen sollte.

Aufgrund des retro- und prospektiven Charakters dieser Dokumentation (erbrachte und noch geplante Maßnahmen) ist es notwendig, dass durch eine Statusangabe je Maßnahme ersichtlich ist, ob diese bereits durchgeführt wurde, teildurchgeführt ist oder nur beauftragt ist und ihre gesamte Durchführung noch ansteht. Mittels diesem Maßnahmenstatus kann auch ein Workflowmanagement (⌧ Kap. 6.3.5, S. 536) realisiert werden.

Vor dem Hintergrund dieser Anforderung sowie dem Konzept der 7 Ws sollte eine Verlaufsübersicht zumindest die in ⌧ nachfolgender Abbildung gezeigten Spalten aufweisen. Dabei sollte benutzerindividuell voreingestellt werden können, welche Maßnahmen und zugehörigen Dokumente einerseits standardmäßig für den aktuellen Benutzer erscheinen, andererseits aber auch, auf welche Maßnahmen ein Benutzer aufgrund seiner Rolle und seiner Zugehörigkeit zu einer Organisationseinheit prinzipiell überhaupt Zugriff hat (⌧ 5.17.3, S. 490).

Während z.B. im stationären Bereich für die tägliche Arbeit oftmals nur die Einträge für den aktuellen Tag bzw. des Folgetages von Interesse sind, möchte der ambulant tätige Arzt alle Einträge im Zeitverlauf sehen, der Radiologe nur die radiologischen Maßnahmen usw. Dies weist darauf hin, dass die Krankenakte auch spezifische und voreingestellte Selektionen bzw. Sichten auf die Prozessübersicht durch entsprechende hinterlegbare Filterkriterien (⌧ Kap. 5.6.4, S. 349) ermöglichen muss.

Die nachfolgende Behandlungsprozessübersicht zeigt den Stand der Eintragungen am Ende des ersten stationären Aufenthaltstages der Beispielpatientin Martha Meier.

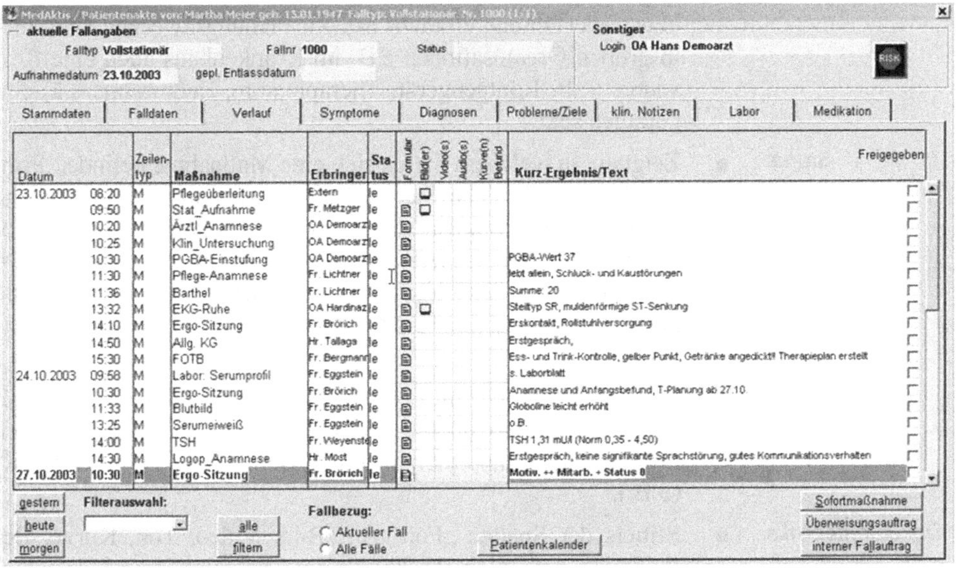

MedAktis / Patientenakte von: Martha Meier geb. 15.01.1947 Falltyp: Vollstationär Nr. 1000 (1/1)

aktuelle Fallangaben Falltyp **Vollstationär** Fallnr **1000** Status
Aufnahmedatum **23.10.2003** gepl. Entlassdatum

Sonstiges Login **OA Hans Demoarzt** RISK

Stammdaten | Falldaten | Verlauf | Symptome | Diagnosen | Probleme/Ziele | klin. Notizen | Labor | Medikation

Datum		Zeilentyp	**Maßnahme**	**Erbringer**	**Status**	Formular	Bild(er)	Video(s)	Audio(s)	Kurve(n)	Befund	**Kurz-Ergebnis/Text**	Freigegeben
23.10.2003	08:20	M	Pflegeüberleitung	Extern	le								
	09:50	M	Stat_Aufnahme	Fr. Metzger	le								
	10:20	M	Ärztl_Anamnese	OA Demoarzt	le								
	10:25	M	Klin_Untersuchung	OA Demoarzt	le								
	10:30	M	PGBA-Einstufung	OA Demoarzt	le							PGBA-Wert 37	
	11:30	M	Pflege-Anamnese	Fr. Lichtner	le							lebt allein, Schluck- und Kaustörungen	
	11:36	M	Barthel	Fr. Lichtner	le							Summe: 20	
	13:32	M	EKG-Ruhe	OA Hardinaz	le							Steiltyp SR, muldenförmige ST-Senkung	
	14:10	M	Ergo-Sitzung	Fr. Brörich	le							Erskontakt, Rollstuhlversorgung	
	14:50	M	Allg. KG	Hr. Tallaga	le							Erstgespräch,	
	15:30	M	FOTB	Fr. Bergmann	le							Ess- und Trink-Kontrolle, gelber Punkt, Getränke angedickt! Therapieplan erstellt	
24.10.2003	09:58	M	Labor: Serumprofil	Fr. Eggstein	le							s. Laborblatt	
	10:30	M	Ergo-Sitzung	Fr. Brörich	le							Anamnese und Anfangsbefund, T-Planung ab 27.10.	
	11:33	M	Blutbild	Fr. Eggstein	le							Globoline leicht erhöht	
	13:25	M	Serumeiweiß	Fr. Eggstein	le							o.B.	
	14:00	M	TSH	Fr. Weyenste	le							TSH 1,31 mU/l (Norm 0,35 - 4,50)	
	14:30	M	Logop_Anamnese	Hr. Most	le							Erstgespräch, keine signifikante Sprachstörung, gutes Kommunikationsverhalten	
27.10.2003	**10:30**	**M**	**Ergo-Sitzung**	**Fr. Brörich**	**le**							**Motiv. ++ Mitarb. + Status 0**	

gestern | heute | morgen — **Filterauswahl:** alle | filtern — **Fallbezug:** Aktueller Fall | Alle Fälle — Patientenkalender — Sofortmaßnahme | Überweisungsauftrag | interner Fallauftrag

Abb. 5.47: Beispiel für die Behandlungsprozessübersicht

Neben der Information zu durchgeführten bzw. geplanten Handlungen sollte auch direkt – wo möglich – mittels eines kurzen Textes das Ergebnis der Maßnahme ersichtlich sein. Dadurch kann die Anzahl der manuellen Navigationsaktionen zum Abruf bestimmter Informationen erheblich verringert werden.

Die Spalten der Behandlungsprozessübersicht haben folgende Bedeutung:

Datum, Uhrzeit

- Je nach Status der Maßnahme: bei geplanten Maßnahmen der Wunschtermin, bei terminierten Maßnahmen der geplante/vereinbarte Termin und bei bereits durchgeführten Maßnahmen der tatsächliche Zeitpunkt der Durchführung.

Zeilentyp

- Mittels des Zeilentyps (z.B. M = Maßnahme, D = Diagnose, P = Problem, K = Klinische Notiz usw.) wird angegeben, um welchen Eintrag es sich bei der Zeile handelt. In der Regel werden auf diesem Karteireiter nur Maßnahmen angezeigt, aber bei Bedarf sollte es möglich sein, in die zeitliche Ordnung auch die Einträge der Diagnosendokumentation, Problemdokumentation, Verordnungsdokumentation usw. einzublenden.

Maßnahme ■ Begriff aus dem kontrollierten Vokabular, der bei Maßnahmeneinträgen angibt, um welche Maßnahme es sich handelt.

Anforderer ■ Gibt an, welche Organisationseinheit bzw. welche Person die Maßnahme verordnet hat.

Erbringer ■ Organisation bzw. Person, welche die Maßnahme erbringen soll bzw. federführend erbracht hat. Zu Planungszwecken kann hier in großen Organisationen z.B. im Krankenhaus auch eine Ressource (z.B. Röntgengerät, Therapieraum, Badewanne o.ä) eingetragen sein.

Status ■ Zeigt an, in welchem Status sich eine Maßnahme befindet. Prinzipiell sollten solche Statusausprägungen sowie der mögliche Ablauf (Workflow) der Maßnahmenerbringung (⌧ Kap. 6.3.5, S. 536), frei parametrierbar sein. Sinnvolle Kürzel sind z.B. a = angeordnet, t = terminiert, le = Leistung erfasst, bg = Befund geschrieben usw., die Festlegung der Kürzel sollte parametrierbar sein.

Kurzergebnis ■ Kurzformulierung zum Ergebnis bzw. der Quintessenz der Maßnahme, in der Regel die als pathologisch bedeutungserteilten Ergebnisse (Symptome) oder die Bemerkung „ohne Befund" (o.B.).

Dokumentenlinks ■ Mittels der Spalten „Formular, Bild, Video, Ton, Kurve, Befund" ist es möglich, direkt zu einer Maßnahme zugehörige Dokumente zu erstellen, zu bearbeiten oder einzusehen. Dabei kann jeder Maßnahme des kontrollierten Vokabulars prinzipiell ein Dokumentenprofil (s. auch Ausführungen in ⌧ Kap. 3.4.3, S. 154) zugeordnet werden, durch das vorab definiert wird, welche Dokumente für eine Maßnahme nach ihrer Durchführung vorhanden sein müssten. Die Dokumente selbst repräsentieren die Ergebnisdokumentation (⌧ Kap. 4.6.3, S. 259). Dadurch kann mit einer geringen Navigationstiefe jedes klinische Versorgungsdokument erreicht werden.

Freigegeben ■ Das Häkchen in dieser Spalte signalisiert, dass das Kurzergebnis freigegeben (elektronisch unterschrieben) ist, also verbindlich genutzt werden kann.

5.6.4 Filterung und spezifische Sichten

Die Benutzbarkeit von Elektronischen Krankenakten erfordert es, dass deren umfangreicher Inhalt zur Anzeige und zum Bearbeiten wahlfrei selektiert bzw. gefiltert werden kann. Damit wird der Forderung 7 des Medical Record Institutes (⌧ S. 210) Rechnung getragen. Spezifische Selektionen sind vor allem für die Verlaufsübersicht von Bedeutung. Wichtig ist dabei, dass diese Selektionen schnell und effektiv vorgenommen werden können und entsprechende Selektionsprofile auch benutzer- und/oder patientenbezogen gespeichert und dadurch schnell wieder abgerufen werden können.

Selektive Sichten für effizientes Arbeiten und Datenschutz

Um eine solche hohe Effektivität zu erreichen, können z.B. die notwendigen Aufruf-Schaltflächen direkt unterhalb der Verlaufsdarstellung angebracht werden und für die häufigsten Selektionen (z.B. gestern, heute, morgen) eigene Schaltflächen vorgesehen werden. Folgende *Sichten bzw. Selektionen* sollten dabei möglich sein:

Institutionsselektiv

- Es erscheinen nur die Einträge einer bestimmten Institution. Dies ist nur von Relevanz, wenn Akten verschiedener Institutionen elektronisch zusammengeführt werden (in diesem Sinne repräsentiert sie dann eine einrichtungsübergreifende Patientenakte, ⌧ Abb. 4.1 S. 196).

Fallselektiv

- Es werden nur die zu einem bestimmten in der Akte enthaltenen Behandlungsfall gehörenden Maßnahmen bzw. Einträge dargestellt. Die Definition eines Falles im Sinne einer administrativen Aggregation von Informationen eines Behandlungsfalles in einer Gesundheitsversorgungsinstitution impliziert damit auch, dass dies einer institutionsbezogenen Sicht entspricht. Denkbare Auswahlkriterien sind z.B. nur der aktuelle Fall oder ein zurückliegender Fall.

Zeitselektiv

- Es erscheinen nur Einträge innerhalb eines angegebenen Zeitraumes bzw. tagesbezogene Einträge (gestern, heute, morgen).

Maßnahmen- und Maßnahmenklassenselektiv

- Es erscheinen nur bestimmte Maßnahmen. Die Selektion kann auf Basis der Definitionen im kontrollierten Vokabular vorgenommen werden: Nur Maßnahmen die zu bestimmten Maßnahmenklassen gehören (z.B. alle radiologischen Maßnahmen) oder genau bestimmte Vokabularbegriffe (z.B. nur die Maßnahmen „Röntgen Thorax Übersicht").

Zeilentypselektiv

- In der Verlaufsübersicht erscheinen nur Einträge eines bestimmten Zeilentyps bei „M" z.B. nur alle erfolgten bzw. geplanten Maßnahmen.

Statusselektiv

- Über das Selektionskriterium „Status" können die Einträge nach Bearbeitungsstand herausgesucht werden – z.B. alle bereits erledigten Maßnahmen, alle terminierten Maßnahmen, alle noch ausstehenden Maßnahmen.

Diagnosen-selektiv

- Werden im Rahmen der Patientendokumentation die Einträge mit konkreten Diagnosen des Patienten assoziiert (z.B. Diagnose ist Indikation für Maßnahme, Symptom weist auf Diagnose hin usw.), können Einträge auch nach Diagnosenbezug gefiltert werden. So entsteht dann eine diagnosenbezogene Sicht auf die Krankenakte, was gerade bei multimorbiden Patienten hilfreich sein kann. Beispiel: Die virtuelle Diabetes-Akte, Hypertonie-Akte, Tumor-Akte usw.

Problemselektiv

- Entsprechend den Ausführungen für die diagnosenselektive Sicht gilt dies auch für die Probleme.

Benutzerrollen-selektiv

- Je nach mit der Akte arbeitendem Benutzer werden nur Einträge angezeigt, für die dieser Benutzer bzw. seine Berufsgruppe Berechtigungen zur Einsichtnahme und Dokumentation besitzt. Innerhalb dieser Menge von Einträgen kann der Benutzer wie zuvor beschrieben beliebige Filterkriterien anwenden.

Notwendigkeit, beliebige Selektionskriterien zu kombinieren

Dabei muss es auch möglich sein, beliebige Kombinationen dieser verschiedenen Kriterien anzuwenden, so z.B.: „alle Röntgenuntersuchungen des aktuellen Falles“, „alle EKGs in den letzten 3 Monaten“, „alle Schädel-CTs der letzten 3 Jahre“, „alle wegen der Diagnose Hypertonie im vergangenen Quartal durchgeführten Maßnahmen“, „alle wegen der Schluckstörung durchgeführten Maßnahmen“, „alle noch unerledigten Maßnahmen“, „alle terminierten Maßnahmen (=Patiententerminplan)“ u.v.a.m.

Möglichkeit zum Abspeichern einmal eingegebener Filterkriterien

Zur Definition und zur Eingabe von Selektions- bzw. Filterkriterien, aber auch von ad hoc-Selektionen, wird eine spezielle Anwendungsfunktion benötigt, mittels der die Ausprägungen der einzelnen Filterkriterien angegeben werden kann. Dabei sollte die Möglichkeit bestehen, eingegebene Filterkriterien unter einem wählbaren Begriff zu speichern, sodass auf diese später schnell zurückgegriffen werden kann, ohne dass die Kriterien neu eingegeben werden müssen. Voreingestellte Filter sollten mit einem aussagekräftigen Namen versehen werden. Eine entsprechende Filterdefinitionsfunktion zeigt ⌦ Abbildung 5.48 auf der Folgeseite.

Dabei ist vor allem bei den Zeitangaben in hinterlegten Filtern zu berücksichtigen, dass diese relativ zum Filterzeitpunkt anzugeben sind. Wird also ein Filter „heute bis in 7 Tagen“ angegeben („Wochensicht“), so muss bei späterer Nutzung dieses Filter das System das Zeitfenster automatisch entsprechend relativ zum aktuellen Tag verschieben.

Der Abruf von bereits hinterlegten Filtern sollte schnell und effektiv möglich sein. Eine probate Möglichkeit, bereits definierte Filterkriterien abzurufen besteht entweder in der Anbringung einer entsprechenden Listbox im Interaktionsbereich der Karteireiterfläche oder aber durch ein Kontextmenü, das mit der rechten Maustaste aufgerufen werden kann. Weiterhin sollte die Selektion der Maßnahmen des aktuellen sowie des vorangehenden und nächsten Tages durch einen einfachen „Knopfdruck“ möglich sein. (s. Buttons „heute“, „gestern“, „morgen“ in Abb. 5.48). Auch das Rücksetzen der Filterung, um wieder alle Einträge in der Elektronischen Krankenakte anzuzeigen, sollte unaufwändig möglich sein.

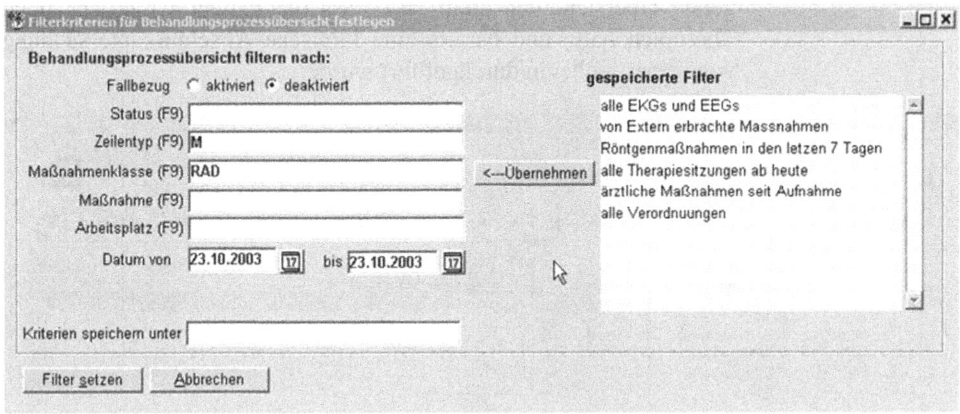

Der Interaktionsbereich auf dem Karteireiter „Verlaufsübersicht“ könnte also z.B. folgende Elemente enthalten:

Abb. 5.48: Maske Filterkriterien

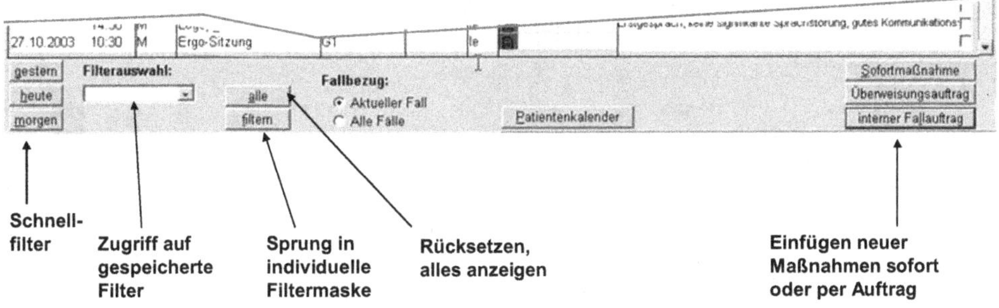

Damit können dann alle notwendigen Interaktionen zur Selektion und Ergänzung der Behandlungsprozessdokumentation effektiv und transparent durchgeführt werden.

Abb. 5.49: Interaktionsbereich der Behandlungsprozessübersicht

Unter Bezugnahme auf den fiktiven Behandlungsfall sollen einige Ergebnisse dieser Selektionssichten im Folgenden kurz dargestellt werden. Dabei wird davon ausgegangen, dass sich die Akte von Frau Martha Meier im Zustand des vorletzten stationären Behandlungstages (also dem 20.11.2003) gegen 15 Uhr befindet. Lassen wir uns also einmal in der Zeit zurückversetzen – wir schreiben den 20.11.2003, 15 Uhr, Dr. Demoarzt möchte nun die Akte abschließend bearbeiten und die Epikrise vorbereiten.

Frage: Was ist heute schon erledigt, was liegt morgen noch an?

- Die Verlaufsübersicht soll für einen definierten Zeitraum (hier: den aktuellen Tag) dargestellt werden, wobei Art der Maßnahmen und Status keine Rolle spielen.

Nach Betätigen der Schaltfläche „heute" erhält Dr. Demoarzt folgende Übersicht und stellt fest, dass die Patientin morgens noch Therapien hatte und bereits eine klinische Abschlussuntersuchung von seiner Kollegin durchgeführt wurde:

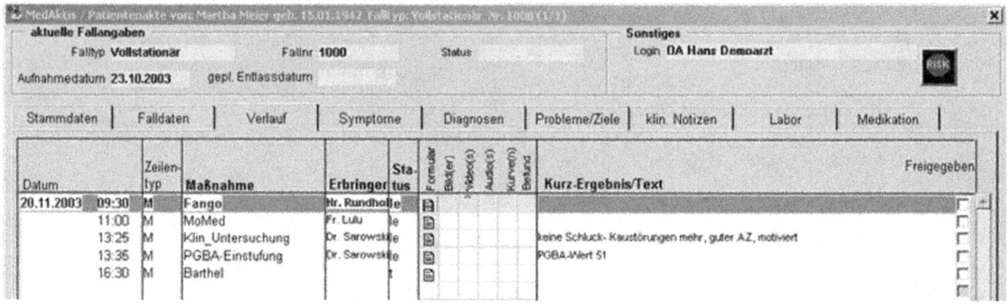

Abb. 5.50: Zeitselektive Behandlungsprozessübersicht

Als Nächstes interessiert Dr. Demoarzt, welche abschließenden Maßnahmen schon für den nächsten Tag (=Entlassungstag) geplant sind. Er selektiert also als Zeitraum den Folgetag (hier durch Betätigen der Schaltfläche „morgen") und sieht nur noch die für den nächsten Tag geplanten Maßnahmen in der Verlaufsübersicht.

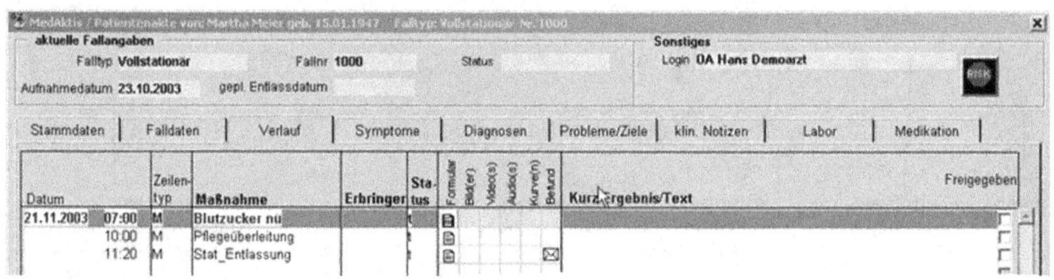

Abb. 5.51: Zeitselektive Behandlungsprozessübersicht (Entlassungstag)

Es wird also deutlich, dass neben der abschließenden Untersuchung und einem Angehörigengespräch früh morgens noch eine abschließende Therapiesitzung in der Logopädie ansteht, sodass die Entlassungsuntersuchung entsprechend erst danach erfolgen sollte.

- Maßnahmenselektive Fragestellungen

Frage: Wie hat sich die Pflegebedürftigkeit verändert?

Danach möchte Dr. Demoarzt sich – auch als Grundlage für das Diktat einer entsprechende Passage in der Epikrise – ein Bild darüber verschaffen, wie sich aufgrund der Pflege und der Therapiemaßnahmen der Gesundheitszustand des Patienten bzw. seine Pflegebedürftigkeit verändert hat. Da während des stationären Aufenthaltes regelmäßig Barthel-Einstufungen vorgenommen wurden, selektiert er also nur die entsprechenden Maßnahmen über den gesamten Behandlungsfall, und erhält den nachfolgend gezeigten Aktenauszug:

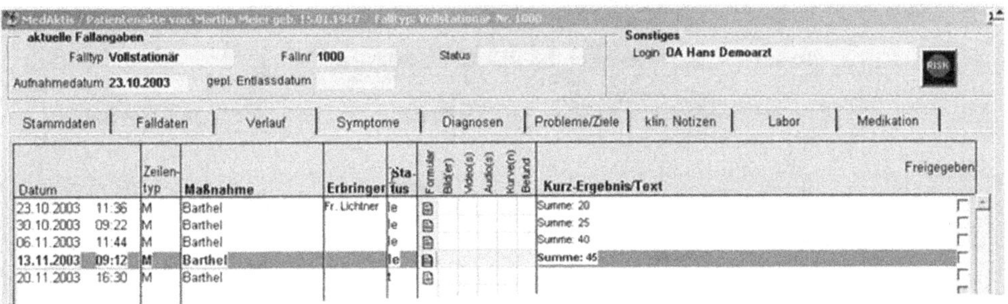

Abb. 5.52: Maßnahmenselektive Übersicht (Barthel)

An vorangehend gezeigtem Auszug wird auch deutlich, welche Vorteile die Spalte „Kurz-Ergebnis" bietet: Mit einem Blick kann die Entwicklung des Barthel-Index im Zeitverlauf überblickt werden. Deutlich wird, dass ab der dritten Behandlungswoche eine Verbesserung eingetreten ist.

Ein weiteres Beispiel einer maßnahmenspezifischen Selektion wäre die Auswahl aller Ruhe-EKGs, wenngleich wie schnell deutlich wird im Verlaufe des aktuellen Behandlungsfalles nur zwei geschrieben wurden.

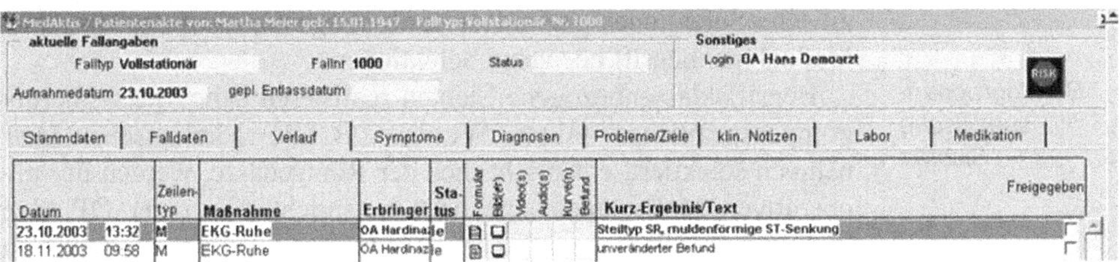

Abb. 5.53: Maßnahmenselektive Sicht (Ruhe-EKG)

Gegenüber der Selektion spezieller Maßnahmen kann es aber auch von Interesse sein, alle Maßnahmen einer bestimmten Maßnahmenklasse abzurufen. Zur Klassifikation von Vokabulareinträgen ⌧ Kapitel 5.3.3.14 Seite 311.

- Maßnahmenklassen-bezogene Selektionen

Frage: Welche radiologischen Untersuchungen wurden durchgeführt?

Im konkreten Fall sollen also alle Maßnahmen der Maßnahmenklasse „Radiologische Maßnahmen“ selektiert werden. Es ergibt sich dadurch die nachfolgende Übersicht. Die Definition, welche Maßnahmen zur Klasse „Röntgen“ gehören, erfolgt im Rahmen der Vokabular- und Begriffsklassenverwaltung (⌧ Abb. 5.32, S.321).

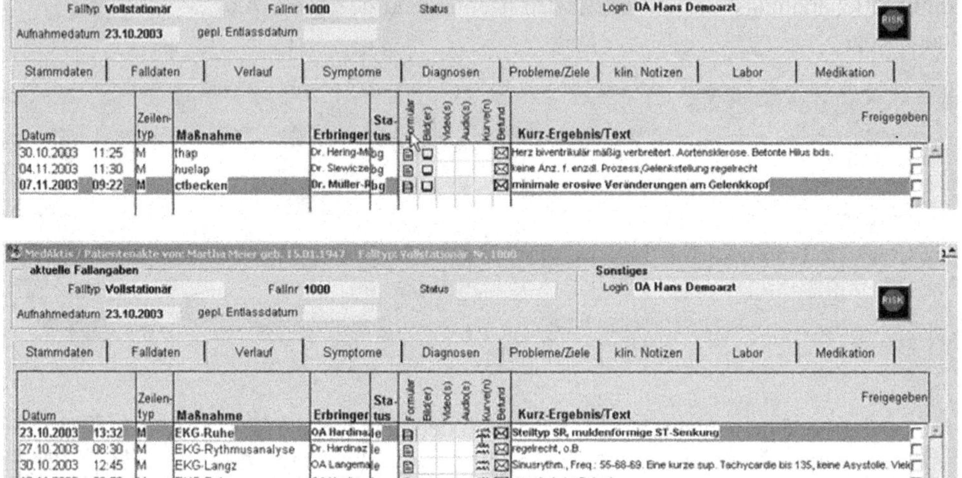

Abb. 5.54: Maßnahmenklassen-selektive Sichten

In der unteren Selektion sind als weiteres Beispiel alle EKG-Untersuchungen (Maßnahmenklasse „EKG“) zu sehen, was im Unterschied zum Selektionsergebnis aus Abbildung 5.53 zwei weitere EKGs ans Licht bringt: Eine Rythmusanalyse und ein Langzeit-EKG. Dieses Beispiel macht deutlich, dass in der Regel klassenspezifische Selektionen geeigneter sind, als genaue, auf den einzelnen Maßnahmenbegriff bezogene Selektionen.

Berufsgruppen-spezifische Sichten

Begriffsklassenbezogene Sichten realisieren dabei quasi „berufsgruppenspezifische“ Akten. Werden z.B. alle radiologischen Maßnahmen selektiert, entspricht dies der Röntgenakte, werden nur alle operativen Maßnahmen selektiert, entspricht dies einer OP-Akte, werden nur alle logopädischen Maßnahmen selektiert, entspricht dies einer speziellen therapeutischen Akte usw.

- Statusselektive Sichten

Ein weiterer Aspekt sind Selektionen von Maßnahmen mit einem definierten Status. Werden z.B. alle Maßnahmen mit dem Status „terminiert“ selektiert, so ergibt dies die „Terminliste“ des Patienten.

Frage: Was liegt noch an?

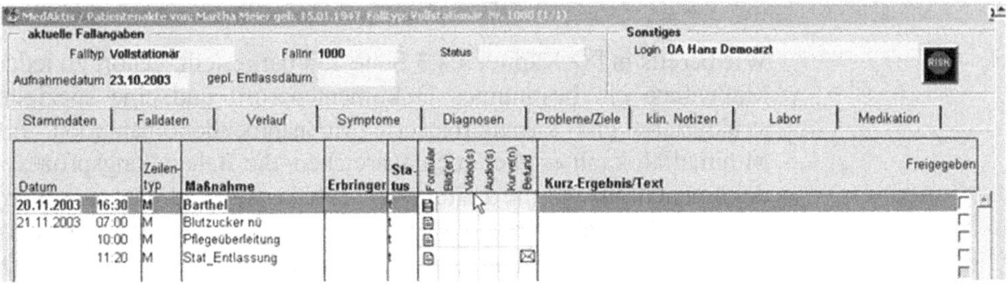

aktuelle Fallangaben — Falltyp Vollstationär — Fallnr 1000 — Status — Aufnahmedatum 23.10.2003 — gepl. Entlassdatum — Sonstiges — Login OA Hans Demoarzt

Stammdaten | Falldaten | Verlauf | Symptome | Diagnosen | Probleme/Ziele | klin. Notizen | Labor | Medikation

Datum	Zeilentyp	Maßnahme	Erbringer	Status	Formular	Bild(er)	Video(s)	Audio(s)	Kurve(n)	Befund	Kurz-Ergebnis/Text	Freigegeben
20.11.2003 16:30	M	Barthel		t								
21.11.2003 07:00	M	Blutzucker nü		t								
10:00	M	Pflegeüberleitung		t								
11:20	M	Stat_Entlassung		t								

Abb. 5.55: Status-selektive Behandlungsprozessübersicht (Termine)

Zusammenfassend ist festzuhalten, dass die Behandlungsprozessübersicht tabellenartig alle wesentlichen Informationen zu den einzelnen Einträgen anzeigt und ausgehend davon Detailinformationen wie Ergebnisformulare oder sonstige Informationen hierzu abgerufen werden können (☒ Abb. 5.63, S. 369). Zur effektiven Nutzung der Übersicht muss es dabei möglich sein, die Auswahl der angezeigten Einträge nach den Kriterien

- Fallbezug,
- Plan-/Durchführungsdatum der Maßnahme,
- Maßnahmenbegriff,
- Maßnahmenklasse,
- Status der Maßnahme,
- Zeilentyp des Eintrags,
- Ressource/Arbeitsplatz die für die Durchführung zuständig war/ist,
- Diagnosenbezug und
- Problembezug

zu selektieren bzw. zu filtern. Filterkriterien müssen dabei zur schnellen Wiederbenutzung gespeichert und effektiv wieder abgerufen bzw. angewandt werden können. Zu Datenschutzzwecken ist es erforderlich, dass Filterkriterien für bestimmte Benutzergruppen bzw. Rollen definiert werden können und ein Benutzer dieser Gruppen dann prinzipiell nur jene Einträge beim Aufruf der Akte sieht, die er auf Basis dieser Definitionen sehen darf. Dies realisiert das Konzept des “security by value”. Da ein Zugriff auf Ergebnisdokumente nur über die Behandlungsprozessübersicht möglich ist, stellt dies konzeptionell ein starkes Konzept für den Datenschutz dar.

5.6.5 Maßnahmeneinfügung durch Sofortmaßnahme

Wie bereits in ⌧ Kapitel 3.4.3 Seite 154 dargestellt, gehört zu jeder Maßnahme ein bestimmtes Dokumentenprofil und eine spezielle strukturierte und formularbasierte Maßnahmendokumentation. Im Minimalfall kann es aber auch ausreichen, die Behandlungsprozessdokumentation wie die Liste einer Tabellenkalkulation anzusehen, wobei je Maßnahme nur ein Minimum von Angaben dokumentiert wird. Diese wären dann die minimalen Angaben zu den 7 Ws (⌧ Seite 163), im Einzelnen also:

- Wer die Maßnahme erfasst und gegebenenfalls durchgeführt hat („WER“) ⇨ automatisch über den angemeldeten Benutzer.
- Angaben zu Erbringungsdatum und –uhrzeit („WANN“) ⇨ automatisch aktuelles Datum und aktuelle Uhrzeit.
- Welche Maßnahme durchgeführt wurde („WAS“) ⇨ Auswahl eines Begriffes aus dem Maßnahmenvokabular.
- Indikation zur Maßnahme („WARUM“) ⇨ Freitext oder Auswahl eines bereits dokumentierten Symptoms, einer Diagnose, eines Problems.
- Anmerkung und Kurzbeurteilung („WELCHES ERGEBNIS“) im Freitext.
- Mit welchem Patienten („mit WEM“) die Maßnahme durchgeführt wurde ⇨ ist implizit durch die Elektronische Akte, innerhalb der dokumentiert wird, festgelegt.
- Für wen bzw. auf wessen Veranlassung die Maßnahme durchgeführt wird („für WEN“) ⇨ bei der Sofortmaßnahme hier ist dies implizit die dokumentierende Person.

Minimale Prozessdokumentation in den Karteikarten von Arztpraxissystemen

Eine solche minimale Maßnahmendokumentation wird normalerweise auch in den elektronischen Karteikarten von Arztpraxisinformationssystemen geführt, wobei meist keine zusätzlichen Dokumentationsmasken bzw. Formulare für die einzelnen Zeilen zur Verfügung stehen und die Einträge auch nicht auf einem kontrollierten Vokabular basieren.

Bei der zeitnahen Dokumentation von Sofortmaßnahmen können also die Angaben zu WER, WANN, für WEN und mit WEM automatisch zugewiesen werden (WER = aktueller Benutzer, WANN = aktuelles Datum und Uhrzeit, für WEN = Anordner der Maßnahme, mit WEM = Patient, dessen Akte gerade geöffnet ist), sodass an minimalen manuellen Eingaben lediglich der Maßnahmenbegriff für das WAS (aus dem Vokabular) und das Ergebnis z.B. in Form eines kurzen narrativen Textes angegeben werden muss. Die Auswahl aus dem Vokabular sollte dabei direkt durch Zeichenkettensuche oder aber mittels der Klassenhierarchie möglich sein.

Beispiel

- Es ist der 23.10.2003, 10: 30 Uhr. Mit Frau Martha Meier hat der Oberarzt Hans Demoarzt bereits die Anamnese durchgeführt. Auf dem Gang sitzt aber die Tochter der Patientin und da diese kaum mehr Zeit hat und um ein Gespräch gebeten hat, schiebt Dr. Demoarzt dieses Angehörigengespräch zwischen seine sonstigen Termine. Zur Dokumentation direkt im Anschluss wählt er über die Schaltfläche „Sofortmaßnahme" aus dem Vokabular den entsprechenden Begriff „Angehörigengespräch" aus, übernimmt den Eintrag in die Akte und ergänzt mit Stichworten das Ergebnis.

Nachfolgende Abbildung zeigt die Akte vor und nach dieser Eintragung.

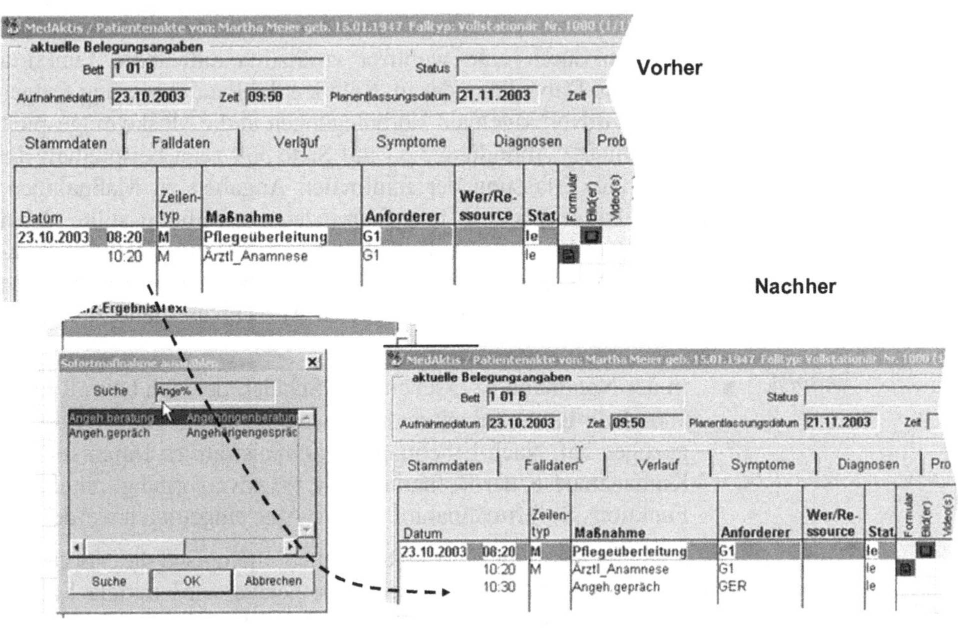

An diesem Beispiel wird deutlich, dass nach Eintrag der Maßnahme sowohl anfordernde Personen (für WEN) als auch erbringende Person (WER) bereits eingetragen und identisch sind – nämlich der dokumentierende Oberarzt Dr. Demoarzt. Auch das aktuelle Datum und die Uhrzeit wurden eingesetzt, sodass Dr. Demoarzt für die Do-

Abb. 5.56: Eintrag einer Sofortmaßnahme

kumentation nur den betreffenden Begriff aus dem kontrollierten Vokabular auswählen musste.

5.6.6 Minimale Maßnahmendokumentation

Je nach Art der Maßnahme reicht es – wie am Beispiel des Angehörigengesprächs zuvor gezeigt – aus, in die Verlaufsübersicht mittels der Funktion „Sofortmaßnahme" direkt einen neuen Zeileneintrag ohne weitere Angaben einzutragen. Sollen jedoch minimale zusätzliche Informationen dokumentiert werden, wird eine zusätzliche Dokumentationsfunktion notwendig. Eine solche Minimalerfassungsfunktion sollte nur jene Angaben enthalten, die über alle Maßnahmen hinweg gleichartig sinnvoll zu dokumentieren sind.

Minimalangaben bei erweiterter Dokumentation

Eine wesentliche Gemeinsamkeit aller Maßnahmen ist die Indikation (WARUM) und ein kurzer Textbefund (WELCHES Ergebnis) sowie optional der Verbrauch von Material- und Personalressourcen. Die Dokumentation dieser Angaben kann daher in allgemeiner Weise für alle Maßnahmen identisch gelöst werden. Da die letztgenannten Angaben zum Verbrauch optionaler Art sind, sollte deren Dokumentation durch eine wahlfrei zusätzlich aufrufbare Funktion möglich sein. Dabei kann der im Rahmen der Parametrierung festgelegte Standardverbrauch als Vorbelegungen in die Maske eingespielt werden. Die ⌧ Abbildung 5.57 auf Seite 359 zeigt beispielhaft die Funktion zur Erfassung der minimalen Angaben zu Maßnahmen. Über die Parametrierung und Stammdatenverwaltung sollte dabei festgelegt werden können, ob und in welcher Weise Material abgerechnet werden kann, damit diese Erfassung nicht nur für die interne Kostenrechnung, sondern auch für die Abrechnung benutzt werden kann.

Beispiel

- In der Notambulanz erscheint ein Schüler, der sich beim Raufen außerhalb der Schulzeit an der Stirn eine kleine Platzwunde zugezogen hat. Nach Erhebung der administrativen Daten soll die Kurzanamnese, der Befund und die Wundversorgung mittels der Funktion „Sofortmaßnahme" in die Akte eingetragen werden.

Die Abbildung auf der Folgeseite zeigt chronologisch die Vorgänge: Aus der leeren Prozessdokumentation heraus wird mittels Sofortmaßnahme die Kurzanamnese eingetragen. Danach wird das Untersuchungsergebnis eingetragen und sodann die Wundversorgung. Bei der Wundversorgung werden ergänzende Angaben mittels des minimalen Dokumentationsformulars eingetragen. Der gesamte Vorgang der Dokumentation dauert ca. eine Minute, dafür sind alle für die Medizinische Dokumentation und die nachgeordneten Verwendungswecke (Abrechnung) notwendigen Informationen erfasst.

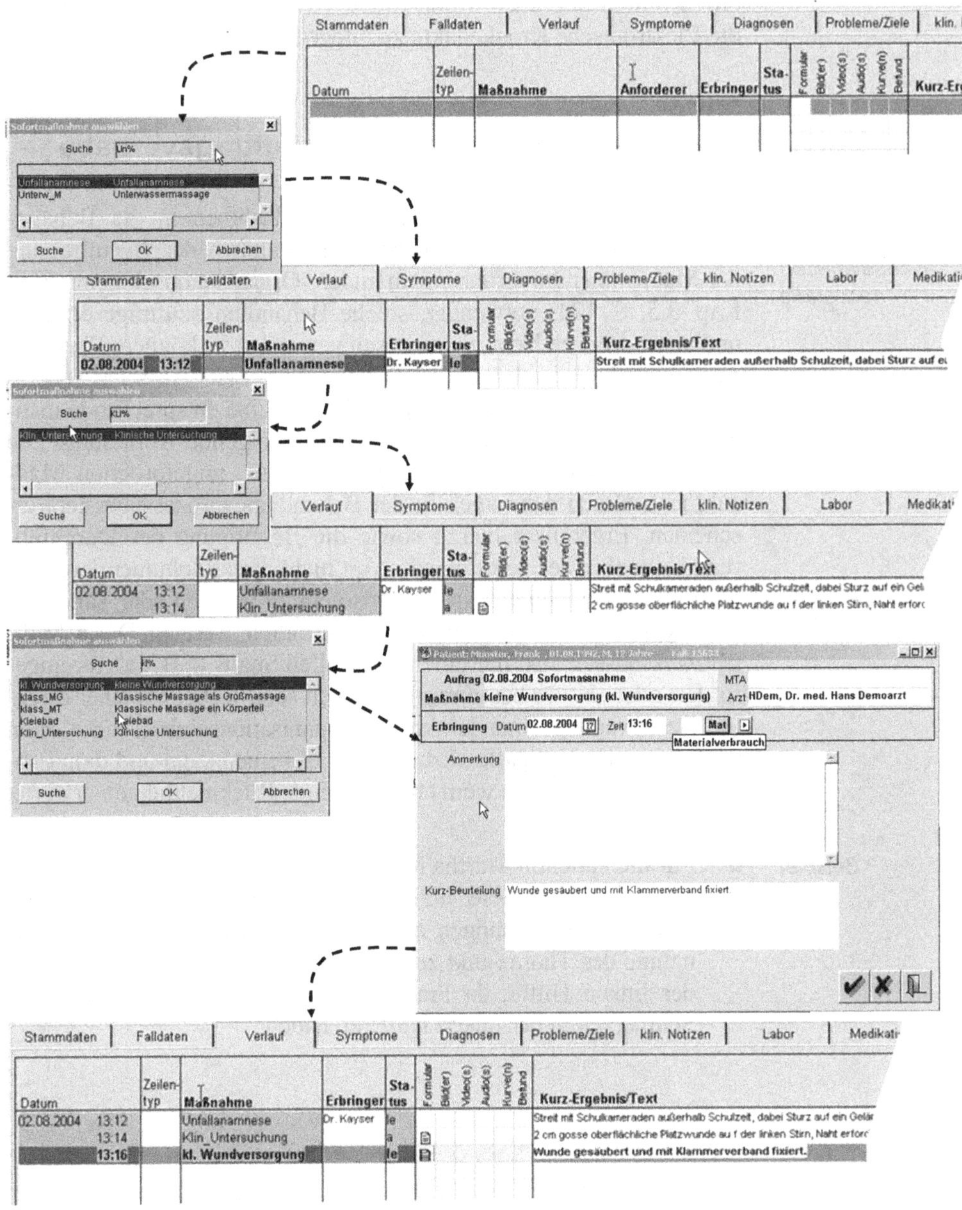

Abb. 5.57: Minimale Maßnahmendokumentation

Mit den vorangehend beschriebenen Funktionalitäten der Soforteintragung von Maßnahmen sowie der Minimaldokumentationsfunktion ist es nun schon möglich, eine Behandlungsprozessdokumentation zu führen und auch Maßnahmen von externen Einrichtungen in die Elektronische Krankenakte zu integrieren.

5.6.7 Maßnahmeneinfügung durch Auftragsvergabe

Auftrag an andere Organisationseinheiten notwendig

Neben der direkten Einfügung von Maßnahmen in die Behandlungsprozessdokumentation wird es im Rahmen der Beauftragung der Maßnahmendurchführung an andere Organisationseinheiten (⌧ Kap. 3.5, S. 174) notwendig, solche Behandlungsaufträge erfassen und auszudrucken bzw. elektronisch versenden zu können. Beispiele dafür sind Laboraufträge, Röntgenaufträge, EKG-Aufträge, Therapieaufträge bis hin zu Operationsaufträgen. Eine entsprechende institutionsinterne Auftragsfunktion zeigt nachfolgende Abbildung. Die *mit einem solchen Auftrag* beauftragten bzw. angeforderten Maßnahmen müssen dann auch in der Behandlungsprozessübersicht erscheinen. Ergebnisse hierzu sowie die Bestätigung der Durchführung kann aber der verordnende Arzt nicht direkt dokumentieren, da diese Informationen erst später – also einige Stunden oder Tage später – von der beauftragten Stelle übermittelt werden. Diese Maßnahmen müssen also mit einem speziellen Status (z.B. „a“ für angefordert oder „b“ für beauftragt) versehen sein, wobei bei einer direkten Beauftragung einer konkreten Organisationseinheit diese dann auch schon in der Spalte „Erbringer“ erscheinen kann und damit sofort ersichtlich ist, von wem entsprechende Rückmeldungen erwartet werden.

Beispiel

- Für die Patientin Martha Meier möchte der Arzt nach Durchführung der Anamnese und der klinischen Untersuchung zwei Röntgenuntersuchungen anordnen: Einmal eine Übersichtsaufnahme des Thorax und zum anderen eine Röntgenuntersuchung der linken Hüfte, da Frau Meier angab, seit über 3 Wochen Schmerzen in der linken Hüfte zu haben.

Vor der Beauftragung stellt sich die Behandlungsprozessübersicht wie folgt dar:

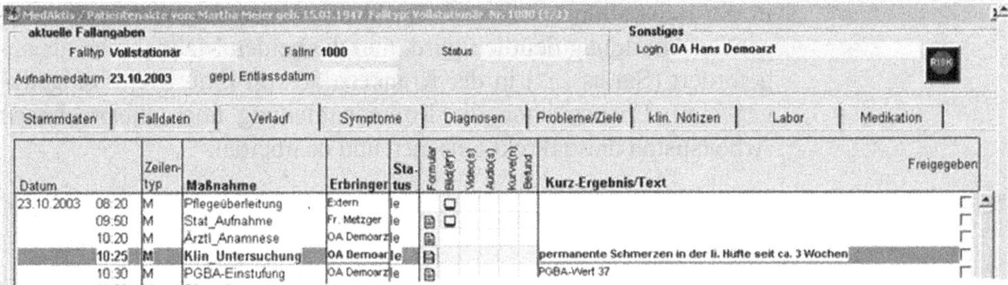

Abb. 5.58: Prozessübersicht vor der Auftragserfassung

Über die Schaltfläche „interner Fallauftrag" ruft Dr. Demoarzt die Auftragsfunktion auf, wählt mithilfe der Gliederungsstruktur im rechten Bereich die entsprechenden Maßnahmenkürzel aus (bzw. setzt diese, falls er sie bereits kennt, direkt ein) gibt noch die Fragestellung ein und schickt den Auftrag ab.

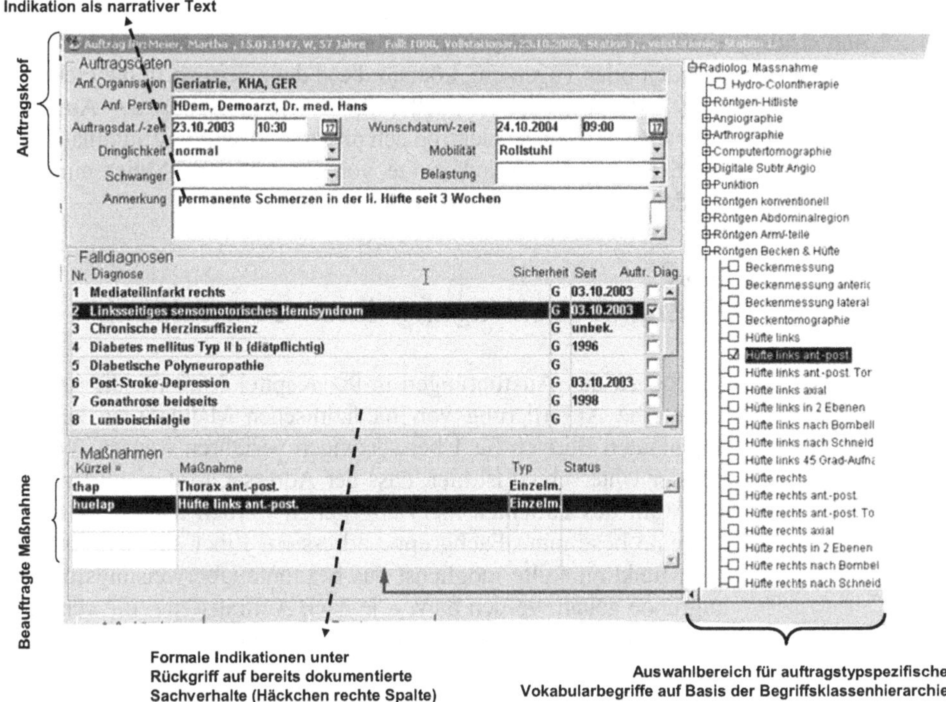

Abb. 5.59: Funktion für interne Auftragsvergabe (Anordnung)

Dabei kann er einen narrativen Text angeben oder aber gegebenenfalls durch Ankreuzen bereits erfasster Symptome, Diagnosen oder Probleme als Indikationen einsetzen. Nach dem Speichern kehrt er in die Behandlungsprozessübersicht zurück, in der, wie in nachfolgender Abbildung deutlich wird, nun die beiden Maßnahmen als angefordert (Status „a") in der Krankenakte von Frau Meier eingetragen sind. Ebenso kann die Röntgenabteilung über entsprechende Arbeitslisten diese direkt einsehen und bearbeiten.

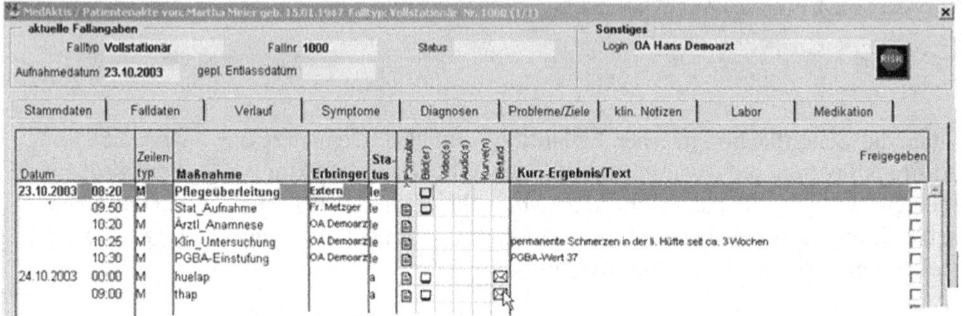

Abb. 5.60: Prozessübersicht nach Auftragserfassung

Treffen dann die Ergebnisse der angeforderten Maßnahmen nach Stunden oder Tagen ein, können diese dann zeitnah in die elektronische Akte entweder manuell (z.B. durch Erfassung der Angaben) oder aber, falls diese elektronisch übermittelt wurden, automatisch in die Elektronische Krankenakte von Frau Martha Meier eingefügt werden.

5.6.8 Maßnahmeneinfügung durch Überweisung

Unadressierte Aufträge durch Überweisungen

Analog zu den Ausführungen in ⌧ Kapitel 5.6.7 für die institutionsinterne Anforderung von medizinischen Maßnahmen kann im ambulanten Bereich für Überweisungen verfahren werden. Wesentlichster Unterschied ist hier, dass der Adressat auf Grund der freien Arztwahl des Patienten nicht angegeben werden darf, es wird also nur eine bestimmte Fachgruppe adressiert. Einer solchen Anforderungsfunktion sollte möglichst das bekannte Überweisungsformular zugrunde gelegt werden bzw. – je nach Auftragstyp – die verpflichtenden Formulare. Die Auswahl der beauftragten Maßnahmen und Fragestellung können entsprechend des internen Auftrages zwar aus der bestehenden Dokumentation ausgewählt werden, müssen dann aber als ein Text automatisch in das betreffende Überweisungsfeld übernommen werden.

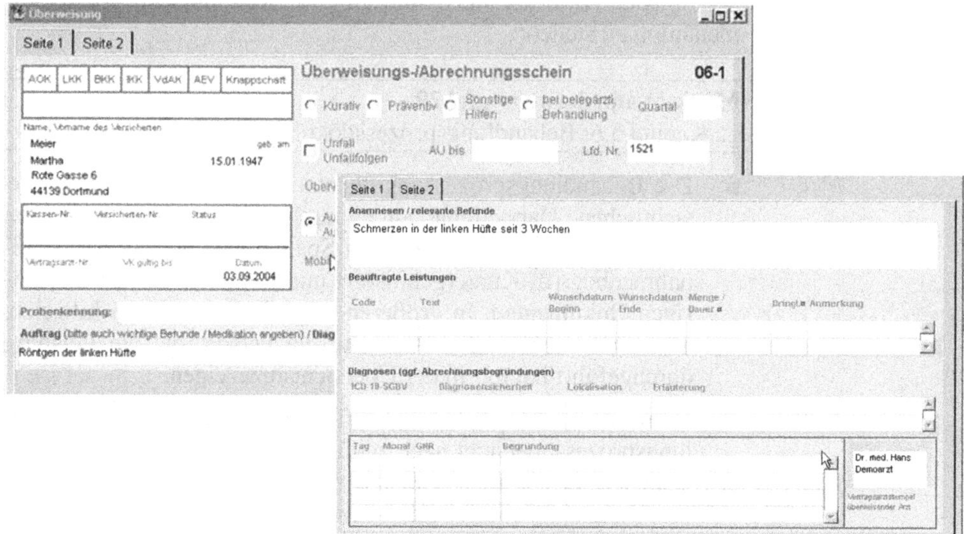

Abb. 5.61: Elektronisches Überweisungsformular (erweitert)

Nach Ausfüllen dieser Überweisung sollten die angeforderten Maßnahmen analog zum Verhalten bei internen Aufträgen in der Prozessübersicht erscheinen und die Ergebnisse nach ihrem Eintreffen nachgetragen werden können. Im Gegensatz zum internen Auftrag erscheint nach der Erfassung in der Spalte Erbringer keine Angabe, da dieser erst nach Ergebnisrückmeldung bekannt ist.

5.6.9 Zusammenfassung

Schneller chronologischer Überblick

Die Behandlungsprozessdokumentation ist zentraler Teil einer elektronischen Krankenakte. Mittels der Behandlungsprozessübersicht wird ein schneller chronologischer Überblick zu den erfolgten und geplanten Maßnahmen ermöglicht. Ausgehend von der Übersicht können dann die Ergebnisdokumente erfasst bzw. eingesehen werden. Über eine Farbsignalisierung dieser Ergebnisdokumente wird auch direkt sichtbar, welche Dokumente bereits vorliegen und welche ggf. noch erfasst werden müssen. Somit ermöglicht die Behandlungsprozessübersicht ein effektives Arbeiten mit der Elektronischen Patientenakte.

Werden in die Prozessübersicht weitere Informationen wie Symptome, Diagnosen, Probleme etc. eingemischt, entsteht eine komplette klinische Verlaufübersicht.

Folgende Anforderungen sind an eine Behandlungsprozessdokumentation zu stellen:

Merk-/Anforderungstafel 29
zu Kapitel 5.6: Behandlungsprozessdokumentation

- M29.1 Die Behandlungsprozessdokumentation besteht aus einer übersichtlichen Darstellung aller durchgeführten und geplanten Maßnahmen zumindest mit den Spalten Datum, Uhrzeit, Maßnahmenbegriff, Kurzergebnistext und Verweise zu den zugehörigen Dokumenten. In größeren Organisationen ist es hilfreich, auch den anordnenden Arzt und die Person, die die Leistung durchgeführt hat mit in der Übersicht anzuzeigen.
- M29.2 Es muss die Möglichkeit der flexiblen Filterung der Behandlungsprozessübersicht nach zeitlichen und inhaltlichen Kriterien bestehen. Dabei auch Nutzung des Maßnahmenvokabulars und der diesem assoziierten Klassenhierarchie.
- M29.3 Filterkriterien sollten zur schnellen Anwendung gespeichert werden können. Dabei sollte zwischen globalen für alle Benutzer abrufbaren Filtern und zusätzlichen individuellen benutzerbezogenen Filtern unterschieden werden können.
- M29.4 Es muss Möglichkeit der Direkteinfügung von Maßnahmen in die Dokumentation („Sofortmaßnahme") bestehen.
- M29.5 Es muss die Möglichkeit der knappen Dokumentation von Maßnahmen mittels kurzem Ergebnistext bestehen.
- M29.6 Es sollte eine Minimaldokumentationsfunktion zur Dokumentation von verbrauchten Materialien, beteiligten Personen, Anmerkungen und Kurzbefunden vorhanden sein.
- M29.7 Es muss die Möglichkeit der Verknüpfung von beliebig vielen internen und externen Ergebnisdokumenten verschiedenen Dokumentenformats zu einer Maßnahme sowie der Zugriff auf diese aus Übersicht heraus möglich sein.
- M29.8 Die Einfügung von Maßnahmen mittels einer Auftragsfunktion (Anordnungsfunktion) für organisationsinterne Aufträge muss möglich sein.
- M29.9 Durch die Ausstellung einer elektronischen Überweisung sollten auch Aufträge an externe Organisationseinheiten erfolgen können.
- M29.10 Es muss die automatische oder manuelle Führung eines Maßnahmenstatus möglich sein.

- Es muss die automatische oder manuelle Führung eines Dokumentenstatus möglich sein. *M29.11*

5.7 Ergebnisdokumentation

5.7.1 Einführung und theoretische Hintergründe

Maßnahmen und Dokumentationsformulare

Oftmals gehören zu den unterschiedlichen Maßnahmen auch unterschiedliche Ergebnisformulare, darunter auch ein spezielles Dokumentationsformular (Kapitel 3.4.2, S. 151), mit dem das Ergebnis der Maßnahme in standardisierter Form dokumentiert wird. Dabei kann ein Dokumentationsformular nur für genau eine bestimmte Maßnahme Anwendung finden (z.B. Anamneseformular für die Maßnahme „Anamnese“), aber es existieren auch Formulare, die für mehrere Maßnahmen z.B. alle Maßnahmen einer Maßnahmenklasse verwendet werden können (z.B. ein spezielles Formular zur Dokumentation von Röntgenuntersuchungen für alle konventionellen Röntgenmaßnahmen). Dementsprechend muss in der Stammdatenverwaltung und dort speziell in der Maßnahmenkatalogverwaltung angegeben werden können, mittels welchem Formular die Ergebnisse einer Maßnahme dokumentiert werden, und welche eventuell zusätzlichen Dokumente wie Bilder, Videos, Textbefunde etc. anfallen.

Parametrierung stellt kundenindividuell Zusammenhang von Maßnahmen und zugeordneten Dokumenten sicher

Die Elektronische Krankenakte bzw. das Medizinische Informationssystem „weiß“ dann immer, welches Formular zu einer Maßnahme aufgerufen werden muss. Wird also eine Maßnahme in die Behandlungsprozessdokumentation eingetragen, für die ein spezielles Formular definiert wurde, sollte nach der Auswahl des Maßnahmenbegriffes aus dem Vokabular nicht das in ⌧ Kapitel 5.6.6 Seite 358 beschriebene Standardformular bzw. die Minimalmaßnahmendokumentation erscheinen, sondern das für diese Maßnahme speziell hinterlegte Formular. Mit diesem in der Informatik als „Überladen“ bezeichneten Verhalten kann die Anforderung 12 des Medical Record Institutes (⌧ Seite 202) erfüllt werden, denn je nach Institution, Fachrichtung und Wissensstand können für dieselbe Maßnahme auch verschiedene Formulare zum Einsatz kommen. Darüber hinaus ist es auch möglich, dass abhängig vom Status der Maßnahme bzw. vom Bearbeitungsstatus des Formulars verschiedene visuelle Repräsentationen benutzt werden können, also z.B. für die Erfassung eine andere Darstellung und Anordnung als für die Anzeige der Informationen nach Freigabe des Formulars.

Unterschiedlicher Umfang und Komplexität der Formulare

Weiter ist festzuhalten, dass Umfang und Komplexität der zu den einzelnen Maßnahmen gehörenden Dokumentationsformulare sehr unterschiedlich sind. Während bei einfachen Maßnahmen nur wenige Werte dokumentiert werden (Beispiel: Maßnahme „Vitalparameter" mit den Angaben zu Puls, Blutdruck und Temperatur), kann sich hinter der Dokumentation anderer Maßnahmen eine komplexe fachspezifische Detaildokumentation verbergen (Beispiel: OP-Maßnahmen und die damit verbundene OP-Dokumentation).

Die im Zeitverlauf sich ändernden Dokumentationsanforderungen erfordern dabei eine Historisierung der einzelnen Formulare, d.h. die Mitführung eines Gültigkeitszeitraumes für die elektronischen Dokumentationsformulare.

Notwendigkeit der Überarbeitung konventioneller Formulare

Die Überführung einer bisher konventionell papiergestützten Medizinischen Dokumentation in Dokumentationsfunktionen einer Elektronischen Krankenakte kann im einfachsten Fall derart erfolgen, dass die vorhandenen Formulare 1:1 in elektronische Formulare umgesetzt werden. In der Regel sollten aber vor einer solchen Umsetzung die Inhalte der Papierformulare einer kritischen Prüfung und gegebenenfalls einer Überarbeitung unterzogen werden, da das elektronische Medium andere Erfassungs- und Darstellungsmöglichkeiten besitzt, als Papier.

Die Formularsammlung eines mittelgroßen Krankenhauses umfasst in der Regel mehrere Hundert solcher medizinischen Formulare. Deren Umsetzung in eine elektronische Dokumentation ist ein aufwändiger und oftmals kostenintensiver Prozess. Dabei spielt die Standardisierung der Formulare (⌧ Kap. 3.3.3, S. 138) eine entscheidende Rolle für nachgeordnete Verwendungszwecke (⌧ Kap. 3.3.1, S. 128). Für die Gestaltung der Ergebnisdokumentation in einer Elektronischen Krankenakte gibt es dementsprechend folgend aufgelistete kritische Erfolgsfaktoren:

- Vorausgehende Analyse des bestehenden Formularwesens.
- Fachkompetente Überarbeitung der Dokumentationsformulare auch vor dem Hintergrund ggf. bestehender nachgeordneter Verwendungszwecke.
- Festlegung/Vereinbarung von Standards für die Gestaltung der Elektronischen Formulare.
- Effektives Werkzeug zur Implementierung der Formulare (speziell hierzu s. ⌧ Kap. 5.7.6, S. 381).

Die Lösungsansätze zur Realisierung elektronischer Formulare reichen von der einfachen Verwendung der Möglichkeiten von Textsystemen, mit denen Formulare über die Nutzung von HTML- oder XML-Formularen realisiert werden können, bis hin zu von den einschlägigen Softwareanbietern selbst entwickelten Formularwerkzeugen. Alle diese Ansätze verfolgen das Ziel, den Kunden des Softwareproduktes also die nutzende Gesundheitsversorgungseinrichtung, in die Lage zu versetzen, in Ergänzung zur durch den Hersteller gelieferten Funktionalität der Elektronischen Krankenakte eigene Formulare zu gestalten, einzubinden und zu benutzen. Dabei haben die verschiedenen Lösungsansätze prinzipiell einen gravierenden Unterschied: Während bei den von den Herstellern realisierten Werkzeugen die Daten der Formulare in der Datenhaltung der Elektronischen Krankenakte selbst abgelegt werden und innerhalb der Formulare auch auf Daten und Funktionalitäten des Standardproduktes zugegriffen werden kann, bieten die auf Textverarbeitungssystemen oder HTML/XML basierenden Ansätze solche Möglichkeiten nicht. Neben diesen Formularen muss eine Elektronische Krankenakte aber in der Lage sein, Ergebnisdokumente beliebiger Dokumenttypen und -formate integrieren zu können. Damit ist gewährleistet, dass keine Medienbrüche entstehen. Nachfolgende Abbildung auf Basis der (⌧ Abbildung 4.12 Seite 257 zeigt diesen Zusammenhang).

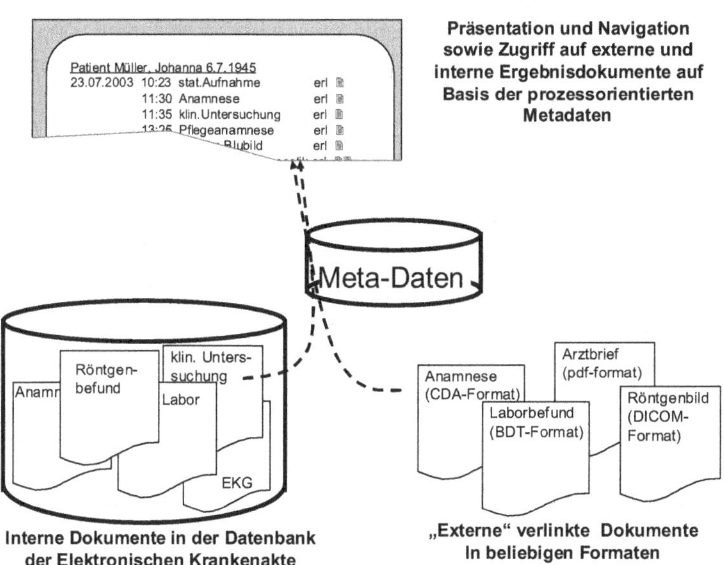

Abb. 5.62: Elektronische Krankenakte und Ergebnisformulare

5.7.2 Behandlungsprozess und Ergebnisdokumente

Ergebnisdokumente mit Prozesseinträgen verknüpfen

Die Integration von Ergebnisdokumenten kann auf Ebene der einzelnen Maßnahmeneinträge in der Behandlungsprozessdokumentation erfolgen, in dem diese mit den zugehörigen Dokumenten verknüpft werden. Entsprechend der in (⊠ Abbildungen 3.20 bis 3.23, Seite 155 ff. geeigneten Prinzipien sollten jeder konkreten Maßnahme beliebig viele Ergebnisdokumente mit den zu diesen gehörenden Anzeigefunktionen („Viewer") zugeordnet werden können. So erhält die Elektronische Krankenakte bzw. die implizite Behandlungsprozessdokumentation auch die Funktionalität eines Dokumentenmanagementsystems (DMS). Der Status eines Ergebnisdokumentes (noch zu erstellen, erstellt, freigegeben) sollte hierbei farblich signalisiert werden, der Zugriff aus der Prozessdokumentation heraus mittels Doppelklick auf das entsprechende Dokument-Icon erfolgen.

Interne Ergebnisdokumente

Für interne Ergebnisdokumente werden die Daten in der Regel in der der Elektronischen Krankenakte zugrunde liegenden Datenbank gespeichert. Eingabe, Änderungen und Löschungen erfolgen mittels spezieller elektronischer Formulare, die mit entsprechenden Werkzeugen (⊠ Kap. 5.7.6, S. 381) vom Lieferanten und dem Anwender selbst erstellt wurden. Die zu einem internen Ergebnisformular gehörenden Daten sind eindeutig identifiziert und dem entsprechenden Eintrag in der Prozessübersicht zugewiesen.

Externe Ergebnisdokumente

Für externe Ergebnisdokumente muss eine so genannte „Verlinkung" vorgenommen werden. Dies erfolgt mittels der Speicherung von Name, Speicherort und Dokumentformat des zum entsprechenden Eintrag in der Prozessübersicht gehörenden Dokumentes (⊠ Abb. 4.23, S. 274).

Die nachfolgende Abbildung zeigt den technischen Gesamtzusammenhang zur Integration von internen Ergebnisdokumenten in die Behandlungsprozessübersicht am Beispiel eines Ösophagoskopie-Formulars. Dabei sind folgende Sachverhalte berücksichtigt:

- In den prozessorientierten *Metadaten* ist verzeichnet, um welche Maßnahme es sich handelt und wie die interne Identifikationsnummer (ID) dieses Eintrages lautet.
- Alle Detailangaben zum Ergebnisformular in der Datenbank („*internes Ergebnisdokument*") der Elektronischen Krankenakte werden mit dieser ID versehen und sachgerecht strukturiert.
- Die *Repräsentation* der Gesamtheit der zu einer Maßnahme gehörenden Ergebnisdaten geschieht mittels eines entsprechenden elektronischen Formulars, das die maßnahmenspezifischen Ergebnisse aus der Datenbank liest und sachgerecht darstellt.

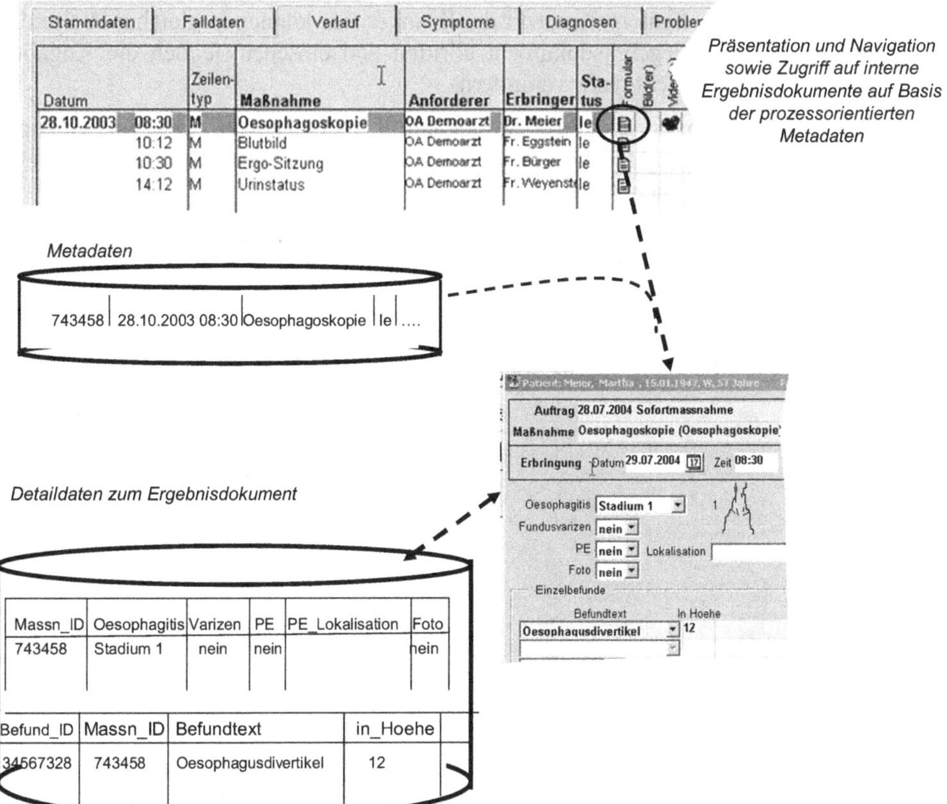

Abb. 5.63: Behandlungsprozessübersicht und interne Ergebnisdokumente im Zusammenhang

Auf Basis dieser Zusammenhänge kann nun eine Elektronische Krankenakte wie folgt benutzt werden:

- Ein Benutzer („Health Professional") fügt mittels elektronischem Auftrag oder Soforterfassung eine Maßnahme in die Akte ein. Diese hat zuerst z.B. den Status „geplant".
- Aufgrund des parametrierten Dokumentenprofils (⌧ Abb. 3.21, S. 156) ergänzt die Elektronische Krankenakte diesen Eintrag um die zur Dokumentation der Maßnahme notwendigen Dokumente.
- Der zuständige Health Professional ruft mittels Doppelklick auf das Dokumenten-Icon in der Verlaufsübersicht das entsprechende elektronische Formular auf, erfasst die notwendigen Angaben und gibt das Dokument elektronisch z.B. mittels digitaler Unterschrift frei. Die Angaben werden in der Datenbank gespeichert („Internes Ergebnisdokument").

- Spätere Benutzer der Krankenakte können in gleicher Weise das Ergebnisdokument abrufen und einsehen, jedoch die Angaben nicht mehr verändern.

Anhand einiger Beispiele soll im Folgenden Abruf und Einsicht in verschiedene interne und externe Ergebnisdokumente der Elektronischen Krankenakte gezeigt werden.

Beispiel

- Nach dem ersten Behandlungstag (23.10.2003) der Beispielpatientin Frau Martha Meier stellt sich die Verlaufsübersicht wie folgt dar:

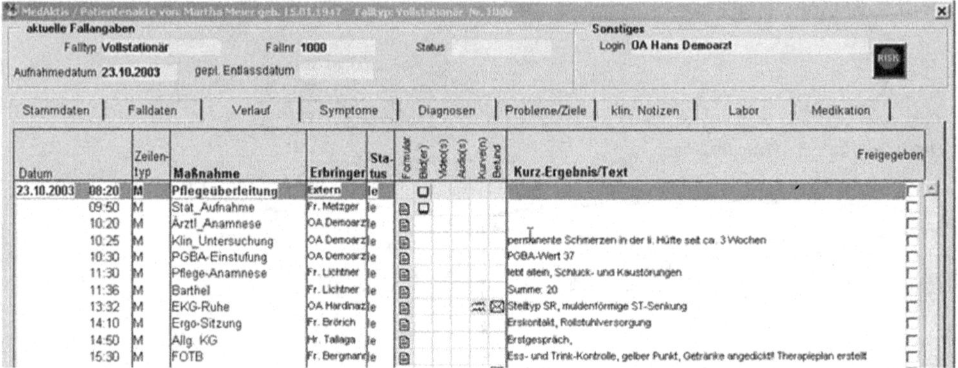

Abb. 5.64: Akteneinträge der Beispielpatientin am ersten Behandlungstag

Diese Einträge sind wie folgt entstanden: Die Patientin wird durch den Krankentransport eingeliefert. Sie kommt direkt aus der Neurologischen Fachklinik und hat eine Epikrise sowie einen Pflegeüberleitungsbericht dabei. Die Patientenaufnahme erfasst die administrativen Daten und scannt Epikrise und Pflegeüberleitung für die Elektronische Patientenakte ein. Der Pflegeüberleitungsbericht ist durch ein strukturiertes Formular repräsentiert, die Epikrise als narrativer Text. Dementsprechend erscheinen die zugehörigen Ions hinter dem Eintrag in der Prozessdokumentation. Danach erfasst der zuständige Arzt Dr. Demoarzt die Anamnese und das Ergebnis der klinischen Untersuchung, führt ein Angehörigengespräch, verordnet zwei Röntgenuntersuchungen die noch am gleichen Tag durchgeführt werden sollen sowie weitere Therapien.

Das zur Pflegeüberleitung gehörende Dokument kann nun mittels Doppelklick auf das entsprechende Icon eingesehen werden. Über die Parametrierung und entsprechende Systemparameter ist eingestellt, mit welchem Anzeigeprogramm Ergebnisdokumente mit dem entsprechenden Format (z.B. .tif, .gif, .jpg, .pdf, usw.) eingesehen werden können.

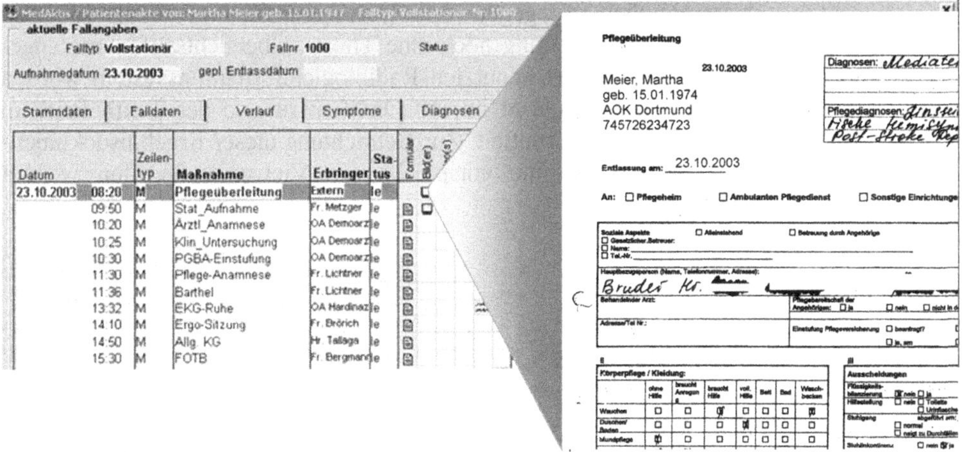

Danach hat der aufnehmende Arzt eine Anamnese und eine klinische Untersuchung durchgeführt. Beide Maßnahmen sind mittels strukturierter Dokumentationsformulare erfasst worden, die ebenfalls über die entsprechenden Icons angerufen werden können.

Abb. 5.65: Beispiel Einbindung eines externen Scan-Dokumentes

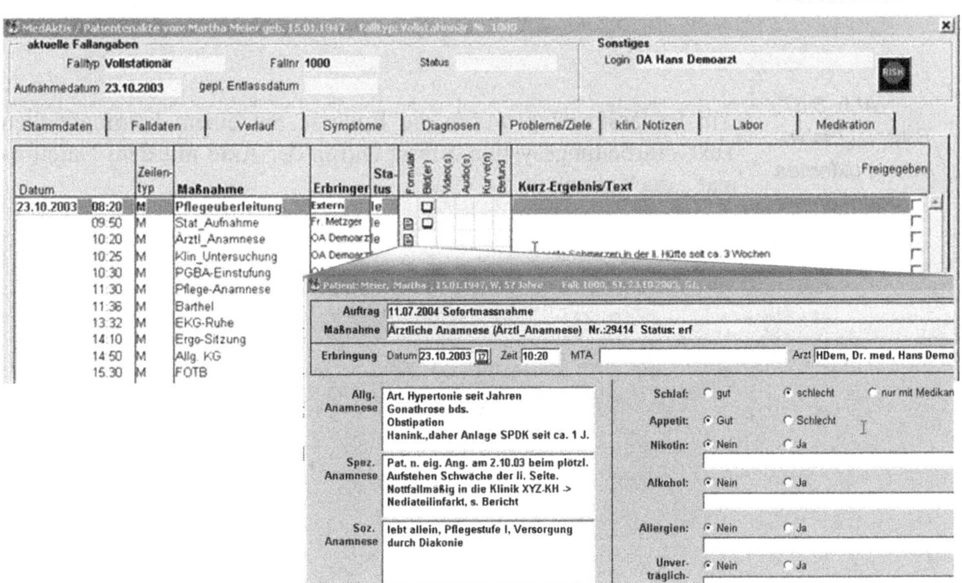

Abb. 5.66: Beispiel Einbindung internes strukturiertes Dokument

Am gleichen Tag, gegen 15:30 Uhr, wurde für Frau Martha Meier in der Röntgenabteilung noch eine Thorax-Übersichtsaufnahme angefertigt. Vom dort benutzten Radiologieinformationssystem wurden elektronisch das Bild im DICOM-Format und der Textbefund im PDF-Format übermittelt. Zur Betrachtung dieser Ergebnisdokumente müssen also die entsprechenden Viewer aufgerufen werden können.

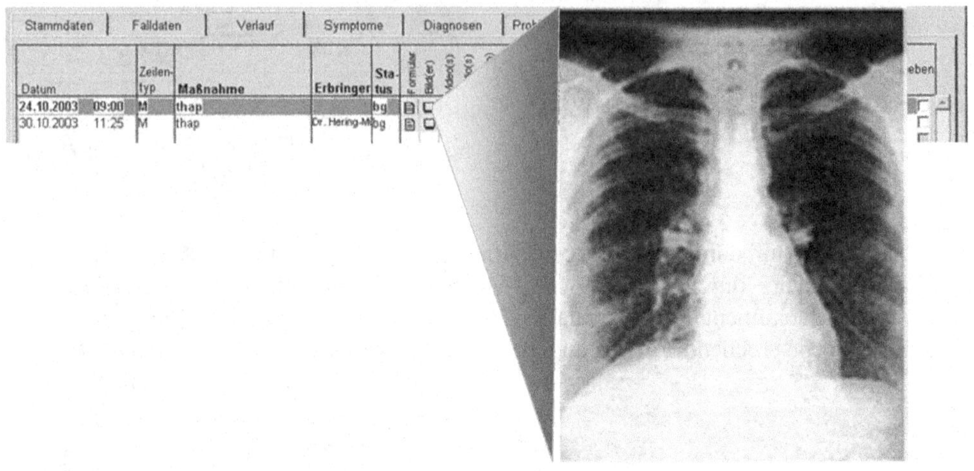

Abb. 5.67: Beispiel Einbindung externes Bilddokument

Am Entlassungstag wurde die Epikrise mit einem kommerziellen Textverarbeitungssystem erfasst und in der Akte mit dem Dateiformat „.doc“ abgelegt.

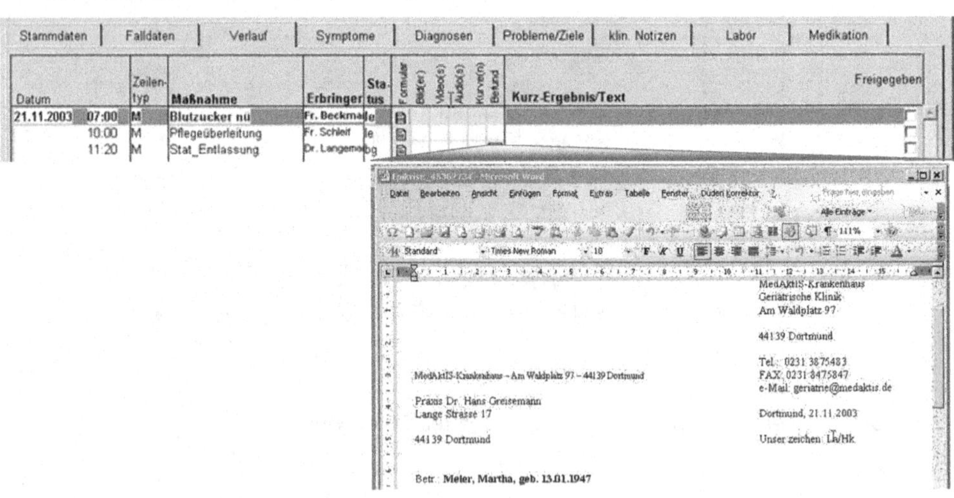

Abb. 5.68: Beispiel Einbindung Word-Dokument

Anhand der vorangehenden Beispiele wurde deutlich, dass eine Elektronische Krankenakte gewährleisten muss, dass Ergebnisdokumente in beliebigen Formaten – auch solche von anderen Einrichtungen, was im Rahmen der Gesundheitstelematik von großer Bedeutung ist – integriert werden können müssen. Der Aufruf kann über entsprechend den Einträgen in der Behandlungsprozessdokumentation zugewiesenen Dokument-Icons erfolgen.

5.7.3 Alternative Repräsentationsansätze

Alternativ gibt es eine ganze Reihe von kommerziellen Elektronischen Krankenakten, welche die Anordnung von Ergebnisdokumenten in Ordnerhierarchien und darin die Dokumente als Zeileneinträge repräsentieren. Diese im linken Bildschirmbereich repräsentierte Struktur wird ergänzt um einen Anzeigebereich auf der rechten Seite. Wird links ein Dokument aktiviert, erscheint es sofort rechts im Anzeigebereich. Der Zusammenhang zum Behandlungsprozess kann dabei nicht hergestellt werden.

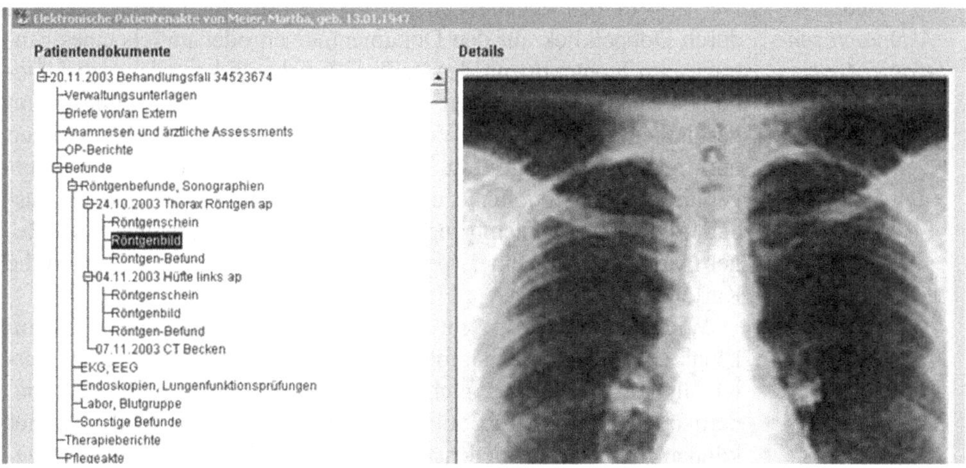

Abb. 5.69: Aktenrepräsentation mit Ordnerstruktur

Die Festlegung der entsprechenden Ordnerhierarchie orientiert sich zumeist an den Registern in der konventionellen Akte (⌦ Abb. 3.5, S. 124).

Einen anderen Weg der Repräsentation gehen viele Arztpraxisinformationssysteme, die die Einbindung von Fremddokumenten jeweils als gesonderte Zeile in der Karteikarte anzeigen. Für eine Maßnahme mit mehreren externen Dokumenten existieren dann mehrere Zeilen in der Karteikarte, meist wird als Zeilentext einfach der Dokumentname angezeigt.

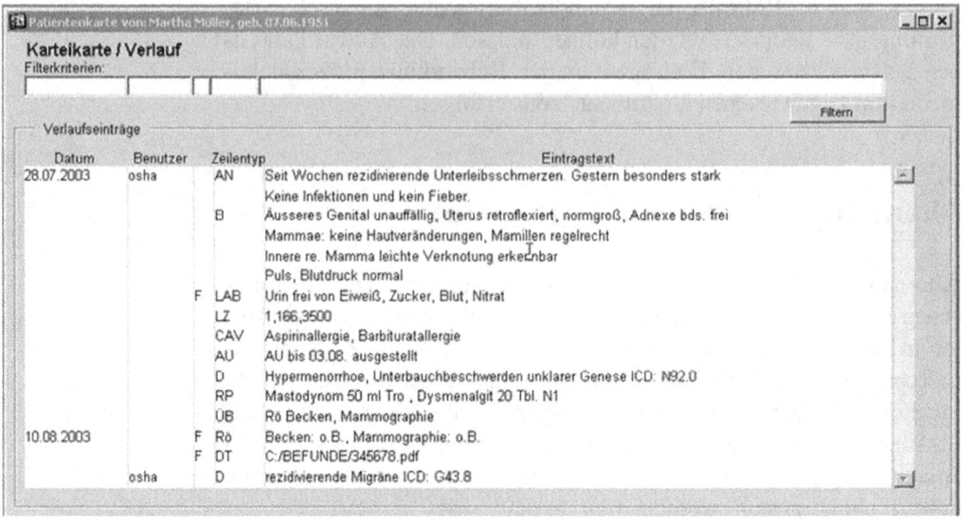

Patientenkarte von: Martha Müller, geb. 07.06.1951

Karteikarte / Verlauf

Filterkriterien:

Filtern

Verlaufseinträge

Datum	Benutzer		Zeilentyp	Eintragstext
28.07.2003	osha		AN	Seit Wochen rezidivierende Unterleibsschmerzen. Gestern besonders stark
				Keine Infektionen und kein Fieber.
			B	Äusseres Genital unauffällig, Uterus retroflexiert, normgroß, Adnexe bds. frei
				Mammae: keine Hautveränderungen, Mamillen regelrecht
				Innere re. Mamma leichte Verknotung erkennbar
				Puls, Blutdruck normal
		F	LAB	Urin frei von Eiweiß, Zucker, Blut, Nitrat
			LZ	1,166,3500
			CAV	Aspirinallergie, Barbituratallergie
			AU	AU bis 03.08. ausgestellt
			D	Hypermenorrhoe, Unterbauchbeschwerden unklarer Genese ICD: N92.0
			RP	Mastodynom 50 ml Tro , Dysmenalgit 20 Tbl. N1
			ÜB	Rö Becken, Mammographie
10.08.2003		F	Rö	Becken: o.B., Mammographie: o.B.
		F	DT	C:/BEFUNDE/345678.pdf
	osha		D	rezidivierende Migräne ICD: G43.8

Abb. 5.70: Aktenrepräsentation in Arztpraxisinformationssystemen

Der Aufruf des entsprechenden Viewers erfolgt hierbei ebenfalls durch Doppelklick auf den Dokumentnamen oder mittels eines Eintrages im Kontextmenü der Zeilen. Zunehmend werden dabei Dokumente auch von anderen Informationssystemen im Rahmen von gesundheitstelematischen Vernetzungen elektronisch übernommen und in die Akte eingestellt. Dies betrifft bisher vor allem Laborergebnisse, Röntgenbefunde und Röntgenbilder sowie Krankenhausentlassbriefe. Nach dem Empfang werden die Dokumente in der Regel manuell mittels einer speziellen Funktion durch den Arzt in die Karteikarte importiert.

Wie deutlich wird, steht im Zentrum der Elektronischen Krankenakten in Arztpraxisinformationssystemen ebenfalls eine Verlaufsübersicht, die aber nicht nur die Maßnahmen beinhaltet, sondern auch alle anderen dokumentierten Informationen. Auch hier können mittels verschiedenster Filter bestimmte Selektionen vorgenommen und somit virtuelle Sichten auf die Krankenakte erzeugt werden.

5.7.4 Überführung konventioneller Formulare in elektronische Dokumentationsfunktionen

Für die Überführung einer konventionellen Dokumentation in eine Elektronische Krankenakte ist eine umfassende Formular- bzw. Dokumentationsanalyse vorzunehmen, die in einem ersten Schritt in der Sammlung und Katalogisierung der vorhandenen Formulare besteht. Für jede Formularimplementierung sind dann hinsichtlich der Realisierung der Ergebnisdokumentation folgende Schritte durchzuführen:

Tab. 5.5: Vorgehensweise vom konventionellen zum elektronischen Formular

1	Zerlegung des Formulars gemäß den 7 Ws, d.h. den semantischen Gehalt und Aufbau des Formulars erkennen
2	Herauslösen allgemeiner Angaben wie Sender, Empfänger, Patientenangaben, Auftragsangaben etc.
3	Festlegung der formularbezogenen Maßnahmen.
3.1	Herausarbeiten, auf welche Maßnahmen sich ein Formular beziehen kann.
3.2	Einfügen der Maßnahmen aus Schritt 4.1 in den Maßnahmenkatalog, evtl. Festlegung einer neuer Maßnahmenklasse.
3.3	Ermittlung des Standardmaterialverbrauches, ggf. Neuaufnahme von Materialien und Parametrierung des Standardverbrauches.
4	Implementierung der maßnahmenspezifischen Dokumentation
4.1	Herauslösen und Festlegen der maßnahmenspezifischen Dokumentation. ⇨ Welche Attribute und Multimedia-Dokumente, welche Wertebereiche, Klassifikationen, Stadien und Einteilungen für die Attribute relevant sind.
4.2	Festlegung der notwendigen Strukturierung und Formalisierung des Dokumentationsformulars.
4.3	Implementierung des konkreten Maßnahmendokumentationsformulars.
4.4	Integration/Implementierung weiterer Multimedia-Dokumente die zur Maßnahme gehören.
5	Parametrierung der datenschutzbezogenen Nutzungsrechte für die neuen Dokumentationsfunktionen.
6	Test der Maßnahmendokumentation.

Anhand eines konkreten Beispiels – einem Endoskopie-Formular – soll dieses Vorgehen zur inkrementellen Erweiterung der Elektronischen Krankenakte um Detailformulare im Folgenden exemplarisch gezeigt werden.
Gegeben ist das in der nachfolgenden Abbildung gezeigte Papierformular.

Abb. 5.71: Formular Gastroskopie

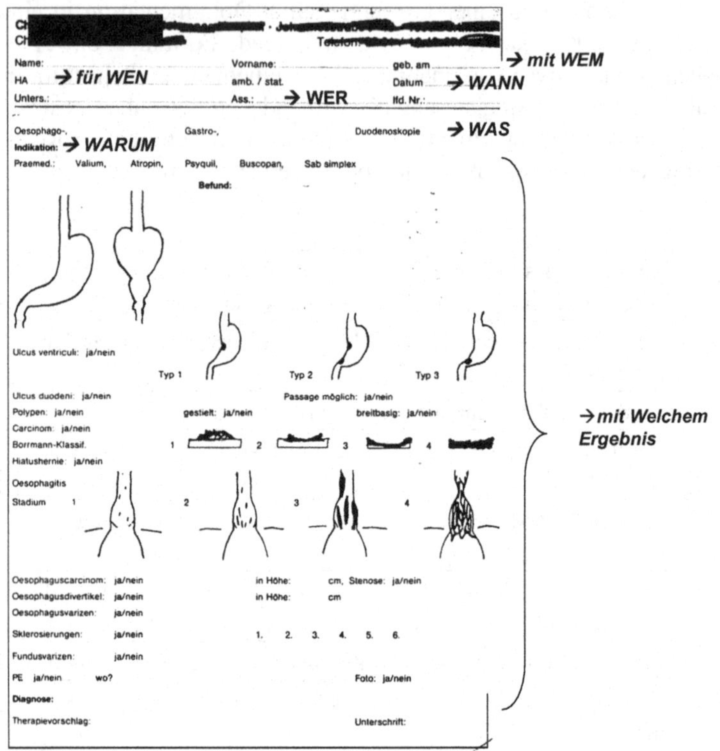

Name: Vorname: geb. am → mit WEM
HA → für WEN amb. / stat. Datum → WANN
Unters.: Ass.: → WER lfd. Nr.:

Oesophago-, Gastro-, Duodenoskopie → WAS
Indikation: → WARUM
Praemed.: Valium, Atropin, Psyquil, Buscopan, Sab simplex
Befund:

Ulcus ventriculi: ja/nein
Typ 1 Typ 2 Typ 3
Ulcus duodeni: ja/nein Passage möglich: ja/nein
Polypen: ja/nein gestielt: ja/nein breitbasig: ja/nein
Carcinom: ja/nein
Borrmann-Klassif. 1 2 3 4
Hiatushernie: ja/nein
Oesophagitis
Stadium 1 2 3 4

Oesophaguscarcinom: ja/nein in Höhe: cm, Stenose: ja/nein
Oesophagusdivertikel: ja/nein in Höhe: cm
Oesophagusvarizen: ja/nein
Sklerosierungen: ja/nein 1. 2. 3. 4. 5. 6.
Fundusvarizen: ja/nein
PE ja/nein wo? Foto: ja/nein
Diagnose:
Therapievorschlag: Unterschrift:

→ mit Welchem Ergebnis

Zu Schritt 1

- Zerlegung des Formulars gemäß den 7 Ws

  Siehe Kennzeichnungen in der Abbildung.

Zu Schritt 2

- Herauslösen allgemeiner Angaben

  Diese Angaben sind alle im Kopfbereich des Formulars zusammengestellt. Die erbringende Organisationseinheit ist die Endoskopie der Chirurgischen Klinik, der Patient wird namentlich und mit Geburtsdatum angegeben, ebenso werden dort die Namen der Untersucher sowie das Datum der Untersuchung ausgefüllt.

- Formularbezogene Maßnahmen festlegen

Zu Schritt 3

Das Formular dient zu Dokumentation einer Endoskopie, je nach Untersuchungsziel werden alle Teile ausgefüllt, wird z.B. aber nur eine Oesophagoskopie durchgeführt, nur der obere Formularteil. Prinzipiell ist zu prüfen, ob im Maßnahmenvokabular ein Maßnahmenbegriff oder mehrere angelegt werden sollen. Diese Entscheidung hängt auch davon ab, ob in der Behandlungsprozessdokumentation jede der prinzipiell im Formular enthaltenen Maßnahmen als Einzeleintrag repräsentiert werden soll, oder aber ob Kombinationsbegriffe (z.B. Oesophagoskopie, Ösophago-/Gastroskopie und Ösophago-/Gastro-Duodenoskopie) bzw. Maßnahmenbegriffe die andere implizieren (z.B. Duodenoskopie = Oesophagoskopie + Gastroskopie + Duodenoskopie) benutzt werden sollen. Während Letzteres zu Verlaufsübersichten mit weniger Einträgen führt, kann dann aber eine Filterung der Verlaufsübersicht (⌧ Kap. 5.6.4, S. 342) nach den so subsummierten einzelnen Maßnahmen (also z.B. alle Gastroskopien des Patienten) nicht mehr erfolgen, da sich ja auch in der Duodenoskopie eine Gastroskopie „versteckt“ bzw. verstecken könnte. Da bei einer Gastroskopie in der Regel die Speiseröhre mit untersucht wird, würde es gegebenenfalls aber auch ausreichen, im zweiten Fall von einer Gastroskopie zu sprechen, im dritten Fall entsprechend von einer Duodenoskopie. Die Diskussion zeigt, dass die Festlegung der Granularität der Einträge im Maßnahmenvokabular ein wichtiger Aspekt für die Übersichtlichkeit, Aussagekraft und Benutzbarkeit einer Elektronischen Krankenakte ist.

Wir wollen uns hier zur Neuaufnahme folgender drei Begriffe in das Vokabular entscheiden: Oesophagoskopie, Ösophagogastroskopie und Ösophagogastroduodenoskopie. Alle diese Untersuchungen können der Maßnahmenklasse „Endoskopische Maßnahme“ zugewiesen werden. Hach dem Hinzufügen dieser drei Begriffe stellt sich unser Vokabular also wie folgt dar:

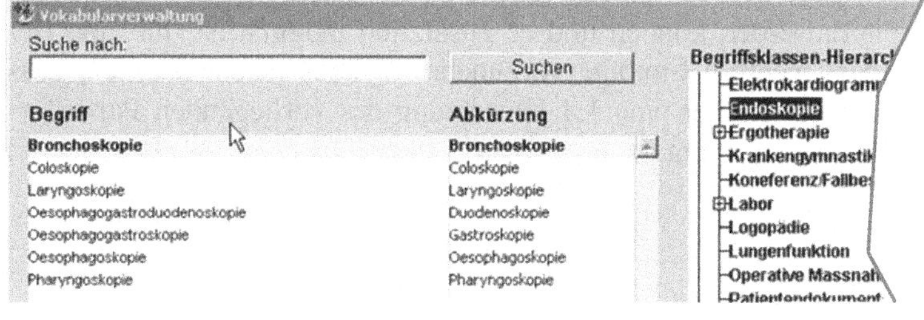

Abb. 5.72: Maßnahmenvokabulareinträge für Endoskopien

Zu Schritt 4

- Implementierung der maßnahmenspezifischen Dokumentation

  Für die konkrete Elektronische Dokumentation ist nun die Strukturierung und Formalisierung des Formulars festzulegen. Prinzipiell können hier die nachfolgend aufgelisteten Varianten gewählt werden.

  - 1:1-Umsetzung des Papierformulars in einer einzigen Dokumentationsfunktion
  - Umsetzung in einer Dokumentationsfunktion, aber Aufteilung der drei topologiebezogenen Teile auf 3 Karteireiter („Oesophagoskopie", „Gastroskopie", „Duodenoskopie")
  - Separate Dokumentationsfunktionen je topologiebezogener Untersuchung.
  - Flexibler Befundungsbaum der zwar alle Angaben enthält, mittels dem in dynamischer Weise aber nur die positiven Beobachtungen dokumentiert werden (⌧ Kap. 5.7.6, S. 381)

Variante 1 und 2 sind nur dann sinnvoll, wenn als Maßnahmenbegriff ein Kombinationsbegriff gewählt wird. Ansonsten dürfen je nach zu dokumentierender Maßnahme nur jene Karteireiter erscheinen, die im konkreten Fall relevant sind – also z.B. bei der Ösophagogastroskopie bzw. Gastroskopie nur die beiden Karteireiter „Omphaloskopie" und „Gastroskopie". Die dritte Variante ist nur dann sinnvoll, wenn drei getrennte Maßnahmenbegriffe gewählt wurden; dann entspricht ein topologiebezogener Dokumentationsteil im Papierformular genau dem zugeordneten Maßnahmenbegriff.
Wie bereits angemerkt, wird eine 1:1-Umsetzung von Papierformularen dem Elektronischen Medium oftmals nicht gerecht. Dementsprechend stellt sich die implementierte Elektronische Dokumentation wie in nachfolgender Abbildung gezeigt dar.

Während auf dem Papierformular z.B. nur Platz für einen Lokalisationseintrag je Befundart wie Carcinom, Divertikel etc. ist, kann im elektronischen Medium die Befundart auf einer Auswahlliste basieren, die den Vorteil hat, dass die auswählbaren Texte einfach erweitert werden können und es zusätzlich möglich ist, für eine Befundart mehrere Einträge vorzunehmen. Dies macht deutlich, dass eben nicht immer eine 1:1-Umsetzung des vorliegenden Papierformulars sachgerecht ist.

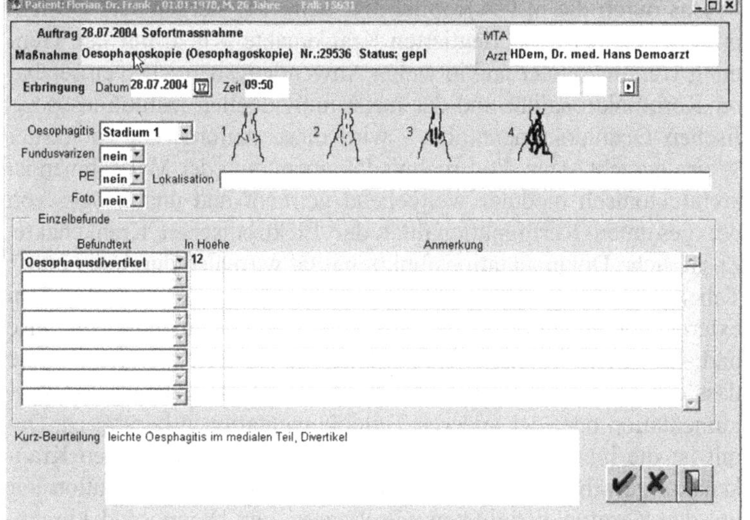

Abb. 5.73: Dokumentationsbeispiel Ösophagoskopie

5.7.5 Inkrementelle Änder- und Erweiterbarkeit

Ein besonders wichtiger Aspekt bei Elektronischen Krankenakten ist die inkrementelle Änderbarkeit und Erweiterbarkeit der medizinischen Dokumentation.
In Dick (1991) heißt es hierzu:

"The CPR is sufficiently flexible and expandable to support not only today's basic information needs but also the evolving needs of each clinical specialty and subspecialty."

Wissenschaftlicher Fortschritt, neue Untersuchungsverfahren und erweitertes Leistungsangebot erfordern erweiterbare Medizinische Dokumentation

Wissenschaftlicher Fortschritt, aber auch geänderte Dokumentationsbedürfnisse oder neuer Untersuchungsverfahren führen dazu, dass bestehende Formulare ergänzt bzw. geändert werden müssen. Auch besteht die Notwendigkeit, dass neue medizinische Maßnahmen mit entsprechend neuen Dokumentationsformularen zur Akte hinzugefügt werden müssen. Diese Änderungen und Ergänzungen müssen möglich sein, ohne dass einerseits dabei die bestehende Kernfunktionalität der Elektronischen Krankenakte betroffen ist, aber auch die bereits mit den bisher gültigen Formularen dokumentierten Sachverhalte davon nicht tangiert werden.

Architektonische Trennung von Kernfunktionalität und detaillierter Ergebnisdokumentation für inkrementelle Erweiterbarkeit

Das durch die in ⌦ Kapitel 3.4, Seite 147 hergeleitete Designprinzip einer prozessorientierten Krankenakte – u. a. mit der Trennung von invarianter und in vielen Anwendungsbereichen einsetzbarer Kernfunktionalität und der meist individuellen institutionsspezifischen Detaildokumentation – wird diese Anforderung in idealer Weise gerecht, denn die Ergebnisdokumentation der Maßnahmen ist architektonisch modular weitgehend getrennt und unabhängig von der gesamten Kernfunktionalität der Elektronischen Krankenakte. Zusätzliche Dokumentationsfunktionalität wird also durch die in ⌦ Tabelle 5.5, Seite 386 dargestellten Schritte sowie die Integration externer Dokumente mittels entsprechender Dokumenten-Verweise und speziellen Darstellungsfunktionen („Viewern") erreicht, ohne dass die prinzipielle Kernfunktionalität der Behandlungsprozessdokumentation oder der anderen Teildokumentationen berührt ist. Damit ist die inkrementelle Erweiterbarkeit der Elektronischen Krankenakte gewährleistet. Denkbar wäre also, dass eine Institution nur mit den Kernfunktionalitäten wie Prozess- und Diagnosendokumentation den Betrieb aufnimmt und dann sukzessive die Medizinische Dokumentation ausgestaltet.

Formularversionisierung und Historisierung für Änderbarkeit

Für eine problemlose Änderbarkeit der bestehenden Dokumentationsformulare ist es unabdingbar, dass der Gültigkeitszeitraum und die Version eines im Medizinischen Informationssystem hinterlegten elektronischen Formulars bei der Parametrierung mit angegeben werden kann. Damit kann gewährleistet werden, dass Daten, die mit einer früheren Version des Formulars erfasst wurden, auch mit diesem korrekt wiedergegeben werden, auch wenn zwischenzeitlich ein verändertes, erweitertes oder gekürztes Formular zur Anwendung kommt.

5.7.6 Die Rolle von Data-Diktionären und Formularerstellungswerkzeugen

Notwendigkeit effektiver Werkzeuge zur Realisierung von Dokumentationsformularen

Die einrichtungsbezogene, hohe Individualität der Medizinischen Dokumentation sowie die oftmals große Anzahl von speziellen Dokumentationsformularen in den medizinischen Einrichtungen erfordern einen Lösungsansatz, der die Implementierung von Elektronischen Dokumentationsformularen für die Medizinische Dokumentation einerseits so unaufwändig wie möglich ermöglicht, andererseits aber auch so einfach sein sollte, dass auch der Endanwender bzw. der Kunde seine eigenen Dokumentationsformulare realisieren kann.

Vor diesem Hintergrund haben die Hersteller von Arztpraxis- und Krankenhausinformationssystemen in der Vergangenheit entsprechende Endbenutzerwerkzeuge realisiert, die dem Kunden genau das ermöglichen sollen: Die Ergänzung der Standardsoftware um individuelle selbst entworfene und realisierte elektronische Formulare. Diese, oftmals als „Formularwerkzeuge" bezeichneten Tools, weisen jedoch sehr unterschiedliche Funktionalität auf:

Einfache, fortgeschrittene und umfassende Werkzeuge

- *Einfache Werkzeuge* erlauben es lediglich, einfache Masken mit verschiedenen Eingabefeldern zu definieren, wobei im Wesentlichen pro Feld angegeben werden kann, wie lange es ist, welchen Namen es hat und an welcher Stelle des Formulars es erscheinen soll. Weitergehende Integritätsbedingungen können nicht angegeben werden.
- *Fortgeschrittene Werkzeuge* erlauben die Benutzung vorgegebener Datentypen (Zeichenkette, Nummer, Datum etc.) sowie die Definition einfacher Integritätsbedingungen (erlaubte Eingabewerte z.B. „m", „w").
- *Umfassende Werkzeuge* verfügen über viele Funktionen, wie sie auch in Software-Entwicklungswerkzeugen zu finden sind. Damit können sowohl komplexe Integritätsprüfungen definiert und programmiert werden, als auch unterschiedliche Oberflächenelemente genutzt werden.

Verschiedene Nutzungs-Modi für Laien und Experten

Umfassende Werkzeuge kommerzieller Hersteller von Elektronischen Krankenakten verfügen oftmals über verschiedene Benutzermodi, sodass auch EDV-Laien im so genannten „Novizen"-Modus die Funktionalität nutzen können, wie sie einfache Werkzeuge bieten, fortgeschrittene Benutzer aber jene fortgeschrittener Werkzeuge und Experten ein vollwertiges Entwicklungsinstrument zur Hand haben.

Werkzeuge mit oder ohne Daten-Diktionär

Dabei sind zwei generelle Ansätze zu unterscheiden: Einerseits Werkzeuge mit denen gekapselte abgeschlossene Elektronische Formulare erstellt werden und während des Formularerstellungsprozesses die im Formular enthaltenen Felder begleitend und implizit definiert werden. Andererseits Werkzeuge, bei denen die Formulare auf Basis eines gesondert zu definierenden Daten-Diktionärs erstellt werden.

Daten-Diktionär enthält alle für die Medizinische Ergebnisdokumentation relevanten Attribute

In einem Daten-Diktionär werden alle notwendigen bzw. denkbaren medizinischen Beobachtungsattribute – unabhängig von deren Verwendung für konkrete Maßnahmendokumentationen bzw. Formulare – definiert. Je nach Umfang des Diktionär-Ansatzes können für die Attribute eine ganze Reihe von Eigenschaften angegeben werden wie Name, Datentyp, Länge, erlaubte Werteliste oder Wertebereich, einfache bis komplexe Prüfregeln, oberer Normwert, unterer Normwert – auch ggf. geschlechtsabhängig usw. Zur Verwaltung des Diktionärs gibt es dann innerhalb des Stammdatenmoduls gesonderte Anwendungsfunktionen. Einen umfassende Beschreibung eines solchen Ansatzes ist bei Hölzel (1994) zu finden. Mit dem entsprechenden Formularerstellungswerkzeug können dann auf Basis der Diktionär-Einträge Dokumentationsformulare zusammengestellt werden, indem z.B. angegeben wird, welcher Diktionär-Eintrag an welcher X/Y-Position auf einem konkreten Formular erscheinen soll und welche sonstigen Eigenschaften wie Aussehen, Bedienungsfunktionalität etc. dieses hat.

Diktionär-basierte Werkzeuge: Generator oder Interpreter

Auch bei Diktionär-basierten Formularwerkzeugen gibt es wiederum zwei Lösungsansätze: Mit *Generatoren* wird ein isoliert ausführbares Formular bzw. Programm generiert, ohne dass zur Laufzeit das Diktionär vorhanden sein muss. *Interpreter* generieren kein lauffähiges Formular, sondern dieses wird zur Laufzeit – also bei der Benutzung – auf Basis der Interpretation von Formulardefinitionen und Diktionäreinträgen dynamisch erzeugt. Den Gesamtzusammenhang diktionärbasierter Werkzeuge zeigt nachfolgende Abbildung.

Abb. 5.74: Konzept von diktionärbasierten Formularerstellungswerkzeugen

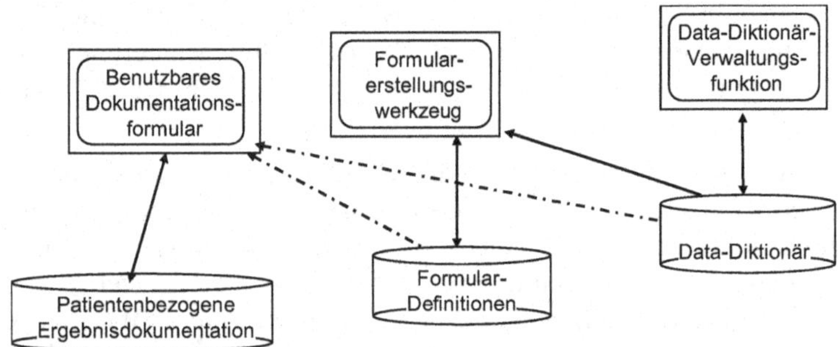

An dem kleinen schon vorangehend benutzten Beispiel der Dokumentation einer Oesophagoskopie sollen Funktionalität und Bedeutung von Formularwerkzeugen für die Implementierung medizinischer Dokumentationsfunktionen verdeutlicht werden. Das benutzte Werkzeug ist hierbei das auch für die Realisierung von MedAktIS eingesetzte Entwicklungstool „ORACLE Developer", welches speziell als Formularwerkzeug von der Firma ORACLE Inc. entwickelt wurde. Das Werkzeug benutzt kein gesondert zur Verfügung stehendes Data-Diktionär, sondern bedient sich des Diktionärs der benutzten Datenbank, in dem bei der Formulargestaltung auf die Struktur der vorhandenen Datenbanktabellen zugegriffen werden kann.

Ausgehend von für die Dokumentationsfunktion bereits angelegten Datenbanktabellen,

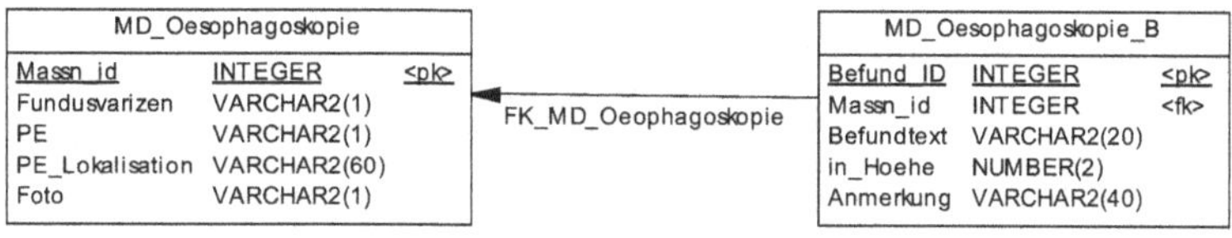

Abb. 5.75: Datenbanktabellen für die Dokumentation der Maßnahme Ösophagoskopie

sowie einem allgemeinen „Rahmen“ für die medizinischen Dokumentationsfunktionen bestehend aus der in Ö Kapitel 5.6.6 Seite 358 dargestellten Minimalmaßnahmendokumentationsfunktion, kann das elektronische Formular für die Dokumentation der Oesophagoskopie nun generiert werden. Je Datenbanktabelle wird innerhalb der so genannten „FORM“ ein entsprechender Datenbankblock angelegt, der beliebig auf dem Bildschirm positioniert und dessen Aussehen gestaltet werden kann.

Mittels eines Assistenten, der durch den Erstellungsprozess leitet, werden die entsprechenden Objekte erstellt, danach stellt sich das Formular in einem ersten Rohzustand wie in nachfolgender Abbildung gezeigt dar.

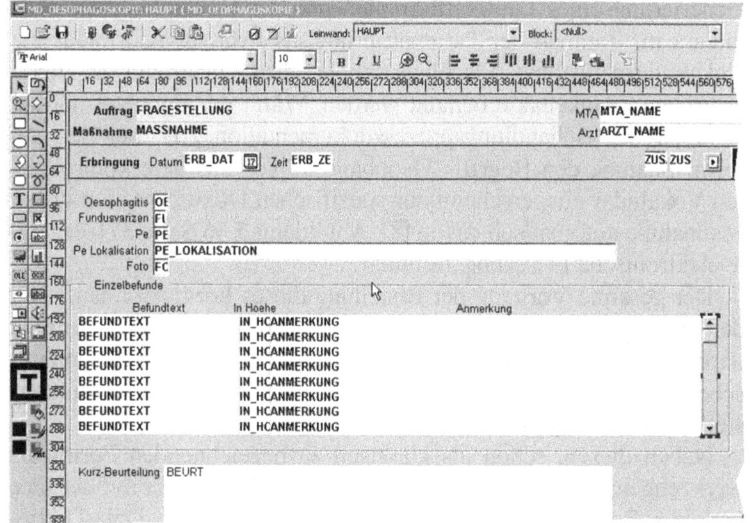

Abb. 5.76: Generierter Formularentwurf für die Dokumentation der Maßnahme Ösophagoskopie

In einem nächsten Schritt werden nun die einzelnen Felder so positioniert wie gewünscht, danach werden die Repräsentation der Felder (z.B. Listenfeld, Auswahlboxen etc.) und die erlaubten Eingabewerte je Feld definiert sowie gegebenenfalls die erwünschten schematischen Abbildungen integriert. Das Ergebnis nach diesen Bearbeitungsschritten zeigt ⌧ nachfolgende Abbildung.

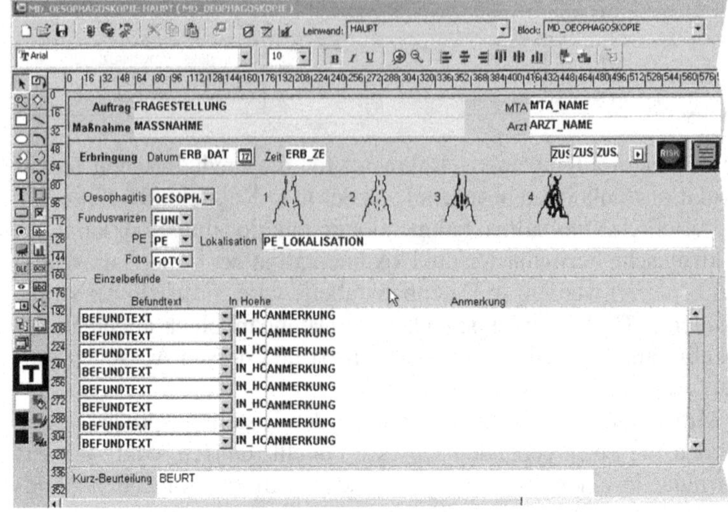

Abb. 5.77: Nachbearbeiteter Formularentwurf für die Dokumentation der Maßnahme Ösophagoskopie

Damit ist diese Dokumentationsfunktion angelegt und kann nach der Generierung eines Laufzeitformulars und der Einbindung des Formulars im Rahmen der Parametrierung als Erfassungsformular zur Vokabularmaßnahme „Ösophagoskopie“ direkt innerhalb der Elektronischen Krankenakte benutzt werden. Wählt der Benutzer nun im Rahmen der Behandlungsprozessdokumentation z.B. bei der Sofortmaßnahme den Begriff „Ösophagoskopie“ aus dem kontrollierten Vokabular aus, erscheint zur spezifischen Dokumentation dieser Maßnahme automatisch das in ⌧ Abbildung 5.66 Seite 371 gezeigte elektronische Erfassungsformular.

Hohe Effektivität durch Formularwerkzeuge

Der gesamte Vorgang der Erstellung dieses Formulars dauert für den geübten Formularersteller etwa 30 Minuten, woran deutlich wird, welche Effektivität bei der Erstellung der unzähligen medizinischen Dokumentationsformulare durch entsprechende Formularerstellungswerkzeuge erreicht werden kann.

Neben diesen, schon als klassisch zu bezeichnenden Formularwerkzeugen, gibt es einen weiteren, neueren Ansatz, der auf der Idee variabler Befundungsbäume basiert und zwingend ein Data-Diktionär voraussetzt. Eine entsprechende Implementierung ist bei Spankus (2003) zu finden.

Initiativ entstand diese Implementierung vor dem Hintergrund, dass es bei einer ganzen Reihe von Maßnahmen wie z.B. bei der Anamnese, der klinischen Untersuchung, speziellen Sonographiedokumentationen zu sehr umfangreichen Dokumentationsformularen kommt, in denen aber oftmals nur wenige Beobachtungen erfasst werden sollen. Dies hat den Nachteil, dass nicht nur die Erfassung aufwändig ist, sondern dass auch bei späterem Betrachten des umfangreichen Formulars nur mühsam die tatsächlichen relevanten Einträge (z.B. die dokumentierten Symptome) gefunden werden.

Umfassende Formulare mit wenigen interessierenden Eintragungen sind unübersichtlich

Bei Befundungsbäumen wird der Dokumentation nicht mehr eine klassische Maske zugrunde gelegt, sondern eine hinsichtlich Struktur und Umfang beliebig gliederbare hierarchische Struktur. Diese besteht aus Gliederungseinheiten repräsentierenden aufklappbaren Knoten, unter denen sich beliebige Beobachtungsmerkmale oder weitere Gliederungsknoten befinden. Mittels einer Parametrierung wird dabei sowohl die Baumstruktur festgelegt, als auch bis zu welchem Level die einzelnen Knoten beim Aufruf zur Erfassung bereits geöffnet sein sollen. Die beiden Extreme sind dabei: Es sind nur die obersten Gliederungseinheiten sichtbar oder der gesamte Befundbaum ist geöffnet. Sollen also bei einer prinzipiell umfangreichen Maßnahmendokumentation nur drei auffällige Angaben erfasst werden, kann dies schnell und effektiv erfolgen. Einen entsprechenden Befundungsbaum – insgesamt geöffnet – für die Gastroskopie inkl. Ösophagoskopie zeigt nachfolgende ⌧ Abbildung.

Befundungsbäume als Alternative

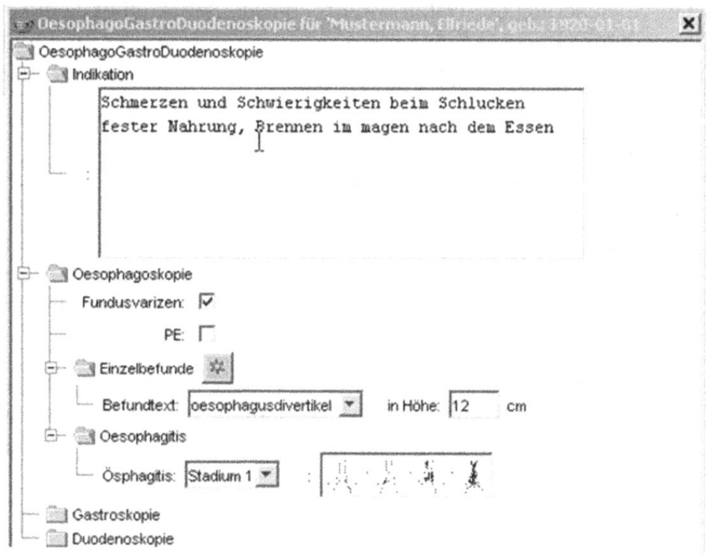

Abb. 5.78: Beispiel für einen Befundungsbaum für die Ösophagoskopie

5.7.7
Ergebnisdokumente im CDA-Format

Wie bereits in ⌧ Kapitel 4.6.4 Seite 253 erläutert, stellt die „Clinical Document Architecture CDA“ ein flexibles und nicht-proprietäres Paradigma für die Speicherung und Kommunikation von medizinischen Dokumenten dar. Während sich dieser Ansatz nicht für die Kernfunktionalitäten der Elektronischen Krankenakte wie Patientenstammdaten- und Falldatenverwaltung, Behandlungsprozessdokumentation und Diagnosendokumentation etc. eignet, ist er für die Ergebnisdokumentation geradezu ideal: Die CDA-Dokumente sind transparent, herstellerunabhängig und können neben der Speicherung zum Zwecke der Aktenführung auch für die Kommunikation bzw. den Dokumentenaustausch zwischen Gesundheitsversorgungseinrichtungen mit verschiedenen Informationssystemen genutzt werden.

Erinnern wir uns nochmals an das Beispiel der Ösophagoskopie: Die erfassten Daten stehen in der Regel in den Datenbanktabellen der von einem kommerziellen Anbieter erworbenen Elektronischen Krankenakte und können nur mit dem entsprechend realisierten elektronischen Formular aus der Akte heraus betrachtet werden (⌧ Abb. 5.79, S.400).

Die Speicherung der Daten von Ergebnisdokumenten in einer Datenbank hat eine ganze Reihe von Vorteilen bezüglich der effektiven Änderbarkeit und schnellen Auswertbarkeit dieser Daten sowie deren Nutzung für nachgeordnete Verwendungszwecke.

Nachteile einer proprietären Datenspeicherung

Dies bringt aber auch zwei gravierende Nachteile mit sich:

- Zur Betrachtung der Ergebnisdokumente ist immer eine „herstellerspezifische“ IT-Funktion – nämlich ein wie in ⌧ Kapitel 5.7.3 und 5.7.5 entwickeltes elektronisches Formular – notwendig. Dies bringt eine große Abhängigkeit vom Hersteller mit sich und entzieht der Gesundheitsversorgungsinstitution die Souveränität über ihr eigenes elektronisches Archiv.
- Die Ergebnisdokumente können gar nicht oder nur sehr aufwändig mittels komplizierter Umwandlungsprogramme an andere Einrichtungen kommuniziert werden können.

Da es sich aber bei Ergebnisdokumenten um ab einem bestimmten Zeitpunkt als endgültig anzusehende „unterschriebene" Dokumente handelt, die nach der Unterschrift bzw. der elektronischen Freigabe aus forensischen Gründen nicht mehr geändert werden dürfen, steht einer alternativen Speicherung dieser z.B. im CDA-Format nach der Freigabe nichts entgegen. Denk- und realisierbar ist es also, die dokumentierten Angaben neben der Speicherung in der proprietären Datenbank in ein CDA-Dokument einzusetzen und in der Elektronischen Krankenakte beim entsprechenden Zeileneintrag in der Behandlungsprozessdokumentation nur einen Verweis auf dieses zugehörige XML-Dokument anzubringen. Ein solcher Lösungsansatz führt dann ausgehend von der ⌧ Abbildung 4.12, Seite 257 zu nachfolgend dargestelltem Zusammenhang.

Zusätzliche Speicherung im CDA-Format ermöglicht herstellerunabhängiges Archiv und Datenaustausch

Das so entstandene CDA-Ergebnisdokument kann nun neben der internen Nutzung auch problemlos an andere Institutionen im Rahmen gesundheitstelematischer Vernetzungen elektronisch versandt werden, lässt sich aber auch durch einen entsprechenden XML-Viewer einfach aus der Elektronischen Krankenakte heraus aufrufen. Für den Benutzer ändert sich durch eine solche Implementierung nichts, aber der Betreiber einer Elektronischen Krankenakte bzw. die nutzende Institution verfügt nun unabhängig von ihrem Softwarehersteller über ein elektronisches Archiv der Ergebnisdokumente.

Ein entsprechender Lösungsansatz bietet folgende Vorteile:

- Die Ergebnisdokumente sind mit frei verfügbaren Viewern darstellbar und lesbar.
- Struktur und Inhalt der Ergebnisdokumente sind transparent, es liegen keine herstellerabhängigen Datenbankmodelle zugrunde.
- Die Summe der CDA-Ergebnisdokumente repräsentiert ein elektronisches Archiv, aus dem jederzeit die Behandlungsprozessdokumentation abgeleitet werden kann.
- Hinsichtlich des elektronischen Archivs besteht keinerlei Abhängigkeit von einem Softwarehersteller.
- Es besteht die Möglichkeit der Erstellung eigener Repräsentationen und Sichten auf die Ergebnisdokumente, z.B. mittels Style Sheets.
- Die Ergebnisdokumente können problemlos elektronisch an andere Versorgungsinstitutionen versandt werden.

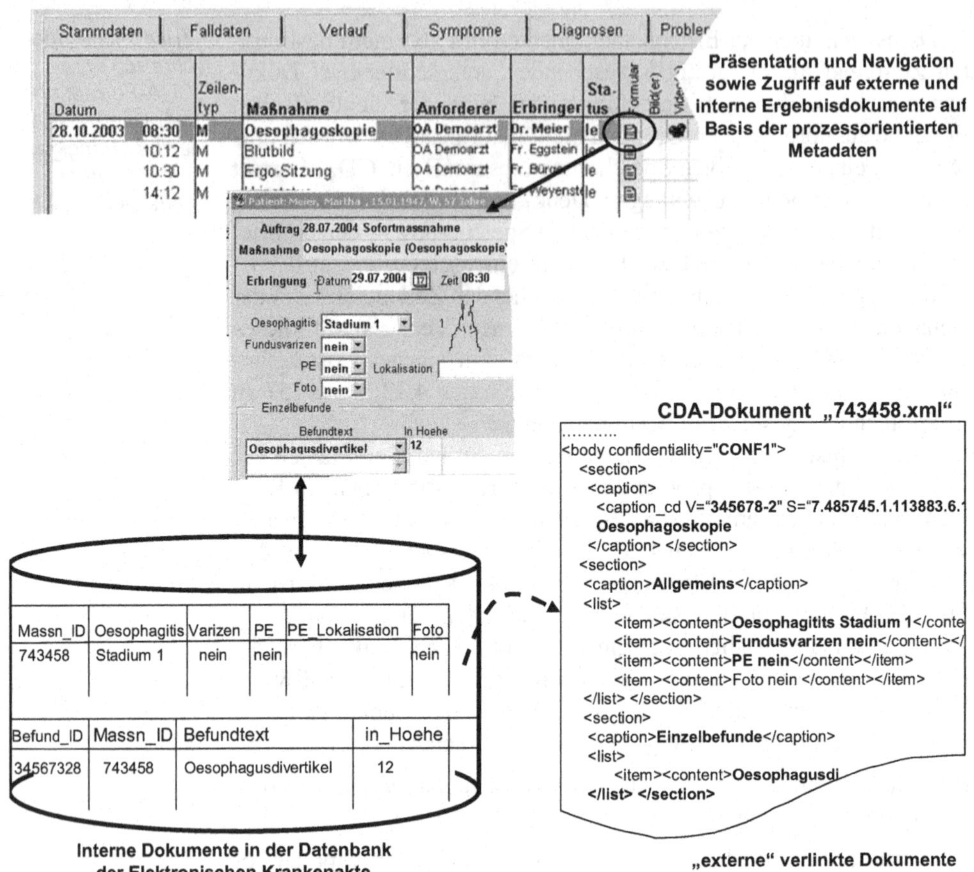

Abb. 5.79: Prozessdokumentation, internes Ergebnisdokument und gespiegeltes CDA-Dokument

CDA als native Basis für die Datenhaltung einer Elektronischen Krankenakte ist zwar denkbar, eine Auswertung und Nutzung der Dokumentinhalte für die nachgeordneten Verwendungszwecke wird aber erschwert wenn nicht gar unmöglich. Auch wird für die Erfassung weiterhin eine auf Basis entsprechender Formularwerkzeuge (⌧ Kap. 5.7.6 S. 381) entwickelte Dokumentationsfunktion benötigt. Eine Speicherung der Daten aus Ergebnisdokumenten als CDA-Dokument bietet sich also vor allem als „Spiegelbild“ der in der der Elektronischen Krankenakte zugrunde liegenden Datenbank gespeicherten Daten („interne Ergebnisdokumente“) an. Mit einem solchen Hybridansatz können die Vorteile beider Technologien verbunden werden. Soll jedoch aus technischen oder unternehmensstrategischen Gründen eine andere Anwendungssoftware für die Elektronische Krankenakte zum Einsatz kommen, kann das gesamte CDA-Archiv einfach in das neue System übernommen werden.

5.7.8 Symptomdokumentation

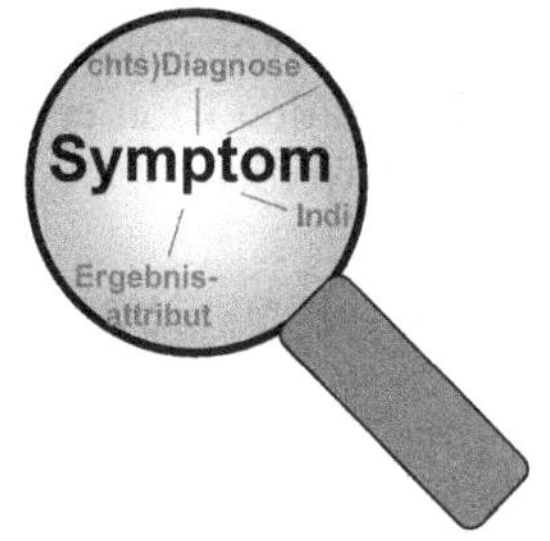

Explizite Symptomdokumentation bisher selten

Symptome können als bedeutungserteilte Beobachtungen betrachtet werden (☒> Seite 156). In kaum einem kommerziellen Softwareprodukt für Elektronische Krankenakten ist heute eine explizite und formale Symptomdokumentation integriert. Einerseits wird eine solche von den Nutzern nicht nachgefragt, andererseits werden auch keine darauf aufbauenden Anwendungen wie z.B. entscheidungsunterstützende Funktionen eingesetzt. Lediglich in Arztpraxisinformationssystemen können entsprechende Zeilen vom Zeilentyp „S = Symptom“ in die Verlaufsdokumentation eingefügt werden, oftmals auch unter dem Kürzel „B“ für Befund. Für einen schnellen Überblick zur aktuellen oder früheren Symptomatik sowie zu Auswertungszwecken und als Basis für den Einsatz entscheidungsunterstützender Funktionen ist eine explizite Symptomdokumentation aber angebracht. Auch aus methodologischer Sicht ist das Erkennen und Scharfstellen von Symptomen eine wichtige primäre Aufgabe im Rahmen von Behandlungsprozessen.

„Die Selektion des Wesentlichen und die effektive Verwendung der gewonnenen Informationen bilden den Kern der ärztlichen Kunst.“ (Dahmer 1998)

Dabei ist die Erkennung von typischen Mustern („Musterbildung“) und die Assoziation von Hypothesen wesentlich, was durch eine übersichtliche Symptomdokumentation erheblich unterstützt werden kann.

„Die Musterbildung strukturiert die Wahrnehmung des Arztes und lenkt seinen Verdacht. Die Zahl der Hypothesen wird durch sie eingeschränkt, die weitere Problemlösung auf bestimmte Brennpunkte fokussiert.“ (Mannebach 1997).

Vor diesem Hintergrund ist es um so erstaunlicher, dass die Nachfrage nach und das Angebot an entsprechenden Funktionalitäten in Elektronischen Krankenakten gering ist.

Die Symptomdokumentation als wesentlicher Teil der Ergebnisdokumentation kann ebenfalls auf einem eigenen Karteireiter untergebracht werden.

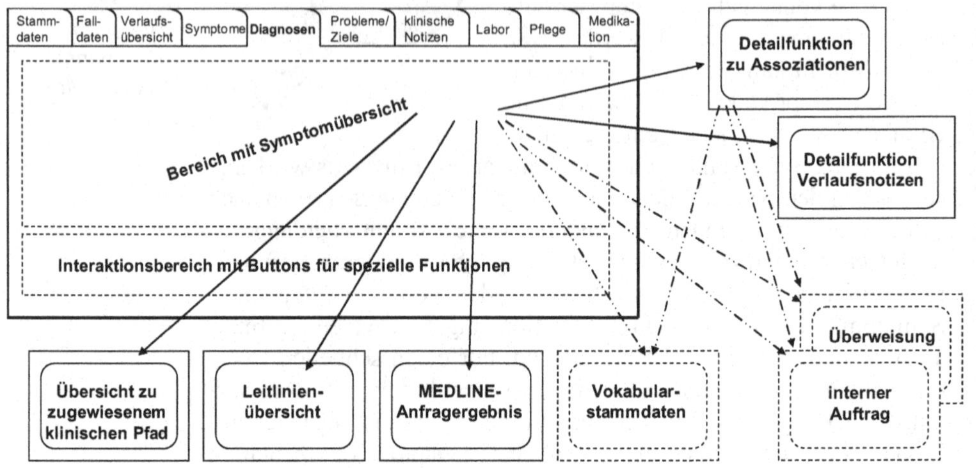

Abb. 5.80: Übersicht zur Symptomdokumentation

Dabei ist die Möglichkeit der Assoziation zu anderen Einträgen in der Elektronischen Krankenakte wie Diagnosen, Maßnahmen und Probleme mit einem Symptom oder einem Symptomkomplex eine wichtige Funktionalität. Damit kann abgebildet werden, welche Symptome zu welchen (Verdachts-/Arbeits-) Diagnosen geführt haben und welche differentialdiagnostischen Maßnahmen verordnet bzw. durchgeführt wurden. Mittels einer fortgeschriebenen Symptomdokumentation kann also der ärztliche Entscheidungsprozess transparent dokumentiert werden. Komplex ist hierbei hinsichtlich der Implementierung die Tatsache, dass zu mehreren Symptomen die gleiche Diagnose bzw. die gleichen Maßnahmen gehören können. Damit muss es also für diese „Zusammenhangsdokumentation" möglich sein, Symptome zu gruppieren und diesen Gruppen entsprechende Beziehungen zu anderen Einträgen zuweisen zu können.

Die Dokumentation von Symptomen könnte ebenfalls auf Basis eines kontrollierten Vokabulars erfolgen – sollen wissensbasierte Funktionen zum Einsatz kommen, ist dies sogar unabdingbar. Da es aber unmöglich ist, für die riesige Menge möglicher Symptome tatsächlich ein praktikabel nutzbares Vokabular aufzubauen, sollte eine Elektronische Krankenakte zwar diese Möglichkeit über den Mechanismus eines selbstlernenden Vokabulars anbieten, prinzipiell aber dem dokumentierenden Health Professional jegliche Formulierungsfreiheit lassen. Letztendlich handelt es sich in der Patientendokumentation um eine fortschreibbare Symptomliste, wobei zu jedem Eintrag analog der Funktionalität zur Dokumentation von Problemen

(⌦ Kap. 5.9, S.409) zusätzliche Angaben vor allem zu Stärke/Schweregrad/Stadium und Status möglich sein sollten.

Symptome als bedeutungserteilte Beobachtungen müssen schnell und effektiv aus jeder Nutzungssituation der Elektronischen Krankenakte heraus erfasst werden und auf dem gesonderten Karteireiter „Symptome" übersichtlich eingesehen werden können. Ebenfalls sollte das Einmischen in die Prozessübersicht möglich sein. Eine beispielhafte Symptomübersicht zeigt nachfolgende Abbildung. Dabei sollte eine beliebige Sortierung nach Nummer, Symptomtext, Schweregrad, Zeitpunkt des Auftretens und Status – z.B. mittels einem Klick auf die Spaltenüberschrift – möglich sein.

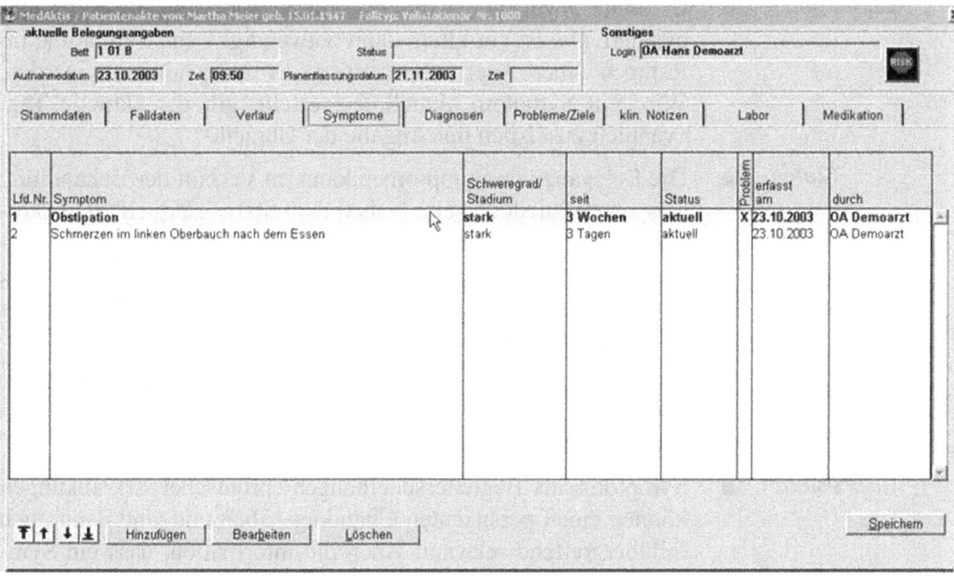

Abb. 5.81: Beispiel einer Symptomdokumentation

Die Dokumentation von Symptomen sollte direkt mittels Eintragung in die oben gezeigte Liste vorgenommen werden können. Dabei sollten wie in vorangehender Abbildung gezeigt folgende Angaben möglich sein:

Nummer des Symptoms

- Die laufende Nummer des Symptoms legt seine Position in der Liste fest. Diese sollte mittels der Pfeile im Interaktionsteil geändert werden können. Über die Nummer kann eine beliebig wählbare Reihenfolge unabhängig von Auftretenszeitpunkt, Priorität und Status festgelegt werden. Sie dient also gegenüber den inhaltlichen Sortierkriterien als künstliches Anordnungskriterium.

Symptomtext

- Das beobachtete Symptom sollte im Freitext oder auf Basis eines schnell abrufbaren Vokabularbegriffs beschrieben werden.

Schweregrad/Stadium

- Für Symptome sollte deren Schweregrad oder Stadium angegeben werden können. Dabei kann es sich um eine subjektive Einschätzung handeln („Meine Schmerzen sind stark") als auch um einen objektivierbaren Tatbestand („Gamma-Globuline stark erhöht"). Wo möglich, sollten festgelegte Einteilungen/Stadien benutzt werden, z.B. bei Angina Pectoris die NYHA-Klassifikation. Zur Bedeutung von Stadien und Einteilungen siehe auch ⌧ Kapitel 3.3.4, Seite 144, Beispiele finden sich in Gerber (1995).

seit-Angabe

- Es sollte angegeben werden können, seit wann ein Symptom existiert. Die ist vor allem dann notwendig, wenn Symptome im Rahmen einer Anamnese retrospektiv aufgenommen werden. Wird ein Symptom aktuell festgestellt, gilt der aktuelle Tag, eventuell zusätzlich mit Angabe der Uhrzeit.

Status

- Die Relevanz von Symptomen kann im Verlauf der Behandlung sehr unterschiedlich sein. Neben dem Status „aktuell" d.h. aktuell im Meinungsprozess relevant, könnte es noch den Status „abgeklärt", „abgeklungen", „medikativ unterdrückt" usw. geben. Welche Statusausprägungen möglich sind, sollte im Rahmen der Parametrierung festgelegt werden können.

Priorität

- Mittels der Priorität kann dem Symptom eine Priorität bzw. Wichtigkeit bezüglich der aktuellen Entscheidungssituation gegeben werden.

Persistenz

- Symptome als Begleiterscheinungen chronischer Erkrankungen können einen persistenten Charakter haben und sind dann auch fallübergreifend relevant. Auch die Information, dass ein Symptom zwar persistent aber abgeklärt ist, kann Mehrfachuntersuchungen vermeiden helfen.

Problem

- Symptome können für den Patienten ein Problem darstellen und sollten dann auch in der Problemliste mit angezeigt werden.

Erfassungsdatum und erfassende Person

- Diese Angaben sind prinzipiell mitzuführen um die Ordnungsmäßigkeit der Dokumentation zu gewährleisten. Sie können automatisch während der Erfassung eingesetzt werden. In größeren Organisation, in denen viele Ärzte an der Dokumentation beteiligt sind, ist die direkte Anzeige dieser Angaben in der Symptomliste sinnvoll, aber auch bei der Führung einrichtungsübergreifender Elektronischer Krankenakten. In kleineren Institutionen, in denen nur ein Arzt dokumentiert, brauchen diese Angaben in der Liste nicht angezeigt zu werden.

- In der Regel werden Symptome aufgrund durchgeführter diagnostischer Maßnahmen festgestellt. Die Angabe der Maßnahme, im Rahmen derer das Symptom erhoben wurde, sollte angegeben werden können.

Maßnahme

- Symptome sollten zu Gruppen („Wegleitende Muster“, Mannebach 1997) zusammengefasst werden können. Dabei sollte ein Symptom zu mehreren Gruppen zugewiesen werden können.

Gruppierung

- Zu jedem Symptom bzw. zu jeder Symptomgruppe sollten beliebig viele Verlaufsnotizen möglich sein. Dies kann z.B. durch ein entsprechendes Icon in der Liste visualisiert werden. Sind Notizen vorhanden, erscheint ein spezielles Icon und mittels Doppelklick kann auf die Notizen zugegriffen bzw. eine neue Notiz eingetragen werden.

Verlaufsnotizen

Die Dokumentation von Symptomen bzw. Symptomgruppen sollte optional durch weitere Angaben zu Assoziationen mit anderen Einträgen in der Elektronischen Krankenakte ergänzt werden können, wie z.B.

- mit dem Symptom in Beziehung stehende (Verdachts-) Diagnosen,
- zur weiteren Abklärung verordnete bzw. durchgeführte Maßnahmen.

Eine beispielhafte Repräsentation einer solchen Zusammenhangsdokumentation zeigt nachfolgende Abbildung 5.82. Mit einer solchen Dokumentationsfunktion können die entsprechenden Beziehungen zwischen Symptom, Maßnahme, Diagnose und Problem in der Domänenontologie (⌦ Abb. 3.32, S. 169) realisiert werden.

Zusätzlicher Nutzen durch automatische Symptomdokumentation

Eine zusätzliche Funktionalität einer Elektronischen Krankenakte kann darin bestehen, dass aufgrund der im Rahmen der Parametrierung hinterlegten Normbereiche sowie von medizin-technischen Verfahren wie EKG-Geräten, Ergometrie-Messplätzen, Spirometern, EMG-Geräten etc. übernommene auffällig Werte automatisch in die Symptomdokumentation eingestellt werden. Dadurch wird die Akte zu einer „aktiven“ Akte.

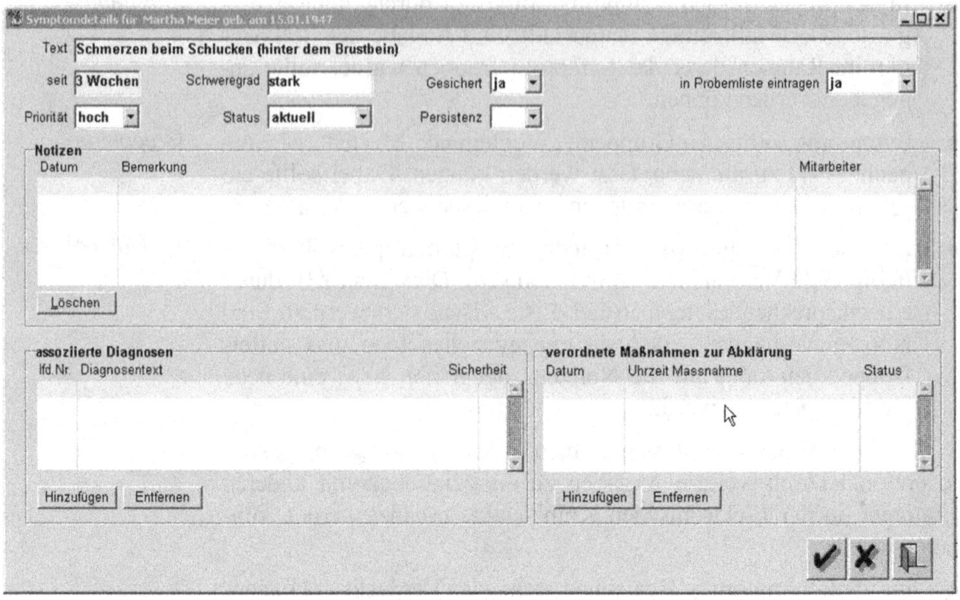

Abb. 5.82: Zusatzangaben zur Symptomdokumentation

5.7.9 Zusammenfassung

Folgende Anforderungen sind an eine Ergebnisdokumentation zu stellen:

Merk-/Anforderungstafel 30
zu Kapitel 5.7: Ergebnisdokumentation

M30.1 ■ Die Ergebnisdokumentation ist wesentlicher Teil der Elektronischen Krankenakte.

M30.2 ■ Die Ergebnisdokumentation umfasst die im Rahmen der Durchführung von medizinischen Maßnahmen anfallenden frei formulierten Notizen, strukturierte Ergebnisformulare, Ergebnisdokumente verschiedenen medialen Typs wie Bilder, Audioaufnahmen, Kurven und Videos sowie die Symptome.

M30.3 ■ Ergebnisdokumente sind alle im Rahmen einer Maßnahmendurchführung anfallenden Dokumente, also auch Röntgenbilder, Sonographie-Videos, EKG-Kurven usw.

- Spezielle Formulare zur Dokumentation von medizinischen Maßnahmen gehören zur Klasse der Ergebnisdokumente. Sie können als Ergebnisformulare bezeichnet werden. *M30.4*
- Ergebnisformulare können sowohl nur speziell für eine bestimmte Maßnahme Verwendung finden, als auch für eine ganze Klasse von Maßnahmen. *M30.5*
- Interne Ergebnisdokumente sind solche Dokumente, die originär in der Datenhaltung der Elektronischen Krankenakte – also z.B. in der dieser zugrunde liegenden Datenbank – gespeichert werden. *M30.6*
- Externe Ergebnisdokumente sind außerhalb der Elektronischen Krankenakte entstandene Dokumente z.B. von medizintechnischen Geräten oder von anderen Einrichtungen übermittelte Dokumente. Sie werden in der Regel außerhalb der originären Datenhaltung der Elektronischen Krankenakte z.B. im Dateisystem oder in einem externen Dokumentenmanagementsystem gespeichert. *M30.7*
- Externe Ergebnisdokumente müssen in geeigneter Weise mit der Elektronischen Krankenakte verknüpft werden. Es muss die Möglichkeit bestehen, beliebige externe Ergebnisdokumente beliebigen Formates so in die Elektronische Krankenakte zu integrieren. *M30.8*
- Der Zugriff auf externe Ergebnisdokumente muss aus der Oberfläche der Elektronischen Krankenakte heraus möglich sein. *M30.9*
- Die repräsentative Integration externer Ergebnisdokumente kann über die Behandlungsprozessdokumentation oder alternative Repräsentationen wie Ordner-/Dokumenthierarchien oder spezielle Listeneinträge erfolgen. *M30.10*
- Eine Ergänzung der Ergebnisdokumentation um neue Ergebnisformulare und Ergebnisdokumente muss inkrementell möglich sein, ohne die Grundfunktionalität der Akte zu berühren. *M30.11*
- Die Überführung von konventionellen in elektronische Formulare ist ein Migrationsprozess, in dessen Rahmen eine Überarbeitung des Formularaufbaus und der Inhalte vor dem Hintergrund der Möglichkeiten elektronischer Formulare vorgenommen werden sollte. Weitere Aspekte hierzu sind: *M30.12*
  - Der Umstellung einer konventionellen auf eine elektronische Dokumentation muss eine Analyse des bestehenden Formularwesens vorausgehen.
  - Eine 1:1-Umsetzung von Papierformularen in elektronische Formulare ist zumeist suboptimal.

- Die Überführung eines Papierformulars in ein elektronisches Formular erfordert einen Gestaltungsprozess, bei dem vor dem Hintergrund der vorausgegangenen Analyse und auf Basis der besonderen Gestaltungsmöglichkeiten elektronischer Formulare sowie unter Berücksichtigung der nachgeordneten Verwendungszwecke ein Redesign des Formulars erfolgt. Dabei sind die Nutzer der elektronischen Dokumentation in geeigneter Weise mit einzubeziehen.
- Zur Realisierung elektronischer Ergebnisformulare gibt es verschiedene technische Ansätze. Formularerstellungswerk-zeuge können hierbei generierender Natur sein, in dem lauffähige, die Formulare repräsentierende Programmmodule erstellt werden, oder aber interpretierender Natur, wobei dann auf Basis einer erstellten Formularbeschreibung zum Zeitpunk des Ausfüllens das Formular dynamisch von einem speziellen Programmmodul generiert wird.
- Formularerstellungswerkzeuge können auf einem expliziten semantisch reichen Diktionär basieren, das bei der Erstellung der elektronischen Formulare genutzt wird.

M30.13 ■ Ein herstellerneutrales Format für Ergebnisdokumente bzw. die Ergebnisdokumentation ist die XML-basierte Clinical Document Architecture (CDA).

M30.14 ■ Bedeutungserteilte Ergebnisse sind die Symptome, die Basis der weiteren differentialdiagnostischen Abklärungen sind. Sie spielen eine wichtige Rolle als Indikationen für diagnostische Maßnahmen.

M30.15 ■ Die Symptomdokumentation als Teil der Ergebnisdokumentation sollte folgende Leistungsmerkmale aufweisen:

- Effektives Notieren eines Symptoms durch Freitexteingabe oder Abruf eines Textes aus dem Symptom-Vokabular, automatische Ergänzung durch Erfassungszeitpunkt und Erfasser.
- Möglichkeit der beliebigen Anordnung der Symptome durch Vergabe einer laufenden Nummer.
- Dokumentation des Zeitpunktes, ab wann ein Symptom aufgetreten ist. Bei zeitnahen Befunden (Beispiel Sofortmaßnahme, Laborbefund etc.) automatischer Eintrag des aktuellen Datums und Uhrzeit.
- Möglichkeit der Festlegung von Status, Priorität und Persistenz des Symptoms.

- Möglichkeit der Gruppierung von Symptomen zu Symptomgruppen.
- Ergänzende Dokumentation von Verlaufsnotizen zu den Symptomen bzw. Symptomgruppen.
- Dokumentation der Beziehungen von Symptomen bzw. Symptomgruppen zu Diagnosen.
- Dokumentation der Beziehungen von Symptomen bzw. Symptomgruppen zu Maßnahmen, die zur Abklärung und somit zur Diagnosenerhärtung oder -verwerfung durchgeführt werden sollen bzw. durchgeführt wurden.

5.8 Diagnosendokumentation

5.8.1 Einführung und theoretischer Hintergrund

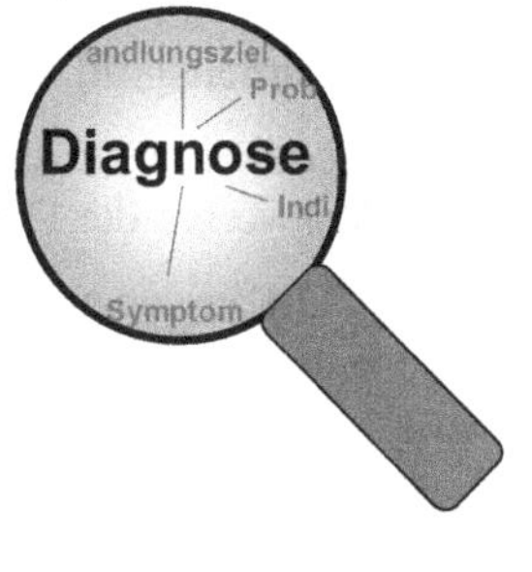

Diagnosen sind Konzeptualisierungen krankhaften Geschehens auf Basis der beobachteten Symptome

Die Diagnosendokumentation stellt in vielerlei Hinsicht neben der Behandlungsprozessdokumentation den zweiten wichtigen Teil der Elektronischen Krankenakte dar. Diagnosen

- als sprachlicher Ausdruck von Konzeptualisierungen krankhaften Geschehens auf Basis der beobachteten Symptome,
- als gleichzeitige Begründung und Indikation für weitere Maßnahmen,
- als Basis für die Abrechnung und
- die Erfüllung gesetzlicher Nachweispflichten,

sind unabdingbar für das ärztliche Handeln. Dementsprechend muss eine Diagnosendokumentation übersichtlich aufgebaut und effektiv zu verwalten sein.

Notwendigkeit der Dokumentation freitextlicher Diagnosen

Für die Versorgung und aus forensischen Gründen muss die Diagnosendokumentation eine vollständige und fortschreibbare freitextliche Dokumentation aller Diagnosen eines Patienten ermöglichen. Sie darf sich nicht nur auf die Dokumentation z.B. von ICD-Codes beschränken. Im Krankenhaus – aber ggf. auch in anderen Anwendungskontexten – ist dabei auch von Bedeutung, welche „administrative Rolle“ eine Diagnose im Rahmen des aktuellen Behandlungsfalles spielt – also ob sie z.B. eine abrechnungsrelevante Hauptdiagnose ist, ob sie z.B. eine Aufnahme-, Einweisungs- oder Entlassungsdiagnose ist, ob sie die Hauptdiagnose für ein berufsgenossenschaftliches Heilverfahren ist.

Diagnosen können eine „Rolle" haben

Vor allem im stationären Bereich ist diese administrative „Rollenfunktion" von Diagnosen ein wichtiger Aspekt, aber auch im ambulanten Bereich sind abrechnungsrelevante Behandlungsdiagnosen zu kennzeichnen.

Für die einzelnen Diagnosen müssen dokumentierbar sein

- der Diagnosentext als beliebig formulierbarer Freitext bzw. übernommener Begriff aus dem Diagnosenvokabular,
- das Datum der Diagnosestellung bzw. seit wann die Diagnose bekannt ist,
- das Datum der Erfassung bzw. Dokumentation der Diagnose in der Elektronischen Krankenakte,
- der Arzt, der die Diagnose formuliert und erfasst hat,
- der Sicherheitsgrad der Diagnose inkl. dessen Historisierung,
- die Assoziation zu jenen Maßnahmen, die zur Sicherung oder zum Verwerfen der Diagnose geführt haben,
- die ICD-Klassenzuordnung der Diagnose sowie ggf. weitere Zuordnungen zu anderen Ordnungssystemen (TNM, SNOMED usw.),
- mehrere chronologisch geordnete freitextliche Anmerkungen/Verlaufsnotizen zu jeder Diagnose,
- die „Rolle" der Diagnose bezüglich der einzelnen administrativen Behandlungsfälle und
- bestehende (Begriffs)Beziehung(en) zu anderen Diagnosen des Patienten – also ob es sich z.B. um eine Folgediagnose einer anderen bereits dokumentierten Erkrankung handelt.

Dabei ist auch zu beachten, dass sich Diagnosentexte im fortschreitenden Verlauf des differentialdiagnostischen Prozesses in dem Sinne ändern können, dass die Formulierung zu einer Krankheitsentität genauer wird. Es handelt sich dabei dann nicht um neue Einträge, die jeweils in der Diagnosenliste erscheinen, sondern um genauere Texte aufgrund neuer Erkenntnisse auf Basis der durchgeführten differentialdiagnostischen Maßnahmen. Diese textuellen Änderungen der eigentlich „gleichen" Diagnose sind aus forensischen Gründen innerhalb der Elektronischen Krankenakte zu historisieren. Durch eine spezielle Anwendungsfunktion sollten diese historisierten Texte zu einer Diagnose auch abgerufen werden können.

5.8.2 Übersicht zu den Komponenten und Funktionen

Die Diagnosendokumentation einer Elektronischen Krankenakte bzw. eines Medizinischen Informationssystems sollte mindestens über folgende Anwendungsfunktionen verfügen:

- Diagnosenübersicht,
- Detailfunktion zur Diagnosenerfassung,
- Verschlüsselungsunterstützung,
- Vokabularstammdaten zur Diagnose,
- Übersichtsfunktionen zu Anfrageergebnissen in Literaturdatenbanken, zu hinterlegten klinischen Pfaden und zu Leitlinien und
- Möglichkeit der Verzweigung in die Vokabularstammdaten.

Diese Funktionen stehen in folgendem Zusammenhang.

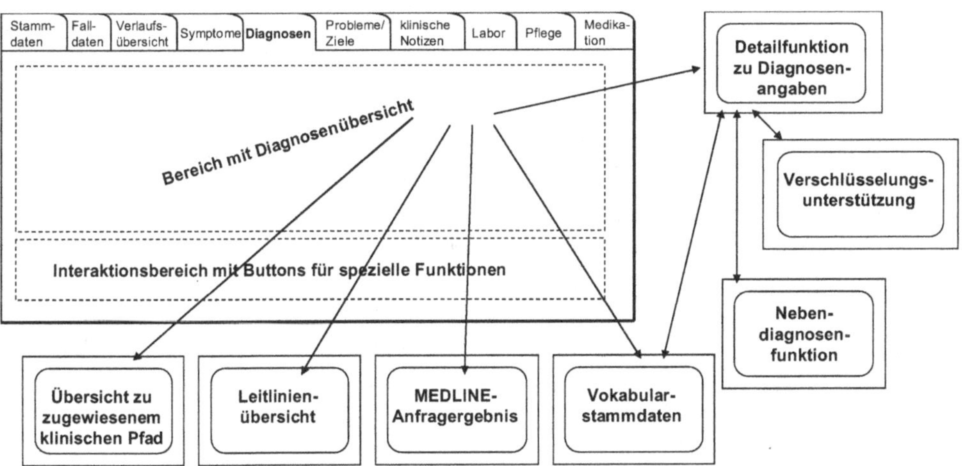

Abb. 5.83: Funktionen der Diagnosen-dokumentation

Wie in der Übersicht deutlich wird, existieren einerseits eine Reihe von Detailfunktionen (Detailfunktion zu Diagnosenangaben, Verschlüsselungsunterstützung, Nebendiagnosenfunktion, Vokabularstammdaten) mittels der die Dokumentation einer Diagnose unterstützt werden, andererseits aber auch kontextsensitive Informationsfunktionen (MEDLINE, Leitlinien, klinische Pfade), die dazu dienen, ergänzende Informationen bzw. allgemein verfügbares Wissen zu einer Erkrankung aus der konkreten Akte heraus direkt abrufen zu können. Weitere Funktionen der letztgenannten Art sind denkbar, z.B. die Abrufbarkeit entsprechender Kapitel in elektronischen Lehrbüchern oder der Abruf konzeptueller Graphen.

5.8.3
Die Diagnosenübersicht und -verwaltung

Diagnoseübersicht als Einstieg

Kern der Diagnosendokumentation ist die Diagnosenübersicht, die als Einstieg zu allen Eingaben und Änderungen von Diagnosen dient. Dies ist insofern wichtig, da eine isolierte Erfassung von Diagnosen in anderen Formularen und Kontexten ohne Kenntnis sprich Blick auf die schon bestehende Diagnosendokumentation schnell zu doppelten Einträgen – evtl. zwar verschiedener Freitexte aber derselben Sachverhalte – und damit zu semantischen Dopplungen führt. Diese schränken dann eine sinnvolle Nutzung der Diagnosendokumentation für die Behandlung aber auch nachgeordnete Verwendungszwecke stark ein.

Schneller Überblick für alle Behandler

Die Diagnosenübersicht soll allen am Behandlungsprozess Beteiligten einen schnellen Überblick zu allen Diagnosen und weiteren diagnosebezogenen Angaben ermöglichen. Gerade in einem durch einen hohen Spezialisierungsgrad gekennzeichneten Handlungsfeld wie der Medizin, in dem viele verschiedene Berufsgruppen zur Gesamtleistung beitragen, sind entsprechende Übersichten ein wichtiges Instrument, da die handelnden Personen z.B. durch Schichtwechsel im Rahmen des Prozesses öfters wechseln.

Abb. 5.84: Karteireiter zu Diagnosen

Nachfolgende Abbildung zeigt ein Beispiel einer solchen Diagnosenübersicht für die Beispielpatientin nach der stationären Aufnahme mit bereits eingegebenen Diagnosen.

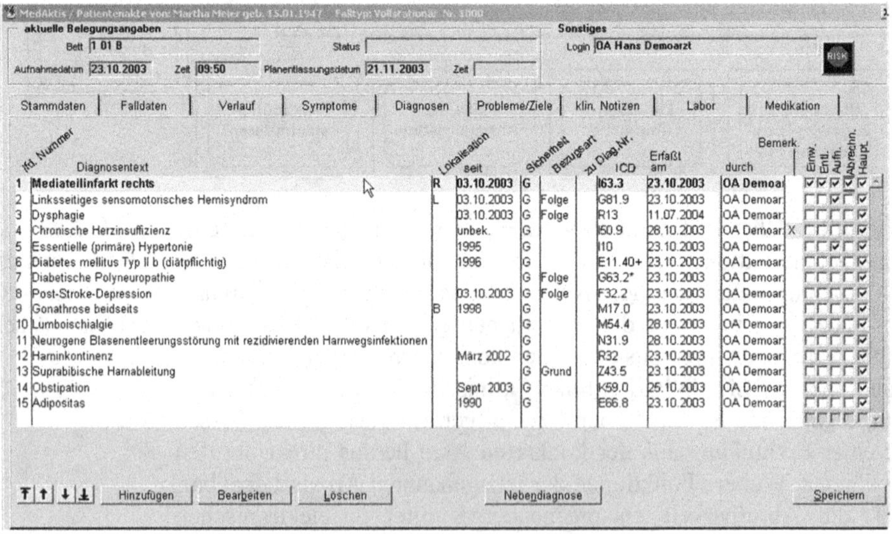

aktuelle Belegungsangaben
Bett 1 01 B
Status
Aufnahmedatum 23.10.2003 Zeit 09:50 Planentlassungsdatum 21.11.2003 Zeit
Sonstiges
Login OA Hans Demoarzt
RISK

Stammdaten | Falldaten | Verlauf | Symptome | Diagnosen | Probleme/Ziele | klin. Notizen | Labor | Medikation

lfd. Nummer	Diagnosentext	Lokalisation	seit	Sicherheit	Bezugsart	zu Diag.Nr.	ICD	Erfaßt am	durch	Bemerk.	Einw.	Entl.	Aufn.	Abrechn.	Haupt.
1	**Mediateilinfarkt rechts**	R	**03.10.2003**	G			**I63.3**	**23.10.2003**	**OA Demoar**		x	x	x	x	x
2	Linksseitiges sensomotorisches Hemisyndrom	L	03.10.2003	G	Folge		G81.9	23.10.2003	OA Demoar				x		x
3	Dysphagie		03.10.2003	G	Folge		R13	11.07.2004	OA Demoar						x
4	Chronische Herzinsuffizienz		unbek.	G			I50.9	28.10.2003	OA Demoar	X					x
5	Essentielle (primäre) Hypertonie		1995	G			I10	23.10.2003	OA Demoar				x		x
6	Diabetes mellitus Typ II b (diätpflichtig)		1996	G			E11.40+	23.10.2003	OA Demoar						x
7	Diabetische Polyneuropathie			G	Folge		G63.2*	23.10.2003	OA Demoar						x
8	Post-Stroke-Depression		03.10.2003	G	Folge		F32.2	23.10.2003	OA Demoar						x
9	Gonathrose beidseits	B	1998	G			M17.0	23.10.2003	OA Demoar						x
10	Lumboischialgie			G			M54.4	28.10.2003	OA Demoar						x
11	Neurogene Blasenentleerungsstörung mit rezidivierenden Harnwegsinfektionen			G			N31.9	28.10.2003	OA Demoar						x
12	Harninkontinenz		März 2002	G			R32	23.10.2003	OA Demoar						x
13	Suprabibische Harnableitung			G	Grund		Z43.5	23.10.2003	OA Demoar						x
14	Obstipation		Sept. 2003	G			K59.0	25.10.2003	OA Demoar						x
15	Adipositas		1990	G			E66.8	23.10.2003	OA Demoar						x

Hinzufügen | Bearbeiten | Löschen | Nebendiagnose | Speichern

Folgende Sachverhalte sollten auf einen Blick deutlich werden:

- Die *Wertigkeit der Diagnose* für den aktuellen Behandlungsfall wird durch die laufende Nummer in der ersten Spalte bzw. ihre Position in der Liste angegeben. Vor allem im stationären Bereich ist diese prioritäre Ordnung für die Ermittlung der Fallklassifikation über einen DRG-Grouper von Bedeutung. Bei fallübergreifender Betrachtung sind die Diagnosen chronologisch nach dem „seit-Datum" zu sortieren.

Wertigkeit der Diagnose

- Die Dokumentation der Diagnosen hat wie vom Arzt formuliert im *Freitext* zu erfolgen. Der Diagnosefreitext findet sich später u.a. in der Epikrise bzw. Arztbriefen, aber auch in entsprechenden Leistungsanforderungen bzw. Überweisungen wieder. Der Text entspricht bei Benutzung eines kontrollierten Vokabulars auch einem Vokabulareintrag.

Freitext der Diagnose

- Das *Diagnosedatum* gibt an, seit wann eine Diagnose bekannt ist. Dabei müssen auch ungenaue Datumsangaben möglich sein, in dem z.B. nur Monat und Jahr oder nur das Jahr angegeben werden. Oftmals kommt es im Rahmen der Anamnese vor, dass ein Patient zwar eine bestehende Erkrankung angeben kann, nicht aber das genaue Datum, wann diese diagnostiziert wurde.

Datum der Diagnose

- Eine Diagnose kann im Rahmen eines Behandlungsfalles mehrere *Rollen* einnehmen. Viele Systeme erfordern dann die erneute Eingabe der Diagnose, sie erscheint dann zwei- oder dreimal in der Liste, was für die tägliche Arbeit des Arztes verwirrend und hinderlich ist. Als Krankheitsentität des Patienten ist sie natürlich nur einmal präsent und damit auch nur ein Eintrag in der Liste. Über entsprechende Häkchen kann erreicht werden, dass die Rolle der Diagnose übersichtlich angekreuzt werden kann.

Rolle der Diagnose

- Diagnosen können untereinander *Beziehungen* bzw. einen Zusammenhang haben. Im Wesentlichen handelt es sich darum, ob eine Diagnose eine Folgeerkrankung einer anderen dokumentierten Diagnose ist.

Diagnosen können zusammenhängen

- Viele Elektronische Krankenakten bzw. Medizinische Informationssysteme erlauben heute im engeren Sinne nur die Dokumentation *abrechnungsrelevanter Diagnosen.* Für den klinisch handelnden Arzt ist aber jede Diagnose bezogen auf den aktuellen Fall – auch wenn Sie abrechnungstechnisch keine Rolle spielt – relevant und muss dokumentiert werden können. Um diese Diagnosen von den tatsächlich abrechnungsrelevanten zu unterscheiden – diese dürfen also bei der automatisierten Abrechnung des aktuellen Falles nicht auftauchen – muss also be-

Abrechnungsrelevanz der Diagnose

zogen auf den aktuellen Behandlungsfall angegeben werden können, ob die Diagnose abrechnungsrelevant ist.

Sicherheitsgrad der Diagnose

- Der *Sicherheitsgrad* einer Diagnose gibt an, ob es sich um eine Verdachtsdiagnose, eine gesicherte Diagnose oder um eine ausgeschlossene Diagnose handelt.

Lokalisation

- Sinnvoll ist es, ein genauere *Lokalisationsangabe zur Diagnose* dokumentieren zu können. Diese Lokalisationsangabe ist eine formale und damit auswertbare Angabe und muss im Zusammenhang mit dem zugeordneten ICD-Code oder dem eines anderen benutzen Ordnungssystems gesehen werden. Darüber hinaus kann natürlich im Freitext eine weitaus genauere Lokalisationsangabe enthalten sein.

Erfassungszeitpunkt und Erfasser

- Das *Erfassungsdatum und der Erfasser der Diagnose* sind notwendig, damit deutlich wird, ab wann die Diagnose in der Elektronischen Akte stand und damit allen Benutzern als Basis für ihr Handeln bekannt sein musste. Dies hat auch einen wichtigen forensischen Aspekt, ggf. ist die Erfassung/Änderung mittels digitaler Unterschrift zu signieren. Das Erfassungsdatum muss offensichtlich nicht mit dem Diagnosedatum übereinstimmen, da z.B. im Rahmen einer Anamnese sehr wohl Diagnosen erfasst werden können, deren Auftreten bzw. Bekanntsein in der Vergangenheit liegt.

Bemerkungshinweis

- Mittels einem *Bemerkungs-Icon* sollte sofort deutlich werden, ob zu einer bestimmten Diagnose zusätzliche Bemerkungen/ Verlaufsnotizen vorhanden sind.

Aufgrund der weiteren möglichen Angaben zu Diagnosen sollten alle Eingaben hierzu über eine spezielle Funktion zur Erfassung und Änderung dokumentierter Diagnosen erfolgen. Dabei muss es auch möglich sein, die für die einzelnen Angaben hinterlegten möglichen Werteausprägungen per Knopfdruck abzurufen sowie eine Funktion zur Unterstützung der Diagnoseverschlüsselung (⌦ Kap. 5.8.5, S. 405) anzuspringen. In übersichtlicher Weise müssen alle vorhandenen Bemerkungen zu einer Diagnose einzusehen sein sowie die eventuelle Beziehung zu einer bereits dokumentierten Diagnose. Weitere Interaktionsmöglichkeiten in dieser Übersicht sind:

- Das Kästchen Bemerkung ist nur grün ausgefüllt, wenn mindestens eine Bemerkung zu der jeweiligen Diagnose eingegeben worden ist. Zum Anschauen der Bemerkungen reicht es aus, mit der Maus auf diesem Kästchen kurz zu verweilen, es erscheint dann ein kleines Fenster mit allen diesen Bemerkungen.
- Mit den vier „Pfeil“-Schaltflächen können die Diagnosen in ihrer Reihenfolge schnell und effektiv verändert werden, entweder

eine Position nach unten, eine Position nach oben oder ganz nach unten oder ganz nach oben.

- Mittels der Optionsgruppe „Bezug“ kann gewählt werden, ob die Liste nur die aktuellen Falldiagnosen enthält, oder aber alle jemals erfassten Diagnosen des Patienten („Fallübergreifende Sicht“).
- Mittels dem Button „Nebendiagnose“ kann zu der aktuell markierten Diagnose eine Nebendiagnose erfasst werden, d.h. die neue Diagnose bekommt schon den Bezug „in Folge von“ voreingestellt.
- Mit dem Button „Diag.Übernehmen“ kann selektiv eine Diagnose aus einem früheren Fall in die aktuelle Falldokumentation übernommen werden. Es öffnet sich eine Liste mit allen bereits festgestellten Diagnosen zu dem Patienten, aus der eine oder alle Diagnosen übernommen werden können.

Das Löschen von Diagnosen (Löschen-Button) ist ebenfalls aus forensischer Sicht problematisch, insbesondere dann, wenn zwischen dem Eingabezeitpunkt und dem Löschzeitpunkt eine hinreichend lange Zeit liegt, in der andere Benutzer bereits die Diagnosendokumentation eingesehen haben können. Ein Löschen ist also direkt nach Eingabe noch denkbar, spätere Löschungen dürften aber nur noch durch das Durchstreichen des Textes erfolgen. Der Begriff „Löschen“ bezieht sich hierbei tatsächlich auf die Intention des Arztes, den Eintrag zu entfernen. Wird eine Diagnose jedoch ausgeschlossen (für diese Entscheidung werden in der Regel Maßnahmen durchgeführt und Ressourcen verbraucht), so ist dies nicht durch Löschen zu dokumentieren, sondern indem der Sicherheitsgrad der Diagnose auf „ausgeschlossen“ gesetzt wird. Auch ausgeschlossene Diagnosen sollten durchgestrichen angezeigt werden!

5.8.4 Die Diagnosenerfassung

Für unsere Beispielpatientin soll nun die Diagnose „Gastritis“ nachdokumentiert werden, die jedoch erst einmal als Hypothese nur eine Verdachtsdiagnose ist. Dazu wird auf dem Übersichtsbildschirm der Button „Hinzufügen“ betätigt oder alternativ das Kontextmenü oder – da es sich um eine häufige Aktion handelt – die entsprechende Funktionstaste benutzt.

Die dann erscheinende Diagnoseerfassungsfunktion zeigt ⌦ Abbildung 5.85, hier schon mit einigen Angaben ausgefüllt.

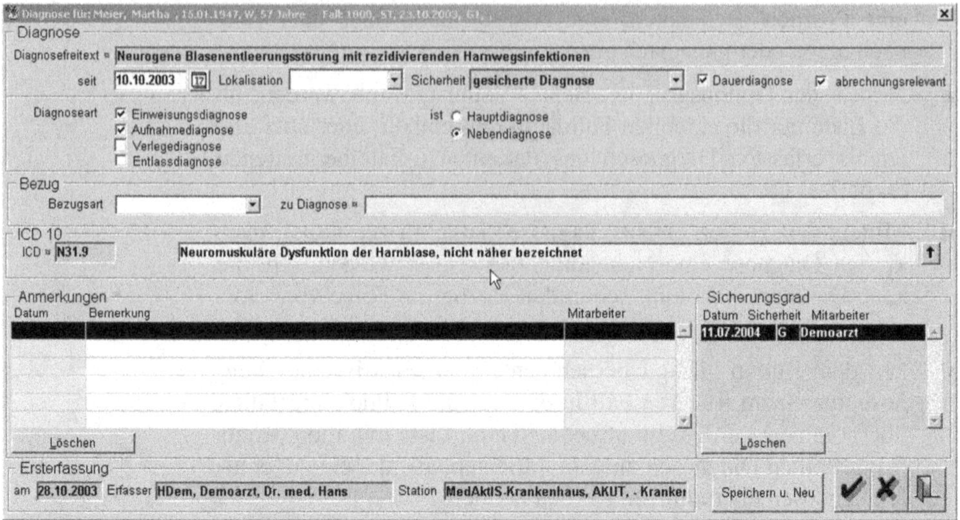

Abb. 5.85: Diagnosenerfassungsmaske

Wie bereits herausgestellt, müssen die Diagnosen im Freitext dokumentierbar sein. Wichtige Angaben sind weiterhin das Datum seit wann die Krankheit vorliegt bzw. das Diagnosedatum, die Lokalisation, die Diagnosesicherheit, die Angabe, ob es sich um eine Dauerdiagnose bzw. eine chronische Erkrankung handelt (diese Diagnosen sind dann permanent über alle Behandlungsfälle relevant) sowie die Angabe, ob eine Diagnose bezüglich des aktuellen Behandlungsfalles abrechnungsrelevant ist. Das Datum sollte manuell oder aber über einen aufrufbaren Kalender (Icon neben dem Datumsfeld) eingegeben werden können.

Im Bereich darunter kann dann angekreuzt werden, welche „Rolle" diese Diagnose bezogen auf den aktuellen Behandlungsfall spielt. Dieser Bereich kann bei Anwendungsbereichen, bei denen solche Angaben nicht relevant sind, wie im betriebsärztlichen Dienst, im Gesundheitsamt oder im ambulanten Bereich entfallen.

Mittels der Angaben im Maskenteil „Bezug" kann die Abhängigkeit dieser Diagnose zu einer bereits dokumentierten Diagnose angegeben werden, also ob es sich um eine durch eine andere Diagnose hervorgerufene Begleiterkrankung handelt.

Klassifizieren nach ICD und anderen Klassifikationen

In fast allen Anwendungsbereichen müssen Diagnosen auch für nachgeordnete Verwendungszwecke wie Abrechnung, Meldepflichten und Statistiken klassifiziert werden. In der Regel kommt hier die ICD 10 zum Einsatz – denkbar wäre aber auch, an dieser Stelle eine andere Klassifikation oder additiv eine weitere wie z.B. den TNM für Tumorerkrankungen einzubinden. Beliebige Klassifikationen lassen sich durch einen generischen Lösungsansatz nutzen, bei dem der Benutzer vor Auswahl eines Codes das Klassifikationssystem selbst auswählt. Auch ist es an dieser Stelle sinnvoll, eine zusätzliche Funktion zur Unterstützung des Arztes bei der Klassifizierung einzubinden.

Bemerkungen zu Diagnosen

Für jede Diagnose muss es möglich sein, beliebig viele Bemerkungen zu hinterlegen. Hierzu dient der untere linke untere Teil der Maske.

Dabei kann nur der Bemerkungstext eingegeben werden. Eingebender Mitarbeiter, Datum und Uhrzeit müssen aus juristischen Gründen automatisch vom Informationssystem ergänzt werden. Problematisch ist hierbei das „Löschen" von Bemerkungen, denn aus forensischer Sicht können einmal eingegebene Bemerkungen, die ja eventuell von anderen Benutzern schon gelesen und ihren Entscheidungen zugrunde gelegt wurden, nicht wieder gelöscht werden. Ein Mittelweg stellt hier das Durchstreichen des Bemerkungstextes dar.

Sicherheitsgrad und seine Historie

Letztendlich muss die Möglichkeit bestehen, den Sicherheitsgrad für eine Diagnose anzugeben. Auch die Angaben hierzu müssen zeitlich historisiert festgehalten werden, damit jeder Benutzer erkennen kann, wer wann den Sicherheitsgrad geändert hat. Insgesamt stellt die Diagnosendokumentation aus forensischer Sicht erhöhte Anforderungen an die Protokollierung der Änderungen einzelner Angaben.

Nachdem nun die neue Verdachtsdiagnose eingegeben ist, kehrt der Arzt zur Diagnosenübersicht zurück, in der die neue Diagnose nun enthalten ist und eventuell noch an anderer Stelle eingereiht wird.

5.8.5 Diagnosenverschlüsselung und DV-Unterstützung

Um das aufwendige Suchen und Blättern in den umfangreichen Klassifikationsbüchern zu vermeiden, sollte eine Diagnosenverwaltung auch die Klassifikation von Patientendiagnosen (Diagnosenverschlüsselung) – in der Regel die Zuordnung zu einem ICD-Code – unterstützen. Meist wird es sich dabei um ein teilautomatisiertes Verfahren handeln, das den Arzt beim Heraussuchen des entsprechenden ICD-Codes mehr oder weniger intelligent unterstützt. Vollautomatisierte Verfahren, die auf Basis linguistischer Analysen den ICD-Code ermitteln, haben sich aufgrund der sehr umfangreichen Variabilität sprachlicher Formulierungen von Diagnosen in der Vergangenheit nicht bewährt.

Suchen nach dem zutreffenden Code

Prinzipiell kann ein Medizinisches Informationssystem die Diagnosenklassifikation – hier am Beispiel des ICD – durch folgende Funktionalitäten unterstützen:

- Elektronisches Buch des ICD mit alphabetischem und systematischem Teil sowie die Möglichkeit, in der Klassifikation zu navigieren oder mit Schlüsselwörtern eventuell in Frage kommende Codes herauszusuchen.
- Hitliste mit den am häufigsten vorkommenden Diagnosen inkl. deren Codes.
- Thesaurus mit vorparametriertem Cross-Mapping von Diagnosentexten und Ordnungssystem-Codes.
- Linguistische Verfahren zur Analyse des Diagnosentextes und automatischer Verschlüsselung.

Das einfachste Verfahren besteht darin, das Ordnungssystem über ein elektronisches Buch der Systematik verfügbar zu machen. Der Benutzer hat dann die Möglichkeit, mittels Navigation in der Systematik einen treffenden Code herauszusuchen. In der Regel wird der Arzt aufgrund seiner Kenntnisse die Navigation über die Systematik einem Suchen im alphabetischen Verzeichnis vorziehen, da er so schneller zum erwünschten Ergebnis kommt. Eine Alternative besteht darin, im elektronisch verfügbaren alphabetischen Verzeichnis des Ordnungssystems zu suchen, wobei dann auch die Suche nach Teilzeichenketten ermöglicht werden sollte.

Erfahrungen zeigen, dass gute Codierergebnisse erreicht werden können, wenn die Diagnosenverschlüsselung anhand des systematischen Verzeichnisses erfolgt und dabei die Möglichkeit besteht, als Einstieg auch nach Texten zu suchen. Dabei dürfen dann als Ergebnis nicht nur genau die gefundenen Text-Treffer innerhalb des Ordnungssystems angezeigt werden, sondern jene Ausschnitte der Systematik (also alle Codes der entsprechenden Gliederungsebene, auf der der Text gefunden wurde), in denen der gefundene Text vorkommt. Dies hat den Vorteil, dass der Arzt dann weitere nahe beim gefundenen Treffer liegende „ähnliche" Codes der Systematik angezeigt bekommt, und dann eventuell Codes findet, die noch besser zu seiner zu verschlüsselnden Diagnose passen.

Nachfolgende Abbildung zeigt beispielhaft eine einfache kombinierte Suchfunktion auf Basis der Vokabularverwaltung (⌦ Kap. 5.3.13, S. 316). Dabei besteht die Möglichkeit, in der Klassifikation zu navigieren oder aber einen Suchtext einzugeben und von da aus in die Systematik zu verzweigen. Es werden dann alle ICD-Codes mit ihren umgebenden Schlüsseln angezeigt, in denen dieser Suchtext vorkommt.

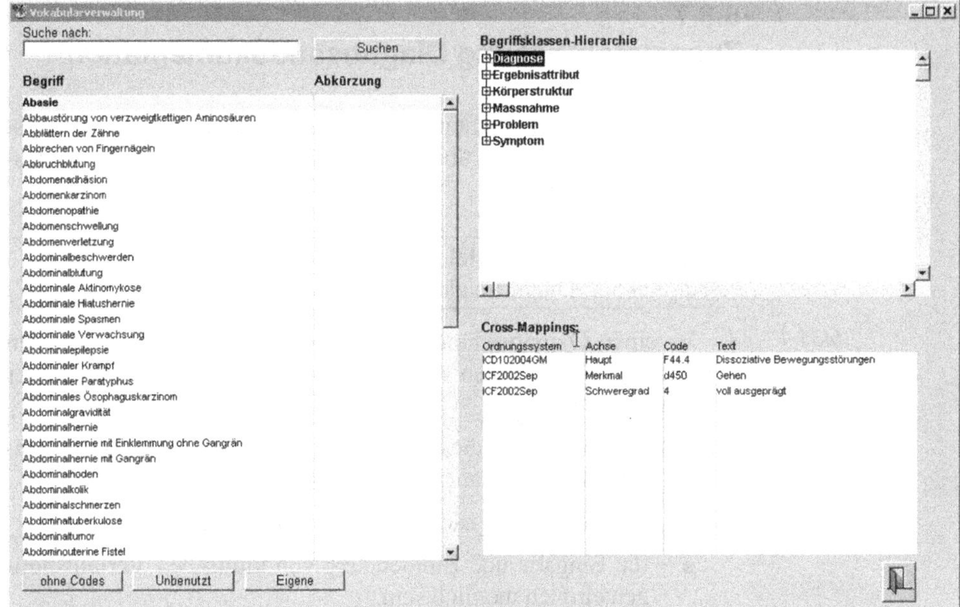

Abb. 5.86: Beispiel für ICD-Verschlüsselungsunterstützung

5.8.6 Ergänzungen der Diagnosendokumentation

Die Diagnosendokumentation kann durch weitere sinnvolle Funktionalitäten ergänzt werden. Solche sind z.B.

- die Möglichkeit, Codes beliebiger Klassifikationen – auch alternativ – einer dokumentierten Diagnose zuzuweisen,
- ein grafisches Benutzerinterface mit Körperbildern zum topographischen schnellen Suchen von Diagnosen,
- die Möglichkeit der Angabe jener Maßnahmen, die zur Diagnosesicherung beigetragen haben,
- die Möglichkeit der Assoziation der zur Diagnose gehörenden Einträge in der Symptomdokumentation,
- die Hinterlegung von Nebendiagnosen zu einer Diagnose im Vokabular und das automatische Anzeigen dieser Nebendiagnosen nach der Erfassung der zugehörigen Haupterkrankung als Grundlage der weiteren Diagnosenerfassung,
- die direkte Hinterlegung von Media-Objekten (z.B. Gewebeschnitte, Röntgenbild, Herzkatheter-Video usw.) zu einer Diagnose.

5.8.7 Zusammenfassung Diagnosendokumentation

Eine Diagnosendokumentation in Medizinischen Informationssystemen muss prinzipiell über folgende Funktionen und Leistungsmerkmale verfügen:

Merk-/Anforderungstafel 31
zu Kapitel 5.8: Diagnosendokumentation

M31.1 ■ In einer Diagnosenübersicht sollten alle Diagnosen mit den wichtigsten Angaben übersichtlich dargestellt werden. In der Übersicht sollten

- Diagnosen zur besseren Darstellung ihrer relativen Wichtigkeit beliebig angeordnet werden können,
- eine Sortierung nach den Spalten möglich sein,
- die Eingabe und Einblendung von klinischen Verlaufsnotizen einfach möglich sein,
- eine kontextsensitiv Verzweigung in die Leistungsanforderung bzw. zur Überweisung möglich sein,
- eine kontextsensitive Verzweigung in Literaturrecherche-Instrumente möglich sein,
- Diagnosen einfach in die Problemdokumentation übernommen werden können.

M31.2 ■ Die Diagnoseerfassung sollte auf Basis eines – evtl. kontrollierten – Vokabulars mit schneller Suchmöglichkeit erfolgen können.

M31.3 ■ Das Diagnosenvokabular muss automatisch um im Rahmen der Patientendokumentation neu erfasste Diagnosen ergänzt werden.

M31.4 ■ Für die Diagnosen sollten neben dem narrativen Text Angaben zum Datum, seit dem diese Diagnose vorliegt, zum Datum der Erfassung und zur erfassenden Person, zum Sicherheitsgrad und zur administrativen Rolle möglich sein.

M31.5 ■ Zu jeder Diagnose sollten beliebig viele klinische Verlaufsnotizen hinzugefügt werden können.

M31.6 ■ Änderungen der Diagnosedokumentation sind zu historisieren. Die Historisierung des Sicherheitsgrades ist dem Benutzer der Krankenakte anzuzeigen, ebenso Fortschreibungen des Diagnosentextes.

- Es sollte die Möglichkeit bestehen, zu dokumentieren, welche Maßnahmen aus der Behandlungsprozessdokumentation zur Sicherung und zum Verwerfen der Diagnose beigetragen bzw. geführt haben. *M31.7*
- Die Diagnosen einer Patientendokumentation müssen miteinander in Bezug gesetzt werden können. *M31.8*
- Die Diagnosenerfassung muss ein integriertes Instrument zur Unterstützung der Diagnosenverschlüsselung enthalten. *M31.9*
- Die Unterstützung der Diagnosenverschlüsselung z.B. nach ICD kann durch ein elektronisches Buch des Ordnungssystems, durch ein Thesaurusverfahren oder durch intelligente linguistische Verfahren erfolgen. *M31.10*

5.9 Problemdokumentation

5.9.1 Einführung und theoretischer Hintergrund

Strategisches und taktisches Handeln entlang der Probleme des Patienten

Ziel des problemorientierten Krankenblattes nach Weed ist es, die momentane Krankheitssituation des Patienten sowie die damit verbundenen Konsequenzen auf einen Blick transparent zu machen (⌧ Kap. 3.4.5, S. 164). Die Problemliste stellt damit die Menge der aus Sicht des Arztes und des Patienten in den Betrachtungsfokus gerückten Symptome, Diagnosen und sonstiger Probleme dar. Zu jedem Problem sollen ein bis mehrere Behandlungsziele angegeben werden können, an denen sich dann diagnostische oder therapeutische Handlungsstränge festmachen lassen. Eine Problemdokumentation kann nicht isoliert von der Symptom- und Diagnosendokumentation gesehen werden. Wie die Domänenontologie auf ⌧ Seite 169 zeigt, können Ergebnisse, Symptome und Diagnosen eine Rolle als Problem spielen, aber darüber hinaus gibt es auch originäre eigenständige Probleme v.a. aus dem psychosozialen Lebenskontext. Daher sind problemrelevante Symptome, Beobachtungen, Maßnahmen und Abklärungen entsprechend zuzuordnen. Daneben ist auch die Möglichkeit der Inbezugsetzung von Problemen zueinander notwendig.

Die Diskussion des Weed'schen Ansatzes in den vergangenen Jahren hat aber auch gezeigt, dass die Beschränkung der problembezogenen Einträge auf das SOAP-Konzept (⌧ Kap. 3.4.5, S. 164) ergänzt werden sollte um weitere Kategorien von Einträgen. Kategorien könnten z.B. sein:

Kategorien für problembezogene Notizen

- IA – Initialanamnestische Angaben des Patienten zur Problematik.
- SB – Subjektive Beschwerden und Einschätzungen des Patienten.
- OB – Objektiv festgestellte Befunde/Symptome (Ergebnisse von durchgeführten Maßnahmen aus der Behandlungsprozess- und Ergebnisdokumentation).
- HY – Arbeitshypothesen für weitere diagnostische Abklärungen, also Verdachtsdiagnosen aus/in der Diagnosendokumentation.
- Z – Ziele für das weitere Vorgehen.
- MP – Maßnahmenplanungen für das weitere Vorgehen, d.h. die verordneten Maßnahmen, um die formulierten Ziele zu erreichen.
- SN – Strategienotizen des behandelnden Arztes, mittels der Bewertungen zur Symptomatik, Entscheidungen und Überlegungen zur Formulierung von Zielen dokumentiert werden.
- VN – Verlaufsnotizen der beteiligten Health Professionals zu Veränderungen von Symptomatik oder Problemausprägung.
- KN – Konsultationsnotizen, die den Informationsstand des Patienten wiedergeben.

Dabei ist dort wo sinnvoll und notwendig auf die Verzahnung mit der Symptom- und Diagnosendokumentation zu achten. Eine Kategorisierung der Notizen in strategische und taktische Notizen kann in Anlehnung an das von Mannebach (1997) diskutierte MAC-CORD-Modell erfolgen. Dort werden die operative, taktische und strategische Ebene des ärztlichen Handelns unterschieden. Während die Symptome und Befunde Ergebnisse von auf der operativen Ebene durchgeführten Maßnahmen sind, gehören die Handlungspläne (⌧ auch Kap.6.4, S. 549) zur Erreichung von diagnostischen oder therapeutischen Zielen zur taktischen Ebene. Auf der strategischen Ebene werden die Ziele vor dem Hintergrund der subjektiven Bewertung vorliegender Informationen durch den behandelnden Arzt formuliert. Strategienotizen entsprechen also den im SOAP-Konzept als „A – Analyse" bezeichneten Einträgen. Verlaufsnotizen sollen Auskunft über Änderungen der Symptomatik oder des Problems selbst Auskunft geben.

Aufgrund der Mehrdimensionalität der Informationen stellt die übersichtliche Repräsentation der Problemdokumentation selbst ein Problem dar, da es zu einem Eintrag eine ganze Reihe von Zusatzangaben gibt. Alternative Repräsentationsansätze sind:

Lineare tabellarische Repräsentation

Bei der *tabellarischen Repräsentation* werden alle Einträge linear angeordnet dargestellt. Die zu den einzelnen Problemen gehörenden Einträge werden mittels eines vorangestellten Zeilentyps gekennzeichnet.

Lfd. Nr.	Problem		Datum	Status
(8)	Akuter Blutdruckabfall, Tachypnoe und Tachykardie		15.08.2004	aktiv
	SB:	Nicht ansprechbar		
	OB:	Rö-Thorax 14.08.2004: kein umschriebenes Filtrat		
		Vitalwerte 15.08.2004: RR 160/90, Puls 160/min		
		Klin.Untersuchung 15.08.2004: „Schaumbildung" vor dem Mund		
	SN:	kein typischer Anhalt für Lungenödem		
	Z:	1. Ausschluss einer Lungenembolie		
		2. Ausschluss Lungenödem		
		3. Ausschluss Herzinfarkt		
	MP:	EKG wg. 1. und 3.		
		Enzymbestimmung wg. 3.		
	KN.:	unter den gegeben Umständen nicht möglich		
(9)	Fieber unbekannter Ursache		14.08.2004	aktiv
	SB:	Nicht ansprechbar		
	OB:	Temp. 15.08.2004 39,8		
	...			

Abb. 5.87: Problemdokumentation mittels tabellarischer Darstellung

Hierarchische Repräsentation

Bei der hierarchischen Repräsentation werden die Dokumentationseinträge in eine baumartige Struktur gebracht, bei der die einzelnen Äste beliebig auf- und zugeklappt werden können.

```
- (8) Akuter Blutdruckabfall, Tachypnoe und Tachykardie (15.08.2004) - aktiv
      |
      + Subjektive Einschätzungen
      - Objektive Befunde/Symptome
            ├── Rö-Thorax 14.08.2004: kein umschriebenes Filtrat
            ├── Vitalwerte 15.08.2004: RR 160/90, Puls 160/min
            ├── Klin.Untersuchung 15.08.2004: „Schaumbildung" vor dem Mund
            └── Analyse:  kein typischer Anhalt für Lungenödem
      - Ziele
            ├── 1. Ausschluss einer Lungenembolie
            ├── 2. Ausschluss Lungenödem
            └── 3. Ausschluss Herzinfarkt
      + Massnahmen
      + Aufklärung
- (9) Fieber unbekannter Ursache                        14.08.2004    aktiv
       + Subjektive Einschätzungen
       + Objektive Befunde/Symptome
       ...
```

Abb. 5.88: Problemdokumentation mittels hierarchischer Darstellung

Übersichts-Detail-Repräsentation

In einem Übersichtsbildschirm werden alle Probleme listenartig angezeigt. Für jeden Eintrag kann eine Detailfunktion aufgerufen werden, in der alle Angaben zum Problem eingesehen und bearbeitet werden können.

Abb. 5.89: Problemdokumentation mittels Problemliste und Detailfunktion

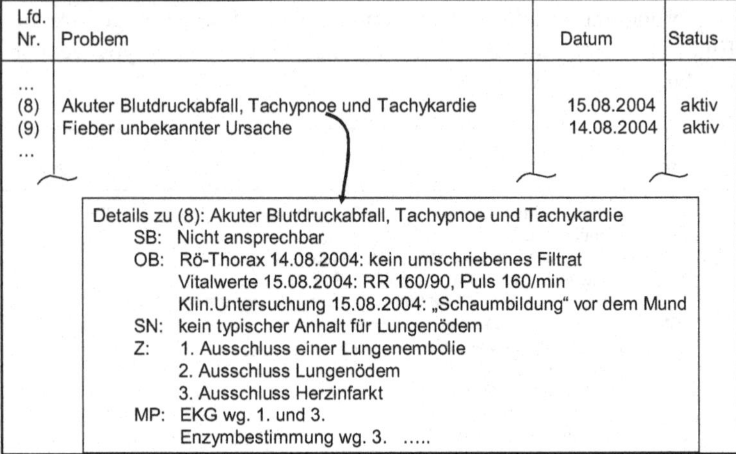

Lfd. Nr.	Problem	Datum	Status
...			
(8)	Akuter Blutdruckabfall, Tachypnoe und Tachykardie	15.08.2004	aktiv
(9)	Fieber unbekannter Ursache	14.08.2004	aktiv
...			

Details zu (8): Akuter Blutdruckabfall, Tachypnoe und Tachykardie
SB: Nicht ansprechbar
OB: Rö-Thorax 14.08.2004: kein umschriebenes Filtrat
Vitalwerte 15.08.2004: RR 160/90, Puls 160/min
Klin.Untersuchung 15.08.2004: „Schaumbildung" vor dem Mund
SN: kein typischer Anhalt für Lungenödem
Z: 1. Ausschluss einer Lungenembolie
2. Ausschluss Lungenödem
3. Ausschluss Herzinfarkt
MP: EKG wg. 1. und 3.
Enzymbestimmung wg. 3. .....

Mind-Mapping-Repräsentation

Orientiert an der Methode des Mind-Mapping werden alle Probleme als Hauptäste einer „Medical-Mind-Map" dargestellt. Unterhalb der Hauptäste sind dann die Untergliederungen wie bei der hierarchischen Repräsentation. Es ist möglich, durch Markierungen und Pfeile entsprechende Beziehungen zwischen Problemen darzustellen.

Abb. 5.90: Problemdokumentation mittels Mind-Map

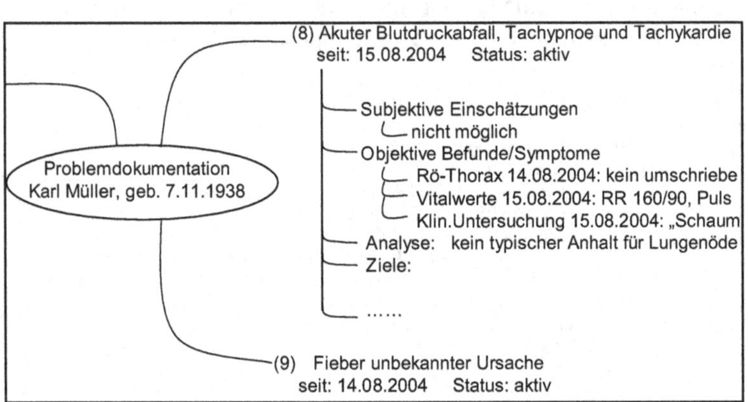

Eine weitere Möglichkeit der Problem-/Handlungsziel- und Maßnahmenplanung hat sich im Bereich der Pflegeplanung im Rahmen des Pflegeprozesses etabliert, wobei die Ressourcen/Probleme eines Patienten sowie die dafür formulierten Behandlungsziele und die geplanten Maßnahmen zu Erreichung der Ziele in übersichtlicher Weise aufgelistet werden.

Datum	lfd. Nr	Ressourcen/ Probleme	lfd. Nr	Ziele	Maßnahmen
23.10.	1	Kann nicht durchschlafen	1a	Pat. schläft durch	Pflegegespräch, Grund? ggf. Medikation
	2	Angst vor Röntgen	2	Keine Angst	Erklären der Unbedenklichkeit Rö-Personal vor Untersuchungen informieren Begleitung
	3	Atemprobleme	3	Ursache geklärt	Lufu, EKG

Abb. 5.90a: Problemdokumentation im Rahmen des Pflegeprozesses

Jede der Repräsentationsformen hat Vor- und Nachteile: Listenartige Darstellungen können besser nach alternativen Kriterien sortiert und gefiltert werden, hierarchische bzw. grafische Darstellungen erleichtern die Übersichtlichkeit durch schnelles visuelles Erfassen der Struktur und der Zusammenhänge einzelner Einträge. Vor allem die hierarchische Repräsentation erlaubt es, den Baum beliebig zu öffnen und zu schließen, sodass z.B. nur die gerade interessierenden bzw. zu bearbeitenden Probleme mit allen ihren Angaben angezeigt werden. Es ist daher sinnvoll, innerhalb einer Elektronischen Krankenakte mehrere Repräsentationen der Problemdokumentation vorzusehen und es dem Benutzer zu überlassen, mit welcher davon er arbeiten möchte.

5.9.2 Übersicht zu den Komponenten und Funktionen

Folgende Funktionalitäten sollten für eine Problemdokumentation vorhanden sein:

- Problemliste mit Übersicht aller Eintragungen,
- Problemdokumentationsfunktion,
- Dokumentation von zugeordneten Symptomen/Befunden,
- Ergänzung um beliebig viele Verlaufsnotizen,
- Dokumentation von Handlungszielen und
- Dokumentation der zur Erreichung der Handlungsziele verordneten Maßnahmen.

Kern der Problemdokumentation – unabhängig von der gewählten Repräsentation – ist die Problemliste, in der übersichtlich alle Probleme und die zugehörigen Eintragungen aufgeführt werden. Das

Eintragen eines neuen Problems erfolgt über eine Detailfunktion, mittels der die Erfassung aller notwendigen Angaben erfolgen kann.

Abb. 5.91: Funktionen der Problem-dokumentation

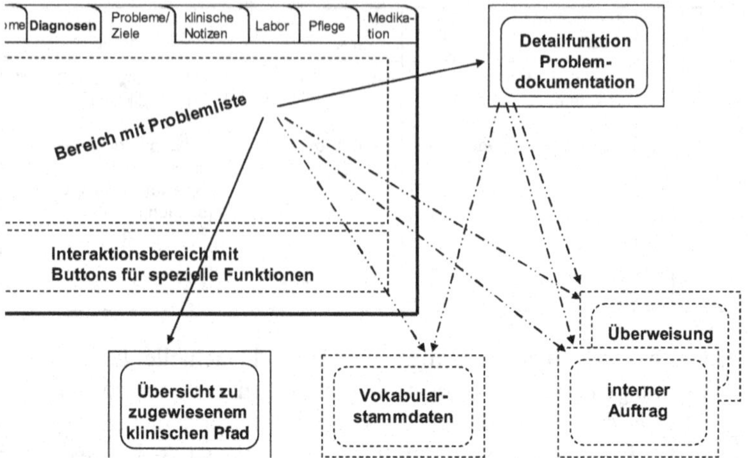

Verzahnung der Prob-lem-doku-mentati on mit den ande-ren Teildoku-men-tationen

Dabei ist zur berücksichtigen, dass die Problemdokumentation eine Verzahnung mit den anderen, wesentlichen Teildokumen-tationen hinsichtlich folgender Aspekte erfahren muss:

- In der Problemdokumentation formulierte Arbeitshypothesen müssen in der Diagnosendokumentation als Verdachtsdiagnosen erscheinen.
- In der Problemdokumentation verordnete Maßnahmen sind auch Teil bzw. Einträge der Behandlungsprozessdokumentation.
- In der Problemdokumentation notierte Befunde/Symptome müssen auch Teil der entsprechenden Ergebnis- und Symptom-dokumentation sein.

Den Gesamtzusammenhang zwischen Problemdokumentation und den anderen Teildokumentationen zeigt schematisch nachfolgende Übersicht.

Während also die Behandlungsprozess-, Symptom- und Diagnosendokumentation jeweils eine bestimmte Klasse von Beobachtungen und Feststellungen repräsentieren, bringt die Problemdokumentation diese alle in einen Gesamtzusammenhang, macht also einerseits differentialdiagnostisches und therapeutisches Handeln explizit und auch retrospektiv nachvollziehbar, stellt aber auch andererseits die Informationsbasis für neue Entscheidung bezüglich des weiteren Vorgehens dar.

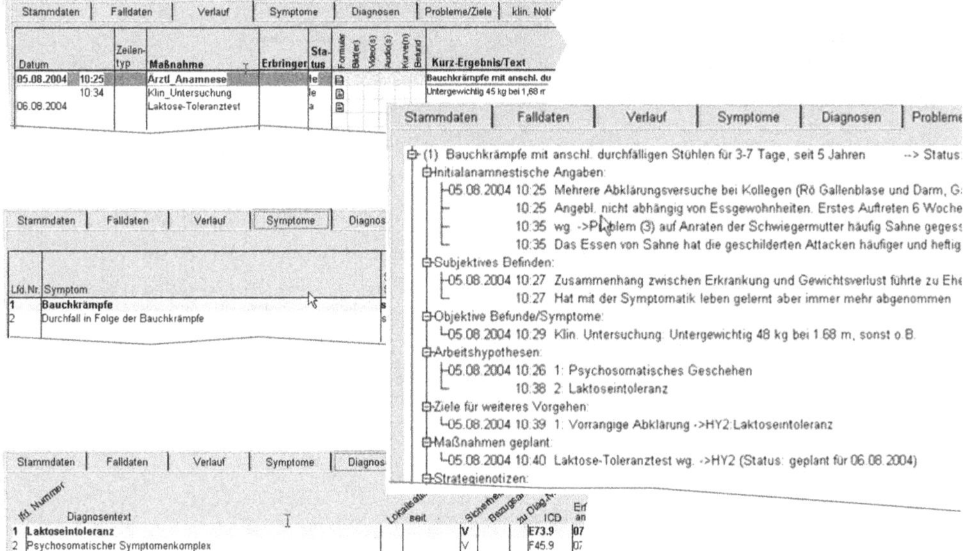

Abb. 5.92: Zusammenhang von Problemdokumentation und den anderen Teildokumentationen

5.9.3 Problemübersicht

In der Problemübersicht werden alle Probleme mit den zugehörigen Einträgen angezeigt. Sie kann verschiedene Repräsentationen haben (⌧ S. 400). Nachfolgende Abbildung zeigt eine Ausprägung der Problemdokumentation eines in Kochen (1992) geschilderten Fallbeispiels einer ambulanten Patientin, die wegen häufig auftretenden Bauchkrämpfen und nachfolgendem Durchfall den Arzt aufsucht. Nach dem einführenden anamnestischen Gespräch deutet vieles auf ein psychosomatisches Geschehen (Hypothese 1) hin. Insgesamt werden drei Probleme deutlich, die vermutlich voneinander abhängen. Nach der körperlichen Untersuchung und im weiteren Gesprächsverlauf berichtet die Patienten jedoch über den Rat der Schwiegermutter, Sahne zu essen, um zuzunehmen und für ihren Mann wieder attraktiv zu sein, was ebenfalls zur beschriebenen Symptomatik führt. Damit kommt Hypothese 2 – die Laktaseintoleranz – ins Spiel, deren Wahrscheinlichkeit nun höher bewertet wird und zuerst einer Abklärung zugeführt werden soll. Der Stand gibt die Eintragungen nach der ersten Konsultation am 5.8.2004 wieder.

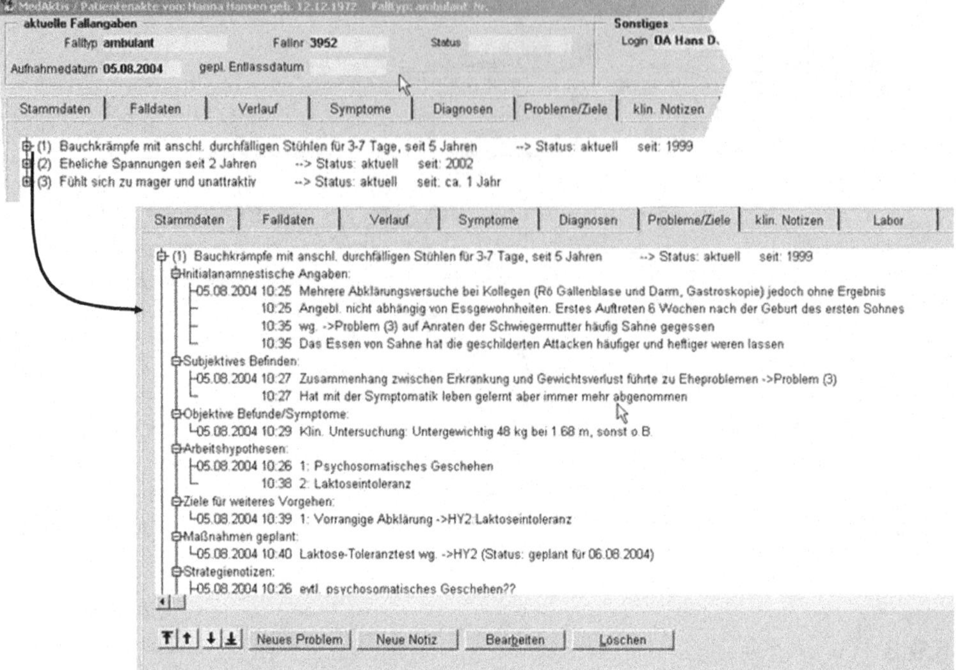

Abb. 5.93: Beispiel für die Problemübersicht nach dem ersten Arztkontakt

Ausgehend von den Ergebnissen der verordneten Maßnahmen wird die Behandlung weiter geplant und fortentwickelt. Im Fallbeispiel bestätigt sich die Hypothese 2 aufgrund der Ergebnisse des Blutzuckertests sowie des Laktose-Toleranztests. Nach der Testung kann die Laktoseintoleranz als gesicherte Diagnose vermerkt und diese als neues Problem für das weitere Vorgehen definiert werden. Unter den Konsultationsnotizen wird dann vermerkt, zu welchen Nahrungsumstellungen der Patientin geraten wurde. Eventuell erfolgt wegen der Eheprobleme die Überweisung an einen Familientherapeuten. Nach dem zweiten Besuch stellt sich die Problemübersicht also wie nachfolgend gezeigt dar, wobei deutlich wird, dass Einträge vom Typ MP (Maßnahmenplan), nachdem die Maßnahmen durchgeführt wurden und die Ergebnisse vorliegen, zum Typ OB (Objektive Beobachtungen) werden. Ebenso wird deutlich, dass durch die Problemorientierung und die damit einhergehende Zusammenhangsdokumentation ärztliches Handeln nachvollziehbar und transparent wird, was ja ein wesentliches Ziel von Weed war.

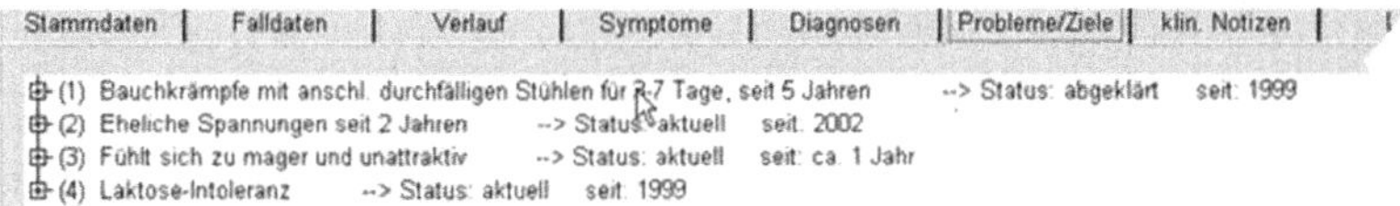

Stammdaten | Falldaten | Verlauf | Symptome | Diagnosen | Probleme/Ziele | klin. Notizen | Labor

(1) Bauchkrämpfe mit anschl. durchfälligen Stühlen für 3-7 Tage, seit 5 Jahren --> Status: aktuell seit: 1999
- Initialanamnestische Angaben:
- Subjektives Befinden:
- Objektive Befunde/Symptome:
  - 05.08.2004 10:29 Klin. Untersuchung: Untergewichtig 48 kg bei 1.68 m, sonst o.B.
  - 06.08.2004 08:30 Laktose-Toleranztest wg. ->HY2 (Status: erl. 06.08.2004): 0:80, 30:83, 60:85, 90:87, 120:87 (Min.:mg/dl)
- Arbeitshypothesen:
- Ziele für weiteres Vorgehen:
- Maßnahmen geplant:
- Strategienotizen:
  - 05.08.2004 10:26 evtl. psychosomatisches Geschehen??
  - 10:37 Schilderung zum Zusammenhang mit Sahneessen deutet eher auf Organ-Diagnose ->HY2
  - 10:38 Ablärung von ->HY1 dringlich, wg. HY1 erst Ergebnis abwarten
  - 06.08.2004 11:30 HY2 hat sich bestätigt, Diagnose gesichert und neues Problem
- Verlaufsnotizen:
- Konsultationsnotizen:
  - 06.08.2004 11:32 Mit Patientin notwendige Ernährungsumstellung besprochen, neuer Termin in 3 Wochen

(2) Eheliche Spannungen seit 2 Jahren --> Status: aktuell seit: 2002
(3) Fühlt sich zu mager und unattraktiv --> Status: aktuell seit: ca. 1 Jahr
(4) Laktose-Intoleranz --> Status: aktuell seit: 1999

Abb. 5.94: Beispiel Problemübersicht nach dem zweiten Arztkontakt

Über den Interaktionsbereich können dabei neue Probleme oder Zusatzeintragen vorgenommen bzw. aus den anderen Teildokumentationen übernommen werden.

5.9.4 Problemdokumentation

Die Erfassung von Problemen und zusätzlicher Informationen kann über eine Detailfunktion erfolgen, die auch den Zugriff auf Einträge der anderen Teildokumentation und so die Herstellung der entsprechenden Bezüge ermöglicht. Die Eintragung eines Problemtextes kann dabei durch direktes Eingeben des Textes, Auswahl eines Textes aus dem kontrollierten Vokabular für Probleme, Auswahl eines Sachverhaltes aus einem einschlägigen Ordnungssystem (z.B. der ICF), durch Auswahl einer Diagnose aus der bestehenden Diagnosedokumentation oder Auswahl eines bereits dokumentierten Symptoms erfolgen.

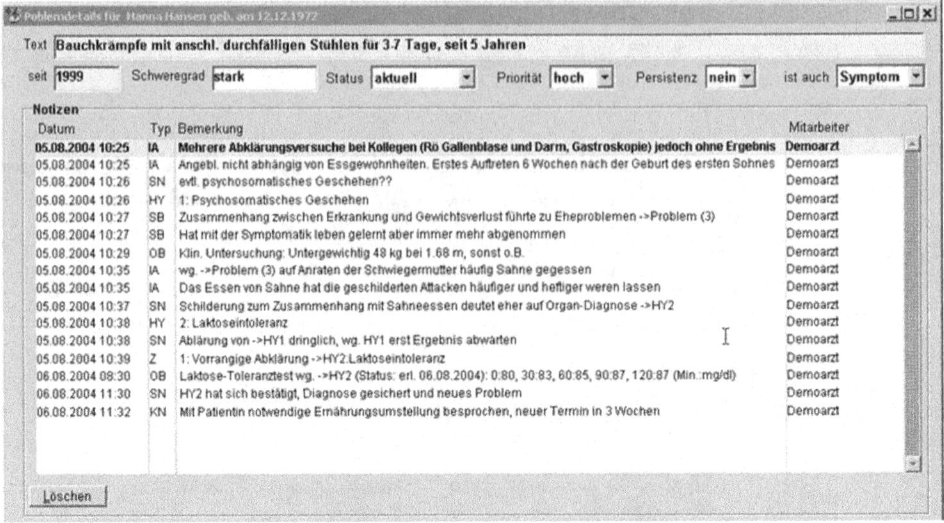

Abb. 5.95: Detailfunktion Problemdokumentation

Die Auflistung der einzelnen Notizen ist nun nicht mehr nach Kategorien gegliedert wie in der Problemübersicht, sondern chronologisch angeordnet und kann direkt durch entsprechende Eintragungen fortgeschrieben werden.

(Be)Handlungsziele müssen einerseits freitextlich formuliert werden können, andererseits kann an dieser Stelle aber auch – sofern hinterlegt – auf die mit den Problemen, Symptomen oder Diagnosen im kontrollierten Vokabular verknüpften Behandlungsziele und in Folge auf die mit diesen Zielen verknüpften Handlungspläne zurückgegriffen werden. Ein solcher Mechanismus wird oftmals bei der Pflegeplanung genutzt, wo ausgehend von definierten Pflegediagnosen bzw. -problemen Pflegeziele und zugehörige Pflegepläne definiert sind. Zur prinzipiellen Unterstützung von Handlungsplänen wird auf ⌧ Kapitel 6.4, Seite 549 verwiesen.

Eine Parametrierung von Problem-Behandlungsziel-Relationen wird nicht immer möglich sein, kann aber in Anwendungsbereichen, bei denen die Probleme umschrieben und die möglichen Ziele gut definierbar sind (Beispiele: Physiotherapie, Ergotherapie, Krankengymnastik, Pflege etc.) sehr wohl eine Hilfe darstellen. Wird also bei der Kategorie Z – „Behandlungsziel" die Auswahlliste abgerufen, erscheinen dort alle zu diesem Probleme in der Parametrierung definierten Behandlungsziele. Dabei sollte das Informationssystem unterstützen, dass die Problem-/Behandlungsziel-Relationen selbstlernend erweitert werden.

5.9.5 Zusammenfassung

Zusammenfassend ergeben sich folgende Funktionen und Leistungsmerkmale:

Merk-/Anforderungstafel 32
zu Kapitel 5.9: Problemdokumentation

- In einer Problemübersicht sollten alle Probleme mit den wichtigsten Angaben und den zugehörigen Notizen übersichtlich dargestellt werden können. *M32.1*
- Den Problemen muss ein fortschreibbarer Status zugewiesen werden können. *M32.2*
- Bei der Eingabe von Problemtexten sollte optional auf ein Problemvokabular oder die ICF zurückgegriffen werden können. *M32.3*
- Notizen zu Problemen müssen kategorisiert werden können. *M32.4*
- Mindestens notwendige und damit festgelegte Notizkategorien sind: Subjektive Einschätzung, objektiver Befund, Strategienotiz, Hypothese, Handlungsziel und geplante Maßnahme. Weitere Kategorien sollten im Rahmen der Parametrierung festgelegt werden können. *M32.5*
- Für die Einträge der Kategorien „Objektiver Befund", „Hypothese", „Maßnahme" und „Handlungsziel" muss ebenfalls ein fortschreibbarer Status angegeben werden können. *M32.6*
- Es sollten mehrere alternative Repräsentationen für die Problemübersicht zur Verfügung stehen, zumindest eine hierarchische nach Kategorien geordnete und eine chronologische. *M32.7*
- Die Inbezugsetzung von problembezogenen Einträgen mit Einträgen anderer Teildokumentationen muss möglich sein. Dies gilt vor allem für Hypothesen, die sich als Verdachtsdiagnosen in der Diagnosendokumentation wieder finden, sowie für geplante Maßnahmen, die sich in der Behandlungsprozessdokumentation widerspiegeln. Auch die relevanten Symptomeinträge müssen mit der Problemdokumentation integriert werden. *M32.8*
- Die Eintragung von neuen Problemen und problembezogenen Notizen muss schnell und effektiv möglich sein. *M32.9*
- Es muss möglich sein, kontextsensitiv in die Auftrags-/Überweisungsfunktionen sowie die Vokabularstammdaten und bestehende klinische Pfade zu verzweigen. *M32.10*

5.10 Klinische Notizen

Freie Notizen für wichtige Anmerkungen und Vorfälle

Neben der Dokumentation zu formal festgelegten Aspekten wie Symptome, Diagnosen, Probleme, Maßnahmen etc. muss es auch möglich sein, freie Verlaufsnotizen mit oder ohne jeglichen Bezug zu bereits dokumentierten Sacherhalten in die Elektronische Krankenakte einstellen zu können („Narratives"). Hiermit können dann alle, nicht aus entsprechend diagnostischen oder therapeutischen Maßnahmen anfallenden, wichtigen Informationen in die Elektronische Krankenakte eingetragen werden. Notizen sind in diesem Sinne also nicht Teil der Ergebnisdokumentation.

Dabei sollten Notizen einerseits nach in der Parametrierung frei definierbaren Notizkategorien eingeteilt werden und mit einer ebenso frei definierbaren Priorität versehen werden können. Für die automatische Integration in eine Zusammenfassung der Behandlung (bzw. die Epikrise) sollte es zusätzlich möglich sein, eine entsprechende Markierung zu setzen.

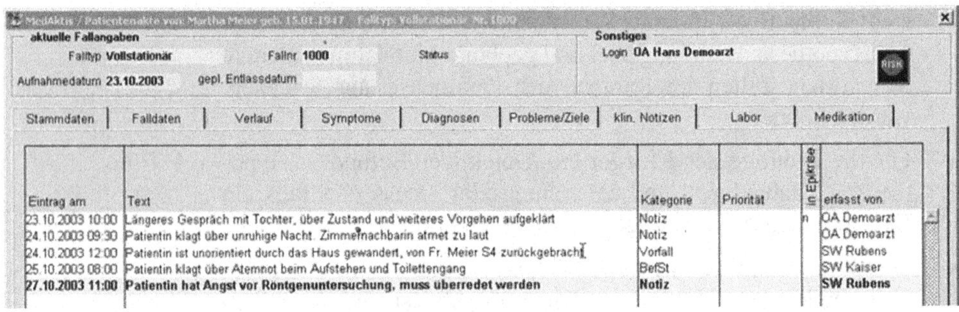

Abb. 5.96: Karteireiter „Klinische Notizen"

Zur schnellen Benutzung sind dabei die bei zeitnaher Dokumentation vorbelegbaren Angaben (Datum, Uhrzeit, eintragende Person) schon automatisch auszufüllen. Um effektiv mit der Notizübersicht arbeiten zu können, ist eine entsprechende Filtermöglichkeit vorzusehen, um nur Notizen, die definierten Kriterien genügen, herauszusuchen. Einträge, die sich auf bereits dokumentierte Sachverhalte beziehen, sollten auch in den entsprechenden Teildokumentationen (Diagnosendokumentation, Problemdokumentation) vorgenommen und abgerufen werden können, in der Notizliste aber ebenso erscheinen und umgekehrt.

Eine besondere Form allgemein verwendbarer Verlaufsnotizen können in therapeutischen Leistungsbreichen vorkommen, wo es darum geht, bei jeder Sitzung lediglich kurz das Ergebnis zu protokollieren. Während eine Zeile dieser Dokumentationseinträge dem

Ergebnis eines Therapietermins entspricht – also das Ergebnis eines Eintrages in der Behandlungsprozessdokumentation darstellt – spiegelt die Summe aller Einträge den therapeutischen Fortschritt wieder. Die Integration solcher Verlaufsnotizen kann dann als Ergebnisdokument über alle zugehörigen therapeutischen Maßnahmen betrachtet werden und wird jeweils ausgehend von der in der Behandlungsprozessübersicht verzeichneten Maßnahme benutzt.

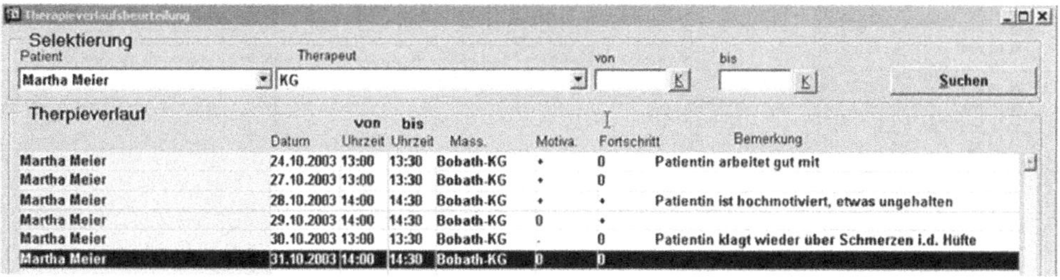

Selektierung

Patient: Martha Meier | Therapeut: KG | von | bis | Suchen

Therpieverlauf

	Datum	von Uhrzeit	bis Uhrzeit	Mass.	Motiva.	Fortschritt	Bemerkung
Martha Meier	24.10.2003	13:00	13:30	Bobath-KG	•	0	Patientin arbeitet gut mit
Martha Meier	27.10.2003	13:00	13:30	Bobath-KG	•	0	
Martha Meier	28.10.2003	14:00	14:30	Bobath-KG	•	•	Patientin ist hochmotiviert, etwas ungehalten
Martha Meier	29.10.2003	14:00	14:30	Bobath-KG	0	•	
Martha Meier	30.10.2003	13:00	13:30	Bobath-KG	-	0	Patientin klagt wieder über Schmerzen i.d. Hüfte
Martha Meier	31.10.2003	14:00	14:30	Bobath-KG	0	0	

Abb. 5.97: Notizübersicht Therapiebereich

Während hierbei jeder einzelne Therapeut bzw. die Mitglieder eines Therapiebereiches ihre Notizen zum Patienten einsehen und bearbeiten, ist es aus Sicht des behandelnden Arztes bzw. des gesamten therapeutischen Teams auch zweckmäßig, den Verlauf insgesamt über alle Therapiebereiche hinweg im Rahmen von Teambesprechungen einsehen zu können. Hierzu bedarf es dann z.B. einer Maßnahme „Teambesprechung" mit dem entsprechend zugeordneten „Sammeldokument", das die Ergebnisse aller therapeutischen Sitzungen im Überblick zeigt und von dem aus ebenfalls die einzelnen Ergebnisdokumente der Therapiesitzungen abgerufen werden können. Eine solche Gesamtschau im Rahmen der Teamsitzungen zeigt beispielhaft nachfolgende Abbildung 5.98.

Dies ist ein Beispiel für die Forderung 7 des Medical Record Institutes (⌦ S. 210: „benutzerindividuelle Sichten"). Obwohl die einzelnen Maßnahmen der Therapeuten auch in der Verlaufsdokumentation der Akte erscheinen – was auch für die übergreifende Terminplanung und die Erstellung von Patiententerminkalender wichtig ist (⌦ Kap. 6.3.4, S. 530) – arbeiten diese beim Aufruf des „Ergebnisdokumentes" aus der Krankenakte oder aus ihrer Arbeitliste (⌦ Kap. 6.3.4 und 6.3.5, S. 530 ff.) heraus nicht mit einem einzelleistungsbezogenen Ergebnisdokument, sondern mit einer Übersicht aller bisherigen Therapiesitzungen ihrer Fachgruppe, um diese fortzuschreiben. Jede Zeile repräsentiert genau genommen ein Ergebnisdokument zu der entsprechenden therapeutischen Maßnahme. Das Formular „Teamsitzung" stellt demgegenüber ausgewählte Informationen aller Therapiesitzungen im Verlauf mit farblicher Signalisierung des Motivations- und Fortschrittverlaufes dar, ist also ebenfalls eine andere Sicht auf die einzelnen prinzipiellen Ergebnisdokumente der Therapiesitzungen.

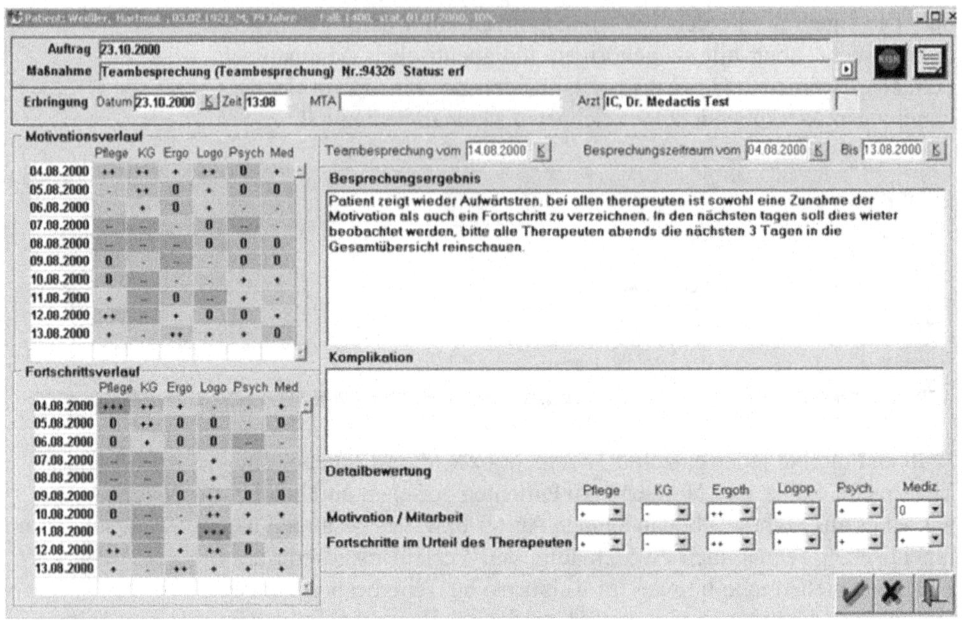

Abb. 5.98: Dokumentation Teamsitzung

Zusammenfassend kann also festgehalten werden:

Merk-/Anforderungstafel 33
zu Kapitel 5.10: Dokumentation klinischer Notizen

M33.1 ■ Eine Elektronische Krankenakte muss die Eintragung beliebiger freier Notizen ermöglichen. Hierzu sollte eine Notizübersichtsfunktion zur Verfügung stehen.

M33.2 ■ Es muss die Möglichkeit bestehen, die Einträge in der Notizübersicht z.B. nach Zeit, Kategorie und Priorität sowie assoziierten Objekttypen zu filtern.

M33.3 ■ Die klinischen Notizen sollten in Kategorien eingeteilt werden können. Über die Parametrierung muss es möglich sein, beliebige Kategorien für Notizen zu definieren.

M33.4 ■ Zu jeder Notiz sollte eine Priorität angegeben werden können. Über die Parametrierung muss es möglich sein, Prioritätsstufen für Notizen zu definieren.

- Notizen, die für eine Epikrise bzw. Fallzusammenfassung relevant sind, sollten entsprechend markiert werden können. *M33.5*
- Für Notizen sollte angegeben werden können, ob sie sich auf einen bereits dokumentierten Eintrag in einer der Teildokumentationen beziehen. *M33.6*
- Neben allgemeinen, freien Notizen sollte eine Funktion für therapeutische Verlaufsnotizen mit allgemeinen Angaben zu den einzelnen Therapiesitzungen vorhanden sein. Diese Notizen müssen ebenfalls nach Therapiebereichen kategorisiert werden können. Solche Notizen stellen Ergebnisdokumente von therapeutischen Maßnahmen dar und sind entsprechend mit Einträgen in der Behandlungsprozessdokumentation zu verknüpfen. *M33.7*

5.11 Laborwertdokumentation

Laborwerte sind die Ergebnisse von Maßnahmen

Laborwerte stellen prinzipiell Ergebnisse durchgeführter Labormaßnahmen dar und sind eine der wichtigsten diagnostischen Informationen. Sie liegen oftmals nur in Papierform als auftragsbezogene Übersichten vor – können dann also nur als ein gesamtes Ergebnisdokument zu einem bestimmten Laborauftrag angesehen werden – oder in Form von parameterbezogenen Einzelergebnissen in elektronischer Form.

Einmischung einzelner Parameter in die Behandlungsprozessübersicht führt zu Unübersichtlichkeit

Die einzelnen Laborparameter könnten also prinzipiell als Einzeleinträge auch in die Behandlungsprozessübersicht aufgenommen werden. Dann würde jeder gemessene Laborparameter jedoch zu je einem Eintrag führen, was durch die Vielzahl der Eintragungen dann aber zu einer Unübersichtlichkeit führen würde. In vielen Elektronischen Krankenakten wird daher der Weg gewählt, die Präsentation der Laborwerte über eine eigene z.B. matrixartig aufgebaute Funktion zu realisieren, von der aus dann ggf. entsprechende graphische Parameterverläufe abgerufen werden können.

Um trotzdem eine entsprechende Brücke zwischen Laborwerten und Behandlungsprozessübersicht zu haben, ist es jedoch sinnvoll, als Maßnahmen Aggregatbegriffe wie die Maßnahmenbegriffe „kleines Blutbild“, „Herzenzyme“, „Aufnahmelabor“, „a1-Globuline“ usw. in die Behandlungsprozessübersicht einzustellen und als Ergebnisdokumente hierzu dann in die Übersicht der Ergebnisse der einzelnen Parameter zu verzweigen.

Eine weitere Besonderheit der Laborwerte ist, dass diese in der Regel nicht manuell in die Elektronische Krankenakte eingetragen, sondern in elektronischer Form von Laborinformationssystemen übermittelt werden. Damit werden im Wesentlichen innerhalb der elektronischen Krankenakte Präsentationsfunktionen benötigt.

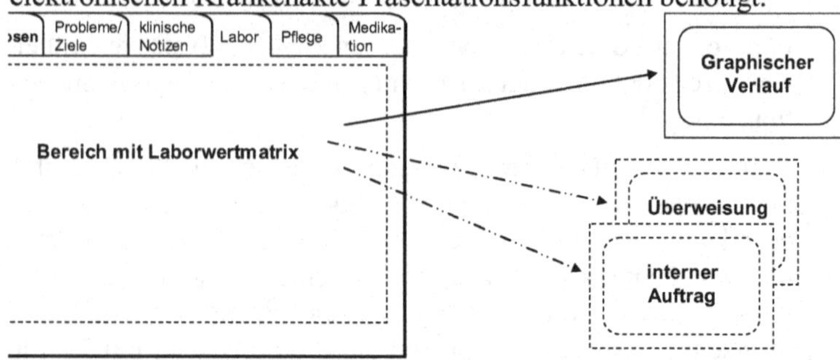

Abb. 5.99: Karteireiter Laborwertdokumentation

Die Anordnung der Laborwerte in der Matrix sollte dabei im Rahmen der Parametrierung beliebig eingestellt werden können bzw. es sollte möglich sein, verschiedene Profile für unterschiedliche Sichten auf die Laborwerte zu definieren. Aufgrund der tradierten Leserichtung solcher Laborwertübersichten wird man die Zeitachse hier nicht vertikal anordnen, wie dies bei allen gezeigten diskutieren Listen der Fall ist, sondern horizontal und dafür auf der Vertikalen die einzelnen Laborparameter abtragen.

Nachfolgende Abbildung zeigt beispielhaft den entsprechenden Karteireiter.

aktuelle Fallangaben
Falltyp **Vollstationär** Fallnr **1000** Status
Aufnahmedatum **23.10.2003** gepl. Entlassdatum
Sonstiges
Login **OA Hans Demoarzt**

Stammdaten | Falldaten | Verlauf | Symptome | Diagnosen | Probleme/Ziele | klin. Notizen | Labor | Medikation

Parameter	Einheit	Normbereich	23.10.	24.10.	25.10.	26.10.	27.10	28.10.	29.10.	30.10.	31.10.	01.11.	02.11.	03.11.	04.11.
Ges.Eiweiss	g/dL	6.6 - 8.7		6.8			7.5			8.0					
Bilirubin	mg/dL	0.3 - 1.0		0.4			0.5			0.6					
GOT	U/L	0. - 33.		32.			36.			35.					
GPT	U/L	0. - 39.		68.			68.			68.					
Alk.Phophat.	U/L	40. - 190.		103.											
LDH	U/L	0. - 248.		182.				190.							
GGT	U/L	4. - 44.		41.				43.							
Cholesterin	mg/dL	0. - 200.		233.			240.								
Triglyceride	mg/dL	0. - 150.		305.			281								
Harnsaeure	mg/dL	2.4 - 7.0		7.2											
Kreatinin	mg/dL	0.5 - 1.1		0.8											
Urea	mg/dL	10. - 50.		52.											
Na+	mmol/L	135. - 155.		140.			139.								

Abb. 5.100: Karteireiter Laborwerte

Ausgehend von dieser Übersicht sollte dann z.B. durch Markieren der in einer grafischen Übersicht darzustellenden Parameter in die Verlaufsdarstellung verzweigt werden können. Dabei sind die einzelnen dargestellten Parameter farblich voneinander abzusetzen.

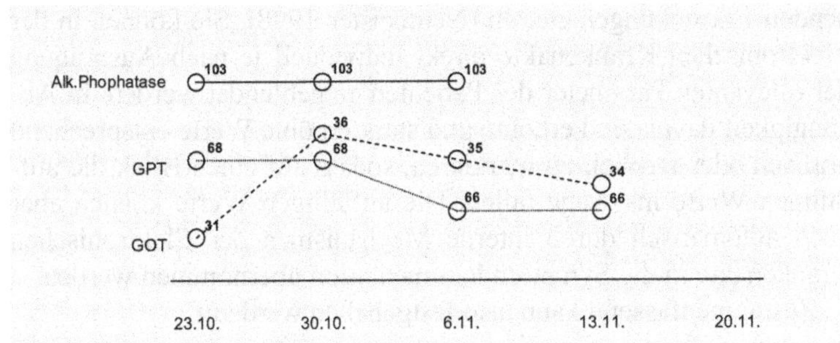

Abb. 5.101: Laborwertverlauf

Es kann diskutiert werden, dass damit der Zusammenhang zwischen Behandlungsprozess und diesen wichtigen Informationen verloren geht bzw. bei der Durchsicht z.B. des diagnostischen Verlaufes in der Behandlungsprozessübersicht dann der zeitliche Bezug zu Laborergebnissen verloren gehen kann. Es existieren also konkurrierende Anforderungen: Einerseits sollen die zu einem bestimmten Zeitpunkt festgestellten Laborwerte im zeitlichen Zusammenhang mit anderen Maßnahmen betrachtet werden können, andererseits besteht aber auch der Wunsch, einen Laborwert im zeitlichen Verlauf und im Zusammenhang mit anderen Laborwerten betrachten zu können.

Hier bietet sich also an, zusätzlich zu den Visualisierungen in der Laborwertübersicht für jeden Laborauftrag einen Eintrag in die Behandlungsprozessübersicht aufzunehmen und soweit möglich, die Ergebnisse im dortigen Ergebnisteil anzuzeigen. Für den 14.08.2003 aus der obigen Laborwertübersicht stellt sich dies dann in der Behandlungsprozessübersicht von Frau Meier wie folgend gezeigt dar.

Abb. 5.102: Integration von Laborergebnissen in die Behandlungsprozessübersicht

Stammdaten | Falldaten | Verlauf | Symptome | Diagnosen | Probleme/Ziele | klin. Notizen | Labor | Medikation

Datum		Zeilen-typ	Maßnahme	Erbringer	Sta-tus	Formular	Bild(er)	Video(s)	Audio(s)	Kurve(n)	Befund	Kurz-Ergebnis/Text	Freigegeben
24.10.2003	00:00	M	huelap		a								
	09:00	M	thap		bg								
	09:58	M	Labor: Serumprofil	Fr. Eggstein	le							s. Laborblatt	
	10:30	M	Ergo-Sitzung	Fr. Brörich	le							Anamnese und Anfangsbefund, T-Planung ab 27.10	
	11:33	M	Blutbild	Fr. Eggstein	le							Globoline leicht erhöht	
	13:25	M	Serumeiweiß	Fr. Eggstein	le							o.B.	
	14:00	M	TSH	Fr. Weyenst[...]	le							TSH 1,31 mU/l (Norm 0,35 - 4,50)	
	14:30	M	Logop_Anamnese	Hr. Most	le							Erstgespräch, keine signifikante Sprachstörung, gutes Kommunikationsverhalten	
27.10.2003	08:30	M	EKG-Rythmusanalyse	Dr. Hardinez	le							regelrecht, o.B.	
	10:30	M	Ergo-Sitzung	Fr. Brörich	le							Motiv. ++ Mitarb. + Status 0	
	15:10	M	AAT	Hr. Most	le							AAT-Liestungen sehr gut, keine Behandlung erforderlich!	
28.10.2003	10:12	M	Blutbild	Fr. Eggstein	le								
	10:30	M	Ergo-Sitzung	Fr. Bürger	le								

Dabei sollte es auch möglich sein, direkt von hier aus in die grafische Verlaufsübersicht dieser Parameter zu verzweigen.

Wie in der Laborwertübersicht deutlich wird, sollten dort auch immer die entsprechenden Normbereiche angegeben werden. Diese hängen z.T. von anderen Parametern wie Alter, Geschlecht, bestehenden Erkrankungen etc. ab (Neumeister 1998). Sie können in der Elektronischen Krankenakte direkt individuell je nach Ausprägung der relevanten Parameter des Patienten eingeblendet werden. In Abhängigkeit davon sind erhöhte und stark erhöhte Werte entsprechend grafisch oder farblich zu markieren, sodass auf einen Blick die auffälligen Werte ins Auge fallen. Die auffälligen Werte können aber auch automatisch durch interne Mechanismen der Elektronischen Krankenakte in die Symptomdokumentation übernommen werden.

Zusammenfassend kann also festgehalten werden:

Merk-/Anforderungstafel 34
zu Kapitel 5.11: Laborwertdokumentation

M34.1 ■ Eine Elektronische Krankenakte muss die differenzierte Dokumentation von Laborergebnissen ermöglichen.

M34.2 ■ In einer Laborwertmatrix sollten alle gemessenen Laborparameter übersichtlich repräsentiert werden können.

M34.3 ■ Für die Laborwertmatrix sind individuell definierbare Repräsentationsprofile zu ermöglichen, um die Anzeige schnell und effektiv beliebig filtern und umordnen zu können.

M34.4 ■ In der Laborwertübersicht sollten je Parameter der Normbereich – bezogen auf den Patienten der gerade geöffneten Akte – angezeigt werden.

M34.5 ■ Auffällige Werte sind in der Laborwertübersicht in geeigneter Weise grafisch oder farblich zu kennzeichnen.

M34.6 ■ Auffällige Werte sind automatisch in die Symptomdokumentation einzufügen.

M34.7 ■ Die Integration von von externen Informationssystemen übernommenen Laborergebnissen – z.B. mittels dem Datenaustauschformat LDT (Labordatenträger) – ist zu ermöglichen.

M34.8 ■ Für beliebige Parameter in der Laborwertübersicht muss es möglich sein, grafische Verlaufskurven abzurufen.

M34.9 ■ Laborwerte sind in geeigneter Weise auch in der Behandlungsprozessübersicht anzuzeigen. Eine Verzweigung in die parameterbezogene Verlaufsübersicht der Werte muss auch von dort aus möglich sein.

M34.10 ■ Auffällige Laborwerte sollten automatisch in die Symptomdokumentation eingestellt werden.

5.12 Medikationsdokumentation

5.12.1 Einführung und theoretischer Hintergrund

Hohe klinische und forensische Bedeutung einer vollständigen Medikationsdokumentation

Medikamentöse Therapien sind ein wichtiger therapeutischer Baustein von Behandlungsprozessen. Eine aussagekräftige Medikationsdokumentation ist daher von höchster klinischer und forensischer Bedeutung. Dies trifft um so mehr zu, da die Einnahme von Medikamenten gegebenenfalls einerseits Ergebnisse anderer medizinischer Maßnahmen wie Laborergebnisse, Vitalwerte etc. verfälschen, andererseits aber auch die Wirkung anderer therapeutischen Maßnahmen verstärken oder abschwächen kann. Auch kann es während der Einnahme zu Beeinträchtigung der Durchführung von Aktivitäten des täglichen Lebens kommen.

Behandelnder Arzt braucht vollständige Transparenz

Es ist daher unabdingbar, dass der behandelnde Arzt zu jedem Zeitpunkt über die Information verfügen muss, welche Medikamente der Patient aktuell einnimmt. Auch die Information über Unverträglichkeiten aufgrund früherer Einnahmen ist ein wichtiger Aspekt.

Volkswirtschaftlich gesehen ist das Verordnungswesen interessant: Allein über Apotheken werden Arzneimittelabrechnung mit einem jährlichen Volumen von ca. 900 Millionen Verordnungen in über 600 Millionen Rezepten bei einem Brutto-Apothekenumsatz von ca. 20 Mrd. Euro bewegt (ATG 2000); hinzu kommen die Arzneimittelkosten während stationären Aufenthalten, die in etwa in ähnlicher Dimension liegen dürften. Das Interesse, die Verordnungsdokumentation zu elektronisieren ist daher sowohl aus ökonomischer als auch aus qualitativer Sicht interessant.

Aufgabenanreicherung durch automatisierte Verordnungsüberprüfungen

Letzteres vor allem, da in Verbindung mit den anderen Teildokumentationen und dem Rückgriff auf eine Arzneimitteldatenbank oder ein Arzneimittelinformationssystem (AMIS) aus der Elektronischen Krankenakte heraus funktional automatisierte Verfahren zur Überprüfung von

- Wechselwirkungen,
- Kontraindikationen,
- Dosierungen,
- Doppelverordnungen und
- individuellen Unverträglichkeiten.

durchgeführt werden können. In diesem Sinne kommt es also durch den IT-Einsatz zu einer Anreicherung (⌧ S. 27) der Aufgabendurchführung bei Verordnungen.

Vor diesem Hintergrund wurde der Medikationsdokumentation im ISO Standard 21549 (Patient Healthcard Data) in einem gesonderten Teil („Part 7: Medication Data“) besonderer Raum gewidmet und auch auf der deutschen Gesundheitskarte ist verpflichtend das elektronische Rezept und optional eine Verordnungsdokumentation vorgesehen (biT4health 2004). Insofern sollte jede Elektronische Krankenakte konform zu den Festlegungen der ISO und dem deutschen elektronischen Rezept eine elektronische Verordnungsdokumentation unterstützen. Der ISO-Standard sieht dabei die Dokumentation von Verordnungen mit umfangreichen Detailangaben sowie die Zusammenfassung von mehreren Verordnungen zu einem elektronischen Rezept vor. Dabei werden Instruktionen zur Menge und Zeitpunkten der Einnahme als auch Hinweise bezüglich der Einnahme für den Patienten berücksichtigt.

Die Verordnung eines Medikamentes ist eine medizinische Maßnahme

Die Verordnung eines Medikamentes, einer Infusion oder eines anderen Heilmittels sowie dessen Ausgabe und Einnahme kann prinzipiell als medizinische Handlung betrachtet werden. Insofern kann in Analogie zur Laborwertdokumentation diese in die Behandlungsprozessdokumentation integriert werden – so wird man auch in kleineren Einrichtungen wie Arztpraxen verfahren. Hier wird die Ausstellung eines Rezeptes mit den entsprechenden Einzelverordnungen und Zusatzangaben in die Behandlungsprozessdokumentation mittels eines speziellen Zeilentyps (z.B. „V“ für Verordnung) eingefügt. Hinsichtlich der Behandlungsprozessdokumentation muss dazu lediglich im Maßnahmenvokabular (⌧ Kap. 4.5.2, S. 223) die Maßnahme „Verordnung“ oder „Medikation“, „AM-Verordnung“ o.Ä. angelegt werden.

Interne und externe Verordnungen

Je nach Einsatzbereich wird man dann noch zwischen einer „internen Verordnung“ – also z.B. in stationären Einrichtungen, wo die Arzneimittelversorgung intern vorgenommen wird – oder einer „externen Verordnung“, also einem Rezept, das auch mit dem Maßnahmenbegriff „Verschreibung“ repräsentiert werden kann, unterscheiden müssen.

In größeren Einrichtungen mit täglich wechselnden Verordnungen und der komplexeren Gabe von Infusionen oder bei parenteraler Ernährung etc. führt die ausschließliche Integration der Medikationsdokumentation in die Behandlungsprozessübersicht – ähnlich wie bei der Laborwertdokumentation – jedoch zur Unübersichtlichkeit und es sind gesonderte Funktionen für die Medikationsdokumentation angezeigt.

Die minimalen Angaben zu Verordnungen lassen sich z.B. aus gängigen Pflegekurven oder speziellen Verordnungsblättern herauslesen. Die *Verordnungsdokumentation* sollte demnach folgende Angaben enthalten:

Minimalangaben zur Verordnungsdokumentation

- Den verordnenden Arzt,
- das Verordnungsdatum (besser: Datum und Uhrzeit),
- das verordnete Medikament inklusive der PZN,
- die verordneten Einnahmezeitpunkte (ab wann, wie oft, wie lange),
- die Dosis bzw. die zeitabhängigen Dosen und
- das Datum der Absetzung und der absetzende Arzt.

Diese Angaben sind bei einfachen Verordnungen ausreichend, sollen jedoch komplexere Verordnungen wie Infusionen oder ergänzende Hinweise gegeben werden, reichen diese in den Formblättern zu findenden Angaben oftmals nicht aus. Zusätzliche Angaben könnten sein:

Zusatzangaben bei komplexeren Verordnungen

- Eine Markierung, dass es sich um eine Dauermedikation handelt,
- textuelle Hinweise zur Einnahme oder Bedarfsmedikation,
- ein differenziertes Tagesprofil mit abweichenden Mengen je Einnahmezeitpunkt sowie
- differenzierte Angaben zu Durchflussmengen.

Darüber hinaus kann es in stationären Einrichtungen ggf. aber auch in ambulanten Einrichtungen von Interesse sein, die tatsächliche Ausgabe und/oder Einnahme eines verordneten Medikamentes bzw. einer Infusion zu dokumentieren. Wird die tatsächliche Einnahme dokumentiert, spricht man von einer Verabreichungsdokumentation. Bei einer gesonderten *Ausgabedokumentation* sollten

Dokumentation des ausgegebenen Medikamentes

- das Datum der Ausgabe,
- das tatsächlich ausgegebene Medikament,
- die ausgegebene Menge und
- Hinweise, die im Rahmen der Ausgabe erteilt wurden

dokumentiert werden können.

Die Dokumentation der tatsächlichen Einnahme/Verabreichung bzw. Applikation sollte sowohl auf Ebene der Einzeleinnahmen als auch durch Bestätigen einer gesamten Verordnung möglich sein. Beispiel: Ein Patient erhält für 7 Tage Penicillin verschrieben. Hat er es planmäßig eingenommen, brauchen nicht die täglichen Einnah-

Verabreichungsdokumentation: Dokumentation der tatsächlichen Einnahmen

men bestätigt zu werden, sondern lediglich die korrekte Einnahme der Verordnung insgesamt. Sinnvoll ist es also, für Verordnungen einen Status mitzuführen, mittels dem angegeben werden kann, ob die Verordnung z.B. abgeholt wurde, insgesamt oder nur teilweise oder gar nicht eingenommen wurde. Eine *Verabreichungsdokumentation* ist bisher selten und im ambulanten Bereich gar nicht anzutreffen. Interessant ist diese aber, da einerseits durch sie die Compliance des Patienten ermittelt werden kann und es andererseits auch für die weitere Behandlung von Bedeutung ist, ob ein Patient die verordneten Medikamente (durchgehend) eingenommen hat. Für die Verabreichungsdokumentation sollte also je Einnahme

- das Datum und der Zeitpunkt der Einnahme bzw. des Beginns der Applikation,
- die Menge (bei Infusionen auch die Durchflussmenge pro Zeiteinheit) sowie
- Anmerkungen zur Einnahme

festgehalten werden können. Arzneimittelunverträglichkeiten bzw. -risiken sollten auch unter den Informationen zu den Risikofaktoren mit erscheinen (⌦ Kap. 5.4.6, S. 335).

5.12.2 Übersicht zu den Funktionen

Für eine Medikationsdokumentation müssen prinzipiell folgende Funktionen zur Verfügung stehen:

- Eine Verordnungsübersicht (textuell oder grafisch),
- eine Verordnungserfassung (interne Verordnung und Rezept) mit integriertem Wechselwirkungs- und Kontraindikationscheck,
- eine Unverträglichkeitsdokumentation,
- eine Verabreichungsübersicht, evtl. integriert mit Verordnungsübersicht,
- eine Einnahmeerfassung und
- eine Verwaltung von Medikamentenstammdaten (ggf. Zugriff auf ein AMIS).

Eine Übersicht zu den verschiedenen Funktionen einer Medikationsdokumentation und deren Zusammenhang zeigt nachfolgende Abbildung.

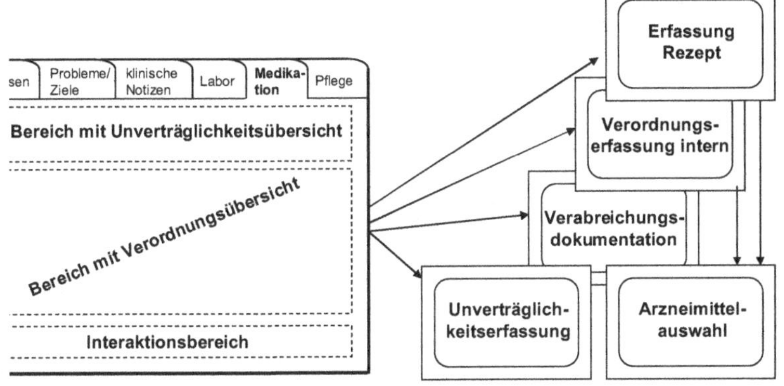

Abb. 5.103: Funktionen der Medikationsdokumentation

Die Verordnungserfassung sollte aber auch aus der Symptom-, Diagnosen-, Behandlungsprozess- und Problemübersicht heraus aufgerufen werden können, wobei dann ggf. auch aus diesen Dokumentationen der Kontext des aktiven Eintrages (also z.B. das konkrete Symptom, die konkrete Diagnose, von der aus die Verordnung aufgerufen wird) als Indikation für die zu dokumentierende Verordnung übernommen wird. Über die Parametrierung sollte eingestellt werden können, ob Verordnungen generell in der Prozessübersicht erscheinen und ob der Karteireiter „Medikation" genutzt wird.

5.12.3 Medikationsübersicht

Schneller Überblick zu allen relevanten Medikationen

Die Medikationsübersicht dient dem schnellen Überblick zu Unverträglichkeiten und früheren oder aktuellen Verordnungen. Letztere sollten wahlweise über eine Detailfunktion erfasst werden oder bei einfachen Verordnungen in die Übersichtstabelle direkt eingetragen werden können. Bei komplexeren Verordnungen wie Infusionen und der Notwendigkeit von detaillierten Anmerkungen zu Einnahmen und Einnahmezeitpunkten ist die Benutzung einer Detailfunktion, mittels der die entsprechenden Angaben wie Einnahmezeitpunkte, Durchflussmengen, verschiedene Dosierungen etc. angegeben werden können, unabdingbar. Vor der endgültigen Abspeicherung einer Verordnung sollten dann die möglichen Prüfungen zu Kontraindikationen, Wechselwirkungen oder Doppelverordnungen ablaufen. Je nach Status einer Medikation dürfen Verordnungsangaben nicht mehr geändert werden. Dies ist z.B. der Fall, wenn ein Rezept oder das Medikament direkt ausgegeben wurde oder bereits eine Verabreichung dokumentiert ist.

Vor dem Hintergrund dieser Überlegungen können konzeptionell folgende Alternativen einer Medikationsübersicht aufgezeigt werden.

- Listenartige Anzeige mit Verordnungen und Einnahmen auf einem Bildschirm

Abb. 5.104: Listenartige Anzeige von Verordnungen und Einnahmen

Medikationsdokumentation für: Hans Müller, geb. 07.08.1954

Verordnungsübersicht

Lfd. Nr.	Datum	Uhrzeit	Medikament	Status	Dosierung
1	08.01.2004	11:34	Sucrabest Tbl. 50 St.	e	2 - 0 - 2 - 0
2	20.01.2004	15:20	Sucrabest Tbl. 50 St.	e	2 - 0 - 2 - 0
3	28.04.2004	13:30	Laryngsan Tr. 20 ml	et	alle 2 Std. 8 Tr.
4	09.06.2004	08:25	Migraetan S Zäpf. 30 St.	v	1 Zäpf. b. Bedarf, max. 3
5	22.08.2004	11:10	Pulmicort 1.0mg/2ml Susp. 20x2	v	2 x tgl. 1 mg

Verabreichungsübersicht

Datum	Medikament	Dosis	Anmerkung
08.01.2004	Sucrabest Tbl.	0 - 0 - 0 - 2	
09.01.2004	Sucrabest Tbl.	0 - 0 - 0 - 2	
09.01.2004	Sucrabest Tbl.	0 - 0 - 0 - 2	
09.01.2004	Sucrabest Tbl.	0 - 0 - 0 - 2	

Hierbei wird deutlich, dass eine detaillierte Verabreichungsdokumentation nicht immer sinnvoll ist, sondern es ausreicht anzugeben, ab welchem und bis zu welchem Datum ein Medikament eingenommen wurde. Bei Infusionen andererseits ist es sinnvoll, die tatsächliche Verabreichung mit genauer Angabe der Beginn- und Endezeit sowie der Durchflussmenge zu dokumentieren.

- Listenartige Anzeige aller Verordnungen mit Möglichkeit der Verzweigung in die Verabreichungsübersicht.

  Es handelt sich um die gleiche Funktionalität wie in voriger Abbildung, es werden jedoch nur die Verordnungen angezeigt. Mittels einer Detailfunktionen müssen dann alle Verabreichungen oder nur jene für das aktivierte Medikament in einer gesonderten Funktion abgerufen werden können.

- Baumartige Anzeige aller Verordnungen und der zugehörigen Verabreichungen

  Bei der baumartigen Darstellung werden alle Verordnungen und optional die tatsächlichen Einnahmen in darunter liegenden ein-/ausblendbaren Ästen angezeigt.

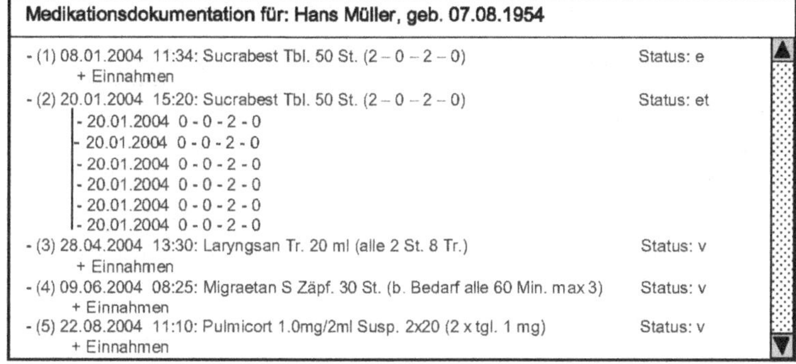

Medikationsdokumentation für: Hans Müller, geb. 07.08.1954

- (1) 08.01.2004 11:34: Sucrabest Tbl. 50 St. (2 – 0 – 2 – 0) Status: e
  + Einnahmen
- (2) 20.01.2004 15:20: Sucrabest Tbl. 50 St. (2 – 0 – 2 – 0) Status: et
  - 20.01.2004 0 - 0 - 2 - 0
  - 20.01.2004 0 - 0 - 2 - 0
  - 20.01.2004 0 - 0 - 2 - 0
  - 20.01.2004 0 - 0 - 2 - 0
  - 20.01.2004 0 - 0 - 2 - 0
  - 20.01.2004 0 - 0 - 2 - 0
- (3) 28.04.2004 13:30: Laryngsan Tr. 20 ml (alle 2 St. 8 Tr.) Status: v
  + Einnahmen
- (4) 09.06.2004 08:25: Migraetan S Zäpf. 30 St. (b. Bedarf alle 60 Min. max 3) Status: v
  + Einnahmen
- (5) 22.08.2004 11:10: Pulmicort 1.0mg/2ml Susp. 2x20 (2 x tgl. 1 mg) Status: v
  + Einnahmen

Abb. 5.105: Baumartige Anzeige von Verordnungen und Einnahmen

- Matrixartige Darstellung der Verordnungen

  Bei der matrixartigen Darstellung werden die Verordnungen gegen die Zeitachse dargestellt. Für jeden Tag wird dann markiert, ob die Verordnung gültig war bzw. ob eine Einnahme erfolgte.

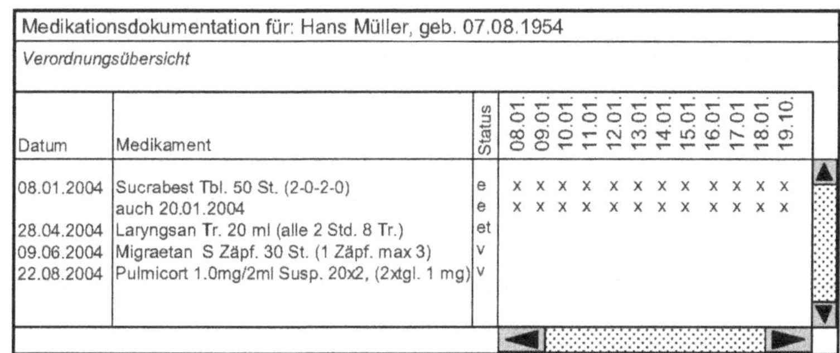

Medikationsdokumentation für: Hans Müller, geb. 07.08.1954

Verordnungsübersicht

Datum	Medikament	Status	08.01.	09.01.	10.01.	11.01.	12.01.	13.01.	14.01.	15.01.	16.01.	17.01	18.01.	19.10.
08.01.2004	Sucrabest Tbl. 50 St. (2-0-2-0)	e	x	x	x	x	x	x	x	x	x	x	x	x
	auch 20.01.2004	e	x	x	x	x	x	x	x	x	x	x	x	x
28.04.2004	Laryngsan Tr. 20 ml (alle 2 Std. 8 Tr.)	et												
09.06.2004	Migraetan S Zäpf. 30 St. (1 Zäpf. max 3)	v												
22.08.2004	Pulmicort 1.0mg/2ml Susp. 20x2, (2xtgl. 1 mg)	v												

Abb. 5.106: Matrixartige Darstellung von Verordnungen

- Matrixartige Darstellung von Verordnungen und Verabreichungen

  In gängigen Pflegekurven stationärer Einrichtungen werden im Medikationsteil meist die Verordnungen mit den täglichen Gaben ebenfalls matrixartig dargestellt.

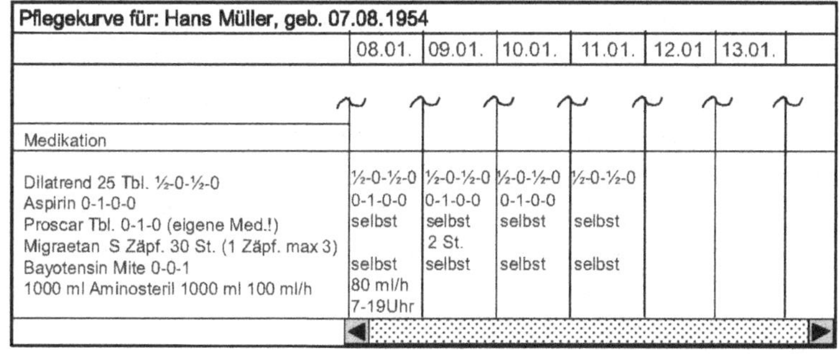

Pflegekurve für: Hans Müller, geb. 07.08.1954

Medikation	08.01.	09.01.	10.01.	11.01.	12.01	13.01.
Dilatrend 25 Tbl. ½-0-½-0	½-0-½-0	½-0-½-0	½-0-½-0	½-0-½-0		
Aspirin 0-1-0-0	0-1-0-0	0-1-0-0	0-1-0-0			
Proscar Tbl. 0-1-0 (eigene Med.!)	selbst	selbst	selbst	selbst		
Migraetan S Zäpf. 30 St. (1 Zäpf. max 3)		2 St.				
Bayotensin Mite 0-0-1	selbst	selbst	selbst	selbst		
1000 ml Aminosteril 1000 ml 100 ml/h	80 ml/h 7-19Uhr					

Abb. 5.107: Matrixartige Darstellung von Verordnungen und Einnahmen

Bei den gezeigten Darstellungen wird die Problematik deutlich, sowohl Verordnungen als auch Verabreichungen auf einen Blick übersichtlich darzustellen. Ebenso fehlt die Angabe der Indikation zur Verordnung, die bezugnehmend auf die vorhandene Diagnosendokumentation einfach zu dokumentieren wäre.

Eine reale Implementierung in MedAktIS, die sich an der listenartigen Variante 2 orientiert, zeigt die nachfolgende Abbildung. Dabei sind folgende Angaben zu den Verordnungen als Spalten aufgenommen:

Datum

- Gibt an, wann genau die Verordnung erfolgte. Aus Platzgründen kann in der Übersicht auf die Uhrzeit verzichtet werden, wenngleich dies eine wichtige forensische Angabe ist, die auf jeden Fall in der Verordnungsdokumentation intern enthalten sein sollte.

Medikament

- Die genaue Bezeichnung des Medikamentes. Diese sollte aus dem angeschlossenen AMIS übernommen werden können.

Dosierung

- Genaue Angabe der Dosierung und der Einnahmezeitpunkte. Diese Angaben können sehr einfach sein, z.B. in der Form morgens – mittags – abends – nachts, es können aber auch komplexere Angaben mit differierenden Dosierungen vorkommen. Dies ist in der einfachen Liste nicht mehr sinnvoll darstellbar, sodass eine Informationsfunktion zum genauen Dosierungsprofil notwendig wird.

Einheit

- Einheit bzw. Darreichungsform, auf die sich die Dosierung bezieht.

Hinweise zur Verabreichung

- Angaben zur zeitlichen Einnahme/Verabreichung des Medikamentes. Hier sollte z.B. für Infusionen auch ein genaues Datum und eine Uhrzeit angegeben werden können.

Durchfluss

- Bei Infusionen die Angabe, mit welcher Durchflussrate die verordnete Menge verabreicht werden soll.

Status

- Status der Verordnung, z.B. v = verordnet, a = ausgegeben, ve = vollständig eingenommen, te = teilweise eingenommen. In vielen Anwendungsfällen – vor allem im ambulanten Bereich – wird man die Einnahme nicht dokumentieren bzw. dokumentieren können, da der Patient nach Erhalt des Rezeptes und bei anschließender Besserung nicht mehr die Arztpraxis aufsucht.

Anordnungstyp

- Art der Verordnung, d.h., ob es sich um eine interne Verordnung handelt oder um ein Rezept. Interne Verordnungen sind auch die in der Arztpraxis direkt ausgegebenen Arzneimittel.

- Durch ein Kennzeichen sollte deutlich werden, ob das verordnete Medikament aktuell noch eingenommen wird. *Aktiv*
- Durch ein weiteres Kennzeichen sollte deutlich werden, ob es sich aufgrund einer chronischen Erkrankung um eine Dauermedikation handelt. *Dauermedikation*
- Angabe des Arztes, der die Verordnung getätigt hat. Prinzipiell braucht diese Angabe in Einrichtungen, in denen nur ein Arzt tätig ist, nicht mit in die Liste aufgenommen werden. Eine Dokumentation ist auf jeden Fall – gerade auch vor dem Hintergrund der eingangs beschriebenen Bemühungen um die Implementierung eines elektronischen Rezeptes und einer Gesundheitskarte – erforderlich. *Anordnender Arzt*

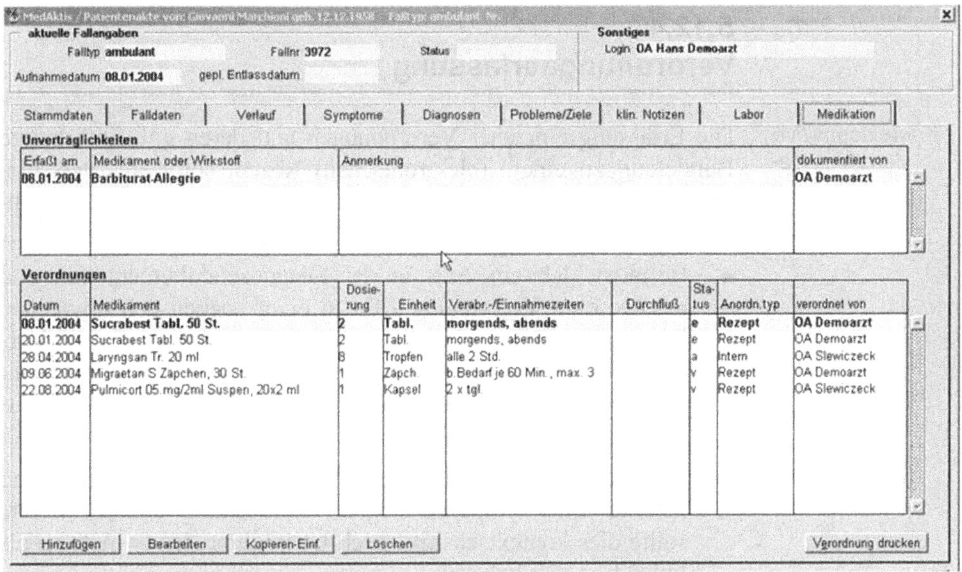

Abb. 5.108: Karteireiter Medikationsübersicht

Bei der Hinzufügung einer Verordnung entweder durch Eingabe in die oben gezeigte Tabelle oder über die Detailfunktion sollte möglichst immer eine Wechselwirkungsüberprüfung, eine Kontraindikationsprüfung sowie die Prüfung gegen Arzneimittelunverträglichkeiten erfolgen. Ersteres ist nur gegen die Dauermedikationen bzw. noch aktuelle eingenommene Medikationen sinnvoll und relevant, sodass vor jeder Verordnung bekannt sein sollte, welche Verordnungen aus der Verordnungsübersicht zurzeit noch eingenommen werden. Für Dauermedikationen oder immer wiederkehrende Erkrankungen eines Patienten ist es hilfreich, eine ältere Verordnung einfach durch Kopieren und Einfügen übernehmen zu können. Das

Löschen von Verordnungen sollte nur erfolgen, wenn eine Verordnung fälschlicherweise erfasst wurde. Verordnungen im Status „ausgegeben“ oder „gegeben“ sollten nicht mehr gelöscht werden können.

Insgesamt wird deutlich, dass einige wenige Spalten in einer tabellarischen Ansicht zwar für eine Reihe von Verordnungen ausreichen, komplexere Verordnungen und die Führung einer Verabreichungsdokumentation so nicht repräsentiert werden können. Für eine weitergehende Dokumentation und retrospektive Informationsgewinnung sind daher eine Reihe von Detailfunktionen notwendig, mit denen komplexere Verordnungen erfasst können und die medikamentöse Vorgeschichte eines Patienten besser dargestellt werden kann.

5.12.4 Verordnungserfassung

Kontextsensitive Verordnungserfassung

Die Erfassung einzelner Verordnungen und deren ggf. notwendige Bündelung zu einem (elektronischen) Rezept sollte aus verschiedensten Anwendungskontexten heraus mittels so genannter „Kontextmenüs“ möglich sein:

- Befindet sich ein Arzt in der Diagnosendokumentation und möchte eine Verordnung z.B. zu einer soeben neu erhobenen Diagnose erfassen, so sollte er direkt von hier aus in die Verordnungserfassung wechseln können. Damit ist dann auch implizit die Dokumentation der Indikation für die Verordnung enthalten.
- Befindet sich der Arzt in der Symptomdokumentation und möchte eine symptombezogene Verordnung dokumentieren, sollte dies kontextsensitiv durch Übernahme des Symptoms als Indikation möglich sein.
- Auch aus der Verlaufsübersicht heraus kann es sinnvoll sein, direkt eine Verordnung dokumentieren zu wollen.
- Letztendlich ist die Medikation auch eine Handlungsoption im Rahmen des problemorientierten Vorgehens, sodass auch von dem entsprechenden Eintrag eines Problems direkt in die Verordnungserfassung gewechselt werden können sollte.

Komplexe Verabreichungsvorschriften müssen möglich sein

Die Detailfunktion zur Verordnungserfassung sollte weitere Optionen bieten, um differenzierte Verordnungs- und Verabreichungsbedingungen zu formulieren bis hin zur Generierung komplexer Verabreichungspläne, wie sie in Krankenhäusern, Rehabilitationseinrichtungen, bei ambulanten Pflegediensten und in Pflegeheimen notwendig werden. Ein umfangreiches Verordnungs- und Verabreichungsmodul für eine Intensivstation beschreibt Gelhar (2000). Hier werden tägliche Verordnungen u.a. auch für die parenterale Ernährung zu Verabreichungsplänen zusammengefasst und die Verabreichung genau dokumentiert. Tägliche Plananpassungen auf Basis des aktuellen Planes führen so zu einem kontrollierten und transparenten Verordnungswesen. In den vorangehend aufgezählten Anwendungsbereichen wird es auch wichtig, dass das Absetzen einer Medikation dokumentiert wird. Auch hierfür müssen entsprechende Dokumentationsfelder vorgesehen werden.

Nachfolgende Abbildung zeigt beispielhaft eine solche detaillierte Verordnungsfunktion.

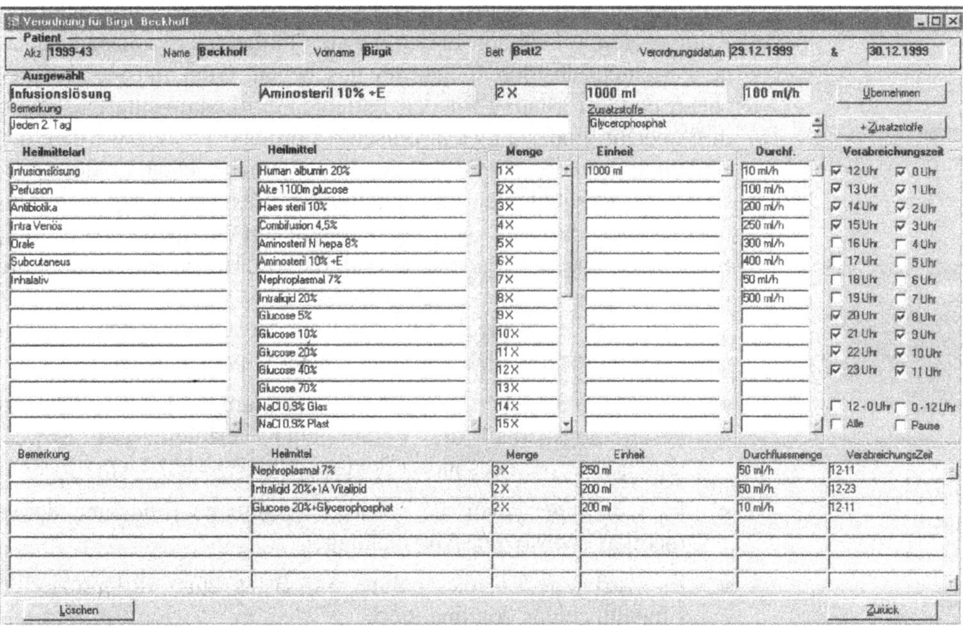

Abb. 5.109: *Beispiel für komplexe Verordnungsfunktion (Gelhar 2000)*

Die Abbildung zeigt, dass für eine allgemein nutzbare Verordnungsfunktion entsprechend mehr Angaben notwendig sind, als die in vielen Medizinischen Informationssystemen zu findenden zwei Angaben zu Medikament und Dosierung.

5.12.5 Erfassung von Unverträglichkeiten

Die Erfassung von Unverträglichkeiten kann direkt in der entsprechenden Tabelle auf dem Karteireiter erfolgen. Dabei sollte ebenfalls ein Rückgriff auf die Arzneimittelstammdaten bzw. das AMIS möglich sein, um das Medikament bzw. den Wirkstoff exakt einzutragen und damit später automatische Überprüfungen zu ermöglichen. Insofern kann das Medikamentenverzeichnis auch als „Vokabular" im in ⌧ Kapitel 4.5, Seite 214 diskutierten Sinne angesehen werden. Schwere Unverträglichkeiten sind auch bei der Übersicht der Risikofaktoren (⌧ S. 326) mit anzuzeigen.

5.12.6 Dokumentation der Verabreichungen

Die Dokumentation der tatsächlichen Verabreichungen bzw. Einnahmen ist heute selten und ohne Einsatz einer Elektronischen Krankenakte aufwändig. In den meisten Fällen müsste diese über eine Patientenselbstdokumentation geschehen, dann müsste entsprechend der Verordnung für den Patienten ein Dokumentationsbogen in Papierform oder als elektronisches Formular erzeugt werden, der – ähnlich wie dies für den stationären Bereich Gelhar (2000) realisiert hat – alle geplanten Einnahmen über einen definierten Zeitraum übersichtlich darstellt, evtl. mit zusätzlichen Erläuterungen zu den Einnahmen für den Patienten. Auf diesem Bogen kann dann die Einnahme genau dokumentiert werden.

Prinzipiell kann die Dokumentation der tatsächlichen Einnahmen/Verabreichungen über folgende Alternativen realisiert werden:

- Es wird angegeben, von welchem Datum an bis zu welchem verordnungsgemäß die Verabreichung erfolgte, nur Abweichungen werden gesondert dokumentiert.
- Es wird tagesgenau die verordnungsgemäße Einnahme dokumentiert ebenso ggf. Abweichungen.
- Es wird jede Einzeleinnahme auf Basis eines differenzierten Einnahmeplans dokumentiert.

Soll die Verabreichungsdokumentation elektronisch erfasst werden, sind für diese drei Varianten auch entsprechende Erfassungsformulare auf Basis der Verordnungen vorzusehen. Für die zwei letztgenannten Varianten sollte die Erfassung der Einnahmen/Verabreichungen nicht verordnungsbezogen erfolgen, sondern tagesbezogen. Die ⌧ Abbildung 5.110 zeigt beispielhaft einen Ausschnitt einer solche Verabreichungsdokumentation, in der durch das Setzen von Häkchen die ordnungsgemäße Einnahme bestätigt wird.

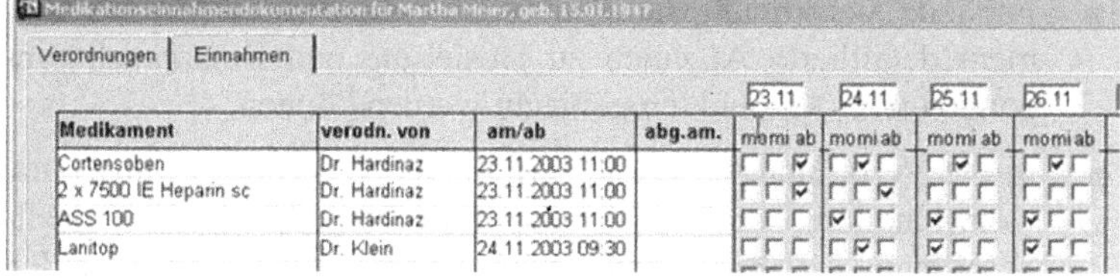

Abb. 5.110: Beispiel für Verabreichungs-dokumentation

5.12.7 Rezepterfassung

Für die Ausstellung von Rezepten hat sich heute in allen Medizinischen Informationssystem die elektronische Benutzung des gängigen Rezeptformulars durchgesetzt. Der Vorteil dieser Lösung liegt in der für den Benutzer gewohnten Darstellung. Nachteilig ist hier, dass differenzierte Angaben im Wesentlichen im Freitext aufgebracht werden und eine strukturierte und formalisierte Verordnungsdokumentation damit nicht möglich ist. Denkbar ist es, alle Verordnung zwar wie vorangehend beschrieben zu dokumentieren, aber aus den zu einem Rezept gehörenden Verordnungen und deren Einzelangaben dann dieses in Originalansicht zu generieren und dem Benutzer vor dem Ausdruck nochmals anzuzeigen.

5.12.8 Zusammenfassung

Für die Medikationsdokumentation kann also zusammenfassend festgehalten werden:

Merk-/Anforderungstafel 35
zu Kapitel 5.12: Medikationsdokumentation

- Eine Medikationsdokumentation ist wichtiger Bestandteil von Elektronischen Krankenakten und repräsentiert die medikamentöse Therapie. *M35.1*
- Die Medikationsdokumentation kann eingeteilt werden in die Dokumentation von Unverträglichkeiten, die Verordnungsdokumentation und die Verabreichungsdokumentation. *M35.2*
- Die Medikationsdokumentation sollte auf Basis eines umfassenden Arzneimittelverzeichnisses oder eines angeschlossenen Arzneimittelinformationssystems erfolgen. *M35.3*

M35.4 ▪ Für jede Verordnung müssen neben dem verordneten Medikament detaillierte Angaben zu Dosierung und Einnahmebedingungen und -zeitpunkten gemacht werden können.

M35.5 ▪ In die Verordnungserfassung sollte eine Wechselwirkungs- und Kontraindikationsprüfung sowie die Überprüfung auf Doppelverordnung integriert sein. Diese müssen auf einem aktuellen und differenzierten Arzneimitteldatenbestand – z.B. dem eines Arzneimittelinformationssystems – basieren.

M35.6 ▪ Die Dokumentation der tatsächlichen Einnahmen/Verabreichungen sollte unterstützt werden.

M35.7 ▪ Die Erzeugung von konventionellen Rezepten aus den Angaben der Verordnungsdokumentation muss möglich sein.

M35.8 ▪ Die Erzeugung eines elektronischen Rezeptes aus den Angaben gemäß aktueller nationaler Spezifikation muss möglich sein.

5.13 Assessmentdokumentation

5.13.1 Einführung und theoretischer Hintergrund

Übersichtliche Bereitstellung von Informationen zum Gesundheitsstatus eines Patienten

Ein wesentliches Ziel klinischer Informationssysteme ist die geeignete Breitstellung aktueller medizinischer Informationen zu einem Patienten, um das ärztliche Handeln zu unterstützen und transparent werden zu lassen. So entstehen z.B. im Rahmen der Behandlung multimorbider Langzeitpatienten eine Vielzahl unterschiedlichster Ergebnisdokumente, die unter anderem Informationen über den Status verschiedenster Gesundheitsprobleme des Patienten enthalten. Die Vielzahl der Dokumente erlauben keinen raschen und effizienten Überblick zum Zustand des Patienten. Dies ist aber wichtig, um strategische und taktische ärztliche Entscheidungen im Kontext einer Vielzahl von Variablen fällen zu können. Ohne einen solchen Zugang bleiben sowohl in der alltäglichen medizinischen Praxis Funktionsprobleme des Patienten, oft verbunden mit weit reichenden Konsequenzen, unberücksichtigt (Pientka 2000). Zur Vermeidung solcher Fehleinschätzungen hat sich in vielen Gebieten der Medizin der Einsatz von standardisierten Assessmentinstrumenten bewährt.

Fehlfunktionen als frühe Zeichen organischer Erkrankungen oder eine allgemein gesundheitliche Verschlechterung als Warnzeichen für Schwierigkeiten bei der Aufrechterhaltung einer selbstständigen Lebensführung sind daher wichtig zu dokumentierende Sachverhalte, die mittels definierter Erfassungsinstrumente oder Klassifikationen wie z.B. die ICF dokumentiert werden können. Eine solche Dokumentation kann als Basis für ein umfassendes Assessment dienen, welches nach Rubinstein (1987) definiert wird als

„multidimensionaler und normalerweise auch interdisziplinärer diagnostischer Prozess, der sich zum Ziel gesetzt hat, die medizinischen psychosozialen und funktionellen Probleme und Möglichkeiten eines Patienten zu erfassen und einen umfassenden Behandlungs- und Betreuungsplan zu entwickeln".

Assessments unterstützen Behandlungsplanung und -management

Diese Definition weist auf die hohe Relevanz von Assessment-Ansätzen im Rahmen von Konzepten des Disease-Managements als Grundlage für die Behandlungsplanung und das Behandlungsmanagement (⌧ Kap. 6.4, S. 549) hin. Gleichzeitig wird auch die Nähe dieses Ansatzes zum problemorientierten Krankenblatt nach Weed (1978) deutlich.

Primär können damit geplante und durchgeführte Handlungen einerseits hinsichtlich ihres Ziels bestimmt und begründet werden (was einer teleologischen Ethik folgt), andererseits reflektiert die Zusammenstellung des Assessmentinstrumentes – also die enthaltenen Achsen – selbst Intention und Menschenbild des Handelnden und hat so auch eine deontologische Dimension.

Insgesamt kann hieraus gefolgert werden, dass zur Unterstützung ärztlichen Handelns ein Instrument zur zeitnahen Dokumentation und visuell eingängigen Darstellung des momentanen bio-psychosozialen Gesundheitsstatus („Funktionsprofil") hilfreich ist. Gerade hinsichtlich der Bemühungen um die Umsetzung eines Case- und Disease-Managements kann ein solches Profil als Ausgangspunkt für klinische Handlungsstränge dann retrospektiv auch zur Erklärung der behandlungsindividuell getroffenen strategischen und taktischen Entscheidungen dienen (hermeneutischer Aspekt).

Assessmentinstrumente in Elektronischen Krankenakten werden wichtige Bausteine

Es kann davon ausgegangen werden, dass vor diesem Hintergrund ein variables und adaptives informationstechnologisches Werkzeug zur Berufsgruppen übergreifenden Implementierung von Assessmentinstrumenten eine wichtige Komponente Elektronischer Krankenakten werden wird – zumal eine sinnvolle Dokumentation und Fortschreibung von Einstufungen sowie mit den Einstufungen einhergehende Handlungspläne papierbasiert nur aufwändig zu benutzen sind.

5.13.2 Assessmentinstrumente

Unter Assessmentinstrumenten werden Verfahren zur Dokumentation und Darstellung von Funktionsbewertungen von Patienten verstanden. Mögliche Dimensionen (bzw. Achsen) für solche Funktionsbewertungen sind nach Pientka (2000)

- physische Funktionen,
- kognitive Funktionen,
- emotionale Funktionen,
- ökonomische Funktionen,
- soziale Funktionen,
- häusliche Umgebung und
- Lebensqualität.

Dementsprechend können einzelne Instrumente der Funktionsbewertung sowohl nur eine Dimension abbilden, als auch mehrere der zuvor aufgeführten Aspekte abdecken. Beispiele solcher Instrumente sind nach Pientka (2000):

- Bewertungen und Scores bezogen auf einzelne Assessmentachsen z.B.
  - Adipositas-Einteilung nach Frehner auf Basis des Broca-Index,
  - Nikotinabhängigkeit nach Fragström,
  - Alkoholabhängigkeit nach Juntunen,
  - PINI nach Ingenbleek,
  - Depressivitätsskala nach v. Zerssen und
  - der Schmerzfragebogen SFB-12.
- Bewertungen und Scores für Gruppen von Assessmentachsen z.B. für die die Bewertung der Selbsthilfefähigkeit wie
  - der Barthel-Index,
  - die Kenny-Selbsthilfe-Skala und
  - die KATZ-ADL-Skala.
- Bewertungen und Scores für Gruppen von Assessmentachsen z.B. für die Bewertung kognitiver Fähigkeiten wie
  - der Minimental-Status für die Gedächtnisleistung,

- der Short Portable Mental Status Questionnaire für die Fähigkeit zur Aufmerksamkeit oder
- die Short Care Scala für die Fähigkeit zur Problemlösung.

Multidimensionale Assessmentinstrumente gehen davon aus, dass jedes adäquate Verständnis von Gesundheit und Krankheit eine komplexe mehrdimensionale Betrachtungsweise erfordert. Mannebach (1997) schreibt hierzu:

„Leben ist angelegt auf Entfaltung und Austausch mit der Umgebung. Leben besitzt bestimmte psychische, physische und soziale Entfaltungsmöglichkeiten, seine Freiheitsgrade. Der theoretisch mögliche Lebensraum ist zwischen diesen drei Dimensionen der Entfaltung aufgespannt; seine Grenzen sind jedoch durch die arteigenen Grenzen der Freiheitsgrade markiert. Anlage, individuelle Lebensgeschichte und aktuelle Umgebung setzen der maximal möglichen Entfaltung konkrete Grenzen, der individuelle Lebensraum wird zum konkreten Gesundheitsraum. Gesundheit ist darin eine dynamische Größe und Einschränkungen der Freiheitsgrade im Laufe des Lebens sind die Regel. Der graduelle oder vollständige Verlust von aktuellen Freiheitsgraden in einer oder mehreren Dimensionen kennzeichnet den gegenüber dem Gesundheitsraum weiter eingeschränkten Krankheitsraum: Das kranke Individuum ist körperlich, psychische und/oder sozial weniger belastbar, benötigt Entlastung oder Hilfe."

Von Höltmann/Tausche wurde ein Pflegesatzadaptiertes Basisassessment (PGBA) entwickelt, zu dem es dort heißt (Höltmann 1992):

„Neben den Diagnosen ist die Einschätzung und Dokumentation von Ressourcen, Funktion, Selbstständigkeit und Hilfsbedarf für geriatrisch tätige Ärzte – aber nicht nur diese – notwendig, um die Therapieziele für den Patienten festlegen zu können und ihn der angemessenen Diagnostik und Therapie zuzuführen."

Umfassendes Bild von den Funktionen und der Selbstständigkeit des Patienten

Aufgrund aller verfügbaren Krankendokumente, der Eigen- und Fremdanamnese, sowie einer strukturierten Befragung und Untersuchung des Patienten soll sich der Untersucher ein möglichst umfassendes Bild von den Funktionen und der Selbstständigkeit des Patienten erstellen und danach anhand des Assessments eine abgestufte Bewertung der 23 Items vornehmen sowie diese in das grafische Funktions- und Selbstständigkeitsprofil (⌦ Abb. 5.111) eintragen. Die Items werden unterteilt nach Funktionsitems (die Funktion wird bewertet) und Selbstständigkeitsitems (die Selbstständigkeit bzw. der Hilfsbedarf wird bewertet). Das PGBA ist insofern ein herausragendes Beispiel eines multidimensionalen Assessmentinstrumentes, da es nicht nur zur Abbildung des momentanen Status dient, sondern zur weiteren Diagnostik- und Therapeutikplanung entwickelt wurde.

Orientierung an Problemkomplexen

Damit wird der direkte Zusammenhang zum problemorientierten Krankenblatt nach Weed deutlich, wenn gleich auf Ebene der PGBA-Achsen nicht einzelne Probleme adressiert werden, sondern zusammenhängende Problemkomplexe. Dabei ist es auch von Bedeutung, dass in einem ersten Schritt diese Störung nicht isoliert gesehen wird, sondern im Kontext der Einstufungen der anderen Assessment-Achsen (Vigilanzstörung, Schmerz, Sehvermögen etc.). Ausgehend davon können die konkreten diagnostischen bzw. therapeutischen Handlungsstränge festgelegt werden.

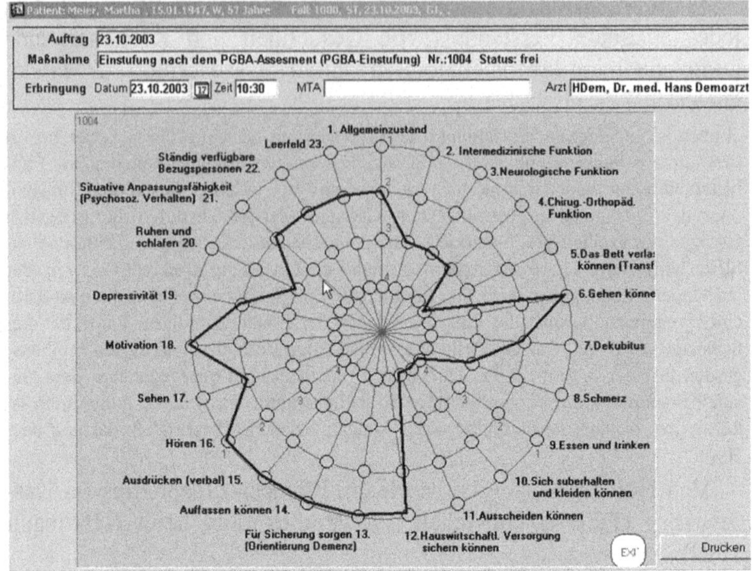

Abb. 5.111: Beispielhafte Assessmentfunkion auf Basis des PGBA

Ähnliche Assessment-Werkzeuge dieser Art sind

- der Funktionale Selbstständigkeitsindex FIM,
- das Aachener Inventar zur Lebensqualität und
- das Nürnberger Altersinventar.

5.13.3 Übersicht zu den Funktionen

Assessmentinstrumente können formal als hierarchisch mehrstufiger Ansatz verstanden werden, an dessen oberster Stelle die multidimensionale bio-psycho-soziale Gesamtschau mit ihren einzelnen Achsen steht. Hinter jeder achsenbezogenen Einstufung verbergen sich eine Reihe von Beobachtungen, die in Form von Symptomen, Problemen oder Diagnosen die Einstufung begründen. Zu jeder Achse – die einen definierten Problemkomplex repräsentiert – können Behandlungsziele und Handlungspläne angegeben werden. Dabei ist zu beachten, dass nicht immer zu allen Achsen solche existieren müssen, da manifeste Probleme bzw. Funktionsstörungen keiner weiteren

Abklärung bzw. Therapie bedürfen. Nachfolgende Abbildung zeigt Schematisch den Zusammenhang in Anlehnung an AGBA (2002).

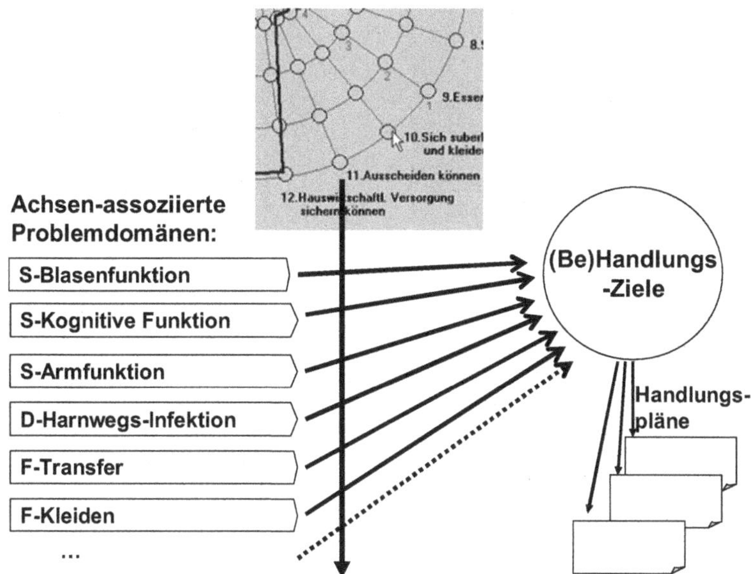

Abb. 5.112: Assessment-einstufungen und prinzipiell assoziierte Informationen

Deutlich wird, dass Probleme mit der Ausscheidung sehr viele Ursachen haben können. Diese einzelnen Ursachen selbst können als Einzelprobleme bereits in der Problemdokumentation (⌧ Kap. 5.9.4, S. 406) verzeichnet sein. Insgesamt spiegeln Problemdomänen, Handlungsziele und -pläne den problemorientierten Ansatz nach Weed wider und verdeutlichen den Zusammenhang zwischen Assessment- und Problem-Dokumentationen.

Die diskutierten Aspekte haben prinzipielle Auswirkungen auch auf die Anforderungen an eine IT-Unterstützung, denn es besteht für die Achsen der Zusammenhang, dass sich die Einstufung aus einer Reihe von vorgelagerten Angaben aus konkreten Dokumentationsfunktionen oder einzelachsenbezogenen vorgelagerten Assessmentinstrumenten wie z.B. dem Barthel-Index ergeben. Ein Beispiel zeigt ⌧ Abbildung 5.113: Die Angaben aus der Pflegeanamnese führen automatisch zu einer Einstufung bei diversen Themenfeldern des Assessments.

Bei der papiergestützten Assessmentdokumentation muss sowohl die direkte – und somit redundante – Dokumentation von Einstufungen, als auch die der diesen Einstufungen zugrunde liegenden Einzelangaben erfolgen.

Abb. 5.113: Zusammenhang von Angaben aus Ergebnisdokumenten und Assessmenteinstufung

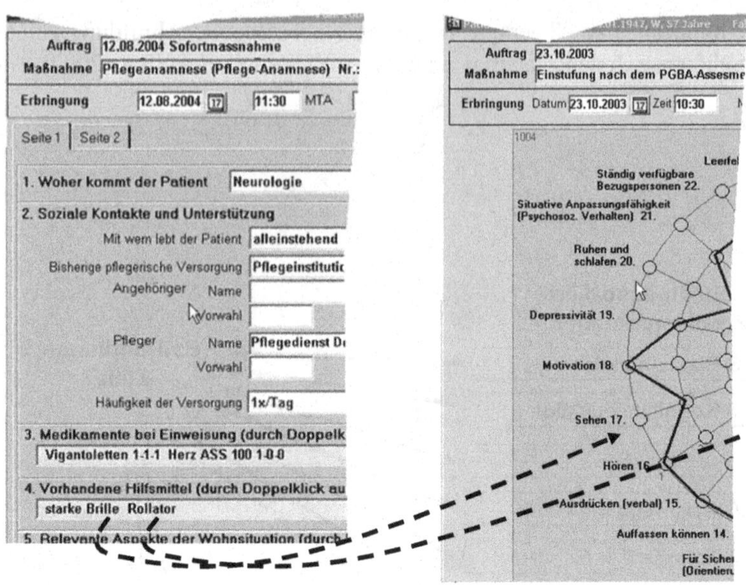

5.13.4 Übersicht zu den Funktionen

Für die Implementierung eines IT-gestützten Assessmentinstrumentes sind prinzipiell zwei Lösungsansätze denkbar.

Trivialer Lösungsansatz: Festgelegte Achsen

Im *trivialen Lösungsansatz* wird das Assessment mit seinen Dimensionen als ein fest implementiertes Ergebnisdokument der Elektronischen Krankenakte realisiert. Eine solche Lösung ist jedoch einerseits strukturinvariant und vom Anwender nicht änderbar und erfordert bei Veränderungen einzelner Einstufungen des Patienten immer die manuelle Eingabe der einzelnen Einstufungen, auch wenn diese prinzipiell auf andere bereits erfasste Angaben der medizinischen Dokumentation zurückgehen. Dies hat Doppelerfassungen der gleichen Sachverhalte zur Folge.

Generischer Lösungsansatz: Freie Parametrierbarkeit der Achsen und Einstufungsattribute

Ein *generischer Lösungsansatz* dagegen schreibt weder die Dimensionen des multidimensionalen Assessments implementierungstechnisch, noch die vorgelagerte Dokumentation fest, sondern beides kann mittels der Parametrierung festgelegt werden. Ein entsprechender Lösungsansatz findet sich bei Baron (2002). Mittels eines solchen Lösungsansatzes kann die automatische Einstufung („Selbstaktualisierung") aufgrund von Eintragungen in den Ergebnisdokumenten unterstützt werden, oder sogar die Integration von Teilen der Ergebnisdokumentation direkt in das Assessmentinstrument.

Folgende Funktionalitäten sind hierfür notwendig:

- Die Möglichkeit der Parametrierung der Assessment-Achsen,
- ein Werkzeug zur flexiblen Implementierung von Dokumentationsfunktionen für die Achsenattribute (auch ⌧ Kap. 5.7.6, S. 371),
- eine Funktion zur Verwaltung der funktionalen Abhängigkeiten zwischen Dokumentationsattributen und Assessmentachsen mit der Möglichkeit, den Anteil einzelner Attribute an der Einstufung zu gewichten,
- eine Assessment-Grafik mit der Möglichkeit des Aufzoomens einer Achse, um deren retrospektiven Verlauf darzustellen, sowie einem Annotierungseditor für die Dokumentation von einstufungsbezogenen Bemerkungen,
- eine Einstufungsdokumentationsfunktion,
- eine Dokumentationsfunktion für Behandlungsziele,
- eine Dokumentationsfunktion für Behandlungspläne und
- eine Aufruf-Schnittstelle zum flexiblen Verzweigen in achsenspezifische Dokumentationsformulare.

Insgesamt ergeben sich die in der nachfolgenden Abbildung gezeigten Funktionen mit ihrem Zusammenhang.

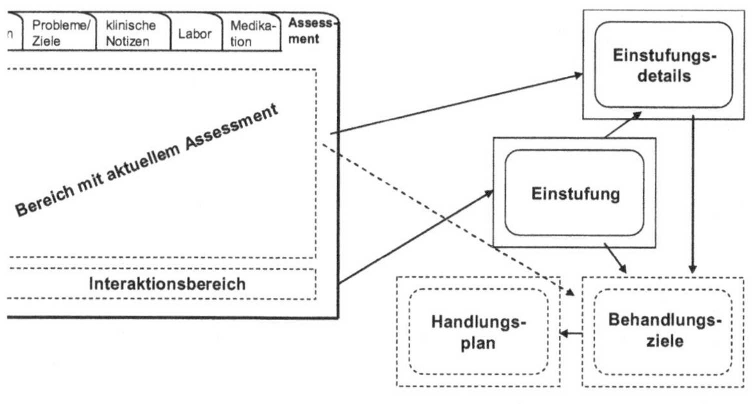

Abb. 5.114: Funktionen der Assessment-dokumentation

Einstufung ist eine medizinische Maßnahme

Die Erhebung einer Einstufung kann prinzipiell als medizinische Maßnahme angesehen werden, die als Ergebnisdokument die Einstufungsübersicht hat. Die Erfassung von Einstufungen kann daher ausgehend von der Dokumentation entsprechender „Sofortmaßnahmen" (⌧ Kap. 5.6.5, S. 347) erfolgen, die wie das Assessment z.B. „Barthel-Einstufung", „PGBA-Einstufung", „FIM-Einstufung" benannt werden sollte. Eine solche Integration in die elektronische Akte hat auch den Vorteil, dass einerseits im Zeitverlauf beliebig oft eine Einstufung vorgenommen werden kann, andererseits falls notwendig parallel mehrere verschiedene Assessments für einen Patienten geführt werden können. Auf einem entsprechenden Karteireiter sollte aber immer die aktuelle Einstufung unaufwändig eingesehen werden können. Erinnern wir uns also nochmals an den ersten Behandlungstag von Frau Martha Meier: Nach der Anamnese und der klinischen Untersuchung hat der Aufnahmearzt auch eine PGBA-Einstufung vorgenommen. In der Akte ist dies ersichtlich und die Einstufung am Aufnahmetag kann einfach abgerufen werden.

Abb. 5.115: Assessment-einstufung am Aufnahmetag

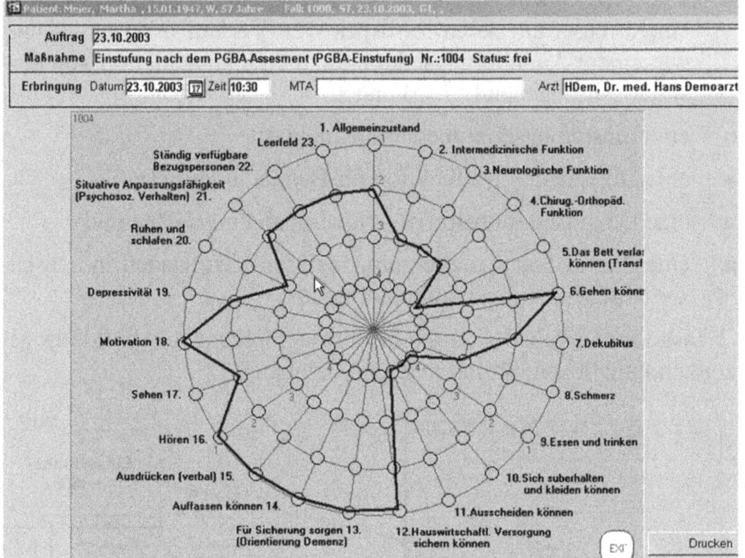

Interessiert demgegenüber z.B. am Entlassungstag, wann und wie oft eine Einstufung vorgenommen wurde, um dann einzelne Ergebnisdokumente abzurufen, können mittels der maßnahmenselektiven Sicht (⌧> Abb. 5.51, S. 352) auf die Behandlungsprozessdokumentation diese entsprechenden Einträge schnell und einfach selektiert werden. Für unsere Beispielpatientin wurde also, wie aus nachfolgender Akteneinsicht erkennbar, jede Woche während des Aufenthaltes eine PGBA-Einstufung vorgenommen.

5.13.5 Assessmentübersicht und -einstufung

Aktuelle Einstufung auf eigenem Karteireiter

Mit der Assessmentübersicht soll zu jedem Zeitpunkt die aktuelle Einstufung einsehbar sein. Hierfür bietet sich die Implementierung eines entsprechenden Karteireiters oder einer mittels Funktionstaste jederzeit abrufbaren Funktion an. Von dieser aus sollten – alternativ zum Aufruf über einen Eintrag in der Behandlungsprozessübersicht – neue Einstufungen erfasst, aber auch Details vorangehender Einstufung eingesehen werden können. Da Einstufungen in der Regel fortgeschrieben werden, sind einer Neueinstufung zuerst einmal alle Werte der zeitlich aktuellsten Einstufung zugrunde zu legen. Die neue Einstufung ergibt sich dann durch Änderung einiger oder aller Achseneinstufungen. Eine sinnvolle Ergänzung ist die grafische Markierung der geplanten oder natürlichen Entwicklungstendenz einer Einstufung durch entsprechende Pfeile an den Achsenenden. So wird sofort deutlich, bei welchen Problemkomplexen interveniert wird, welche manifest sind und wo auf Grund einer bekannten Pathodynamik eine Verschlechterung zu erwarten ist.

Nachfolgende Abbildung zeigt einige Einstufungsübersichten (Quelle: Baron 2002), die zur Verfügung stehenden Achsen sowie die Zusammenstellung der Achsen zu Assessments kann hierbei frei parametriert werde. So können beliebige fachspezifische Assessments oder berufsgruppenbezogene Sichten auf komplexere Assessments definiert werden.

Abb. 5.116: Funktion Assessment-definition

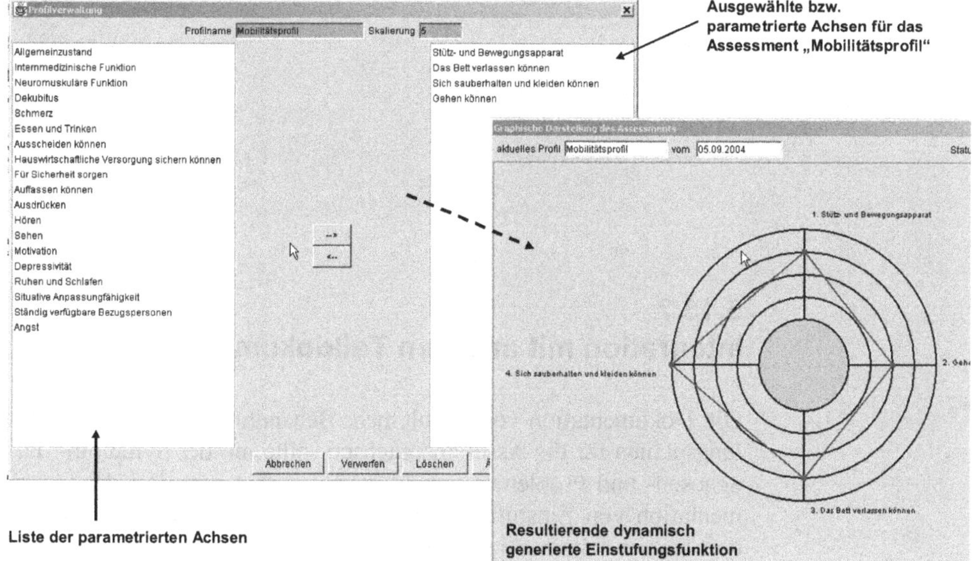

5.13.6 Einstufungsdetails

Detaillierte Dokumentation der der Einstufung zugrunde liegenden Beobachtungen

Mittels einer achsenbezogenen Detailfunktion sollten alle patientenbezogenen einstufungsrelevanten Beobachtungen und Feststellungen sowie die zugehörigen Handlungsziele und Handlungspläne dokumentiert werden können. Für die Dokumentation der einstufungsrelevanten Sachverhalte kann z.B. die ICF oder aber auch Begriffe aus dem Symptom-, Problem- und Diagnosenvokabular genutzt werden, aber auch freie Texteingaben sollten erlaubt sein. Dementsprechend sollte diese aus der Einstufungsfunktion abrufbare achsenbezogene Detaildokumentation folgende gezeigte Eintragungen enthalten.

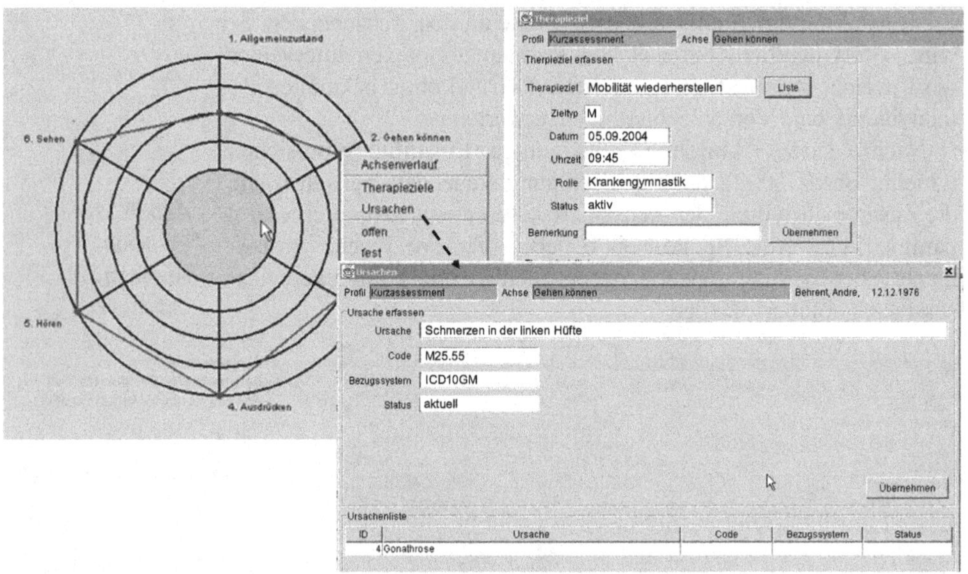

Abb. 5.117: Details zu Einstufungen

5.13.7 Integration mit anderen Teildokumentationen

Die Dokumentation von Problemen, Behandlungszielen und Handlungsplänen für die Assessmentachsen sollte mit der Symptom-, Diagnosen- und Problemdokumentation verzahnt sein. Bei der Dokumentation von Einstufungsdetails muss also ein Rückgriff auf die dort bereits dokumentierten Sachverhalte möglich sein, Änderungen im Rahmen der Assessmentdokumentation müssen entsprechend rückgespiegelt werden.

5.13.8 Notwendige Parametrierungsfunktionen

Für die Parametrierung von benutzbaren Assessments müssen die folgenden Funktionen zur Verfügung stehen:

- Dimensions-, Profil- und Attributzuweisungsparametrierung

  In einer integrierten Verwaltungsfunktion müssen die prinzipiellen Dimensionen bzw. Achsen angelegt werden, damit diese dann zu definierten Profilen mit den entsprechenden Achsen zusammengefasst werden können. Des Weiteren müssen die Dokumentationsattribute festgelegt und den einzelnen Achsen zugewiesen werden können. Dabei sind auch die Regeln für eine automatische Einstufung zu fixieren.

- Einstufungsableitungsregeln

  Die zu einer konkreten Einstufung beitragenden oder führenden Bewertungen und Regeln müssen in flexibler Weise definiert und verwaltet werden können.

5.13.9 Zusammenfassung

Die Assessmentdokumentation stellt eine sinnvolle Ergänzung der Medizinischen Dokumentation in Elektronischen Krankenakten dar. Wird sie nicht nur zur Bewertung des Patientenzustandes benutzt, sondern mit den Ideen des problemorientierten Krankenblattes kombiniert, in dem den durch die Achsen repräsentierten Problemkomplexen Behandlungsziele und Handlungspläne assoziiert werden können, entsteht ein handlungsunterstützendes Modul.

Folgende Anforderungen sind an eine flexible Assessmentdokumentation zu stellen.

Merk-/Anforderungstafel 36
zu Kapitel 5.13: Assessmentdokumentation

- Assessments sind Instrumente zur Funktionsbewertung von Patienten. *M36.1*

M36.2 ■ Assessments dienen der Transparenz, der Verlaufskontrolle und können auch die Prognostik unterstützen.

M36.3 ■ Assessments haben in der Regel mehrere Achsen, die spezifischen Problemkomplexen entsprechen.

M36.4 ■ Die Einstufung eines Patienten in den verschiedenen Achsen basiert auf aus der Durchführung medizinischer Maßnahmen resultierenden Beobachtungen und Einschätzungen.

M36.5 ■ Eine Assessmentdokumentation ist eine gewinnbringende Erweiterung der Dokumentation in Elektronischen Krankenakten.

M36.6 ■ Die Assessmentdokumentation kann als fest implementiertes Ergebnisdokument oder mittels eines parametrierbarer Lösungsansatz DV-technisch implementiert werden. Sie sollte auf Basis definierter Problemdomänen einrichtungsspezifisch oder sogar patientenindividuell gestaltbar sein.

M36.7 ■ Assessmenteinstufungen müssen im Zeitverlauf mehrfach möglich sein, die einzelnen Ausprägungen sind zu historisieren.

M36.8 ■ Die Erhebung einer Einstufung kann als medizinische Maßnahme angesehen werden, die als Ergebnisdokument die Einstufungsübersicht hat. Sie ist entsprechend in die Behandlungsprozessdokumentation zu integrieren.

M36.9 ■ Die aktuelle Ausprägung der Einstufung eines Patienten muss unaufwändig – möglichst mit einer Interaktion wie einem Mausklick, einer Funktionstaste o.Ä. – abgerufen werden können.

M36.10 ■ Die Assessmentachsen und ihre Bewertungsstufen müssen installationsspezifisch parametriert werden können.

M36.11 ■ Für jede Assessmentachse sollten Problemdomänen mit frei definierbaren Bewertungsattributen festgelegt werden können.

M36.12 ■ Für eine automatisierte Einstufung sollten die Bewertungsattribute gewichtet werden können.

M36.13 ■ Die Assessmentdokumentation ist mit der Problemdokumentation sowie der Behandlungsziel- und Maßnahmenplanung in geeigneter Weise zu verzahnen.

M39.14 ■ Für jede Assessmentachse muss angegeben werden können, ob diese durch geeignete Maßnahmen zu verbessern ist, ob sie manifest ist, oder sich auf Grund pathodynamischer Gesetzmäßigkeiten verschlechtern wird.

M39.15 ■ Für jede Assessmentachse müssen Behandlungsziele und Handlungspläne angegeben werden können.

5.14 Pflegedokumentation

5.14.1 Einführung und theoretischer Hintergrund

Die Pflegedokumentation wird in der Regel nur bei stationären Einrichtungen, Pflegeheimen oder ambulanten Pflegediensten notwendig. Sie kann sich an den bereits diskutierten Aspekten und Lösungsvorschlägen der Elektronischen Krankenakte orientieren – stellt also eine berufsgruppenbezogene Ausprägung der bisher erläuterten Konzepte dar. Auch in der Pflege werden Maßnahmen geplant und durchgeführt, Pflegediagnosen und Probleme erhoben und eine Pflegeplanung vorgenommen. Auch hier beginnt der gesamte Prozess mit einer Pflegeanamnese und setzt sich dann schrittweise fort.

Domänen-Ontologie auch für die Pflege gültig

Die in ⌧ Abbildung 3.32 auf Seite 169 gezeigte Domänenontologie gilt also auch für den Pflegebereich mit entsprechend pflegerischen Ausprägungen. Auch die Prinzipien einer Zugrundelegung von Ordnungssystemen für die elektronische Dokumentation setzen sich in der Pflege zunehmend durch – für die Pflegediagnosen z.B. in Form des von der North American Nursing Diagnosis Association entwickelten Pflegediagnosenvokabulars (NANDA 2003), für die Probleme und Funktionseinschränkungen die International Classification of Functioning (ICF) und für die Dokumentation von Beobachtungen („Phänomenen") und Pflegemaßnahmen die International Classification of Nursing Practice (ICNP). Die ICNP enthält z.B. über 1300 Handlungen und über 1200 Phänomene. Gerade vor dem Hintergrund des nachfolgend gezeigten allseits akzeptierten Pflegeprozesses erscheint ein analoger Einsatz der bisher gezeigten Lösungsansätze auch im Pflegebereich sinnvoll.

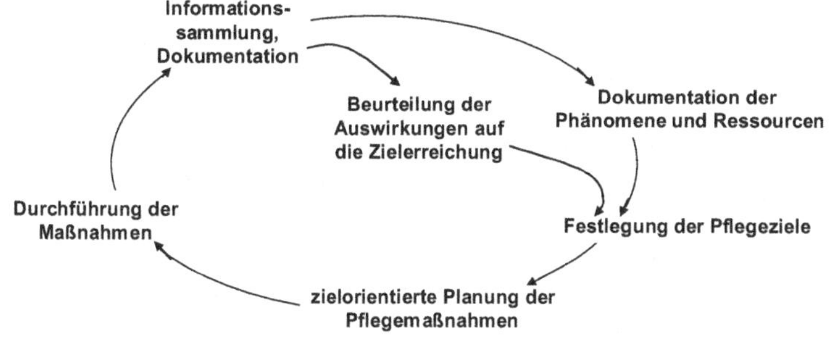

Abb. 5.118: Der Pflegeprozess

Pflegeprozess ist die Anwendung des Weed'schen Ansatzes in der Pflege

Dieser Pflegeprozess – dessen Anwendung weitgehend durch das Gesundheits- und Krankenpflegegesetz 1997 vorgeschrieben wird – beschreibt nichts Anderes, als jenes Vorgehen, dass bereits Weed mit seinem problemorientierten Krankenblatt entworfen hat: Die Orientierung von Handlungen an formulierten Problemen sowie die Nutzung von zielorientierten Handlungsplänen. Alle in ⌧ Kapitel 5.9, Seite 409 ff. diskutierten Ausführungen gelten also prinzipiell auch für die Pflegedokumentation.

Allgemeine Dokumentationsfunktionen

Eine Pflegedokumentation kann also als strukturelle Kopie bzw. Inkarnation der bereits vorgestellten Konzepte der karteireiterbasierten Krankenakte mit

- Verlaufsübersicht (hier nun: Pflegeprozess),
- Symptome,
- Diagnosen (hier nun: Pflegediagnosen),
- Probleme/Ziele (hier nun: Pflegeplanung),
- klinischen Notizen (hier nun: Pflegenotizen) und
- Assessments (hier nun: pflegerische Assessments)

angesehen werden.

Hinzu kommen eine Reihe weiterer spezifischer Dokumentationen, die zum Teil als Ergebnisdokumente von Pflegehandlungen angesehen werden können (Pflegeanamnese, Vitalwertkontrolle, Zustandserhebungen mit verschiedenen Assessments etc.), und damit über die Behandlungsprozessübersicht verfügbar sind.

Spezielle pflegerische Dokumentationen

Aber auch originäre pflegerische Aufschreibungen sind zu berücksichtigen. Bekannt sind hier z.B.

- das Diabetes-Blatt,
- Überwachungsblätter für spezifische Aspekte, die kontinuierlich und in kurzen Abständen beobachtet werden müssen,
- die Dokumentation der Flüssigkeitsbilanzen und
- die Dekubitusdokumentation.

Eine vorbildliche Musterdokumentation für stationäre Pflegeeinrichtungen wurde z.B. von einer vom Ministerium für Arbeit, Soziales, Familie und Gesundheit des Landes Rheinland-Pfalz eingesetzten Arbeitsgruppe entwickelt und findet sich unter http://www. menschen-pflegen.de/enid/2.html (letzter Zugriff: 13.08.2004).

Pflegekurve als Interaktions- und Repräsentationsmittel

Aufgrund der allseits traditionell benutzen Pflegekurve kann ergänzend auf eine entsprechende Repräsentation der Informationen in dieser Form nicht verzichtet werden. Daher haben viele Hersteller zuallererst eine elektronische Repräsentation dieser Pflegekurve realisiert, die ebenfalls in einer Elektronischen Krankenakte verfügbar sein sollte. Die Unterstützung der Pflege kann neben der eigentlichen patientenbezogenen Pflegedokumentation ergänzend durch Funktionen zur Unterstützung der Betriebsorganisation erfolgen, was unter dem Begriff der „Stationsorganisation“ subsummiert wird. Aber auch in der ambulanten Pflege ist die Organisationsunterstützung z.B. durch Routenplanung und -optimierung, Navigationssysteme die gekoppelt sind mit den Routen etc. bereits Realität.

Hinsichtlich der Stationsorganisation werden z.B. Funktionen für

Funktionen für die Stationsorganisation

- das Bettenbelegungsmanagement mit Übersichten und zugehörigen Verlegungsfunktionen,
- die Aufnahme, Verlegung und Entlassung von Patienten,
- die zeitnahe Pflegepersonalbedarfsermittlung,
- die Materialverwaltung inkl. eines elektronischen Bestellwesens,
- verschiedene Statistiken wie Mitternachtsstatistik, Belegungsstatistik, Pflegebelastungsstatistik usw.,
- Informationsdienste zu organisatorischen und inhaltlichen Themen (Essensplan, Notbereitschaften, Pflegestandards etc.),
- die Personaleinsatzplanung/Dienstplan sowie
- die Arbeitszeiterfassung

angegeben.

Spezielle Pflegeformulare wie die Pflegeanamnese, die Barthel-Einstufung, Vitalwertbestimmung etc. können ebenfalls den entsprechend definierten Pflegemaßnahmen zugeordnet werden.

Ein solcher zu der ärztlichen diagnostisch-therapeutisch orientierten Elektronischen Krankenakte kompatibler Lösungsansatz für die Pflegedokumentation hat auch den Vorteil, dass die Pflegedokumentation bedarfsweise mit den Teildokumentationen jener strukturell und inhaltlich verzahnt werden kann – eine zunehmende Forderung an Elektronische Krankenakten, um die Berufsgruppen übergreifende Zusammenarbeit zu unterstützen. Die Kenntnis der ärztlichen Diagnosen ist auch für die Pflege relevant und umgekehrt sind auch für das ärztliche Handeln die Pflegediagnosen von Interesse. Detaillierte Ausführungen zu diesem Integrationsbedarf finden sich unter http://www.sgmi-ssim.ch/smi/pdfs/smi48/mauron.pdf (letzter Zugriff: 08. 08.2004). Die Medikationsdokumentation ist per se eine gemeinsam ärztlich/pflegerische, da die Pflege zumeist die ärztlichen Verordnungen umsetzt.

Elektronische Krankenakte als ein Medaille mit zwei Seiten

Durch diese Betrachtungen erhält die Krankenakte einen zweiseitigen Charakter, der für Informationssysteme oftmals als Mandantenfähigkeit bezeichnet wird. Dabei werden identische Funktionalitäten auf zwar physisch integrierten aber gegeneinander ganz oder teilweise abgeschotteten Datenbeständen von verschiedenen Benutzergruppen eines Informationssystems benutzt. Die Abschottung wird dort wo notwendig derart gelockert, dass z.B. Einträge des einen Mandanten auch in der Dokumentation des anderen sichtbar werden und vice versa.

Nachfolgende Abbildung zeigt diesen Aspekt herausgegriffen an der Behandlungsprozessdokumentation: Während in der Elektronischen Krankenakte unabhängig von der Berufsgruppe integriert alle Daten und Dokumente gespeichert sind – also auch alle durchgeführten und geplanten Maßnahmen aus dem ärztlichen, diagnostisch/therapeutischen und dem pflegerischen Bereich – erscheinen auf Basis eines von der nutzenden Institution einstellbaren Überschneidungsgrades auf dem entsprechenden Karteireiter in der ärztlichen Akte alle ärztlichen und diagnostisch/therapeutischen und definierte pflegerische Maßnahmen, in der pflegerischen Akte aber nur die pflegerischen und die geplanten therapeutisch/diagnostischen Maßnahmen. So kann die Pflege die zur Durchführung der diagnostisch/therapeutischen Maßnahmen notwendigen Transporte veranlassen und den ordnungsgemäßen Betrieb überwachen. Im Extremfall erscheinen jedoch durchgeführte Maßnahmen aus Datenschutzgründen in der Pflegeakte nicht mehr, da die Einsichtnahme in spezielle Befunde für die pflegerische Tätigkeit nicht zwingend notwendig ist. Dieses Beispiel zeigt auch, wie wichtig es ist, dass beim Einsatz einer Elektronischen Krankenakte die nutzende Institution selbst entscheiden kann, welche Informationen durch welche Benutzergruppe eingesehen werden können (⌦ Kap. 5.17, S.478) und damit auch das Maß der informativen Berufsgruppenintegration festlegen kann.

Erstaunlich ist in diesem Zusammenhang, dass der Einsatz von Informatiklösungen in der Pflege immer noch isoliert unter dem Aspekt der „Pflegeinformatik" betrachtet wird und eigene Theorien und Lösungsansätze entwickelt werden. Diese berufsgruppenbezogen isolierten Betrachtungen und die resultierenden konzeptionellen und lösungsbezogenen Abschottungen fördern weder die kooperative Zusammenarbeit dieser beiden großen an der Behandlung eines Patienten beteiligten Berufsgruppen noch ein gemeinsames Verständnis für eine patientenzentrierte Versorgung.

Umfangreiche Darstellungen zur Pflegeinformatik finden sich u.a. in Ammenwerth (2003), Hannah (2002) und Schär (2003).

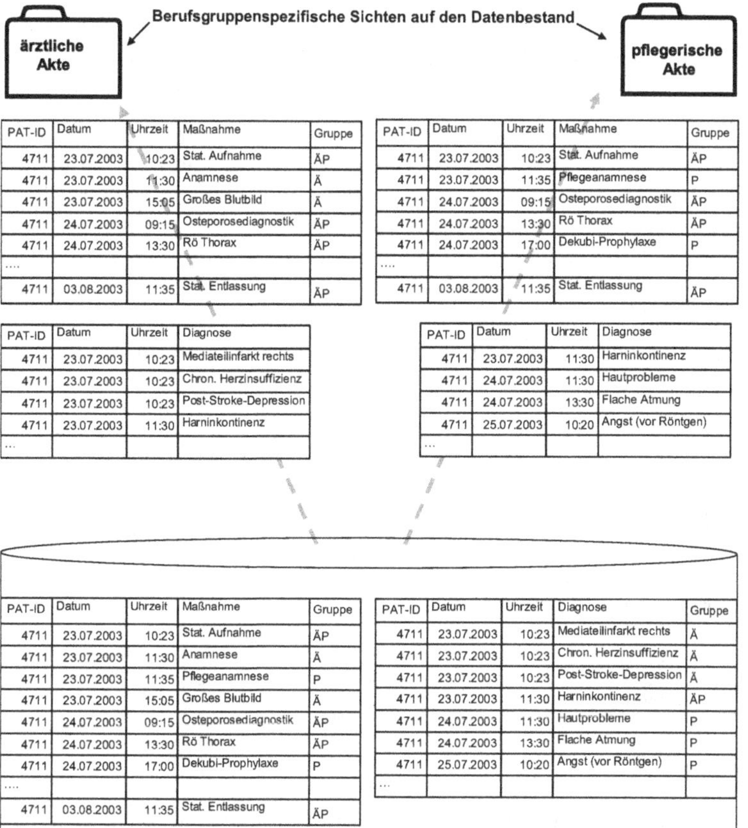

PAT-ID	Datum	Uhrzeit	Maßnahme	Gruppe
4711	23.07.2003	10:23	Stat. Aufnahme	ÄP
4711	23.07.2003	11:30	Anamnese	Ä
4711	23.07.2003	15:05	Großes Blutbild	Ä
4711	24.07.2003	09:15	Osteporosediagnostik	ÄP
4711	24.07.2003	13:30	Rö Thorax	ÄP
....				
4711	03.08.2003	11:35	Stat. Entlassung	ÄP

PAT-ID	Datum	Uhrzeit	Maßnahme	Gruppe
4711	23.07.2003	10:23	Stat. Aufnahme	ÄP
4711	23.07.2003	11:35	Pflegeanamnese	P
4711	24.07.2003	09:15	Osteporosediagnostik	ÄP
4711	24.07.2003	13:30	Rö Thorax	ÄP
4711	24.07.2003	17:00	Dekubi-Prophylaxe	P
....				
4711	03.08.2003	11:35	Stat. Entlassung	ÄP

PAT-ID	Datum	Uhrzeit	Diagnose
4711	23.07.2003	10:23	Mediateilinfarkt rechts
4711	23.07.2003	10:23	Chron. Herzinsuffizienz
4711	23.07.2003	10:23	Post-Stroke-Depression
4711	23.07.2003	11:30	Harninkontinenz
...			

PAT-ID	Datum	Uhrzeit	Diagnose
4711	23.07.2003	11:30	Harninkontinenz
4711	24.07.2003	11:30	Hautprobleme
4711	24.07.2003	13:30	Flache Atmung
4711	25.07.2003	10:20	Angst (vor Röntgen)
...			

PAT-ID	Datum	Uhrzeit	Maßnahme	Gruppe
4711	23.07.2003	10:23	Stat. Aufnahme	ÄP
4711	23.07.2003	11:30	Anamnese	Ä
4711	23.07.2003	11:35	Pflegeanamnese	P
4711	23.07.2003	15:05	Großes Blutbild	Ä
4711	24.07.2003	09:15	Osteporosediagnostik	ÄP
4711	24.07.2003	13:30	Rö Thorax	ÄP
4711	24.07.2003	17:00	Dekubi-Prophylaxe	P
....				
4711	03.08.2003	11:35	Stat. Entlassung	ÄP

PAT-ID	Datum	Uhrzeit	Diagnose	Gruppe
4711	23.07.2003	10:23	Mediateilinfarkt rechts	Ä
4711	23.07.2003	10:23	Chron. Herzinsuffizienz	Ä
4711	23.07.2003	10:23	Post-Stroke-Depression	Ä
4711	23.07.2003	11:30	Harninkontinenz	ÄP
4711	24.07.2003	11:30	Hautprobleme	P
4711	24.07.2003	13:30	Flache Atmung	P
4711	25.07.2003	10:20	Angst (vor Röntgen)	P
...				

Abb. 5.119: Pflegeakte und ärztliche Akte im Zusammenhang

Der gezeigte Sachzusammenhang gilt natürlich auch für alle anderen Dokumentationsteile und Berufsgruppen.

Das Beispiel zeigt auch, dass die Frage der Berufsgruppen übergreifenden Zurverfügungstellung von Informationen (berufsgruppenspezifische Sichten auf die Krankenakte) nicht ein technisches Problem ist, sondern ein organisatorisches und datenschutzrechtliches. Im obigen Beispiel sind natürlich die ärztlichen Diagnosen auch für die Pflege relevant und ein Teil der Pflegediagnosen auch für die Ärzte. Sollen nicht beide Berufsgruppen alle Diagnosen sehen? Andererseits macht das für die Behandlungsprozessdokumentation oder die klinischen Notizen kein Sinn, denn dedizierte pflegerische Maßnahmen und Planungen sind primär für die Ärzte nicht von Interesse. Ähnlich verhält es sich bei der Problemdokumentation.

5.14.2 Übersicht zu den Komponenten und Funktionen

Die Pflegedokumentation innerhalb einer Elektronischen Krankenakte stellt also einen großen Teilbereich der Dokumentation dar, es kann daher von einer „Elektronischen Pflegeakte" gesprochen werden. Diese muss einerseits verzahnt sein mit der ärztlichen und diagnostisch/therapeutischen Dokumentation, aufgrund der verschiedenen Aufgabenbereiche ist sie aber nicht identisch bzw. vollständig integriert.
Nachfolgende Übersicht zeigt die Funktionen in ihrem Zusammenhang.

Abb. 5.120: Funktionen der Pflegedokumentation

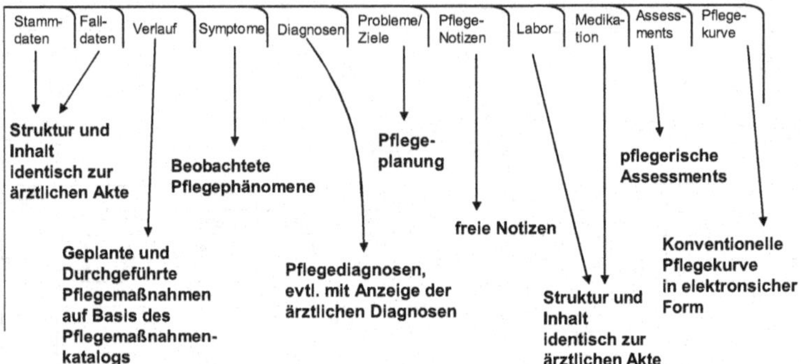

Folgende Funktionen sollte eine Pflegedokumentation bieten und den ergänzend aufgeführten Anforderungen gerecht werden.

Merk-/Anforderungstafel 37
zu Kapitel 5.14: Pflegedokumentation

M37.1 ■ Die Pflegedokumentation stellt eine wichtige berufsgruppenspezifische Teildokumentation einer Elektronischen Krankenakte dar.

M37.2 ■ Die Pflegedokumentation ist in geeigneter Weise mit der ärztlich/diagnostisch/therapeutischen Dokumentation zu verzahnen.

■ Eine Pflegedokumentation sollte im Kern folgende Funktionen bieten:

M37.3 ■ ein Vokabular bzw. Katalog aller Pflegemaßnahmen (⌧ auch Kap. 5.3.3.14, S. 319),

M37.4 ■ ein Vokabular für Pflegediagnosen (⌧ Kap. 5.3.13, S. 316),

- ein Vokabular der Pflegephänomene (⌧ Kap. 5.3.3.15, S. 325), *M37.5*
  - eine Funktion zur Zusammenstellung von zielorientierten Pflegeplänen (analog zu ⌧ Kap. 6.4.2, S. 555) *M37.6*
  - eine Dokumentationsfunktion für die nach der stationären Aufnahme durchgeführte Pflegeanamnese (hier als Ergebnisdokument der Maßnahme „Pflegeanamnese"), *M37.7*
  - eine Funktion für die Pflegeplanung (in Analogie zu ⌧ Kap. 5.9, S. 398), *M37.8*
  - die Möglichkeit der zeitorientierten Dokumentation geplanter und durchgeführter Handlungen auf Basis des Katalogs der Pflegemaßnahmen (in Analogie zu ⌧ Kap. 5.6, S. 335) mit dabei anfallenden Ergebnissen und Beobachtungen (in Analogie zu ⌧ Kap. 5.7, S. 356), *M37.9*
  - eine Funktion zur Dokumentation der Pflegediagnosen (in Analogie zu ⌧Kap. 5.8, S. 387), *M37.10*
  - eine Funktion zur Dokumentation von freien Pflegenotizen (⌧ Kap. 5.10, S. 420), *M37.11*
  - eine Funktion zur Dokumentation der Medikationsgaben, integriert in die allgemeine Medikationsdokumentation (⌧ Kap. 5.12, S. 427), *M37.12*
  - eine Funktion zur Dokumentation der Einstufungen in ein oder mehrere pflegerische Assessments (in Analogie zu ⌧ Kap. 5.13, S. 440), *M37.13*
  - eine Pflegekurve als alternative Repräsentationsform einiger der zuvor angeführten Dokumentationen, *M37.14*
  - eine Funktion zur Erzeugung und Ergänzung eines Pflegeverlegungsberichtes/-überleitungsberichtes mit der automatischen Integration bereits dokumentierter Sachverhalte und *M37.15*
  - diverse Spezialdokumentationen (⌧ S. 444). *M37.16*
- Auf Basis eines definierten Assessments muss es möglich sein, eine Pflegebedarfs- bzw. Belastungsberechnung durchzuführen. *M37.17*
- Auf Basis der Pflegeplanung muss es möglich sein, einfache patientenorientierte oder patientenübergreifende zeitorientierte Erledigungslisten zur schnellen Leistungserfassung zu generieren. *M37.18*
- Es muss die prinzipielle Möglichkeit bestehen, Teile der Pflegedokumentation (z.B. Erledigungen) auf mobile Geräte zu Zwecken der mobilen Dokumentation auszulagern. *M37.19*

5.15 Medizinische Basisdokumentation

Einheitliche Dokumentation weniger wichtiger Merkmale

Unter einer Basisdokumentation wird nach Immich (1975) die einheitliche, dokumentationsgerechte Erfassung einer festgelegten Anzahl von Merkmalen, die bestimmte Daten zur Person eines Patienten, seine Diagnosen und gewisse verwaltungstechnische Sachverhalte betreffen, verstanden.

Für den klinischen Bereich wurde in Deutschland bereits 1959 mit den Arbeiten zum „Allgemeinen Krankenblattkopf" begonnen und vom Arbeitsausschuss Medizin in der DGD 1961 publiziert. Immich schlug die in Abbildung 5.121 gezeigten Merkmale für die Basisdokumentation vor.

Abb. 5.121: Merkmale des Klinischen Basisdatensatzes nach Immich

01. Laufende Krankenblattnummer
02. Aufnahmejahrgang
03. Tag & Monat der stationären Aufnahme
04. Geschlecht des Patienten
05. Mehrlingseigenschaft
06. Geburtsdatum
07. Anfangsbuchstabe des Familien- bzw. Mädchennamens
08. Lebensalter bei der Aufnahme
09. Altersgruppe bei Säuglingen und Kleinkindern
10. Personenstand
11. Wohnsitz (Wohnkreis) des Patienten
12. Nationalität
13. Kostenträger
14. Pflegeklasse
15. Aufenthaltsdauer in Tagen
16. Anlaß des stationären Aufenthalts
17. Behandlungsergebniss (Art der Entlassung)
18. Diagnosen Hauptdiagnose ----> Anlass der Einweisung
19. Anzahl der Diagnosen
20. Tag, Monat, Jahr der Entlassung
21. Entlassungsarzt
22. Wievielter Krankenblattkopf
23. Kartenart
24. Behandelnde Klinik

Zusätzlich waren eine Reihe von fakultativen Merkmalen definiert. Deutlich wird in ⌧ Abbildung 5.121 die damals starke Ausrichtung an der stationären Behandlung. Ausführlich wird auch die Ausgrenzung gewisser Merkmale (z.B. Blutgruppe) diskutiert. Wesentliches Ziel einer Basisdokumentation war zu jener Zeit eine Auswertbarkeit von Krankenakten für die medizinische Forschung und Versorgungsforschung herbeizuführen.

Konzept lässt sich auf institutioneller, nationaler oder internationaler Ebene anwenden

Das Konzept der Basisdokumentation kann sowohl für eine Institution, einrichtungsübergreifend auf nationaler Ebene und sogar länderübergreifend genutzt werden. Für eine Institution wie ein Krankenhaus wäre es z.B. denkbar, dass eine Minimaldokumentation bestimmter Angaben über alle Fachabteilungen hinweg definiert wird. Dies hätte z.B. Vorteile bei internen Verlegungen sowie bei Auswertungen zum Krankengut des Krankenhauses. Auf nationaler Ebene wären es dann Angaben, die unabhängig von der Art der Versorgungsinstitution von allen Einrichtungen gleichartig dokumentiert und kompatibel in die Basisdokumentation eines Patienten eingestellt werden können. Zusätzlich sind auch krankheitsartenspezifische Ausprägungen oder Ergänzungen denkbar. Als Beispiel sei hier die Basisdokumentation für Tumorkranke (Dudeck 1994) genannt.

Eine Basisdokumentation hat u.a. die folgenden Ziele:

Ziele der Basisdokumentation

- Institutionsübergreifende versorgungsbezogene Nutzung (= Primärnutzung):
  - Schneller Überblick über wichtigste medizinische Aspekte zu Vorgeschichte und momentanen Status eines Patienten.
  - Einfache einheitliche inhaltliche Ergänzbarkeit durch alle an der Versorgung beteiligten Institutionen.
  - Unterstützung der Versorgungskontinuität.
  - Gemeinsame Dokumentationsbasis z.B. für ein Disease-/Case-Management.
  - Einfache Kommunizierbarkeit zwischen den verschiedenen Elektronischen Krankenakten.
- Sonstige institutionsübegreifende Folgenutzung (= externe Sekundärnutzung, nur mit anonymisierten Daten):
  - Auswertung für Versorgungsforschung.
  - Auswertung für Qualitätssicherung.
  - Auswertung für Langzeitstudien.
  - Auswertung für Gesundheitsberichtserstattung.
  - Fallverlaufsvergleiche.
- Insitutionsinterne Folgenutzung (= interne Sekundärnutzung):
  - Vergleichbarkeit von Fällen.
  - Ermöglichung der Auswertbarkeit und Bildung von Kollektiven.
  - Inhaltsbezogene Zugreifbarmachung von Krankenunterlagen.
  - Unterstützung der Abrechnung.
  - Unterstützung des Qualitätsmanagements.

Aber: Einigung auf einen verbindlichen Dokumentationsumfang schwierig

Dabei liegt es in der Natur der Sache, dass je größer der Nutzerkreis sein soll, desto schwieriger es wird, den Dokumentationsumfang zu konsentieren. Dadurch nimmt die Anzahl der Dokumentationsmerkmale (Synonym: Angaben, Attribute) – da diese dann den kleinsten gemeinsamen Nenner aller Beteiligten repräsentieren – ab, je weiter gefasst der Einsatzbereich einer Basisdokumentation ist. So stellt der europäische Notfalldatensatz nur – wenn überhaupt – eine ganz rudimentäre Basisdokumentation dar. Ein entsprechend definierter klinischer Datensatz wird heute international als „Minimum Basic Data Set“ (MBDS) bezeichnet. Gemeint ist damit ein definiertes Schema für diese minimalen Daten. Eine Basisdokumentation ist eine horizontale Dokumentation – enthält also wenige bzw. die vor dem Hintergrund der Zielsetzung wichtigsten Angaben für alle Patienten jenes Kollektivs, für das die Basisdokumentation angewandt werden soll.

In diesem Sinn handelt es sich bei der Basisdokumentation um eine einheitliche, fachgebietsübergreifende Grunddokumentation, die ausnahmslos für jeden Patienten vorgenommen wird. Sie beinhaltet die wichtigsten medizinischen Daten, insbesondere Diagnosen und schwerwiegende Therapien sowie einige wenige administrative Daten über die früheren Krankenhausaufenthalte eines Patienten.

Die Basisdokumentation stellt also eine Schnittmenge der Dokumentationen innerhalb vieler verschiedener einrichtungsbezogener (Elektronischer) Krankenakten dar und erlaubt es, die wichtigsten Gesundheitsinformationen eines Patienten zwischen verschiedenen Gesundheitsversorgungseinrichtungen auszutauschen. So kann sich jeder Beteilige einen Überblick über Fälle und deren Diagnosen aus der Vergangenheit verschaffen und hat somit die aktuell wichtigsten Aspekte der Kranken(vor)geschichte im Überblick. Nachfolgende Abbildung zeigt eine beispielhafte Übersicht einer Basisdokumentation.

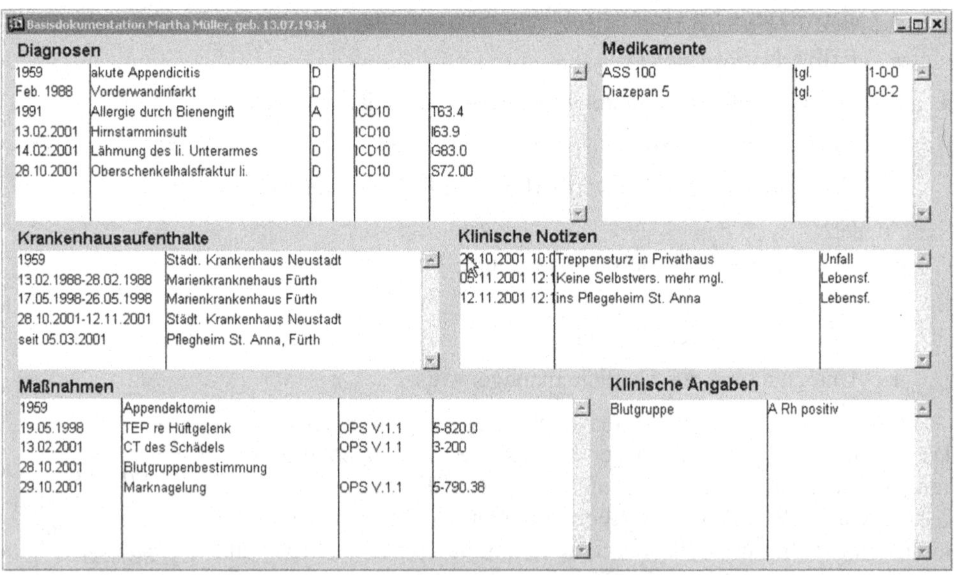

Abb. 5.122: Beispielhafte Übersicht zur institutionsübergreifenden Basisdokumentation

Da eine solche Basisdokumentation in traditioneller Papierform wegen der notwendigen doppelten Eintragungen in den Originaldokumenten und dem Basisdokumentationsbogen nur aufwändig zu führen und nicht methodisch auswertbar ist, hat sich das Konzept bisher nicht nennenswert durchgesetzt. Dies ändert sich aber in dem Maße, in dem die gesundheitstelematische Entwicklung mit der einhergehenden Vernetzung von Elektronischen Krankenakten verschiedener Einrichtungen sowie der Einführung einer Gesundheitskarte voranschreitet, denn dafür ist die Einigung auf eine kompatible Kerndokumentation unerlässlich.

Für umfassende Elektronische Krankenakten darf dies aber nicht bedeuten, dass ein neues Erfassungsformular hinzukommt, sondern die umfangreichen Informationen in den verschiedenen Teildokumentationen müssen lediglich auf die Basisdokumentation abgebildet werden. Dazu bedarf es parametrierbarer Regeln, welche Einträge für die Basisdokumentation relevant sind und dort erscheinen. Die Basisdokumentation ist also bezogen auf eine Krankenakte eine virtuelle verdichtete Sicht auf die Gesamtdokumentation. Diesen Zusammenhang zeigt nachfolgende Abbildung.

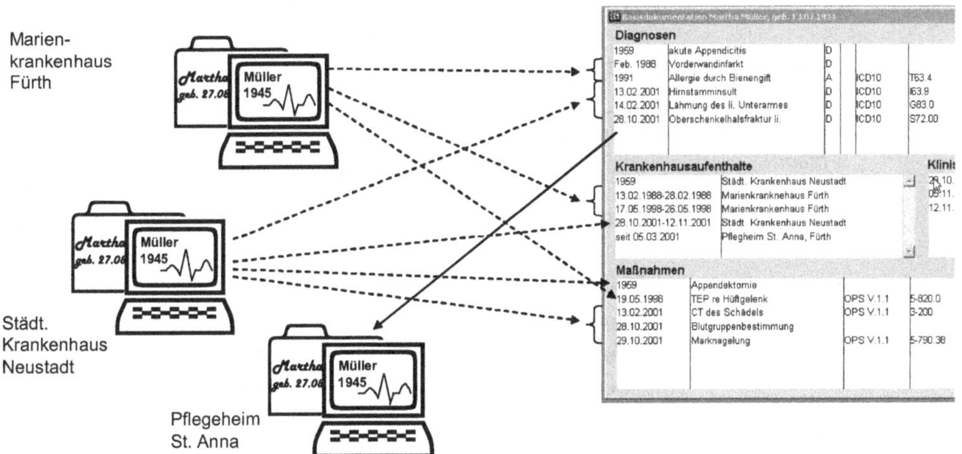

Abb. 5.123: Gesamtzusammenhang Elektronische Akten und Basisdokumentation

Das prinzipielle Konzept der Basisdokumentation führt zu einer weiteren Funktion in Elektronischen Krankenakten: Die in den vielen Dokumenten und den Teildokumentationen enthaltenen Angaben können weder auf einen Blick erfasst werden, noch sind diese zum aktuellen Zeitpunkt alle relevant. Was fehlt, ist also eine Übersichtsfunktion, welche die wichtigsten Angaben auf einen Blick erfassbar zusammenstellt. Man könnte diese als „Schnappschuss" verstehen. In einer solchen Übersicht sollten die aktuellen Diagnosen, die aktuellen Probleme, die aktuellen Assessment-Einstufungen und die aktuell anstehenden Maßnahmen zusammengestellt sein. Sie stellt also eine spezielle Sicht auf die Gesamtdokumentation dar und geht über die Angaben in der Basisdokumentation hinaus. Nachfolgende Abbildung zeigt beispielhaft eine solche „Schnappschuss-Funktion".

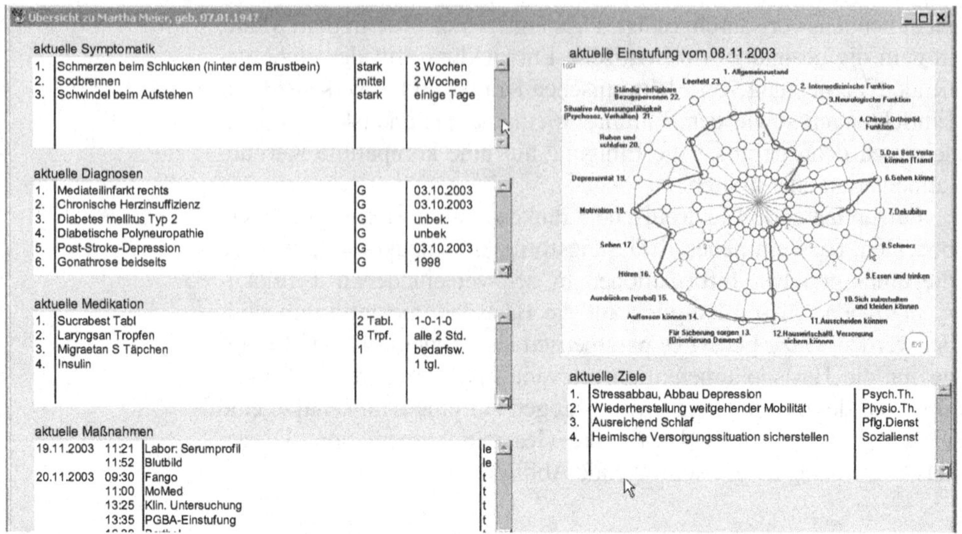

aktuelle Symptomatik
1. Schmerzen beim Schlucken (hinter dem Brustbein) stark 3 Wochen
2. Sodbrennen mittel 2 Wochen
3. Schwindel beim Aufstehen stark einige Tage
aktuelle Diagnosen
1. Mediateilinfarkt rechts G 03.10.2003
2. Chronische Herzinsuffizienz G 03.10.2003
3. Diabetes mellitus Typ 2 G unbek.
4. Diabetische Polyneuropathie G unbek
5. Post-Stroke-Depression G 03.10.2003
6. Gonathrose beidseits G 1998
aktuelle Medikation
1. Sucrabest Tabl 2 Tabl. 1-0-1-0
2. Laryngsan Tropfen 8 Trpf. alle 2 Std.
3. Migraetan S Täpchen 1 bedarfsw.
4. Insulin 1 tgl.
aktuelle Maßnahmen
19.11.2003 11:21 Labor: Serumprofil
11:52 Blutbild
20.11.2003 09:30 Fango
11:00 MoMed
13:25 Klin. Untersuchung
13:35 PGBA-Einstufung
aktuelle Einstufung vom 08.11.2003
aktuelle Ziele
1. Stressabbau, Abbau Depression Psych.Th.
2. Wiederherstellung weitgehender Mobilität Physio.Th.
3. Ausreichend Schlaf Pflg.Dienst
4. Heimische Versorgungssituation sicherstellen Sozialienst

Abb. 5.124: Schnappschuss Basisdokumentation

Zusammenfassend kann also festgehalten werden:

Merk-/Anforderungstafel 38
zu Kapitel 5.15: Basisdokumentation

M38.1 ■ Die Basisdokumentation ist ein Konzept, das eine organisationseinheitsübergreifende Einigung auf den Minimalumfang einer Medizinischen Dokumentation festlegt.

M38.2 ■ Die Basisdokumentation dient der kompatiblen Dokumentation und damit Kommunikationsfähigkeit minimaler medizinischer Angaben zwischen verschiedenen Gesundheitsversorgungseinrichtungen.

M38.3 ■ Die Verfügbarkeit eines national konsentierten und vereinbarten Schemas für eine Basisdokumentation ist Voraussetzung für eine Gesundheitstelematik.

M38.4 ■ Die Basisdokumentation ist keine eigenständige Teildokumentation, sondern eine virtuelle, verdichtete Sicht auf die Inhalte der Elektronischen Krankenakte.

M38.5 ■ Eine Elektronische Krankenakte sollte eine „Schnappschuss-Funktion" enthalten, mittels der alle zu einem aktuellen Zeitpunkt relevanten medizinischen Angaben auf einen Blick übersehen werden können.

5.16 Kommunikationsmodul

5.16.1 Einführung und theoretischer Hintergrund

Zunehmende Anforderungen an die Kommunikationsfähigkeit Elektronischer Krankenakten

Zunehmend werden Elektronische Krankenakten bzw. Medizinische Informationssysteme nicht mehr isoliert betrieben, sondern es muss der Austausch von Daten und Dokumenten mit anderen Informationssystemen in der gleichen oder in anderen Einrichtungen möglich sein. Auch der Anschluss von medizin-technischen Geräten erfordert eine elektronische Kommunikationsmöglichkeit.

Drei Typen von Kommunikationspartnern

Dabei können prinzipiell – auch unter Berücksichtigung von Abbildung 2.5 auf Seite 43 – drei Typen von mit der Akte kommunizierenden Systemen unterschieden werden:

- Untergeordnete zuliefernde Systeme:

  Bei der Kommunikation mit untergeordneten Systemen handelt es sich um Verbindungen zu der Akte untergeordneter Spezialanwendungen z.B. signalverarbeitende oder bildgebende Verfahren (Laboranalysegeräte, EKG-Geräte, Röntgengeräte etc.).

- Übergeordnete führende Systeme:

  Bei übergeordneten Systemen handelt es sich innerhalb großer Einrichtungen um die zentralen Systeme für die Patientendaten- und Fallverwaltung sowie das Buchhaltungs- und Kostenrechnungssystem.

- Gleichrangig einzustufende Systeme:

  Gleichrangige Systeme finden sich in der eigenen oder in anderen Einrichtungen, wo sie die gleichen Aufgaben unterstützen. Beispiele: Arztpraxisinformationssysteme, Krankenhausinformationssysteme, Pflegeinformationssysteme bei ambulanten Pflegediensten usw.

Je nach Typ werden sehr unterschiedliche Daten und Dokumente zwischen den Systemen ausgetauscht (⌧ Abb. 5.125, S. 467). Was sind nun die wichtigsten Kommunikationsbedürfnisse?

Kommunikation mit untergeordneten Systemen

Hinsichtlich untergeordneter Systeme sollen vor allem von medizin-technischen Geräten

- Auswertungsprotokolle (z.B. Lungenfunktionsmessplätze, Bodyplethysmographen, Ergometriemessplätze, EEG- und EKG-Geräte),

- Kurven (z.B. EKG, EEG, EMG, CTGs),
- Bilder (z.B. Röntgenbilder, Computertomographien, Sonographie-Schnappschüsse, Mikroskop-Bilder),
- Videos bzw. Bildsequenzen (z.B. Sonographie, Herzkatheter-Videos, Endoskopie-Videos) und
- Audio-Sequenzen (z.B. Herztöne, Atemgeräusche, Darmgeräusche, Pulsgeräusche)

übernommen und in die Elektronische Krankenakte integriert werden können. Den Ausführungen in ⌧ Kapitel 3.4.3 Seite 15 folgend handelt es sich hierbei immer um Ergebnisdokumente zu durchgeführten Maßnahmen. In Einzelfällen ist es auch erwünscht und sinnvoll, dass durch die Elektronische Krankenakte das medizinisch-technische Gerät angesteuert und diesem Patientendaten übermittelt werden, damit dort keine aufwändige Eingabe der Angaben mehr notwendig ist.

Kommunikation mit übergeordneten Systemen

Dagegen werden – wenn eine Elektronische Krankenakte bzw. ein Medizinisches Informationssystem in einer großen Einrichtung in einen Verbund von Systemen integriert ist – von übergeordneten Systemen in der Regel

- Patientenstammdaten und
- Falldaten mit Versicherungsangaben

übernommen.

Kommunikation mit gleichrangigen Systemen

Die Kommunikation mit gleichrangigen Systemen betrifft den Austausch aller medizinisch notwendigen zu kommunizierenden Informationen und geschieht zumeist im Kontext kooperativer Behandlungsprozesse wie in ⌧ Kapitel 3.5 Seite 176 beschrieben. Dabei handelt es sich um

- Behandlungsaufträge bzw. Überweisungen,
- Arztbriefe,
- spezielle Untersuchungsergebnisse wie Laborwerte, sonstige Messwerte,
- Diagnosen und
- die Basisdokumentation insgesamt.

Dabei kann auch der Austausch von in der elektronischen Dokumentation des sendenden Systems integrierten Ergebnisdokumenten von medizinisch-technischen Geräten erwünscht sein. Beispiel: Ein Hausarzt überweist den Patienten zum Kardiologen, der u.a. ein EKG durchführt. Als Ergebnis erhält der Hausarzt elektronisch den Arztbrief, das Auswertungsprotokoll des EKG-Gerätes sowie den gesamten EKG-Streifen.

Neben der Kommunikation mit diesen Systemen wird es auch notwendig werden, dass Elektronische Krankenakten Daten mit der Gesundheitskarte des Patienten austauschen (⌧ Kap. 5.18, S. 500). Prinzipiell kann auch dieses – zumal wenn es sich um eine Karte mit eigenem Betriebssystem handelt – als ähnliche Kommunikation betrachtet werden. Die Karte ist insofern ein Sonderfall, da sie keinen der drei vorangehend beschriebenen Typen zuzuordnen, sondern ein kleiner einrichtungsübergreifend genutzter Speicher für die wichtigsten Patientendaten ist. Unter Berücksichtigung dieser Aspekte ergibt sich nachfolgende Abbildung.

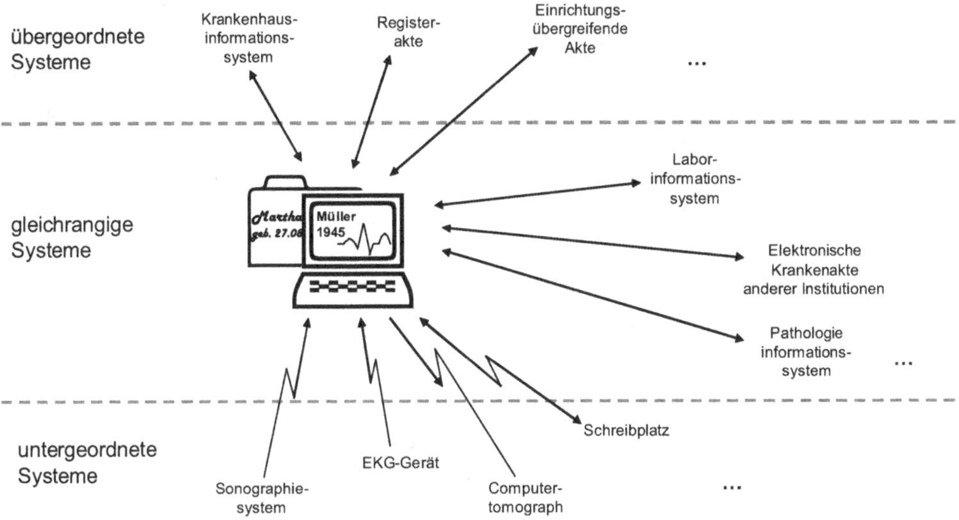

Abb. 5.125: Elektronische Krankenakte und Kommunikationserfordernisse

Sieht man einmal vom technischen Anteil des Kommunikationsvorganges ab – dieser steht durch die weitgehend abgeschlossenen Standardisierungsvorgaben für Datenübertragungsprotokolle auf internationaler Ebene bereits zur Verfügung – stellt sich die Frage der Voraussetzung für eine mögliche Kommunikation vor allem auf der semantischen Ebene: Welche Daten bzw. Dokumente können von außen in die Elektronische Krankenakte einfach und bruchlos importiert, welche können an andere Mitbehandler verschickt werden?

Notwendigkeit der Definition von Nachrichtentypen und Dokumentformaten

Von entscheidender Bedeutung für die Integration ist die Verfügbarkeit von definierten Schnittstellen auf Basis vereinbarter Dokumentenformate und Kommunikationstypen. Letztere beschreiben detailliert den syntaktischen Aufbau und die semantischen Festlegungen für kommunizierbare Daten. Gesamtheitliche Beschreibungen nennt man auch Kommunikationsstandard.

Kopfteil für die Logistik, Inhaltsteil für die zu übermittelnden Inhalte

Nachrichtentypen bestehen in der Regel aus einem Kopfteil (Header), der wichtige Angaben zur „Logistik" für die Verteilung und Zuordnung von Nachrichten enthält. Dies sind u.a. Angaben wie: Eindeutige Nachrichtennummer (Nachrichten-ID) des Absenders, der Absender, der/die Empfänger, Zeitstempel zum Generierungs- und zum Absendezeitpunkt, eventuelle Bezugnahmen auf vorangehende Nachrichten und vor allem der Nachrichtentyp. Letzterer gibt an, welche Inhalte mittels des folgenden Inhaltsteils übermittelt werden. Prinzipiell existieren drei grundlegende Implementierungsvarianten für den Inhaltsteil, wobei auch Mischformen denkbar sind.

Beim festen Satzformat ist Aufbau der Nachrichten fest vorgegeben. Welche Felder mit welcher Länge enthalten sind, ist dabei invariant: Jede übermittelte Nachricht des gleichen Typs ist identisch aufgebaut. Die Interpretation der Nachricht geschieht über eine explizite Beschreibung in einem Diktionär, das pro Nachrichtentyp die Reihenfolge der Felder und ihre Länge enthält. Die Feldlänge ist fest, damit auch die Satzlänge.

Abb. 5.126: Fester Satzaufbau

Nachrichtentyp	Feldinhalt1	Feldinhalt2	Feldinhalt3	Feldinhalt4 ...

Diktionär mit Satzbeschreibungen:

Nachrichtentyp	Feld	Länge
PATSTAMM	Name	25
	Vorname	25
	Geschlecht	1
	Geburtsname	25
	usw.	

Beispiel: Patientenstammdaten bei fester Satzlänge:

PATSTAMM	Meier	Hans	m	Meier	...

Beim segmentbasierten Satzformat besteht die Nachricht aus verschiedenen Segmenttypen, die enthalten sein oder fehlen können. Der Beginn eines Segmentes wird durch eine Kennung oder Sonderzeichen angegeben.

Abb. 5.127: Segmentbasierter Satzaufbau

Nachrichtentyp	Segment1	Segment2	Segment3	Segment4	...

Dictionär mit Satzbeschreibungen

Nachrichtentyp	Segment
PATSTAMM	Namen
	Adresse
	Geburtort
	Titel
	Versicherung
	usw.

Segmentbeschreibungen:

Segment	Feld	Länge
001 Namen	Name	25
	Vorname	25
	Geschlecht	1
	...	
002 Adresse	Strasse	25
	PLZ	5
	...	
005 Versicherung ...		

Beispiel: Patientenstammdaten bei variabler Satzlänge:

PATSTAMM	001Meier§Hans§m§…./005AOK Villingen;M;…

Beim variablen Satzaufbau wird jeder Angabe in der Nachricht ihr Feldname vorangestellt. Reihenfolge und Anzahl der in der Nachricht enthaltenen Felder sind prinzipiell beliebig, zur Integritätsprüfung von Nachrichten ist jedoch im Diktionär festgelegt, ob Felder enthalten sein müssen und welche Felder prinzipiell erlaubt sind.

Nachrichtentyp	Feldname	Feldinhalt2	Feldname	Feldinhalt	...

Nachrichtentypen:

Typ-ID	Name
1	Name
2	Vorname
3	Geschlecht
...	usw.

Nachrichtentypinhalt:

Typ-ID	Feld-ID
1	20
1	21
1	22
...	usw.

Feldverzeichnis:

Feld-ID	Feldname	Länge
0020	Name	25
0021	Vorname	25
0022	Geschlecht	1
usw.		

Beispiel: Patientenstammdaten bei variabler Satzlänge

PATSTAMM	0020§Meier#0021Hans0022m ...

Abb. 5.128: Variabler Satzaufbau

Prinzipiell sind auch Mischformen dieser Ansätze zu finden sowie die Möglichkeit, dass Segmente des Öfteren vorkommen können.

5.16.2 Kommunikationsstandards in der Medizin

Der Health Level 7-Standard

Die Standardisierung der elektronischen Kommunikation im Gesundheitswesen ist ausgehend vom Bedarf, die in den Einrichtungen vielfältig vorhandenen Systeme miteinander zu koppeln, entscheidend von der ehemals aus amerikanischen Softwareherstellern und Krankenhäusern gegründeten Interessensgemeinschaft „Health Level 7 (HL7)"-Gruppe (http://www.hl7.org, letzter Zugriff 15.08. 2004) weltweit vorangetrieben worden. Heute ist diese eine weltumspannende bei ANSI akkreditierte Organisation. In kontinuierlicher und wohl organisierter Arbeitsweise wurden sowohl der syntaktische Aufbau als auch die inhaltlichen Festlegungen von Nachrichtentypen für das Gesundheitswesen erarbeitet. Dies gipfelte 2001 in einem aus diesen Definitionen entwickelten ersten Entwurf eines generischen Datenmodells für Elektronische Krankenakten bzw. Medizinische Informationssysteme – dem „Reference Information Model", kurz RIM genannt. Diese findet sich unter http://www.hl7.org/library/data-model/RIM/modelpage_mem.htm, (letzter Zugriff: 15.08. 2004). Ausgehend davon erfolgte kompatibel die Definition der Clinical Document Architecture – CDA (⌧ Kap. 4.6.4, S. 261), deren Ziel ebenfalls die Unterstützung von Kommunikationsvorgängen in der Medizin – jedoch auf Basis des XML-Standards unter Integration beliebiger Dokumenttypen – ist.

HL7-Nachrichten bestehen aus Segmenten, die sich aus in ihrer Reihenfolge festgelegten Attributen zusammensetzen und jeweils durch spezielle Zeichen voneinander getrennt sind. In Abhängigkeit vom Nachrichtentyp ist die Abfolge der Segmente definiert. Segmente und Felder sind durch definierbare Zeichen getrennt. Implizit werden auch abstrakte Datentypen benutzt, sodass das Attribut „Patientenadresse" mit dem Datentyp „Adresse" tatsächlich selbst wieder aus einer Reihe von Attributen besteht (Straße, PLZ, Ort usw.). Die genaue Struktur der einzelnen Nachrichten und die Regeln zur Konstruktion dieser ist unter http://www.hl7.org/library/general/v231.zip (letzter Zugriff: 15.08.2004) zu finden.

Insgesamt ergibt sich der in folgender Abbildung gezeigte Zusammenhang.

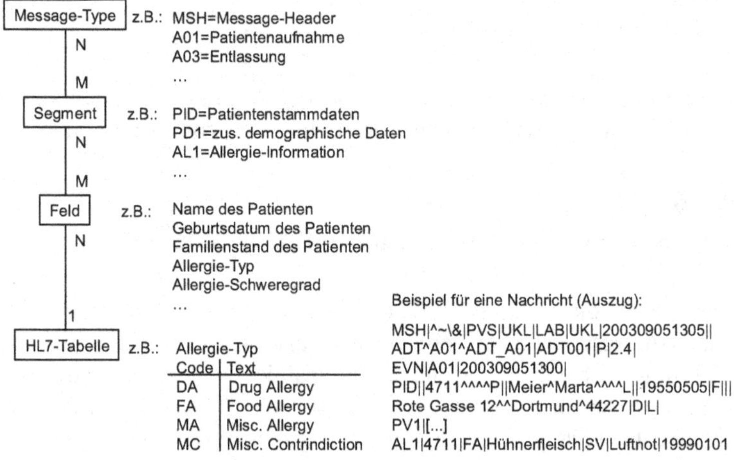

Abb. 5.129: prinzipieller HL7-Aufbau

Der Standard in der Version 2.4 enthält über 100 Nachrichtentypen, an die 150 Segmente und fast 2000 Attribute.

Während die heute allerorts im Einsatz befindlichen Versionen 2.x noch diese relativ feste Struktur aufweisen und Elemente über ihre Position in der Nachricht identifiziert werden müssen, wurde die HL7-Version 3 auf XML basierend definiert, d.h. die Elemente werden mittels Tags in einer verschachtelten Struktur gekennzeichnet. Dies entspricht dann einem variablen Satzaufbau.

xDT-Standards

Daneben wurden frühzeitig in den 80er Jahren in Deutschland für den ambulanten Bereich vom Zentralinstitut der Kassenärztlichen Bundesvereinigung Kommunikationsstandards zum Austausch von Abrechnungsdaten, Laboruntersuchungsergebnissen und sonstigen Behandlungsdaten definiert und eingeführt. Diese unter dem Sammelbegriff xDT benannten Standards sind:

- ADT – Abrechnungsdatenträger für die Abrechnung von ärztlichen Leistungen
- AODT – Qualitätssicherung ambulantes Operieren
- BDT – Behandlungsdatenträger für die Kommunikation von Arztpraxen
- KVDT – Einheitlicher Datenaustausch zwischen Arztpraxis und Kassenärztlicher Vereinigung
- LDT – Labordatenträger für die Leistungskommunikation mit Labors
- GDT – Gerätedatenträger zur Ansteuerung medizinisch-technischer Geräte und
- ODT – Onkologischer Datenträger für die Tumordokumentation

Informationen hierzu und die Beschreibung der Standards finden sich unter http://www.zi-berlin.de/themen/it/index.html (letzter Zugriff: 15.08.2004) unter dem Punkt „Download".

Die xDT-Formate setzen sich aus bezeichneten Feldern zusammen, im BDT sind beispielsweise die Felder 3101 und 3102 für den Namen bzw. Vornamen des Patienten vorgesehen. Es handelt sich also um eine Diktionär-basierte variable Satzstruktur. Eine Überführung in das XML-Format ist in Arbeit.

DICOM

Der Digital Imaging and Communications in Medicine Standard wurde in einer ersten Version schon 1983 unter dem Namen (ACR-NEMA) vom American College of Radiology (ACR) und der National Electrical Manufacturers Association (NEMA) vorgelegt und kontinuierlich weiterentwickelt. Er dient zu Kommunikation von Bildern und hilft, bildgebende Verfahren miteinander oder mit Elektronischen Krankenakten und Medizinischen Informationssystemen zu koppeln. Prinzipiell geht DICOM nicht von einer reinen Standardisierung von Nachrichten aus, sondern stellt eine Architektur dar, in der durch definierte Operationen (z.B. Hole Bild, Speichere Bild usw.) die Interoperabilität von Informationssystemen auf hohem Niveau hergestellt wird. Details und der Standards selbst finden sich unter http://medical.nema.org/dicom.html (letzter Zugriff: 15.08.2003).

VITAL

Im Jahre 1994 nahm das Projektteam PT21 des CEN TC251 seine Arbeit auf und befasste sich unter dem Titel "Vital Signs Information Representation" (VITAL) insbesondere mit den Erfordernissen der Kommunikation zwischen medizin-technischen Geräten und Informationssystemen. Es entstand so der Standard ENV13734 HEALTH INFORMATICS – Vital Signs Information Representation (VITAL), bestehend aus dem "Main Document" und einem Annex A (Normative) "The Medical Data Information Base (MDIB) –

Nomenclature, Data Dictionary and Codes". Informationen zu VITAL finden sich unter http://www.cs.tut.fi/~varri/vital.html (letzter Zugriff: 15.08.2004).

5.16.3 Übersicht zu den Komponenten und Funktionen

Das Kommunikationsmodul einer Elektronischen Krankenakte muss zumindest zwei Komponenten haben: Eine Import- und eine Exportkomponente. Den Gesamtzusammenhang zeigt nachfolgende Abbildung.

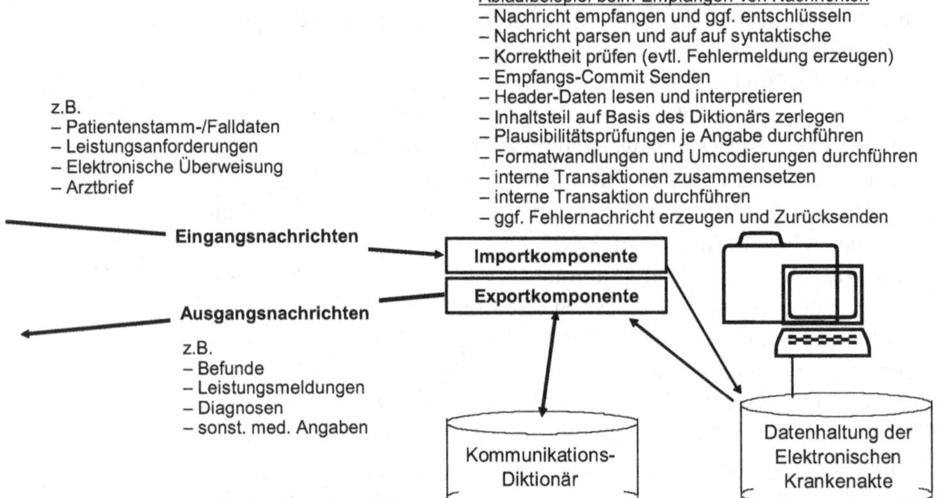

Abb. 5.130: Import-/Export von Nachrichten

Während die Importkomponente empfangene Nachrichten zerlegt, überprüft und bei Korrektheit in die Elektronische Krankenakte in geeigneter Weise einfügt, muss das Exportkomponente Dokumente und Daten aus der Elektronischen Krankenakte lesen, in die Struktur vereinbarter Nachrichtentypen bringen und den Versand vornehmen. In einem generischen Lösungsansatz wird dies auf Basis eines Diktionärs geschehen, mittels dem die Syntax und Semantik des Aufbaus der einzelnen Nachrichtentypen algorithmisch verarbeitbar abgebildet sind. Damit können dann neue Nachrichtentypen und Änderungen der Zusammensetzung von Nachrichtentypen ohne programmtechnischen Aufwand importiert und exportiert werden.

Für eine sinnvolle semantische Integration von Nachrichten in die Elektronische Krankenakte sind jedoch semantische Vereinbarungen zwischen den kommunizierenden Systemen in Form entsprechender Bezugssysteme zu treffen (⌧ Kap. 4.5, S. 222) als auch wechselseitig eine gemeinsame eindeutige Patientenidentifikation (⌧ auch Kap. 5.4.3, S. 331). Ohne Letztgenannte müssen neue Informationen immer aufwändig manuell in die Elektronische Krankenakte eingeordnet werden.

Notwendigkeit einer Dialogkomponente

In der Regel wird man eintreffende Informationen wie Befunde, Laborergebnisse etc. jedoch nicht direkt in die Elektronische Krankenakte eintragen, sondern diese in einem elektronischen Posteingangskorb ablegen. Mittels diesem kann dann ein autorisierter Benutzer – z.B. der behandelnde Arzt – die eingegangenen Nachrichten ansehen und danach den Empfang (bzw. die Tatsache, dass die Nachricht von einem menschlichen Aufgabenträger gelesen und intellektuell wahrgenommen wurde) bestätigen.

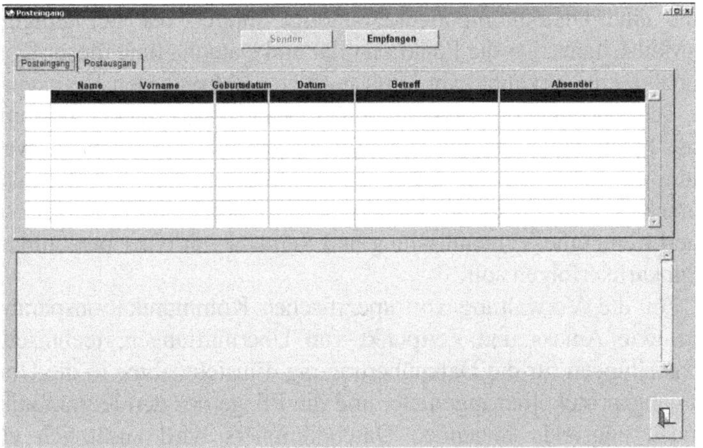

Abb. 5.131: Beispiel Funktion Posteingang

In der Funktion „Posteingang" sollten einerseits die eingegangenen Nachrichten tabellarisch aufgelistet und zumindest folgende Funktionen vorhanden sein:

- Eine Vorschau auf die gerade aktivierte Nachricht, sofern diese entschlüsselt werden konnte.

  Anmerkung: Ist der aktive Benutzer auch der adressierte Empfänger und steckt seine Identifikationskarte, sollte die Entschlüsslung automatisch bei Aktivierung der Nachricht gestartet werden. Bei Übermittlung von ganzen Dokumenten ist das entsprechende Anzeigeprogramm (Viewer) direkt zu wählen.
- Die Möglichkeit des Einsehens angehängter Dokumente.
- Ein Interaktionsbutton zum Abrufen neuer Nachrichten.

- Ein Interaktionsbutton, um an den Sender als Antwort eine Nachricht zurückzuschicken.
- Ein Interaktionsbutton, um die Nachricht in die Elektronische Krankenakte halb- oder vollautomatisch einzusortieren.

  Anmerkung: Eine vollautomatische Einsortierung ist dann möglich, wenn die eindeutige Patientenidentifikation z.B. anhand einer übermittelten Nummer und der Bezug und die Semantik der übermittelten Informationen – in diesem Sinne die für eine Ablage notwendigen Metadaten (⌧ Kap. 4.6, S. 251) – aus der Nachricht extrahiert werden können. Der Benutzer, der den Import veranlasst hat, ist zu protokollieren.

Erst danach können die Informationen halb- oder vollautomatisch in der Elektronischen Krankenakte zusammen mit dem Lesevermerk abgelegt werden. Es wird also innerhalb des Kommunikationsmoduls eine Dialogkomponente benötigt ähnlich der bei gängigen E-Mail-Clients. Da die Funktionalität und Datenhaltung dieser Komponente eng verzahnt sein muss mit der Elektronischen Krankenakte, schließt sich die Nutzung eines Standard-E-Mail-Programmes aus. Entsprechendes gilt auch für ausgehende Nachrichten, wenn diese nicht automatisiert durch die Elektronische Krankenakte direkt verschickt werden sollen, sondern selektiv durch den Benutzer, z.B. auch wenn eine Verschlüsslung und Signatur mit einer persönlichen Chipkarte erfolgen soll.

Administrationskomponenten

Für die Verwaltung von spezifischen Kommunikationsparametern wie Anlass und Zeitpunkt von Übermittlungen, technischen Einstellungen für die Datenübertragung, Einsichtnahme in die Übertragungsprotokollierungen etc. und die Pflege des den Kommunikationen zugrunde liegenden Datendiktionärs wird zusätzlich eine Administrationskomponenten notwendig.

5.16.4 Rechtliche Aspekte

Die rechtlichen Aspekte einer elektronischen Datenübermittlung im Gesundheitswesen sind weitreichend und Gegenstand umfangreicher Abhandlungen, es sollen daher nur drei wesentliche Aspekte angesprochen werden, nämlich die rechtliche Grundlage, die Übermittlungsbedingungen und die Nichtabstreitbarkeit.

Rechtliche Grundlage

Die elektronische Übermittlung von Patientendaten muss auf der Einwilligung des Patienten oder einer entsprechenden Rechtsgrundlage basieren. Aufgrund des Auskunftsrechtes des Patienten muss es neben den Verfahrensbeschreibungen gemäß BDSG auch solche zu den Übermittlungen geben und jede Übermittlung muss protokolliert werden, damit dem Patienten jederzeit Auskunft gegeben werden kann, wann an wen in welchem Verwendungszusammenhang Gesundheitsdaten übermittelt wurden.

Bedingungen für eine Übermittlung

Bei berechtigten Übertragungen muss die Vertraulichkeit und Integrität der Daten und Dokumente gewahrt werden (⌧ auch Kap. 5.17., S. 478). Es dürfen also „unterwegs" weder Einsichtnahmen noch Verfälschungen möglich sein bzw. Letzteres muss erkannt werden können. Erreicht wird dies durch ein sicheres Übertragungsverfahren mit einer Verschlüsselung der Daten, die es zweifelsfrei nur dem adressierten Empfänger ermöglicht, diese zur Kenntnis zu nehmen.

Nichtabstreitbarkeit

Medizinische Daten die kommuniziert wurden haben Folgen: Eine Behandlung wird eingeleitet oder angepasst, eine Operation muss erfolgen usw. In diesem Zusammenhang muss rechtssicher feststellbar sein, dass eine Nachricht sowohl gesendet wurde, als auch, dass eine Nachricht vom Empfänger empfangen – besser noch zur Kenntnis genommen – wurde. Eine Kommunikationsplattform für den Nachrichtenaustausch zwischen Elektronischen Krankenakten muss also Mechanismen enthalten – unter anderem auch die automatische und nicht manipulierbare Rückübermittlung einer Empfangsbestätigung nach Empfangen einer Nachricht durch das Import-Modul – welche die Nichtabstreitbarkeit sowohl für Sender als auch Empfänger sicherstellen.

5.16.5 Zusammenfassung

Merk-/Anforderungstafel 39
zu Kapitel 5.16: Kommunikationsmodul

- Elektronische Krankenakten müssen in der Lage sein, von extern erhaltene elektronische Dokumente und Daten zu integrieren. *M39.1*
- Elektronische Krankenakten müssen in der Lage sein, gespeicherte Dokumente und Daten an externe Partner elektronisch in geeigneter Weise zu versenden. *M39.2*
- Die Kommunikation zwischen Informationssystemen basiert zumeist über den Austausch von Nachrichten. *M39.3*
- Nachrichten bestehen aus einem Kopfteil und einem Inhaltsteil. *M39.4*

M39.5 ■ Der Kopfteil (Header) einer Nachricht enthält die rechtlich und logistisch wichtigen Angaben zum Kommunikationsvorgang sowie den Nachrichtentyp.

M39.6 ■ Der Inhaltsteil (Body) einer Nachricht enthält die tatsächlichen Nutzinformationen. Diese sind abhängig vom im Kopfteil angegebenen Nachrichtentyp strukturiert.

M39.7 ■ Ein Kommunikationsstandard ist eine auf nationaler oder internationaler Ebene konsentierte und festgelegte Beschreibung von Vereinbarungen zur Kommunikation zwischen Informationssystemen. Neben der Beschreibung von Syntax und Semantik der austauschbaren Nachrichten werden darin auch die organisatorischen und technischen Regeln für die Kommunikation vereinbart.

M39.8 ■ Wesentliche internationale und in der Praxis umgesetzte Standards für die Interoperabilität von Informationssystemen im Gesundheitswesen sind HL7, DICOM und VITAL, auf nationaler Ebene in Deutschland die xDT-Vereinbarungen.

M39.9 ■ Das Kommunikationsmodul einer Elektronischen Krankenakte besteht zumindest aus einer Empfangs-, einer Sende-, einer Parametrierungs- und einer Dialogkomponente.

M39.10 ■ Mittels der Parametrierungskomponente werden das Kommunikations-Diktionär, die Kommunikationspartner und -verbindungen, Daten zur technischen Ansteuerung des Übertragungsvorganges sowie die Ereignisse und Zeitpunkte, die zu einem Kommunikationsvorgang führen, verwaltet.

M39.11 ■ Mittels der Dialogkomponenten kann der Ein- und Ausgang von Nachrichten überwacht und gesteuert werden.

M39.12 ■ Die Import-Komponente dient zum Empfang und der Integration erhaltener Daten und Dokumente in die Elektronische Krankenakte.

M39.13 ■ Die Export-Komponente dient der definierten Datenextraktion von Daten und Dokumenten aus der Elektronischen Krankenakte, deren Konvertierung in das notwendige Inhaltsformat, der Zusammenstellung des Nachrichtenheaders und dem Versand einer Nachricht.

M39.14 ■ Aufgrund der hohen Sensibilität sind Nachrichtenübermittlungen an Systeme außerhalb der Gesundheitsversorgungseinrichtung, in der die Elektronische Krankenakte betrieben wird, zu verschlüsseln und zu signieren.

- Die Übermittlung von medizinischen Daten und Dokumenten an andere Einrichtungen darf nur erfolgen, wenn der Patient sein Einverständnis gegeben hat, oder eine rechtliche Grundlage dazu existiert. *M39.15*
- Jeder Kommunikationsvorgang sowie die übermittelten Daten sind zu protokollieren. *M39.16*
- Das benutzte Kommunikationsverfahren muss auch die Nicht-Abstreitbarkeit von Übermittlungen gewährleisten. *M39.17*

5.17 Datenschutzmodul

5.17.1 Einführung und theoretischer Hintergrund

Gesundheitsinformationen haben höchstes Vertraulichkeitsniveau

Neben den Datenbeständen bei Banken und den Personal- und Gehaltsdaten in Unternehmen zählen Gesundheitsdaten zu den sensibelsten Informationen überhaupt. Ihre Verfügbarkeit in falschen Händen kann für die Betroffenen fatale berufliche und soziale Folgen haben. Daraus leitet sich ein sehr hohes Schutzbedürfnis hierfür ab. Die ⌧ Abbildung 2.4 auf Seite 39 zeigt die Gesundheitsdaten im Zusammenhang mit anderen Daten und macht deutlich, über welches intime Gesamtbild zu einer Person eine Einrichtung verfügt, wenn sie Zugriff auf Personal-, Finanz- und Gesundheitsdaten hat. Dementsprechend ist die Schutzwürdigkeit von Gesundheitsdaten – gerade auch vor dem Hintergrund zunehmend vernetzter Elektronischer Krankenakten und Medizinischer Informationssysteme – besonders hoch einzustufen und missbräuchlicher Zugriff und Nutzung abzuwehren.

Datenschutz und Datensicherheit nicht verwechseln!

Datenschutz ist abzugrenzen gegen den Begriff der *Datensicherheit.* Während Letztgenanntes alle Maßnahmen einschließt, die vor Verlust, Beschädigung oder technischer Verfälschung von Daten schützen, soll durch die Datenschutzgesetzgebung und die dadurch erzwungenen organisatorischen Maßnahmen und technischen Datenschutzmechanismen in Informationssystemen der Schutz von personenbezogenen Daten gegen unberechtigte Einsichtnahme und/oder Verwendung, Missbrauch, Änderung oder Verfälschung sichergestellt werden. Anknüpfungspunkt des Datenschutzrechtes ist das allgemeine Persönlichkeitsrecht, und die garantierte Privatsphäre (Art. 2 Abs. 2 und Art. 1 Abs. 2 GG), woraus das Bundesverfassungsgericht das Recht auf *informationelle Selbstbestimmung* abgeleitet hat.

Informationelle Selbstbestimmung

Diese soll sicherstellen, dass eine Person jederzeit Kontrolle und die Bestimmung darüber hat, welche Informationen über sie an wen weitergegeben werden. Eine Reihe von bereichsspezifischen Gesetzesregelungen hebelt diese Selbstbestimmung da aus, wo zur zweckmäßigen Erfüllung der betrieblichen Aufgaben Daten gespeichert und weitergegeben werden müssen bzw. wo eine gesetzliche Grundlage hierfür vorliegt. Ein Krankenhaus kann eben nur mit einer Krankenkasse abrechnen, wenn sie die im Sozialgesetzbuch geforderten Angaben – so auch z.B. die Diagnosen an die Krankenkasse übermittelt. Dort wo das Allgemeinwohl über das des Einzelnen gestellt wird – z.B. bei der Meldepflicht für gesetzlich definierte Erkrankungen – kann der Patient ebenfalls nicht entscheiden, ob Gesundheitsdaten über ihn weitergegeben werden dürfen. Diese Beispiele zeigen, dass die Speicherung und Weitergabe von Gesundheitsdaten in einem definierten Korridor sehr wohl auch ohne eine Zustimmung des Patienten vorgenommen werden kann.

Anforderungen an Informationssysteme ergeben sich aus den gesetzlichen Regelungswerken zum Datenschutz. In diesem Zusammenhang sind für die Bundesrepublik Deutschland folgende wesentlichen Regelungswerke zu nennen:

- Das Bundesdatenschutzgesetz bzw. die Landesdatenschutzgesetze,
- das Sozialgesetzbuch,
- die Krankenhausgesetze der Länder,
- das Strafgesetzbuch (§ 203),
- das Signaturgesetz und allen voran
- die ärztlichen Berufsordnungen.

Hinzu kommen weitere spezifische Regelungen (Auskunft des behandelnden Arztes an den Unfallversicherungsträger, § 4 des Bundesseuchengesetzes, § 12 des Geschlechtskrankheitengesetzes etc.), welche die Datenweitergabe in bestimmten Fällen zwingend vorschreiben. Die ärztliche Schweigepflicht hat dabei ausgenommen der angeführten Meldepflichten – vor allen anderen Regelungen Vorrang. Mit der neuen Sozialgesetzgebung ab dem Jahr 2004 gilt auch ein Beschlagnahmeverbot für Krankenakten.

Verschiedene Verwendungszusammenhänge sind zu unterscheiden

Der Datenschutz selbst ist untrennbar von der Auseinandersetzung mit den politischen und sozialen Folgen der Verteilung von Information verbunden. Die Bewertung der Zulässigkeit der Verarbeitung personenbezogener Daten und deren Weitergabe ist daher immer im Zusammenhang mit dem angestrebten Verwendungszweck zu sehen.

Zu unterscheiden sind dabei nach Kilian (1982)

- der *primäre Verwendungszusammenhang* aus Versorgungszwecken zwischen Arzt und Patient (Versorgungsdaten),
- der *sekundäre Verwendungszusammenhang* aus Leistungszwecken zwischen Arzt und Leistungsträger (Leistungsdaten) und
- der *tertiäre Verwendungsammenhang* aus Planungszwecken im Rahmen der Gesundheitssystemplanung (Planungsdaten).

Ein weiterer überlagerter Verwendungszusammenhang, der dem tertiären Bereich zuzuordnen ist, ist die medizinische Forschung (Forschungsdaten), wenngleich die Sammlung von medizinischen Behandlungsverläufen und Ergebnissen z.B. im Rahmen von Tumorregistern und die daraus gewinnbaren Informationen selbst wieder konkreten Behandlungen also dem primären Verwendungszusammenhang zugute kommen.

Doppelte Schutzwürdigkeit

Die Versorgungsdaten sind hierbei mehrfach personenbezogen, da sie neben dem Patientenbezug auch einen Bezug zu handelnden Personen (Arzt, Pfleger, MTA etc.) herstellen und dadurch implizit Aussagen über Wissen und Können dieser enthalten!

Blobel (1997) führt zu den Erlaubnistatbeständen basierend auf einer EU-Direktive – die bis Oktober 1998 in nationale Rechte umgesetzt werden musste – aus:

„... Danach dürfen personenbezogene Daten nur für einen klar definierten und rechtlich abgesicherten Zweck erfasst und nicht abweichend davon weiterverarbeitet werden. Das generelle Verbot der Erfassung und Verarbeitung sensitiver Daten wird nur aufgehoben, wenn

– eine nachprüfbare (schriftliche Einwilligung durch den Patienten beziehungsweise seinen Vertreter vorliegt

– die Erfassung und Verarbeitung für medizinische oder gesundheitsbezogene Zwecke durch Personen erfolgt, die durch ein Berufsgeheimnis (z.B. ärztliche Schweigepflicht) oder eine gleichwertige Verpflichtung gebunden sind

– der Schutz der vitalen Interessen des Patienten die Erfassung und Verarbeitung notwendig macht

– ein unabdingbares, rechtlich gesichertes Gemeininteresse über das Individualinteresse zu stellen ist oder sonstige rechtliche fixierte Ausnahmen die Erfassung und Verarbeitung erfordern.“

Erlaubnistatbestände: Gesetz oder Einwilligung

Unstrittig ist also, dass sich der Erlaubnischarakter jeder Informationsverarbeitung die Erlaubnistatbestände direkt aus einem Gesetz ergeben, auf ein solches zurückführbar sein müssen oder eine entsprechende Einwilligungserklärung des Patienten vorliegt. Dabei sollte die Speicherung und Übermittlung von Gesundheitsinformationen immer auf das für den Verwendungszweck minimal notwendige Maß beschränkt werden.

Speicherung und Nutzung für den Versorgungsauftrag

Elektronische Krankenakten werden primär zu Verbesserung der medizinischen Versorgung der Patienten und der Verbesserung der Qualität und Wirtschaftlichkeit einer Versorgungseinrichtung eingesetzt – was beides auf gesetzliche Forderungen im SGB und den Krankenhausgesetzen zurückzuführen ist. Der Einsatz erfolgt in der Regel im Rahmen der Zweckbestimmung eines Vertragsverhältnisses (primärer Verwendungszusammenhang). In einem entsprechenden Positionspapier äußern sich der Bundes- und die Landesdatenschutzbeauftragten wie folgt:

„Auf der Grundlage des Behandlungsvertrages in Verbindung mit den jeweils maßgeblichen datenschutzrechtlichen Vorschriften darf der Arzt die für die Durchführung der Behandlung erforderlichen Daten verarbeiten." (2003)

Für jene Teile einer Elektronischen Krankenakte, die ausschließlich der Versorgung der Patienten dienen, ist daher von einer konkludenten Einverständniserklärung des Patienten innerhalb des abgeschlossenen Behandlungsvertrages auszugehen. Trotzdem wird die Aufnahme entsprechender Formulierungen in die Allgemeinen Vertragsbedingungen z.B. eines Krankenhauses oder in die Behandlungsverträge von Arztpraxen und anderen Einrichtungen angeraten und ist zumeist auch so realisiert.

Weitergabe nur bei klarer Rechtslage!

Im sekundären Verwendungszusammenhang ist die Weitergabe von personenbezogenen Daten innerhalb und außerhalb der Versorgungseinrichtung nur zulässig, wenn dies im Rahmen der Aufgabenstellung zwingend notwendig ist (z.B. Abrechnungsinformationen, Diagnosen an Krankenkassen, Kassenärztliche Vereinigungen etc.)

Im tertiären Zusammenhang sind anonymisierte Weitergaben nur dann möglich, wenn nicht durch den Datenbestand selbst implizit eine faktische Reanonymisierung möglich ist. Ein Beispiel soll dies verdeutlichen: Sind bei einer Weitergabe von anonymisierten Behandlungsdaten u.a. auch Alter und Geschlecht des Patienten und die Postleitzahl seines Wohnortes enthalten, können eventuell Personen altersbezogener Randgruppen z.B. „Patient ist 95 Jahre und weiblich" reanonymisiert werden (Aha: Frau Moser!). Ähnlich dürfte es sich bei Angabe zum Beruf oder anderer Merkmale verhalten.

Auskunftsrecht des Patienten

In jedem Fall hat der Patient ein Auskunfts- und Einsichtsrecht, welche Daten über ihn gespeichert sind. Auf schriftlichen Antrag hin müssen im sowohl Einblick in die Verfahrensübersichten und -beschreibungen, als auch in die über ihn gespeicherten Daten gewährt werden. Eine Elektronische Krankenakte sollte also standardmäßig eine Anwendungsfunktion beinhalten, mit der eine entsprechende Übersicht aller zu einem Patienten gespeicherten Daten erstellt werden kann, die dann zu Auskunftszwecken verwendet werden kann.

Die Erfüllung der Auflagen einschlägiger Gesetze bzw. die Verhinderung missbräuchlicher Nutzung medizinischer Daten muss durch die Kombination von organisatorischen und technischen Maßnahmen sichergestellt werden – hat also direkt Auswirkungen auf das Design und die Implementierung Elektronischer Krankenakten. Während die organisatorischen Regelungen neben den Rechten, Pflichten und Verantwortlichkeiten auch organisatorische Prozesse definieren (z.B. genauer Ablauf und Sicherheitsregelungen beim Transport von Datenträgern), müssen technische Maßnahmen innerhalb der Elektronischen Krankenakte implementiert werden.

Kombination von organisatorischen und technischen Maßnahmen muss den Datenschutz sicherstellen

Der Einsatz von Elektronischen Krankenakten stellt höchste Anforderungen an deren Verfügbarkeit und organisatorische Eingliederung oder räumliche Positionierung von Datenendgeräten, wodurch es oftmals zu Zielkonflikten zwischen Gegebenheiten des praktischen Alltages und den Anforderungen des Datenschutzes kommt (Beispiel: Alle Mitarbeiter arbeiten den ganzen Tag unter einer Benutzerkennung, da das Aus- und Einloggen an dem gemeinsam genutzten Datenendgerät zu zeitaufwendig wäre; oder: Es müssen aus organisatorischen Gründen Datenendgeräte auch in Räumen aufgestellt werden, in denen eine Kontrolle des physischen Zugangs zum Endgerät nicht möglich ist). Diese Zielkonflikte müssen jedoch in Übereinstimmung mit der Gesetzeslage ggf. durch zusätzliche Maßnahmen gelöst werden. Für die weiteren Ausführungen soll zum besseren Verständnis nachfolgende auf der ⌧ Abbildung 2.3 Seite 33 basierende schematische Darstellung zugrunde gelegt werden.

Dabei bestehen – ohne weitere Betrachtung des den Themenkomplex weiter komplizierenden Aspekt der Vernetzung mit anderen Informationssystemen – folgende Sachzusammenhänge:

Viele alternative Zugriffswege zu vertraulichen Informationen

- Eine Anwendungsfunktion (Beispiele: Verwalten von Patientenstammdaten, Ergebnisdokumente wie Anamnesebogen, Untersuchungsbogen, PGBA-Einstufung verwalten) ermöglicht den Zugriff auf Daten in der Datenbank (z.B. auf die Patientenstammdaten, Anamnesedaten, PGBA-Daten). Jeder Benutzer der eine entsprechende Anwendungsfunktion benutzen kann, hat auch Zugriff auf die zugehörigen Daten in der Datenbank.
- Eine Anwendungsfunktion ermöglicht ggf. den Zugriff auf Dateien/elektronische Dokumente, die im Dateisystem des Betriebssystems gespeichert sind (z.B. eingescannte Befunde, von externen Institutionen übermittelte Dokumente oder von medizin-technischen Geräten übernommene Daten).
- Mit der Datenbanksoftware und ergänzenden Software-Tools des Datenbankmanagementsystems oder von Drittherstellern

(z.B. einem SQL-Editor) kann auf die einzelnen Daten in der Datenbank zugegriffen werden.

- Mittels Funktionen des Betriebssystems kann auf Dateien/ elektronische Dokumente, die im Dateisystem des Betriebssystems gespeichert sind, direkt zugegriffen werden.
- Mittels entfernter Werkzeuge können Benutzer von mit der Elektronischen Krankenakte kommunizierenden anderen Informationssystemen eindringen und auf Daten zugreifen.

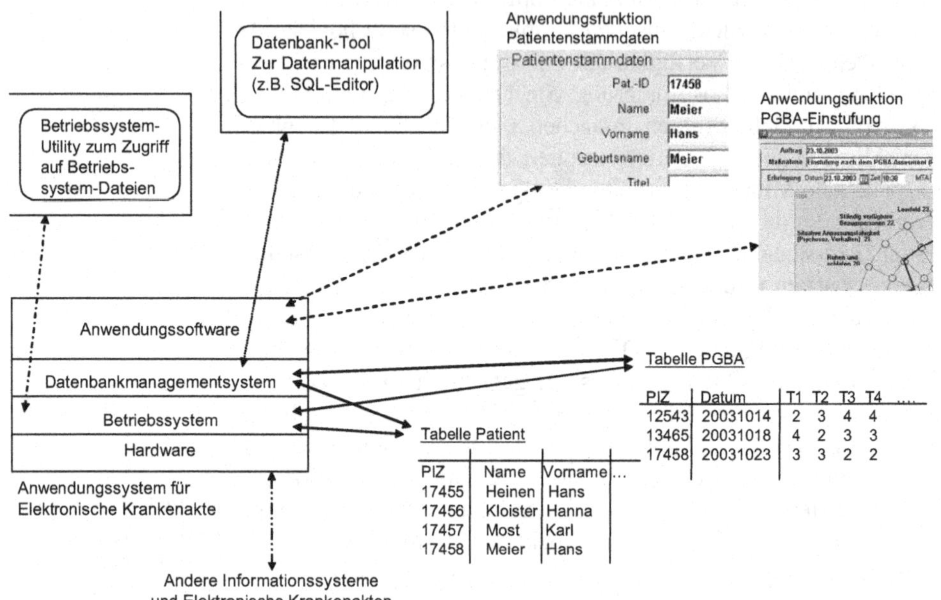

Abb. 5.132: Technische Ebenen und Datenschutz

Die vorangehende Abbildung macht also deutlich, dass es viele alternative Zugänge zu den schützenswerten Informationen gibt, die alle entsprechend den Forderungen der Datenschutzgesetzgebung abgesichert, d.h., dass für alle diese alternativen Zugriffswege Schutzmechanismen in Form von entsprechend realisierten Berechtigungskonzepten realisiert werden müssen. Diese können z.B. darin bestehen, dass einem Benutzer der Anwendungssoftware weder der Zugang zu Funktionen des Betriebssystems noch zu Werkzeugen des Datenbankmanagementsystems gewährt wird. Trotzdem muss für Benutzer, die auf diesen „tieferliegenden" Ebenen des Anwendungssystems Werkzeuge benutzen dürfen (z.B. Administratoren, Wartungspersonal von Firmen etc.), ebenfalls sichergestellt sein, dass sie nur auf für ihre Aufgabenerfüllung notwendige Daten zugreifen dürfen.

Als Sicherheitsziele (Bultmann 2003) bzw. semantische Dimensionen (Dierstein 2004) des Datenschutzes und der IT-Sicherheit werden genannt:

- Vertraulichkeit

  Es muss gewährleistet sein, dass die erhobenen, gespeicherten, übermittelten oder sonst verarbeiteten personenbezogenen Daten nur Befugten zur Kenntnis gegeben werden. Dies kann z.B. durch entsprechende Zugriffsschutzmechanismen und Verschlüsselungen bei Übertragungen gewährleistet werden.

- Integrität

  Personenbezogene Daten müssen zu allen Phasen der Speicherung und Verarbeitung vollständig, unversehrt, gültig und in sich widerspruchsfrei sein. Gerade in der Medizin, wo Handeln auf Informationen fußt, und von deren Vollständigkeit und Korrektheit ausgegangen werden muss, ist die Wahrung der Integrität vordringliches Ziel. Leider gibt es noch kein verpflichtendes Gütesiegel für Medizinische Informationssysteme, mittels dem z.B. die Einhaltung dieser Anforderung bestätigt wird.

- Zurechenbarkeit (Authentizität)

  Es muss gewährleistet sein, dass alle an der Erhebung und Bearbeitung von patientenbezogenen Daten beteiligten Personen immer eindeutig feststellbar sind. Dies betrifft u.a. den Erheber, den Dokumentierenden, den Verantwortlichen sowie den Auslöser bzw. Verantwortlichen eines Verarbeitungsvorgangs. Ggf. kann auch die Art und Weise der Erhebung der Daten von Bedeutung sein (z.B. Datenerhebung durch ein medizin-technisches Gerät). Medizinische Dokumente, die ihren Urheber bzw. Verantwortlichen nicht erkennen lassen, sind als Grundlage für Behandlungen und Begutachtungen ungeeignet. Daher ist das „WER" der 7 Ws (⌦ Kap. 3.4.2, S. 150) von großer Bedeutung und in der Definition des CDA-Headers (⌦ Kap. 4.6.4, S. 252) sind umfangreiche Angaben zu den verschiedenen an der Entstehung eines medizinischen Dokumentes beteiligten Personen vorgesehen.

- Verfügbarkeit

  Nur durch eine zeitliche und örtliche Verfügbarkeit vorhandener Daten kann eine adäquate medizinische Handlungsunfähigkeit sichergestellt werden. Vorhandene aber nicht verfügbare Informationen können zu verzögertem Handeln („Wir warten auf den Befund aus der Pathologie") oder zu Behandlungsfehlern („Es existiert kein Pathologie-Befund!") – beides mit eventuell bis zu lebensbedrohenden Folgen für den Patienten – führen. Damit hat auch die Verfügbarkeit eine hohe forensische Bedeutung.

- Revisionsfähigkeit und Rechtssicherheit/-verbindlichkeit

  Beim rechtsverbindlichen Einsatz eines Anwendungssystems muss den möglichen Aktionen und Ergebnissen bzw. gespeicherten Informationen Beweiskraft zugemessen werden können d.h. die Integrität und Verantwortlichkeiten müssen zweifelsfrei auch für Dritte erkennbar und beweisbar sein. Dazu muss lückenlos und nicht manipulierbar nachvollzogen werden können, wer wann welche patientenbezogenen Daten – ggf. auf wessen Weisung hin – eingegeben und in welcher Weise verarbeitet, geändert oder gelöscht hat. Rechtssicherheit wird nur durch Revisionsfähigkeit in Verbindung mit starken Verfahren der Authentizitätssicherung (z.B. digitale Signatur) sichergestellt. Für ein „papierloses Krankenhaus" ist dies also unabdingbar.

- Validität

  Personenbezogene Daten müssen aktuell in der für den Nutzungszweck angemessenen Qualität vorliegen und verarbeitet werden. So müssen z.B. Diagnosen genau genug formuliert und ihr Sicherheitsgrad angegeben sein, Bilddaten müssen ausreichende Bildauflösung und Farbechtheit haben. Die Validität wird von der Integrität nicht umfasst, da die Daten zwar integer im Sinne von vollständig und stimmig sein können, die Vollständigkeit und Aktualität aber dennoch für medizinische Nutzungszwecke unzureichend sein kann.

Diese besonders für den IT-Einsatz in der Medizin wichtigen Ziele müssen u.a. durch die im BDSG vorgeschriebenen nachfolgend erläuterten Kontrollmechanismen erreicht werden.

„Wie vertrauenswürdig – und damit wie sicher – die Abläufe und deren Ergebnisse in einem Rechen- und Kommunikationssystem sind, hängt danach entscheidend mit ab von der Vertrauenswürdigkeit der Umsetzungen der für diese Umsetzungen benötigten Hard- und Software" (Dierstein 2004)

5.17.2 Kontrollmechanismen und Anforderungen

Aus den in der Anlage zu § 9 Satz 1 im BDSG festgeschriebenen Kontrollnotwendigkeiten ergeben sich eine Reihe von für Elektronische Krankenakten spezifischen Konflikten zwischen erforderlicher Funktionalität/Verfügbarkeit des Systems und der Erfüllung dieser gesetzlichen Anforderungen. Im Einzelnen nennt die Anlage im BDSG folgende Kontrollnotwendigkeiten:

- Zutrittskontrolle

  Unter *Zutrittskontrolle* wird das Verwehren des Zutritts zu IT-Systemen für unbefugte Personen verstanden.

  In Gesundheitsversorgungseinrichtungen wird es notwendig, eine Vielzahl von Datenendgeräten im Anwendungsbereich zu installieren („open-shop environment"). Der räumliche Zutritt zu diesen Datenendgeräten kann aus organisatorischen Gründen nicht immer nur auf die Benutzer beschränkt sein, sondern vielen anderen Personen (Patienten, Personal aus anderen Funktionsbereichen, der Hol- und Bringedienst etc.) haben ebenfalls Zutritt. Heute haben viele Ärzte in den Behandlungsräumen ihrer Arztpraxis Endgeräte zur zeitnahen Führung der elektronischen Karteikarte stehen. Da ja jeder zu behandelnde Patient diese Zimmer betritt, kann organisatorisch also ein Zutritt gar nicht unterbunden werden.

- Zugangskontrolle

  Unter *Zugangskontrolle* wird das Verwehren der unbefugten Nutzung von IT-Systemen verstanden.

  Die Unterbindung der Nutzung solcher Geräte ist nur dann vollständig gewährleistet, wenn diese in Zeiten der Nichtbenutzung durch das autorisierte Personal gesperrt werden können (z.B. durch einen Schlüssel, Abmelden etc.). Dies wird in praxi oft sehr nachlässig behandelt, da die Notwendigkeit besteht, das Anwendungssystem auch wieder schnell nutzen zu wollen. Selbst das erneute Eingeben von Benutzerkennung und Passwort wird von vielen Ärzten als unzumutbar empfunden. Die erneute Anmeldung ist oft aufwändig, außerdem geht der zuletzt genutzte Bearbeitungskontext verloren, sodass dieser nach der Wiederanmeldung sehr aufwändig erst wieder hergestellt werden muss.

  Zur Überprüfung der Authentizität eines Benutzer gibt es verschiedene Konzepte, die basieren auf

  - Wissen:

  Nur durch das Wissen eines Kennworts (Passwort, Zugangscode) ist eine Nutzung des Anwendungssystems möglich. Dieses kann fest vergeben sein, wobei ein regelmäßiges Ändern durch den Benutzer erzwungen wird. Es kann aber auch in zufallsbasierten Abfragen von mehreren hinterlegten „persönlichen" Angaben zum Benutzer bestehen (z.B. Geburtsdatum des Lebenspartners, Name der Uroma)

- Besitzen:

Nur durch den Besitz von physischen Zugangsgegenständen wie einer Chip- oder Magnetkarte oder einem Schlüssel zu den Endgeräten ist ein Zugang möglich. Der Gegenstand muss personalisiert sein, damit der Benutzer über diesen erkannt werden kann.

- Biologie:

Es werden mit intelligenten technischen Vorrichtungen biologische Merkmale des Benutzers ermittelt. Hierzu gehören z.B. Analyse und Erkennung der Pupille, eines Fingerabdrucks, des Gesichtes oder der Sprache/Stimme.

Prinzipiell ist es auch möglich, die o.a. Mechanismen zu kombinieren. Beispiel ist der Geldautomat: Besitz der Scheckkarte und Wissen der Geheimnummer. Aus der Zugangskontrolle resultieren folgende Anforderungen:

Da es für Elektronische Krankenakten wie bereits erläutert keine absolute Zutrittskontrolle zu den Endgeräten gibt, muss in jeder Situation ein schnelles Abmelden bzw. ein schneller Benutzerwechsel möglich sein. Dies hat nicht durch den bekannten Vorgang des Ein- und Ausloggens zu geschehen, da damit zu viel Zeit verloren gehen würde, sondern durch effizientere Mechanismen wie Stecken einer Chipkarte, spezielle Software-Funktionen etc. Auch muss es möglich sein, dass ein Benutzer nach Beendigung seiner Arbeit am Bildschirm z.B. durch eine Funktionstaste signalisiert, dass er seine Arbeit beendet hat und nun ein neuer Benutzer nicht mit seinem Profil weiterarbeiten kann, das Anwendungssystem selbst jedoch in dem zuletzt von ihm genutzten Zustand bleibt (z.B. innerhalb der geöffneten Krankenakte bei einem bestimmten Befund).

- Zugriffskontrolle

  Durch die *Zugriffskontrolle* muss gewährleistet sein, dass die zur Benutzung eines Datenverarbeitungssystems Berechtigten ausschließlich auf die ihrer Zugriffsberechtigung unterliegenden Daten zugreifen können, und dass personenbezogene Daten bei der Verarbeitung, Nutzung und nach der Speicherung nicht unbefugt gelesen, kopiert, verändert oder entfernt werden können.

  Die Zugriffskontrolle einer Elektronischen Krankenakte muss im Hinblick auf ⌧ Abbildung 5.132 auf Seite 482 durch mehrere sich ergänzende Mechanismen gewährleistet sein, so z.B. durch:

- Datenschutzmechanismen des Betriebssystems, d.h., welche Personen sich überhaupt am Anwendungssystem anmelden dürfen und somit zugelassene Benutzer sind.
- Datenschutzmechanismen des Datenbanksystems, d.h., welche Benutzer auf Datenbankebene Zugriff auf welche Daten mit welchem Operationsmodus (Einfügen, Lesen, Ändern, Löschen) haben. Dies gilt sowohl in struktureller (also welche Tabellen bzw. Objekte) als auch inhaltsbezogener Hinsicht (welche Ausprägungen in einer Tabelle z.B. nur Personen mit Nachnamen von Buchstabe A bis G, nur Patienten, die in der eigenen Fachabteilung behandelt werden/wurden usw.).
- Datenschutzmechanismen der Anwendungssoftware, d.h. Festlegungen, welche Funktionen hinsichtlich der Gesamtmenge der in der Elektronischen Krankenakte verfügbaren Funktionen ein Benutzer benutzen darf (was in der Regel auch Zugriffe auf Daten impliziert). Hinsichtlich der durch Funktionen zugreifbaren Daten muss auch festgelegt werden können, mit welcher Untermenge gleichartiger Daten (Selektion) ein Benutzer nur arbeiten darf („Security by value“). Beispiel: In einem Anwendungssystem für Elektronische Krankenakten sind alle Akten eines Krankenhauses enthalten. Benutzer der einzelnen Kliniken dürfen aber nur auf Akten jener Klinik (oder Station) zugreifen, in der sie arbeiten.„

Für die *Zugriffskontrolle* müssen innerhalb des Anwendungssystems also differenzierte und aufeinander abgestimmte Berechtigungskonzepte auf Ebene des Betriebssystems, der Datenbank und der Anwendungssoftware existieren (⌧ Abb. 5.132, S. 482).

- Weitergabekontrolle

Mittels der *Weitergabekontrolle* muss gewährleistet sein, dass personenbezogene Daten bei der elektronischen Übertragung oder während ihres Transports oder ihrer Speicherung auf Datenträger nicht unbefugt gelesen, kopiert, verändert oder entfernt werden können, und dass überprüft und festgestellt werden kann, an welche Stellen eine Übermittlung personenbezogener Daten durch Einrichtungen zur Datenübertragung vorgesehen ist.

Für eine Weitergabe besteht einerseits die Möglichkeit, Inhalte von Elektronischen Krankenakten auf mobile Datenträger wie Disketten, CDs oder USB-Sticks zu transferieren, andererseits aber auch andererseits, diese elektronisch z.B. mittels E-Mail zu versenden – auch über eine automatisch Kopplung und Kommunikation mit anderen Informationssystemen. Ersteres kann unterbunden werden, indem die Datenendgeräte keine entsprechende Hardware besitzen. Ein E-Mail-Versand entspricht der Nutzung einer Funktion und die Berechtigung dazu muss über die bereits erwähnten Mechanismen der Zugriffskontrolle kontrolliert werden. Bei der Kommunikation mit anderen Anwendungssystemen bzw. Elektronischen Krankenakten z.B. zu Zwecken der elektronischen Befundübermittlung darf diese nur durch fest vorgegebene und programmgesteuerte Mechanismen ablaufen und alle Übermittlungen müssen protokolliert werden. Jeglicher Übermittlung muss das Einverständnis des Patienten oder eine rechtliche Regelung zugrunde liegen.

Ein weiteres wesentliches Problem bei zunehmend einrichtungsübergreifend vernetzten Systemen stellt das unbefugte Eindringen in die Systeme und das Übertragen von vertraulichen Daten z.B. durch Hacker dar.

Aber auch die physische Übermittlung von Datenträgern ist abzusichern: Um die Manipulation von Daten auf Datenträgern die sich auf dem Transportweg befinden, zu verhindern, ist ein Transport nur mittels abschließbaren und versiegelten Transportbehältern zulässig, wobei die entsprechenden Schlüssel nur bei der versendenden und bei der empfangenden Stelle vorhanden sein dürfen. Außerdem sollte die Abgangszeit und die Empfangszeit protokolliert werden. Dadurch können durch erfolgte oder versuchte Datenmanipulationen entstandene Verzögerungen auf dem Transportweg erkannt und eine Überprüfung des Transportweges veranlasst werden.

- Eingabekontrolle

  Mittels der *Eingabekontrolle* ist zu gewährleisten, dass nachträglich überprüft und festgestellt werden kann, ob und von wem personenbezogene Daten in Datenverarbeitungssysteme eingegeben, verändert oder entfernt worden sind.

  Anforderung zur Sicherstellung der Eingabekontrolle:

  Alle Dateneingaben und -veränderungen müssen in gesondert gespeicherten und geschützten Dateien (so genannte Audit- oder Log-Files) unter Angabe des Benutzers, der diese Transaktionen durchgeführt hat, dokumentiert werden. Eine Realisierung dieser Anforderung ist meist mittels Mechanismen des Datenbankmanagementsystems oder Triggern in der Datenbank möglich.

- Auftragskontrolle

  Mittels der *Auftragskontrolle* muss gewährleistet sein, dass personenbezogene Daten, die im Auftrag verarbeitet werden, nur entsprechend den Weisungen des Auftraggebers verarbeitet werden können.

- Verfügbarkeitskontrolle

  Mittels der *Verfügbarkeitskontrolle* ist zu gewährleisten, dass personenbezogene Daten gegen zufällige Zerstörung oder Verlust geschützt sind.

  Dieses auch unter dem Aspekt der „Datensicherheit" bekannte Problemfeld betrifft alle technischen und organisatorischen Maßnahmen, wie z.B. das Anlegen regelmäßiger Sicherungskopien, das kontinuierliche Logging, die Schaffung einer klimatisierten Betriebsumgebung für zentrale Server, das Spiegeln von Hardwareressourcen u.v.a.m.

Abschließend schreibt die Anlage zu § 9 Abs. 1 BDSG vor, dass zu unterschiedlichen Zwecken erhobene Daten auch getrennt verarbeitet werden können müssen. Erfasst also z.B. das medizinische Personal in integrierter Weise medizinische und für die Abrechnung weitere gesonderte Angaben, so darf das Abrechnungspersonal in der Folge bei der Durchführung ihrer Arbeiten nur die entsprechend abrechnungsrelevanten Daten über spezielle Abrechnungsfunktionen sehen und benutzen.

Aufgrund der hohen Sensibilität der Daten und der technischen Anforderungen an Elektronische Krankenakten und Medizinische Informationssysteme (Verfügbarkeit, Dialogfähigkeit) erscheint eine Verarbeitung im Auftrag in einer externen Einrichtung als kritisch und sollte auch aus Gründen des Datenschutzes nicht erfolgen.

Umfassendes Organisationshandbuch für den Datenschutz ist unabdingbar

Neben den technischen Vorkehrungen zur Sicherstellung des Datenschutzes muss auch die innerbetriebliche Organisation den besonderen Anforderungen des Datenschutzes genügen. Dazu muss ein umfassendes Organisationshandbuch erarbeitet werden, in welchem detailliert das allgemeine Verhalten bei der Systembenutzung sowie Modalitäten der Datensicherung und des Datenschutzes und die Zuordnung der notwendigen Tätigkeiten zu Personen festgelegt sind. In der Regel ist ein Datenschutzbeauftragter zu bestellen, der über die Ordnungsmäßigkeit im Sinne der gesetzlichen Regelungen wacht. Einen Handlungsleitfaden zum Aufbau und Betrieb des Datenschutzes in einer Einrichtung stellt das IT-Grundschutzhandbuch des Bundesinstitutes für Sicherheit in der Informationstechnik (BSI 2002) dar.

5.17.3 Übersicht zu den Funktionen

Um effektive Datenschutzmechanismen innerhalb einer Elektronischen Krankenakte implementieren zu können, muss diese selbst auf Wissen über die in der sie repräsentierenden Anwendungssoftware enthaltenen elementaren Funktionen (hier die vom Benutzer ausführbaren Anwendungsfunktionen) und deren Verarbeitungskontext sowie die Benutzer und ihre Rechte zugreifen können.

Dabei ist der Begriff der Anwendungsfunktion differenzierter zu betrachten: Die Anwendungsfunktion „Patientendaten verwalten" kann z.B. aus den elementaren Anwendungsfunktionen „Patientenstammdaten", „Bezugspersonen", „Risikofaktoren" und „behandelnde Ärzte" (⌧auch Kap. 5.4, S. 328) bestehen, für die jeweils Rechte vergeben werden müssen. Bei der in den ⌧ Kapiteln 5.4 bis 5.13 in Form von Karteireitern auf der Einstiegsebene repräsentierten Elektronischen Krankenakte stellt letztendlich jeder Karteireiter schon eine eigene Anwendungsfunktion dar. Ob ein Benutzer Zugriff auf einen Karteireiter hat bzw. diesen überhaupt sieht ist also ebenfalls differenziert zu betrachten.

Die Zusammenhänge zwischen Benutzer und Anwendungsfunktionen lassen sich in einer Berechtigungsmatrix wie auf der folgenden Seite in Tabelle 5.6 dargestellt visualisieren und parametrieren.

Darüber hinaus sind die Zugriffsrechte noch differenzierter zu berücksichtigen: Darf ein Benutzer z.B. nur bestehende Patientendaten einsehen, kann er zwar alle o.a. Funktionen benutzen, aber keine neuen Patienten einfügen und auch von bestehenden Patienten nicht die Daten ändern. Es reicht also offensichtlich nicht aus, nur eine zweidimensionale Berechtigungsmatrix mit den Achsen „Benutzer" und „Anwendungsfunktion" zu definieren, sondern es ist eine dritte Dimension „Zugriffsrecht" mit den Ausprägungen Lesen, Ändern, Löschen, Einfügen zu berücksichtigen. Zur besseren Einprägung eignen sich englische Begriffe und die ersten Buchstaben davon: Read, Update, Delete und Insert, das ergibt dann den „RUDI".

Die differenzierten Ausprägungen der Zugriffsrechte (also der „RUDI") bildet also die dritte Dimension und führt so zu einem Berechtigungswürfel. Schreibt man die Ausprägungen dieser dritten Dimension für die differenzierten Berechtigungen in die betreffenden Zellen, dann ergibt sich aus der Tabelle 5.6 die Tabelle 5.7. Bei jedem Aufruf einer Anwendungsfunktion muss dann geprüft werden, mit welchem differenzierten Profil (nur Lesen, Einfügen und Ändern, Löschen) der aktuelle Benutzer arbeiten darf.

		Mitarbeiter	Name	Demoarzt	Langemann	Slewiczeck	Moorkenhein	Esswein	Weyenstephan	Beckmann	Tallager	Griesgram	Krokolowski	Liefstraad	Bergmann	Ungerecht
			PID	1100	1280	1281	1282	1283	1284	1285	1289	1290	1291	1304	1305	1321
Anwendungsfunktionen																
AID	Name															
1	Karteireiter Pat.stammdaten			X	X	X	X	X	X	X	X	X	X	X	X	
2	Karteireiter Diagnosen			X	X	X					X	X	X	X	X	X
...																
50	Patientenstammdaten											X	X			
51	Risikofaktoren			X	X	X										
52	Bezugspersonen											X	X			
53	Mitbehandler			X	X	X						X	X			
...																
121	Diagnosenerfassung			X	X	X										
122	Pflegediagnosen											X	X			

Tab. 5.6: Beispiel einer einfachen Berechtigungsmatrix

		Mitarbeiter	Name	Demoarzt	Langemann	Slewiczeck	Moorkenhein	Esswein	Weyenstephan	Beckmann	Tallager	Griesgram	Krokolowski	Liefstraad	Bergmann
			PID	1100	1280	1281	1282	1283	1284	1285	1289	1290	1291	1304	1305
Anwendungsfunktionen															
AID	Name														
1	Karteireiter Pat.stammdaten			R	R	R	R	R	R	R	R	R	R	R	R
2	Karteireiter Diagnosen			R	R	R					R	R	R	R	R
...															
50	Patientenstammdaten											RU	RU		
51	Risikofaktoren			RUI	RUDI	RUI									
52	Bezugspersonen											RUDI	RUDI		
53	Mitbehandler			RUDI	RUDI	RUDI						RUDI	RUDI		
...															
121	Diagnosenerfassung			RUI	RUDI	RUDI									
122	Pflegediagnosen											RUDI	RUI		

Tab. 5.7: Berechtigungsmatrix mit Zugriffsrechten

Wie bereits angedeutet spielt es aber auch eine große Rolle, auf welche Datenausprägungen ein Benutzer zugreifen darf. So ist denkbar, dass in den oben gezeigten Tabellen die einzelnen Benutzer zu verschiedenen Fachabteilungen gehören und daher mittels der Anwendungsfunktionen nur auf „ihre" Daten bzw. ihre Elektronischen Krankenakten zugreifen dürfen. Eine vierte Dimension ergibt sich daher durch Anwendung des Konzeptes „Security by value". Dabei steuert die Datenausprägung eines Feldes oder mehrere Felder, ob ein Benutzer auf den entsprechenden Eintrag zugreifen darf. Bezüglich der Elektronischen Krankenakten könnten das im Krankenhaus die Felder „behandelnde Fachabteilung" und „Falltyp" sein, d.h. bei der Festlegung der Datenschutzeinstellungen wird fixiert, welche Benutzer auf die Akten welcher Fachabteilungen und darin wiederum auf welche Akten hinsichtlich des Falltyps zugreifen dürfen. So könnte dann differenziert werden, dass ein Ambulanzmitarbeiter der Chirurgischen Klinik tatsächlich nur auf Ambulanzakten dieser Klinik zugreifen kann, andererseits Ärzte in der Ambulanz sowohl die ambulanten als auch die stationären Akten der Klinik im Zugriff haben. Bei einer Praxisgemeinschaft müsste entsprechend eingestellt werden, dass jeder Arzt nur „seine" Akten sieht, zu Zwecken des Praxismanagements aber die Arzthelferinnen in der Anmeldung zumindest Zugriff auf die Patientenstammdaten und Termine aller Patienten haben.

Als letzte Dimension muss nun noch der Status eines Dokumentes bzw. eines Informationsobjektes berücksichtigt werden, denn selbst prinzipiell berechtigte Benutzer dürfen Daten aufgrund bestimmter Ereignisse nicht mehr ändern, wenn dadurch die Integrität, Justitiabilität und Vertrauenswürdigkeit der Dokumentation verloren ginge. Wie streng man innerhalb einer Einrichtung mit diesen statusabhängigen Einschränkungen umgeht, hängt von der internen Sicherheitsrichtlinie ab. Zwei Beispiele sollen dies verdeutlichen:

Beispiel

In der Arztpraxis Dr. Meier hat dieser gerade einen Besuch von Frau Moser dokumentiert. Dabei hat er neben zwei Diagnosen auch die entsprechenden Leistungsziffern und die Ausstellung eines Rezeptes dokumentiert. Frau Moser verlässt die Arztpraxis. Obwohl Dr. Meier alle denkbaren Zugriffsrechte innerhalb seines Praxissystems besitzt, sollte er nun eigentlich das Rezept weder ändern noch löschen dürfen – es ist faktisch ausgegeben und nicht mehr rückholbar. Nach der Absendung der Abrechnung an die Kassenärztliche Vereinigung sollte er auch nicht mehr die Leistungsdokumentation ohne weiteres verändern können. Ähnlich verhält es sich für viele Aspekte im Krankenhaus. Generell ist eine statusabhängige Berechtigungsprüfung auch für alle medizinischen Dokumente von höchster Bedeutung. Wurde nämlich ein Dokument elektronisch freigegeben bzw. signiert, so muss davon ausgegangen werden, dass andere Benutzer schon auf Basis des Inhaltes Entscheidungen getroffen und weitere Handlungen veranlasst haben. Eine Änderung ist daher auch für den dazu prinzipiell berechtigten Benutzer dann nicht mehr erlaubt. Statusabhängige Berechtigungskonzepte erfordern aber, dass innerhalb der elektronischen Krankenakte die manuelle oder automatische Führung eines Status vorgesehen ist und ein Benutzer aktiv die Freigabe eines Dokumentes bestätigt. Weitere Ausführungen hierzu sind auch in ⌧ Kapitel 6.3.5, Seite 536 zu finden. Eine ausführliche Darstellung zu diesen Ansätzen findet sich bei Sergl (2001).

Als Zwischenergebnis ist festzuhalten, dass für die Kontrolle der Zugriffsrechte innerhalb komplexer Informationssysteme fünf Dimensionen abgebildet und Beziehungen zwischen Ausprägungen dieser Dimensionen verwaltet können werden müssen. Diese sind

- die Benutzer,
- die Anwendungsfunktionen,
- die Zugriffsrechte (RUDI),
- die datenausprägungsbezogenen selektiven Sichten und
- die Objektstatus.

Formal gesehen ist also eine Berechtigung funktional abhängig von diesen fünf Kriterien und man könnte auch schreiben: Manipulationsrecht = Funktion von (Benutzer, Funktion, Zugriffsrecht, Selektionskriterium, Objektstatus).

Einfache Berechtigungsmatrix führt zur kombinatorischen Explosion

Dabei ist zu berücksichtigen, dass Berechtigungen auch übersichtlich und effizient gepflegt werden können müssen. Eine Berechtigungsmatrix wie in ⌧ Tabelle 5.8 gezeigt, bei der die Assoziationen zwischen Benutzer und Funktionen angegeben werden können, ist z.B. uneffektiv, da es bei einer großen Anzahl von Funktionen und Benutzern zur kombinatorischen Explosion kommt. Bei 30 Benutzern und 200 Anwendungsfunktionen führt dies schon zu 6000 zu verwaltenden Beziehungen. Die Berechtigungsdefinitionen wachsen also schnell in unüberschaubare Dimensionen.

Rollenkonzepte sind notwendig

Diese Komplexität einer benutzerbezogenen Verwaltung kann ganz wesentlich eingeschränkt und die Arbeit zur Pflege von Berechtigungen minimiert werden, wenn ein Rollenkonzept implementiert wird. Rollenkonzepte basieren auf der Tatsache, dass jeder Benutzer eigentlich eine betriebliche Rolle ausfüllt und Gruppen von Benutzern gleiche Rollen wahrnehmen. Analysiert man die vorangehende Tabelle und wertet die Positionskürzel der einzelnen Benutzer aus, so erhält man folgendes Bild:

Tab. 5.8: Benutzer und Positionen/Rollen

		OA	CA	OA	MTR	MTR	LTA	LTA	KG	Pflg	Pflg	Ergo	Ergo	MSK
Mitarbeiter	Name	Demoarzt	Langemann	Slewiczeck	Moorkenhein	Esswein	Weyenstephan	Beckmann	Tallager	Griesgram	Krokolowski	Liefstraad	Bergmann	Ungerecht
	PID	1100	1280	1281	1282	1283	1284	1285	1289	1290	1291	1304	1305	1321

Wie leicht zu sehen ist, haben die Ärzte (OA, CA), Medizinisch-Technische Röntgenassistenten (MTR), Labormitarbeiter (LTA), Krankengymnasten (KG), Pflegekräfte (Pflg), Ergotherapeuten (Ergo) und medizinische Schreibkräfte (MSK) unterschiedliche, aber innerhalb der Berufsgruppen gleiche oder sehr ähnliche Rechte. Eine Elektronische Krankenakte sollte daher ein rollenbasiertes Berechtigungskonzept beinhalten, wobei ein impliziter Zusammenhang zwischen dem in der Organisationsparametrierung für die Mitarbeiter möglichen Positionsangaben (⌧ Abb. 5.18, S. 305, Feld „Position") und zugeordneten Profilen herstellbar sein sollte. Damit muss dann bei Neueinstellung eines Mitarbeiters überhaupt keine Rechtevergabe zu erfolgen, da implizit mit der Eingabe der Mitarbeiterstammdaten und der Angabe seiner Position im Rahmen der Fortschreibung der Parametrierung dessen Benutzerechte definiert sind – was den Administrationsaufwand erheblich senkt. Neben dem Rollenkonzept muss es aber auch möglich sein, einem Benutzer explizit zusätzlich einzelne Rechte zu gewähren.

Rollenkonzepte sollten zur weiteren Vereinfachung der Verwaltung hierarchisch definierbar sein, wobei „höhere" Rollen alle Rechte der darunter liegenden Ebenen automatisch enthalten. Außerdem sollten einem Benutzer mehrere Rollen zugewiesen werden können, die dann aber aus verschiedenen Rollenhierarchien stammen müssen. Nachfolgende ⌧ Abbildung zeigt drei Rollenhierarchien sowie die isolierte Rolle „Medizincontroller".

Dementsprechend enthält die Berechtigungsmatrix dann nur noch Definitionen von Beziehungen zwischen Rollen und Funktionen, zwischen Rollen und Rollen, um die Hierarchie abzubilden und zwischen Benutzern und Rollen – sofern dies nicht schon über die betriebliche Position implizit abgebildet ist. Der Vorteil des Rollenkonzeptes liegt also darin, dass bei jedem neu hinzukommenden Mitarbeiter nur die für ihn geltenden Rollen zugewiesen werden brauchen, bzw. falls das System eine implizite Abbildung von Position und Rolle unterstützt nach der Mitarbeitererfassung überhaupt keine weitere Aktion mehr notwendig ist.

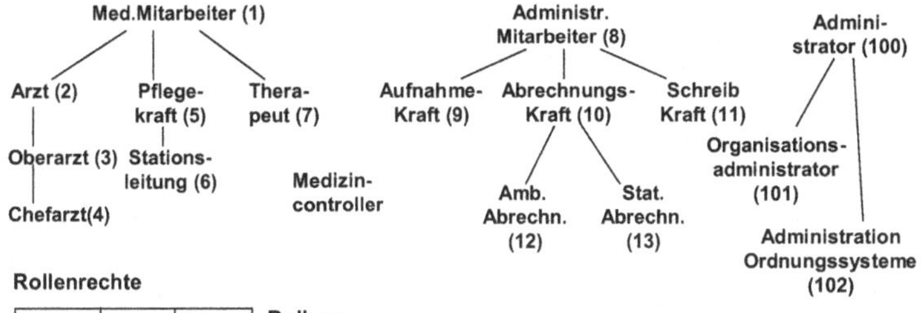

Abb. 5.133: *Beispielhafte Rollenhierarchie für Berechtigungsverwaltung und Ausprägungen*

Rollenrechte

Rollen-ID	AID	Recht
1	1	R
2	2	R
2	51	RUI
2	53	RUDI
2	121	RUI
4	51	D
4	121	D
5	2	R
5	50	RU
5	52	RUDI
5	53	RUDI
5	122	RUDI
7	2	R

Rollen-hierarchie

Rollen-ID1	Rollen-ID2
1	2
1	5
1	7
2	3
3	4
5	6
8	9
8	10
8	11
10	12
...	

Mitarbeiter-Rolle

PID	Rollen-ID
1100	3
1280	4
1281	3
1282	1
1283	1
1284	1
1285	1
1289	7
...	

Selektion

PID	Objekt	Wert
1282	Pat-Massn	RAD
1283	Pat-Massn	RAD
1284	Pat-Massn	LAB
1285	Pat-Massn	KG
......		
1100	Fall	Geriatr
1280	Fall	Geriatr
1281	Fall	Innerei

Darüber hinaus ist bei Anwendung des „security by value“-Konzeptes eine zusätzliche Tabelle mit aufzunehmen, die pro Rolle oder Benutzer und Objekttypen, die diesem Konzept unterworfen werden, jene Kriterien enthält, die bei einem Zugriff auf diese entsprechend zur Laufzeit zu prüfen sind (z.B. Fachabteilung, in der der Patient behandelt wurde).

Beispiel für „security by values“

An einem kleinen Beispiel aus vorangehender Abbildung sei dies dargestellt:

Die Benutzer Moorkenheim, Esswein, Weyenstephan, Beckmann, Tallager, Liefstraad und Bergmann haben funktional gesehen fast identische Rechte (Rolle „Med.Mitarbeiter“, „Therapeut“). Nun sollen aber die MTRs nur auf die Röntgenuntersuchungen zugreifen können, die Krankengymnasten nur auf die krankengymnastischen Leistungen, die Labormitarbeiter nur auf die Laborleistungen usw., jedoch jeweils unabhängig von der Fachabteilung, in der der Patient behandelt wird. Dementsprechend ist also festzulegen, welche Maßnahmen in der Behandlungsprozessübersicht für den Benutzer überhaupt nur erscheinen.

Ein dateninhaltssensitives Berechtigungskonzept kann für diesen Fall dadurch erreicht werden, dass also als datenschutzrelevantes Kriterium in der Berechtigungsverwaltung jene Maßnahmenklassen und Zeilentypen angegeben werden, die der Benutzer nur sehen darf. Bei einem Aufruf der Behandlungsprozessübersicht in der Elektronischen Krankenakte muss also die entsprechende Funktion überprüfen, ob der Benutzer überhaupt berechtigt ist, diese auszuführen und danach, auf welche Einträge er nur zugreifen darf. Beide Informationen können – wie in vorangehender Abbildung deutlich wird – aus der Rechteparametrierung ermittelt werden. Analog kann für Patientendaten, Falldaten usw. verfahren werden. So haben gemäß vorangehender Abbildung die beiden Ärzte Demoarzt und Langemann nur Zugriff auf die geriatrischen Fallakten (Kriterium: Fall muss in der Fachabteilung Geriatrie behandelt worden sein), während der Arzt Slewiczeck nur Zugriff auf die Fallakten der Inneren Medizin hat.

Prinzipielle Rollendefinitionen brauchen sich nicht nur an der betrieblichen Hierarchie orientieren, sondern können sich nach Herwig (2004) aus der Funktion am Arbeitsplatz, der Position im Unternehmen, dem Status im Unternehmen (Mitarbeiter, Kunde, Zulieferer usw.), einer Organisationsmitgliedschaft oder aus temporärer Zuweisung ergeben.

Folgende Anwendungsfunktionen müssen für eine einfache rollenbasierte Rechteverwaltung zumindest vorhanden sein:

- Verwaltung von Benutzern,
- Verwaltung von Anwendungsfunktionen,
- Verwaltung von Profilbezeichnungen,
- Verwaltung von Berechtigungsprofilen,
- Verwaltung von Zuweisungen von Berechtigungsprofilen zu Rollen und/oder Benutzern und
- Verwaltung von Objekttyp-bezogenen Selektionskriterien.

Vor dem Aufruf einzelner Anwendungsfunktionen bzw. der Dokumentationsformulare muss dann immer geprüft werden, ob der gerade arbeitende Benutzer das Recht hat, die angeforderte Funktion bzw. das Dokumentationsformular zu benutzen – und damit auch auf die damit verbundenen Daten zugreifen kann.

Einen weiteren Komplexitätsgrad erhält die Rechteverwaltung, wenn verschiedene Benutzer innerhalb von Funktionen differierende Rechte auf Teile der Angaben haben. Dann muss entsprechend für jeden dieser Ausschnitte getrennt die entsprechenden Rechte wie o.a. definiert werden können. Beispiel: Kombinierte Anforderungs-/Dokumentationsformulare enthalten Bereiche, die der anfordernde Arzt ausfüllt, darunter Bereiche für die durchführende paramedizinische Fachkraft und den durchführenden Arzt. Obwohl ein solches gesamtes Formular – wie z.B. das in ⌧ Abbildung Abb. 3.37 auf Seite 181 gezeigte Formular – eine Anwendungsfunktion darstellt, müssen also getrennte Zugriffsdefinitionen für die einzelnen Formularabschnitte definiert werden können, die dann durch die entsprechende Anwendungsfunktion während der Benutzung geprüft werden können.

5.17.4 Zusammenfassung

Die Sicherstellung der Vertraulichkeit von Gesundheitsinformationen ist eine wichtige Voraussetzung für den Einsatz von Elektronischen Krankenakten. Nur dadurch kann das für eine erfolgreiche Behandlung notwendige Vertrauensverhältnis zwischen Arzt und Patient aufrecht erhalten werden. Dies wird am besten erreicht, wenn der Patient frühzeitig über die Datenspeicherung, die getroffenen Vorsichts- und Schutzmaßnahmen sowie über die evtl. notwendigen Weitergaben informiert ist und seine Zustimmung gibt. Entsprechend ausführliche Erläuterungen sollten in den Behandlungsvertrag mit aufgenommen werden. Jede Gesundheitsversorgungseinrichtung sollte eine transparente und dokumentierte Sicherheitsrichtlinie festlegen. Hilfestellung gibt hier z.B. das IT-Grundschutzbuch des Bundesinstituts für Sicherheit in der Informationstechnik bieten (BSI 2002), umfangreiche Checklisten zum Datenschutz enthält finden sich auch bei Pommerening (1991).

Merk-/Anforderungstafel 40
zu Kapitel 5.17: Datenschutzmodul

- Die Sicherstellung der Vertraulichkeit von Gesundheitsinformationen hat beim Einsatz von Elektronischen Krankenakten oberstes Gebot. *M40.1*
- Die Elektronische Krankenakte sollte nur die für im Rahmen der Zweckbestimmung des Behandlungsvertrages notwendigen Informationen enthalten. *M40.2*
- Patienten müssen ausreichend über die Datenspeicherung und -verwendung aufgeklärt sein. Entsprechende Formulierungen sind im Behandlungsvertrag unterzubringen. *M40.3*
- Es ist eine Anwendungsfunktion notwendig, mit der eine Übersicht über die zu einem Patienten gespeicherten Daten erstellt werden kann. Diese dient zu Auskunftszwecken, falls ein Patient von seinem Auskunftsrecht Gebrauch macht. *M40.4*
- Es ist ein unabhängiger Datenschutzbeauftragter zu bestellen, der bezüglich des Datenschutzes über den ordnungsgemäßen IT-Einsatz wacht. *M40.5*
- Per Dienstanweisung sind alle Mitarbeiter über die allgemeinen und betrieblichen Regelungen zum Datenschutz und über das Verhalten beim Arbeiten mit der Elektronischen Krankenakte zu informieren. *M40.6*

M40.7 ■ Die Übermittlung von Gesundheitsinformationen an andere Einrichtungen bedarf der Zustimmung oder einer gesetzlichen Grundlage.

M40.8 ■ Der Zugriff auf die Daten in der Elektronischen Krankenakte muss in differenzierter Weise geschützt werden können, sodass jeder Nutzer nur genau auf jene Ausschnitte zugreifen kann, die für seine Aufgabenerfüllung notwendig sind. Dies gilt vor allem für administratives und medizinisches Hilfspersonal.

M40.9 ■ Zugriffs- und Kontrollmechanismen müssen so gestaltet sein, dass der sachgerechte Umgang mit der Elektronischen Krankenakte nicht behindert wird.

M40.10 ■ Neben dem wichtigen Aspekt des Schutzes von Daten vor unberechtigtem Zugriff und Missbrauch zur Sicherstellung der Vertraulichkeit sind die nach Dierstein (2004) wichtigen semantischen Dimensionen von IT-Sicherheit die

- Integrität,
- Zurechenbarkeit,
- Rechtsverbindlichkeit und die
- Verfügbarkeit.

M40.11 ■ Elektronische Krankenakten müssen ein rollenbasiertes Berechtigungskonzept beinhalten, welches die folgenden fünf Dimensionen berücksichtigt:

- Rollen und Rollenhierarchien,
- Funktionen,
- Zugriffsrechte,
- Selektionseinschränkungen und
- Objektstatus.

M40.12 ■ Zugriffsrechte müssen auch dateninhaltssensitiv definiert werden können.

M40.13 ■ Die Berechtigungsverwaltung in einer Elektronischen Krankenakte muss mindestens folgende Anwendungsfunktionen beinhalten:

- Eine Benutzerverwaltung mit Bezug zu den Mitarbeiterstammdaten, darin enthalten die Möglichkeit, dem Benutzer Rollen und/oder direkte Rechte zuzuweisen.
- Eine Rollenverwaltung mit Rollenhierarchien und rollenbezogenen Rechtedefinitionen.
- Die Verwaltung von rollen- oder benutzerbezogenen Selektionskriterien zur inhaltssensitiven Einschränkung des Zugriffs auf Informationen.

  - Die Verwaltung von generellen Objektstatus-bezogenen Zugriffsrechten, die Vorrang vor Einzelrechten haben.

- Alle Datenmanipulationen in der Elektronischen Krankenakte sind in einer physisch gesondert gespeicherten und geschützten Datei unter genauer Angabe von Benutzer und Zeitpunkt zu protokollieren. *M40.14*
- Alle Datenübertragungen an andere Informationssysteme bzw. Elektronische Krankenakten sind in einer physisch gesondert gespeicherten und geschützten Datei unter genauer Angabe des Empfängers und Übertragungszeitpunktes zu protokollieren. *M40.15*
- Neben dem Schutz vor unberechtigtem Zugriff über die Anwendungssoftware sind Schutzmechanismen auf Ebene des Datenbankmanagementsystems und des Betriebssystems sowie hinsichtlich des Netzzuganges von außen zu implementieren. *M40.16*
- Die Elektronische Krankenakte muss die Möglichkeit bieten, dass wichtige Informationen wie Diagnosen, Symptome etc. sowie rechtsverbindlich freigegebene Dokumente (Arztbriefe, Untersuchungsprotokolle, Ergebnisdokumente) digital signiert werden können. *M40.17*
- Die Elektronische Krankenakte muss die Möglichkeit bieten, dass definierte Informationen in der Datenbank – wie Diagnosen, Symptome etc. – sowie auf Betriebssystemebene gespeicherte Dokumente verschlüsselt abgelegt werden können. *M40.18*

5.18 Elektronische Krankenakte und Gesundheitskarte

Eine Elektronische Gesundheitskarte kann – wie im Gesetz vom Oktober 2003 vorgesehen – Speicherort für medizinische Daten, v.a. für die Angaben der Basisdokumentation, sein. Dabei sind der Anwendung durch die limitierte Speicherkapazität von Chipkarten Grenzen gesetzt. Auf der von der Bundesregierung vorgesehenen Gesundheitskarte sind die verschiedenen Informationen einzelnen Fächern zugeordnet, die eine isolierte Nutzung und einen differenzierten Zugriffsschutz erlauben. Prinzipiell wird der informationellen Selbstbestimmung der Patienten ein hoher Stellenwert eingeräumt, sodass lediglich administrative Informationen und das elektronische Rezept verpflichtend sind. Nachfolgende ⌧ Abbildung zeigt die vorgesehenen Fächer im Überblick.

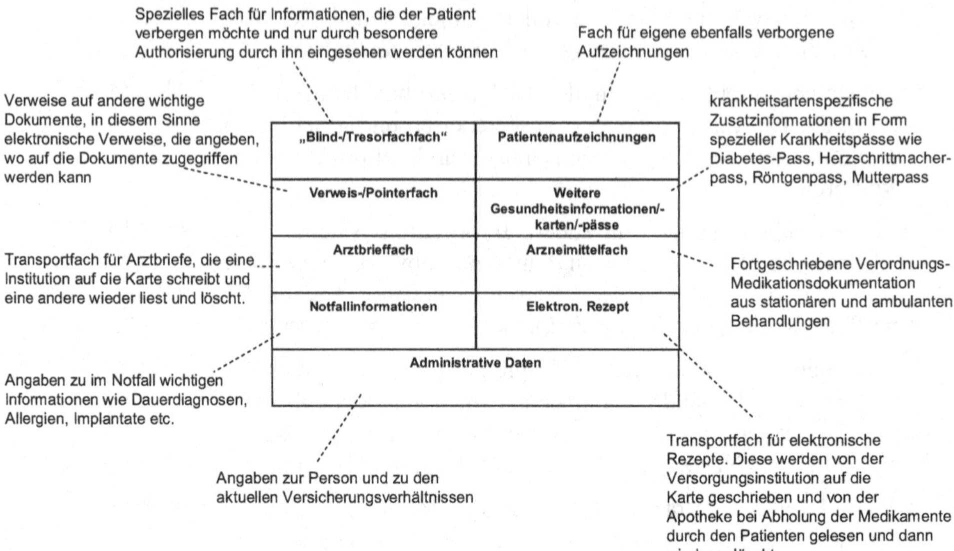
Spezielles Fach für Informationen, die der Patient verbergen möchte und nur durch besondere Authorisierung durch ihn eingesehen werden können
Fach für eigene ebenfalls verborgene Aufzeichnungen
Verweise auf andere wichtige Dokumente, in diesem Sinne elektronische Verweise, die angeben, wo auf die Dokumente zugegriffen werden kann
krankheitsartenspezifische Zusatzinformationen in Form spezieller Krankheitspässe wie Diabetes-Pass, Herzschrittmacher-pass, Röntgenpass, Mutterpass
„Blind-/Tresorfachfach"
Patientenaufzeichnungen
Verweis-/Pointerfach
Weitere Gesundheitsinformationen/-karten/-pässe
Arztbrieffach
Arzneimittelfach
Notfallinformationen
Elektron. Rezept
Administrative Daten
Transportfach für Arztbriefe, die eine Institution auf die Karte schreibt und eine andere wieder liest und löscht.
Fortgeschriebene Verordnungs-Medikationsdokumentation aus stationären und ambulanten Behandlungen
Angaben zu im Notfall wichtigen Informationen wie Dauerdiagnosen, Allergien, Implantate etc.
Angaben zur Person und zu den aktuellen Versicherungsverhältnissen
Transportfach für elektronische Rezepte. Diese werden von der Versorgungsinstitution auf die Karte geschrieben und von der Apotheke bei Abholung der Medikamente durch den Patienten gelesen und dann wieder gelöscht.

Abb. 5.134: Fächer der Gesundheitskarte

Alle Versorgungsinstitutionen sind angehalten – sofern der Patient die weiteren freiwilligen Fächer nutzen möchte – die entsprechenden Fächer der durch sie behandelten Patienten einerseits vor Behandlungsbeginn zu lesen und um die im Rahmen der erfolgten Behandlung neu hinzugekommenen relevanten Informationen zu ergänzen. Hierzu müssen entsprechende Lese- und Schreiboperationen zur Verfügung stehen, damit die in den Gesundheitsversorgungseinrichtungen betriebenen Elektronischen Krankenakten transparent mit der Gesundheitskarte interoperieren können. Im Sinne der Datenkapselung erscheinen diesen Akten die Fächer der Gesundheitskarte als ein Objekt, welches bestimmte Operationen anbietet. Prinzipiell müssten für alle Fächer die Operationen „Lese Fach", „Füge Eintrag ein", eventuell „Ändere Eintrag" sowie „Lösche Eintrag" verfügbar sein.

Fraglich ist jedoch, ob ein selektives Auslesen einzelner Fächer oder Informationen überhaupt möglich sein darf und soll. Einerseits widerspricht dies dem Prinzip der Vollständigkeit, andererseits kann es dann zu Integritäts- und Synchronisationsproblemen kommen, wenn die interoperierende Elektronische Krankenakte später Daten zu einzelnen Fächern zurückschreiben will, deren Inhalte zuvor nicht ausgelesen wurden. Soll z.B. eine Dauermedikation zurückgeschrieben werden, ohne dass zuvor die bereits dokumentierten Medikationen gelesen wurden, kann es zu Doppeleinträgen kommen, durch die die Nutzung der Gesundheitskarte erschwert wird. Im Beispiel der Medikation könnte dies bei Zugrundelegung eines einheitlichen Bezugssystems für die Medikamente (z.B. PZN o.Ä.) erkannt und ein Fehler verhindert werden. Für Diagnosen, Risikofaktoren und Maßnahmen ist eine Sicherstellung der Integrität aber schon schwieriger zu erreichen und nur dann möglich, wenn alle Elektronischen Krankenakten mit vereinbarten gleichen semantischen Bezugssystemen arbeiten. Dies erfordert dann die Integration von entsprechenden Services für medizinische Bezugssysteme und Vokabulare in der gesundheitstelematischen Infrastruktur (⌧ Abb. 5.135, S. 503).

Eine Gesundheitskarte kann prinzipiell wie ein teilnehmendes Informationssystem betrachtet werden und für die Interaktion bzw. Kommunikation der Elektronischen Krankenakte mit der Gesundheitskarte gelten ebenso die in ⌧ Kapitel 5.17 ab Seite 478 dargestellten Aspekte. Zur Sicherstellung der Integrität der Daten auf der Gesundheitskarte sind zusätzlich Synchronisations- und Sperrmechanismen ähnlich wie sie in Datenbanksystemen zum Einsatz kommen notwendig.

Während die Ergänzung der Gesundheitskarte um neue Einträge zumindest vordergründig unproblematisch erscheint, ergeben sich für die Operationen „Ändern" und „Löschen" gravierende technische, aber auch forensische Fragen. Prinzipiell dürfen auf die Karte nur gesicherte Informationen gespeichert werden. Trotzdem bleibt die Frage, ob eine Diagnose auf der Karte überhaupt geändert oder gelöscht werden darf. Andererseits ist es das Wesen differentialdiagnostischer Prozesse, dass sich im Verlauf diese Diagnosen immer genauer benannt werden können. Soll dann ein „Ändern" auf der Karte möglich sein oder ergibt jede weitere differenziertere Benennung einen neuen Diagnoseeintrag? Aus forensisches Gründen müsste der letztgenannte Fall realisiert werden, praktikabel erscheint dies für die Nutzung der Karte nicht, da dann eine Krankheitsentität vielfach in der Diagnosenliste auftaucht und diese schnell unüberschaubar wird. Ähnliche Sachverhalte gelten für die meisten der anderen Einträge.

Ein weiterer wesentlicher Aspekt ist die Vergabe der eindeutigen Identifikationsschlüssel für die einzelnen Einträge. Ähnlich den in Datenbanken bekannten Sequences wäre es denkbar, dass diese spezifisch von der Karte selbst (also vom Betriebssystem der Karte) verwaltet und generiert werden, also jede Karte ihre eigenen Schlüssel verwaltet. Denkbar ist aber auch, dass jede die Karte beschreibende Elektronische Krankenakte den Identifikationsschlüssel selbst generiert und gekoppelt mit der eindeutigen Kennung der Versorgungsinstitution dann einsetzt – ähnlich wie dies bereits weltweit für DICOM-Objekte funktioniert.

Wichtig für die Synchronisation von Elektronischer Krankenakte und Gesundheitskarte ist es, dass die Inhalte beider zeitnah synchronisiert werden. Zeitnah bedeutet hierbei, dass die Synchronisation nicht erst kurz vor dem Ergänzen der Karte erfolgen darf, sondern vor Beginn eines Behandlungskontaktes, damit die aktuellen Informationen der Gesundheitskarte auch in der Elektronischen Krankenakte bekannt sind. Dies ist eine wichtige unabdingbare organisatorische Anforderung an die Gesundheitsversorgungsinstitutionen, damit überhaupt Nutzen durch diese Karte entstehen kann. Damit also ein lokales System effektiv erkennen kann, ob neue Informationen seit der letzten „Synchronisation" vorhanden sind, sollte einerseits innerhalb der Elektronischen Krankenakte ein Zeitstempel der letzten Synchronisation mit der Karte geführt werden, andererseits braucht es auch eine Methode der Gesundheitskarte, die quasi ab diesem Zeitstempel alle Eintragungen und Änderungen an die Akte zurückliefert.

Da die Gesundheitskarte als zentraler Informationsspeicher angesehen werden kann, gelten alle diese Betrachtungen auch für die immer wieder in die Diskussion gebrachten einrichtungsübergreifenden zentralen Krankenakten, für die aber bisher die Balance zwischen Sicherstellung des Datenschutzes und praktikabler Benutzbarkeit nicht realisiert werden konnte.

Merktafel 41
zu Kapitel 5.18: Elektronische Krankenakte und Gesundheitskarte

---

M41.1 ■ Eine Gesundheitskarte in Form einer Chipkarte kann Speicherort für wichtige medizinische Basisinformationen zu einem Patienten sein.

M41.2 ■ Eine Elektronische Krankenakte muss in der Lage sein, mit einer Gesundheitskarte zu kommunizieren bzw. zu interoperieren, in dem sie Informationen von der Karte importiert und in die eigene Aktenstruktur einfügt oder Informationen qualifiziert exportiert und auf die Gesundheitskarte schreibt.

M41.3 ■ Wesentliche Angaben, die zwischen einer Gesundheitskarte und einer Elektronischen Krankenakte ausgetauscht werden, sind jene der Basisdokumentation.

M41.4 ■ Vor einem Patientenkontakt bzw. einer Behandlung sind die auf der Gesundheitskarte befindlichen aktuellen Informationen in die Elektronische Krankenakte zu importieren, damit keine Synchronisationsprobleme oder semantische Dopplungen bestehen.

M41.5 ■ Prinzipiell gelten für die Nutzung der Karte alle im ⌦ Kapitel 5.17 diskutierten Aspekte des Datenschutzes.

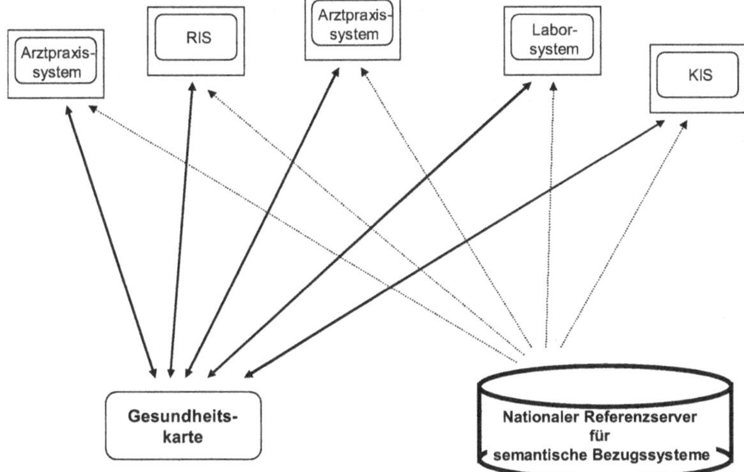

Abb. 5.135: Gesundheitskarte und Informationssysteme

5.19 Rückblick auf Kapitel 3, 4 und 5

Allgemeine Aspekte

Die Elektronische Krankenakte repräsentiert die Medizinische Dokumentation für einen Patienten und enthält alle patientenbezogenen medizinischen und administrativen Behandlungsangaben in elektronischer Form. Diese Dokumentation sollte eine für die nachgeordneten Verwendungszwecke ausreichende Standardisierung aufweisen. Mittels Elektronischer Krankenakten wird die Zusammenführung von Akten verschiedener Einrichtungen möglich. Je nach Inhalt kann unterschieden werden, ob es sich bei einer vorliegenden Elektronischen Krankenakte um eine Fall-, Patienten- oder Gesundheitsakte handelt. Diese können einrichtungsbezogen oder einrichtungsübergreifend sein.

Wird der Inhalt einer Elektronischen Krankenakte durch Health Professionals erstellt und entsteht die Akte unter deren Kontrolle, spricht man von einer arztmoderierten Akte. Führt jedoch der Patient selbst die Akte und entscheidet, welche Information darin aufgenommen werden, spricht man von einer patientenmoderierten Akte. Prinzipiell sind Hybridformen denkbar.

Mehr als nur elektronische Ablagesysteme

Elektronische Krankenakten – sofern sie nicht nur als elektronische Ablagesysteme verstanden werden, sondern als handlungsunterstützende Instrumente in der Hand des Arztes liegen – sind komplexe Informationssysteme zur Unterstützung der Dokumentation und Transparenz in der Medizin. Nach der Betrachtung der prinzipiellen konventionellen Krankenaktenorganisation (⌧ Kapitel 3.2,

S. 115) und der Bedeutung und den Grundprinzipien der Medizinischen Dokumentation wurde das medizinische Handeln, der Behandlungsprozess und die Medizinische Dokumentation in einen Zusammenhang gebracht (⌧ Kapitel 3.4), da sich

Herleitung von Struktur und Inhalt

- Struktur und Inhalt von Elektronischen Krankenakten an den Prinzipien von Behandlungsprozessen sowie deren Dokumentation orientieren müssen.

Diese Prinzipien können in Form einer Domänenontologie transparent gemacht und der Konstruktion Elektronischer Krankenakten – aber auch der Konstruktion von Wissensbasen – zugrunde gelegt werden. Den Gesamtzusammenhang zeigt nachfolgende Abbildung.

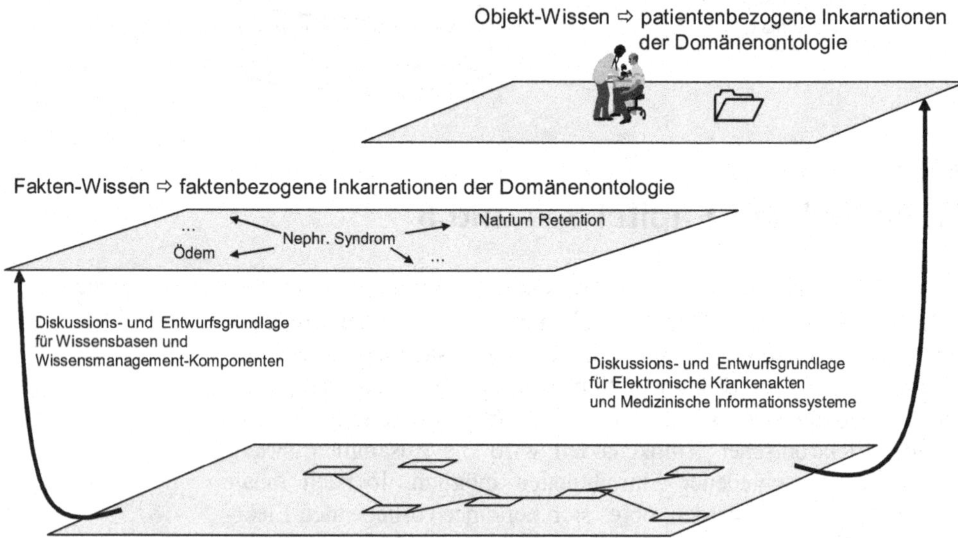

Abb. 5.136: Domänenontologie als Basis für Konstruktion von Elektronischen Krankenakten und Wissensbasen

In einer Domänenontologie werden die Objekttypen (Entitäten) eines zu betrachtenden Realweltausschnitts sowie deren Beziehungen und Zusammenwirken dargestellt. Objekttypen können dabei reale Objektmengen (Patient, Arzt, Dokument, Akte) repräsentieren, abstrahiert sein und damit Konzepte repräsentieren (Maßnahme, Patientenmaßnahme, Problem, Behandlungsplan), oder völlig abstrakte Konzepte ohne direkte Korrespondenz in der Domäne sein.

Domänenmodelle sind dann epistemologisch adäquat, wenn sie jene Unterscheidungen treffen – also so differenziert sind – die ausreichend genug für die damit zu erfüllende Aufgabe sind.

Domänenmodell sind pragmatisch adäquat, wenn Sie ein adäquates Problemlösen ermöglichen. (http://www-agki.tzi.de/grp/swp98/expertise/OH-EM.html, letzter Zugriff: 15.08.2004).

In diesem Sinne wurde in ⌧ Kapitel 3.4 ab Seite 148 ein für die Konstruktion Elektronischer Krankenakten ausreichend differenziertes aber auch nicht zu detailliertes Domänenmodell entwickelt und daraus die notwendigen Teile einer Elektronischen Krankenakte abgeleitet. Daneben wurden die organisatorischen Grundprinzipien von Behandlungsprozessen dargestellt (⌧Kap. 3.5).

Aus der Domänenontologie ergaben sich eine Reihe von in einer Elektronischen Krankenakte notwendigen Teildokumentationen, die in ihrer Summe die Akte realisieren.

Medizinische Teildokumentationen sind

- die Behandlungsprozessdokumentation,
- die (maßnahmenspezifische) Ergebnisdokumentation mit integrierter oder expliziter Symptomdokumentation,
- die Diagnosendokumentation,
- die Problemdokumentation,
- Behandlungszieldokumentation sowie die
- Behandlungsplanungsdokumentation.

Weitere Teildokumentationen, die aufgrund der praktikablen Nutzung und Darstellung notwendig werden, sind darüber hinaus

- die Dokumentation klinischer Notizen,
- die Medikationsdokumentation,
- die Laborwertdokumentation sowie die
- Pflegedokumentation.

Sodann wurde der Versuch einer Aufarbeitung des Begriffes „Elektronische Krankenakte“ und der Erarbeitung der verschiedenen Facetten von Implementierungen unternommen (⌧ Kap. 4.2, S. 188). Dabei zeigte sich, dass durch einen Begriff alleine vorhandene Implementierung nicht repräsentiert werden können, da die Facetten „Gegenstandsbereich“, „Verwendungszweck“, „Implementierungsumfang“, „Krankheitsbezug“ und „Moderation“ betrachtet werden müssen. In diesem Sinne kann der Begriff der Elektronischen Krankenakte als Hypernym für alle denkbaren Implementierungen stehen, sagt aber über eine konkrete Implementierung wenig aus („Wir haben eine Elektronische Krankenakte“ … sagte der Chefarzt des Krankenhauses A stolz. „Wir auch!“ … meint sein Kollege aus Krankenhaus B – und lacht).„

Nach einem kurzen Exkurs zu Zielen und Nutzen von (⌧ Kap. 4.3, S. 202) und den allgemeinen Anforderungen an (⌧ Kap. 4.4, S. 208) Elektronische Krankenakten sowie die mit deren Bau und Einsatz verbundenen ethischen Aspekten (⊠ Kap. 4.4), wurde die Bedeutung von Vokabularen und Begriffsordnungen detailliert vorgestellt (⊠ Kap. 4.5, S. 222). Dabei zeigte sich, dass die Zugrundelegung geeigneter Vokabulare mit der Möglichkeit des Cross-Mappings von Vokabulareinträgen auf internationale Klassifikationssysteme sowie die Möglichkeit des „Inbezugsetzens" von Vokabulareinträgen unverzichtbare Basis für eine von vielen Health Professionals gemeinsam zu nutzende Krankenakte und die Einbindung dieser in gesundheitstelematische Netze ist. Gängige Ordnungssysteme für die Behandlungsprozess-, Diagnosen- und Problemdokumentation wurden vorgestellt.

Danach wurden grundsätzliche Implementierungsaspekte Elektronischer Krankenakten diskutiert (⊠ Kap. 4.6, S. 251), wobei deutlich wurde, dass zwischen den für eine sinnvolle Präsentation und Interaktion notwendigen Meta-Daten zu den Inhalten und den originären Inhalten selbst unterschieden werden muss. Metadaten repräsentieren in Analogie zur konventionellen Organisation die Ordnungskriterien der Akte. Wie gezeigt wurde, entscheidet die Struktur der Metadaten darüber, ob es sich bei einer Implementierung um eine dokumenten- oder prozessorientierte Krankenakte handelt. Als wesentliche konstruktive Merkmale wurden sodann die Frage der Standardisierung der Aktendokumente diskutiert und abschließend Aufbau und Bedeutung der Clinical Document Architecture (CDA) vor dem bereits erläuterten Hintergrund aufgezeigt.

Als wichtiges Kriterium kann für die Zukunft die „Konzeptbasierung" von Elektronischen Krankenakten gelten, da ohne Konzeptbasierung Elektronische Krankenakten für den Einsatz von klinischen Pfaden, für die Integrierte Versorgung, für die Versorgungsforschung und die klinische Epidemiologie und für die Integration eines Wissensmanagements völlig ungeeignet sind.

In einem nächsten Schritt stand die Aufgabe, die Module einer Elektronischen Krankenakte (⊠ Kap. 5.1, S. 275) sowie eine entsprechende Repräsentation des in der Domänenontologie aufgezeigten komplexen Informationsraumes – der sich bei Elektronischen Krankenakten als patientenbezogene Inkarnation dieser darstellt – zu finden. Zur Repräsentation wurden die Einträge der wesentlichen Teildokumentationen daher auf Karteireitern angeordnet (⊠ Kap. 5.2, S. 280), um einen schnellen Wechsel zwischen diesen zu ermöglichen und einen Überblick über die wesentlichen vorhandenen Teildokumentationen zu geben, sowie die Anforderungen an die einzelnen Teildokumentation in der Folge sukzessive darstellen zu können.

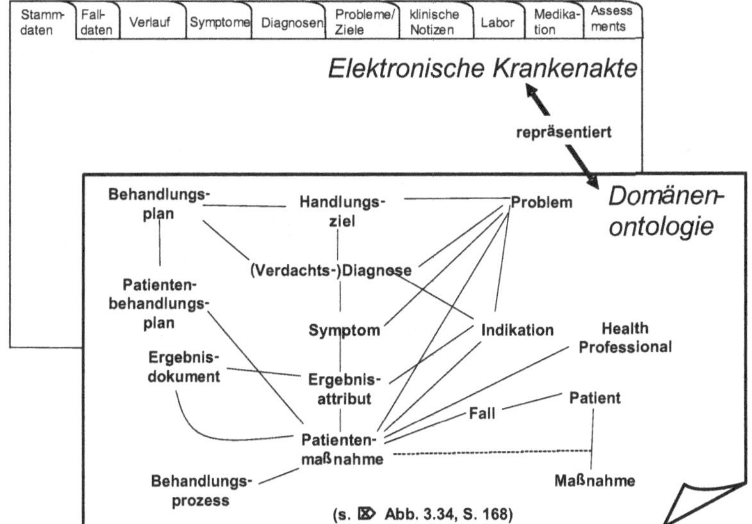

Abb. 5.137: Domänen-ontologie und Elektronische Krankenakte

Die notwendigen Module einer Elektronischen Krankenakte wurden in ein Schichtenmodell gebracht und im Einzelnen vorgestellt. (⌧ Kap. 5.3 – 5.17, ab S. 291). Die Beschreibungen der Module erfolgte dabei aus anwenderorientierter Sicht und stellen die generelle Funktionalität der einzelnen allgemein notwendigen Module einer Elektronischen Krankenakte im Detail vor dem jeweils thematisch zugehörigen theoretischen Hintergrund dar. Die Ausführungen kommen in ihrer Gesamtheit einer Spezifikation bzw. einem Pflichtenheft gleich. Als beispielhafte Implementierung wurde das Lehrexponat MedAktIS (*Med*izinisches *Akt*ivitätsbasiertes *I*nformations*s*ystem) verwendet.

Eigenen Platz fand das Thema der Standardisierung der Medizinischen Dokumentation und deren elektronische Umsetzung mittels spezieller Formularerstellungswerkzeuge im Rahmen der Gestaltung der Ergebnisdokumentation (⌧ Kap. 5.7.4 – 5.7.7, ab S. 375).

Neben den funktionalen Aspekten der Module wurde abschließend das Zusammenspiel von Elektronischer Krankenakte und Gesundheitskarte dargestellt (⌧ Kap. 5.18, S. 500).

Übersicht zu den Sachzusammenhängen der Kapitel 3, 4 und 5

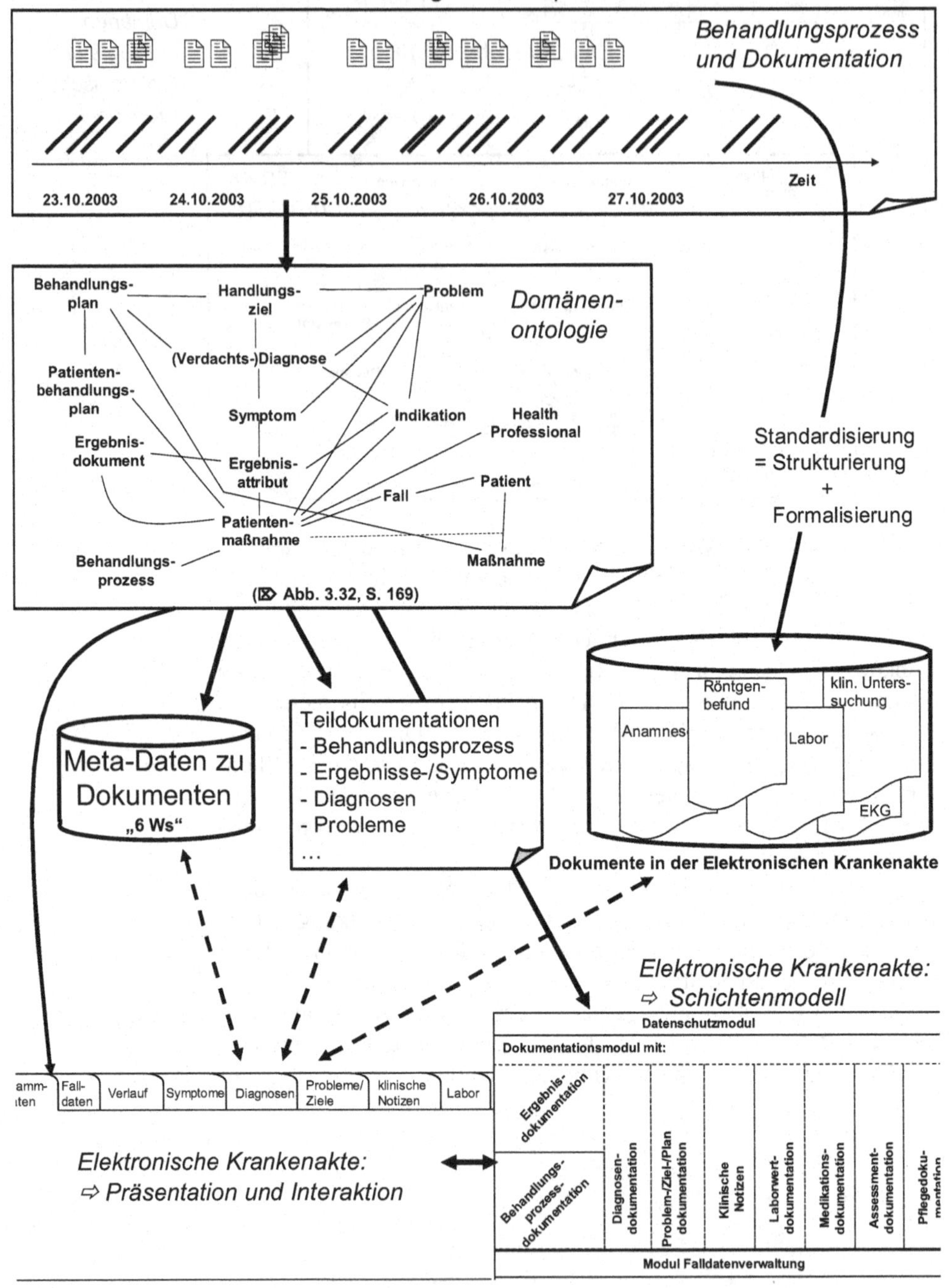

6 Module eines Medizinischen Informationssystems

6.1 Einleitung und theoretischer Hintergrund

Unterstützung über die Aspekte einer Elektronischen Krankenakte hinaus

Medizinische Informationssysteme bieten eine ganze Reihe von Funktionalitäten an, die über jene der Elektronischen Krankenakte hinausgehen. Dazu müssen sie alle in ⌧ Kapitel 5 ab Seite 278 beschriebenen Module und Funktionen dieser zwar enthalten, unterstützen aber zusätzlich die weiteren in ⌧ Kapitel 2.5, Seite 59 aufgezeigten primären Unterstützungsdimensionen von Informationssystemen, also die

- Organisation,
- Kommunikation,
- Verarbeitung von Informationen z.B. für die Abrechnung und
- Entscheidungsfindung.

Hinzu kommen weitere Aspekte wie Statistiken für das Medizinische Controlling, die Kostenrechnung, die Archivverwaltung sowie Werkzeuge für die Befunderstellung.

Elektronische Krankenakte unterstützt nur die Dokumentation

Die Summe dieser Zusatzfunktionen lassen also aus der Elektronischen Krankenakte ein Medizinisches Informationssystem werden. *Elektronische Krankenakten repräsentieren also nur den „statischen" Aspekt der Dokumentation* – Erfassen, Archivieren und Wiederfinden von Patientenakten und -dokumenten – *innerhalb eines Medizinischen Informationssystems.* Medizinische Informationssysteme müssen also unabdingbar als Teil und Basis eine Elektronische Krankenakte beinhalten.

Elektronische Krankenakte ist Teil des Medizinischen Informationssystems

In Leiner (1999) heiß es hierzu:

„Eine Elektronische Krankenakte ist eine umfassende oder partielle Krankenakte, die auf einem elektronischen Datenträger abgelegt ist. In diesem Sinne enthält jedes rechnerbasierte Anwendungssystem zur klinischen Dokumentation zumindest eine partielle elektronische Krankenakte."

Die oft anzutreffende synonyme Benutzung der Begriffe „Elektronische Krankenakte" und „Medizinisches Informationssystem" wird also den tatsächlichen Zusammenhängen nicht gerecht.

Bei Medizinischen Informationssystemen handelt es sich sowohl hinsichtlich des Designs und der Realisierung als auch deren Umfang, deren Einführung und Betrieb und der bedienungsbezogenen und datenschutzbezogenen Aspekte mit um die komplexesten Informationssysteme der IT-Branche.

Die wesentlichen zur Elektronischen Krankenakte zusätzlichen Module zeigt ⌦ nachfolgende Abbildung.

Abb. 6.1: Schichtenmodell und Module eines Medizinischen Informationssystems

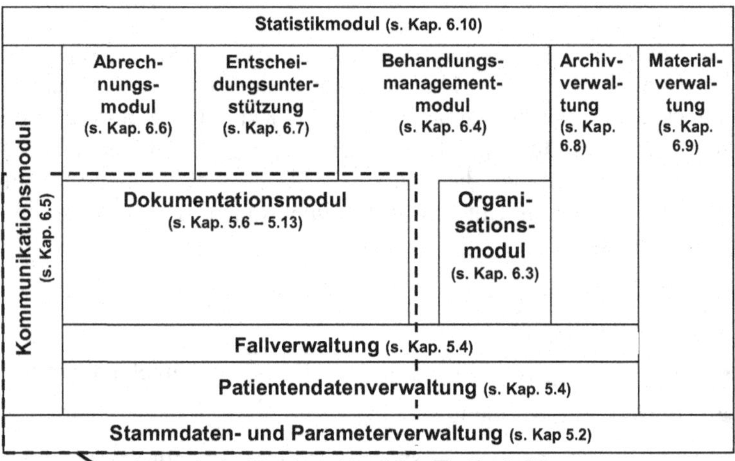

Organisationsmodul (⌦ Kap. 6.3, S. 519)

Innerhalb des *Organisationsmoduls* finden sich alle Funktionalitäten zur Unterstützung der betrieblichen Organisation z.B. in Form von elektronischen Terminkalender und einem Ressourcenmanagement, einem Auftragsmanagement sowie einem Workflowmanagement für Maßnahmenerbringung und Dokumenterstellung.

Behandlungsmanagementmodul (⌦ Kap. 6.4, S. 549)

Im Rahmen des *Behandlungsmanagements* können allgemeine Handlungsstrategien in Form von klinischen Pfaden verwaltet und patientenindividuell angewendet werden. Die Durchführung der einzelnen geplanten Maßnahmen kann überwacht werden. Abweichungen von den generellen Strategien können begründet und dokumentiert werden.

In der Medizin muss in vielerlei Hinsicht innerhalb von Institutionen und mit Partner außerhalb kommuniziert werden. Das *Kommunikationsmodul* unterstützt alle manuellen und automatisierbaren kommunikativen Vorgänge durch eine integrierte E-Mail-Komponente für die elektronische Benutzer-Benutzer-Kommunikation und durch eine Komponente für die anwendungsgetriebene Generierung automatischer eMails an Benutzer oder Rollen sowohl innerhalb der Einrichtung als auch an externe Partner. Die Funktionalitäten ergänzen das Kommunikationsmodul der Elektronischen Krankenakte (⌧ Kap. 5.16, S. 465).

Kommunikationsmodul (⌧ Kap. 6.5, S. 560)

Das *Abrechnungsmodul* enthält alle je nach Einrichtung notwendigen Funktionen für eine ambulante oder stationäre Abrechnung. Für Letzteres werden in der Regel Schnittstellen zu einem zentralen stationären Abrechungsmodul eines übergeordneten Informationssystems notwendig. Alternativ kann aber auch ein externes Abrechnungsmodul über Schnittstellen angebunden sein.

Abrechnungsmodul (⌧ Kap. 6.6, S. 569)

Die *Unterstützung von behandlungsbezogenen Entscheidungen* kann in vielerlei Hinsicht erfolgen. Dazu bedarf es nicht direkt dem Einsatz hochkomplexer Expertensysteme, sondern das kontextsensitive Retrieval und die Zurverfügungstellung relevanten Wissens aus Literaturdatenbanken, Faktendatenbanken und Fallsammlungen kann schon eine Hilfe sein.

Entscheidungsunterstützungsmodul (⌧ Kap. 6.7, S: 580)

Nicht immer können alle Unterlagen oder Dokumentationsobjekte elektronisch geführt werden. Dann müssen z.B. Unterlagen in Sonderakten geführt werden oder aber Gewebeproben, Gipsabrücke usw. konventionell archiviert werden. Um eine Beziehung zwischen den im Medizinischen Informationssystem gespeicherten Daten und realen zu verwaltenden physischen Objekten herzustellen, ist es also sinnvoll, als Modul eine *Archivverwaltung* zu integrieren.

Archivverwaltungsmodul (⌧ Kap. 6.8, S. 597)

Im Rahmen der Durchführung von Versorgungsmaßnahmen werden vielerlei Materialen verbraucht wie Arznei-, Heil- und Hilfsmittel. In größeren medizinischen Einrichtungen ist daher die *Verwaltung des Materialbestandes* und die im Rahmen der Leistungserfassung kontinuierliche Verbrauchserfassung eine hilfreiche Unterstützungsleistung des Medizinischen Informationssystems.

Materialverwaltungsmodul (⌧ Kap. 6.9, S:599)

Medizinische und ökonomische Auswertung der im Medizinischen Informationssystem gespeicherten Daten werden durch die umfangreichen Funktionen des *Statistikmoduls* ermöglicht, wobei in der Regel neben einigen wesentlichen und funktional komplexen Auswertungen und Berechnungen für allgemeine Statistiken ein Statistikgenerator zum Einsatz kommt, mit dem der Anwender individuell Statistiken erstellen kann.

Statistikmodul (⌧ Kap. 6.10, S. 600)

Im Folgenden sollen daher die wesentlichen Funktionalitäten dieser Module beschreiben werden.

6.2 Grundlagen zu Medizinischen Informationssystemen

6.2.1 Ziele und Nutzen Medizinischer Informationssysteme

Entsprechend der generellen Ziele der Medizinischen Informatik (Seelos 1997)

„... durch die Anwendung formaler Methoden und Konzepte der Informatik und Einsatz zeitgemäßer Informations- und Kommunikationstechnologien Struktur, Prozess und Ergebnis der Gesundheitsversorgung also von Gesundheitsfürsorge und Krankenversorgung sowie medizinischer Lehre und Forschung sowohl in theoretischen als auch praktischen Aspekten zu unterstützen und zu verbessern."

muss das Primärziel von Medizinischen Informationssystemen die Unterstützung des medizinisch tätigen Personals in allen Aspekten der Vorsorge, Diagnostik, Therapeutik, Pflege und Rehabilitation zur Verbesserung der Gesundheitsversorgung sein.

Primärziel: Unterstützung des ärztlichen und pflegerischen Handelns

Insofern steht im Mittelpunkt die Unterstützung des ärztlichen und pflegerischen Handelns – und zwar bezogen auf alle in ⌧ Kapitel 2.5, S. 49 aufgezeigten Unterstützungsdimensionen.

Alle Funktionen eines Medizinischen Informationssystems, die zur Erfüllung der direkt notwendigen medizinischen Aufgaben dienen, haben wie bereits erwähnt datenschutzrechtlich eine besondere Bedeutung und stehen in einem „primären" Verwendungszusammenhang. Sie dienen also der Unterstützung der direkten Behandlung und Versorgung.

Vom Dokumentations- zum Informations-system

Tan (2003) bemerkt treffend bei seinen Überlegungen zum Wandel von Dokumentationssystemen zu umfassenden Medizinischen Informationssystemen:

"Hence, one way to trace the evolving functionality is to look at the transformation of data into information that clinicians use to make decisions. Although the path is not necessarily sequential, five hallmarks of this transformation are enumerated below:

1. Integrated view of patient data,
2. Access to knowledge resources,
3. Physician order entry and clinician data entry,
4. Integrated communications support, and
5. Clinical decision support."

Welchen Nutzen können nun Medizinische Informationssysteme über den bereits dargelegten Nutzen von Elektronischen Krankenak-

ten (⌧ Kap. 4.3, Seite 202) hinaus bieten? Warum sollen Medizinische Informationssysteme eingesetzt werden?
Wesentlichste Nutzaspekte sind:

Effizientere Organisation mittels digitalem Organisationsmanagement

- Viele Gesundheitsversorgungseinrichtungen haben aufgrund ihrer Größe oder betrieblichen Differenzierung eine komplexe Organisation. Eine IT-Unterstützung in Form von Platzbuchungsverfahren mittels elektronischem Terminkalender, elektronischer Auftragsabwicklung und Workflowmanagement sichert Ressourcenauslastung, Effektivität und Prozessqualität.

Anwendung von Klinischen Pfaden und Leitlinien

- Die Anwendung von Leitlinien und klinische Pfaden ist mit konventionellen papiergestützen Ansätzen nur schwer zu realisieren. Papierbasierte manuelle Ansätze in der Pflege haben z.B. schon vor einigen Jahren deutlich gemacht, dass der manuelle Aufwand für das Abschreiben von Musterplänen zur Erstellung patientenbezogener individueller Pläne, sowie der Einarbeitung von Planänderungen während der Behandlung, nicht durch den resultierenden Nutzen kompensiert wird.

IT-gestütztes Behandlungs- und Case-Management

- Die organisatorische Koordination und Straffung der Versorgung im Rahmen eines Disease- und Case-Managements ist ohne entsprechende informationstechnologische Unterstützung nicht ökonomisch umsetzbar. Erst durch die Möglichkeit, entsprechende Behandlungspläne in Informationssystemen zu hinterlegen, und diese patientenbezogen unaufwändig anwenden zu können – und dies auch für einrichtungsübergreifende Versorgungsprozesse – ermöglicht eine auch prospektiv transparente Versorgung.

Rasche Umsetzung neuester medizinischer Erkenntnisse in die Praxis

- Die rasche Umsetzung neuester medizinischer Erkenntnisse – welche schneller als bisher konventionell über Fachzeitschriften und Lehrbücher nun mittels elektronischer Medien und INTERNET verfügbar sind – in den klinischen Arbeitsalltag ist ohne Unterstützung durch die Informationstechnologie kaum zu leisten. Mit intelligenten Recherche-Instumenten können bezogen auf die individuelle Behandlungssituation kontextsensitiv in entsprechenden medizinischen Daten- und Wissensbasen vorhandene und zugreifbare Informationen direkt und unaufwändig zur Verfügung gestellt werden.

Effektive einrichtungs-übergreifende Kommunikation und Kooperation

- Die Notwendigkeit, einrichtungsübergreifend zu kooperieren, zu kommunizieren und an einer gesundheitstelematischen Vernetzung zu partizipieren, setzt den Einsatz von Medizinischen Informationssystemen voraus. Sowohl durch die elektronische Kommunikation als auch die Möglichkeiten der institutionsübergreifenden Kooperation durch gemeinsame Terminbuchungsverfahren, gemeinsame klinische Pfade etc. kann die Kooperation erheblich verbessert werden.

Ermöglichen eines zeitnahen und umfassenden Qualitätsmanagements

- Die kontinuierliche Auswertung und Kontrolle definierter Qualitätsindikatoren sowie die Möglichkeit einer durch das Informationssystem automatischen Kommunikation von Abweichungen und Trends an den Qualitätsbeauftragten ermöglicht die Implementierung von „Closed-Loop"-Qualitätssystemen, mittels der Ergebnisse zeitnahe gemeldet, analysiert und in das Zukunftshandeln einbezogen werden können.

Weitere Effekte der Unterstützung der Betriebsorganisation sind

- die Vermeidung von Doppeluntersuchungen,
- die Verkürzung der Durchlauf-/Behandlungszeiten,
- die schnellere Reaktion auf ungeplante Ereignisse,
- eine bessere Ressourcennutzung und –koordination,
- eine höheren Effizienz,
- transparentere, generelle und individuelle Behandlungsprozesse und
- eine qualitative Verbesserung der Versorgung.

Nutzen für ...

Nutznießer des Einsatzes von Medizinischen Informationssystemen sind damit nicht nur die verschiedenen Aufgabenträger (Ärzte, Pflegekräfte ...), sondern auch

- die Patienten,
- ausgewählte Kranken-Populationen,
- die das Informationssystem nutzende Gesundheitsversorgungseinrichtung,
- die Kostenträger und
- die Gesellschaft insgesamt.

6.2.2 Einsatzbereiche medizinischer Informationssysteme

Medizinische Informationssysteme finden in den unterschiedlichsten Gesundheitsversorgungseinrichtungen ihren Einsatz. Werden sie

- allgemeingültig orientiert an den in ⌧ Kapitel 3.1–3.4 ab Seite 113 aufgezeigten Grundsätzen auf Basis der Domänenontologie implementiert und

- wird ein ausreichendes Maß an Struktur- und Verhaltensflexibilität (⌧ Kap. 2.9, S. 94) berücksichtigt, so sind sie in vielen Einrichtungen gleichartig einsetzbar.

In folgenden Institutionen spielen heute Medizinische Informationssysteme eine zunehmend wichtige Rolle:

Arztpraxis

In vielen *Arztpraxen* werden heute alle Aspekte der betrieblichen Organisation und Dokumentation durch Arztpraxisinformationssysteme (APIS) unterstützt. Dabei hat die Dokumentation meist einen sehr individuellen Charakter, da lediglich der Praxisinhaber diese führt – oft mit eigenen Abkürzungen und Notationen. Schwerpunkt ist das Terminmanagement sowie eine vollständige Leistungsdokumentation auf Basis der gültigen Tarifwerke als Grundlage für die weitgehend automatisierte Kassen- und Privatabrechnung. Zu den detaillierten Aspekten von Arztpraxissystemen siehe ⌧ Kapitel 8.1 ab Seite 629.

Krankenhaus

Krankenhäuser setzen aufgrund ihrer komplexen Struktur oftmals vielerlei spezialisierte Informationssysteme ein. Während in der Vergangenheit die administrativen Anwendungen im Vordergrund standen, erfordert die DRG-basierte Abrechnungsform nun auch einen weitgehend flächendeckenden IT-Einsatz im medizinischen Bereich, um ebenfalls eine durchgehende Leistungserfassung zu implementieren, die dann Basis für die Abrechung und die innerbetriebliche Leistungsverrechung und das Controlling ist. Daneben erfordert aber auch die Verpflichtung zur medizinischen Qualitätssicherung eine auswertbare Dokumentation. Aufgrund der zunehmend knappen Ressourcen wird auch die optimale Auslastung von Untersuchungs- und Therapie-Einheiten wichtiger, sodass ein wesentlicher weiterer Aspekt der IT-Unterstützung die umfassende Unterstützung der innerbetrieblichen Organisation ist. Hierzu zählt auch der indikationsbezogene Einsatz klinischer Pfade. Zu Aspekten von Krankenhausinformationsssystemen (KIS) siehe ⌧ Kapitel 8.2 Seite 636.

Rehabilitationseinrichtungen

In *Rehabilitationseinrichtungen* gelten ähnliche Aspekte wie im Krankenhaus, aber es kommt der organisatorischen Unterstützung von auch längerfristigen Therapieplanungen mit der damit verbunden Ressourcenplanung für Räume, Geräte und Therapeuten mehr Bedeutung zu. Dieses Ressourcenmanagement, welches oftmals für einen Termin mehrere Ressourcen oder auch Gruppentermine berücksichtigen muss, bezieht meist den Patienten derart mit ein, dass er gewisse Wünsche bezüglich der Tagesplanung äußern kann und einen immer aktuellen Terminplan (Patientenstundenplan) erhält. Zur Kontrolle des Therapieverlaufes ist es dann auch wichtig, eine entsprechend auswertbare Behandlungsprozessdokumentation führen zu können.

Pflegeheime

Der Einsatz von IT-Systemen in *Pflegeheimen* ist aufgrund der gegenüber Krankenhäusern geringeren Organisationskomplexität wenig ausgeprägt und beschränkt sich neben der klassischen Abrechnung vor allem auf eine rudimentäre Pflegedokumentation auch unter Anwendung von Standardpflegeplänen. Eine Besonderheit ist zumeist die Taschengeldverwaltung für die Heimbewohner. Zunehmend gerät aber auch die Verordnungsdokumentation und somit die Vermeidung von Wechselwirkungen und Kontraindikationen in den Mittelpunkt der Betrachtungen.

Ambulante Pflegedienste

Die Arbeit von *ambulanten Pflegediensten* ist wiederum geprägt durch eine hohe Organisationskomplexität. Dementsprechend ist die Verwaltung von Patienten mit ihren Pflegestufen und den täglich durchzuführenden Maßnahmen sowie die Durchführungsdokumentation als Basis für die Abrechung ein wesentlicher Aspekt. Daneben steht die Dienst- und Routenplanung im Mittelpunkt. Aufgrund der wechselnden Einsatzorte der Tätigkeit müssen vor allem mobile Erfassungsgeräte zum Einsatz kommen, deren Datensynchronisation mit dem Hauptsystem in der Zentrale inzwischen über mobile Telefonnetze möglich ist.

Arbeitsmedizinischer Dienst

Die Aufgaben der *Arbeitmedizinischen Dienste* sind vielfältig. Im Zentrum der Tätigkeiten steht, die Gesundheit der Beschäftigten zu überwachen, zu sichern und regelmäßige Auswertungen vorzunehmen, um arbeitsplatzinduzierte Gefährdungen oder Risiken frühzeitig zu erkennen. Je nach Arbeitsplatztyp müssen auf Basis der von den Berufsgenossenschaften vorgeschriebenen Untersuchungsprogrammen bei den Beschäftigten regelmäßig betriebsärztliche Untersuchungen durchgeführt werden. Dies erfordert eine straffe und effektive Organisation, um Arbeitnehmer nicht unnötig lange vom Arbeitsplatz abziehen zu müssen. Dementsprechend steht im Mittelpunkt von diesen Medizinischen Informationssystemen die gesamte Einbestell- und Wiedervorlageorganisation sowie die Behandlungsprozess- und Ergebnisdokumentation als Basis für arbeitsepidemiologischen Auswertungen.

Gesundheitsamt

Die Aufgaben der *Gesundheitsämter* im Bereich der Durchführung präventiver Untersuchungen sind in den letzten Jahren kontinuierlich zurückgegangen. Im Kern sind für den Einsatz Medizinischer Informationssysteme vor allem die schulärztlichen und schulzahnärztlichen Untersuchungen sowie deren Dokumentation und Auswertung das Einsatzfeld von IT-Lösungen in den Ämtern. Ähnlich wie bei den ambulanten Pflegediensten steht die Organisation und mobile Dokumentation im Vordergrund, wenngleich die organisatorische Dynamik weitaus geringer ist, als bei den Pflegediensten.

Kostenträger – v.a. die Berufsgenossenschaften – sind zunehmend an einer optimalen Versorgungssteuerung interessiert und beschäftigen sich mit der IT-gestützten Heilverfahrenssteuerung bzw. IT-Anwendungen für das Case-Management. Dabei geht es im Kern um die organisatorische Koordination und Überwachung des Behandlungsverlaufes. Zielgruppen dieser Bemühungen sind vor allem Patienten mit chronischen Erkrankungen wie Diabetes, Asthma-Bronchiale oder Herz-Kreislauferkrankungen und Rehabilitationsverfahren nach Arbeitsunfällen. *Kostenträger*

Weitere Einsatzfelder sind Registerdokumentationen, Screeningprogramme, klinischen Studien und des Rettungswesen. *Weitere Einsatzbereiche*

Prinzipiell kann für alle diese Einsatzbereiche festgestellt werden, dass es immer um die Unterstützung der medizinischen und administrativen Dokumentation geht, um die Verarbeitungsunterstützung vor allem für die Abrechnung, um die Unterstützung der Organisation und hier vor allem mittels elektronischer Terminkalender und um die Unterstützung der Kommunikation, hier sowohl die innerbetriebliche Kommunikation als auch die Kommunikation mit externen anderen Einrichtungen. Damit sind – ausgenommen des Aspektes der Entscheidungsunterstützung – fast alle in ⌦ Kapitel 2.5, Seite 49 angesprochenen Unterstützungsdimensionen von Interesse.

6.2.3 Zusammenfassung

Merktafel 42
zu Kapitel 6.2: Medizinische Informationssysteme (MedInfSys)

- Primärziel eines MedInfSys ist die Unterstützung des ärztlichen und pflegerischen Handelns. *M42.1*
- Zur Erreichung der Primärzieles unterstützt ein MedInfSys in integrierter Weise die Verarbeitung, Dokumentation, Organisation, Kommunikation und Entscheidungsfindung in medizinischen Einrichtungen. *M42.2*
- Die Kernfunktionalität eines MedInfSys muss sich an den für das medizinische Handeln allgemeinen Prinzipien und wesentlichen relevanten Betrachtungsobjekten orientieren. *M42.3*
- Neben der Kernfunktionalität muss ein MedInfSys für die Medizinische Dokumentation inkrementell und kundenindividuell erweiterbar sein. *M42.4*

M42.5 ■ Ein auf Basis dieser allgemeinen Prinzipien realisiertes MedInfSys kann Einsatz in vielen Versorgungsinstitutionen finden: in stationären Einrichtungen, Arztpraxen, Pflegediensten, in der Arbeitsmedizin oder im Gesundheitsamt.

M42.6 ■ Durch den Einsatz eines MedInfSys können Behandlungsprozesse effektiver und transparenter erfolgen.

M42.7 ■ Durch den Einsatz eines MedInfSys steigt aufgrund der schnelleren Verfügbarkeit von Informationen, der besseren Informationstransparenz sowie der Möglichkeit der Integration von wissensbasierten Funktionen auch die Qualität der Behandlung.

M42.8 ■ Ein MedInfSys enthält als Teil der Dokumentationsunterstützung eine Elektronische Krankenakte.

M42.9 ■ Durch den Einsatz eines MedInfSys erschließen sich neue, vormals auf Basis des Papiermediums nicht vorhandene und nicht wirtschaftlich umsetzbare Möglichkeiten. Beispiel dafür sind die Anwendung von klinischen Pfaden und Leitlinien, ein Case-Management, die rasche Umsetzung neuester medizinischer Erkenntnisse in die Praxis, effektive einrichtungsübergreifende Kommunikation und Kooperation sowie ein zeitnahes Qualitätsmanagement.

M42.10 ■ Ein MedInfSys besteht aus an den Unterstützungsdimensionen orientierten und aufeinander aufbauenden oder interoperierenden Modulen.

M42.11 ■ Für einen gewinnbringenden Einsatz müssen nicht immer alle Module betrieben werden, jedoch als Basis die Module Stammdaten- und Parameterverwaltung, Patientendatenverwaltung und Fallverwaltung sowie die Behandlungsprozessdokumentation vorhanden sein.

M42.12 ■ Die Bedienungsprinzipien eines MedInfSys sind geprägt von einem hohen Grad freizügiger Navigation, kontextsensitiven Verzweigungsmöglichkeiten und einer geringen strukturellen Navigationstiefe. Die parallele Bearbeitung verschiedener Krankenakten muss möglich sein.

M42.13 ■ Ein MedInfSys muss über differenzierte Datenschutzmechanismen verfügen, die nicht nur struktureller Art sein dürfen, sondern auch kontextsensitiv bezüglich der Dateninhalte und der Rollen von Benutzern.

M42.14 ■ Bei Implementierung und dem Einsatz eines MedInfSys müssen ethische Aspekte berücksichtigt werden.

6.3 Das Organisationsmodul

6.3.1 Einführung und theoretischer Hintergrund

Organisationskomplexität sehr unterschiedlich

Die Funktionen des Organisationsmoduls dienen im Allgemeinen der Unterstützung der gesamten Organisation und Abwicklung von Behandlungsprozessen, im Speziellen der Abwicklung von einzelnen Behandlungsaufträgen. Zu den prinzipiellen Aspekten dieser Organisation siehe ⌧ Kapitel 3.5 , Seite 176.

Je nach Einrichtungsgröße kann diese betriebliche Organisation sehr rudimentär ausgelegt sein oder aber deutlichen Umfang und Komplexität haben. Im Mittelpunkt stehen dabei die Planung und Erbringung medizinischer Maßnahmen aufgrund eigenen Bedarfes – also innerhalb der eigenen Einrichtung – oder aber im Rahmen der Erbringung von Auftragsleistungen für eine andere Institution, welche diese Leistungen per Überweisung angefordert hat.

Prozessschritte bei der Leistungserbringung

Wesentliche Schritte dieses Prozesses innerhalb der leistungserbringenden Organisation sind (⌧ auch Abbildung 3.33, S. 177):

- Die Entgegennahme des Auftrages,
- die Terminierung bzw. zeitlich-organisatorische Planung der Durchführung,
- Verteilung der notwendigen Unterlagen/Proben,
- die Durchführung der angeforderten Leistung,
- die Dokumentation der Leistungsdurchführung und deren Ergebnisse,
- die Bewertung der Ergebnisse/Ergebnisdokumente, Befunderstellung zur Leistungen,
- die Dokumentation der Bewertung und Befundung,
- die Rücksendung der Ergebnisse an den Auftraggeber sowie
- die Abrechnung der Leistung.

Dieses Grundraster existiert prinzipiell bei allen Arten der Durchführung von Auftragsleistungen, es können jedoch weitere Schritte dazukommen, die den Prozess noch komplexer gestalten.

Beispiele

In der Pathologie treffen die Proben ein, diese werden zusammen mit dem Auftrag angenommen. Eventuell müssen diese Proben nun erst vorbereitet werden – in einzelnen Fällen kommt es zu einer Auftrennung und es werden mehrere Untersuchungen damit durchgeführt, eventuell sogar gezielt zeitlich versetzt. So ist es bei manchen Laboruntersuchungen notwendig, das Probenmaterial zu trennen, eine Untersuchung damit sofort durchzuführen und eine andere später, nachdem die Probe z.B. auf Kulturen aufgebracht wurde.

In einer großen radiologischen-nuklearmedizinischen Gemeinschaftspraxis mit 14 Untersuchungsgeräten und 3 Ärzten werden Untersuchungen verschiedenster Abläufe durchgeführt Die Anmeldung nimmt die Aufträge entgegen und erfasst die Auftragsdaten, vergibt in Abhängigkeit der Untersuchung und mittels Rücksprache mit den Patienten die Termine und plant die Untersuchungen an den entsprechenden Arbeitsplätzen ein. Nachdem der Patient eingetroffen ist, wird dieser in den zugehörigen Warteraum gebeten, wo er dann auf seinen Aufruf wartet. Die für den Arbeitsplatz zuständige RTA führt die notwendigen Vorbereitungen durch, ruft den Patienten auf, fertigt ggf. unter Anleitung eines Arztes die Bilder an, der diese dann begutachtet, den Befund diktiert. Dieser wird dann vom Schreibdienst geschrieben und zur Durchsicht und Unterschrift an den Arzt zurückgegeben. Am Ende verschickt die Anmeldung den Befund. Bei nuklearmedizinischen Untersuchungen müssen im Rahmen der Vorbereitung Nuklide vorbereitet werden, evtl. müssen weitere Nachuntersuchungen in einem definierten Zeitabstand zur Hauptuntersuchung durchgeführt werden.

Mehrere Aufgabenträger im komplexen Zusammenspiel

Die Beispiele zeigen, dass an der Leistungserbringung auch mehrere Personen in einem komplexen Zusammenspiel beteiligt sein können. Einen ausführlichen Überblick zur Organisation (Helb 1998) und dem IT-Einsatz in klinisch-chemischen Laboratorien gibt Helb (2004); eine Darstellung der Organisation in Laboratorien findet sich auch unter http://www.labor.uni-muenster.de/pdf/labor_edv_muenster.pdf (letzter Zugriff 16.08. 2004). Die Organisation von Prozessen im Rahmen der Durchführung von Operationen findet sich bei Böhmert (1996), die entsprechend notwendigen Funktionen eines OP-Informationssystems beschreibt Seelos (1995).

Prozesssteuerung und -optimierung hat hohen Stellenwert

Insgesamt wird dem Prozessmanagement und der Prozessoptimierung in Gesundheitsversorgungseinrichtungen und damit auch einer Erhöhung der Prozessqualität inzwischen allerorts hohe Bedeutung beigemessen (Kersting 1999, Ament-Rambow 1998, Picot 1995, Reichert 2000, Kothe-Zimmermann 2001). Schon 1982 legte Köhler (1982) der Idee eines Krankenhausinformationssystems die „Steuerung von Material-, Personal- und Patientenströmen" zugrunde. Rupp (2000) zeigt anhand der Analyse von Warte- und Durchlaufzeiten, wie durch eine Prozessoptimierung die Zufriedenheit von Patienten und Mitarbeitern verbessert werden kann. Ein Erfassungsinstrument für detaillierte Prozess-Zeitmessungen in Funktionsbereichen zeigt Amelung (1997). Eine gesamtheitliche Strategie zu einem verbesserten Prozessmanagement im Krankenhaus findet sich bei Greilling (2002), die Ergebnisse umfassender Prozessanalysen in zahlreichen medizinischen Abteilungen und Organisationsprinzipien finden sich in Haas (1986). Reichert (2000) stellt ein ausführliches Beispiel für die Modellierung, Simulation und Analyse eines Untersuchungsablaufes mittels einem IT-gestützen Modellierungswerkzeug vor, wobei auch die hierarchische Rollenverteilung des beteiligten Personals berücksichtigt wird.

Verschiedene Denk- und Handlungsebenen

Bei Betrachtung der möglichen IT-Unterstützung von Prozessen in der Medizin müssen die verschiedenen Denk- und Handlungsebenen berücksichtigt werden. Diese sind

- die Ebene der abstrakten Behandlungen,
- die Ebene der konkreten Behandlungen,
- die Ebene der Auftragsabwicklung,
- die Ebene der Maßnahmenabwicklung,
- die Ebene der Einzelverrichtungen und
- die Ebene der Dokumentenerstellung.

Klinische Pfade auf der abstrakten Planebene

Auf allen diesen Ebenen ist prinzipiell eine Organisationsunterstützung möglich. Auf der Ebene der abstrakten Behandlung können abstrakte Behandlungspläne in Form von klinischen Pfaden und Algorithmen (⌧ Kap. 6.4.2, S. 555) angelegt, dokumentiert und verwaltet werden, was bereits zu einer betrieblichen Transparenz der vereinbarten Vorgehensweisen und Abläufe führt.

patientenbezogen Pläne für die konkreten Behandlungen

Auf Ebene der konkreten Behandlung werden prospektiv Maßnahmen geplant – auch unter Verwendung der zuvor erwähnten Pläne. IT-gestützte Planung und Überwachung bilden in Summe das Behandlungsmanagement (⌧ Kap. 6.4, S. 549), welches die strategische und taktische Handlungsebene repräsentiert.

Steuerung der Abwicklung von Aufträgen und deren Maßnahmen

Die Organisation der Abwicklung der im Rahmen der Behandlung erteilten diagnostisch/therapeutischen Aufträge kann auf Auftragsebene unterstützt werden, wobei Teilprozesse hierfür selbst die Unterstützung der Durchführung der einzelnen Maßnahmen sind.

Durchführungsstandards

Am Ende steht dann ggf. die informative Unterstützung der einzelnen Verrichtungen, die im Rahmen der Durchführung der einzelnen Maßnahme erfolgen. Dies kann durch Informationen zum Vorgehen, benötigten Personal und Material und was hierbei besonders zu berücksichtigen ist geschehen (Durchführungsstandard). Eine umfangreiche Darstellung und Kommentierung solcher Standards für den Bereich der Pflege findet sich bei Stösser (1994).

Workflow-Steuerung der Dokumentenerstellung

Daneben kann die Erstellung einzelner im Rahmen der Auftragsabwicklung anfallenden Ergebnisdokumente – falls diese ebenfalls von mehreren Personen durchgeführt wird – durch ein so genanntes Workflowmanagement (⌧ Kap. 6.3.5, S. 536) unterstützt werden.

Den Gesamtzusammenhang der einzelnen Handlungsebenen und damit verbundener Unterstützungsmöglichkeiten durch Medizinische Informationssysteme zeigt die nachfolgende Abbildung.

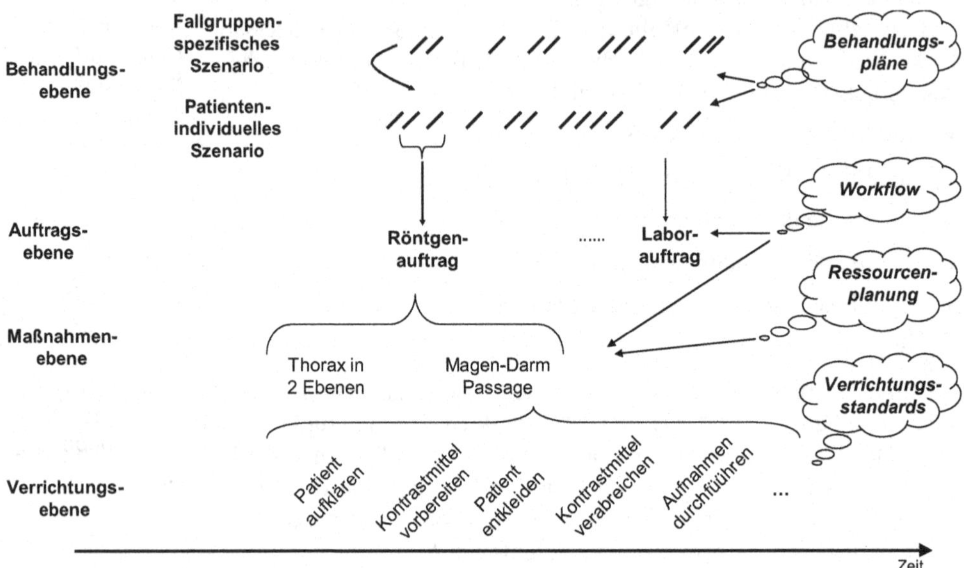

Abb. 6.2: Handlungsebenen und IT-Unterstützung

Eine Workflow-Steuerung kann dabei in zweierlei Hinsicht interessant sein: Einerseits bei der Steuerung der Maßnahmenerbringung – falls diese arbeitsteilig erfolgt, andererseits bei der Erstellung von einzelnen Dokumenten, welche – wie bei dem vorangehend dargestellten Beispiel einer radiologischen Befunderstellung – durch mehrere Bearbeiter erfolgen kann.

Die Organisation der Leistungserbringung kann also einerseits durch die kontextsensitive Zurverfügungstellung und Anwendung von Vorgehensstandards sowie durch die Steuerung der Vorgänge selbst erfolgen.

Parametrierbarkeit der Aufbauorganisation

Als Voraussetzung einer Organisationsunterstützung muss ein Modell der realen *Aufbauorganisation* der mittels des Informationssystem zu unterstützenden betrieblichen Bereiche im Informationssystem abgebildet werden können: Welche Mitarbeiter arbeiten an der Aufgabenerfüllung mit, für welche Arbeitsplätze (Ressourcen) sollen Terminpläne geführt werden, welche Maßnahmen sind an welchen Arbeitplätzen erbringbar? Diese Angaben werden in der

Regel im Rahmen der Parametrierung (⌧ Kap. 5.3.3.3, S. 300 ⇨ Parametrierung der internen Aufbauorganisation) erfasst.

Zur Unterstützung der Ablaufsteuerung muss es darüber hinaus möglich sein, die *Ablauforganisation* in der für die Steuerung gewünschten Differenzierung im Informationssystem zu hinterlegen. Dabei nimmt bei Aufgabenverkettungen ein Auftrag bzw. eine durchzuführende Maßnahme verschiedene Bearbeitungszustände – auch als Bearbeitungsstatus bezeichnet – ein. Über diesen Status kann sowohl gesteuert werden, wer als nächstes mit welchen Funktionen den Vorgang bearbeiten muss, diesen also in seiner Erledigungs- bzw. Arbeitsplatz sieht, und in welchen Bearbeitungsstatus nach der Bearbeitung das betreffende Objekt übergeht.

Parametrierbarkeit der Ablauforganisation

Merktafel 43
Zu Kapitel 6.3.1: Aspekte der Organisationsunterstützung

- Die betriebliche Organisation der Leistungserbringung in medizinischen Organisationseinheiten reicht von einfachen bis hin zu komplexen, viele Handlungsträger beteiligende Abläufe. *M43.1*
- Hinsichtlich der Organisationsunterstützung können die Ebenen der abstrakten und konkreten Behandlungen, die Auftragsebene, die Maßnahmenebene, die Verrichtungsebene sowie die Ebene der Dokumentenerstellung unterschieden werden. *M43.2*
- Auf Ebene der abstrakten Behandlungen müssen klinische Pfade und Algorithmen definiert werden können. *M43.3*
- Auf Ebene der konkreten Behandlungen müssen abstakte Behandlungspläne angewandt und deren Abarbeitung im Rahmen eines Behandlungsmanagements koordiniert, überwacht und dokumentiert werden können. *M43.4*
- Auf Auftragsebene muss die Abwicklung von Aufträgen unterstützt werden können. *M43.5*
- Auf Maßnahmenebene muss die Erbringung dieser z.B. durch eine Workflow-Steuerung unterstützt werden können. *M43.6*
- Auf Verrichtungsebene muss der Abruf von Durchführungsstandards abgerufen werden können. *M43.7*
- Die Dokumentenerstellung sollte durch eine geeignete Workflow-Steuerung unterstützt werden. *M43.8*
- Zur Organisationsunterstützung muss ein Medizinisches Informationssystem die Aufbauorganisation abbilden können. *M43.9*
- Zur Organisationsunterstützung muss ein Medizinisches Informationssystem die Ablauforganisation abbilden können. *M43.10*

6.3.2 Komponenten und Funktionen

Zur Unterstützung der betrieblichen Organisation sowie der Organisation von Behandlungsprozessen können also bezüglich der patientenbezogenen Prozesse die folgenden Komponenten identifiziert werden:

- Anordnungsmanagement und Leistungskommunikation
- Termin- und Ressourcenmanagement
- Workflowmanagement
- Durchführungsstandards
- Behandlungsmanagement

Den funktionalen Gesamtzusammenhang zeigt nachfolgende Abbildung.

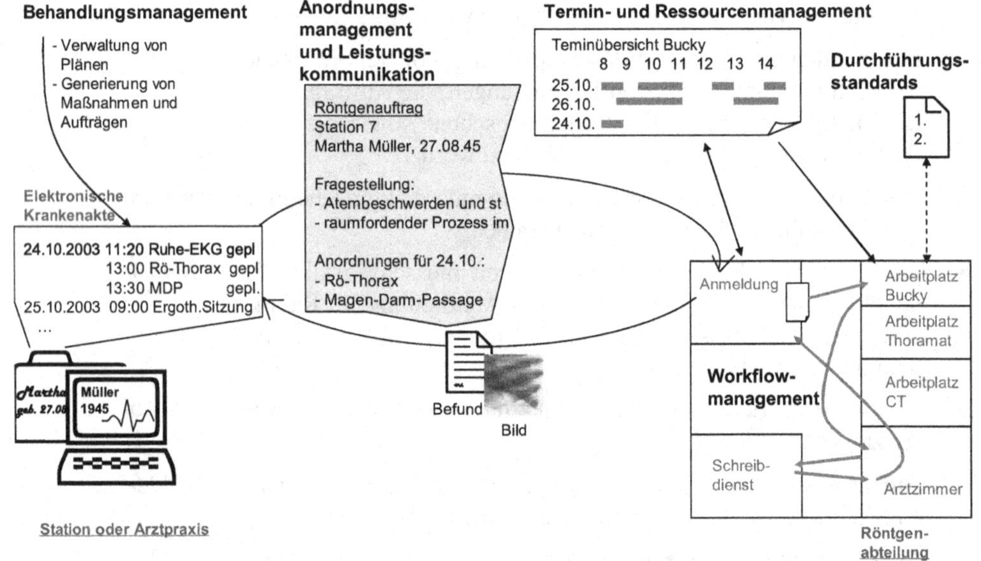

Abb. 6.3: Komponenten des Organisationsmoduls

6.3.3 Anordnungsmanagement und Leistungskommunikation

Einfache oder komplexe Auftragsfunktionen

Wie bereits in ⌧ Kapitel 5.6.7 ab Seite 360 beschrieben, muss für die Einfügung von Maßnahmen in die Behandlungsprozessdokumentation u.a. eine Funktion „Auftragsvergabe" existieren. Diese kann für interne Aufträge in größeren Organisationen wie Krankenhäusern, Pflegeheimen, betriebsärztliche Dienste etc. mit umfassender Funktionalität ausgestattet sein – oder aber im ambulanten Bereich aufgrund der einschränkten Möglichkeiten bei Überweisungen sehr einfach gehalten werden.

Prinzipiell müssen auf Grund der verschiedenen Struktur und der zu Grunde liegenden Bezugsobjekte und Bezugssysteme zwei verschiedene Anordnungstypen unterschieden werden: Die Anordnung von Medikationen (hierzu siehe im Detail ⌧ Kap. 5.12.4 S. 536) und die Anordnung diagnostischer/therapeutischer Maßnahmen. Im Folgenden sollen einige Aspekte für den letztgenannten Typ erörtert werden.

Minimale Auftragsangaben

Bei einer Auftragsvergabe müssen an minimalen Angaben immer vorhanden sein

- für welchen Patienten der Auftrag erteilt wird,
- wer den Auftrag erteilt (verordnender Arzt, Absender),
- was verordnet wird (Maßnahmen, Medikament),
- warum verordnet wird (Indikation in Form von Symptomen, Diagnosen, Problemen, frei formulierte Fragestellungen, Ziele),
- Anmerkungen und Hinweise in Form von narrativem Text sowie
- an wen die Verordnung erteilt wird (Empfänger).

Letztgenannte Angabe kann einerseits auch nur aus der entsprechenden Fachgruppe bestehen (z.B. bei Überweisungen nur Angabe an welchen Facharzt-Gruppe überwiesen wird) oder bei entsprechender interner Organisation schon durch die verordneten Maßnahme(n) selbst festgelegt sein. So können in einem Krankenhaus radiologische Maßnahmen nur von der Organisationseinheit Radiologie erbracht werden, ergotherapeutische nur von der Ergotherapie usw. Weitere optionale Angaben sind

- die Wichtigkeit/Priorität des Auftrages,
- das Wunschdatum für die Erbringung,

- die Transportart des Patienten (gehfähig, Rollstuhl, im Bett),
- Wiederholungsfaktoren und Zeitbegrenzungen bei Mehrfachmaßnahmen sowie
- der Auftragsstatus.

Überweisungsformular oder spezielle Funktion

Auftragsfunktionen in Arztpraxisinformationssystemen liegen zumeist in Form von elektronischen Überweisungen, in Krankenhausinformationssystemen, betriebsärztlichen Informationssystemen usw. ehe als abweichend von diesem Format gestaltete spezielle Funktionen des Medizinischen Informationssystems. Eine häufig anzutreffende Variante ist hierbei die Aufteilung in so genannte Auftragstypen, um – ähnlich wie in der Papierform – über getrennte elektronische Formulare für die Beauftragung von Leistungen an bestimmte Leistungsstellen zu haben.

Generische Auftragsfunktion

Dabei kann aber unabhängig von diesem Auftragstyp eine generische Auftragsfunktion zum Einsatz kommen, wobei durch den Auftragstyp gesteuert wird, welche Inhalte bei den zu Grunde liegenden Bezugssystemen und welche Zusatzangaben angezeigt werden. Letzteres kann auf Basis des auf ⌧ Seite 108 beschriebenen Lösungsansatzes umgesetzt werden.

Bei der Angabe der durchzuführenden Maßnahmen sollte in geeigneter Weise auf die Einträge des der Elektronischen Krankenakte zu Grunde liegenden Maßnahmenvokabulars zurückgegriffen werden können. Prinzipiell kann also eine Anordnungsfunktion den in ⌧ nachfolgender Abbildung 6.4 gezeigten Aufbau aufweisen.

Angabe der Indikation

Wichtig ist dabei, dass vor allem die Indikation unter Bezugnahme auf Einträge in der Symptom-, Diagnosen- und Problem- und Behandlungszieldokumentation erfolgen kann, da sie einerseits eine unaufwändige Möglichkeit ist, Indikationen detailliert anzugeben, aber andererseits auch damit dann die spezielle „Rolle" dieser Einträge als Indikation für durchgeführte Maßnahmen dokumentiert wird (s. Beziehungen zwischen Indikation und diesen Objekttypen in der Domänenontologie in ⌧ Abb. 3.32, S. 169). Im speziellen Fall der nachfolgend gezeigte Funktion wird dies durch den „Indikations-Auswahlbildschirm" erreicht.

Auswahl der Maßnahmen

Daneben muss die Auswahl der verordneten Maßnahmen auf Basis des kontrollierten Vokabulars der Maßnahmenbegriffe (⌧ Kap. 4.5.2 S. 231 und ⌧ Kap. 5.3.3.14 S. 319) erfolgen. Um hier eine übersichtliche und schnelle Auswahl treffen zu können, sind diese z.B. in einer Baumstruktur als ankreuzbare Angaben darzustellen, da damit sowohl sehr kleine Mengen von zum Auftragstyp gehörenden Maßnahmen als auch große Mengen übersichtlich darstellbar sind. Alternativ sollte das Maßnahmenkürzel auch direkt eingegeben werden können, falls der Arzt dieses bereits weiß.

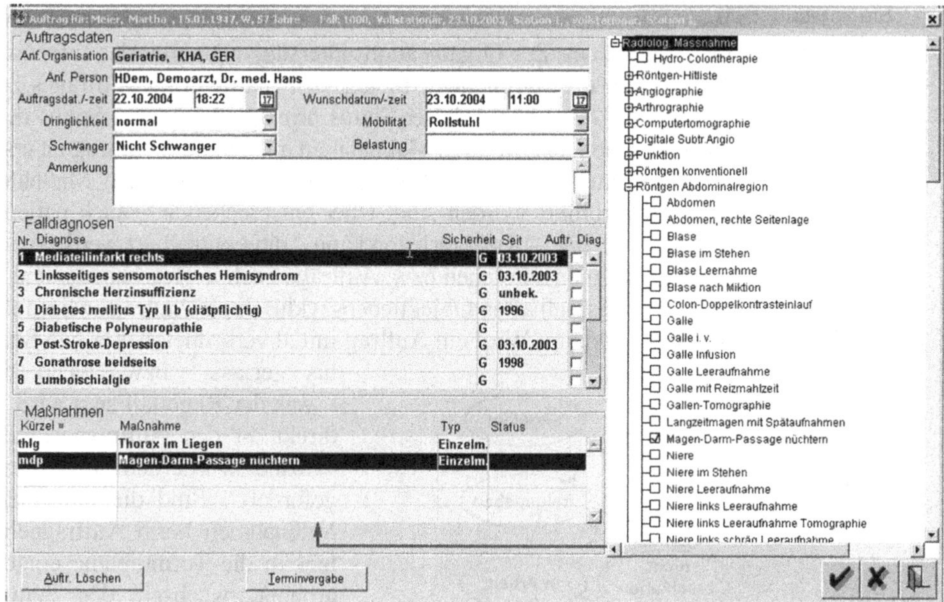

Abb. 6.4: Generische Anordnungsfunktion

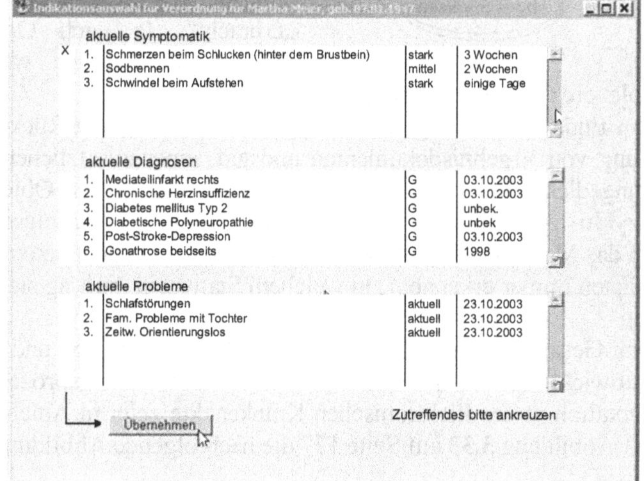

Abb.6.5: Indikationsauswahlbildschirm

Staus eines Auftrages

Wie deutliche wird, kann ein Auftrag also auch mehrere Maßnahmen beinhalten. Zur Organisationsunterstützung sollte das Informationssystem die Möglichkeit bieten, den Status eines Auftrages zu verwalten. Dabei hängt dieser Status prinzipiell von den Status der verschiedenen beauftragten Maßnahmen ab, denn ein Auftrag ist erst dann vollständig erbracht, wenn alle damit verbundenen Maßnahmen durchgeführt worden sind. Über entsprechende – auch patientenübergreifende – Auftragslisten kann dann kontrolliert werden, wo noch Leistungen ausstehen bzw. Aufträge noch in Bearbeitung sind.

Einen beispielhaften Objektlebenszyklus eines Auftrags zeigt folgende Abbildung: Wird ein Auftrag initial verordnet, hat er den Status „erfasst" bzw. wenn er – was der Regelfall sein wird – direkt an den Auftragsnehmer versandt wurde den Status „angefordert". Sind die einzelnen Maßnahmen beim Auftragnehmer in die Terminpläne eingearbeitet, wechselt der Status dann auf „terminiert", was bei Labormaßnahmen und ähnlichen wegfallen kann. Werden die Maßnahmen gerade erbracht, ist der Status „in Bearbeitung" denkbar" und sind alle Maßnahmen erbracht, der Status „erbracht". Je nach Organisation sind natürlich weitere komplexere Objektlebenszyklen denkbar.

Abb. 6.6: Objektlebens zyklus für Aufträge

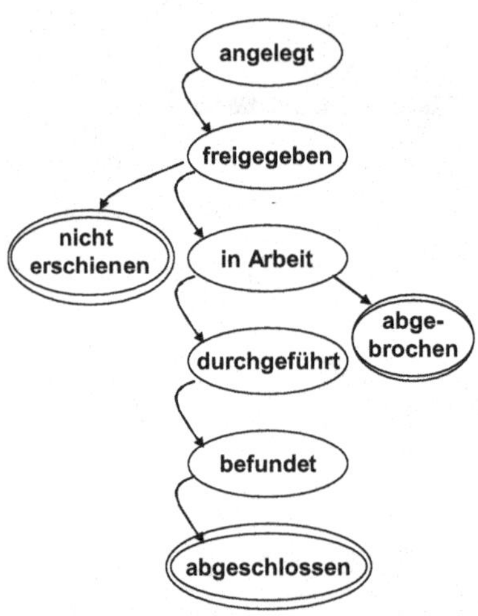

Am Ende der Auftragsabwicklung steht meistens die Rückübermittlung von Ergebnisdokumenten und ggf. einer zusätzlichen Bewertung dieser in Form eines Textbefundes. Durch den Objektlebenszyklus und die automatische Fortschreibung des Auftragsstatus durch das Medizinische Informationssystem ist in so genannten Auftragslisten immer erkennbar, in welchem Status ein Auftrag sich befindet.

Den Gesamtzusammenhang zwischen Auftragsvergabe und Auftragsabwicklung und den Einträgen in der Behandlungsprozessdokumentation in der Elektronischen Krankenakte zeigt in Anlehnung an ⌧> Abbildung 3.33 auf Seite 177 die nachfolgende Abbildung.

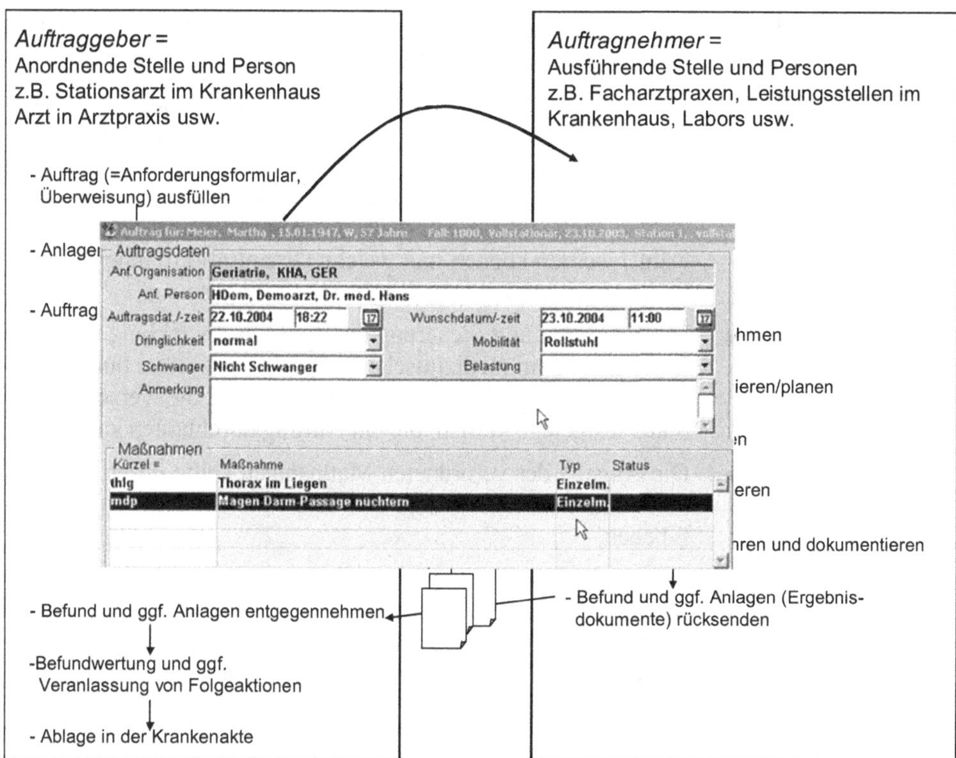

Abb. 6.7: Auftragskommunikation im Überblick

Deutlich wird dabei, dass die im Rahmen der Auftragsabwicklung notwendige Organisation der Erbringung der einzelnen Maßnahmen besonders wichtig und die organisatorische Abwicklung dieser das zentrale Element der Organisationsunterstützung durch ein Medizinisches Informationssystem ist. Im Kern geht es dabei um das Termin-/Ressourcenmanagement und die Ablaufunterstützung (Workflowmanagement) bei der Maßnahmendurchführung. Beide Aspekte sollen im Folgenden beschrieben werden.

Merk-/Anforderungstafel 44

zu Kapitel 6.3.3: Anordnungsmanagement und Leistungskommunikation

---

- Ein medizinisches Informationssystem sollte mittels einer Anordnungs- bzw. Auftragsfunktion die Anordnung von Maßnahmen unterstützen. *M44.1*
- Anordnungen können in Form einer elektronischen Überweisung oder interner Anordnungsformulare erfolgen. *M44.2*

M44.3 ■ Prinzipiell können alle Anordnungen von Maßnahmen mittels einer generischen Auftragsfunktion realisiert werden.

M44.4 ■ Zur Verbesserung der Übersichtlichkeit und Aufgabenangemessenheit sollte es neben einer allgemeinen, nicht empfängerbezogenen Auftragsfunktion, auch Spezialisierungen dieser auf Basis definierter Auftragstypen geben. Der Auftragstyp steuert dabei, welche Maßnahmen innerhalb des Auftrages verordnet (ausgewählt) werden können und welche Organisationseinheit konkreter und prinzipieller Empfänger des Auftrages ist.

M44.5 ■ Die Kontrolle und Steuerung der Auftragsabwicklung sollte auf Basis eines dem medizinischen Informationssystem hinterlegbaren Objektlebenszyklus erfolgen, mit dem die verschiedenen Staus festgelegt werden, die ein Auftrag durchlaufen kann.

M44.6 ■ Die Angabe der verordneten Maßnahmen sollte durch Auswahl eines Maßnahmenbegriffes aus dem Maßnahmenvokabular geschehen.

M44.7 ■ Zur Angabe der Indikation sollte in einfacher Weise auf bereits existierende Einträge in den Teildokumentationen – hier speziell der Symptom-, Diagnosen-, Problem- und Behandlungszieldokumentation – zurückgegriffen werden können.

6.3.4 Termin- und Ressourcenmanagement

Die Erbringung einer beauftragten Maßnahme im Rahmen der Auftragsabwicklung beginnt – sofern dabei der Patient beteiligt ist – mit der Terminvereinbarung bzw. Terminierung der einzelnen Maßnahmen. In Labors betrifft dieser Schritt die Probenverteilung auf die einzelnen Arbeitsplätze. Es geht also um die koordinierte Planung der Erbringung der „Primärleistung“ (Schmitz 1993). Bei Terminierungsverfahren (oftmals auch als Platzbuchungsverfahren bezeichnet) wird in der Regel in einem elektronischen Terminkalender eingetragen, zu welchem Zeitpunkt die angeforderte Untersuchung erfolgen soll. Für jede prinzipiell Leistungen durchführbare Ressource wird ein getrennter Terminkalender notwendig.

Eine besondere Form der Terminplanung ist in stationären Einrichtungen die Bettenbelegungsplanung. Hier geht eine Terminbuchung in der Folge nicht mit der Erbringung einer spezifischen Leistung einher.

Ressourcen können hierbei sein:

- Spezielle Räume (Untersuchungszimmer, Gymnastikraum, Baderaum etc.),
- medizin-technische Geräte (Röntgengerät, EKG-Gerät, EEG-Gerät etc.),
- Personen (Ärzte, Therapeuten, Pfleger, Sozialarbeiter etc.),
- Betten und
- Kombinationsressourcen (OP-Team, Räume und Geräte etc.).

Im einfachsten Fall wird, ausgehend vom konkreten Auftrag, in den entsprechend der angeforderten Maßnahmen in Frage kommenden Terminkalendern nach einem freien Zeitslot gesucht und die Maßnahme bzw. der Patient dort eingetragen. Welche Ressourcen pro Maßnahme in Frage kommen, sollte bei der Systemparametrierung in Form der Definition eines „Leistungsangebotes" je Ressource möglich sein, wobei neben der Angabe einzelner Maßnahmenbegriffe auch die Angabe von Klassenbegriffen möglich sein sollte (Beispiel: Am EKG-Gerät 1 sind alle EKG-Untersuchungen möglich, der Therapeut Heiner Müller führ nur Krankengymnastische Maßnahmen durch usw.)

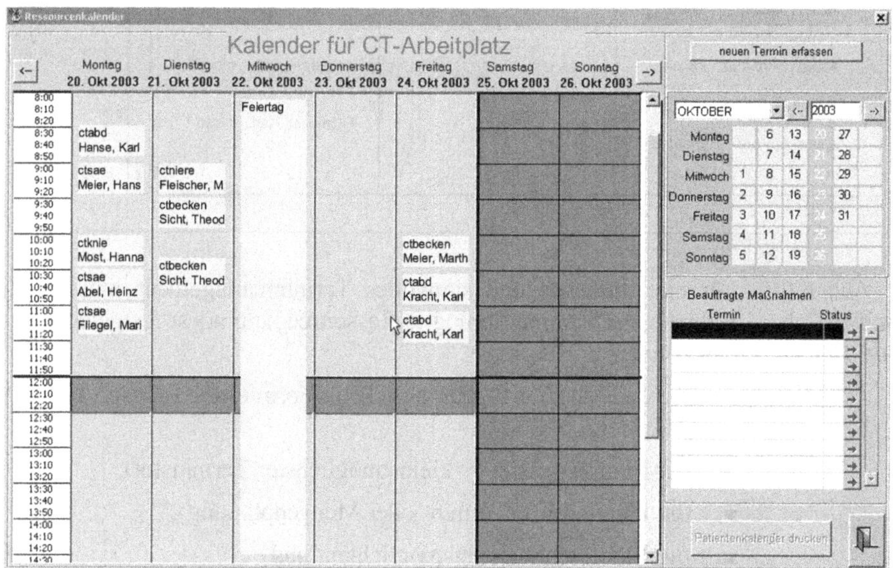

Abb. 6.8: Einfaches Terminbuchungsverfahren

In komplexeren Organisationen, in denen eventuell mehrere Ressourcen zur Verfügung stehen, sollten zur Terminsuche verschiedene alternative Sichten auf Terminkalender möglich sein, sodass freie

Zeiten innerhalb eines definierten Zeitraumes auf einen Blick auch in mehreren Terminkalendern überblickt werden können. Solche Sichten sind z.B.: Belegung einer Ressource über mehrere Tage, Belegung mehrerer Ressourcen für einen Tag, Belegungsübersicht mehrer Ressourcen wochenweise usw. Die ⌧ nachfolgende Abbildung 6.9 zeigt als Beispiel zwei alternative Sichten auf Terminkalender.

Terminkalender Rö-Gerät 1

08 09 10 11 12 13
00 10 20 30 40 50 00 10 20 30 40 50 00 10 20 30 40 50 00 10 20 30 40 50 00 10 20 30 40 50 00 10 20 30 40 50

20.10.03
21.10.03
22.10.03
23.10.03
24.10.03
25.10.03
26.10.03

Terminkalender für 23.10.2003

	Rö-Gerät 1	Thoramat	CT
08:00	Moser,Hans: osgl2e	Fichtener, Hannes: thap	Kreiß, Hanna: ctsae
10		Klössen, Karl: th2e	
20	Klaasen, Karl: handli	Klein, Henning: thap	Vogel, Maria: ctabd
30	Klein, Henning: kniere		
40			
50			
09:00	Kaiser, Marianne: kniere		Krieger, Hannes: ctbecken
10			
20	Kriehnau, Volker: ellbli		
30			Filzmoser, Karl: ctsae
40	Gneisau, Karl: fersbbds		
50			
10:00		Meier, Thomas: thlgd	

Abb. 6.9: Alternative Sichten auf Terminkalender

Für ein einfaches und sinnvolles Terminmanagement müssen im Rahmen der Parametrierung je Ressource zumindest festgelegt werden können

- die zeitliche Verfügbarkeit z.B. in Form eines Tagesprofils (⌧ Abb. 5.17, S. 304),
- das Planungsraster (= kleinstmöglichster Terminslot),
- die Planungsart (Termin- oder Mengenplanung),
- die Mehrfachbuchungsmöglichkeit und
- das Leistungsangebot.

Neben den graphischen Terminübersichten, die nur eine begrenzte Möglichkeit der Anzeige von Detailinformationen ermöglichen, sollten auch entsprechende Termin- bzw. Arbeitsplatzlisten abgerufen werden können, die entweder ressourcen- oder patientenorientiert selektiv sein sollten. Dies kann z.B. durch entsprechende selektive Sichten auf die Behandlungsprozessdokumentation einer bzw. vieler Elektronischer Krankenakten geschehen. Nachfolgende Abbildung zeigt eine solche Terminliste in Form einer Arbeitplatzliste. Diese Liste dient dann auch der arbeitsplatzbezogenen Leistungserfassung, wobei die notwendigen Ergebnisdokumente von hier aus den einzelnen Maßnahmen hinzugefügt werden und die detaillierte Leistungsdokumentation erfolgt.

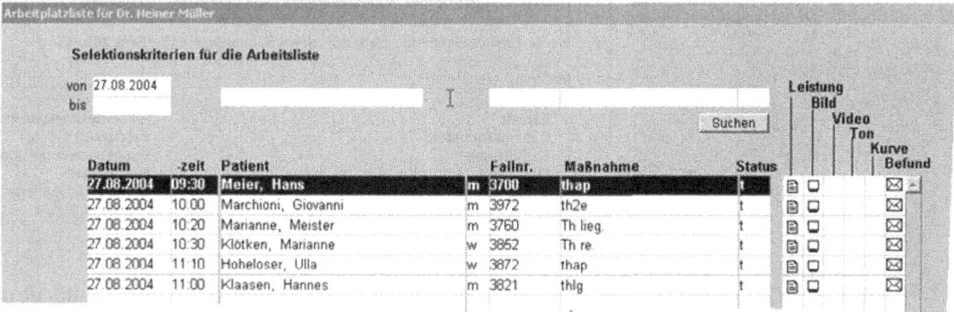

Abb. 6.10: Beispielhafte Arbeitsplatzliste

Die Interaktionen entsprechen jenen in der Behandlungsprozessdokumentation der Elektronischen Krankenakte (⌧ Kap. 5.6.3 S. 346).

Kontextsensitiver Zugriff auf Durchführungsstandards

Die eingangs erwähnten Durchführungsstandards sollten direkt von hier aus kontextsensitiv aufgerufen werden können, sodass die die Leistung durchführende Person während der Abwicklung darauf Zugriff hat. Dies kann z.B. durch ein Kontextmenü oder einen Doppelklick auf den entsprechenden Maßnahmenbegriff erfolgen. Gegebenfalls kann differenziert werden zwischen prinzipiellen Informationen zur Maßnahme, gerätetechnischen Erläuterungen, verfahrensbezogener Anleitungen und listenartigen Checklisten. Nachfolgende Abbildung zeigt ein Beispiel des Abrufs eines Durchführungsstandards.

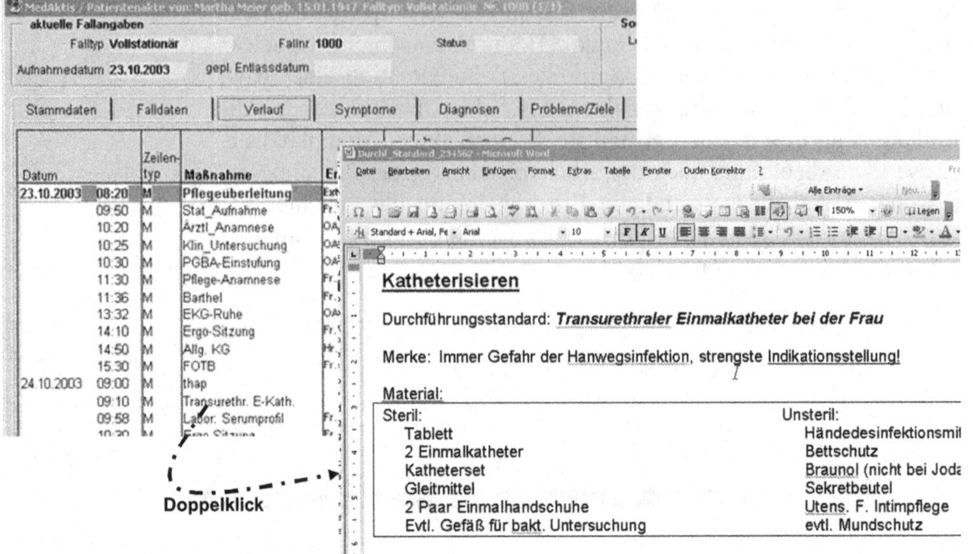

Abb. 6.11: Kontextsensitiver Abruf eines Durchführungsstandards

Hinsichtlich der Forderung nach einer freien Navigation und dem kontextsensitiven Abruf von Zusatzinformationen werden innerhalb der Terminmanagement-Komponente besondere Anforderungen gestellt. So sollte aus der Terminübersicht sowohl direkt in die Elektronische Krankenakte eines Patienten als auch in den zum Termin gehörenden Auftrag, als auch in die ressourcenbezogene Arbeitsplatzliste als auch in die patientenbezogene Behandlungsprozessübersicht bzw. Terminliste verzweigt werden können. Zusammenfassend kann also festgehalten werden:

Merk-/Anforderungstafel 45
zu Kapitel 6.3.4: Termin- und Ressourcenmanagement

M45.1 ■ In einem Medizinischen Informationssystem sollte je in der Aufbauorganisation parametrierter Ressource ein Terminkalender geführt werden können.

M45.2 ■ Für jede bebuchbare Ressource sollten im Rahmen der Parametrierung Angaben zur täglichen zeitlichen Verfügbarkeit, zum Planungsraster, zur Planungsart, zur Mehrfachbebuchbarkeit und zum Leistungsangebot gemacht werden können. Ebenso sollten Sperr- und Ausfallzeiten, Pufferzeiten und Feiertage festgelegt werden können.

M45.3 ■ Es sollten verschiedene alternative Sichten für Terminkalender zur schnellen Suche freier Termine vorhanden sein.

- Es muss ein schneller einfacher Wechsel zwischen verschiedenen Terminkalendern möglich sein. M45.4
- Eintragungen von Terminen sollten direkt auf Basis eingegangener Aufträge mittels Übernahme der angeforderten Maßnahmen in den Terminkalender vorgenommen werden können, aber auch individuell direkt möglich sein. In ersterem Fall sollte die im Maßnahmenkatalog festgelegte Standarddauer als Termindauer eingesetzt werden. M45.5
- Bei der Eintragung von Terminen sind patientenbezogene Terminkollisionen zu prüfen und bei Vorliegen solcher eine Warnmeldung auszugeben M45.6
- Die Verschiebung und Stornierung von Terminen muss in einfacher Weise möglich sein, wobei auf resultierende Terminkonflikte hingewiesen werden muss. M45.7
- Es muss in einfacher Weise die Dauer des Termins verändert werden können. M45.8
- Die kontextsensitive Verzweigung in andere Funktionen des Medizinischen Informationssystems wie in eine Patientenakte, den zum Termin gehörenden Auftrag, den zur Maßnahme gehörenden Durchführungsstandard etc. muss in einfacher Weise möglich sein. M45.9
- Terminkalender sollten von anderen Funktionen aus – z.B. von der Patientenakte, von der Anforderungsfunktion, von den Arbeitsplatzlisten aus – schnell und einfach angesprungen werden können M45.10
- Neben den graphischen Kalenderübersichten sollte als alternative Repräsentationsform auch ressourcen- oder patientenorientierte Terminlisten abgerufen werden können. Ressourcenorientierte Terminlisten sollten Ausgangspunkt für die Leistungserfassung sein. M45.11

6.3.5
Workflowmanagement

6.3.5.1
Theoretische Grundlagen und Hintergrund

Workflow: Steuerung komplexer Arbeitsabläufe sichern den Arbeitsfluss

Unter Workflowmanagement wird im Allgemeinen die Unterstützung von arbeitsteiligen Geschäfts- bzw. Leistungsprozessen sowohl im Produktions- als auch Dienstleistungsbereich verstanden (Hastedt -Marckwardt 1999, Derszteler 1996, Weiß 1996, Jablonski 1995, Vossen 1996). Vor allem in den öffentlichen Verwaltungen mit ihrem hohen Anteil an standardisierten Bearbeitungsketten unter Einbindung verschiedenster Sachbearbeiter- und Kontrollschritte auf verschiedensten Hierarchie-Ebenen hat sich sehr früh Workflowmanagement unter dem Begriff „Vorgangsbearbeitung" etabliert. Bekanntestes bzw. beliebtestes Beispiel ist hier der Vorgang „Dienstreise" – ein Darstellung des Teilprozesses Reisekostenabrechnung findet sich z.B. bei Bußler (1996), Eder (1996) und Kosch (2003). Am Beispiel einer Dienstreise kann plastisch gezeigt werden, wie ein Vorgang, in dessen Verlauf auch mehrere Dokumente entstehen, durch die betriebliche Organisation „fließt" und wie die personellen Aktionsträger verschiedener Hierarchiestufen daran beteiligt sind.

Abb. 6.12: Vorgang Dienstreise

Nachfolgende Abbildung zeigt zeitverlaufsorientiert verdichtet einen Ausschnitt des gesamten Vorganges unter Berücksichtigung der beteiligten Rollen auf den verschiedenen Hierarchiestufen.

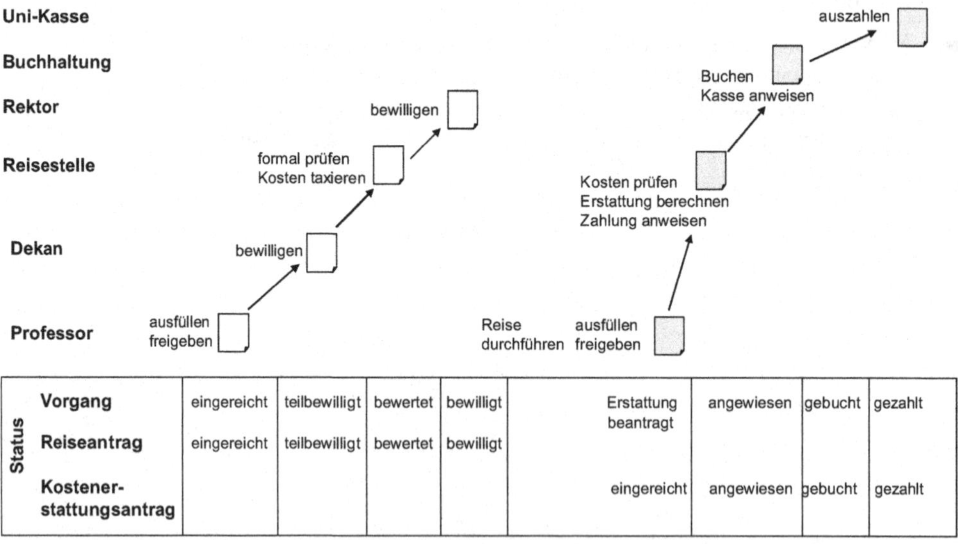

Status									
Vorgang	eingereicht	teilbewilligt	bewertet	bewilligt	Erstattung beantragt	angewiesen	gebucht	gezahlt
Reiseantrag	eingereicht	teilbewilligt	bewertet	bewilligt				
Kostenerstattungsantrag					eingereicht	angewiesen	gebucht	gezahlt

Deutlich wird dabei, dass im Verlaufe des Vorgangs einerseits ein Dokument sukzessive bearbeitet und ausgefüllt wird, andere aber im Verlauf dazukommen (☒ auch Abb. 2.2, S. 31). Das Konzept der Workflow-Steuerung besteht nun darin, dass je nach Bearbeitungsstand eines Vorganges – hier der Dienstreise – jene Bearbeiter oder jene Gruppe von Bearbeitern, die eine bestimmte Rolle wahrnehmen –genau die Vorgänge in einer Bearbeitungsliste finden, die von ihnen gerade zu bearbeiten sind. Wie können diese Vorgänge nun zugeordnet werden? Dies kann über die Vergabe eines Bearbeitungsstatus je zu steuerndem Objekt erfolgen, der einerseits zum Ausdruck bringt, was bisher mit dem Vorgang geschehen ist und welcher Bearbeitungsschritt als nächstes ansteht – wobei auch ein Bearbeitungsschritt aus einer Entscheidung bestehen kann. Für die Gesamtsteuerung kann dabei auch die Kombination von Statusausprägungen der beteiligten Informationsobjekte relevant sein. Dabei muss der Bearbeiter alle die für ihn notwendigen Dokumente integriert im Zugriff haben. Während durch das Informationssystem und den parametrierten Workflow der Bearbeitungsablauf prospektiv gesteuert wird, kann die bereits erfolgte Bearbeitung retrospektiv betrachtet und ausgewertet werden. So kommt es dann zu transparenten und revisionsfähigen betrieblichen Prozessen.

Fortschreitender Vorgang mit zunehmender Dokumentenzahl

Ein Gesamtprozess kann aus Teilprozessen bestehen, die sich selbst aus einzelnen Prozessschritten zusammensetzen. Teilprozesse haben alle Merkmale eines Prozesses, sodass die Betrachtungen hierarchisch rekursiv gegliedert werden können. Die Prozessschritte können dabei solche sein, in denen Dokumente bearbeitet werden und die prinzipiell informationstechnologisch unterstützt werden können, aber es existieren auch Prozessschritte, die keiner solchen Unterstützung zugänglich sind. Für diese ist dann nur festzuhalten, ob sie durchgeführt wurden. Zur besseren Unterscheidung der Ebenen kann auf der obersten Ebene von einem Vorgang gesprochen werden (Vorgang „Dienstreise“). Im vorangehenden Beispiel hat dieser Vorgang die Prozesse „Dienstreiseantrag“, „Reise“ und „Reisekostenabrechnung“, wobei diese in der Art voneinander abhängen, dass sie hintereinander geschaltet sind, die Reise also nur nach erfolgreichem Antrag durchgeführt werden kann und die Abrechnung nur nach erfolgter Reise möglich ist. In betrieblichen Organisationen können aber auch parallele Prozesse auftreten, deren erfolgreicher Abschluss zu definierten Zeitpunkten synchronisiert werden muss.

Gesamtprozess aus Teilprozessen mit Prozessschritten

Für die Darstellung von Prozessketten als Grundlage für eine Workflow-Implementierung existieren zwischenzeitlich eine ganze Reihe alternativer Methoden wie Netzpläne, Action Workflow Loop, Ereignisgesteuerte Prozesskette (EPK), Flow Charts, Role Acitivity Diagrams, Semantisches Objektmodell und Unified Modelling Language (UML) mit den Use-Case-Diagrammen. Allen ist gemeinsam, dass sie eine Hilfe bei der Darstellung komplexer Prozesse geben sollen, wobei Abläufe mit den einzelnen Schritten, Handlungsträger und Informationen/Dokumente ggf. auch Materialien in einen Zusammenhang gebracht werden müssen.

Die Anwendung des Workflow-Ansatzes in Dienstleistungsbrachen wie z.B. im Gesundheitswesen wird auch als Serviceflow-Management bezeichnet (Klischewski 2000), entsprechende Software hierzu wird auch als Groupware oder Computer Supported Cooperative Work (CSCW) bezeichnet.

„Die Wertschöpfung (bzw. der Erfolg des Service) hängt jeweils entscheidend davon ab, dass der Kunde/Klient die über Zeit-, Orts- und Teamgrenzen hinweg erbrachten Teilleistungen als aufeinander aufbauend und kontinuierlich innerhalb einer umfassenden Gesamtleistung erlebt." Klischewski (2000)

Dies bedeutet insbesondere

- die Gültigkeit eines zugrunde liegenden Prozessmusters muss bei jeder Serviceleistung neu geprüft und ggf. der individuelle Prozess angepasst werden und
- alle am Prozess Beteiligten – aber auch der Kunde selbst – müssen vor Ort in die Lage versetzt werden, vor dem Hintergrund ausreichender Informationen über den weiteren Verlauf des Serviceflows zu entscheiden.

Dabei stellen global gesehen die Schemaevolution von definierten Workflows (Riderle 2003) sowie die situative dynamische Änderung innerhalb eines konkreten Prozesses (Bauer 2001) besondere Herausforderungen dar.

Die gesamtheitliche Betrachtung von Geschäftsprozessen unter dynamisch, verhaltensorientierten Aspekten – um so zu einem Modell und einem Verständnis für das Funktionieren von soziotechnischen Systemen zu kommen – ist ein entscheidender Schritt hin zu effizienteren betrieblichen Abläufen und intelligenteren Informatiklösungen und hat auch im Bereich der Medizin eine hohe Bedeutung. Einher geht damit aber auch eine Komplexitätsausweitung herkömmlicher Betrachtungsweisen des betrieblichen Geschehens, da Vorgänge mit ihren Aktivitäten, assoziierten Informationsobjekten und Ressourcen sowie relevanten Ereignissen integriert zu berücksichtigen sind. Hohe Anforderungen an die systemanalytische Durchdringung betrieblicher Arbeitsbereiche und deren Modellierung sind eine Folge hiervon.

Als Bestandteile eines Workflowmanagement-Systems (WFMS) nennt Weiß (1996) die folgenden Komponenten: Modellierungssystem, Simulationssystem, Ausführungssystem, Vorgangsinformationssystem und Schnittstellensystem. Diese Systeme können z.T. den folgenden Vorgehensphasen – von Derszteler (1996) als Worflow Management Cycle bezeichnet – zur Implementierung eines WFM zugeordnet werden:

- Prozessanalyse

  Wie läuft es heute ab?

  Erhebung der betrieblichen Bearbeitungsvorgänge, der assoziierten Informationsobjekte, genutzte Ressourcen/benötigte Materialien und der Ablaufvarianten sowie deren Einflussfaktoren.

- Prozessmodellierung

  Abbildung der gefundenen Ergebnisse in einem formalen Modell mit einheitlicher Notation, zumeist werkzeuggestützt mittels eines Prozessmodellierungssystems. In dieser Phase erfolgt auch ein tiefer gehendes Prozessverstehen.

- Prozessoptimierung

  Was können wir verbessern?

  Analyse der im Prozessmodell abgebildeten Prozesse, ggf. Simulation des Ablaufes, Auffinden von Schwachsstellen und Engpässen mittels eines Simulationssystems. Viele kommerzielle Modellierungssysteme unterstützen auch die Simulation.

- Prozessdesign

  Wie soll es zukünftig ablaufen?

  Optimierung der Prozesse durch anordnungsbezogene, zeitliche oder inhaltliche Änderungen der Prozess-Schritte, ggf. Entwicklung von Szenarien mit dem Ziel der Reorganisation. Dies erfolgt zumeist unter zu Hilfenahme des Modellierungssystems.

- Prozessmanagment

  Wir wollen es einhalten !

  Tatsächliches „Managen" der realen Prozesse im Sinne von Erstellung konkreter Arbeitspläne/Terminpläne etc. für konkrete Aufträge, Disposition und Reaktion auf kurzfristige Änderungen

- Vorgangs-/Workflow-Steuerung

  Lass die Arbeit fließen ☺

  Steuerung der einzelnen Vorgänge innerhalb einer Organisation bzw. den Organisationseinheiten vornehmlich durch IT-Unterstützung mittels eines Ausführungssystems bzw. einer so genannten Workflow-Engine. Bearbeiter erhalten auf Basis so genannter „Work-to-do-Listen" (Bußler 1996) – in der Folge als Arbeits- oder Statuslisten bezeichnet – alle für sie anstehenden Handlungen auf einer Liste zusammengestellt, und können die Bearbeitungen von hier aus vornehmen.

- Bearbeitung

  Tu es !

  Als granularste Einheit eines Prozesses kann die Durchführung der einzelnen Bearbeitungsschritte betrachtet werden.

Ein weitgehend integriertes Werkzeug für alle Phasen beschreibt z.B. Hilpert (1999). Auch er macht deutlich, dass einem Informationssystem sowohl die Aufbau- als auch die Ablauforganisation im Rahmen der Parametrierung zu Grunde gelegt werden können muss.

Die Steuerung des Arbeitsablaufes über entsprechende Arbeitsplatzlisten basiert in der Regel auf einem Statusdiagramm (in der Informatik auch als Objektlebenszyklus bezeichnet) je zu steuerndem Objekttyp. Für den Reiseantrag und die Reisekostenabrechnung sowie den gesamten Vorgang könnte ein solches Statusdiagramm wie nachfolgend gezeigt aussehen.

Abb. 6.13: Statusdiagramme für Reise, Reiseantrag und Reisekostenabrechnung

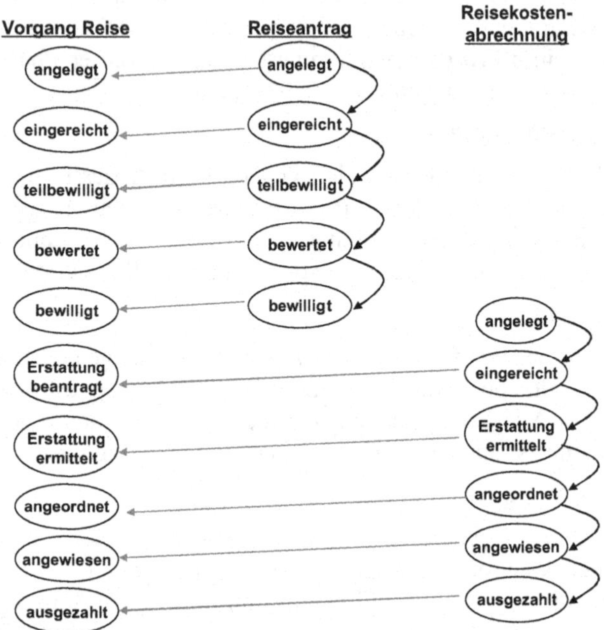

Der Trick beim Workflowmanagement ist nun, dass die Ausführung bestimmter Anwendungsfunktionen des Informationssystems – d.h. z.B. die Bearbeitung eines Dokumentes – den Status des bearbeiteten Objektes oder auch anderer Objekte automatisch initialisiert bzw. fortschreibt. Dadurch „wandert" das Objekt automatisch in die mit dem nun neuen Status verbundene Arbeitsplatzliste des nächsten Bearbeiters. Die Festlegung, welche Funktionen zu welchen Statusänderungen bei welchen Objekten führen, wird dabei im Rahmen der Parametrierung des Informationssystems vorgenommen und bildet damit die Ablauforganisation ab.

Im Beispiel Dienstreise könnten also folgende Festlegungen für die standardmäßig in den Arbeitslisten erscheinenden Einträge getroffen worden sein:

- Ein Mitarbeiter sieht in seiner Arbeitsliste alle eigenen Anträge.
- Der Dekan sieht in seiner Arbeitsliste alle Reiseanträge der Mitarbeiter seines Fachbereiches, die den Status „beantragt" haben.
- Die Reisekostenabteilung sieht in ihrer Arbeitsliste alle Reiseanträge, die den Status „teilbewilligt", „abgelehnt" und „Abrechnung eingereicht" haben.
- Der Rektor sieht in seiner Arbeitsliste alle Anträge, die den Status „kostenbewertet" haben.

Alle Beteiligten haben also verschiedene vom Bearbeitungsstatus abhängige Teilsichten auf die Gesamtmenge der Reiseanträge und erledigen ihren Anteil am Gesamtprozess dadurch, dass sie Einträge aus ihrer Arbeitsliste aufrufen und bearbeiten (s. nachfolgende Tabelle). Da im speziellen Fall das Reiseantragsformular in mehrere Teile eingeteilt ist, die sukzessive von den Beteiligten ausgefüllt werden, entspricht der Status dieses Formulars zu Beginn weitgehend dem Status des Vorganges. Wären es Einzelformulare (Antrag, Stellungnahme, Dekan, Kostenrechnungsformular, Bewilligungsbescheid), wäre der Objektlebenszyklus dieser Formulare einfacher, dafür wären mehr Formulare zu berücksichtigen.

Tab. 6.1: Prozessschritte und Objektstatus im Zusammenhang

Prozessschritt	Aufgabenträger	Status des Vorgangs	Status des Reiseantrag-formulares	Status des Abrech-nungsfor-mulars
Ausfüllen des Reiseantrags	Mitarbeiter	angelegt	angelegt	
Abschicken des Antrags	Mitarbeiter	eingereicht	eingereicht	
Bewilligen des Antrags	Dekan	teilbewilligt	teilbewilligt	
Prüfung und Bewertung der Kosten	Reisekostenstelle	bewertet	bewertet	
Bewilligen des Antrags	Rektor	bewilligt	bewilligt	
Durchführung der Reise	Mitarbeiter		bewilligt	
Ausfüllen des Abrechungsformulars	Mitarbeiter	durchgeführt	bewilligt	angelegt
Absenden des Abrechungsformulars inkl. Belege	Mitarbeiter	Erstattung beantragt	bewilligt	eingereicht
Prüfung und Berechnung der zu erstattenden Kosten	Reisekostenstelle	Erstattung ermittelt	bewilligt	Erstattung ermittelt
Anweisung zur Auszahlung	Reisekostenstelle	angewiesen	bewilligt	angewiesen
Auszahlungsanordnung erstellen	Buchhaltung	angeordnet	bewilligt	angeordnet
Erstattungsbetrag auszahlen	Kasse	ausgezahlt	bewilligt	ausgezahlt

Durch die Bearbeitung der Dokumente mit entsprechenden Prozessschritt-bezogenen Funktionen wird also der Fortschritt des Vorganges sowie die Vorlage in den einzelnen Arbeitslisten automatisch durch das Informationssystem bzw. das diesem inhärente Workflow-Modul gesteuert. Den Gesamtzusammenhang auf Basis dieser Betrachtungen zeigt ⊠ nachfolgende Abbildung. Oftmals sind Workflow-Module so implementiert, dass die Status der einzelnen zum Vorgang gehörenden Dokumente den Status des Vorganges selbst steuert bzw. synchronisiert. In der obigen Tabelle bedeutet dies, dass z.B. der Übergang des Reiseabrechnungsformulars in den Status „eingereicht" automatisch den Übergang des Vorgangs in den Status „Erstattung beantragt" nach sich zieht.

Wesentliche kritische Erfolgsgröße bei Workflow-orientierten Prozess-Implementierungen ist die Modellierung der bestehenden und durch Einsatz einer Workflow-Komponente angestrebten Ablauforganisation. Deren Ordnungsmäßigkeit besteht eben nicht in der Darstellung kleinster Gegebenheiten, sondern muss Grundsätzen der Richtigkeit, Relevanz, Wirtschaftlichkeit, Klarheit, Vergleichbarkeit und Systematik genügen (Becker 1995).

Arbeitsliste Prof. Haas

Datum	Betreff	Status
17.01.04	Reise Berlin	ausgezahlt
20.01.04	Reise Krefeled	ausgezahlt
23.02.04	Reise Düsseldorf	ausgezahlt
15.03.04	Reise Tokyo	abgelehnt
21.04.04	Reise Krefeld	ausgezahlt
23.05.04	Reise Frankfurt	gebucht
28.05.04	Reise Berlin	Kostenerst. beantragt
15.06.04	**Reise Berlin**	**teilbewilligt**
28.06.04	**Reise München**	**eingereicht**

Arbeitsliste Dekan Fachbereich Informatik

Datum	Mitarbeiter	Betreff	Status
15.06.04	**Prof. Haas**	**Reise Berlin**	**teilbewilligt**
15.06.04	Prof. Moser	Reise Hannover	teilbewilligt
17.06.04	Prof. Hansen	Reise München	teilbewilligt
28.06.04	**Prof. Haas**	**Reise München**	**eingereicht**
28.06.04	Prof. Krach	Reise Stuttgart	eingereicht
28.06.04	Prof. Meier	Reise Madrid	beantragt

Arbeitsliste Reisekostenstelle

Datum	Fachbereich	Mitarbeiter	Betreff	Status
15.06.04	**Informatik**	**Prof. Haas**	**Reise Berlin**	**teilbewilligt**
15.06.04	Informatik	Prof. Moser	Reise Hannover	teilbewilligt
15.06.04	Wirtschaft	Prof. Umsatz	Reise New York	teilbewilligt
15.06.04	Design	Prof. Plakat	Reise Toronto	teilbewilligt
16.06.04	Architektur	Prof. Hammer	Reise Berlin	teilbewilligt
17.06.04	Informatik	Prof. Hansen	Reise München	teilbewilligt
17.06.04	Architektur	Prof. Nagel	Reise München	teilbewilligt

Abb. 6.14: Arbeitslisten und Workflow-Steuerung

Wie deutlich wird, sieht jeder Beteiligte nur die für ihn zu bearbeitenden Anträge und startet die notwendigen Anwendungsfunktionen zur Bearbeitung aus seiner Arbeitsliste heraus. Kein Vorgang geht verloren und es ist immer transparent, in welchem Status sich ein Vorgang befindet. Prof. Haas sieht nur seine Reisen, der Dekan alle Reisen des Fachbereiches, die beantragt, eingereicht oder teilbewilligt – also von ihm genehmigt – sind und die Reisekostenstelle sieht alle Reisen aller Fachbereiche, die teilbewilligt sind, um diese weiter zu bearbeiten.

6.3.5.2 Workflow in der Medizin

Behandlungsprozess im Mittelpunkt

Auch in der Medizin steht ein Prozess im Mittelpunkt: der Behandlungsprozess. Diesen optimal zu unterstützen ist ein wesentliches Ziel Medizinischer Informationssysteme. Dabei beschränkt sich die Einsatzmöglichkeit des Workflow-Konzeptes nicht nur auf das Krankenhaus, sondern auch große Spezialpraxen, Labore, arbeitmedizinische Abteilungen und Gesundheitsämter erbringen alle ihre Dienstleistung mittels komplexer arbeitsteiliger Prozesse. Eine ausführliche Darstellung zum Workflow bei zahnärztlichen Reihenuntersuchungen findet sich bei Unewisse (1998).

Wesentliche Eigenschaften von Behandlungsprozessen

Ein Behandlungsprozess hat alle Merkmale, die eine informationstechnologische Unterstützung durch Workflow-Software als geeignet erscheinen lassen. Diese Merkmale sind:

- Während des Behandlungsprozesses werden eine Vielzahl von Maßnahmen unter Beteiligung unterschiedlichster spezialisierter Leistungserbringern erbracht.
- Die einzelnen Maßnahmen werden zumeist in arbeitsteiliger Weise erstellt.
- Es gibt komplexe hierarchische Ausführungs- und Kontrollebenen.
- Eine Behandlung orientiert sich, ausgehend von einer oftmals komplexen multifaktoriell ausgelösten Problemstellung, an einem Behandlungsziel, wobei prognostische Überlegung mit eine wichtige Rolle spielen.
- Der Behandlungsprozess ist geprägt bzw. wird beeinflusst durch Ergebnisse aus Diagnostik und Therapie und ihm liegt eine entsprechende Strategie zugrunde.

Viele unplanbare Ereignisse

Ein gravierender Unterschied zu Produktions- und Dienstleistungsprozessen ergibt sich dadurch, dass der Behandlungsprozess selbst beeinflusst wird von einer Vielzahl „plötzlicher" und meist nicht voraussehbaren – schon gar nicht planbaren – Ereignissen. Seelos bezeichnet dieses als Humanfaktor des Leistungserstellungsprozesses (Seelos 1993). Insofern darf eine Workflow-Implementierung in der Medizin nicht starre Handlungsabfolgen erzwingen, sondern muss flexibel auch Abweichungen vom Standardablauf ermöglichen.

Wie in ⌦ Kapitel 3.4.2 und 3.4.3 Seite 151 ff. gezeigt, ist ein Behandlungsprozess beschreibbar durch eine Abfolge von diagnostischen und therapeutischen und ggf. administrativen Maßnahmen und den den einzelnen Handlungen assoziierten Ergebnisdokumenten. Der Behandlungsprozess kann also als Prozesskette aufgefasst werden, die sich aus vielen Einzelprozessen zusammensetzt. Im Zusammenhang mit dem eingangs erläuterten Workflow-Ansatz führt dies zur Frage, welche Prozesse gesteuert bzw. welche „Arbeitsobjekte“ im Rahmen von Behandlungsprozessen denn „gesteuert“ bzw. „geflowt“ werden sollen. Hier ist es hilfreich, nochmals die verschiedenen Handlungsebenen in der Medizin zu betrachten (⌦ Abb. 6.2, S. 522) und auf Workflow-Aspekte zu untersuchen.

- Behandlungsebene

  Auf der Behandlungsebene erscheinen v.a. die Möglichkeiten der Prozessmodellierung relevant, d.h. die Definition von Problem-/Diagnose-/Ereignis-bezogenen Maßnahmenketten. Eine tatsächliche Workflow-Steuerung kann auf dieser Ebene nicht stattfinden, lediglich die Überwachung der Durchführung der geplanten Behandlungsschritte.

- Auftragsebene

  Ein Auftrag stellt eine Aggregation von mehreren verordneten Maßnahmen dar. Die Auftragsabwicklung ist im Wesentlichen gekennzeichnet durch die Durchführung der einzelnen mit dem Auftrag beauftragten Maßnahmen. Die Überwachung des Bearbeitungsfortschrittes von Aufträgen ist ein Bedürfnis, aber auch die Steuerung der Auftragsabwicklung insgesamt. Dementsprechend muss auch für Aufträge ein Auftragsstatus geführt werden können, der jedoch – wie voran stehend am Dienstreisebeispiel gezeigt – mit den Status der einzelnen Maßnahmen zu synchronisieren ist (Beispiel: Erst wenn alle Maßnahmen des Auftrages erbracht sind, ist auch der gesamte Auftrag durchgeführt).

- Maßnahmenebene

  Die Steuerung der Erbringung der einzelnen Maßnahmen ist in der Medizin der zentrale Ansatz eines Workflowmanagements. Hier ist oft von Interesse, wie weit die Erbringung einer Maßnahme fortgeschritten ist, wenngleich am Ende nur interessiert, ob eine Durchführung (schon) erfolgt ist oder noch nicht („Liegen die Röntgenbilder von Herrn Meier vor?“)

- Verrichtungsebene

  Selten wird es notwendig, auch auf Verrichtungsebene eine eigene Steuerung und Dokumentation zu implementieren, da Verrichtungen nicht arbeitsteilig erbracht werden. Es kann jedoch manchmal sinnvoll sein, die Durchführung einer Einzelverrichtung (z.B. Kontrastmittelapplikation bzw. -verabreichung) im Rahmen einer Maßnahme (z.B. Margen-Darm-Passage oder bei einer Wundversorgung oder bei einer Operation) mit Angaben zu Beginn und Ende der Durchführung sowie den verbrauchten Materialien zu dokumentieren.

- Dokumentenerstellungsebene

  Die Erstellung der den Maßnahmen bzw. Aufträgen zugeordneten Dokumente (z.B. bei einer Röntgenuntersuchung das Röntgenformular, der Befund und die Bilder, bei einem EKG das Schreiben des EKGs und das EKG-Dokumentationsformular) erfolgt nur in wenigen Fällen arbeitsteilig. Besonders komplexe und für eine Workflow-Steuerung relevante Abläufe sind vor allem im Bereich der Befundschreibung zu finden, sodass auch auf Ebene der Dokumentenerstellung die Unterstützung des Dokumentenworkflows von Interesse ist. Hier kann dann ebenfalls mittels einfacher Statusinformationen verfolgt und gesteuert werden (Beispiel: Befund diktiert, geschrieben, durchgesehen, verbessert, unterzeichnet/freigegeben).

In Anlehnung an das Dienstreise-Beispiel könnte also in der Medizin der Ablauf zur Erbringung eines Untersuchungsauftrages – nachfolgend gezeigt an einem Röntgen-Auftrag – wie folgt aussehen:

Schritt	Auftrags-status	Maßnahmen-status	Status Rö-Formular	Status Rö-Bild	Status Befund
Rö-Auftrag wird erfasst	erfasst				
Maßnahme wird erfasst	erfasst	erfasst	offen	offen	offen
Auftrags wird abgeschickt	angefordert	angeordnet	offen	offen	offen
Maßnahme wird terminiert	angefordert	terminiert	offen	offen	offen
MTA schießt Bilder	in Arbeit	durchgeführt	offen	erfasst	offen
RTA erfasst Leistungsdaten	in Arbeit	durchgeführt	erfasst	erfasst	offen
RTA/Arzt geben Bilder und Daten frei	in Arbeit	durchgeführt	freigegeben	freigegeben	offen
Arzt diktiert Befund	in Arbeit	durchgeführt	freigegeben	freigegeben	diktiert
Schreibdienst schreibt Befund	in Arbeit	durchgeführt	freigegeben	freigegeben	erstellt1
Arzt korrigiert Befund	in Arbeit	durchgeführt	freigegeben	freigegeben	korrigiert
Schreibdienst ändert Befund	in Arbeit	durchgeführt	freigegeben	freigegeben	erstellt2
Arzt gibt Befund frei	in Arbeit	durchgeführt	freigegeben	freigegeben	vorfrei
Chefarzt gibt Befund frei	durchgeführt	durchgeführt	freigegeben	freigegeben	freigegeben

Tab. 6.2: Beispiel Abwicklung eines Röntgenauftrags

Das Beispiel zeigt, dass auch in der Medizin bei der Auftragsabwicklung der Arbcitsfluss gekennzeichnet ist durch Bearbeitungen von Ergebnisdokumenten, die einen verschiedenen Status einnehmen können. Dabei steuert die Dokumentenbearbeitung die Statusausprägung des Dokumentes und diese wiederum bestimmt, in welcher Arbeitsliste ein Dokument bzw. ein zu bearbeitender Vorgang erscheint. Durch Zuordnung von Arbeitsliste und Status im Rahmen der Parametrierung kann der gesamte Vorgang automatisch gesteuert werden. Als dritte in der Tabelle nicht gezeigte Dimension ist die für die Bearbeitung zuständige Ressource (⌧ auch Kap. 6.3.4, S. 530 ff.) zu berücksichtigen, sodass die Arbeitslisten ressourcenbezogen selektiert sein müssen. Dabei kann es sich wie bereits erläutert um ein Gerät handeln (im Beispiel: Thoramat für die terminierten Thorax-Aufnahmen), um eine Person (im Beispiel: der die Untersuchung betreuende Arzt) oder um eine Gruppe von Personen bzw. ein Team (im Beispiel: Alle Mitarbeiter im Schreibbereich, die auf Basis einer gemeinsamen Arbeitsliste Befunde schreiben). Das Beispiel macht auch deutlich, dass der Dokumentenworkflow einfach bis komplex sein kann: Während das Dokument „Röntgen-Bild" im Wesentlichen die Status „offen", „erfasst" und „freigegeben" einnehmen kann, führt die Organisation der Befundschreibung und -freigabe für Befunde zu komplexeren umfangreicheren Objektlebenszyklen mit entsprechend vielen Statusausprägungen. Umfangreiche Analysen und Darstellungen zu Befund-Workflows finden sich in Fastenrath (2003) und van de Straat (2002).

Zwei beispielhafte Ausschnitte aus Arbeitslisten zeigt die nachfolgende Abbildung, wobei die aktuell anstehende Bearbeitung einfach durch Doppelklick auf die Zeile oder das zu bearbeitende Dokument gestartet wird. Während der Status der Maßnahme in einer gesonderten Spalte ersichtlich ist, erfolgt die Statusinformation zu den einzelnen Dokumenten über eine Farbsignalisierung des entsprechenden Icons (z.B. weiß = offen, rot = erfasst, grün = freigegeben).

Abb. 6.15: Beispielhafte Workflow-basierte Arbeitsliste

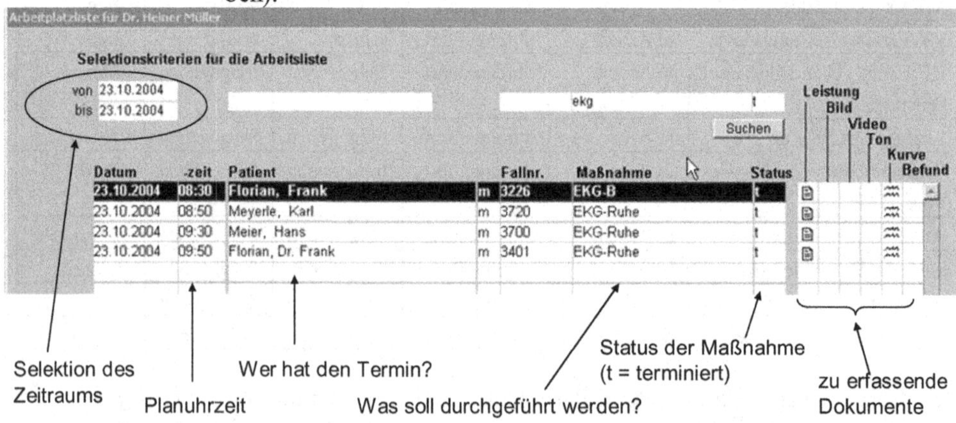

Entsprechende workflow- und organisationsunterstützende Komponenten finden sich heute in Radiologischen Informationssystemen, Laborinformationssystem (s. Helb 2004), Pathologie-Informationssystemen, OP-Informationssystemen und global in Krankenhausinformationssystemen. Den Gesamtzusammenhang zeigt zusammenfassend nachfolgende Abbildung.

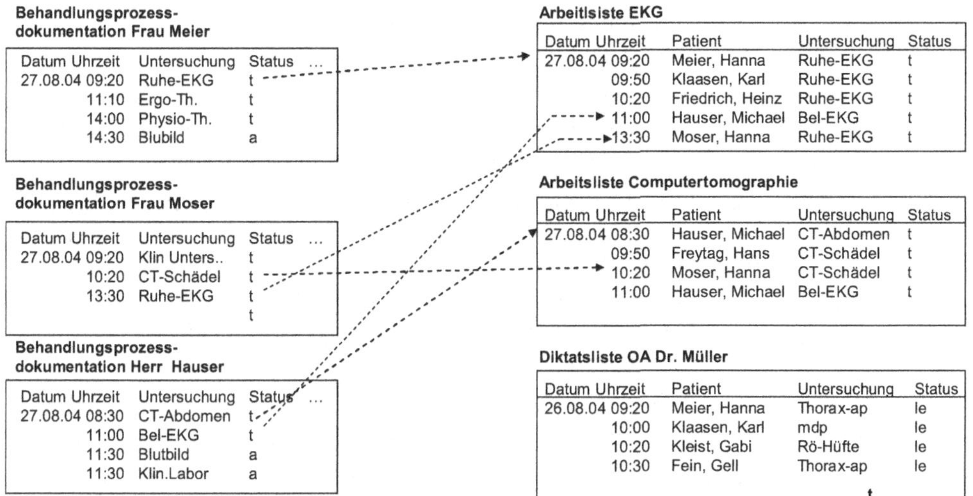

Behandlungsprozess-dokumentation Frau Meier
Datum Uhrzeit Untersuchung Status …
27.08.04 09:20 Ruhe-EKG t
11:10 Ergo-Th. t
14:00 Physio-Th. t
14:30 Blubild a
Behandlungsprozess-dokumentation Frau Moser
Datum Uhrzeit Untersuchung Status …
27.08.04 09:20 Klin Unters.. t
10:20 CT-Schädel t
13:30 Ruhe-EKG t
t
Behandlungsprozess-dokumentation Herr Hauser
Datum Uhrzeit Untersuchung Status …
27.08.04 08:30 CT-Abdomen t
11:00 Bel-EKG t
11:30 Blutbild a
11:30 Klin.Labor a
Arbeitsliste EKG
Datum Uhrzeit Patient Untersuchung Status
27.08.04 09:20 Meier, Hanna Ruhe-EKG t
09:50 Klaasen, Karl Ruhe-EKG t
10:20 Friedrich, Heinz Ruhe-EKG t
11:00 Hauser, Michael Bel-EKG t
13:30 Moser, Hanna Ruhe-EKG t
Arbeitsliste Computertomographie
Datum Uhrzeit Patient Untersuchung Status
27.08.04 08:30 Hauser, Michael CT-Abdomen t
09:50 Freytag, Hans CT-Schädel t
10:20 Moser, Hanna CT-Schädel t
11:00 Hauser, Michael Bel-EKG t
Diktatsliste OA Dr. Müller
Datum Uhrzeit Patient Untersuchung Status
26.08.04 09:20 Meier, Hanna Thorax-ap le
10:00 Klaasen, Karl mdp le
10:20 Kleist, Gabi Rö-Hüfte le
10:30 Fein, Gell Thorax-ap le

Abb. 6.16: Arbeitlisten und Workflowmanagement

6.3.5.3 Zusammenfassung

Zusammenfassend kann festgehalten werden:

Merk-/Anforderungtafel 46
zu Kapitel 6.3.5: Workflowmanagement

- Workflow-Komponenten in Informationssystemen unterstützen die kontrollierte und geführte arbeitsteilige Erbringung von Leistungen. *M46.1*
- Kennzeichen Workflow-unterstützbarer Prozesse sind Arbeitsteiligkeit, die Verteilung der Sachbearbeiter- und Kontrollschritte auf verschiedene Hierarchieebenen und ein hoher Anteil an IT-gestützten Aufgaben. *M46.2*
- Workflow muss sowohl die Aufbau- als auch die Ablauforganisation berücksichtigen. *M46.2*

M46.3 ■ Vor dem Einsatz einer Workflow-Komponente müssen die bestehenden Prozesse analysiert, modelliert und einem an den Möglichkeiten eines IT-gestützten Workflowmanagements orientiert angepasst werden.

M46.4 ■ Die Verzahnung von Workflow-Komponente und Informationssystem erfolgt über Arbeitslisten, mittels der die Anwendungsfunktionen des Informationssystems im Kontext des Bearbeitungsstatus der betrachteten Objekte (Antrag, Auftrag, Maßnahme, Dokument) aufgerufen werden können.

M46.5 ■ In Arbeitslisten erhalten die Mitarbeiter bzw. Teams jene Objekte (Anträge, Aufträge, Maßnahmen, Dokumente) angezeigt, für die sie eine Bearbeitung durchführen müssen.

M46.6 ■ Die Steuerung des Arbeitsflusses erfolgt in der Regel über definierte Statusdiagramme (Objektlebenszyklen) der relevanten Objekttypen, in denen angegeben wird, welche Transitionen und Bearbeitungsfunktionen ausgehend von einem Status möglich sind, und welche je nach durchgeführter Bearbeitungsfunktion zu setzen sind.

M46.7 ■ In der Medizin und dort vor allem im Rahmen der Auftragsabwicklung gibt es zahlreiche Prozesse, die die Merkmale Workflow-unterstützbarer Prozesse (s. M46.2) erfüllen.

■ Wesentliche mit Workflow-Konzepten unterstützbare Prozesse in der Medizin sind die Auftragsabwicklung, die Leistungserbringung medizinischer Maßnahmen sowie die Dokumentenerstellung.

M46.8 ■ Eine Workflow-Komponente muss mindestens folgende Funktionen aufweisen:

M46.8a ■ Eine Administrationsfunktion zur Definition und Verwaltung von Objektlebenszyklen für definierte Objekttypen (Aufträge, Maßnahmen, Dokumente) sowie für Regeln zur Synchronisation des Status verschiedener Objekttypen.

M64.8b ■ Eine Administrationsfunktion zur Definition von ressourcenbezogenen Arbeitslisten und der Kriterien, welche Objekttypen mit welchem Status in den einzelnen Arbeitslisten erscheinen sollen.

M46.8c ■ Elektronische Arbeitslisten, in denen Objekte (konkrete Aufträge, Maßnahmen, Dokumente), die einen bestimmten Status haben, für die Bearbeiter angezeigt werden. Es sollte die Möglichkeit bestehen, innerhalb der Arbeitlisten auf Basis der für einen Bearbeiter allgemein relevanten Einträge beliebig nach Datum und Status zu selektieren und zu sortieren.

- Aufrufschnittstellen zum kontextsensitiven Aufruf von Anwendungsfunktionen über die Einträge in den Arbeitslisten, *M46.8d*
- ein Steuerungsprogramm (so genannte „Workflow-Engine"), welches in Abhängigkeit der Workflow-Parametrierung nach Durchführung von Workflow-relevanten Anwendungsfunktionen die notwendigen Statusänderungen vornimmt. *M46.8e*

6.4 Behandlungsmanagement

6.4.1 Einführung und theoretischer Hintergrund

Planen, Überwachen, Steuern, Auswerten

Die Planung, Überwachung und Steuerung von medizinischen Behandlungen sowie deren retrospektive Auswertung hat vor dem Hintergrund knapper werdender Ressourcen und Mittel immer mehr an Bedeutung gewonnen. Dies betrifft einerseits die Aktivitäten auf der strategischen und taktischen Ebene des ärztlichen Handelns, aber auch die Steuerung und Kontrolle der Durchführungen auf der operativen Ebene. Während Letzteres im Wesentlichen durch ein IT-gestütztes Anordnungs-, Termin-, Ressourcen- und Workflowmanagement (⌧ Kap. 6.3, S. 519 ff.) erreicht werden kann, bedarf es auf Ebene der Gesamtbehandlung anderer organisations- und entscheidungsunterstützender Ansätze. Hierzu soll kurz das prinzipielle Vorgehen erläutert werden.

Strategie und Taktik zur Erreichung diagnostischer oder therapeutischer Ziele

Ärztlich/pflegerisches Handeln ist gekennzeichnet durch patientenorientierte problem-/diagnosebezogene Strategien sowie situationsspezifischen Einzelinterventionen/-maßnahmen. Welche Maßnahmen sind zur differentialdiagnostischen Abklärung – z.B. einer Hypertonie – in welcher Reihenfolge notwendig? Welche Maßnahmen im Zeitverlauf sind bei einer Therapie ggf. zum wiederholten Male anzuwenden? Dabei wird bei der Diagnostik, basierend auf Symptomen oder vorliegenden Befunden, ausgehend von Hypothesen (Verdachtsdiagnosen) anhand verschiedener Maßnahmen differentialdiagnostisch vorgegangen. Die Menge der von einem Planungs-/Entscheidungszeitpunkt (PEZ, ⌧ Abbildung 6.14, Folgeseite) bis zu dem nächsten durchzuführenden Handlungen kann als „Handlungszyklus" (Haux 1987) bezeichnet werden. Die durchgeführten Handlungen bringen neue Befunde ans Licht, welche zum Verwerfen oder zur Sicherung einer Diagnose beitragen. Je nach Eindeutigkeit der Fragestellung kann beim diagnostischen Vorgehen ein solcher Handlungszyklus als Teil-Plan des Gesamtgeschehens innerhalb einer übergeordneten Vorgehensstrategie verstanden werden, deren gesamtheitlicher Aufbau oftmals mittels *klinischer Algorithmen* dargestellt wird. In vielen Leitlinien finden sind als Teil solche klinischen Algorithmen – so z.B. in der S3-Leitlinie zum Mammakarzinom.

Der differentialdiagnostische Prozess besteht also aus einer Reihe solcher problembezogenen Teil-Pläne, die je nach vorliegenden Ergebnissen zum jeweiligen Planungs- und Entscheidungszeitpunkt ggf. auch alternativ Anwendung finden. Die Dokumentation der Durchführung der Maßnahmen führt zu ein oder mehreren Dokumenten (Messwerte, Befundberichte, Bilder, Kurven etc.).

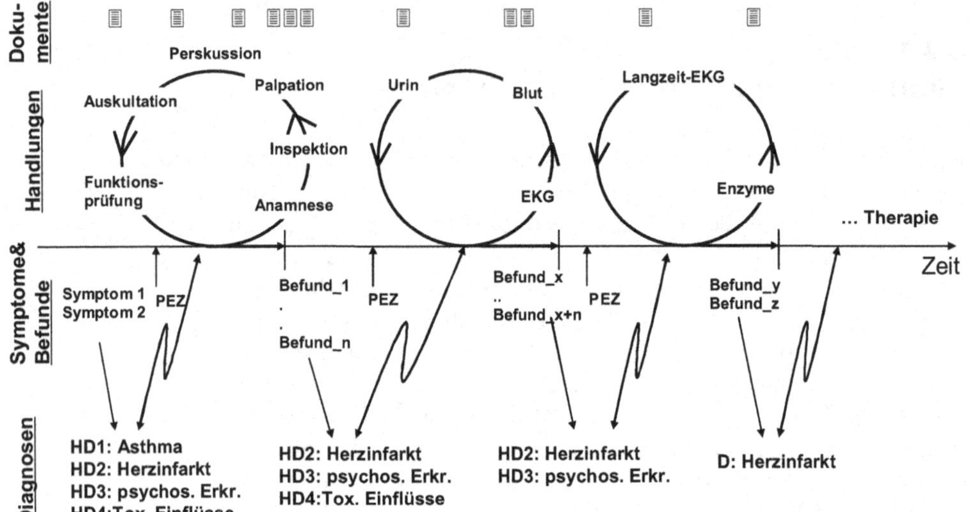

Abb. 6.17: Differential-diagnostisches Vorgehen am Beispiel

Entscheidend ist also abzuwägen, welches Vorgehen zur Abklärung der einzelnen Hypothesen zu wählen ist und welche Abklärungen dringlich sind bzw. welche evtl. noch warten können.

Eine etwas einfachere und klarer zu definierende Situation liegt in der Therapeutik vor. Dort dauern Zyklen in der Regel länger, Planungs-/Entscheidungspunkte dienen im Wesentlichen der Überprüfung der Wirksamkeit der eingeschlagenen Therapie sowie ggf. der Änderung des therapeutischen Vorgehens. Die gesamte Therapie kann oftmals innerhalb eines einfachen sequentiellen Planes definiert werden, wenngleich auch therapeutische Pläne – wie z.B. Chemotherapiepläne oder Kombinationstherapien komplex sein können.

Für beide Bereiche – Diagnostik und Therapie – kann jedoch gesagt werden, dass „ärztliches Handeln auf der taktischen Ebene ... einem vorgefassten Plan folgt" (Mannebach1997). Ziel eines IT-gestützten Behandlungsmanagements ist es, solche Pläne als Ausgangsmuster elektronisch verfüg- und anwendbar zumachen, sodass eine konkrete Behandlung auf Basis vordefinierter Behandlungspläne erfolgen kann.

Eine leitlinien-orientierte Behandlungsabfolge in Anlehnung an Werner (1999), die ausgehend von einer bestimmten Diagnose (= Schenkelhalsfraktur) und der dazu notwendigen Therapie definiert wurde, zeigt ⊠> Abbildung 6.15.

Abb. 6.18: Beispielhaftes Behandlungsmuster

Aufnahmetag	OP-Tag	Postoper. 1. - 4. Tag	5. Tag
-Aufnahme	- Osteosynthese	- Klinische Kontrolle	- Klinische Kontrolle
- Aufklärungsgespräch	- Endoprothese	- Labor	- Labor
- Anamnese	- Intraop. Durchl.	- Heparin sc	- Heparin sc
- Klin. Untersuchung	- Infusion	- Krankengymnastik	- Aufklärungsgespräch
- Rö-Beckenübersicht	...	...	- Entlassung
- Rö-Hüfte axial			...
...			

Solche Behandlungspläne sind sowohl wichtige Bausteine bei der Umsetzung von Konzepten des „Case-Managements" und des „Disease-Managements", wobei je nach Zielstellung nur isolierte Aspekte wie z.B. die Rehabilitation nach einem Arbeitsunfall oder die Behandlung einer bestimmten Krankheit im Vordergrund stehen, oder aber die gesamtheitliche bio-psycho-soziale Versorgung des Patienten. Szathmary (1999) zeigt Letzteres anschaulich am Beispiel eines „Case Management Serviceplans" für einen Patienten nach Schlaganfall, der auch Maßnahmen zur Abklärung und Verbesserung der Wohnsituation enthält. Unter „Case-Management" wird allgemein eine Strategie zur effektiven Versorgung von Patienten verstanden, wobei vor allen Dingen die Art der Erkrankung und die notwendige übergeordnete Fürsorge im Vordergrund stehen. Anwendung findet dieser Ansatzes vor allem bei Schwerkranken, Behinderten, Älteren und chronisch Kranken.

Allen diesen Patientengruppen gemeinsam ist, dass sie von einer Vielzahl von Einrichtungen - im Idealfall integriert - betreut werden müssen. Oftmals sind diese Patientengruppen weder in der Lage noch gewillt, die eigene Versorgung kompetent und koordinierend selbst in die Hand zunehmen.

Unerhebliche ist bei diesen Betrachtungen, ob ihm Mittelpunkt eher eine krankheitsartenbezogene Steuerung (z.B. chronisch Kranke wie Diabetiker, Asthmatiker, Reha-Patienten etc.) oder aber eine gesamtheitliche an der Patientensituation (Ältere, Behinderte etc.) orientierte Koordination steht.

Vorkonfektioniertes Behandlungsgeschehen

Behandlungspläne, die auch „Versorgungspfad", „klinischer Pfad", „Critical Pathway", „abstrakter Behandlungsplan" genannt werden, stellen also eine Vorkonfektionierung des Behandlungsgeschehens dar.

Viele Ziele und ein Lösungsansatz

Mit einem auf Behandlungsplänen basierenden Lösungsansatz werden sowohl

- ökonomische Ziele (Leistungs- und Kostenmanagement, maximales Kosten-/Nutzenverhältnis, Kostentransparenz, Durchlaufzeitenverkürzung),
- medizinische Ziele (gleiches Vorgehen bei gleicher Ausgangssituation, Behandlungsplanung und -überwachung, Verbesserung der Ergebnisqualität, Abweichungsanalysen) als auch
- organisatorische Ziele (Vorbelegung von Ressourcen, Termin- und Zeitmanagement, Ablaufoptimierung)

verfolgt. Klinische Behandlungspfade werden vor allem im Krankenhaus oder im Rahmen der integrierten Versorgung eingesetzt (Roeder 2003).

Zusammenfassend kann an dieser Stelle festgehalten werden: Ein *Behandlungsplan* ist in der *Diagnostik* ein an konkreten Fragestellungen orientierter Plan durchzuführender medizinischer Maßnahmen, gründend auf einer diagnostischen Strategie. In der *Therapeutik* ist es der an den konkreten Behandlungszielen orientierte Plan durchzuführender Maßnahmen, gründend auf einer therapeutischen Strategie. Zu den haftungsrechtlichen Aspekten nimmt Sheehan (2002) Stellung.

Indikationsbezogene logisch-/zeitliche Zusammenstellung durchzuführender Maßnahmen

Ein Behandlungsplan stellt sich als eine logisch/zeitliche Zusammenstellung der problem-/diagnosebezogenen Maßnahmen dar. Dabei muss zwischen einem abstrakten Behandlungsplan, d.h. also einem Plan in Form eines „Vorschlags“ oder „Musters“, und dem patientenindividuellen Behandlungsplan unterschieden werden (⊠ Abb. 6.17, S. 551). Dies ist unverzichtbar, um abstrakte Pläne individualisieren zu können. Eine Individualisierbarkeit ist vor allem wichtig, um einerseits auf Spezifika des konkret zu behandelnden Patienten eingehen zu können und andererseits die Autonomie des Handelnden selbst (Stichwort „Therapiefreiheit“) nicht über Gebühr einzuschränken. So können im Zuge einer Individualisierung Planmaßnahmen gestrichen, neue hinzugefügt oder Frequenz oder zeitliche Distanz zwischen Maßnahmen modifiziert werden. Basiert ein Plan auf evidenzbasierten Leitlinien, ist es sinnvoll und trägt zur Qualitätssicherung und Justitiabilität bei, für die Planabweichungen die Beweggründe zu dokumentieren. Erst wenn diese Individualisierung vorgenommen wurde, können aus dem so definierten patientenindividuellen Plan die konkret durchzuführenden Maßnahmen für den Behandlungsprozess generiert und z.B. in die elektronische Patientenakte als durchzuführende Maßnahmen eingestellt werden. Dass daneben im Laufe des Behandlungsprozesses auch noch weitere nicht planbare Maßnahmen hinzukommen, lässt sich nicht vermeiden. Den Zusammenhang zwischen abstraktem Behandlungsplan, patientenindividuellem Behandlungsplan und tatsächlichem Behandlungsprozess zeigt ⊠> Abbildung 6.19 an einem Beispiel aus dem Krankenhaus, die durch die Individualisierung (Patientin ist Diabetikerin und Asthmatikerin) neu hinzugekommenen Maßnahmen sind fett dargestellt. Je nach Frequenz kann eine Maßnahme im Plan zu mehreren Maßnahmen innerhalb des Behandlungsprozesses führen. So könnte die Angabe im Plan „Krankengymnastik, täglich" bedeuten, dass aus dieser einen Planmaßnahme bei einem ca. 10-tägigen Aufenthalt 8 Patientenmaßnahmen generiert.

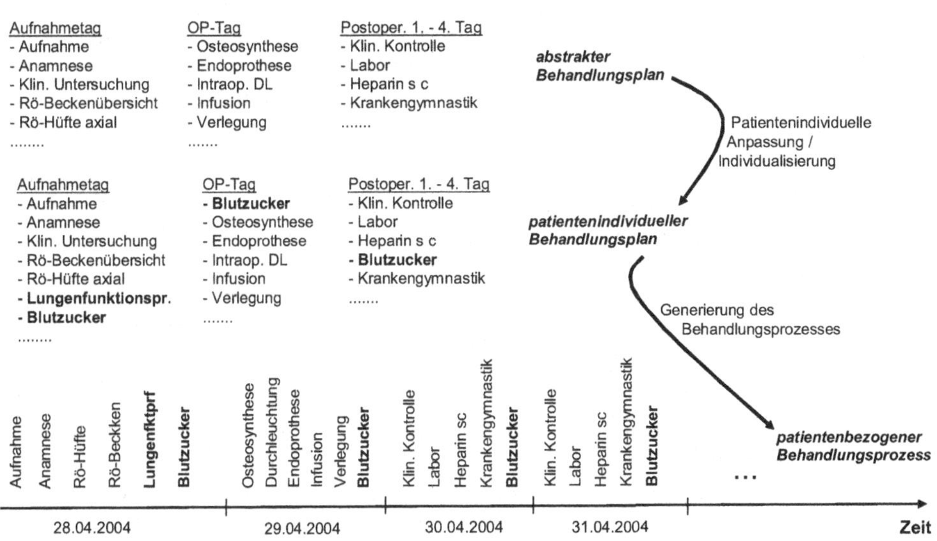

Abb. 6.19: Abstrakter sowie patientenindividueller Plan und Behandlungsprozess

Während der gezeigte Behandlungsplan als Initialereignis (bzw. Indikation) eine bestimmte Indikation (hier: Schenkelhalsfraktur) hat, sind auch allgemeine indikationslose Pläne im Sinne klinischer Kernprozesse denkbar. Diese werden dann generell bei jedem Patienten als „Basisprozess" angewandt.

Für Behandlungspläne können im Wesentlichen drei Komplexitätsstufen angegeben werden:

Immer gerade aus

- Einfache lineare Handlungspläne

  Einfache Handlungspläne wie der in Abbildung 6.19 gezeigt sind einfache sequentielle Verknüpfungen von durchzuführenden Maßnahmen, deren Abhängigkeit voneinander nur insofern berücksichtigt wird, dass die einzuhaltenden Abfolgen definiert sind. Es gibt einen Handlungsast entlang dem gearbeitet wird.

alternative oder parallele Wege

- Flusspläne mit Enscheidungspunkten und Parallelästen

  In Erweiterung der einfachen Pläne können bei komplexeren Plänen Paralleläste und binäre Entscheidungspunkte hinzukommen. Trotzdem wird der Plan „nach vorne" konstruiert. Es gibt also keine Schleifen oder komplexe Synchronisationsbedingungen.

Wo geht es lang im komplexen Gestrüpp der Optionen?

- Klinische Algorithmen

  Klinische Algorithmen weisen alle Elemente vor, die auch bei Algorithmen z.B. im Bereich der Informatik vorgefunden werden. Es können z.B. komplexe Entscheidungspunkte mit mehreren Ausgängen vorliegen, ebenso Schleifen, Abbruchkriterien, relative Zeitangaben in Bezug auf Vorgängermaßnahmen und Vor-/Nachbedingungen für einzelne Maßnahmen.

Manuelle Anwendung unmöglich

Die Anwendung von Behandlungsplänen lässt sich im Manuellen jedoch kaum effektiv durchführen. Dementsprechend werden zur Modellierung und Implementierung in den praktischen Alltag IT-Module benötigt, die einerseits eine Möglichkeit bieten, Pläne zu definieren und diese dann im Zusammenspiel mit der Elektronischen Krankenakte zu generieren. Die Anwendung von Plänen im medizinischen Alltag hängt ganz entscheidend von der Verfügbarkeit entsprechender mit der Elektronischen Krankenakte integrierter IT-Instrumente für ein Behandlungsmanagement ab. Damit aber existierende und einrichtungsübergreifend nutzbare Pläne nicht verschiedenstenorts in die IT-Lösungen manuelle eingepflegt werden müssen – woraus sich auch eine Update-Problematik ergibt – sollte eine Möglichkeit bestehen, diese automatisiert in strukturierter Form importieren zu können. Dazu müssen die Pläne in eine verarbeitbare und konsentierte Form gebracht werden. So ist des denkbar, dass Behandlungspläne via XML-Dokumente (Cordsen 2000, Gövert 1999) strukturiert z.B. von den Medizinischen Fachgesellschaften distributiert und in die verschiedensten Anwendungssystemen wie Arztpraxisinformationssysteme, Krankenhausinformationssysteme, Pflegeinformationssysteme etc. importiert werden. Ein entsprechendes Modul auf Basis des Guideline Interchange Formats GLIF (Ohno 1999) wird z.B. bei Boxwala (1999) detailliert beschrieben. Wird dann noch ein entsprechender Update-Service eingerichtet -ähnlich wie dies die KBV für den Bereich der ambulanten Abrechnungssysteme für die Tarifwerke betreibt - könnten Leitlinien in Verbindung mit entsprechenden IT-Modulen im täglichen Alltag jene Rolle im Gesundheitswesen bekommen, die ihnen heute schon theoretisch und strategisch zugeschrieben werden.

6.4.2 Komponenten und Funktionen

Entsprechend den vorangehenden Erläuterungen muss ein unterstützendes IT-Modul die im Folgenden aufgeführten Komponenten aufweisen.

Verwaltung von Planbausteinen und Indikationen

- Planadministrationskomponente

  Um Behandlungspläne definieren zu können, müssen eine Reihe von spezifischen Stammdaten vorhanden sein. Hierzu gehören vor allen Dingen:

  - Ein Vokabular/Katalog medizinischer Maßnahmen gemäß ⌧ Kapitel 5.3.3.14 Seite 319. Diese stellen die Grundbausteine für die Plandefinitionen dar.
  - Vokabulare für die den Plänen assoziierbaren Behandlungsaspekte/-ereignisse wie: Symptome, Probleme, Diagnosen und Behandlungsziele.
  - Diverse weitere Wertebereiche für Tageszeiten, Zeitprofile, Maßnahmenabhängigkeiten usw.
  - Sonstige Bezugsobjekte.

Verwaltung der Pläne sowie ein Editor für die Planzusammenstellung

- Planverwaltungskomponente

  Zur Verwaltung und Zusammenstellung von abstrakten sowie davon abgeleiteten individualisierten Behandlungsplänen müssen Funktionen vorhanden sein, mit denen einerseits die Pläne verwaltet und andererseits erstellt und editiert werden können. Dabei muss auch die Möglichkeit bestehen, diese Pläne mit Indikationen wie z.B. Symptomen, Problemen, Diagnosen und Behandlungszielen zu assoziieren und damit die Basis für eine aktive Unterstützung integriert in die Führung der elektronischen Krankenakte zu schaffen. Wichtig hierbei ist auch die Historisierung von abstrakten und individuellen Behandlungsplänen, um immer Nachweis geben zu können, in welchem Zeitraum welche Planversion zum Einsatz kam. Erleichtert werden könnte die Nutzung dieser Komponenten durch einen speziellen Leitlinien-Graphik-Editor, wie ihn in Fox bereits 1991 beschrieben hat.

Anwendung von Plänen durch Individualisierung und Generierung

- Plangenerierungskomponente

  Soll ein mittels der Administrationskomponente erstellter Behandlungsplan für einen Patienten zum Einsatz kommen, geschieht dies in zwei Schritten:

Plananpassung an die spezifische Behandlungssituation

- Individualisierung des Planes

  Der abstrakte Plan muss in einen konkreten patientenbezogenen Plan kopiert werden. Davon ausgehend kann dann dieser an die individuelle Situation des Patienten, z.B. durch Hinzufügung oder Löschung einzelner Maßnahmen, Veränderungen der Frequenz der Maßnahmen etc. angepasst werden. Die Oberfläche und Bedienung dieser Funktion kann, bis auf den Unterschied, dass der Patient zugewiesen ist, identisch mit dem Planeditor in der Administration sein.

Einstellung der Maßnahmen in die Elektronische Krankenakte

- Generierung des patientenbezogenen Prozess

  Ist der Plan individualisiert, kann hieraus der patientenbezogenen Behandlungsprozess generiert werden, indem alle im patientenbezogenen Plan enthaltenen Maßnahmen mit ihren zeitlichen Details in einen zeitlichen Prozess überführt werden. Bei prozessorientierten Elektronischen Krankenakten (⌧ S. 257) können die Maßnahmen direkt in die Behandlungsprozessdokumentation eingestellt werden.

  Eine besondere Problematik liegt hierbei in der mengentheoretisch gesehenen Vereinigung von Maßnahmen verschiedener gleichzeitig anzuwendender Pläne. Hier stellt sich oftmals die Frage, inwieweit gleiche Maßnahmen aus verschiedenen Plänen die innerhalb eines bestimmten Zeitraumes liegen (z.B. Blutdruckmessung aus Plan A um 9 Uhr, aus Plan B um 10 Uhr) zusammengefasst werden können und wie hierzu die Durchführungszeit zu bestimmen ist.

Dokumentation der Durchführungen

- Dokumentation der Maßnahmendurchführung

  Die Dokumentation der Maßnahmendurchführung erfolgt im Rahmen der Behandlungsprozessdokumentation (⌧ Kap. 5.6, S. 343), wobei die generierten Planmaßnahmen bereits alle in diese Dokumentation automatisch eingetragen sind (also nicht mittels einer Sofortmaßnahme (⌧ Kap. 5.6.5, S. 356) oder einer Auftragserteilung (⌧ Kap. 5.6.7, S. 360) manuell eingefügt werden müssen). Die Dokumentation kann minimal durch einfaches Bestätigen geschehen (durchgeführt am …, von bzw. nicht durchgeführt mit Begründung) oder aber durch die Erstellung aller einzelmaßnahmenbezogenen Ergebnisdokumente (z.B. Erfassung der Vitalwerte, Erfassung der Anamneseangaben etc.).

  Zusätzlich muss in der Behandlungsprozessdokumentation vermerkt sein, aufgrund welches Planes die Maßnahmen durchgeführt wurden, damit eine nachvollziehbare und justitiable Bezugsbasis entsteht.

- Planauswertungskomponente/Soll- Ist-Vergleiche

  Prozesskontrolle und kontinuierliche Verbesserung

  Zur Durchführungsüberwachung und zur kontinuierlichen Qualitätsverbesserung muss die Möglichkeit der Auswertung bestehen. mit der Möglichkeit, abstrakte Pläne mit konkret durchgeführten Behandlungen zu vergleichen und die Ergebnisse als Basis für Qualitätsmanagementzirkel zur Verfügung zustellen. Ziel ist hierbei entweder eine Fortschreibung, Verbesserung der abstrakten Pläne oder bei unbegründeten und nicht notwendigen Abweichungen das Bewirken von Verhaltensänderungen bei den Handelnden. Des Weiteren ist auch die Bereitstellung mikroökonomischer Auswertungen und ForeCast-Berechnungen von Interesse.

- Planimportkomponente

  Importieren von Leitlinien und Behandlungsplänen

  Denkbar ist es perspektivisch, dass Leitlinien nicht nur in informaler freitextlicher Form vorliegen, sondern in einer informationstechnisch strukturierten Weise verfügbar gemacht und somit automatisiert in Anwendungen importiert werden können. Hierzu wird eine Import-Schnittstelle benötigt, die auf Basis eines definierten Leitlinien-Austauschformates (z.B. XML oder GLIF) Leitlinien in die eigene Plan-Datenbank integrieren kann.

Den Gesamtzusammenhang der einzelnen Komponenten zeigt aufbauend auf ⌧ Abbildung 6.19 Seite 553 nachfolgende Abbildung.

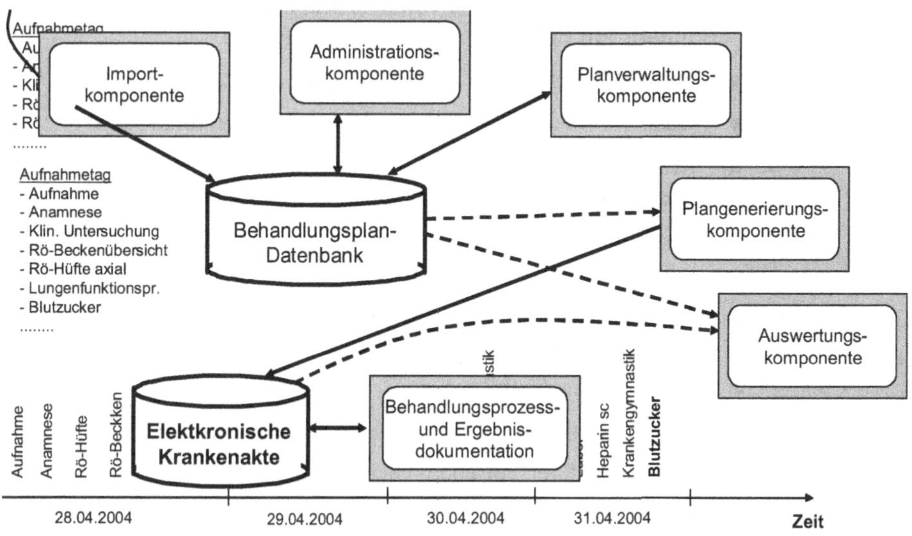

Abb. 6.20: Komponenten eines IT-gestützten Behandlungsmanagements

Abb. 6.21: *Beispielhafte Funktion für Plandefinition*

Abstrakter Behandlungsplan: Schenkelhalsfraktur									
Lfd.Nr.	Maßnahme	ab	Bedingung	Vorgänger	Zeitver-satz	Fre-quenz	Tagesraster		
1	anamnese	0 h							
2	klin_unt	0 h		1					
3	becken_üs	2 h		2					
4	hüfte_axial	2 h		2					
5	th_üs	2 h		2					
6	ekg	4 h		5					
7	dekubi_pro	6 h				tgl	morg	mitt	abds

6.4.3 Zusammenfassung

Informatikgestütztes Behandlungsmanagement eröffnet Chancen für Qualitätssicherung, Entlastung von administrativen/koordinierenden Tätigkeiten und steigert die Effizienz. Voraussetzung ist die Analyse und Modellierung der bestehend Prozesse sowie die Möglichkeit, Behandlungspläne als aktive Komponenten in die Elektronische Krankenakte zu integrieren. Die strategische Bedeutung eines IT-gestützten Behandlungsmanagements sind stichwortartig benannt:

- Hilfestellung für den noch unerfahrenen Handelnden (Arzt, Pflegekraft),
- Transparenz und Nachvollziehbarkeit der generellen Strategie für alle am Behandlungsprozess Beteiligten,
- Vergleichbarkeit von Behandlungsstrategien,
- Basis für mikro-ökonomische Vor-/Nach-Kalkulationen,
- Möglichkeit der Durchführung von Soll-/Ist-Analysen, systematische Auswertbarkeit von Behandlungsprozessen,
- Basis für kontinuierlichen Verbesserungsprozess, Unterstützung des Qualitätsmanagements
- personenunabhängige Wissensdokumentation, unabhängig von der Personalfluktuation,
- Basis für die Ausbildung,
- Optimierung der Ressourcennutzung und –allokation,
- institutionsübergreifende Nutzung möglich und
- Implementierung von Disease-/Case-Management Konzepten.

Ein entsprechendes IT-Modul für das Behandlungsmanagement muss verschiedene Komponenten beinhalten, mit denen Bezugsangaben, abstrakte und individualisierte Pläne verwaltet werden können und die Generierung von planbasierten Einträgen in die elektronische Krankenakte möglich wird. Hinterlegbare Pläne bzw. Planbausteine müssen klinischen Ereignissen oder Feststellungen assoziierbar sein. Eine Import-Schnittstelle für Leitlinien ist vorzusehen. Für eine Implementierung spielt es dabei keine Rolle, ob das Instrument für lokale eigenentwickelte Pläne oder aber für generell akzeptierte, in Leitlinien enthaltenen, genutzt wird.

Perspektivisch bedeutsam ist, dass die Dokumentation und Distribution von Behandlungsplänen durch eine zentrale nationale Stelle erfolgt, welche Leitlinien auch in importierbare Formate (XML, GLIF) umsetzt und einen netzbasierten Update-Service bietet. In Verbindung mit einem zentralen Terminologie-Server könnte so eine effiziente Infrastruktur für das Gesundheitswesen entstehen, deren positiver Impact in letzter Konsequenz noch nicht absehbar ist.

Merk-/Anforderungstafel 47
Zu Kapitel 6.4: Behandlungsmanagement

- Unter Behandlungsmanagement wird die Planung, Steuerung und Überwachung von Behandlungsprozessen verstanden. *M47.1*
- Ein Behandlungsplan – auch als „Versorgungspfad“, „Klinischer Pfade“ oder „Critical Pathway“ bezeichnet – stellt eine indikationsspezifische Vorkonfektionierung des Behandlungsgeschehens dar. *M47.2*
- Behandlungspläne setzen sich aus medizinischen Maßnahmen zusammen, deren Abfolge und Zusammenhang definiert wird. *M47.3*
- Behandlungspläne können in drei Komplexitätsstufen vorliegen, diese sind *M47.4*
  - einfache sequentielle Pfade mit einem Handlungsstrang,
  - Sequentielle Pfade mit Entscheidungspunkten und mehreren parallelen oder alternativen Handlungssträngen und
  - klinische Algorithmen mit komplexer Ablauf-, Entscheidungs- und Verzweigungslogik.
- Behandlungspläne können auf einem allgemeinen Niveau („klinischer Kernprozess“) oder aber sehr speziell („differentialdiagnostisch Abklärung einer Hypertonie“) angewendet werden. *M47.5*
- Für einen Patienten können auch mehrere indikationsspezifische Behandlungspläne gleichzeitig aktiv sein. Dabei ist auf eine intelligente Synchronisation sich eventuell ergebender Mehrfachmaßnahmen zu achten. *M47.6*

- M47.7 Vor der Anwendung eines Behandlungsplanes für einen Patienten muss dieser durch Streichungen und Ergänzungen individualisiert werden können.
- M47.8 Ein IT-Modul für die Unterstützung des Behandlungsmanagements muss in geeigneter Weise mit der Elektronischen Krankenakte integriert sein, um einerseits auf die der Krankenakte zugrunde liegende Konzeptualisierung, deren Vokabulare und Stammdaten zugreifen zu können und andererseits die Planmaßnahmen in die Akte einstellen zu können.
- M47.9 Ein IT-Modul für das Behandlungsmanagement muss folgende Komponenten aufweisen:
  - M47.9a Eine Plandministrationskomponente zur Verwaltung modulbezogener Stammdaten und Wertebereiche.
  - M47.9b Eine Planverwaltungskomponente zur Verwaltung von Meta- und Bezugsdaten zu Plänen sowie einen Planeditor.
  - M47.9c Eine Plangenerierungskomponente zur Anwendung von Plänen für Patienten. Diese muss eine Individualisierung der Standardpläne ermöglichen und die Generierung des Behandlungsprozesses in die Krankenakte unterstützen.
  - M47.9d Eine Planauswertungskomponente zur Durchführung von Soll-/Ist-Abgleichen sowie die Plandurchführungsüberwachung.
  - M47.9e Eine Planimportkomponente zum Importieren von Plänen, die in einem allgemeinverbindlichen Format – wie z.B. dem GLIF-Format – vorliegen.
- M47.10 Die Einführung eines IT-gestützten Behandlungsmanagements in einer Gesundheitsversorgungseinrichtung ist eine unternehmensstrategische Entscheidung, die Umsetzung muss auf Basis vorangegangener Analysen der häufigsten Behandlungsprozesse behutsam vorgenommen werden.

6.5 Kommunikationsmodul

Neben der Unterstützung der Dokumentation mittels der Elektronischen Krankenakte und der Organisation durch ein Termin-/Workflowmanagement ist die Unterstützung der Kommunikation wesentliches Leistungsmerkmal Medizinischer Informationssysteme. Unter Kommunikation soll dabei der aktive Austausch von Nachrichten zwischen Kommunikationspartnern verstanden werden. Nicht darunter soll im Folgenden die Benutzerschnittstelle des Anwendungssystems fallen, die zwar prinzipiell auch eine „Kommunikation“ zwischen Benutzer und Informationssystem ermöglicht, dies aber eher in Form einer „Bedienung“ eines technischen Gerätes und nicht im Sinne einer aktiven Kommunikation zwischen zwei oder mehreren Aufgabenträgern.

Zur allgemeinen Klassifikation von Kommunikationsvorgängen bzw. -beziehungen können verschiedene Kriterien herangezogen werden. Jede Kommunikationsbeziehung kann hinsichtlich dieser Kriterien qualifiziert werden. Diese sind:

- Art der kommunizierenden Partner
  - Mensch/Mensch
  - Mensch/Anwendungssystem
  - Anwendungssystem/Anwendungssystem
- Richtung des Kommunikationsflusses
  - einseitig (unidirektional) d.h. ohne Rückfluss oder Antwortmöglichkeit
  - zweiseitig (bidirektional) d.h. mit der Möglichkeit für den Empfänger, Antworten etc. zurückzusenden
  - einseitig-mehrfach (uni-multidirektional) d.h. eine eines Senders geht an viele Empfänger, ohne Rückfluss oder Antwortmöglichkeit
  - zweiseitig-mehrfach (bi-multidirektional), s.o.
- Erscheinungsform (=Träger)
  - mündlich
  - schriftlich
  - bildlich
  - datenmäßig/elektronisch
- Strukturierung
  - nicht strukturiert (Freitext, Skizzen)
  - strukturiert (Datenfelder und Freitext)
  - strukturiert und weitgehend formalisiert (definiertes Format, definierte Felder, definierte Wertebereiche zu vielen Feldern)
- Bindungsgrad
  - ungebunden (Empfänger frei wählbar)
  - gebunden (der Empfänger ist abhängig vom Sachverhalt bzw. vom Nachrichtenbezug)
- Zurückzulegende Strecke
  - nah
  - mittlere Entfernung
  - große Entfernung

In den folgenden Betrachtungen soll nur auf die Erscheinungsform der elektronischen Kommunikation weiter eingegangen werden; die zurückzulegende Strecke wird außer Acht gelassen, da diese bei elektronischen Verfahren keine Rolle spielt.

Für die Einteilung der Art der Kommunikationspartner gilt:

Interoperierende Anwendungssysteme

- Kommunikationspartner sind Anwendungssysteme

  Wie bereits in ⌧ Kapitel 5.16, Seite 465 ff. ausgeführt, muss die Elektronische Krankenakte Daten und Dokumente in Form von syntaktisch/semantisch definierten Nachrichten mit anderen Informationssystemen austauschen. Für das Medizinische Informationssystem gilt dies ebenso. Zusätzliche Nachrichtentypen sind z.B. Terminvereinbarungen, elektronische Aufträge usw. Diese Kommunikation ist in der Regel standardisiert und formalisiert, gebunden und kann ein-/zweiseitig-ein/mehrfach sein.

  Beispiele

  Ein Laborinformationssystem in einem Krankenhaus erhält immer nach Aufnahme eines Patienten im übergeordneten Patientendatenverwaltungssystem automatisch die Patientenstammdaten und die Falldaten mittels der dafür definierten HL7-Nachrichtentypen übermittelt. Das Laborsystem selbst verschickt nach Freigabe von Laborwerten durch den Laborarzt automatisch Nachrichten mit den entsprechenden Leistungsangaben an das zentrale Kosten-/Leistungsrechnungssystem sowie bei Privatpatienten an das Privatabrechnungssystem des Laborchefarztes.

Anwendungssysteme generieren automatisch Nachrichten

- Kommunikation zwischen Anwendungssystem und Benutzern mittels automatischer Nachrichtengenerierung.

  Anwendungssysteme – so sie entsprechend konzipiert sind – können prinzipiell auf Ereignisse reagieren und auf Basis von z.B. parametrierten Reaktionsmechanismen generierte Nachrichten an Benutzer versenden. Als Kommunikationspartner ist das Anwendungssystem der Absender und der Benutzer der Empfänger; die Kommunikation ist weitgehend strukturiert, einseitig-ein- oder -mehrfach und gebunden.

  Beispiele

  Die Elektronische Krankenakte verschickt automatisch – nachdem der zuständige Arzt das geplante Entlassungsdatum für einen Patienten geändert hat – eine Nachricht an alle Therapeuten, bei denen dieser Patient regelmäßige Termine im Terminkalender hat, damit diese in ihrer Terminplanung berücksichtigen können, dass ihr Patient früher bzw. später entlassen wird. Nach Eingabe der Aufnahmediagnosen verschickt die Elektronische

Krankenakte automatisch eine Aufnahmemitteilung mit allen relevanten Angaben an die Abteilung „Patientenverwaltung". Nach Empfang eines stark pathologischen Laborbefundes vom Laborinformationssystem verschickt die Elektronische Krankenakte automatisch eine Benachrichtigung mit diesen Werten an den diensthabenden Oberarzt.

- Kommunikation zwischen Benutzern mittels E-Mail.

  E-Mails zwischen Benutzern

  Die Kommunikation zwischen Benutzern des Medizinischen Informationssystems aber auch Benutzern externer Systeme kann durch Verfahren der elektronischen Post (E-Mail) unterstützt werden. Dabei kann es sich auch um eine bidirektionale Kommunikation handeln, die beliebigen Bindungsgrad und einen beliebigen Strukturierungsgrad hat.

  Beispiele

  Chefarzt Dr. Langemann teilt allen Ärzten die Verschiebung der Ärztekonferenz um 2 Stunden mit. Stationsarzt Meier übermittelt dem Chefarzt den Link zu einer Diagnose in einer Krankenakte mit der Frage, ob dieser die Durchführung eine Kernspinuntersuchung für angemessen hält. Pflegekraft Hansen weist den Stationsarzt auf die plötzlich eingetretene Inkontinenz der Patientin Müller hin.

Einbindung einer kommerziellen Nachrichtenkomponente oder speziellen Komponente des Medizinischen Informationssystems

Für das Senden und Empfangen von Nachrichten durch Benutzer des Informationssystems wird also eine entsprechende E-Mail-Funktionalität benötigt (im Folgenden als Nachrichten-Komponente bezeichnet), die entweder gesondert in Form eines kommerziell verfügbaren und ausreichend in das Medizinische Informationssystem integrierten E-Mail-Systems zur Verfügung gestellt wird, oder aber als eigene Komponente des Kommunikationsmoduls. Für eine eigene Komponente spricht hierbei, dass durch die hohe Integration sowohl an der Benutzeroberfläche als auch hinsichtlich des Datenzugriffs auf die Elektronische Krankenakte eine weitaus aufgabenangemessenere Lösung zur Verfügung steht, als bei Ankopplung eines kommerziellen E-Mail-Systems. Diese Nachrichten-Komponente muss dann aber auch in der Lage sein, von externen Stellen erhaltene E-Mails zu empfangen bzw. an diese zu versenden.

Ein weiterer Aspekt ist die Unterstützung der gebundenen Kommunikation. Während bei der ungebundenen Kommunikation der Sender den/die Empfänger frei wählen kann, determiniert bei der betrieblichen gebundenen Kommunikation der Nachrichtenbezug oftmals auch den Empfänger. So sollte eine Aufnahmemitteilung eben nur an die Abteilung „Patientenverwaltung" gehen, ein Verlängerungsanzeige nur an die Krankenkasse des Patienten usw.

Der Nutzen einer hochintegrierten Nachrichten-Komponente soll an einem kleinen Beispiel aus unserem MedAktIS-Krankenhaus verdeutlicht werden, wobei die Funktionalitäten nicht ausschließlich im Krankenhaus Sinn machen, sondern auch innerhalb von Ärztenetzen, die im Rahmen der integrierten Versorgung zusammenarbeiten:

Beispiel für Nutzung einer integrierten Nachrichten-Komponente

Der Chefarzt der geriatrischen Abteilung unseres MedAktIS-Krankenhauses führt am Morgen des 23.10.2003 eine Anamnese und klinische Eingangsuntersuchung bei einer Privatpatientin durch. Er dokumentiert die Ergebnisse sowie die Diagnosen direkt in der Elektronischen Krankenakte. Folgende Nachrichten möchte er danach an verschiedene Mitarbeiter oder Arbeitsbereiche geben:

1. Den für die Pflege des Cross-Mappings der Diagnosentexte zum ICD zuständigen Medizincontroller möchte er bitten, den ICD-Code zur Diagnose mit der lfd. Nummer 6 zu überprüfen.
2. Seine Oberärztin soll um 15 Uhr nochmals nach der Patientin schauen und die Notwendigkeit einer Ergotherapie überprüfen.
3. Das Stationspersonal soll davon in Kenntnis gesetzt werden, dass gegen 14 Uhr die Tochter der Patientin vorbeikommt, um einige Besonderheiten bezüglich der Betreuung zu besprechen.

Der gesamte Vorgang könnte also wie folgt ablaufen:

- Zu 1.: Bitte an den Medizincontroller

In der Diagnosenliste wählt Dr. Langemann mittels des Kontextmenüs der Diagnosenspalte den Punkt „Nachricht" aus. Es erscheint das Eingabefenster für die Nachricht, als Bezug ist bereits die Diagnose und der Patient angegeben, er wählt als Empfänger den Medizincontroller, gibt seine Frage ein und versendet die Nachricht.

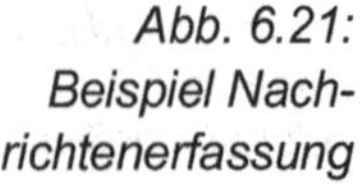

Abb. 6.21: Beispiel Nachrichtenerfassung

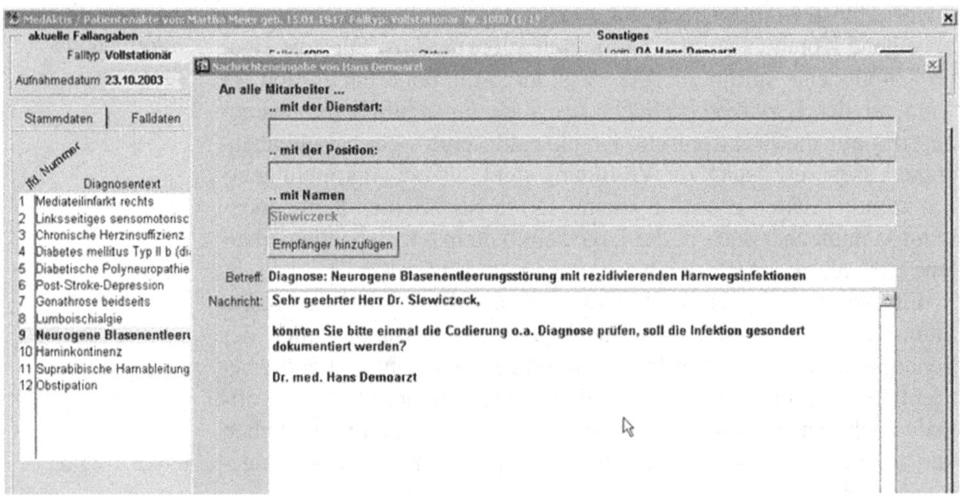

- Zu 2.: Anweisung für Oberärztin

Durch Betätigen der Funktionstaste F10 („Neue Nachricht“) ruft er nun wieder das Eingabefenster für Nachrichten auf. Da er sich in einer geöffneten Patientenakte befindet, ist die Patientin bereits als Bezug eingetragen. Er wählt als Empfängerin die entsprechende Oberärztin auf und ergänzt den Nachrichtentext.

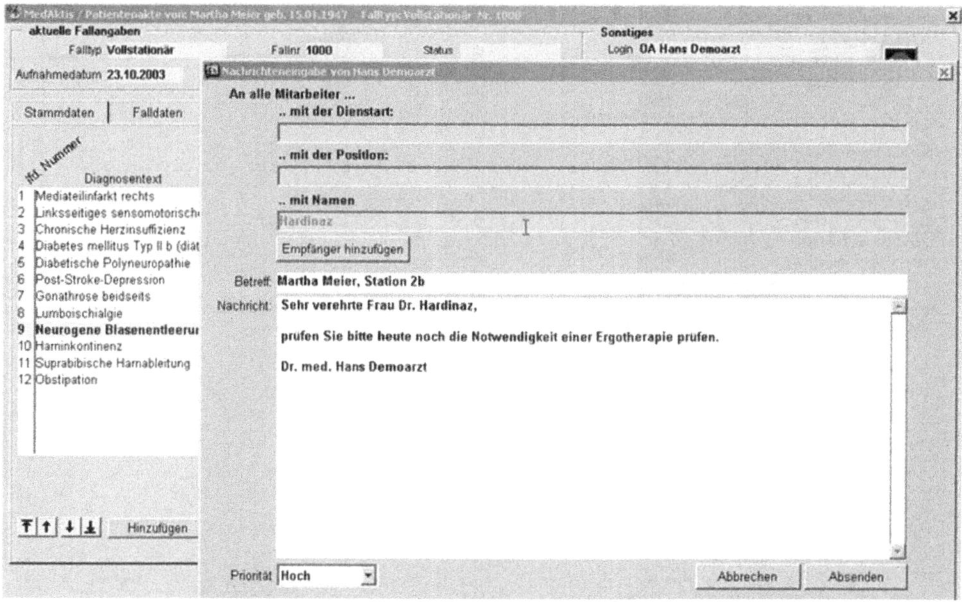

Abb. 6.22: Beispiel Nachrichtenerfassung

In beiden vorangehenden Beispielen ist dabei nicht nur der Betreff bereits kontextsensitiv gefüllt, sondern auch die Anrede des Kommunikationspartners sowie die Unterzeichnung. Es braucht also nur der tatsächliche Nachrichtentext zwischen Anrede und Unterzeichnungstext eingetragen werden. Wie in der Folge zu sehen sein wird, muss es sich beim Betreff in diesen Fällen um einen aktiven „Link“ d.h. Verweis auf die Diagnose bzw. Krankenakte handeln, damit der Kommunikationspartner ohne zusätzliche Aktionen das Betreff-Objekt direkt aufrufen kann. Solche wesentlichen „Betreff-Objekte“ in der Medizin können ebenfalls aus der Domänenontologie (⌦ Abb. 3.32, S. 169) abgeleitet werden und sind z.B. eine konkrete Patientenakte, Maßnahmen, Symptome, Diagnosen, Probleme, Behandlungsziele eines Patienten. Hinzu kommen die klinische Notizeinträge, Laborwerte und Assessements. In allen Funktionen der Elektronischen Krankenakte, in denen diese Einträge bearbeitet oder angezeigt werden sollte es also möglich sein, mittels eines Kontext-Menüeintrages direkt in die Benachrichtigungsfunktion zu springen, wobei der aktuelle Kontext als aktiver Verweis in den Betreff der Nachricht hineingeneriert werden muss.

- Zu 3.: Hinweis für das Stationspersonal

Ebenfalls mittels der Funktionstaste F10 ruft er nochmals das Eingabefenster für Nachrichten auf. Er wählt als Empfänger nur „Station" und ergänzt den Nachrichtentext.

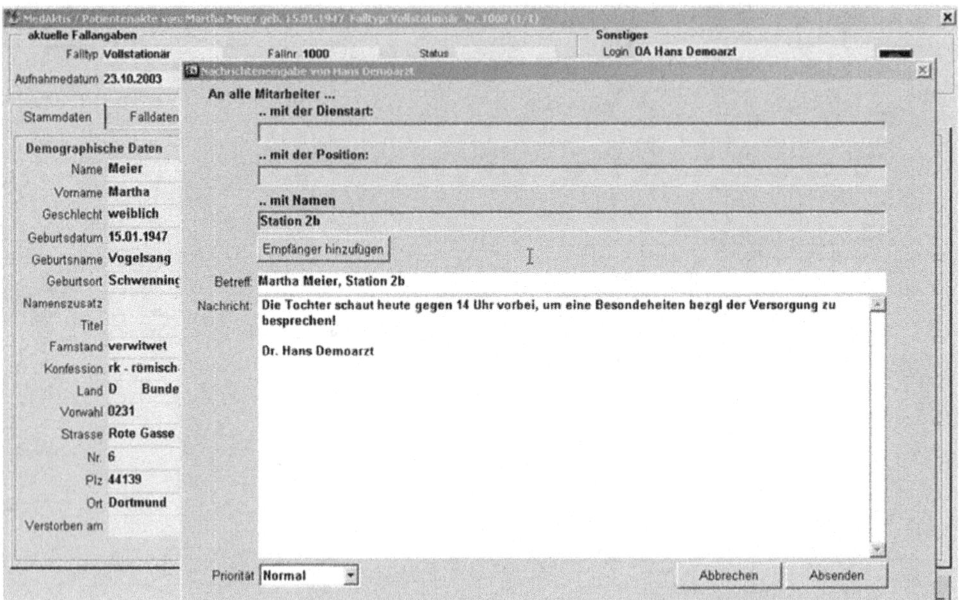

Abb. 6.23: Beispiel Nachrichtenerfassung

Wie die Beispiele zeigen, kann eine integrierte Nachrichten-Komponente so realisiert sein, dass diese auf Senderseite kontextsensitiv benutzbar wird. Darüber hinaus – und das soll kurz am Beispiel des Posteingangskorbes des Medizincontrollers gezeigt werden – können nicht nur als Bezug Texte eingegeben bzw. eingesetzt oder als Anlagen Dokumente angefügt werden, sondern implizit ein Verweis auf das der Nachricht assoziierte Objekt innerhalb einer Elektronischen Krankenakte. Der Posteingangskorb des Medizincontrollers könnte wie nachfolgend gezeigt aussehen.

Deutlich wird, dass der Posteingangskorb sowohl freie Nachrichten von anderen Benutzern enthält, Nachrichten von extern als auch vom Medizinischen Informationssystem selbst generierte Nachrichten. Dabei können die Nachrichten auch Verknüpfungen enthalten, mittels der die verknüpften Objekte wie Krankenakten, Diagnosen im Vokabular, Dokumente usw. mittels der entsprechenden Anwendungsfunktionen direkt aufgerufen werden können.

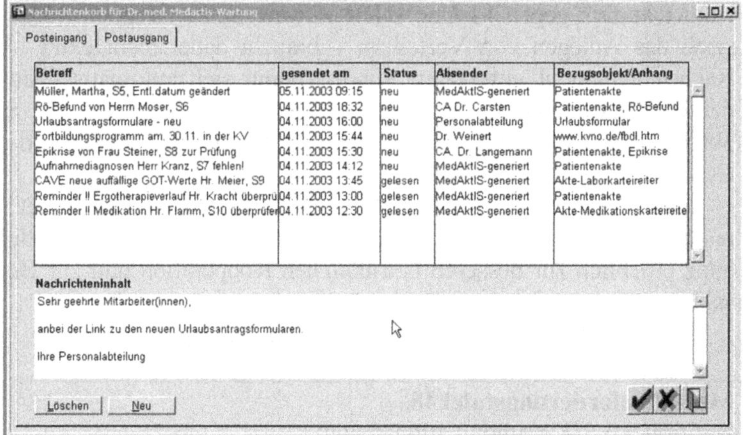

Abb. 6.24:
Beispiel Posteingangskorb

Vorteile integrierter Nachrichtenmodule

Folgende Vorteile eines integrierten Nachrichtenmoduls werden an den vorangehenden Beispielen deutlich:

- Die Versendung kontextueller Nachrichten aus der Elektronischen Krankenakte heraus ist möglich.
- Der Empfänger erhält eine genaue Verknüpfung zum Bezugsobjekt einer Nachricht, mittels der er direkt in die entsprechende Funktion der Elektronischen Krankenakte des Patienten springen kann.
- Der Absender braucht teilweise nicht den genauen Empfänger anzugeben, da dieser implizit bekannt ist (Beispiel: Station auf der die Patientin liegt).
- Es können Nachrichten an alle Personen einer bestimmten Dienstart (Ärzte) oder mit bestimmten Rollen (Oberärzte) bzw. an alle Personen einer parametrierten Organisationseinheit verschickt werden.

Bei der Konstruktion eines entsprechenden Nachrichtenmoduls muss auch berücksichtigt werden, dass es Adressaten bzw. Posteingangskörbe für ganze Gruppen bzw. Arbeitsbereiche von Personen gibt (Bsp. Station 5). Nachrichten an diese Gruppen müssen dann auch im Posteingangskorb jedes einzelnen Mitarbeiters erscheinen, d.h. sein Posteingang ist eine Mischung aus persönlichen und rollenbezogenen erhaltenen Nachrichten. Dabei muss durch den Absender unterschieden werden können, ob eine Nachricht von allen Mitgliedern der Gruppe („Teambesprechung Ärzte“) gelesen werden muss – also nach dem Lesen durch einen Mitarbeiter weiter im Posteingang aller anderer angezeigt wird – oder es ausreicht, wenn ein Mitarbeiter der Gruppe die Nachricht gelesen hat („Tochter von Frau

Müller kommt gegen 14 Uhr“). Die Zuweisung zu Gruppen – klassisch das Anlegen von Verteilern – braucht dabei nicht extra im Nachrichtenmodul geschehen, sondern kann sich automatisch aus der Parametrierung der Aufbauorganisation (⌦ Kap. 5.3.3.3, S. 300) und der definierten betrieblichen Rollen („alle Oberärzte der Chirurgischen Klinik“) ergeben.

Insgesamt kann durch ein auch durch Automatismen des Medizinischen Informationssystems gespeistes Kommunikationsmodul ganz erheblich zur besseren betrieblichen Kooperation und zur Beschleunigung von Prozessen beitragen.

Zusammenfassend ergeben sich folgende Aspekte:

Merk-/Anforderungstafel 48
zu Kapitel 6.5: Kommunikationsmodul

M48.1 ■ Das Kommunikationsmodul eines Medizinischen Informationssystems ermöglicht verschiedene Formen der freien und automatisierten elektronischen Kommunikation.

M48.2 ■ Kommunikationsvorgänge bzw. -beziehungen können nach den Kriterien
- Art der kommunizierenden Partner,
- Richtung des Kommunikationsflusses,
- Erscheinungsform,
- Strukturierung, Bindungsgrad und
- zurückzulegende Strecke eingeteilt werden.

M48.3 ■ Das Medizinische Informationssystem selbst kann als Absender von auf Basis definierbarer Ereignisse oder Datenänderungen automatisch generierter Nachrichten fungieren.

M48.4 ■ Das Kommunikationsmodul besteht aus einer Import-, einer Export- und einer Nachrichten-Komponente.

M48.5 ■ Mittels der Importkomponente können strukturierte Nachrichten in Form von definierten Nachrichtentypen automatisch empfangen und die übermittelten Informationen in die Datenhaltung des Medizinischen Informationssystems eingefügt werden.

M48.6 ■ Mittels der Exportkomponente können Informationen aus der Datenhaltung des Medizinischen Informationssystems zu definierten Nachrichtentypen automatisch zusammengestellt und an definierte Empfänger gesendet werden.

M48.7 ■ Import- und Exportkomponente sollten auf entsprechenden Automatismen des Medizinischen Informationssystems basieren und dienen der automatisierten Kommunikation zwischen Anwendungssystemen.

- Mittels einer Nachrichten-Komponente sollten Benutzer einerseits frei formulierte Nachrichten, wie bei gängigen E-Mail-Systemen bekannt, versenden können, aber auch Nachrichten, die Verknüpfungen zu Patientenakten oder Einträgen in Patientenakten enthalten. *M48.8*

- Empfänger betrieblicher Mails sollten auf Basis der parametrierten Aufbauorganisation gewählt werden können und nicht nur gruppen- sondern auch rollenbezogen angegeben werden können. *M48.9*

6.6 Abrechnungsmodul

Ohne Moos nix los

Medizinische Informationssysteme müssen in geeigneter Weise auch die Leistungsabrechnung unterstützen. Dies kann durch ein eigenes Abrechnungsmodul geschehen oder aber durch die Übergabe von Abrechnungsinformationen an ein anderes spezialisiertes Abrechnungssystem.

Tarifwerke als Basis der Abrechnung

Dabei ist ein wesentlicher Aspekt die Bennennung der Leistung auf Basis eines definierten Leistungskataloges von abrechenbaren Leistungen. Solche Kataloge existieren für die ambulante aber auch für die stationäre Versorgung. Während jedoch im ambulanten Bereich – sowohl bei der ärztlichen als auch pflegerischen Versorgung – eine Einzelleistungsvergütung auf Basis definierter Tarifwerke die Regel ist, wurde die stationäre Abrechnung auf das DRG-System (Diagnosis Related Groups) umgestellt. Bei Letztgenanntem handelt sich um ein komplexes Pauschalierungsverfahren, bei dem sowohl die Diagnosen als auch einzelne den Gesamtaufwand determinierende Leistungen mittels eines komplexen Regelwerkes in die Ermittlung der abrechenbaren DRG-Ziffer eingehen.

Dabei ist aber auch für die Verfahren der so genannten „Einzelleistungsvergütung" zu berücksichtigen, dass genau genommen nicht jede Maßnahme bzw. jede Leistung abgerechnet wird bzw. werden kann, sondern die in den Tarifwerken festgelegten Leistungsziffern ebenfalls „Mini-Pauschalierungen" von medizinischen Leistungen darstellen, mit denen z.B. der Materialverbrauch sowie evtl. Vor-/Nachbereitungsaktivitäten abgegolten sind. Während wir alle die Situation in einer KFZ-Werkstatt kennen, bei der genau Personalzeit- und Materialverbrauch – z.T. auch auf Basis definierter Kataloge – abgerechnet werden, gibt es also im Gesundheitswesen umfangreiche Regelungen zur Pauschalabgeltung von Einzelleistungen oder ganzen Behandlungsepisoden.

gesonderte Leistungserfassung

Dies bedeutet, dass für die Vorbereitung und Unterstützung der Abrechnung entweder eine gesonderte Erfassung der Abrechnungspositionen erfolgen muss – was einer Doppelerfassung von Sachverhalten gleichkommt – oder die sich aus dem medizinischen Handeln ergebenden Abrechnungspositionen müssen sich automatisch aus der Medizinischen Dokumentation ableiten lassen.

Dies wirft die Frage auf, wie denn Abrechnungstarifpositionen und Medizinische Dokumentation zusammenhängen. Eine Frage, die für den Fall der tarifierten Einzelleistungsvergütung (⌧ Abb. 6.25) anderst beantwortet werden muss, als für die Abrechnung nach dem DRG-System (⌧ Abb. 6.26).

Abb. 6.25: Elektronische Krankenakte und Abrechnungsdokumentation

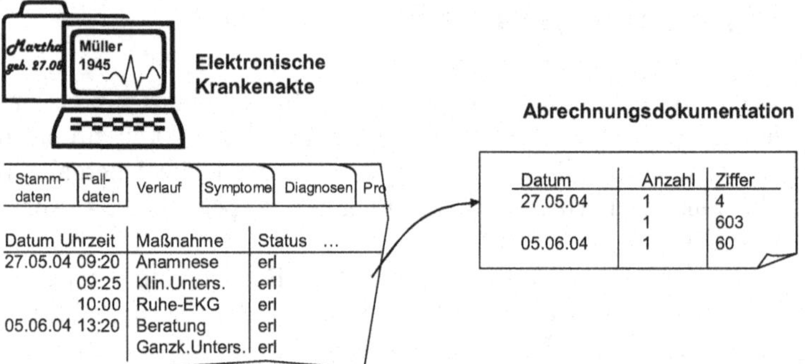

Wie deutlich wird, resultieren aus durchgeführten Maßnahmen entsprechende Tarifziffern, die jedoch zumeist nicht 1: 1 den Einträgen in der Behandlungsprozessdokumentation entsprechen. In gängigen Arztpraxisinformationssystemen notiert daher der Arzt in seiner elektronischen Karteikarte die entsprechenden Tarifziffern gesondert. Um diese Doppelaufschreibungen beim Einsatz einer umfassenden elektronischen Krankenakte zu umgehen, kann jedoch auch ein Lösungsansatz zum tragen kommen, bei dem die abrechenbaren Leistungsziffern „automatisch" aus den Einträgen in der Krankenakte abgeleitet werden. Dies entspricht prinzipiell der Idee des „Cross-Mappings" (⌧ Kap. 4.5.1, S. 222), kann aber aufgrund der Komplexität ambulanter Tarifwerke nicht – wie bei einem Cross-Mapping auf gängige Klassifikationen – durch einfache Definition von zweiwertigen Tupeln erreicht werden, sondern es sind wie in der Folge gezeigt wird, komplexere Abbildungsmechanismen notwendig.. Hierzu werden u.a. zusätzliche in der Parameterverwaltung hinterlegbare Parameter benötigt, mittels der die Ableitung von Abrechungsziffern aus der Medizinischen Dokumentation gesteuert werden kann. Voraussetzung dafür ist, dass das der Behandlungsprozessdokumentation zugrunde liegende Vokabular mindestens genauso granular definiert ist, wie das Tarifwerk/die Tarifwerke. Daneben gibt es eine ganze Reihe weiterer Aspekte, die zu berücksichtigen sind. Die prinzipielle fünf Abbildungsmechanismen sind die nachfolgend aufgelisteten, am Beispiel der GOÄ gezeigt, wobei die angesprochenen Prüfungen sich auf tagesbezogene Aspekte beziehen:

- Eine Maßnahme entspricht einer oder mehreren Tarifziffern.

Maßnahme	Tarifziffer(n)
Appendektomie	3200
Milzexstirpation	3199
Funktionsszintigraphie der Nieren	5448
Röntgen Langzeitmagen	5160, 253
Galaktographie	5265,347
Resektion eines Ellenbogengelenkes	2124
Resektion eines Schultergelenkes	2124
Resektion eines Hüftgelenkes	2124
Punktion Leber	315
Punktion Milz	315
Punktion der Lunge	306
Punktion des Gehirns	306
Ultraschall der Milz	405

  Eine solche Zuordnung ist unproblematisch, immer wenn im Rahmen der Behandlungsprozessdokumentation eine Maßnahme eingetragen wird, kann das Medizinische Informationssystem die entsprechende(n) Tarifziffer(n) generieren und in die Abrechnungsdokumentation einstellen.

- Ein Bündel von Maßnahmen ergibt eine oder mehrere Ziffern.

Maßnahmen	Tarifziffer(n)n
Erst-Versorgung einer kleinen Wunde	2001
Nähen	nicht abrechenbar
Umschneidung	nicht abrechenbar
Versorgung kl. Wunde und Naht	2001
Versorgung kl. Wunde, Umschneidung und Naht	2002
Ultraschall der Leber u. der Milz	406

  Auch eine solche Zuordnung ist prinzipiell unproblematisch, jedoch darf eine Tarifziffer immer nur dann generiert werden, wenn alle dafür notwendigen Maßnahmen innerhalb eines Tages in die Behandlungsprozessdokumentation eingetragen wurden.

- Eine Maßnahme kann auf viele alternative Ziffern abgebildet werden.

  Dieser Fall darf nicht auftreten, da sonst eine eindeutige automatische Zuordnung nicht mehr möglich ist! Daraus folgt die Anforderung, dass die Differenzierung der Maßnahmen im Maßnahmenvokabular immer größer/gleich der des Tarifwerkes sein muss. Der kleinste sinnvolle Maßnahmenkatalog entspricht also der Vereinigungsmenge der Untersuchungsbegriffe in den einzelnen Tarifwerken. Dies ist jedoch keine gravierende Vorgabe, da die für die Medizin zu dokumentierenden Sachverhalte immer weitaus differenzierter erforderlich sind als die Einträge im Tarifwerk.

- Eine Maßnahme und zuzüglich ein bis mehrere Modifikatoren ergeben eine oder mehrere Ziffern.

  Unter Modifikatoren sollen hier Zusatzangaben verstanden werden, deren konkrete Ausprägung im Rahmen der Maßnahmendurchführung zu verschiedenen Tarifziffern trotz gleicher Maßnahme führen, die Ableitungsvorschrift bzw. den Ableitungsprozess also modifizieren. Bei Durchsicht des Gebührenwerkes finden sich u.a. folgende Modifikatoren:

  - Bilderanzahl und Bildformate
  - Zeitdauer einer Untersuchung
  - Wiederholungsfaktor einer Untersuchung
  - Alter des Patienten
  - mit/ohne Materialverbrauch (z.B. Kontrastmaterial)
  - spezielle Art des Verfahrens
  - Anzahl Strahleneintrittsfelder

Maßnahme & Modifikator(en)	Modifikator	Leistungsziffer(n
Rö Finger links in 2 Ebenen	Bilderzahl (z.B. 5)	1 x 5010, 3 x 5011
Aber!! Rö Finger links	Keiner	1 x 5035
Zähne röntgen	Bilderzahl (z.B. 5)	5 x 5000
Anästhesie i.V.	Zeitdauer (< 1 h)	1 x 478
Anästhesie i.V.	Zeitdauer (> 1 h)	1 x 478, je angef. Stunde 479
Epikutantest	Wiederholungsfaktor b. 20	N x 385
Epikutantest	Wiederholungsfaktor b. 40	20 x 385, N x 386
Epikutantest	Wiederholungsfaktor b. 80	20 x 385, 20 x 386, N x 387

Für diese Fälle ist als Angabe im Rahmen der Dokumentation der Maßnahme auf jeden die Ausprägung des Modifikators zu erfassen. Für die automatisierte Ableitung von Abrechungsziffern reicht also nicht alleine der Eintrag der Maßnahme in die

Behandlungsprozessdokumentation bzw. die Benutzung der Anwendungsfunktion für die minimale Maßnahmendokumentation (⌧ Kap. 5.6.6, S. 358) aus. Ein generischer Ansatz um diese Angaben je nach Erfordernis erfassbar zu machen, kann darin bestehen, dass diese auf Basis eines parametrierbaren Diktionärs zu den einzelnen Maßnahmen als notwendig zu erfassend definiert werden und bei der Maßnahmenerfassung dann als zu erfassende Felder eingeblendet werden.

- Eine Maßnahme hat keinerlei Entsprechung im Tarifwerk.

  Dies bedeutet, dass die erbrachte Maßnahme nicht abgerechnet werden kann.

Insgesamt zeigen diese Betrachtungen, dass eine automatisierte Ableitung von Abrechnungstarifziffern aus der Medizinischen Dokumentation prinzipiell möglich ist, wenngleich zusätzlich auch die Erfassung von einzelnen Ziffern direkt ebenfalls unterstützt werden muss. Bei der Festlegung eines – zumeist bereichsbezogenen – Maßnahmenkataloges ist also zu berücksichtigen, dass dieser mindestens so differenziert ist wie die Differenzierung der abzuleitenden Tarifwerke. Darüber hinaus muss entschieden werden, inwieweit ein abrechnungsrelevanter Modifikator auch für die Medizinische Dokumentation bzw. die Handlungsbeschreibung sinnvoll ist und gedanklich als zusätzliche Dimension des Maßnahmenvokabulars hinzugenommen wird. Würden alle denkbaren Modifikatoren als semantische Achsen in den Maßnahmeschlüssel mit aufgenommen (z.B. die Aufnahmerichtung bei den radiologischen Maßnahmen: th2e Thoraxübersichtsaufnahme in 2 Ebenen, th2e_2 = mit zwei Bildern, th2e mit 4 Aufnahmen, th2e_4 = Übersichtsaufnahme mit vier Aufnahmen usw.) – siehe auch ⌧ Tabelle 4.3 Seite 235, entstände durch die kombinatorische Explosion eine sehr große Menge von möglichen Maßnahmeschlüsseln welche die medizinische Dokumentation wieder unübersichtlich und sogar unter diesem Gesichtspunkt unsinnig machen würde.

Nicht im Schlüssel abgebildete Modifikatoren sind daher als eigenständiges Dokumentationsattribut der Medizinischen Dokumentation (und somit als Variator) vorzusehen und es muss ggf. berücksichtigt werden, inwieweit eine semantische Achse des Schlüssel (beim o.a. Röntgenschlüssel z.B. die Aufnahmerichtung/-art 2e, ap, seitlich) abrechnungsrelevante Informationen birgt!

Beispiel

Bei Thoraxaufnahmen gibt es folgende abrechenbaren Ziffern in der GOÄ:
5135 Übersichtsaufnahme eine Ebene
5137 Übersichtsaufnahme mehrere Ebenen

5139 Röntgen Teile der Brustorgane
5140 Röntgen Brustorgane im Mittelformat

Hieraus ergibt sich, dass mindestens zwei Maßnahmenschlüssel für das Thorax-Röntgen benötigt werden:

th ⇨ Thoraxübersichtsaufnahme
thhemi ⇨ Hemithorax.

Zusätzlich sind als Modifikatoren die Bilderzahl und die Aufnahmegröße notwendig.

Beispiel EKG

An einem weiteren kleinen Beispiel von Elektrokardiogrammen soll dies kurz erläutert werden:

Es sollen in der Medizinischen Dokumentation die Durchführung von EKGs dokumentiert werden. Die Festlegung der Maßnahmenbegriffe hierzu für die Behandlungsprozessdokumentation aus rein medizinischer Sicht kann z.B. unter dem Gesichtspunkt der Bedingungen, unter denen das EKG geschrieben wurde, erfolgen: Ist es ein Ruhe-EKG oder eine Belastungs-EKG oder ein Langzeit-EKG?

Dies würde z.B. zu folgenden Maßnahmenbegriffen führen:

- Ruhe-EKG,
- Langzeit-EKG und
- Belastungs-EKG.

649	Transkranielle Doppler-Sonographie	650	74,10
650	EKG, zur Kontrolle Rhythmusstorung/ Verlauf/ Notfall	152	17,33
651	EKG in Ruhe/nach Belastung (mindestens neun Ableitungen)	253	28,84
652	EKG in Ruhe/ bei Ergometrie (mindestens neun Ableitungen)	445	50,73
653	EKG, telemetrisch	253	28,84
	Die Leistungen nach den Nrn. 650 bis 653 sind nicht nebeneinander berechnungsfahig		
654	Langzeitblutdruckmessung, mindestens 18 Stunden	150	17,10
655	EKG, mittels Osophagusableitung, zusätzlich zu den Nrn. 651 oder 652	152	17,33
656	EKG, mittels intrakavitärer Ableitung, mit Rontgenkontrolle	1820	207,48
657	Vektorkardiographische Untersuchung	253	28,84
659	Langzeit-EKG, mindestens achtzehn Stunden	400	45,60
660	Phonokardiographische Untersuchung, mit EKG-Kontrolle/ Karotispulskurve/ apexkardiographischer Untersuchung	303	34,54
661	Impulsanalyse und EKG zur Uberwachung eines implantierten Schrittmachers	530	60,42

Demgegenüber gibt es aber in der GOÄ die oben stehend aufgelisteten Abrechnungsziffern.

Maßnahme ungleich Tarifposition

Stellt man nun den voran stehend definierten drei Maßnahmenbegriffen diese Abrechnungsziffern gegenüber, so zeigt sich, dass aus den drei festgelegten Begriffen nicht eindeutig die zugehörige Tarifziffer ableitbar ist! Entweder es werden nun die notwendigen Modifikatoren wie z.B. der Ableitungsort

- als zusätzliche semantische Achse in die Vokabularbegriffe eingearbeitet (dann erhielte man die zusätzlichen Begriffe Ruhe-EKG mit Oesophagusableitung, Belastungs-EKG mit Oesophagusableitung usw.),

- als Attribute der medizinischen Leistungsdokumentation mit aufgenommen oder aber
- als „Nachfragevariable" bei der Leistungs-Bewertung definiert und erfragt.

Eine Variante, die weitgehend mit dem erstgenannten Lösungsansatz identisch ist, findet sich in der Prozedursystematik des SNOMED.

Für die automatische Ableitung von Leistungsziffern aus der Medizinischen Dokumentation ist es dabei unerheblich, mittels welcher Variante die Ausprägung des Variators repräsentiert wird. Wichtig ist nur, dass die notwendigen Sachverhalte – ob als semantische Achse im Maßnahmenbegriff oder als zusätzlicher Variator – dokumentiert werden können.

notwendige Funktionalitäten für die automatisierte Tarifziffernableitung

Für eine kontextsensitive Leistungsbewertung zu Zwecken der Abrechnung wird also benötigt:

- ein für die medizinische Dokumentation ausreichend differenzierter Maßnahmenkatalog,
- die verschiedenen notwendigen Tarifwerke,
- Ableitungsdefinitionen für die Abbildung Maßnahme ⇨ Tarifziffer(n),
- die konkrete Behandlungsprozessdokumentation des Patienten bzw. des Behandlungsfalles,
- das Versicherungsverhältnis des Patienten (davon hängt das anzuwendende Tarifwerk ab) und
- kontextsensitive Zuordnungsmodule, welche die Ableitung ausführen.

Den Gesamtzusammenhang zeigt ⌧ nachfolgende Abbildung 6.26.

Zusammenfassend ist festzuhalten, dass für die Medizinische Dokumentation nur die relevanten Modifikatoren in den Maßnahmenbegriff mit aufgenommen werden sollten, d.h. das Hauptgewicht bei der Festlegung der Maßnahmenbegriffe auf der ausreichenden und sinnvollen Differenzierung für die Zwecke der Medizinischen Dokumentation und Transparenz der Behandlungsprozessübersicht liegen sollte. Diese darf nicht durch die Hinzunahme aller möglichen Ausprägungen der Modifikatoren als eigene semantische Achsen überfrachtet werden.

alle alternativen Lösungsansätze anbieten

Es kann auch festgehalten werden, dass – um eine höchstmögliche Flexibilität einer implementierten Lösung zu gewährleisten – es notwendig ist, die Implementierungsmöglichkeit der abrechnungsrelevanten Modifikatoren mittels 3 alternativen Lösungsansätzen vorzusehen, indem

- der Modifikator durch eine semantische Achse im Maßnahmenschlüssel selbst abgebildet wird,
- der Modifikator zu einem Dokumentationsattribut in der medizinischen Leistungsdokumentation wird oder
- der Modifikator bei der Leistungsableitung nachgefragt wird (... und dessen Erfassung also nur der Leistungsbewertung bzw. Abrechnung dient)

Welche Variante gewählt wird, sollte die das Medizinische Informationssystem einsetzende Gesundheitsversorgungseinrichtung selbst entscheiden. Den Gesamtzusammenhang zeigt nachfolgende Abbildung.

Abb. 6.26: Überblick zur Abrechnungszifferngenerierung

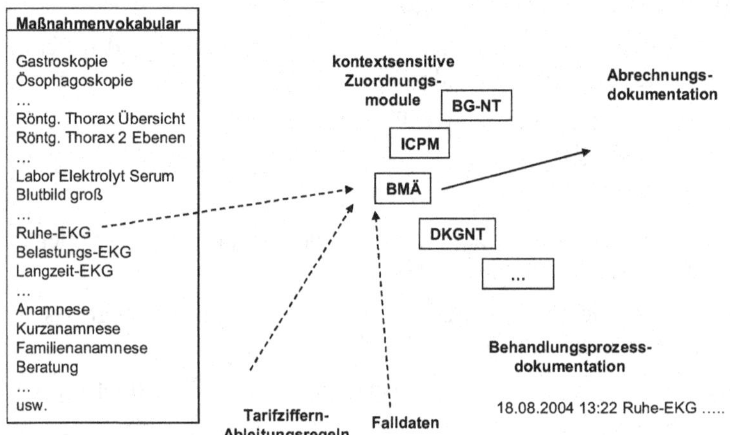

Sind die Abrechnungsziffern vor Stellung der Rechnung entsprechend aus der konkreten Patientendokumentation abgeleitet worden, müssen diese vor einer quartalsbezogenen Übermittlung dieser an die Kassenärztliche Vereinigung (KV) auf Konformität mit dem innerhalb der Tarifwerke enthaltenen Regelwerk überprüft werden. Hier gibt es zum Teil komplexe Ausschluss- oder Höchstwertprüfungen, die bezogen auf einzelne Behandlungstage oder auf das ganze Quartal zu berücksichtigen sind. Auch kann es vorkommen, dass Verprobungen mit den dokumentierten und zu übermittelnden Abrechnungsdiagnosen vorgenommen werden müssen. Auch erfordern gewisse Ziffern textuelle zusätzliche Begründungen – bei Privatabrechnungen auch, falls der Multiplikator (z.B. 3,5 statt 2,3) über dem üblichen Satz liegt.

Folgende Regelprüfungen sind zumeist zu berücksichtigen:

Komplexe Regelprüfungen

- Prüfung auf Patientenmerkmale (Geschlecht, Alter)
- Prüfung auf Tagesart und Uhrzeit
- Prüfung auf Behandlungskontext wie Diagnosen etc.
- Vollständigkeitsprüfung bei notwendigen Zusatzangaben und Begründungen
- Prüfung Grundleistungen
- Ausschlussprüfungen
- Kontextbezogene Anschreibehäufigkeiten
- Kombinationsbegrenzungen
- Höchstwertprüfungen
- Budgetprüfungen

Erst wenn diese Prüfungen korrekt – eventuell nach manuellen Korrekturen der Leistungszifferndokumentation – durchgelaufen sind, kann die Abrechnung dann an die Kassenärztliche Vereinigung oder aber die Privatrechnung an den Patienten verschickt werden. Den Gesamtzusammenhang zeigt ⌧ nachfolgende Abbildung.

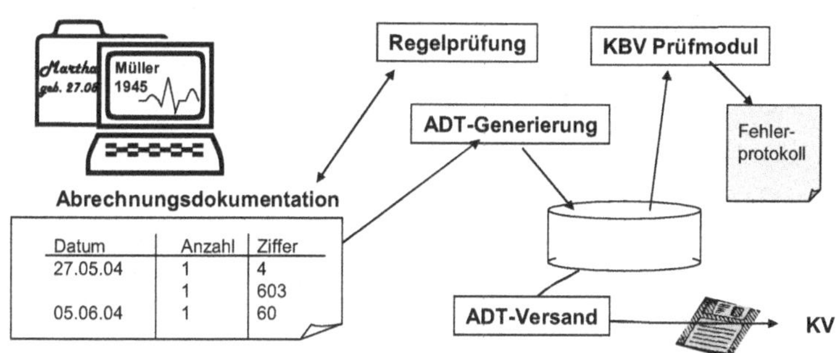

Abb. 6.27: Übersicht zur ambulanten Abrechnung

Im stationären Bereich stellt sich die Situation abweichend dar:

- Die ICD-Codes abrechnungsrelevanter Diagnosen sowie die ICPM-Codes abrechnungsrelevanter Maßnahmen des stationären Behandlungsfalles werden nach Behandlungsabschluss einem so genannten „DRG-Grouper“ übergeben.

- Der „Grouper“ ermittelt auf Basis dieser Angaben und der komplexen Bewertungsregelungen in den DRG-Definitionen die für den aktuellen Behandlungsfall abrechenbare DRG-Ziffer oder meldet Unstimmigkeiten der übergebenen Angaben. So müssen die ICPM-Codes zu den ICD-Codes passen, Diagnosen dürfen nicht doppelt oder mit ähnlichen ICD-Codes enthalten sein.

Eine detaillierte Beschreibung technischer Aspekte zum Verfahren findet sich z.B. bei Müller (2001), die Anforderungen an eine DRG-gerechte Medizinische Dokumentation beschreibt Nitschke (2003) und eine generelle Darstellung zu DRGS findet sich bei Rochell (2000), die Regeln für das Grouping finden sich in den Definitions-Handbüchern (InEK 2002).

Für ein weitgehend automatisiertes Verfahren müssen daher die im Maßnahmenkatalog enthaltenen Begriffe mittels Cross-Mapping den entsprechenden ICPM-Codes einmalig zugewiesen werden. Dieser Vorgang kann auf die Grouper-relvanten Maßnahmen beschränkt werden, da nur ein Ausschnitt des ICPM für das Gruppierungsverfahren relevant ist. Den Gesamtzusammenhang für den stationären Bereich zeigt nachfolgende Abbildung. Bei Implementierung dieser Mechanismen können also die Angaben aus der Elektronischen Krankenakte ohne zusätzlichen Erfassungsaufwand für den nachgeordneten Verwendungszweck „Abrechnung" genutzt werden, was eingangs eine ganz wesentliche Anforderung an Elektronische Krankenakten war.

Abb. 6.28: DRG-Grouping für die stationäre Abrechnung

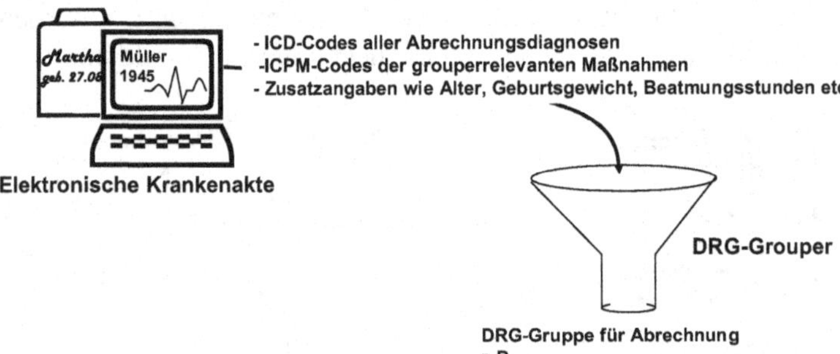

Zusammenfassend ergeben sich für ein Abrechungsmodul folgende Aspekte:

Merk-/Anforderungstafel 49
zu Kapitel 6.6: Abrechnungsmodul

M9.1 ▪ Ein Medizinisches Informationssystem sollte in geeigneter Weise die ambulante bzw. stationäre Abrechnung unterstützen.

M49.2 ▪ Grundlage der Abrechnung sollte die Einzelleistungsdokumentation in Form der Behandlungsprozessdokumentation sein.

M49.3 ▪ Das Abrechnungsmodul muss über Mechanismen verfügen, um aus der Behandlungsprozessdokumentation die Abrechnungsziffern zu generieren.

- Mittels der Parameter- und Stammdatenverwaltung eines Medizinischen Informationssystems müssen verwaltet werden können: M49.4
  - Diverse Wertebereiche für Versicherungsart, Kassentyp etc.,
  - diverse Parameter wie Mahnfristen, Rechnungstexte und -layouts,
  - die Tarifwerke in früheren und der aktuellen Version,
  - Bezugsobjekte wie Kostenträger (Krankenkassen, Sozialämter etc.) und
  - Ableitungsdefinitionen für die Ermittlung von Tarifziffern aus der Medizinischen Dokumentation.
- Mittels kontextsensitiver ggf. regelbasierter Ableitungsmechanismen muss auf Basis der Ableitungsdefinitionen, der Falldaten und der Diagnosen-, Behandlungsprozess- und Ergebnisdokumentation die automatisierte Ableitung von Abrechnungsziffern erfolgen können. M49.5
- Für die ambulante Abrechnung muss eine Anwendungsfunktion zur Pflege der Abrechnungsdokumentation existieren, mit der ergänzend zu den aus der Dokumentation abgeleiteten Einträgen Ziffern gelöscht, geändert oder hinzugefügt werden können. M49.6
- Für die ambulante Kassenabrechnung muss eine Komponente zur Fallprüfung, zur Generierung des Abrechnungsdatenträgers (ADT), zur Prüfung des ADT, zur ADT-Aufbereitung mit Druck von Kontrollliste und Prüfprotokoll existieren. M49.7
- Für die Privatabrechnung muss eine Schnittstelle zur Übergabe der Abrechnungsdokumentation an ein Privatärztliches Rechenzentrum (auch hierfür gibt es definierte Nachrichtentypen) geben oder die Möglichkeit der Generierung einer ausdruckbaren Rechnung. Ergänzend können Komponenten für die Überwachung der Zahlungseingänge und das Mahnwesen hinzukommen. M49.8
- Für die stationäre Abrechnung muss das medizinische Informationssystem über eine Schnittstelle verfügen, um die ICD-Codes der Diagnosen und die ICPM-Codes der relevanten Pateintenmaßnahmen sowie einige Zusatzangaben an einen „DRG-Grouper" zu übergeben. M49.9
- Das Abrechnungsmodul muss über umfangreiche Auswertungs- und Druckfunktionen verfügen. M49.10

6.7 Entscheidungsunterstützungsmodul

Die Entscheidungsunterstützung medizinischen Handelns durch Medizinische Informationssysteme hat viele Facetten und ist aus forensischer Sicht ein sensibles Thema, da hiermit auch das ärztliche Haftungsrecht verbunden ist (Janssen 1996). Generell können drei große Klassen von Lösungen unterschieden werden:

Wissen managen

- Anwendungen, bei denen die – eventuell kontextsensitive – Zurverfügungstellung von medizinischem Wissen unterstützt wird. Diese sind dem Wissensmanagement zuzuordnen. Der in ⌧ Kapitel 6.4 ab Seite 549 beschriebene Ansatz zur Unterstützung eines Behandlungsmanagements mittels klinischer Pfade kann z.B. dieser Klasse zugeordnet werden. Diese können als *wissensvermittelnde Systeme* bezeichnet werden.

  Ein wissensvermittelndes System unterstützt den Benutzer dahingehend, indem es vorhandenes wissenschaftlich gesichertes Wissen (so genannte externe Evidenz) kontextsensitiv heraussucht und zur Unterstützung des Benutzers in geeigneten Situationen präsentiert und ggf. dieses Wissen nach individueller Entscheidung des Arztes auch operational für die weitere Fallbearbeitung in geeigneter Weise zur Verfügung stellt (Beispiel: Zeige in Frage kommenden Klinischen Pfad an, Übernehme die Maßnahmen in die Elektronische Krankenakte zur weiteren Durchführungssteuerung und Dokumentation).

  „Gute Ärzte setzen sowohl ihre persönliche klinische Erfahrung als auch die beste zur Verfügung stehende externe Evidenz ein." (Sackett 1999)

  Beispiele

  Ausgehend von einer konkret gestellten (Verdachts)Diagnose für einen Patienten kann aus der Elektronischen Krankenakte heraus in Literatur- oder Studiendatenbanken nach wissenschaftlichen Beiträgen gesucht werden. Spezielle IT-Dienstleister bieten dafür auch an, dass der Arzt über Neuerscheinungen zu einem speziellen Thema per E-Mail benachrichtigt wird.

  Ausgehend von einer konkret gestellten (Verdachts)Diagnose für einen Patienten können aus der Elektronischen Krankenakte heraus dafür existierende Leitlinien abgerufen werden.

  Ausgehend von einer konkret zu erbringenden Patientenmaßnahme kann ein dazu existierender Durchführungsstandard aus der Elektronischen Krankenakte heraus abgerufen werden.

  Auf Basis von einer dem medizinischen Informationssystem hinterlegten Ontologie können zu einem Begriff (Diagnose,

Symptom, Problem) Kontextinformationen bzw. konzeptuelle Graphen oder semantische Netze abgerufen werden, von denen aus weitergehende Informationen in Form von wissenschaftlichen Beiträgen, elektronischen Lehrbuchausschnitten oder epidemiologischen Maßzahlen erreichbar sind.

- Anwendungen, die auf Basis klar definierter deterministischer Regeln Wissen auf eine gegebene eng umschränkte Faktenlage (hier: Diagnosen- und Befundkonstellation) anwenden und das Ergebnis der Bewertung dem Arzt präsentieren. Diese können als Vorstufen zu Expertensystemen verstanden und als *entscheidungsunterstützende Systeme* bezeichnet werden.

Messwerte beurteilen und Entscheidungen unterstützen

Entscheidungsunterstützende Systeme sollen helfen, „bessere" Entscheidungen zu treffen. Ihr Einsatz ist nach Richter (1992) z.B. wenn die Informationsmenge, die Grundlage der Entscheidung ist sehr groß ist, die Entscheidungen zeitlich schnell fallen müssen, Daten für die Entscheidung verarbeitet und aufbereitet werden müssen, der Entscheidungsprozeß selbst relativ komplex ist und häufige „kleine" Routineentscheidungen zu treffen sind.

Beispiele

Ein EKG-Auswertungsprogramm vermisst automatisch ein EKG, berechnet die beschreibenden Parameter und ermittelt daraus eventuell vorliegende Diagnosen. Dies ist eine der frühsten Anwendungen für die Entscheidungsunterstützung in der Medizin.

Eine Anwendung zur Bewertung von Laborergebnissen ermittelt auf Basis eines oder mehrer gemessener Laborwerte vor dem Hintergrund der die Normbereiche beeinflussenden Faktoren (Bestimmungsmethode, Geschlecht, Alter, bereits bekannte vorliegende Erkrankungen usw.) und den konkreten Ausprägungen dieser Faktoren im vorliegenden Behandlungsfall Bewertungen (z.B. stark erniedrigt, erniedrigt, normal, erhöht, stark erhöht) und gibt für die Bewertungen die möglichen Ursachen (Diagnosen, Nebenerkrankungen, aktuelle Medikation) an. Eine Implementierung hierzu ist bei Dakka (2000) zu finden.

Ein Anwendung überprüft auf Basis eines umfangreichen Datenbestandes zu Arzneimitteln (z.B. Rote Liste) und der konkreten Diagnosen- und Medikationsdokumentation des Patienten nach einer medikativen Verordnung, ob eventuell Wechselwirkungen mit bereits bestehenden Medikationen oder Kontraindikationen in Bezug auf vorliegende Erkrankungen und Risikofaktoren vorliegen.

Spezielle Überwachungsfunktionen überprüfen neu in die Elektronische Krankenakte eingetragene Informationen, führen Trendanalysen durch und melden auffällige Entwicklungen automatisch per E-Mail oder über eine Piepser-Ansteuerung an den Arzt. Ähnliche Ansätze gibt es bereits beim Langzeitmonitoring und im Bereiche des Home-Care.

Komplexe Faktenlagen bewerten und Entscheidungen treffen

- Anwendungen die auf Basis einer komplexen Faktenlage und Wissensbasis, die auch probabilistische Aspekte berücksichtigt, zu diagnostischen Entscheidungen kommen und diese dem Arzt vorschlagen. Diese werden als *Expertensysteme* bezeichnet.

  Ein Expertensystem kann Expertenwissen, i.d.R. eines begrenzten Anwendungsgebietes, separat und maschinell verfügbar halten und dieses Wissen auf definierte Faktenlagen anwenden - also i.d.S. die Leistung eines Experten zur Verfügung stellen. Darüber hinaus kann es Entscheidungen begründen/erklären und evtl. auf Basis bearbeiteter Entscheidungsfälle selbstlernend seine Wissensbasis erweitern.

Beispiele

  Ein Anwendung ermittelt auf Basis bekannter Erkrankungen und einer vorliegenden Symptomatik für einen Patienten unter Einbeziehung von Faktenwissen und probabilistischen Angaben Wahrscheinlichkeiten für das Vorliegen bestimmter Diagnosen.

  Ein Anwendung ermittelt auf Basis einer gegebenen Faktenlage zu einem Patienten prognostische Bewertungen oder Indices, um evtl. Indikationen für ärztliche Interventionen zu geben.

  Eine Anwendung unterstützt auf Basis einer komplexen Wissensbasis den differentialdiagnostischen Prozess, in dem die vorliegende Faktenlage bewertet und jene diagnostische Maßnahmen vorschlägt, die unter den gegebenen Hypothesen den besten Informationszugewinn bringt, um den Entscheidungsprozess voranzubringen. Eine detaillierte Beschreibung einer solchen Anwendung findet sich bei Warner (1997).

Einen guten Überblick zu den verschiedenen Ansätzen, ihren Zusammenhang und aktuelle Entwicklungen gibt ein spezielles Internetportal „Open Clinical – knowledge management for clinical care" (http://www.openclinical.org/community.html, letzter Zugriff: 18. 08.2004). Hier findet der Leser Zugang zur Theorie und Praxis, zu Projekten, Demonstratoren und kommerziellen Lösungen hinsichtlich Anwendungen aller zuvor aufgeführten drei Klassen von entscheidungsunterstützenden Anwendungen.

Aufgrund des Umfangs des Themas sollen im Folgenden lediglich Ansätze in Medizinischen Informationssystemen nach der erstgenannten Klasse mit dem Schwerpunkt „kontextsensitives Wissensmanagement“ angesprochen werden, da diese Ansätze in ihrer praktischen Relevanz in den nächsten Jahren deutlich zunehmen werden. Dies gründet vor allem vor dem Hintergrund, dass ein Facharzt heute ca. ein bis zwei Stunden täglich (bzw. nach Sacket 1993 ein Allgemeininternist 19 Artikel täglich an 365 Tagen im Jahr) wissenschaftliche Literatur studieren müsste, um auf dem aktuellsten Stand des Wissens zu bleiben. Damit wird eine kontextsensitive Wissensvermittlung und -bereitstellung zum kritischen Erfolgsfaktor der modernen Medizin. Daraus hat sich der Ansatz der evidenzbasierten Medizin entwickelt, das deutsche nationale Netzwerk präsentiert sich unter http://www.ebm-netzwerk.de/ (letzter Zugriff: 18.08.2004).

Ein wesentlicher Aspekt ist hierbei, dass zuerst einmal Konzeptualisierungen als individuelle Prozesse der einzelnen Aufgabenträger die Ausgangslage darstellen (s. ⌧ nachfolgende Abbildung). Dadurch entstehen so viele individuelle Konzeptualisierungen, wie erkennende Subjekte.

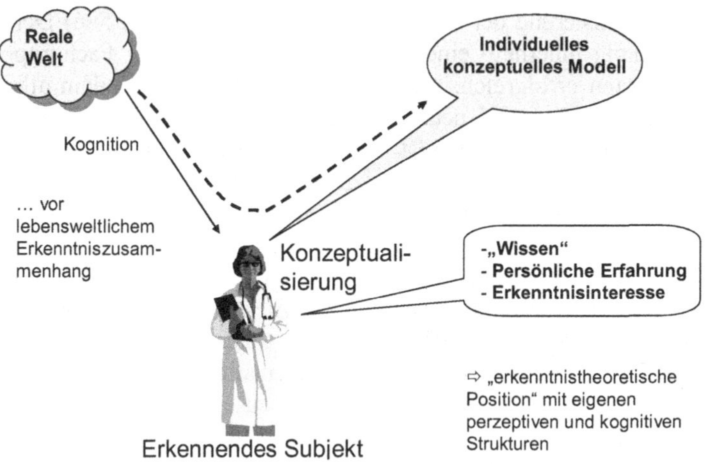

Abb. 6.29: Individuelle Konzeptualisierungen als Realweltabbilder

Diese individuellen Konzeptualisierungen stellen „internes Wissen“ (Alan 2002) bzw. „tazites Wissen“ (Nonaka 1991) dar, dass nach Nonaka durch „Sozialisation“ (Mensch zu Mensch) oder „Externalisierung“ (Mensch zu Buch/Modell/Computer) als „explizites Wissen“ weitergegeben und durch „Internalisierung“ (Buch/Modell/Computer zu Mensch) zur Wissensausweitung bzw. Kompetenzsteigerung der Leser führt. Neben diesen Phasen nennt Nonaka noch die „Kombination“ (Buch/Modell/Computer zu Buch/Modell/Computer), also die Zusammenführung verschiedener expliziter Wissensbestände des gleichen Betrachtungsbereiches.

Problem: Personen mit abweichenden Wissenshintergründen in arbeitsteilige Organisationen

Die Verfügbarmachung von Wissen ist vor allem da von Interesse, wo

> „die betriebliche Leistungserstellung in der Regel durch das arbeitsteilige Zusammenwirken mehrerer Personen gekennzeichnet, deren Wissenshintergründe oftmals erheblich voneinander abweichen. Je mehr die Wissensintensität eines Leistungsprozesses für die betriebliche Wertschöpfung an Bedeutung gewinnt, desto gravierender können sich solche Wissensdivergenzen auf das Prozessergebnis auswirken. Daher liegt es nahe, im Rahmen des Wissensmanagements nach Instrumenten zu suchen, die in die Lage versetzen, Wissensdivergenzen zu identifizieren und ... sie entweder zu beseitigen oder aber zumindest zu kompensieren." (Zelewski 2002)

Leicht zu erkennen ist, dass diese betrieblichen Rahmenbedingungen exakt auf Medizinbetriebe zutreffen, wo einerseits die Aufgabenträger vor sehr verschiedenen Wissenshintergründen arbeiten, die Organisation selbst aber interessiert ist, ihre Dienstleistung unabhängig der handelnden Personen auf gleich bleibend hohem Niveau zu erbringen.

Mit Blick auf ⌧ Abbildung 6.29 auf Seite 583 stellt eine allgemein einsetzbare Wissensbasis ebenfalls eine mittels natürlichsprachlichen oder formalen Methoden zum Ausdruck gebrachte Konzeptualisierung der Realität dar. (⌧ Abb. 6.30, S. 586) Deren Anwendung innerhalb eines Unternehmens oder einer Fachgruppe ist nur dann erfolgreich, wenn sie konsensualisiert ist, dem allgemein akzeptierten und neuesten Stand des Wissens entspricht und „anwendbar" in dem Sinne ist, dass der Aufgabenträger ohne deutlichen Mehraufwand auf sie zurückgreifen kann. Letzteres kann durch eine kontextsensitive Nutzung bezogen auf den gerade bearbeiteten Vorgang oder Objekttyp ermöglicht werden.

Beispiele

Erfasst ein Arzt eine Diagnose und möchte dazu Informationen nachschlagen, sollte dies direkt aus der Elektronischen Krankenakte heraus kontextsensitiv möglich sein. Führt eine RTA eine komplexe radiologische Leistung und braucht Informationen zu deren Durchführung, sollte diese Information direkt aus ihrer Arbeitsplatzliste ausgehend von der dort verzeichneten Maßnahme aus abgerufen werden können. Betrachtet ein Arzt neu eingetroffene Laborwerte und interessiert sich für Normwerte und Einflussfaktoren, sollte er diese Informationen direkt ausgehend aus der Laborwertübersicht heraus aufrufen können.

Kontextsensitive Nutzung von Wissensbasen spart Suchaufwand

Die Beispiel zeigen, dass ein kontextsensitiver Nutzung von Wissensbasen genau jenen Schritt abkürzt, der ansonsten für jeden immer lästig ist und ein Nachschlagen verhindert: Das aufwändige Suchen der gewünschten Information in der Wissensbasis.

Die Wissensbasis stellt also in diesem Sinne in Teilen sowohl eine Vereinigungsmenge als auch eine konsensualisierte Schnittmenge vieler individueller Konzeptualisierungen dar, deren Umfang, Qualität, Validität und praktische Relevanz mit der Anzahl der eingeflossenen individuellen Konzeptualisierungen – zu denen auch schriftliche Quellen wie wissenschaftliche Beiträge etc. zählen können. Dies weist darauf hin, dass je nach berücksichtigten individuellen Konzeptualisierungen verschiedene Qualitätsstufen von Wissensbasen zu unterscheiden sind.

Qualität von Wissensbasen

Hier sind Wissensbasen zu unterscheiden, deren Inhalte von

- einzelnen Experten,
- von lokalen Arbeitgruppen,
- von multizentrisch organisierten nationalen Arbeitsgruppen oder
- von multizentrisch organisierten internationalen Arbeitsgruppen

zugeliefert wurden. Zusätzlich spielt es eine Rolle, ob moderierte Konsensualisierungsprozesse („Clearingverfahren") stattfinden und ob das Wissen evidenzbasiert ist– d.h. sich auf mit wissenschaftlichen Methoden erzielte Nachweise stützt. Die Unterscheidung kann am Beispiel der klinischen Pfade deutlich gemacht werden: Es existieren Pfadbeschreibungen

- die lediglich von einem Arzt festgelegt wurden,
- die eine Gruppe von Ärzten z.B. im Krankenhaus oder in einem Ärztenetz gemeinsam erarbeitet und für ihre Zusammenarbeit vereinbart hat,
- die unter Beteiligung vieler nationaler Fachexperten und unter Moderation einer medizinischen Fachgesellschaft entstanden sind (s. http://leitlinien.net/, letzter Zugriff: 18.08.2004) und solche,
- die von internationalen Expertengruppen entwickelt wurden.

Aufgrund der kulturellen und organisatorischen Unterschiede in den verschiedenen nationalen Gesundheitssystemen sowie methodisch verschiedenen Ansätzen sind Letztgenannte sind nur schwer zu erstellen und durchzusetzen. Große Anstrengungen wurden hier durch den Aufbau weltweit für einzelne Themenbereiche zuständige Zentren der Evidenzbasierten Medizin unternommen. Aber auch die Ansätze der EBM bleiben nicht unkritisiert (Kienle 2003), geht damit doch auch die Angst der Ärzte vor der Einschränkung der individuellen Handlungsfreiheit einher.

Sollen Informationssysteme – hier das Medizinische Informationssystem – einen wissensbasierten Charakter haben, muss die Konzeptualisierung dieses Wissens in verständlicher und gleichzeitig auch algorithmisch verarbeitbarer Form vorliegen. Insofern müssen menschliche Handlungsträger, die Elektronische Krankenakte und das Wissensmodul über eine gemeinsame Konzeptualisierung mit übereinstimmender Semantik verfügen.

Abb. 6.30: gemeinsame Konzeptualisierung für Benutzer, Elektronische Krankenakte und Wissensbasis

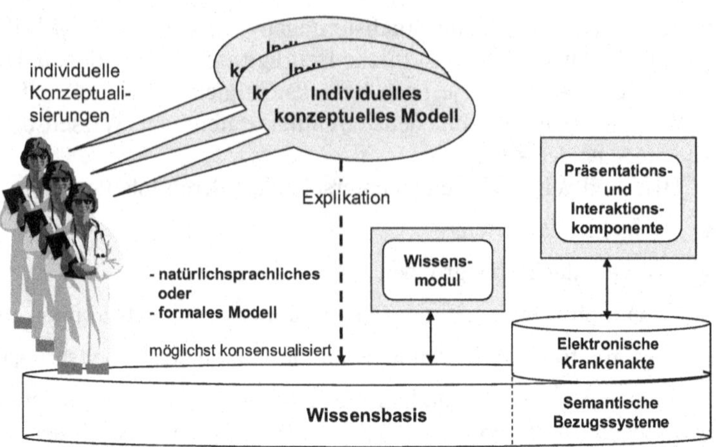

Dies hat zur Konsequenz, dass die Einträge in der Elektronischen Krankenakte und die Konzeptualisierungen in der Wissensbasis des entscheidungsunterstützenden Moduls die gleichen semantischen Bezugssystem bzw. Vokabulare benutzen müssen, damit auf Basis des damit modellierten Domänenwissens dieses auf beobachtete Fakten (i.d.S. die patientenbezogenen Symptome, Diagnosen, Probleme) der realen Welt für das Wissensmanagement herangezogen bzw. für die Entscheidungsunterstützung angewandt werden kann. Oder anderst gesagt: Elektronische Krankenakten, die nicht auf semantischen Bezugssystemen basieren, können keine Funktionalitäten zur kontextsensitive Wissensvermittlung anbieten. Zusätzliche müssen beide Systeme strukturell gleiche Konzeptualisierungen aufweisen, die die klinisch-methodogischen Konzepte berücksichtigen muss. Dies kann in Form einer Domänenontologie geschehen.

Den Vorgang, individuelle Konzeptualisierungen explizit zu machen und in Wissensbasen einzupflegen nennt man auch *Wissensakquisition*. Dieser ist gerade in der Medizin nicht unproblematisch, das gerade individuelles Erfahrungswissen sowie die Zusammenführung des Erfahrungswissens von mehrerer Personen zu einer gewissen „Diffusität" führt (Janßen 1996), die einer Konzeptualisierung nur schwer zugänglich ist. Bürsner (1996) beschreibt hierzu für den neurologischen Bereich ein spiralenförmiges Modell. Aufgrund der Folgenutzung des akquirierten Wissen durch viele Personen spricht Alan (2002) auch vom Vorgang der „Kompetenzvermittlung" und diskutiert ausführlich Methoden zur Akquisition von Wissen über Kompetenzen.

Dies wirft die Frage auf, welche Wissensarten durch eine entsprechende Funktionalität zur Verfügung gestellt werden können?

Hinsichtlich einer Einteilung hierfür gibt es keine eindeutige Taxonomie, eine denkbare Einteilung zeigt ⌧ nachfolgende Abbildung.

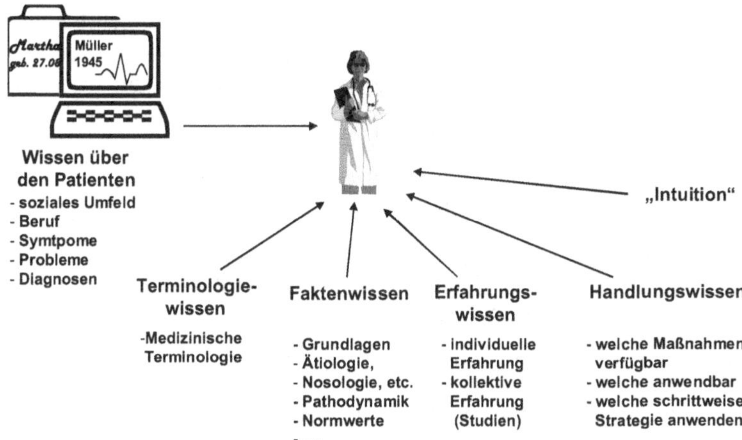

Abb. 6.31: Wissensarten im Kontext medizinischen Handelns

- Terminologiewissen

  Apperzeption spezifischen Wissens in einer Wissensdomäne ist nur auf Basis umfangreicher Kenntnis der Fachsprache möglich. Dies ist auch zur Formulierung von Beobachtungen und zur Kommunikation mit anderen Experten notwendig. Selbst wenn alle anderen Wissensarten physisch zugänglich sind, können diese ohne Terminologiewissen nicht erschlossen werden. Jeder Laie der versucht hat eine medizinisch wissenschaftliche Abhandlung zu lesen kann dies nachvollziehen. Terminologiewissen ist also notwendig für das Erschließen von Wissensquellen, aber nicht hinreichend, denn Verstehen beruht auch auf Domänenwissen über den Betrachtungsbereich. Dieses liegt in der Regel in Form von Faktenwissen vor.

  Maschinelles Terminologiewissen findet sich in Vokabularen und Thesauren wieder. Elektronische Krankenakten und Wissensbasen sollten also strukturell und inhaltlich auf den gleichen Vokabularen aufsetzen (⌧ auch Kap. 5.3.3.13, S. 316, ⌧ Kap. 5.3.3.14, S. 319 und ⌧ Kap. 5.3.3.15, S. 325).

- Faktenwissen

  Faktenwissen ist einerseits im makroskopischen Sinne das Wissen um die „Dinge" (Objekttypen) und ihre Zusammenhänge (ontologische Dimension des Faktenwissens). Andererseits fällt darunter auch im mikroskopischen Sinne das detaillierte Wissen zu einzelnen Objekttypen, z.B. Normwertbereichen für spezielle Laborparameter, das Wissen um die Eigenschaften eines EKGs, dessen Entstehen und Bewertung, das Wissen um pathodynamische Vorgänge und Zusammenhänge sowie topologisches, nosologisches, ätiologisches und deontologisches Wissen usw. Dieses Faktenwissen findet sich in der Regel in Lehrbüchern wieder und ist Grundlage für die einschlägige Lehre. Sich dieses anzueignen ist oftmals ein Prozess des „Auswendiglernens“ – auch bei meinen Studenten nicht beliebt. Es ist aber unabdingbar, da nur vor dem Hintergrund umfangreichen Faktenwissens Phänomene der realen Welt apperzeptiert und weiteren Entscheidungen und Handlungen zugrunde gelegt werden können.

Maschinelles Faktenwissen kann in vielerlei Form vorliegen, wobei zu unterscheiden ist, ob diese so strukturiert und formalisiert ist, dass es für Computerprogramme auswertbar bzw. anwendbar ist oder aber nur in Form narrativen Textes („elektronisches Buch“) vorliegt. Gängige maschinell nutzbare Wissensrepräsentationsformen sind z.B. Diagnose-Symptom-Matrizen, Entscheidungstabellen, Regeln, Semantische Netze, Bayes Netze usw. Auch wissenschaftliche Veröffentlichungen enthalten Faktenwissen in narrativem Text.

- Erfahrungswissen

  Der Begriff es Erfahrungswissen wird sehr unterschiedlich diskutiert. Zum Teil wird darunter auch Handlungswissen verstanden. Im engeren Sinne ist es aber jener Teil des Wissens zu verstehen, das personengebunden existiert und nicht oder nur schwer formalisiert oder externalisiert werden kann. So kann z.B. die Auswahl einer Handlungsoption unter vielen vor dem Erfahrungshintergrund des Arztes geschehen und hat individuellen Charakter. Oder die Auswahl bzw. Präferenzen zum Einsatz eines bestimmten Medikamentes fußt ebenfalls auf der Erfahrung des Arztes. Auch die Bildbetrachtung und Bewertung radiologischer Bilder ist stark erfahrungsbasiert. Es ist aber zu berücksichtigen, dass methodisch-wissenschaftlich evaluiertes Erfahrungswissen z.B. im Rahmen klinischer Studien auch zu Faktenwissen werden kann!

  In maschineller Form liegt Erfahrungswissen in Form von Fallsammlungen (= Menge von Elektronischen Krankenakten) vor und kann im Wesentlichen durch die Verfügbarmachung von deskriptiven Statistiken auf Basis einer hinreichenden Anzahl von Elektronischen Krankenakten dargestellt werden. Auch wissenschaftliche Veröffentlichungen enthalten Faktenwissen in narrativem Text. Hinsichtlich Erstgenanntem könnte z.B. eine Statsitik zu Operationsverfahren, Verweildauern und Komplikationen Aufschluss über die Angemessenheit verschiedener Verfahren geben, bei Korrelation mit Parametern der Patientensituation (Alter, Geschlecht, Nebenerkrankungen) und zu für zukünftige Fälle hilfreichen Informationen führen („Welche „Erfahrungen“ haben wir mit welchem Verfahren gemacht?“). Betrachtungen von Erfahrungen für zukünftiges Handeln ist auch ein Arbeitgebiet für das Medizincontrolling und Teil eines generellen medizinischen Qualitätsmanagements.

- Handlungswissen

  Handlungswissen ist auf der taktischen und operativen Ebene ärztlichen Handelns (Mannebach 1997) von Bedeutung: Auf der taktischen Ebene liegt dieses in Form von Behandlungsplänen vor (⌧ Kap. 6.4., S. 549), auf der operativen Ebene in Form von Durchführungsstandards (⌧ Abb. 6.11, S. 534) oder von Bedienungsanleitungen für medizin-technische Geräte.

  In maschineller Form kann das taktische Wissen in Form von auf Basis des Maßnahmenvokabulars (⌧ Kap. 5.3.3.14, S. 319) verknüpften Handlungen (Handlungspläne) vorliegen (⌧ Abb. 6.18, S. 551). Durchführungswissen wird in der Regel nur in Form von elektronischen Dokumenten verfügbar sein.

- Intuition

  Die Intuition ist nicht dem Wissen zuzurechnen, wird aber oftmals als wesentliche Komponente des ärztlichen Handelns aufgeführt. Intuition ist die unmittelbare vermeintlich oder echte Erkenntnis ohne den üblichen analytischen oder logischen Erkenntnispfad zu nutzen, also ein unbewusstes Schließen.

  > „Als Intuition gilt die plötzliche, nicht analytisch-logische Erkennung eines Zusammenhangs oder einer Ursache. Sie ist die Grundlage vieler Erkenntnisse außerhalb der eingefahrenen Denkbahnen. Sie spielt in der ärztlichen Praxis und im alltäglichen Denken eine große Rolle. Wegen der ebenso häufigen Möglichkeiten, zu irren, sollte man so gewonnene Induktionen oder Hypothesen, wenn irgend möglich, mit deduktiv-nomologischen Methoden überprüfen.“ (Gross 1997)

Neben diesen für das Verstehen und aktive Handeln notwendigen Wissensarten ist es in konkreten organisatorischen Umgebungen aber zusätzlich notwendig, über Prozesswissen zu Verfügung.

- Prozesswissen

  Die spezifischen organisatorischen Gegebenheiten innerhalb einer Organisationseinheit – also die Ablauforganisation und verwendete Standards.

  In maschineller Form liegt Prozesswissen vor allem in Form der im Medizinischen Informationssystem parametrierten Ablauforganisation für das Workflow-Management vor (⌧ Kap. 6.3.5, S. 536)

Leitlinien

Eine besondere Form der Wissenszusammenstellung stellen medizinische *Leitlinien* dar. Dieses sind

„… systematisch entwickelte Darstellungen und Empfehlungen mit dem Zweck, Ärzte und Patienten bei der Entscheidung über angemessene Maßnahmen der Krankenversorgung *(Prävention, Diagnostik, Therapie und Nachsorge)* unter spezifischen medizinischen Umständen zu unterstützen." (http://leitlinien.net, letzter Zugriff: 23.08.2004)

Leitlinien enthalten in gebündelter Form indikationsspezifisch (Symptom, Diagnose) sowohl Faktenwissen (Pathodynamik, Entwicklung von Krankheiten, Wirksamkeit zu alternativen Handlungsptionen usw.), Handlungswissen (differentialdiagnostische Vorgehenspläne z.B. in Form von Pfaden oder klinischen Algorithmen) und Erfahrungswissen (z.B. in Form umfangreicher epidemiologischer Maßzahlen zu Erkrankungen). Sie liegen entsprechend des zuvor diskutierten Aspekte der Anzahl eingeflossener individueller Konzeptualisierungen (Experten) und ihrer Formalisierung und Konsentierung in drei Stufen vor:

- Entwicklungsstufe 1 (S1): Zusammengestellt durch eine repräsentative Expertengruppe.
- Entwicklungsstufe 2 (S2): Leitlinie der Stufe 1, die jedoch durch ein formales Konsensusverfahren (nominaler Gruppenprozess, Konsensuskonferenz, Delphikonferenz) beraten und verabschiedet wurde.
- Entwicklungsstufe 3 (S3): Systematisch entwickelte evidenzbasierte Leitlinie und enthält auch Ergebnisse von Entscheidungs- und Outcome-Analysen.

Ein gutes Beispiel ist die S3-Leitlinie zur Diagnostik, Therapie und Nachsorge des Mammakarzinoms der Frau, die ebenfalls unter der o.a. Internet-Adresse unter der Rubrik „Gynäkologie" zu finden ist. Diese hat einen Umfang von 172 Seiten, was aber zeigt, dass eine isolierte kontextsensitive Verfügbarmachung des gesamten Dokumentes nicht immer aufgabenangemessen ist, sondern die einzelnen Teile (z.B. Ausbreitungsdiagnostik, therapeutische Strategien usw.) als gesonderte Teile abrufbar sein müssten. Sie zeigt auch, dass sie „nur" lesbar ist, also keine direkte Operationalisierung zu Integration von Handlungssträngen in die Elektronische Krankenakte ermöglicht.

Formale Repräsentationen und Austauschformate für Leitlinien

Letzteres hat zur Entwicklung einer Reihe von formalen Repräsentationen und Austauschformaten für Behandlungspläne und Leitlinien geführt. Verbreitung findet z.B. das Guideline Interchange Format – GLIF (Peleg 2002). GLIF ist eine Spezifikation zur Modellierung und Repräsentation medizinischer, computerbasierter Leitlinien und soll deren gemeinsame Nutzung sowie deren Austausch über mehrere Institutionen und Programme hinweg erleichtern. Es ist das Produkt des Gemeinschaftsprojektes InterMed ("Collaboratory Architecture for Distributed Clinical Information Processing") unter Beteiligung medizinischer Einrichtungen in Stanford, Columbia, Harvard und den McGill Universitäten. Ziel der GLIF-Spezifikation ist eine Leitlinien-Repräsentation zur Verfügung stellen, die folgende Eigenschaften besitzt:

- Präzise durch Formalisierung von Struktur und Inhalt,
- eindeutig in der Repräsentation von medizinischen Konzepten und Prozeduren zur Gewährleistung der einrichtungsübergreifenden Benutzbarkeit,
- durch Menschen lesbares Format,
- maschinenverarbeitbar und
- plattformunabhängig, zur Gewährleistung der einrichtungsübergreifenden Benutzbarkeit.

Damit bietet GLIF ein standardisiertes Format zur Dokumentation von Leitlinien – im Kern klinischer Algorithmen – an. Diese können auf einem zentralen Server im Internet gespeichert und auf zwei Wegen verfügbar gemacht werden: Zum einen durch die direkte Ausführung einer Leitlinie als Reaktion auf einer netzwerkbasierte Anfrage. Zum anderen durch das Herunterladen einer Leitlinie, angepasst an die lokalen, institutsabhängigen Einstellungen und durch die Anwendung als Teil einer Elektronischen Krankenakte.

Ein Beispiel zur computergestützten Nutzung solcher Leitlinien stellt das System EON dar (Musen 1996). Dieses ist ein komponentenbasiertes Softwaresystem der „Stanford Medical Informatics", das leitlinienbasierte Entscheidungsunterstützungssysteme generiert. EON basiert auf einer Menge von Softwarekomponenten und Schnittstellen, die verschiedene Aufgaben zur Vermittlung in der Datenbank übernehmen: "Protocol Steps" (Interventionen und Datenabfragen), „Intervention State" (aktueller Status einer Intervention), "revision rules" (verändern den Interventionsstatus oder andere Systemzustände), "eligibility criteria" (Auswahlkriterien) und "conditions" (Bedingungen für den Übergang von einem "Protocol Step" zum nächsten). Ziel ist es hierbei, definierte Handlungsstrategien in Verbindung mit der Elektronischen Krankenakte in konkreten patientenspezifischen Behandlungskontexten dokumentierbar und ausführbar zu machen.

Ähnliche Ziele verfolgen z.B. das Asgaard/ASBRU-Projekt (http://www.ifs.tuwien.ac.at/asgaard/asbru/, letzter Zugriff: 18.08.

2004), das Projekt GLARE (GuideLine Acquisition, Representation and Execution: http://www.univ-savoie.fr/Portail/Groupes/Doctoral SchoolChyTurin/posters/web/France_article.pdf, letzter Zugriff: 18. 08.2004) und das System Prodigy3 (http://www.prodigy. nhs.uk/, letzter Zugriff: 18.08.2004).

Anhand einiger kleinen Beispielsequenz soll die kontextsensitive Wissensbereitstellung erläutert werden.

Beispiel: Kontext zu Diagnosen

Ein Arzt befindet sich gerade in der Diagnosenerfassung für einen Patienten. Als Verdachtsdiagnose gibt er – textlich aus dem kontrollierten Vokabular übernommen – die Diagnose „Klatskin-Tumor" an. Nun möchte er in einer Literaturdatenbank nach aktuellen Veröffentlichungen zu dieser Diagnose recherchieren.

Dazu wählt er das Kontextmenü zu Diagnose, in dem auch der Menüpunkt PUBMED existiert. Nach Auswahl dieses Punktes wird ein INTERNET-Browser gestartet und die entsprechende kontextsensitive Anfrage gestartet. Nach nur 2 Sekunden erscheint das in ⊠ nachfolgender Abbildung gezeigte Rechercheergebnis. Der gesamte Vorgang hat also etwa 3 Sekunden gedauert.

Abb. 6.32: Kontextsensitiver Zugriff auf Literaturdatenbanken

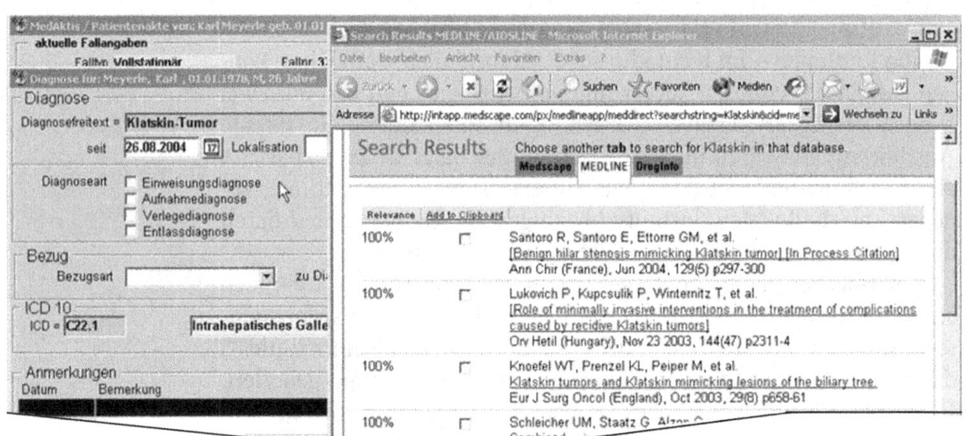

Alternativ möchte er nun die zur Diagnose von ihm bzw. Kollegen hinterlegte qualifizierte Links abrufen. Dazu wählt er aus dem Kontextmenü den Punkt „Verweise" aus und es erscheint die nachfolgend gezeigte Übersicht aus den Vokabularstammdaten zum Begriff, mittels er durch einfaches Anwählen auf weitere Informationen zugreifen kann.

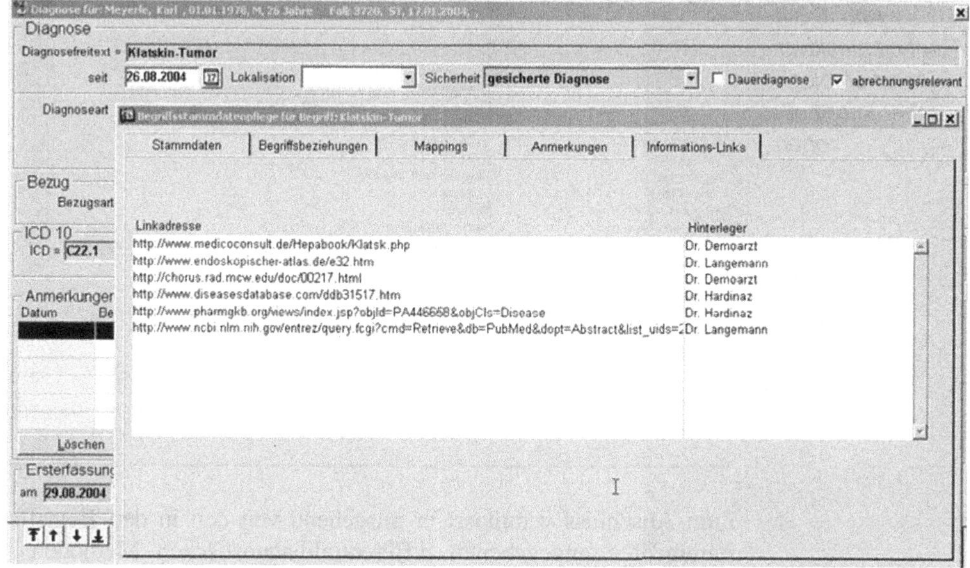

Abb. 6.33: Kontextsensitiver Abruf einer Verweis-Liste

Wie deutlich wird, können hier die einzelnen berechtigen Mitarbeiter beliebige Verweise anlegen. Zu allen Verweisen sollten auch Anmerkungen hinterlegt werden. Die Verweise können sowohl auf externe Dokumente zeigen, als auch auf Dokumente im Intranet der Einrichtung. Damit können dann auch organisationsinterne Standards, Dienstanweisungen etc. mit dem entsprechenden Begriff verknüpft werden. Prinzipiell erreicht so der Arzt mit nur zwei Interaktionen (Kontextmenü ⇨ Verweise ⇨ Doppelklick auf Verweis) direkt die ihn interessierenden Informationen. Während also das zuvor gezeigte Beispiel der MEDLINE-Abfrage immer neu in einer Literaturdatenbank nach Treffern recherchiert, kann über die Verweise eine gezielte und intendierte Wissensdokumentation aufgebaut werden. Damit entsteht transparentes und schnell abrufbares "organizational knowledge".

Neben diesen Informationen möchte er nun noch in die Vokabular-Detailfunktion springen und erreicht so die entsprechenden hinterlegten ontologisch orientierten Informationen.

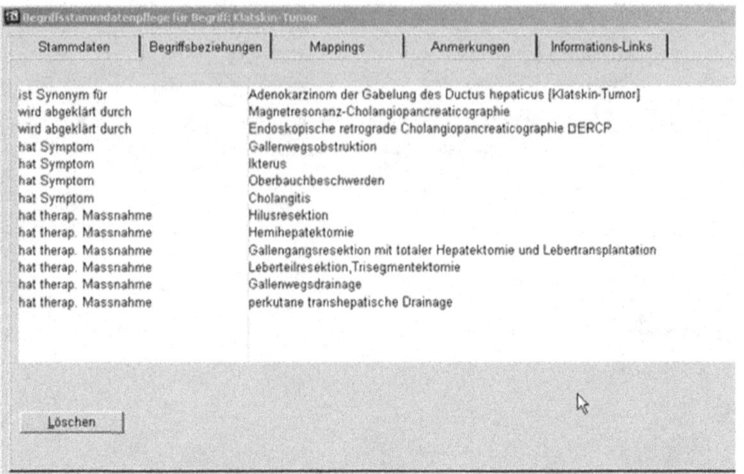

Abb. 6.34: Kontextsensitiver Abruf ontologischer Informationen

Zum Abschluss veranlasst er ausgehend von den in den Begriffsstammdaten angegebenen differentialdiagnostischen Methoden – ebenfalls kontextsensitiv die entsprechenden diagnostischen Maßnahmen, indem er in die Auftragsfunktion wechselt (⌧ Abb. 6.4, S. 527), in der bereits Indikation (Verdacht auf Klatskintumor) und anzufordernde Maßnahme eingesetzt sind.

Insgesamt können wissensbasierte Informationssysteme das ärztliche Handeln durch eine kontextsensitive Wissensbereitstellung und -vermittlung in einem ersten Schritt unterstützen

Unter Einarbeitung einiger der von Hucklenbroich (1993) formulierten 12 Thesen zum Einsatz wissensbasierter Medizinischer Informationssysteme kann zusammenfassend festgehalten werden:

Merk-/Anforderungstafel 50
Zu Kapitel 6.7: Entscheidungsunterstützungsmodul

M50.1
- Zur Unterstützung des ärztlichen Handelns kommen wissensbasierte Systeme zum Einsatz. Diese können in wissensvermittelnde Systeme, entscheidungsunterstützende System und Expertensysteme klassifiziert werden.

M50.2
- Ziele des Einsatzes wissensbasierte Systeme sind:
  - Verfügbares Wissen schneller und allgemeiner zugänglich machen,
  - Verfügbares Wissen schneller und flächendeckender umsetzen,
  - Verbesserung der Reliabilität klinischer Entscheidungen,

- Erhöhung der Qualität und Effizienz der Versorgung,
- Möglichkeit der Erforschung und Transparenzmachung von Entscheidungs-Strategien ärztlichen Handelns,
- Schaffung von expliziten formalen Konzeptualisierungen, um die Fortschreibbarkeit und das Verständnis von Wissen zu erhöhen,
- Verbessern der Genauigkeit klinischer Diagnosen und
- die Senkung von Kosten.

- Wissensbasierte Systeme können den Arzt nicht ersetzen, sondern seine kognitiven Fähigkeiten und sein Gedächtnis ergänzen und seinen Handlungsspielraum vergrößern. *M50.3*
- Die Integration von medizinischen Wissensbasen in Medizinische Informationssysteme ist notwendig, damit Wissen tatsächlich zeitnah Anwendung finden kann. *M50.4*
- Wissensvermittelnde Systeme stellen kontextsensitiv relevantes Wissen unaufwändig zur Verfügung. *M50.5*
- Entscheidungsunterstützende Systeme sind in der Lage, auf Basis definierter deterministischer Mechanismen Wissen auf eine gegebene, eng umschränkte Faktenlage anwenden und das Ergebnis der Bewertung dem Arzt zu präsentieren. *M50.6*
- Expertensysteme können auf Basis einer komplexen Faktenlage und Wissensbasis, die auch probabilistische Aspekte berücksichtigt, zu selbstständigen diagnostischen Entscheidungen kommen und diese dem Arzt vorschlagen. Sie bieten die Leistung eines Experten und können ihre Entscheidungen begründen. *M50.7*
- Individuelles Wissen („implizites Wissen") repräsentiert sich als individuelle Konzeptualisierungen von Realweltausschnitten vor dem Hintergrund persönlichen Wissens, Erfahrungen und des Erkenntnisinteresses des Individuums. *M50.8*
- Individuelles Wissen kann externalisiert und mit natürlichsprachlichen oder formalen Methoden beschrieben und modelliert werden. *M50.9*
- Die Kombination bzw. Zusammenführung der Konzeptualisierungen vieler Individuen führt zu Wissensbasen, die als explizites Wissen bezeichnet werden. *M50.10*
- Die Verfügbarmachung von Wissen in Form externer Konzeptualisierungen – gespeichert in Wissensbasen – ist vor allem dort erstrebenswert, wo die betriebliche Leistungserstellung einerseits in hohem Maße von der Wissensanwendung geprägt ist *M50.11*

und die Leistungserstellung durch das arbeitsteilige Zusammenwirken mehrerer Personen mit erheblich voneinander abweichenden Wissenshintergründe erfolgt.

M50.12 ■ Unter Wissensmanagement werden Strategien, Organisation und Lösungen verstanden, die dazu dienen, lokales organisationsspezifisches Wissen und globales Wissen zu verwalten und in einfacher Weise verfügbar zu machen.

M50.13 ■ Durch kontextsensitive Wissensvermittlung kann der Benutzer eines Informationssystems unaufwändig genau auf jenes Wissen zugreifen, das bezogen auf den aktuell von ihm bearbeiteten Vorgang von Relevanz ist.

M50.14 ■ Die Inhalte von Wissensbasen weisen – je nachdem, wie viele Fachexperten und mit welchen formalen Methoden das Wissen erhoben und modelliert wurde – unterschiedliche Evidenz auf.

M50.15 ■ Zum Aufbau evidenzbasierter Wissensbasen sind formale Konsensusverfahren unter Hinzuziehung bester Evidenz notwendig. Sie repräsentieren jenes Wissen, das nach aktuellem Stand der Wissenschaft gültig ist und zur Anwendung kommen sollte.

M50.16 ■ Wissensbasen müssen klinisch, möglichst multizentrisch, validiert werden. Sie bedürfen ständiger Anpassung an den medizinischen Erkenntnisfortschritt.

M50.17 ■ Wissen kann in die Wissensarten Terminologie-, Fakten, Erfahrungs- und Handlungswissen eingeteilt werden. Hinzu kommt das Faktenwissen über die Objekte der realen Welt, auf die dieses Wissen angewendet werden soll.

M50.18 ■ Zur Anwendung von Wissen in Wissensbasen auf gegebene Faktenlagen der Untersuchungs- und Betrachtungsobjekte muss die Wissensbasis und die Datenbasis der Betrachtungsobjekte strukturell und inhaltlich über die gleiche Konzeptualisierung verfügen. Dies bedeutet, dass in beiden Systeme (hier das Wissensbasis und die Elektronische Krankenakte) die gleichen klinisch-methodologischen Konzepte (Symptom, Diagnose, Problem usw.) und semantischen Bezugssysteme implementiert sein müssen.

M50.19 ■ Eine gemeinsame Basis für die Konstruktion von Elektronischen Krankenakten und von Wissensbasen kann durch eine hinreichend differenzierte Domänenontologie hergestellt werden.

M50.20 ■ Der Formalisierungsgrad des Wissens bestimmt, in welchem Maß dieses algorithmisch verarbeitbar und damit automatisch anwendbar ist.

- Durch Formalisierung kann Wissen auch zwischen verschiedenen Wissensbasen und somit zwischen wissensbasierten Systemen ausgetauscht werden. *M50.21*
- Eine besondere Form der Wissenszusammenstellung sind medizinische Leitlinien. Sie enthalten indikationsspezifisch Fakten-, Erfahrungs- und Handlungswissen. *M50.22*
- Eine sinnvolle kontextsensitive Wissensvermittlung erfordert eine dafür hinreichende Granularität und Formalisierung des Wissen. *M50.23*
- Der Inhalt von Wissensbasen sollte von den ärztlich Tätigen selbst entwickelt, formuliert und rekonstruiert werden können. Dafür müssen geeignete Instrumente zur Verfügung gestellt werden. *M50.24*
- Wissensbasierte Systeme müssen der notwendigen Subjektivität von Arzt Patient Rechnung tragen, indem sie z.B. Raum für subjektive Präferenzen und Gewichtungen lassen, also z.B. die Therapiefreiheit des Arztes nicht einschränken. *M50.25*
- Wissensbasen dürfen nur nach positiver Validierung und Klärung der juristischen Aspekte eingesetzt werden. Hierfür müssen anerkannte Prüfverfahren und Zertifikate zur Verfügung stehen. *M50.26*
- Es ist Sorge zu tragen, dass die Möglichkeit zur Aneignung persönlicher Kompetenz durch die Aufgabenträger nicht durch den Einsatz von entscheidungsunterstützenden Systemen oder Expertensystemen beeinträchtigt wird. *M50.27*

6.8 Archivverwaltungsmodul

Verwaltung physischer Objekte

Neben der Verwaltung elektronischer Informationen kann es auch hilfreich sein, dass reale physische Objekte mittels des Medizinischen Informationssystems verwaltet werden können. Dabei sind vor allem die Verwaltung von konventionellen Akten mittels Anwendungsfunktionen für eine Archivverwaltung als auch die Verwaltung von zu archivierenden Röntgentüten, Video-Bändern, Gewebeproben, Lehrexponaten, Gipsabdrücken o.ä. von Interesse. Mit der Verwaltung physischer Objekte werden folgende wesentlichen Ziele verfolgt.

- Schneller Rückgriff auf die archivierten Objekte,
- Unterstützung der Archivierung neu hinzukommender Objekte,

- Unterstützung des Ausleih- und Mahnwesens sowie Dokumentation, wer wann welche Akten ggf. vorübergehend in seinem Besitz hatte,
- Unterstützung der Organisation der Auslagerung und
- Unterstützung der Organisation der Vernichtung nach Ablauf der Aufbewahrungsfrist.

Metadaten für Ablage und Rückgriff

Zur Erreichung dieser Ziele werden die für Organisation und Rückgriff notwendigen Metadaten zu den Archivobjekten verwaltet. Solche Metadaten sind z.B. für ein behandlungsfallbezogenes Krankenblattarchiv (zu Aspekten der Aktenführung ⌦ Kap. 3.2, S. 113 ff.):

- Name, Vorname und Geburtsdatum des Patienten sowie evtl. Geburtsort und Adresse (⌦ auch Kap. 5.4 S. 328),
- Behandlungsfallnummer (⌦ auch Kap. 5.5, S. 339),
- Aufnahmedatum bzw. letztes Behandlungsdatum,
- behandelnde Fachabteilung und falls eine solche geführt wird
- die Patientennummer.

Für übertragbare Lösungen kann auf Basis eines generischen Ansatzes (⌦ Kap. 2.9.6 S. 105) die Definition der zu verwaltenden Metadaten auch mittels eines Diktionärs der die Archivverwaltung einsetzenden Institution überlassen werden. Dann können mit diesem Modul beliebige Archive verwaltet werden.

Wird ein Krankenaktenarchiv konventionell geführt und nur mittels eines entsprechend Moduls verwaltet, so entspricht dies dem "Automated Record" nach Waegemann (⌦ S. 192).

Ein Archivverwaltungsmodul sollte über folgende Komponenten verfügen:

Merk-/Anforderungstafel 51
zu Kapitel 6.8: Archivverwaltungsmodul

M51.1
- Mit einem Archivverwaltungsmodul müssen die Lagerung und der Rückgriff auf physische Objekt wie Akten, Röntgentüten, Gipsabdrücke etc. möglich sein.

M51.2
- Eine Archivverwaltungsmodul sollte weitgehend generisch angelegt sein, damit der Anwender sowohl Archivstruktur als auch zu verwaltende Objekttypen und deren Metadaten frei definieren kann.

- Ein Archivverwaltungsmodul enthält eine *Parameter- und Stammdatenkomponente* zur Verwaltung von hierarchischen Archivstrukturen (Gebäude, Ebene, Raum, Regal/Schrank, Ablageort), zur Verwaltung von Archivobjekttypen – evtl. auch mit hierarchischer Struktur, zur Zuweisung von spezielle Objekttypen zu Archivbereichen („Wo wird was gelagert?), zur Definition von Objektlebenszyklen für die verschiedenen Archivobjekttypen zur Abbildung der Ablauforganisation, Zeitparameter für das Ausleih- und Mahnwesen sowie für Auslagerung und Vernichtung sowie diverse Datenschutzfestlegungen. *M51.3*
- Ein Archivverwaltungsmodul enthält eine *Archivobjekt-Verwaltung* zur Erfassung von Archivobjekten, der Festlegung ihres Lagerortes sowie für flexible Suche und Selektion von Archivobjekten. Hier ist auch denkbar, dass der direkte Bezug zu Elektronischen Krankenakten oder Einträgen in Elektronischen Krankenakten hergestellt wird. *M51.4*
- Ein Archivverwaltungsmodul enthält eine *Ausleih- und Mahnwesen* mit entsprechend dynamisch generierten Mahn- und Erinnerungslisten. *M51.5*
- Ein Archivverwaltungsmodul enthält eine *Druck-Komponente* zum Ausdruck vielfältiger Organisationsmittel (Etiketten, Barcodes etc.) und Generierung von Mahn-/Erinnerungsschreiben. *M51.6*

6.9 Materialverwaltungsmodul

Die Verwaltung konkreter Materialien, deren Lagerhaltung und die Verbrauchserfassung ist ein weiterer Aspekt, der in einigen Einsatzbereichen Medizinischer Informationssysteme von Interesse ist. Dafür werden aber nicht – wie das in Krankenhäusern für das Zentrallager oder die Apotheke notwendig ist – umfassende Materialwirtschaftssysteme benötigt, sondern ein Modul mit einem minimalen Umfang. Hierzu sind im Kern folgende Funktionalitäten notwendig:

Merk-/Anforderungstafel 52
zu Kapitel 6.9: Materialverwaltungsmodul

- Mit dem Materialverwaltungsmodul kann die Lagerung und der Verbrauch von Materialien und Medikamenten verwaltet werden. *M52.1*

M52.2 ▪ Das Materialverwaltungsmodul unterstützt die Organisation des Lagers sowie die Aussonderung verfallener Artikel.

M52.3 ▪ Das Materialverwaltungsmodul enthält eine *Parameter- und Stammdatenkomponente* zur Verwaltung von Lagerorten, Materialobjekttypen, Materialstammdatenverwaltung und zeitbezogenen Parametern wie Verfallszeiträume, Mindestbestände etc.

M52.4 ▪ Das Materialverwaltungsmodul enthält eine *Lagerbuchhaltungskomponente* zu Erfassung von Lagerzu- und –abgängen.

M52.5 ▪ Das Materialverwaltungsmodul enthält eine *Bestellkomponente* zur Anfertigung von schriftlichen oder elektronischen Bestellungen.

6.10 Prozesskostenrechnung und Statistik

Kosten einer Behandlung den Erlösen gegenüberstellen

Ein Medizinisches Informationssystem sollte neben der Möglichkeit, mittels eines Statistikgenerators beliebige Statistiken erstellen zu können, auch Auswertungen zur Beantwortung mikro-ökonomischer Fragestellungen beinhalten. Dabei steht im Mittelpunkt die Kalkulation der *Prozesskosten* für einen Behandlungsprozess, um den tatsächlichen Aufwand den erzielten Erlösen gegenüber zu stellen. Dies kann dann eine Deckungsbeitragsrechnung unterstützen. Daneben sind Analysen zur Korrelation von Patientenstatus bei Behandlungsbeginn und Behandlungskosten von Interesse. Beispiel für den stationären Bereich: Bei Aufnahme wird der Barthel-Index erhoben, nach Entlassung werden die Pflegeprozesskosten mit dem Eingangsstatus korreliert.

Einzelleistungsdokumentation als Basis für Kostenermittlung

Die prinzipiell schwer messbare Gesundheitsleistung resultiert aus dem zielorientierten Zusammenwirken der eingesetzten Produktionsfaktoren in ihrer jeweils einrichtungsspezifischen Ausprägung und Zusammensetzung. also aus der Summe aller erbrachten Einzelleistungen im Bereich von Diagnostik, Therapie, Pflege und – bei stationären Einrichtungen – der Hotelversorgung. Zur Kalkulation der Behandlungsaufwendungen muss also ein ausreichend differenzierte Einzelleistungsdokumentation vorhanden sein. Die exakte Erfassung von Leistungen, die Überprüfung des Leistungskataloges der Gesundheitsversorgungseinrichtung und die Vorgabe von Leistungsketten sind dabei unabdingbare Bausteine. Dabei kann der Begriff der Einzelleistung mit jenem der Maßnahme gleichgesetzt werden, denn jede Maßnahme stellt eine solche dar.

Voraussetzungen für einen gesamtheitlichen Ansatz als Basis für eine prozessorientierte Kostenrechnung sind:

Voraussetzungen für eine Prozesskostenrechnung

- Eine *Parameter und Stammdatenverwaltung*, mittels der rollenbezogene Personalkostensätze definiert werden können sowie eine Matrialstammdatenverwaltung zur Verwaltung von Materialien mit ihren Kosten. Ebenso die Möglichkeit der Kontierung von Umlagekosten auf einzelne Maßnahmen oder Maßnahmenklassen.
- Eine *verwendungszweckunabhängige Leistungsdokumentation* in Form der Behandlungsprozessdokumentation (⌧ Kap. 5.6, S. 343 ff.) auf Basis eines definierten Maßnahmenkataloges (⌧ Kap. 5.3.3.14, S. 319), dessen Einträge mittels Cross-Mapping auf gängige Tarifwerke abgebildet werden können.
- Die Möglichkeit der Definition von maßnahmenbezogenen „*Aufwands-Standards*" (⌧ Abb. 5.35, S. 323)
- Eine minimale *Ist-Erfassung* der tatsächlich verbrauchten Ressourcen (Personal, Material).

Die zu berücksichtigenden Kostenarten, für die im Verbrauchsstandard Hinterlegungen möglich sein sollten, zeigt ⌧ nachfolgende Abbildung am Beispiel eines Ruhe-EKG.

	Personal-aufwand	Sach-aufwand	Fremd-leistungen	Umlage-kosten
Ist				Heizung: 0,25 Cent Reinigung: xxxx ....
Geschätzt	MTA: 25 Min. Arzt: 10 Min.	Gel: 20 gr Einmalelektr.: 6 Stk.		X

Abb. 6.35: Kostenarten für Prozesskostenermittlung

Nicht immer ist es jedoch sinnvoll, den Ist-Verbrauch von Personal und Material zu dokumentieren, da der Aufwand in einem Verhältnis zur Leistungserbringung steht. Für den Personalverbrauch müsste z.B. jedes Mal eine Zeitmessung erfolgen, was unsinnig ist. Die Kalkulation der Prozesskosten muss daher aus einer Mischung von tatsächlichem Aufwand bei aufwändigen Leistungen (z.B. Operationen, radiologische Untersuchungen) und hinterlegten Verbrauchsstandards möglich sein, wobei der Kalkulationsprozess immer je Kostenart jene Angaben mit einbezieht die am genauesten sind, also erfasste Ist-Kosten vor Verbrauchsstandards.

Der Kalkulationsprozess besteht dann darin, dass die Behandlungsprozessdokumentation entlang der dokumentierten Maßnahmen durchlaufen und die entsprechenden Kosten – je nachdem, ob Ist Kosten erfasst sind oder nicht – aus dem Standard- bzw. Ist-Verbrauch aufaddiert werden. Am Ende dieses reißverschlussartigen Verfahrens steht dann die Summe des kostenbewerteten Behandlungsprozesses(s. ⌧ nachfolgende Abbildung).

Aufgrund der Klassifikation der Maßnahmen können diese Kosten auch nach verschiedenen Kriterien aufgeteilt werden – nach den Maßnahmenklassen (ärztliche Leistungen, EKG, Operationen, radiologische Maßnahmen, Labormaßnahmen etc.), den Maßnahmentypen (Diagnostik, Therapie, Verwaltung) oder nach dem Leistungserbringer (die durchführende Organisationseinheit) (⌧ Abb. 6.37 und Abb. 6.38). Letzteres kann z.B. wieder für eine Umlagerechnung benutzt werden.

Abb. 6.36: Behandlungsprozess und Verbrauchskosten

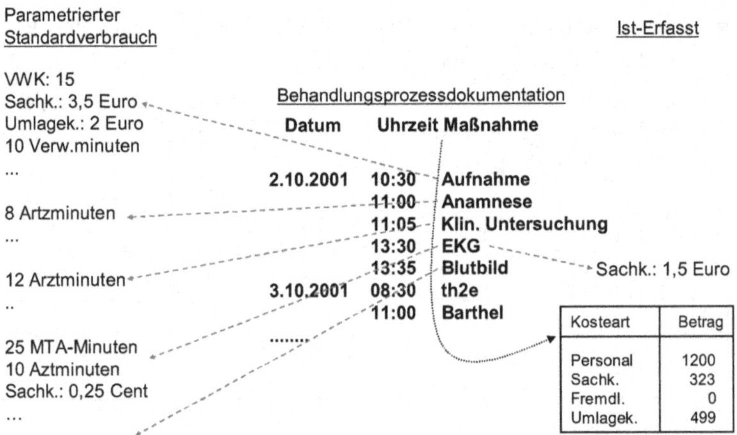

Während einerseits so die Kosten eines einzelnen Falles nach verschiedenen Kriterien ausgewertet und analysiert werden können, interessiert andererseits auch die Verteilung der Prozesskosten innerhalb einer z.B. auf die Hauptdiagnose oder die durchgeführte Operation bezogene gesamten Fallgruppe, um dieser Verteilung den fallgruppenbezogenen Erlösen gegenüberzustellen.

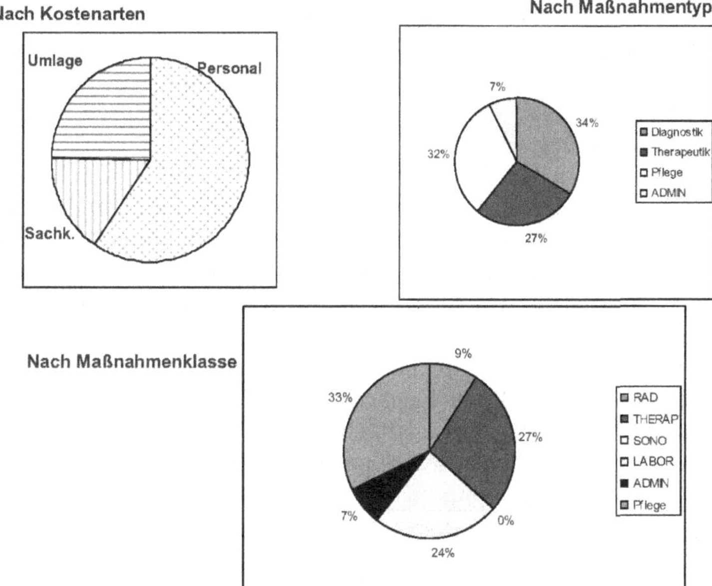

Abb. 6.37: Beispiel Auswertungen Prozesskosten

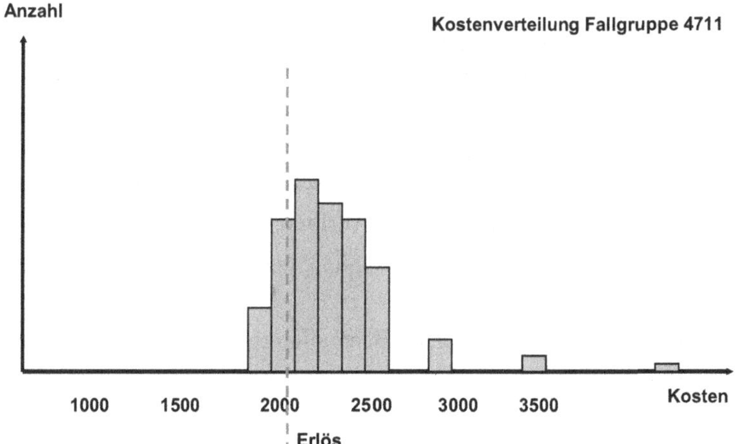

Abb. 6.38: Kostenverteilung innerhalb einer Fallgruppe

Zusammenfassend kann festgehalten werden, dass prozessorientierte Elektronische Krankenakten die Grundlage für eine Prozesskostenermittlung für medizinische Behandlungsfälle sind. Dabei sollte der Kalkulationsprozess nicht ausschließlich auf erfassten Ist-Kosten aufsetzen, sondern es sollten für die einzelnen Maßnahmen Verbrauchsstandards für Personal, Sachkosten sowie Umlage- und Fremdkosten hinterlegt werden können, die standardmäßig bei der Kalkulation – falls keine Ist-Kosten erfasst wurden – zur Berechnung herangezogen werden. Dies erfordert zwar den einmaligen Aufwand der Analyse und Fixierung des Standardverbrauches je medizinischer Maßnahme, bringt dann aber in der Folge für alle Behandlungsprozesse die Möglichkeit einer relativ genauen Prozesskostenermittlung.

Das beschrieben Verfahren eignet sich nicht nur für Krankenhäuser, sondern kann auch in arbeitmedizinischen Diensten, ambulanten Pflegediensten, Pflegeheimen oder Arztpraxen zur Anwendung kommen, wobei eine – dort wo möglich – begleitende Unterstützung durch Behandlungspläne (⌧ Kap. 6.4, S. 549) eine Reduktion des Dokumentations- und Erfassungsaufwandes ermöglicht.

Die fallbezogene oder fallgruppenbezogene Gegenüberstellung der so ermittelten Behandlungskosten mit den erzielten Erlösen gibt Aufschluss über die Wirtschaftlichkeit und kann zur Unternehmenssteuerung und Strategieentwicklung beitragen.

Merk-/Anforderungstafel 53
zu Kapitel 6.10: Prozesskostenrechnung und Statistik

M53.1 ■ Ein Medizinisches Informationssystem muss über einen Statistikgenerator verfügen, mittels dem beliebige Statistiken definiert und ausgeführt werden können.

M53.2 ■ Ein medizinisches Informationssystem muss die Kalkulation von Behandlungsprozesskosten unterstützen. Dies erfordert folgende Funktionalitäten:

M53.3 ■ Die Verwaltung eines Begriffsvokabulars für Maßnahmen mit der Möglichkeit, die Begriffe sachgerecht zu klassifizieren.

M53.4 ■ Die Verwaltung ergänzender Attribute zu Maßnahmen.

M53.5 ■ Die Möglichkeit der Hinterlegung maßnahmenbezogener Verbrauchsstandards.

M53.6 ■ Eine maßnahmenbezogene Behandlungsprozessdokumentation.

M53.7 ■ Eine minimale Erfassungsfunktion zur Erfassung von Ist-Verbräuchen.

M53.8 ■ Eine Kalkulationsfunktion, die entlang der dokumentierten Maßnahmen je nach vorliegenden Informationen auf Basis von Verbrauchsstandards und Ist-Erfassungen die Gesamtkosten berechnet.

M53.9 ■ Die Betrachtung der Kosten aus verschiedenen Blickwinkeln sollte möglich sein.

7 Auswahl und Einführung

7.1 Einführung

Auswahl und Einführung ist ein komplexer Prozess

Die Auswahl und Einführung von Informationssystemen in Gesundheitsversorgungseinrichtungen führt zu hochkomplexen und sensiblen betrieblichen sozio-technischen Systemen (⌦ Kap. 2.2., S. 36), deren Funktionsfähigkeit nur dann die gewünschten operativen und strategischen Ergebnisse bringt, wenn alle Beteiligten sich nach Einführung in einer zumindest gleich bleibenden, eher jedoch verbesserten Arbeitssituation wieder finden. Dies betrifft vor allem das berufliche „Alltagserleben" der Benutzer, welches geprägt ist von vielfältigen administrativen und medizinischen Tätigkeiten, wobei die Aktivitäten der Dokumentation, Organisation und Kommunikation einen erheblichen Raum einnehmen.

Informationssysteme modifizieren die Arbeit jedes Betroffenen

Fälle, in denen nach Einführung von Informationssystemen dieser Arbeitsalltag in Teilbereichen oder insgesamt eher suboptimiert und beschwerlicher geworden ist, werden von vielen Betroffenen, z.B. in Krankenhäusern, oftmals nur unter vorgehaltener Hand kommuniziert – die Irreversibilität der hohen Investitionsentscheidung nimmt hier jede konstruktive Perspektive.

Solche für alle Beteiligten unbefriedigenden Zustände lassen sich in der Regel vermeiden, wenn bei Vorbereitung, Auswahl und Einführung von Informationssystemen die vielfältigen Gestaltungsdimensionen betrieblicher Informationssysteme – so die Aufbau- und Ablauforganisation, Dokumentation, technische Infrastruktur, Benutzerakzeptanz etc. (⌦ auch Kap. 2.8, S. 92) – frühzeitig Berücksichtigung finden.

Gestaltungsdimensionen sind zu berücksichtigen

Dabei wird deutlich, dass je mehr ein Informationssystem weg vom isolierten technischen Einsatz in menschliche Handlungsfelder hineinimplementiert wird, alle diese Gestaltungsdimensionen hohe Beachtung finden müssen. Es kann eben nicht angehen, dass ohne genaue Kenntnisse der gegebenen makro- und mikroskopischen Organisation, ohne Reflexion der Ziele eines Informationssystems an den Zielen und Aufgaben der Organisation, ohne Kenntnisse und Berücksichtigung der Bedürfnisse von Benutzern und Betroffenen Beschaffungsprozesse und die nachfolgende Implementierung von Informationssystemen ablaufen.

Projektphasen

Als Projektphasen sollten dabei durchlaufen werden:

- allgemeine und projektspezifische Vorarbeiten,
- Projektierung,
- Systemanalyse,
- Sollkonzeption,
- Auswahl,
- Vertragsgestaltung,
- Abnahme & Einführung und
- frühe Betriebsphase.

Diese Phasen gelten sowohl für größere Projekte z.B. zur Einführung gesamtbetrieblicher Informationssysteme (⌧ Kap. 2.4, S. 42) als auch bei kleineren Projekten z.B. der Einführung von Abteilungsinformationssystemen oder Arztpraxissystemen.

Meilensteine des Projektes

Wichtige Meilensteine sind im engeren Sinne die Fertigstellung der Systemanalyse, die Aussendung der Ausschreibung, der Vertragsabschluss und die Inbetriebnahme.

Unter kritischen Erfolgsfaktoren sollen hier jene Aktivitäten und Sachverhalte verstanden werden, deren Nicht-Berücksichtigung den Erfolg von DV-Projekten gefährden oder aber zu suboptimalen Lösungen führen. Die im Nachfolgenden beschriebenen Projektphasen und Aktivitäten sind in diesem Sinne auf die Nennung jener Aktivitäten beschränkt, die im Projektverlauf als kritischer Erfolgsfaktor angesehen werden sollten.

7.2 Projektphasen

Wie bereits in ⌧ Kapitel 2.10 ab Seite 111 angesprochen, kann die Auswahl und Einführung von Informationssystemen in verschiedene Projektphasen zerlegt werden. Der Aufwand innerhalb dieser Phasen häng wesentlich von der Größe und Komplexität des Gegenstandsbereiches in dem ein IT-System eingesetzt werden soll ab. In Detaillierung der ⌧ Abbildung 2.34 auf Seite 112 ergeben sich folgende Phasen und Teilphasen:

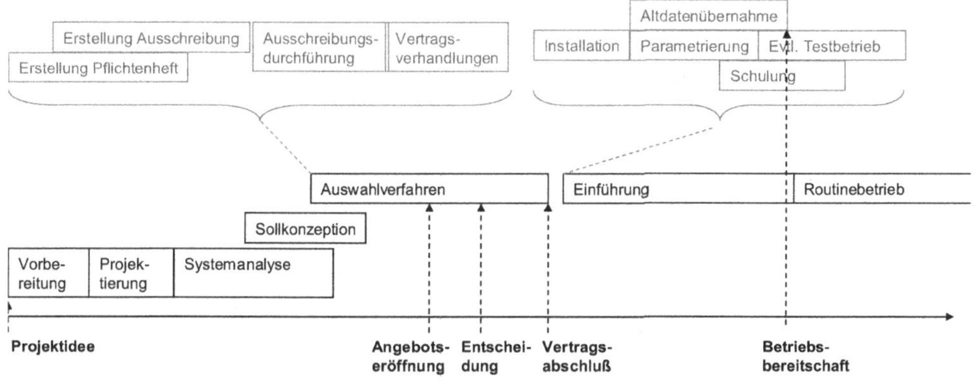

Abb. 7.1
Projektphasen

7.2.1 Allgemeine Vorarbeiten

Am Beginn eines DV-Projektes steht in der Regel der Anstoß zu diesem Projekt: Erkannte Schwachstellen sollen beseitigt werden, gesetzliche Änderungen erfordern den IT-Einsatz, Effektivierungspotenziale sollen genutzt werden, ein veraltetes System kann nicht mehr weiter betrieben und soll abgelöst werden. Dabei zielt es zu kurz, wenn sich Systemauswahl und -einsatz nur an diesem Initialgrund orientieren und es wird die Chance der Neugestaltung einer Informationstechnologie-adäquaten betrieblichen Organisation vertan.

Im Gegensatz dazu sollte sich der Einsatz der Informationstechnologie ausrichten an den betrieblichen Zielen – sowohl auf Unternehmens- als auch auf Abteilungsebene. Ein Beispiel für ein solches Vorgehen gibt Haas (1997).

Im Allgemeinen wird vorausgesetzt, dass innerhalb der Gesundheitsversorgungseinrichtung bereits Richtlinien für den Einsatz und die Beschaffung von IT-Verfahren existieren. Diese können neben technischen Standards und Vereinbarungen auch Festlegungen in Bezug auf Bedienung, Ergonomie und Sicherheitsrichtlinie beinhalten.

Initial Transparenz schaffen!

Wichtige Aktivitäten in dieser Phase sind:

- Die Definition/Ergänzung der Unternehmensziele,
- die Zielformulierung für den IT-Einsatz (abgeleitet aus den Unternehmenszielen),
- die Festlegung/Ergänzung von Richtlinien für den IT-Einsatz,
- die Ableitung genereller Standards und Vereinbarungen aus den Richtlinien und
- die Beschreibung der Projektidee bzw. des Projektziels.

Während es sich bis auf die letzte Aktivität um allgemeine Vorgaben und Standards handelt, die im Idealfall schon definiert sind, so muss das konkret geplante Projekt und seine Initialgründe auf jeden Fall beschrieben werden.

7.2.2 Projektierung

Bestmöglichste Voraussetzungen für das Projekt schaffen!

Im Rahmen der Projektierung werden alle notwendigen Voraussetzungen geschaffen, um die operative Projektarbeit aufzunehmen. Orientiert an den durch die allgemeinen Vorarbeiten gesetzten Rahmenbedingungen müssen am Ende dieser Phase klare Entscheidungs-, Berichts- und Dokumentationsstrukturen sowie die Projektverantwortlichkeiten und Kompetenzen definiert sein.

Projektlenkung und Projektdurchführung

Unabhängig von der Größe des Projektes sollte eine Trennung zwischen strategisch/taktischer Planung/Überwachung (durch einen Projektlenkungsausschuss) und operativer Durchführung (durch eine Projektarbeitsgruppe) vorgenommen werden. Dadurch kann die Einbeziehung von Entscheidungsträgern, der verschiedenen Betroffenen und der einzelnen Benutzergruppen in angemessener Weise realisiert werden (⌧ Abb. 7.2). Die Besetzung der Projektarbeitsgruppe sollte aus ausgewählten Vertretern der einzelnen Berufsgruppen bestehen sowie ihre zeitliche anteilige Mitarbeit geklärt sein.

Abb. 7.2.: Beispiel für Projektgremien

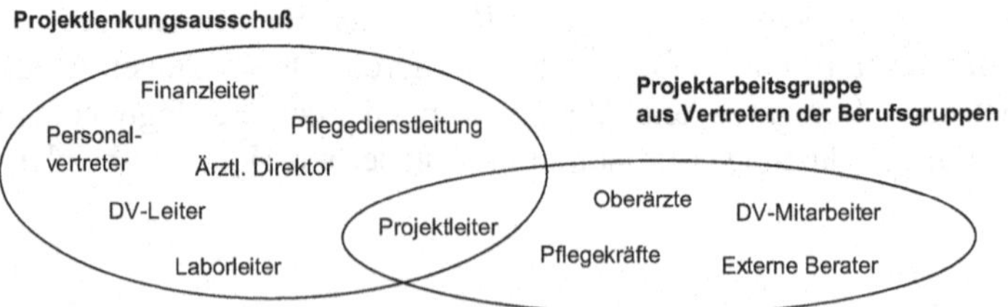

An Aktivitäten sind bei der Projektierung zu berücksichtigen:

1. Bilden und Einsetzen des Projektlenkungsausschusses unter
   - Einbindung des Managements,
   - Einbindung von Leitungsfunktionen der betroffenen Organisationseinheiten,
   - Beteiligung der Personalvertreter und
   - Beteiligung des betrieblichen Datenschutzbeauftragten.

2. Bilden und Einsetzen der Projektarbeitsgruppe unter
   - Beteiligung ausgewählter Vertreter des Projektlenkungsausschusses,
   - Beteiligung aller späteren Anwendergruppen und
   - Beteiligung der DV- und Organisationsabteilung.

3. Definition der Projektziele:
   - Strategische Ziele durch den Projektlenkungsausschuss und
   - operative Ziele durch die Projektarbeitsgruppe.

Kompetenzen und Verantwortlichkeiten festlegen

Nachdem die beiden wesentlichen Zirkel installiert sind und auch die Ziele des Projektes feststehen, müssen die projektbezogenen Kompetenzen und Verantwortlichkeiten definiert und allen Beteiligten und Betroffenen zur Kenntnis gebracht werden. Es sind also zu berücksichtigen:

1. Die Definition der projektbezogenen Kompetenzen und Verantwortlichkeiten,
2. die Abklärung der Rahmenbedingungen (Personal, Räume, Ausstattung)
3. die Festlegung/Abklärung des Finanzierungsrahmens,
4. die Festlegung der internen Ressourcen,
5. die Klärung der notwendigen externen Ressourcen u.U. unter Einholung von Angeboten hierzu,
6. die Festlegung der Struktur und Verfahrensweise zur Projektdokumentation,
7. eine Projektgrobzeitplanung,

8. erste Information der Betroffenen und Kommunikation der projektbezogenen Kompetenzen und Verantwortlichkeiten sowie
9. die Erstellung/Fortschreibung des betrieblichen IT-Rahmenkonzeptes.

Betroffene kontinuierlich informieren!

Nach Abschluss dieser Phase sollten alle für die Projektdurchführung notwendigen Festlegungen getroffen sein. Dabei kommt vor allem der initialen und danach kontinuierlichen Information aller Beteiligten – vor allen in größeren Gesundheitsversorgungsinstitutionen eine besondere Bedeutung zu. Wenn möglich sollten hierfür die elektronischen Medien selbst (E-Mail mit Verteilern, Intranet mit entsprechenden Projektseiten etc.) genutzt werden.

7.2.3 Systemanalyse

Transparenz des Gegenstandsbereiches durch Systemanalyse

Auswahl und Einführung von Informationssystemen erfordern ein hohes Maß an Transparenz des Gegenstandsbereiches, in den diese Systeme implantiert werden sollen. Letztendlich handelt es sich bei allen Projekten zur Einführung Medizinischer Informationssysteme um hochgradige Migrationsprojekte, in deren Mittelpunkte eine komplexe und differenzierte Medizinische Dokumentation steht. Eine der wesentlichsten kritischen Erfolgsfaktoren von IT-Projekten gerade in der Medizin ist daher die Durchführung einer hinsichtlich des Ziel- und Erkenntnisinteresses ausreichend detaillierten Systemanalyse. Erst deren Ergebnis schafft in der Regel die Basis für eine Anforderungsdefinition und entsprechende Klarheit zu organisatorischen Gestaltungspotenzialen. Die verschiedenen Verwendungszwecke der Ergebnisse der Systemanalyse zeigt Abbildung 7.3.

In der Vergangenheit hat es sich jedoch gezeigt, dass viele Einrichtungen an dieser Phase – im Grunde also am Fundament eines Projektes – am meisten sparen, ja oftmals sogar eine Systemanalyse und eine auf die eigenen Bedürfnisse bezogene Anforderungsdefinition ganz auslassen!

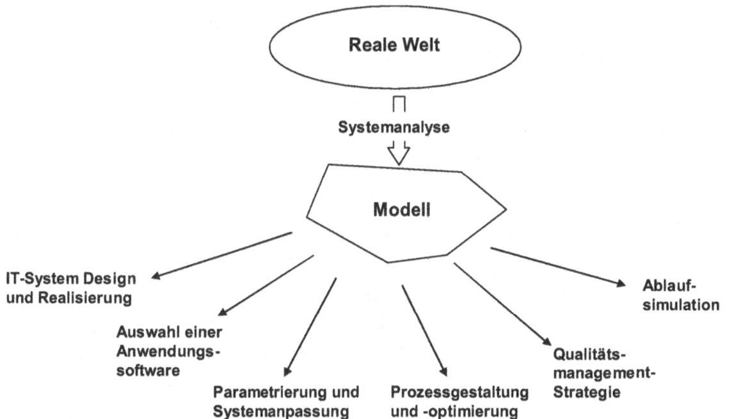

Abb. 7.3: Verwendungszwecke der Ergebnisse von Systemanalysen

Wesentliche Betrachtungsaspekte entsprechen den Unterstützungsdimensionen

Die für eine Systemanalyse relevanten Betrachtungsaspekte entsprechen im Wesentlichen denen der Unterstützungsdimensionen (⌧ Kap. 2.5, S. 49) mit dem Zusatz, dass auch ausstattungsbezogene Mengengerüste (Personal, Geräte) von Interesse sind. Insgesamt muss eine gesamtheitliche Systemanalyse des Gegenstandsbereiches (i.A. einer oder mehrerer Organisationseinheit(en)) die nachfolgend aufgelisteten Betrachtungsaspekte berücksichtigen, diese können also als „Inhaltsverzeichnis" des Ergebnisses einer solchen Analyse angesehen werden:

Grobbeschreibung der Aufgaben der Organisationseinheit

1. Globale Aufgabenanalyse

   Als Ergebnis der Aufgabenanalyse sollen auf maximal 1–2 Seiten verbal die verschiedenen Aufgaben der Abteilung vor allem hinsichtlich des Gesamtumfeldes einführend dargestellt werden.

Analyse der Einflussfaktoren auf die betriebliche Leistungserstellung

2. Einflussgrößenanalyse

   Die Betrachtung von juristischen, politischen, wirtschaftlichen, sozialen und technischen Einflüssen auf die analysierte Organisationseinheit geschieht im Rahmen der *Einflussgrößenanalyse*. Dadurch soll erkannt werden, welche Anstöße zur Systemveränderung gegeben sind, wodurch sich Aspekte für Möglichkeiten und Beschränkungen für das System ergeben und in welchem Rahmen eine Problemlösung möglich bzw. von außen beeinflusst wird.

Analyse der technischen Ausstattung

3. Ausstattungsanalyse

   In der *Ausstattungsanalyse* erfolgt eine Zusammenstellung der Technikausstattung anhand Anzahl und Ort der eingesetzten Anwendungssysteme, Datenendgeräte, Hardware und Betriebssysteme, sonstige medizin-technischen und sonstige Geräte, Schränke, Regale und Systeme für die konventionelle Archivierung.

Die Angaben sind Grundlage für die spätere Planung der IT-Ausstattung sowie der eventuellen Notwendigkeit der Integration medizin-technischer Geräte.

Strukturen der betroffenen Organisationseinheit

4. Strukturanalyse

Die *Strukturanalyse* bildet eine Basis für alle weiteren Detailbetrachtungen und -beschreibungen. Sie beschreibt alle strukturellen Elemente des Betrachtungsfeldes weitgehend realitätsnah. Im Einzelnen handelt es sich dabei um:

Räumliche Struktur

Physische = (räumliche) Struktur

Hier ist ein Grundrissplan des analysierten Bereiches mit Funktionsbezeichnungen der Räume und Markierung der Standorte von Großgeräten und falls notwendig eine schematische Darstellung sinnvoll. Die Angaben werden für eine auf die Systemanalyse folgende Organisationsplanung und die Planung der Endgeräteinstallationen benötigt.

Personalausstattung

Personalstruktur und Ausstattung

Hierunter sollten neben dem tatsächlichen rollenbezogenen Ist-Angaben die Personalhierarchie und die Planzahlen (Personalstellen laut Stellenplan) aufgeführt werden. Für das Personal ist jeweils Arbeitsplatz, die Arbeitsdauer und die Arbeitszeit(en) (z.B. Dienst nur nachmittags, Dienst nur Montag, Dienstag usw.) mit anzugeben. Die Angaben werden für die Organisationsplanung und für die spätere Parametrierung des Anwendungssystems bezüglich des Einrichtens der Benutzer und ihrer Benutzerberechtigungen und Rollenprofilen sowie zur Abbildung der Aufbauorganisation benötigt.

Abteilungskomponenten

Arbeitsbereiche

Alle logischen Komponenten (z.B. „Arbeitsbereiche“) der betrachteten Organisationseinheit – im Sinne der Systemtheorie sind das „Untersysteme“ – sind hier zusammenzustellen. Dies soll der aufgabenbezogenen Modellierung der Organisationseinheit dienen und eine erste Vorstellung von der Komplexität und Differenzierung dieser geben. Auf Basis dieser Betrachtungen sollte ein hierarchisch gegliedertes funktionales Modell (Untersysteme 1., 2. und 3. Ordnung) angefertigt werden. Dieses ist dann Basis für die Darstellung der Ergebnisse der nachfolgenden Analysen. Bei der detaillierten Aufgliederung handelt es sich um eine gedankliche Normalisierung der in den einzelnen Untersystemen der ersten Ordnung enthaltenen Funktionen, wobei in kleinen Abteilungen diese Untersysteme 2. Ordnung nur gedanklich existieren (Funktionsspektrum der Untersysteme 2. Ordnung werden von Mischarbeitsplätzen abgedeckt), bei großen Abteilungen diese jedoch auch räumlich und personell getrennt vorhanden sein können. So ist z.B. der Schreibdienst in kleinen Abteilungen im Sekretariat integriert, bei großen Abteilungen meist dagegen ein abgeschlossener eigener Arbeitsbereich mit gesonderter personeller und gerätetechnischer Ausstattung.

Analyse des Formularwesens und des Schriftgutes

5. Dokumentationsanalyse

   In der *Dokumentationsanalyse* werden alle in der Abteilung benutzten Datenträger und Formulare (z.B. Krankenschein, Leistungszettel, Patientenakte, elektronische Datenträger etc.) erhoben und zusammengestellt. Es sollte im Anhang eine Kopie bzw. ein Muster beigelegt und die darin dokumentierten Inhalte erläutert werden. Zusätzlich sollten Angaben darüber erfolgen, für welche Patientengruppen die Datenträger/Formulare/Dokumente benutzt werden. Dabei können drei Detaillierungsstufen für eine Dokumentationsanalyse unterschieden werden:

   makroskopische Analyse (Schriftgutartenanalyse)

   Es werden alle Dokumente gesammelt, Zwecke und Inhalt benannt und die Dokumente klassifiziert („Dokumenttypen"), nach Entstehungsort zusammengefasst und die endgültige Ablage ermittelt.

   Detail-Analyse (Schriftgutanalyse)

   Es werden alle Einzelangaben der in der makroskopischen Analyse gefundenen Dokumente ermittelt und den Objekttypen matrixartig gegenübergestellt. Objekttypen können hier auch Konzepte sein. Im Formular in der ⌧ Abb. 3.38, S. 182 sind z.B. Angaben zum Patienten, zum Behandlungsfall, zu Indikation, Fragestellung und den gewünschten Untersuchungen sowie der textliche Untersuchungsbefund enthalten.

   mikroskopische Analvse (Textanalyse)

   Die in der Detail-Analyse ermittelten Bestandteile der Dokumentation, welche in unformatierter Form (= Freitexte) abgelegt werden, werden detailliert untersucht und es wird, wenn dies für die nachgeordneten Verwendungszwecke notwendig ist, versucht, eine Strukturierung und Formalisierung dafür festzulegen.

   Das Ergebnis der Dokumentationsanalyse ist Basis für die Überführung der Papierdokumentation in eine elektronische Dokumentation (⌧ auch Kap. 5.7.4, S. 375).

Analyse der Ablauforganisation

6. Organisationsanalyse

   In den Organisationseinheiten haben sich in Abhängigkeit von Aufgaben, Räumlichkeiten, Personalstruktur etc. spezielle Organisationsabläufe entwickelt. Bei der IT-(Einsatz)planung und der Einführung von Verfahren in die tägliche Routine kommt es immer auch zu organisatorischen Veränderungen. Es ist daher besonders wichtig, vor der Einführung eines Informationssystems die bestehende Ablauforganisation zu beschreiben. In der Regel wird man dies mittels mehr oder weniger differenzierten Prozessanalysen tun. Diese bilden dann auch die Basis für Planungen zum Einsatz eines Workflowmanagements (⌧ Kap. 6.3.5, S. 536) und zur Parametrierung der Ablauforganisation im Medizinischen Informationssystem.

Analyse der bestehenden Kommunikationsbeziehungen

7. Kommunikationsanalyse

Kennzeichnend für offene, dynamische Systeme sind deren Beziehungen zur Umwelt. Dies gilt auf Unternehmensebene für die Kommunikation mit anderen Geschäftspartnern und auf Abteilungsebene zusätzlich durch Kommunikation mit anderen Abteilungen und auf Arbeitbereichsebene entsprechend.. Im Rahmen der Kommunikationsanalyse sollen die Kommunikationspartner – unabhängig ob intern oder extern – der analysierten Organisationseinheit festgestellt und die Kommunikation gemäß den in ⌧ Kapitel 6.5, Seite 560 vorgestellten Kriterien beschrieben werden. Mit Bezug auf das Ergebnis der Dokumentationsanalyse sollten dabei auch die ggf. für die Kommunikation benutzten Dokumenttypen angegeben werden. Aus der Sicht des analysierten Bereiches können die Kommunikationsbeziehungen in einer Kommunikationsmatrix übersichtlich dargestellt werden. Je Kommunikationsbeziehung sollten dabei zumindest die fünf Angaben „was“, „wie oft“, „wieviel“, „Erscheinungsform“ und Bindungsgrad angegeben werden. Art und Richtung ergeben sich aus der Position des Eintrags in der Matrix. Zur Darstellung des „was“ können dabei die in der Dokumentationsanalyse erhobenen Dokumente zu benutzen. Aufgrund der engen Verzahnung mit der Organisation sind entsprechende Verweise auf die Ergebnisse der Organisationsanalyse anzubringen.

Die Erhebung der Kommunikationsbeziehungen ist wichtig zur Ermittlung bzw. Spezifikation der notwendigen Schnittstellen zu anderen IT-Systemen (⌧ auch Kap. 5.16, S. 465), aber auch hinsichtlich des Einsatzes des internen Nachrichtenmoduls (⌧ Kap. 6.5., S. 560).

Analyse der betrieblichen Entscheidungen

8. Entscheidungsanalyse

Sind im Rahmen der Abwicklung betrieblicher Vorgänge definierte und wiederkehrende Entscheidungen zu treffen, können diese Entscheidungspunkte und das Entscheidungshandeln zu analysieren, um eine Beurteilung für das Potential entscheidungsunterstützender Verfahren zu haben.

9. Abrechnungsanalyse

Analyse der notwendigen Abrechnungsverfahren

Hier wird ermittelt, wie die Leistungserfassung bzw. Leistungsbewertung (nach Tarifwerken) erfolgt, welche Patienten von wem wie abgerechnet bzw. an wen die Abrechnungsinformationen weitergegeben werden.

10. Mengengerüste

Analyse der zu bearbeitenden Mengengerüste

Die Angabe der zu bearbeitenden Vorgänge, zu verwaltenden Akten, abzurechnenden Leistungen usw. ist für eine spätere IT-Ausstattungsplanung von Bedeutung. Hier sollten z.B. angegeben werden:

Fallzahlen

Zusammenstellung der Fallzahlen für einen repräsentativen Zeitraum aufgegliedert nach Fallart (ambulant, Notfall, Berufsunfall etc.) und Versicherungsart (Kasse, Privat, Sozialamt usw.).

Leistungszahlen

Zusammenstellung des Leistungsvolumens nach Leistungsarten für einen repräsentativen Zeitraum. Diese sind unter medizinischen Gesichtspunkten zu erheben (wie viele Untersuchungen einer bestimmten Untersuchungsart im definierten Zeitraum).

Zugangsverteilung

Quantitative Darstellung der Zugangsprozesse d.h. wie sich die Patienten-/Probenzugänge über den Tag und über die Woche verteilen. Falls bekannt, sollte hierbei eine Aufgliederung der zugangsgenerierenden Quellen erfolgen (z.B. x Patienten von Praxis A, y Patienten von Praxis B usw.). Es können drei Arten von Zugangsprozessen unterschieden werden: planbare Zugangsprozesse aus dem stationären und ambulanten Bereich („vorangemeldete Patienten"), nicht planbare Zugangsprozesse vornehmlich aus dem ambulanten Bereich (unangemeldete Patienten z.B. mit Überweisungsschein) und Zugangsprozesse aufgrund von Notfällen aus dem ambulanten und stationären Bereich. Die Ermittlung dieser Zugangsprozesse ist wichtig zur Definition von Randbedingungen bzw. Einsatzkriterien an die später zum Einsatz kommende IT-Lösung.

quantitative Kommunikationsbeziehungen

Mengengerüst für die in der Kommunikationsanalyse ermittelten Kommunikationsbeziehungen (wie oft mit wem mittels welchem Medium).

11. Schwachstellenanalyse

Analyse betrieblichen Schwachstellen

In der Schwachstellenanalyse werden bei der vorangegangenen Systemanalyse deutlich gewordenen Schwachstellen dargestellt. Dabei können auch schon Lösungsansätze aufgezeigt werden, zumal die Darstellung von Schwachstellen meistens auch schon das Aufzeigen von Lösungsansätzen impliziert. Oftmals wird aus Zeit-, Finanzgründen oder aus politischen Gründen auf eine Schwachstellenanalyse verzichtet. Gerade aus der Schwachstellenanalyse können die möglichen Effektivierungs- und Verbesserungspotentiale durch eine IT-Lösung sowie die Anforderungen an ein zu beschaffendes System besonders gut abgeleitet werden. Schwachstellenanalyse bedeutet aber, offen und ehrlich diese zu erarbeiten, Probleme zu benennen und zu kommunizieren – was im Grunde die Schaffung eines "Organisations-Qualitätszirkels" bedürfte und daher gerne umgangen wird.

Vorgehensweisen

Bei der Durchführung der Systemanalyse können je nach Erkenntnisinteresse und Projektziel verschiedene Vorgehensweisen gewählt werden:

Horizontales Vorgehen: Ein Betrachtungsaspekt, alle Organisationseinheiten

Bei der *horizontalen Vorgehensweise* werden aufgrund eines eingeschränkten Erkenntnisinteresses (z.B. wer rechnet alles ambulante Leistungen ab? Welche Formulare kommen in den Abteilungen zum Einsatz? Wie ist die Notaufnahme in den einzelnen Fachabteilungen organisiert?) nur bestimmte Betrachtungsaspekte (z.B. Ausstattung, Struktur, das Formularwesen bzw. die Dokumentation usw.) alle betroffenen betrieblichen Einheiten genau unter diesem Blickwinkel untersucht. Das Ergebnis ist quasi ein Einzelaspekt bezogener Querschnitt durch alle relevanten Organisationseinheiten.

Vertikales Vorgehen: Eine Organisationseinheit, alle Betrachtungsaspekte

Demgegenüber werden bei der *vertikalen Vorgehensweise* die interessierende(n) Organisationseinheite(n) gesamtheitlich bezüglich mehrerer oder aller untersucht Betrachtungsaspekte analysiert, um ein Gesamtbild zu erhalten. Solche Analysen sind dann angebracht, wenn für eine Organisationseinheit z.B. das Labor die Auswahl und Einführung eines Anwendungssystems – hier Laborinformationssystems – ansteht.

Prozessorientiertes Vorgehen: Ein roter Faden durch alle Organisationseinheiten

Beim *prozessorientierten Vorgehen* werden alle Aspekte entlang eines definierten und viele Organisationseinheiten betreffenden betrieblichen (Kern)Prozesses erhoben. Das im Kapitel zum Wokflowmanagement gezeigte Beispiel der Dienstreisenabwicklung entspräche diesem Vorgehen: Der Faden wird beim Antragsteller aufgenommen und dann der Fluss des Vorganges (also die Prozesskette) durch alle Abteilungen hindurch verfolgt. Dabei interessiert nicht, was diese Abteilungen für sonstige Ausstattungen und Aufgaben haben.

Am Ende der Systemanalyse steht eine entsprechend strukturierte Analyse-Dokumentation, die als Basis für alle nachfolgenden Phasen dient.

7.2.4 Sollkonzeption

Die Sollkonzeption dient dazu, auf Basis der Ergebnisse der Systemanalyse das organisatorische, technische und verfahrenstechnische Soll zu erarbeiten und zu definieren. Dies sollte möglichst unter Berücksichtigung der Gestaltungsdimensionen (⌧ Kap. 2.8, S. 92) betrieblicher Informationssysteme geschehen. Dabei muss im Vordergrund stehen, dass orientiert an den betrieblichen Zielen und an den gefundenen Schwachstellen eine klare Projektion des Projektendzustandes (also welche betrieblichen Tätigkeiten bzw. Prozessketten sollen unterstützt werden, welche Informationsobjekte sind zu verwalten etc.) zu entwickeln.

Darüber hinaus ist es zu diesem Zeitpunkt möglich, unter Berücksichtigung der verschiedenen zur Verfügung stehenden Informationsquellen sowohl eine Überprüfung der strategischen Ziele als auch eine differenzierte Ableitung der operativen Ziele des Einsatzes des DV-Systems vorzunehmen (⌧ Abb. 7.4, nachfolgend).

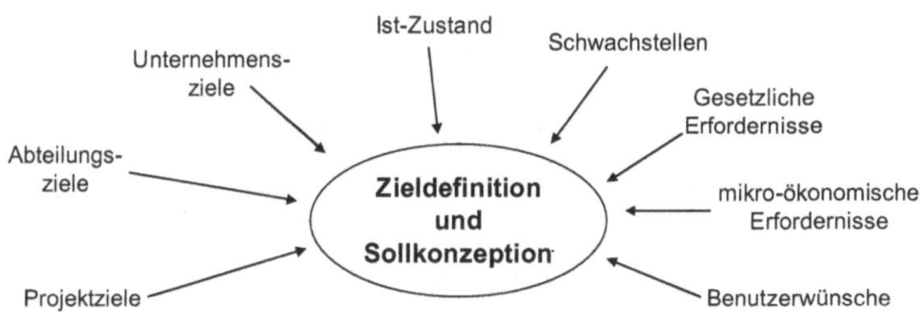

Abb. 7.4: Einflussfaktoren auf Zieldefinition und Sollkonzeption

Die Erarbeitung einer Sollkonzeption unter Berücksichtigung der o.a. Faktoren lässt sich in idealer Weise durch moderierte Workshops durchführen. Diese können einerseits auf Leitungsebene als auch auf operativer Ebene durchgeführt werden. Der Moderator sollte dabei die Ergebnisse der Systemanalyse als Hintergrund haben und so einen guten Überblick über den Betrachtungsbereich haben. Am Ende steht ein von allen Beteiligten miterarbeitetes und akzeptiertes Sollkonzept, was erheblich zur Akzeptanz des weiteren Projektverlaufes beiträgt. Dieses Sollkonzept ist nicht als Pflichtenheft zu verstehen, sondern beschreibt die organisatorischen und sonstigen betriebsbezogenen Strukturen und Ziele, die nach Einführung des Anwendungssystems erreicht werden sollen sowie die zentralen funktionalen Anforderungen an das System.

Wichtige einzelne Aktivitäten sind in dieser Phase:

1. Zieldefinition erweitern unter Einbeziehung der Unternehmensziele und DV-Richtlinien.
2. Erarbeiten einer Soll-Konzeption z.B. unter Zugrundelegung von Fragen wie:
   - Welche erkannten Schwachstellen sollen beseitigt werden
   - Wo liegen Effektivierungs-Potentiale?
   - Wo und wie kann die Qualität des ärztlich/pflegerisches Handeln unterstützend verbessert werden
3. Definition des Stufenplans zur Zielerreichung.
4. Festlegung entscheidender Rahmen-/Randbedingung.
5. Durchführung einer Machbarkeits- und Finanzierbarkeitsanalyse.
6. Bildung einer repräsentativen Definitions- und Auswahlgruppe.
7. Durchführung einer ersten Markterkundung („was gibt es schon?“)
8. Pflichtenheft und

   Erstellung einer funktionalen Anforderungsdefinition unter
   - breiter Einbeziehung der Anwender,
   - Berücksichtigung von Standards hinsichtlich Gliederung, IT-Standards, Arbeitsplatzrichtlinien etc.,
   - Berücksichtigung des Mach- und Erwerbbaren,
   - notwendiger sich aus Sollkonzeption und Anforderungsdefinition ergebender Variabilität der Lösung und
   - Definition der möglichen Stufen und Projektzeitpläne.

7.2.5 Auswahlverfahren

7.2.5.1 Erstellung der Ausschreibung

Im Rahmen des Auswahlverfahrens muss zuallererst eine Anforderungsdefinition („Pflichtenheft“) auf Basis der Ergebnisse der Systemanalyse und der Sollkonzeption erstellt werden. Dabei sollten alle für die Entscheidung und den Kaufvertrag wichtigen Anforderungen in strukturierter und eindeutig beantwortbarer Form enthalten sein. Zur Platzierung notwendiger Zusatzinformationen durch den Anbieter sollte Raum für kurze Zusatztexte sein.

Die gesamte Ausschreibung kann sich z.B. in die in ⌧ nachfolgender Abbildung gezeigten Teile gliedern.

Abb. 7.5: Gliederung von Ausschreibung und Angeboten

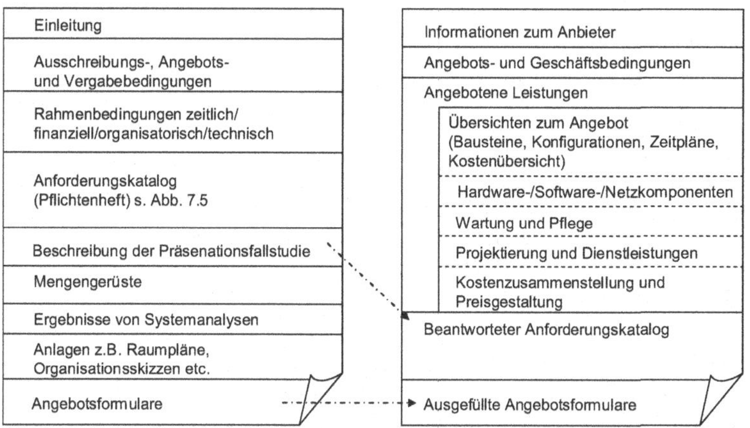

Wichtig ist hier, darauf zu achten, dass das Pflichtenheft nicht zu grob und andererseits auch nicht zu fein gegliedert ist. Die Forderungen z.B. bestimmter Feldlängen erscheint z.B. als wenig hilfreich wenn nicht sogar kontraproduktiv.

Regeln für das Ausschreibungsverfahren

Für den allgemeinen Teil der Ausschreibung ist wichtig, dass

- klare Vorgaben zum Ausfüllen bzw. Beantworten der Anforderungen existieren,
- eindeutige Teilnahmebedingungen (z.B. Mindestanforderungen) formuliert sind,
- der Abgabetermin festgelegt ist,
- Ansprechpartner für Rückfragen benannt sind,
- jedem Anbieter ein zeitlich beschränktes Gespräch angeboten wird (Alternative: Anhörung),
- die zeitlichen Vorstellungen zum Gesamtverlauf deutlich herausgestellt sind und
- wichtige Projekt-Rahmenbedingungen wie z.B. das DV-Umfeld, Schnittstellen, bauliche Struktur, vorhandene Verkabelung etc. Quantitativ: Mengengerüste für Fallzahlen, Untersuchungshäufigkeiten, Anzahl Benutzer etc. im Anlagenteil angegeben sind.

Der Teil „Anforderungskatalog“ ist weiter zu untergliedern nach verschiedenen funktionalen, technischen und strategischen Gesichtspunkten. Eine beispielhafte Aufgliederung, von der aus weiter detailliert werden kann, zeigt ⌧ nachfolgende Abbildung 7.6.

Abb. 7.6: Beispielhafte Aufgliederung eines Anforderungskataloges

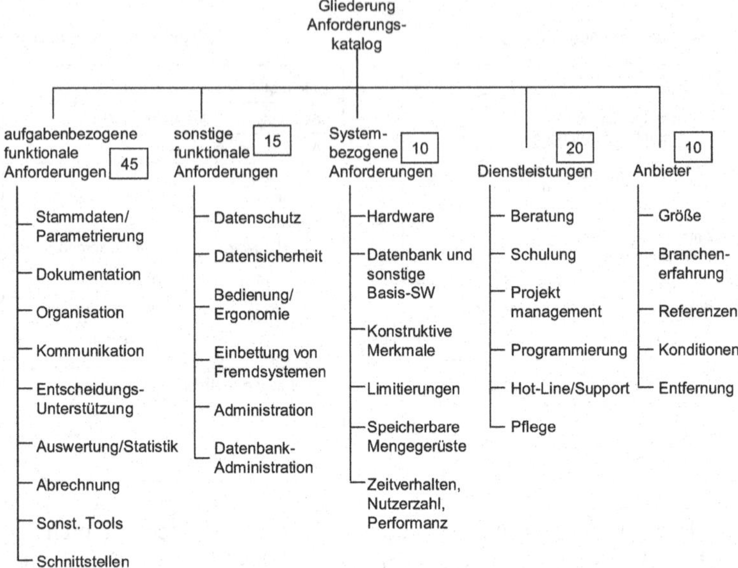

Einen großen Schwachpunkt stellt oftmals der Anforderungskatalog mit nicht genügend präzise formulierten Anforderungen oder zu vielen Antwortmöglichkeiten dar. Beides lässt weder einen objektiven Leistungsvergleich zu, noch kann es sinnvolle Basis für die Vertragsgestaltung sein. Es sollten daher definierte Antwortkategorien verwendet werden (z.B. vg = vorhanden gesamt, vt = vorhanden teilweise, ip = in Planung usw.) und nur für Anmerkungen Freitext möglich sein. Die Operationalisierung von Anforderungen macht Beantwortungen überprüfbar und hilft, die geschuldete Leistung vertraglich besser festzuschreiben.

7.2.5.2 Auswertung und Auswahl

Die Angebotsauswertung basiert einerseits auf dem formalen Angebotsteil, andererseits auch auf den außerhalb von diesem gegebenen Rahmenbedingungen. Der formale Anforderungsteil sollte vor Eingang der Angebote gewichtet werden. Dabei werden pro Ebene in der Anforderungshierarchie z.B. je 100 Punkte vergeben (s. Abbildung 7.5). Anhand der Antworten der Anbieter kann dann für den gesamten Anforderungsteil eine Gesamtpunktzahl errechnet werden, die ein Maß für die Anforderungserfüllung ist. Ergänzend sollten aber Anforderungen eingeteilt werden in Muss- und Kann-Anforderungen, damit es durch Verrechnen der Gewichtungen nicht zu Verwerfungen kommt, bei denen jener Anbieter vorne liegt, der zwar viele Kann-Anforderungen vollständig vorweisen kann, aber einige Muss-Anforderungen gar nicht erfüllt.

Ein wichtiger erster Schritt ist nach Eingang der Angebote und Angebotseröffnung die Herausfilterung von unvollständigen oder die Angebotskriterien nicht erfüllenden Angeboten, da diese nicht in den weiteren Auswahlprozess einbezogen werden brauchen.

Bewertungsverfahren

Sodann werden je Angebot folgende Schritte durchlaufen:

- Angebotsbewertung entsprechend der festgelegten Gewichtungen
- Ermittlung der Gesamtkosten (Einmalkosten/lfd. Kosten)
- Ermittlung der Kosten je Punkt
- Ermittlung der Rangfolgen (nach absoluter Punktzahl/nach Kosten pro Punkt)

Rangfolge diskutieren

Die beiden Rangfolgen können recht aufschlussreich sein. Während erstere angibt, wer funktional „am meisten" bietet, gibt die zweite Rangfolge an, wer „das günstigste" Produkt liefert – jedoch unabhängig vom Zielerreichungsgrad. Je nach dem, ob beide Folgen übereinstimmen oder stark voneinander abweichen, muss eine strategische Bewertung hinsichtlich verfügbarer Funktionalität und verfügbarer Mittel vorgenommen werden.

Am Ende des Auswahlprozesses sollten zwei bis maximal drei Anbieter verbleiben, für deren Lösung dann Detailpräsentationen und Vor-Ort-Besichtigungen (d.h. Einsatz im Echtbetrieb bei Referenzkunden) erfolgen. Hilfreich ist es, für die Detailpräsentationen eigene Fallstudien oder Fälle schon in der Ausschreibung zu definieren und diese dann im Rahmen der Präsentationen abarbeiten zu lassen. So kann ein gesamtheitliches Bild über Funktionalität, Bedienung und Aufgabenangemessenheit entstehen.

7.2.5.3 Zusammenfassung zum Auswahlverfahren

Zusammenfassend können als wichtige einzelne Aktivitäten der Ausschreibungsphase genannt werden:

1. Erstellung der Ausschreibung vor dem Hintergrund der Ergebnisse der vorangegangenen Phasen. Hier vor allem auch Erstellung des Anforderungskataloges.

2. Fortsetzung und Intensivierung der informellen Markterkundung.
3. Durchführung der formalen Ausschreibung (Veröffentlichung, Versand, Angebotseröffnung).
4. Angebotsauswertung.
5. informelle Nacherkundung/Validierung
6. Entscheidungsfindung und Entscheidung
7. Fixierung notwendiger produktbezogener Ergänzungen/Änderungen für die Vertragsgestaltung.

7.2.6 Vertragsgestaltung

Die Vertragsgestaltung auf Basis der Ausschreibung sollte fachmännisch begleitet werden. Die Hinzuziehung von Rechtsexperten des Software-Rechtes kann hier frühzeitige Klärungen bringen und Enttäuschungen vorbeugen. Die Vertragsgestaltung umfasst nicht nur den Erwerb von Nutzungsrechten, sondern auch die Vereinbarung notwendiger Dienstleistungen, um das Medizinische Informationssystem zu installieren und einzuführen. Damit kommt auch einer klaren Definition der Aufgabenteilung und Verantwortlichkeiten aller beteiligten Geschäftspartner besondere Bedeutung zu.

Wichtiges vertraglich festzurren

Wichtige einzelne Aktivitäten sind in dieser Phase:

1. Spezifikation/Fixierung, Änderungen/Ergänzungen des Anforderungskataloges.
2. Festlegung und Vereinbarung des geschuldeten Lieferumfangs für Hardware- und Software inkl. der Netzkomponenten.
3. Definition der vertraglichen Leistungen für Nutzungsrechte und Pflege und Dienstleistungen.
4. Definition des Einführungsprojektes.
5. Definition der Aufgabentrennung Lieferant/Kunde.
6. Definition der Verantwortlichkeiten.
7. Festlegung der Konsequenzen bei Verzug und Nichterfüllung.

Hinsichtlich der kritischen Faktoren bei der Vertragsgestaltung wird auf Zahrnt (1999) verwiesen.

7.2.7 Abnahme und Einführung

Nach Balzert (1998) erfolgt im Rahmen der Abnahmephase die Übergabe des Gesamtproduktes an den Auftraggeber, der dann mittels geeigneter funktionaler und mengenorientierter Abnahmetests das Produkt auf die Erfüllung der vertraglich zugesicherten Leistungen überprüft. Dazu sind eine ganze Reihe von Vorarbeiten wie z.B. die Anpassung der Anwendungssoftware an die individuellen Gegebenheiten der Gesundheitsversorgungseinrichtung (⌧ Kap. 5.3, S. 291) notwendig, die der Systembereitstellung für den produktiven Betrieb gleichkommen. Insofern sind für die Einführung notwendigen Arbeiten schon vor der Abnahmephase notwendig, oftmals kann die Abnahme aufgrund der Unmöglichkeit die reale Betriebssituation zu testen erst nach einer Testphase im Echtbetrieb erfolgen.

Die Einführung selbst kann eingeteilt werden in Vorbereitung, Systembereitstellung, Systemadaption und -einrichtung, Schulung, Vorbereitung Inbetriebnahme und Inbetriebnahme.

Wichtige einzelne Aktivitäten sind:

1. Rechtzeitige Schaffung der technischen Voraussetzungen.
2. Hardwarebeschaffung – falls nicht integraler Teil der geschuldeten Leistung.
3. Installation einer Projektierungs-(Test-) und Schulungsumgebung.
4. Schulungs- und Betreuungskonzept (z.B. Multiplikatorenprinzip) festlegen.
5. Stammdatenerhebung, Sammlung notwendiger Unterlagen.
6. Schulung Systembetrieb und Projektierungsgruppe für Betriebssystem, Datenbanksystem, Anwendungsfunktionen.
7. Stammdatenerfassung (Leistungskataloge, Organisation, Mitarbeiter ...).
8. Evtl. Daten-Übernahme aus Altsystem in Testumgebung, Bereinigung und Restrukturierung.
9. Parametrierung von funktionalen Aspekten (Workflow, dynamische Masken etc.).
10. Schnittstellenimplementierung/-test.
11. Schulungsplan für zeitgerechte Schulung aller Mitarbeiter.
12. Information aller betroffenen Mitarbeiter.
13. Organisation Systembetrieb.

14. Organisation des First-/Second-Level-Supports, Vereinbarungen zum Störungsdienst, Rufbereitschaftsregelungen.
15. Installation des gesamten Anwendungssystems (Produktivumgebung).
16. Mengen- und Belastungstests.
17. Schnittstellenimplementierung/Integrationstest.
18. Einrichten der Produktionsumgebung.
19. Altdatenübernahme in die Produktionsumgebung.
20. Überprüfung aller Voraussetzungen für die Echtbetrieb-Aufnahme wie:

    Sind alle notwendigen Schnittstellen implementiert?
    Sind alle Schnittstellen funktionsfähig ?
    Sind alle Stammdaten erfasst/Altdaten eingespielt?
    u.v.a.m.
21. Benutzerdokumentationen verteilen.

7.2.8 Die frühe Betriebsphase

In der frühen Betriebsphase kommt es vor allem darauf an, den Anwender nicht alleine und den Betrieb „laufen" zu lassen. Orientiert am Sollkonzept müssen nun die angestrebten Effekte überprüft und gegebenenfalls weitere betriebliche oder systemtechnische Optimierungen vorgenommen werden. Darüber hinaus sollte auch die Benutzerakzeptanz in den ersten Wochen kontinuierlich überprüft werden, um hieraus Rückschlüsse auf notwendige organisatorische Änderungen oder die Notwendigkeit für Nachschulungen zu ziehen.

1. Organisation überprüfen/optimieren
2. Performance-Evaluation und systemtechnische Optimierung
3. Überprüfung der korrekten Nutzung
4. Evaluation der Benutzerakzeptanz
5. Ggf. Nachschulungen durchführen
6. Überprüfung der Systemfunktionalität (Pflichtenheft vs. Ist), ggf. Nachspezifikation bzw. Nachforderungen auf Nachbesserungen

7.3 Zusammenfassung

Die Einführung von Informationssystemen in komplexen soziotechnischen Gebilden wie z.B. Krankenhäusern bedarf weit mehr einem behutsamen Vorgehen als dies in vielen anderen Branchen der Fall ist. Zum einen, da die Kernaufgaben – nämlich die direkte Behandlung und Betreuung von kranken Menschen, die Zuwendung zu diesen, das richtige Eingehen auf sie, der persönliche Kontakt und Bezug – als Kernaufgabe nicht durch den Systemeinsatz modifiziert werden und somit das IT-System als Werkzeug weiter im Hintergrund bleiben sollte, zum anderen, da im sensiblen Umfeld Ängste bei Personal und Patienten (⌦ Kap. 2.2, S. 36) abzubauen bzw. zu verhindern sind. Dies ist ein gravierender Unterschied zum DV-Einsatz in den meisten anderen Branchen, wo Kernaufgaben (z.B. die Verwaltung von Buchungssätzen, das Verwalten von Materialien, deren Ausgabe etc.) direkt durch den Einsatz von DV-Systemen modifiziert und verändert werden. Damit aber kommt einer adäquaten Beteiligung der betroffenen Benutzer am gesamten Prozess besondere Bedeutung zu. Als kritische Erfolgsfaktoren können genannt werden:

1. Kontinuierliche Information und Identifikation des Managements.
2. Kontinuierliche Einbeziehung und Information der Mitarbeiter.
3. Kontinuierlicher Kontakt zum Lösungsanbieter/Lieferanten.
4. Bezüglich des Anwendungssystem sind kritische Faktoren
   - die Benutzeroberfläche/Aufgabenangemessenheit,
   - der Betreuungsaufwand,
   - die Flexibilität/Adaptivität,
   - die verständliche und gut zu nutzende Benutzerdokumentation,
   - die Systemdokumentation und die
   - Auslegung der Hardware, womit die Performanz einhergeht.
5. Zukunftsorientierte Konzepte des Herstellers.

Weitere hilfreiche Fragestellungen, deren Beantwortung Schwachstellen aufdecken können sind (Projektcheckliste):

- Ist das Projektziel klar genug definiert?
- Sind die Rahmenbedingungen (finanziell/organisatorisch/innenpolitisch) geklärt?
- Ist eine klare Projektorganisation festgelegt?
- Sind alle Verantwortlichkeiten und Konsequenzen ausreichend festgelegt, damit das Ziel auch erreicht werden kann?
- Steht das Management hinter dem Projekt?
- Ist das Projekt personell adäquat ausgestattet?
- Gibt es einen klaren Projektzeitplan?
- Sind die Mitarbeiter frühzeitig und ausreichend informiert?
- Ist eine Systemanalyse Basis für ein Sollkonzept, welches selbst wieder als Basis für die Anforderungsdefinition dient ?
- Ist eine ausreichende Mitarbeiterbeteiligung bei der Anforderungsdefinition und dem Auswahlprozess sichergestellt?
- Ist das Pflichtenheft adäquat differenziert und realistisch angelegt?
- Ist der Auswahlprozess transparent?
- Ist das Vertragswerk ausreichend ausgearbeitet, gibt es Regelungen bei (teilweiser) Nichterfüllung zugesicherter Leistungen?
- Gibt es einen klaren realistischen Einführungsplan?
- Wird ausreichend Schulung angeboten?
- Ist die Implantation des Systems in den betrieblichen Alltag hinein ausreichend durchdacht?
- Sind alle betriebsnotwendigen Schnittstellen ausreichend getestet?
- Gibt es eine geeignete Strategie und Werkzeuge für die Anwenderbetreuung?
- Erfolgt eine kontinuierliche Überprüfung der richtigen Nutzung nach der Einführung?
- Genügt die Lösung den Standards hinsichtlich der Ergonomiekriterien?

Merktafel 54
zu Kapitel 7: Auswahl und Einführung

- Die Auswahl für und Einführung von Medizinischer Informationssysteme in Gesundheitsversorgungssystemen ist ein komplexer Prozess, der gut geplant und durchgeführt sein muss. *M54.1*
- Auswahl und Einführung erfolgen im Rahmen der Projektphasen Vorbereitung, Projektierung, Systemanalyse, Sollkonzeption, Auswahl, Vertragsgestaltung, Abnahme und Einführung und frühe Betriebsphase. *M54.2*
- Im Rahmen der Vorbereitung sind die Projektziele und Rahmenbedingungen festzulegen. *M54.3*
- Im Rahmen der Projektierung müssen einerseits die Entscheidungs-, Kontroll- und Arbeitsstrukturen (Projektlenkungsausschuss und Projektgruppe) sowie die Plattform für die Projektdokumentation und der Projektzeitplan festgelegt werden. *M54.4*
- Im Rahmen der Systemanalyse müssen alle für Auswahl und Einführung relevanten Betrachtungsaspekte des Gegenstandsbereiches analysiert und dokumentiert werden. Die Ergebnisse sind sowohl Basis für die Sollkonzeption, die Ausschreibung und die spätere Installation und Parametrierung des Anwendungssystems. *M54.5*
- Im Rahmen der Sollkonzeption werden die wesentlichen verfahrenstechnischen, organisatorischen und technischen Sollzustände für die Situation nach Einführung des Anwendungssystems definiert. Das Ergebnis ist Basis für die Ausarbeitung eines differenzierten Anforderungskataloges an das zu beschaffende Medizinische Informationssystem. *M54.6*
- Im Rahmen des Auswahlverfahrens wird ein differenzierter Anforderungskatalog erstellt, der wesentliche Basis für die Beurteilung angebotener Lösungen und für die Fixierung der vertraglich geschuldeten Leistungen ist. *M54.7*
- Im Rahmen der Vertragsgestaltung werden alle geschuldeten Leistungen und Konditionen rechtswirksam definiert. Der Anforderungskatalog sollte Teil des Vertragswerkes sein. Wichtig sind Regelung für den Fall des Verzugs oder der partieller oder genereller Leistungsstörungen. *M54.8*
- Abnahme und Einführung sind selbst komplexe Teilprojekte, die hinsichtlich Ressourcen und Zeitplan genau geplant werden müssen. Im Rahmen der Einführung erfolgt auch die Parametrierung der Anwendungssoftware, um diese an die individuellen Gegebenheiten anzupassen. *M54.9*

8 Einsatzbeispiele

8.1 Arztpraxisinformationssysteme (APIS)

Die ersten Arztpraxisinformationssysteme wurden auf Rechnern der „mittleren Datentechnik“ Anfang der 80er Jahre verfügbar. Diese noch relativ teuren Systeme von wenigen Anbietern wurden vor allem von besonders engagierten Ärzten eingesetzt und die Unterstützung beschränkte sich auf zwei Schwerpunke: Die Leistungserfassung und die Diagnosendokumentation für die Abrechnung sowie Textverarbeitungsmodule mit der Möglichkeit, Texte auf Bildschirmen zu editieren und Textbausteine einzusetzen. Damit wurde vor allem in Facharztpraxen die zeitnahe Befundung unterstützt, indem die Ärzte direkt mittels dieser Textbausteine die Befunde zusammenstellten. Für die Abrechnung gab es die Möglichkeit, die damals obligatorische bei den Kassenärztlichen Vereinigung einzureichenden Krankenscheine auf der Rückseite zu bedrucken bzw. mit großformatigen Etiketten zu bekleben. Mit dem Einzug von Personal-Computern in die IT-Branche und den damit wesentlich günstigeren Ausstattungsinvestitionen für die notwendige Hardware wuchs die Zahl der Anbieter rapide und überstieg zeitweise die Zahl von 200. Heute sind immer noch eine Vielzahl von DOS-basierten Systemen am Markt, deren Ablösung durch Windows- und UNIX-basierte Arztpraxisinformationssysteme ist auch vor dem Hintergrund der ab Beginn des Jahres 2006 verpflichtenden elektronischen Abrechnung in vollem Gange.

Zulassung notwendig

Heute setzen fast alle der ca. 130.000 Vertragsärzte Arztpraxisinformationssysteme ein, die – wenn sie für die Abrechnung genutzt werden – eine Zulassung der Kassenärztlichen Bundesvereinigung haben müssen. Im Rahmen des Zulassungsverfahren wird dabei detaillierte die ordnungsgemäße Funktionalität der Kassenabrechnung geprüft und testiert.

Zulassungsprüfung schafft Sicherheit für den Anwender

Zulassungen sind notwendig für die Bereiche (Quelle: http://www.kvno.de/mitglieder/itidprax/zulisten.html, letzter Zugriff: 18.08.2004)

- KVDT – Datenaustausch mit xDT-Standards,
- LDT – Datenaustausch von Laborergebnissen mittels Labordatenträger,
- Blankoformularbedruckungen,
- Patientenstammdatenverwaltung,
- Chipkartenlesegeräte und
- Diabetes-Erfassungsmodule.

Die Prüfung stellt sicher, dass zugelassene Systeme die Abrechnungsdokumentation mittels dem Kommunikationsstandard ADT korrekt zusammenstellen und auf Diskette ausgeben. Erste Pilotprojekte zur direkten elektronischen Übermittlung mittels gesicherter und verschlüsselten Übermittlung zwischen Arztpraxis und zuständiger KV sind angelaufen. In der Liste zugelassener Systeme finden sich 259 Einträge (KBV 2003).

Aufgrund der immer komplexer gewordenen Abrechnungsverfahren und der Verpflichtung zur Übermittlung von ICD-Codes zu den Abrechnungsdiagnosen und einem umfangreichen ambulanten Formularwesen sind Praxen kaum mehr arbeitfähig. Nach Angaben der KBV (www.kbv.de „Neuestes vom 12.08.2004, letzter Zugriff 18.08.2004) verbringt ein niedergelassener Arzt ein Fünftel seiner Zeit trotzdem noch mit „Papierkram".

Funktional umfassende Systeme

Im Laufe der Entwicklung wurden die Systeme funktional immer umfangreicher und unterstützen heute alle Aspekte der Dokumentation und Organisation in Arztpraxen. Zunehmend erhalten diese auch Funktionen für die Kommunikation, um nicht nur wie schon längere Zeit üblich mit Laborinformationssystemen Daten auszutauschen, sondern auch elektronische Überweisungen, Befunde und Röntgenbilder. Damit spielen die drei der vier Unterstützungsdimensionen (⌧ Kap. 2.5, S. 49) eine wesentliche Rolle, hinsichtlich einer wissensbasierten Funktionalität gibt es Module für die Integration eines AMIS und die Verordnungsprüfung.

Das in ⌧ Abbildung 6.1 auf Seite 510 gezeigte Schichtenmodell für Medizinische Informationssysteme hat auch für Arztpraxisinformationssysteme seine Gültigkeit, wenngleich die Differenzierung der Elektronischen Krankenakte hierin weniger ausgeprägt ist, wie die dies in ⌧ Kapitel 5 vorgestellt wurde. Folgende wichtigen Module hat ein Arztpraxisinformationssystem:

- Stammdatenverwaltung

  Entsprechend der in ⌧ Kapitel 5.3 ab Seite 291 vorgestellten Stammdatenverwaltung müssen auch in einem APIS die Stammdaten verwaltet werden. Lediglich die interne Aufbau- und Ablauforganisation wird nicht so differenziert abgebildet, die dies in den vorangehenden Kapitel für Elektronische Krankenakten und Medizinische Informationssysteme dargestellt wurde. Wichtige Stammdaten sind

  - Angaben zur Praxis selbst („Praxisstammdaten") sowie deren beschäftigte als Benutzer,
  - die Verwaltung von Bezugsobjekten, hier v.a. Kostenträger, externe Institutionen wie Krankenhäuser und andere Arztpraxen sowie die Materialien v.a. Medikamenten, Heil- und Hilfsmittel
  - Bezugssysteme für die Medizinische Dokumentation, hier v.a. ICD und ICPM,
  - Abrechnungstarifwerke wie BMÄ/EGO, GOÄ, BG-Tarif usw.
  - Kurztexte in Form von Textbausteinen zur zeilentyp- oder formularspezifischen Nutzung – in diesem Sinne stellen die eigendefinierten Texte z.B. für Diagnosen ein kontrolliertes Vokabular dar – sowie
  - eine Vielzahl von Parametern zur Steuerung der Abrechnung und der Funktionalität des APIS.

- Patientendaten- und Falldatenverwaltung

  In der Patientendatenverwaltung stehen in der Regel alle der in den ⌧ Kapiteln 5.4, Seite 328 ff. und ⌧ Kapitel 5.5, Seite 339 ff. diskutierten Aspekte zur Verfügung. Ein Fall klammert hierbei immer nur die Leistungen zu einer Hauptversicherung, d.h. wenn ein Patient die Krankenkasse wechselt, wird intern ein neuer Fall angelegt, auf den die Einträge der Karteikarte dann kontiert werden. Trotzdem erscheinen die Karteikarteneinträge fortlaufend und nicht nur fallweise.

- Elektronische Krankenakte in Form der elektronischen Karteikarte

  Die Karteikarte enthält die Behandlungsprozessdokumentation mit allen Einträgen zu Symptomen/Befunden, Diagnosen, Fremdbefunden, Überweisungen etc. Die Einträge werden über z.T. vom Hersteller fest vorgegebene aber auch von der nutzenden Einrichtung selbst definierbaren Zeilentypen unterschieden.

- Terminmanagement

  Hier besteht die Möglichkeit der Führung verschiedener Terminkalender für in der Praxis tätige Ärzte und für Funktionsräume/-geräte. Zumeist ist keine Integration mit den Einträgen in der Karteikarte entsprechend dem in ⌧ Kapitel 6.3.4, Seite 530 dargestellten Konzept.

- Abrechnung

  - Kassenabrechnung

    Umfangreiche Möglichkeiten der Unterstützung der quartalsweise notwendigen Kassenabrechnung, auch Zusammenstellung, Prüfung und Übertragung der Abrechnungsangaben gemäß Vorgaben der KV mittels dem Datenformat KVDT/ADT.

  - Privatliquidation

    Umfangreiche Möglichkeiten der Erzeugung von Rechnungen aus der Zifferndokumentation der Karteikarte, Buchungs- und Mahnwesen, ggf. Schnittstelle zu einem Privatärztlichen Rechenzentrum.

  - BG-Abrechnung

    Möglichkeit, die vorgeschriebenen BG-Formulare elektronisch auszufüllen, z.T. integriert mit den Einträgen der elektronischen Karteikarte. Übersendung der BG-Formulare ggf. in elektronischer Form. Abrechnung mit den Berufsgenossenschaften.

- Formulardruck

  Aufgrund der Vielzahl von Formularen im ambulanten Versorgungsbereich können diese v.a. mit den Patientenangaben bedruckt – z.T. aber auch um die formularindividuellen Angaben ergänzt – werden.

- DMP-Dokumentation

  Dort, wo DMP-Programme und die spezielle Dokumentation hierfür eine Rolle spielen (z.B. Diabetes-Versorgung), sind die entsprechenden Dokumentationsformulare/Meldebögen vorhanden und in die Karteikarte integriert.

- Statistiken

  In diesem Modul stehen dem Arzt umfangreiche fest abrufbare und auch selbstdefinierbare Statistiken zur Verfügung. Beispiele sind solche zum Patientenbestand (Alter, Geschlecht, Einzugsgebiet), Diagnosestatistiken, Leistungsstatistiken, Zuweiserstatistiken, Fallwertstatistik, Budgetstatistik usw.

- Kommunikationsmodul

  Die Kommunikation wird zumeist entsprechend den in ⌧ Kapitel 5.16 ab Seite 465 aufgezeigten Mechanismen. Dabei können Einträge aus der Karteikarte sowohl an andere Praxen versand werden als auch Dateien empfangen und in die Karteikarte integriert werden. Ein wichtiger bereich ist hier die Erzeugung der einzelnen Meldungen und Nachrichtensätze gemäß den xDT-Standards.

Umfangreiche Listen zu geforderten Funktionalitäten von Arztpraxisinformationssystemen finden sich bei Schönauer (2002).

Im Mittelpunkt eines APIS steht die so genannte „elektronische Karteikarte", über die alle Dokumentationen erfolgen. In diese werden *alle* Dokumentationen – also die Behandlungsprozess-, Ergebnis-, Symptom- und, Diagnosendokumentation sowie die Abrechnungsdokumentation – eingegeben. Ihr Grundaufbau ähnelt sich in fast allen Praxisinformationssystemen sehr stark und ihre tabellenartige zeitverlaufsorientierte Form wurde aus der Papierkarte übernommen.

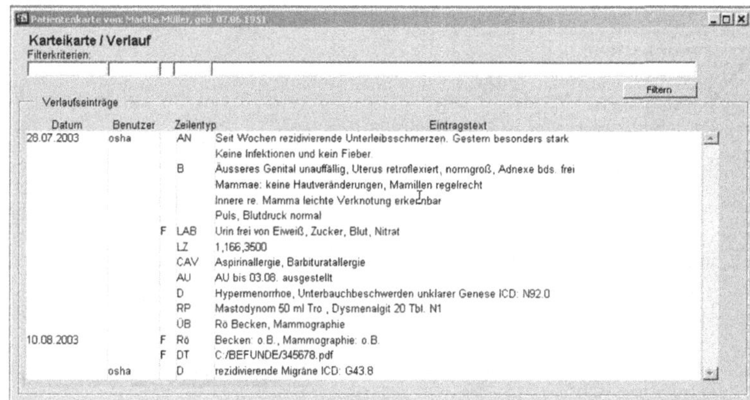

Abb. 8.1: Elektronische Karteikarte

Die Funktionalitäten ausgehend von dieser Karteikarte sind dabei vielfältig.

Einerseits ist ein Filtern nach dem Zeilentyp oder nach dem Datum möglich (⌧ nachfolgende Abbildung), meist werden die Filterkriterien nicht wie in ⌧ Abb. 7.2 gezeigt oberhalb der Verlaufsdarstellung angezeigt, sondern werden über ein gesondertes Fenster eingegeben. Andererseits werden alle evtl. vorhandenen Detailinformationen von hier aus abgerufen. Dies können zum Zeilentyp gehörende Standardformulare sein (z.B. zum Zeilentyp „ÜB" für Überweisung das Überweisungsformular, zum Zeilentyp „RP" für Rezept das Rezept usw.) oder aber speziell gelieferte oder vom Praxisinhaber mittels eines vom Lieferanten integrierten Formulargenerators erstellte eigene Zusatzformulare (⌧ Abb. 8.3, nachfolgend). Dabei wird das Vorliegen von Zusatzinformationen und Formularen nicht angezeigt, sondern es handelt sich um „implizites" des Benutzers, hinter welchem Zeilentyp weitere Informationen hinterlegt sind.

Abb. 8.2: Filterungen der Karteikarte

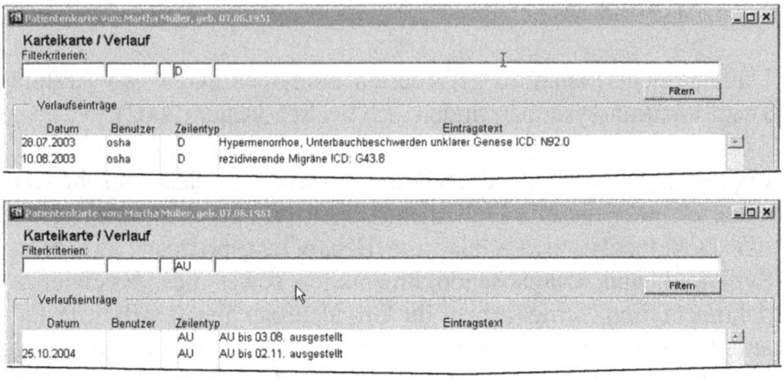

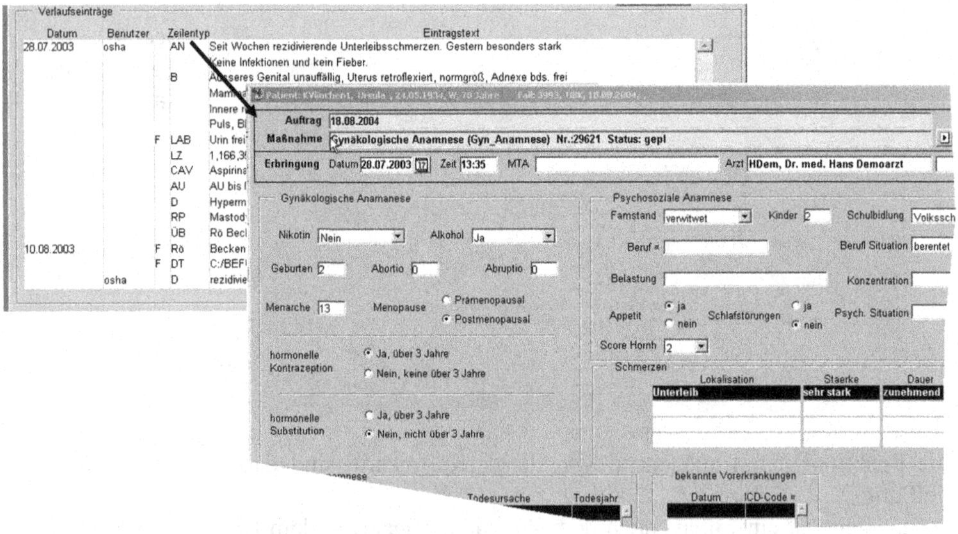

Abb. 8.3: Karteikarte und aufgerufenes Detailformular

Wie aus ⌧ Abbildung 8.1 deutlich wird, werden zusätzliche Dokumente zu einem Zeileneintrag nicht wie in der Behandlungsprozessübersicht (⌧ Kap. 5.6.3, S. 346) vorgeschlagen in der Zeile selbst z.B. als Icon eingereiht, sondern jeweils unterhalb der Zeile als eigener Zeileneintrag (Zeilentyp „DT" für Datei) angezeigt. Mittels Doppelklick auf den Dateieintrag kann dann dieses Ergebnisdokument aufgerufen werden. Die Abrechnungsziffern werden direkt in die Übersicht als Zeilen aufgenommen. Für die Zukunft einer Einbindung von Arztpraxisinformationssysteme in gesundheitstelematische Netze wird es notwendig werden, dass von extern erhaltene Dokumente und Informationenspeziell gekennzeichnet werden. Die könnte z.B. durch eine gesonderte Spalte geschehen, in der bei Fremdinformationen ein „F" verzeichnet ist.

Zusätzliche Ergebnisdokumente erscheinen als eigene Zeileneinträge

Das Konzept der Karteikarte stellt also für kleinere Einrichtungen eine übersichtliche Repräsentation der Elektronischen Krankenakte dar, ihr Inhalt wird aber auch bei komplexen Fällen z.B. multimorbiden älteren Patienten schnell unübersichtlich bzw. es muss zur sinnvollen Arbeit mit ihr oft die Filterfunktion angewendet werden. Um dies zu verhindern, könnten für die wichtigsten Filterkriterien bzw. Zeilentypen wie Diagnosen, Symptome/Befunde und Maßnahmen auch Karteireiter eingeführt werden. Insofern stellen die in ⌧ Kapitel 5 ab Seite 275 vorgeschlagenen Karteireiter nichts anders dar, als persistent vorhandene Filterergebnisse, zwischen denen gewechselt werden kann.

Insgesamt weisen Arztpraxisinformationssysteme nur eine geringe Konzeptbasierung auf, d.h. tatsächlich kontrollierte Vokabulare mit der Möglichkeit von Bezügen zwischen den Einträgen existieren nicht, auch keine davon weiter ausgehend differenzierten Maßnahmenkataloge. Es ist aber davon auszugehen, dass entsprechende Lösungsansätze im Rahmen der Integration von Arztpraxisinformationssystemen in gesundheitstelematische Netze sowie die Zusammenarbeit mit der Elektronischen Gesundheitskarte (⌧ Kap. 5.18, S. 500) notwendig werden.

8.2 Krankenhausinformationssysteme (KIS)

Krankenhausinformationssysteme (KIS) stellen die wohl komplexesten Medizinischen Informationssysteme dar. Erste Implementierungen wurden in Deutschland Mitte der 70er Jahre auf Großrechenanlagen in zumeist öffentlichen/kommunalen Rechenzentren verfügbar, wobei ausschließlich der Aspekt der Patientenstamm- und Falldatenverwaltung sowie die Abrechnung realisiert waren. Heute unterstützen Krankenhausinformationssysteme alle in den ⌧ Kapiteln 5 und 6 diskutierten Aspekte sowie darüber hinaus auch durch den administrativen Teil des Informationssystems alle betriebswirtschaftlichen Anwendungen.

8.2.1 Ziele und Nutzen eines KIS

Die Notwendigkeit des Einsatzes umfassender Krankenhausinformationssysteme (KIS) ergibt sich aus vier wesentlichen Aspekten:

Betriebliches Management erfordert umfangreiche Transparenz

- Die Krankenhäuser sind einem hohen Druck hinsichtlich ihrer Effektivität und Effizienz ausgesetzt. Weitreichende Nachweis- und Datenübermittlungspflichten sind u.a. Ausdruck dieser Situation, aber auch das Vergütungssystem mittels Diagnosis Related Groups (DRGs). Ein betriebliches Management ist nur noch auf Basis einer medizinökonomisch ausgerichteten Deckungsbeitragsrechnung mit allen notwendigen vor- und nachgelagerten Komponenten möglich. Hierzu werden detaillierte Angaben zu den erfolgten individuellen Behandlungen benötigt, die nur über ein flächendeckend eingesetztes KIS gewonnen werden können.

Umsetzung neuster medizinischer Erkenntnisse in die Praxis

- Die rasche Umsetzung neuester medizinischer Erkenntnisse - welche schneller als bisher bekannt mittels elektronischer Medien und INTERNET verfügbar sind - in den klinischen Arbeitalltag ist ohne entsprechende Unterstützung mittels der Informationstechnologie kaum zu leisten. Hier werden u.a. bezogen auf die individuelle Behandlungssituation kontextsensitive Recherche-Instrumente benötigt, die dem Arzt entsprechende im KIS oder in entsprechenden medizinischen Daten- und Wissensbasen vorhandene und zugreifbare Informationen direkt und unaufwendig zur Verfügung stellen.

Standardisierung und Effektivierung der Organisation

- Die Umsetzung von Leitlinien sowie die organisatorische Koordination und Straffung ist ohne entsprechende unterstützende IT-Funktionen nicht wirtschaftlich leistbar. Nur durch ein IT-gestütztes Termin-/Ressourcenmanagement, Workflowmanagement und ein Behandlungsmanagement sind die komplexen Prozesse noch finanzierbar beherrschbar.

Teilnahme an der integrierten Versorgung

- Krankenhausinformationssysteme spielen eine ganz wesentliche Rolle beim Aufbau einer Gesundheitstelematik. Kein effizientes und vernetztes Gesundheitswesen kommt ohne leistungsfähige Krankenhausinformationssysteme aus.

Vor diesem Hintergrund ist die Frage, wie die Krankenhäuser - die letztendlich immatrielle Güter wie „Gesundheit", „Besserung" oder „Linderung" produzieren bzw. produzieren sollen – mit der für die Produktion dieser Güter wichtigsten Produktions-Ressource „Information" umgehen, von höchster strategischer Bedeutung. Dies vor allem auch, weil kritischer Erfolgsfaktor für effizientes ärztliches Handeln – und damit ein hohes Maß an Effizienz und Wirtschaftlichkeit – die schnelle und umfassende Verfügbarkeit aktueller Informationen über Untersuchungen, deren Befunde, spezifische Ereignisse und mögliche Handlungsalternativen bezogen auf eine spezielle Patientenbehandlung ist. Insofern ist die Verfügbarkeit eines leistungsfähigen Krankenhausinformationssystems für jedes Krankenhaus ein entscheidender Faktor für den Unternehmenserfolg.

Produktionsressource „Information"

Die Ziele des Einsatzes von Informationstechnologie im Krankenhaus müssen sich – wie in allen Einsatzbereichen (Bullinger 1991) – prinzipiell den Unternehmenszielen unterordnen bzw. von diesen abgeleitet sein. Insofern hat jedes Krankenhaus im Speziellen diese Ziele festzulegen, ein Beispiel einer solchen zielorientierten Strategie findet sich bei Haas (1997).

Allgemeingültig können jedoch folgende *strategischen Ziele* angegeben werden: Der IT-Einsatz im Krankenhaus muss

Strategische Ziele eines KIS

- das Management-Handeln umfassend unterstützen,
- die Optimierung der Erlös-Situation ermöglichen,
- Kosten- und Leistungs-Transparenz schaffen,
- die Rationalisierung von administrativen Vorgängen ermöglichen,
- zur Effektivierung medizinischer Organisations- und Entscheidungsprozesse beitragen,
- die Durchlaufzeiten (Untersuchungsaufträge, Operationen, stationäre Aufenthaltsdauer etc.) verkürzen,
- die Transparenz medizinischer Organisations- und Entscheidungsprozesse herstellen,
- ein kontinuierliches Qualitätsmonitoring sicherstellen,
- die diagnosegruppenbezogene Standardisierung medizinischer Kern-Behandlungsprozesse unterstützen,
- ein Informationsangebot für Patienten, Personal und Bürger ermöglichen,
- die Koordination/Kooperation mit externen Partnern verbessern und

- ein vollständige Elektronische Krankenakte zur Verfügung stellen.

Operative Ziele eines KIS

Wesentliche – diesen strategischen Zielen folgende – *operative Ziele* sind dabei

- die Sicherstellung der aktuellen Abrechnungsformen und Nachweispflichten, Liquidität verbessern ⇨ *Einnahmentransparenz,*
- die Verfügbarkeit einer (erweiterten) Basisdokumentation und einheitlicher Verschlüsselungs-Software für Diagnosen ⇨ *Transparenz des Krankengutes,*
- die Nutzung operative Systeme in Materialwirtschaft, Personalwirtschaft, Technik, Küche etc. ⇨ *Kostentransparenz,*
- eine flächendeckende „optimale" Leistungserfassung ⇨ *Leistungstransparenz, Handlungstransparenz,*
- die Verfügbarkeit einer Deckungsbeitragsrechnung/Prozesskostenrechnung ⇨ *Transparenz der Ressourcenverwendung* (Personal, Sachmittel etc. für Fallgruppen),
- die Verfügbarkeit medizinische Organisations- und Dokumentationssysteme für die Fachabteilungen und Leistungsbereiche ⇨ *Organisationstransparenz, Dokumentationstransparenz* und
- die Verfügbarkeit eines internen Informationsmedium (z.B. ein Intranet) für die verschiedene Zielgruppen ⇨ *Transparenz des Krankenhauses* (z.B. für Mitarbeiter, Patienten und Bürger)

Nutzenpotential

Das Nutzenpotential der Informationsverarbeitung im Krankenhaus ist breit gefächert und ergibt sich zum Teil aus den bereits genannten Zielen. Zieht man einmal die Analogie, dass ein Krankenhausinformationssystem Gehirn (in diesem Sinne das Gedächtnis) und Nervensystem (Informationsübermittlung, Steuerung, Überwachung, Statusinformationen) des Krankenhauses darstellt, wird die enorme Bedeutung und das Nutzenpotential eines KIS deutlich. Ein Krankenhausinformationssystem

- ermöglicht eine gesamtheitliche Sicht auf die Patientenbehandlung,
- fördert die kooperative Zusammenarbeit und trägt zur Berufsgruppenintegration bei,
- entlastet das medizinische Personal von Doppelarbeiten und administrativem Overhead,
- ermöglicht den schnellen Zugriff auf frühere Behandlungsfälle/ -dokumentationen,

- ermöglicht den schnellen Zugriff auf aktuelles medizinisches Wissen,
- ermöglicht eine bessere Koordination und Abstimmung z.B. durch ein elektronische Terminplanung und somit eine zeitnahe Steuerung und Regelung der betrieblichen Prozesse,
- ermöglicht ein kontinuierliches Qualitätsmonitoring,
- trägt selbst zur erhöhten Behandlungsqualität bei,
- hilft, unnötige Untersuchungen zu vermeiden,
- gibt Auskunft über die entstandenen Kosten und für was diese angefallen sind,
- schafft betriebliche Transparenz,
- hilft Kosten zu sparen,
- trägt zur Patientenzufriedenheit bei,
- steigert die Attraktivität des Krankenhauses für zuweisende Ärzte, für Patienten und für Bürger,
- schafft Wettbewerbsvorteile durch adäquates Leistungsangebot sowie schnellere Reaktion auf Marktveränderungen und
- schafft eine Informationsbasis für die Forschung im Bereich der klinischen Epidemiologie, aber auch für die Gesundheitsökonomie.

Verbesserung der Behandlungsqualität möglich

Unter anderem wurden bessere Behandlungsqualität, weniger Behandlungsfehler und Liegezeitverkürzungen als Folgeeffekte des Einsatzes von KIS nachgewiesen (Bates 1994, Clayton 1992, Leape 1997). Auch der positive Effekt IT-generierten Erinnerungs- und Warnhinweisen konnte eindeutig belegt werden (McDonald 1999, Teich 1999).

Ausreichende Durchdringung notwendig

Die Informationsverarbeitung mit ihrem Charakter einer Querschnittstechnologie eröffnet jedoch diesen Nutzen nur bei einer ausgewogenen und abgestimmten Durchdringung aller betrieblichen Bereiche – was also eine gesamtbetriebliche IT-Strategie voraussetzt. Gerade in einer Situation beschränkter Finanzmittel kommt daher einem strategisch gesteuerten und koordinierten stufenweisen Ausbau des KIS in einem Krankenhaus besondere Bedeutung zu.

8.2.2 Topologie eines KIS

Aus Anwendersicht kann eine logische Aufteilung des KIS in die folgenden „Teil-Informationssysteme“ vorgenommen werden:

- Administratives Informationssystem

  Hierunter subsummieren sich alle Anwendungen der *Verwaltung und der Logistik.* Zählte bisher hierzu auch immer das Patientendatenverwaltungssystem, so wird gerade vor dem Hintergrund des neuen Abrechnungsrechtes immer deutlicher, dass dieses als logisch eigenständige Komponente zu betrachten ist, da es weit über die Administration hinausgehende Funktionalitäten enthält, die für alle anderen – also auch die medizinischen – Informationssysteme unabdingbar sind.

- Patientendatenverwaltungssystem

  Hierunter fallen alle *Funktionen für die Verwaltung der Patientendaten, die zur Abrechnung und zur Erfüllung der gesetzlichen Nachweispflichten* notwendig sind. Hierzu gehören z.B. die Funktionen für die Aufnahme, Verlegung und Entlassung von Patienten. Durch die aktuelle Entwicklung im gesetzlichen Umfeld und die damit verbundenen Nachweispflichten ist der ehemals reine administrative Datenumfang stark um medizinische Angaben (Diagnosen, Begründungen, Pflegekategorien, diagnostisch-/therapeutische Maßnahmen) erweitert worden. In dieser „Zwitterfunktion“ – d.h. administrative und ausgewählte medizinische Daten umfassend – kommt dem Patientendatenverwaltungssystem besondere Bedeutung zu. Da gesetzlich geforderte Daten (insbes. ICD und OPS) auf den Stationen, aber auch an zahlreichen weiteren Stellen eines Hauses erfasst werden, steigen die Integrationsanforderungen, um Mehrfacherfassungen zu vermeiden. Auch ein Bettenbelegungsplanungsmodul kann hierunter subsummiert werden.

- Medizinisches Informationssystem

  Zum Medizinischen Informationssystem gehören alle Anwendungen/Informationssysteme zur Unterstützung der Dokumentation und Organisation der medizinischen Organisationseinheiten. Das Medizinische Informationssysteme selbst kann aufgrund der verschiedenen Ausrichtung und der notwendigen spezifischen Funktionalität der Einzelmodule je Anwendungsbereich unterteilt werden in:

Fachabteilungsinformationssysteme, wie z.B. ein Chirurgie-Informationssystem, Anästhesie-Informationssystem, Gynäkologisches Informationssystem etc. unterstützen die fachärztliche Dokumentation sowie die dieser nachgeordneten Verwendungszwecke wie Qualitätsmanagement, Nachweispflichten, Abrechnung usw. innerhalb der Fachabteilung in spezialisierter Weise. Neben der Dokumentation unterstützen sie den ärztlichen Entscheidungsprozess nicht nur durch die schnelle Verfügbarmachung neuster Befunde mittels des Leistungskommunikationssystems, sondern erlauben auch den Zugriff auf an das KIS angekoppelte Wissensbasen und elektronische Lehrbücher. Mittels eines Behandlungsplanungsmoduls erlauben sie fachabteilungsspezifisch, problem- oder diagnosebezogene Behandlungsstandards zu hinterlegen und bei konkreten Behandlungen als Planungsgrundlage zu nutzen.

Fachabteilungsinformationssysteme

System zur Unterstützung der Ambulanzen. Spezifisch zu unterstützende Aufgaben in den Ambulanzen sind vor allem in der effektiven Unterstützung des Einbestellwesens und des Terminmanagements zu sehen, die effektive Unterstützung des ambulanten Behandlungsprozesses im Sinne eines berufsgruppenübergreifenden Workflows sowie in der spezifischen Leistungsdokumentation und ambulanten Abrechnung, welche in der Bundesrepublik besonders differenziert und komplex ist. Dabei macht es Sinn, für ein gesamtes Haus nur eine durchgängige Ambulanzsoftware einzusetzen, dieses System hat also Querschnittscharakter.

Ambulanzinformationssysteme

Leistungsstelleninformationssysteme, wie Laborinformationssystem, Radiologie-Informationssystem, Pathologiesystem, OP-Dokumentationssystem etc. unterstützen in spezialisierter Weise integriert die Organisation, Dokumentation und Kommunikation für spezielle Leistungsstellen (Funktionsabteilungen). Neben der sehr speziellen Dokumentation und speziellen Workflows, deren effektive Abarbeitung den Durchsatz erhöht, fällt hier auch die Einbindung spezieller medizin-technischer Komponenten an, wie z.B. die Online-Anbindung von Laboranalysegeräten an das Laborinformationssystem oder der bildgebendenden Modalitäten an das Radiologieinformationssystem etc. Wie bei den Ambulanzen benötigen Leistungsstellen in denen auch direkt Patienten untersucht werden auch ein effektives Terminmanagement.

Leistungsstelleninformationssysteme

Ein *Leistungskommunikationssystem* mit einer Querschnittsfunktionalität zur Leistungsanforderung und Befundrückmeldung (auch als Auftrags- und Leistungskommunikation oder order-entry-result/reporting bezeichnet) zwischen den stationären

Leistungskommunikationssystem

oder ambulanten Einheiten und den Leistungsstellen/Funktionsbereichen. Dabei wird mit diesem System der klassische Anforderungsbeleg durch Online-Anforderungen am Bildschirm ersetzt und eine direkte Einbuchung von Aufträgen im Leistungsstellensystem ermöglicht. Der Anforderer hat jederzeit die Möglichkeit, den Status seines Auftrages abzurufen und erhält das Untersuchungsergebnis rasch in elektronischer Form zum frühstmöglichen Zeitpunkt.

Pflege-informations-system

Pflegeinformationssystem zur Unterstützung der Pflegeplanung, Pflegedokumentation inkl. der Kurvenführung sowie des pflegerischen Qualitätsmanagements. Auch dieses System hat Querschnittscharakter, da für alle Fachbereiche möglichst das gleiche Pflegeinformationssystem einzusetzen ist.

Im Idealfall wird durch das Zusammenspiel dieser verschiedenen Informationssysteme und derer Komponenten eine vollständige Elektronische Krankenakte innerhalb des Krankenhauses möglich.

Die ⌧ nachfolgende Abbildung zeigt die vorangehend aufgelisteten Teilsysteme als logisches Architekturmodell.

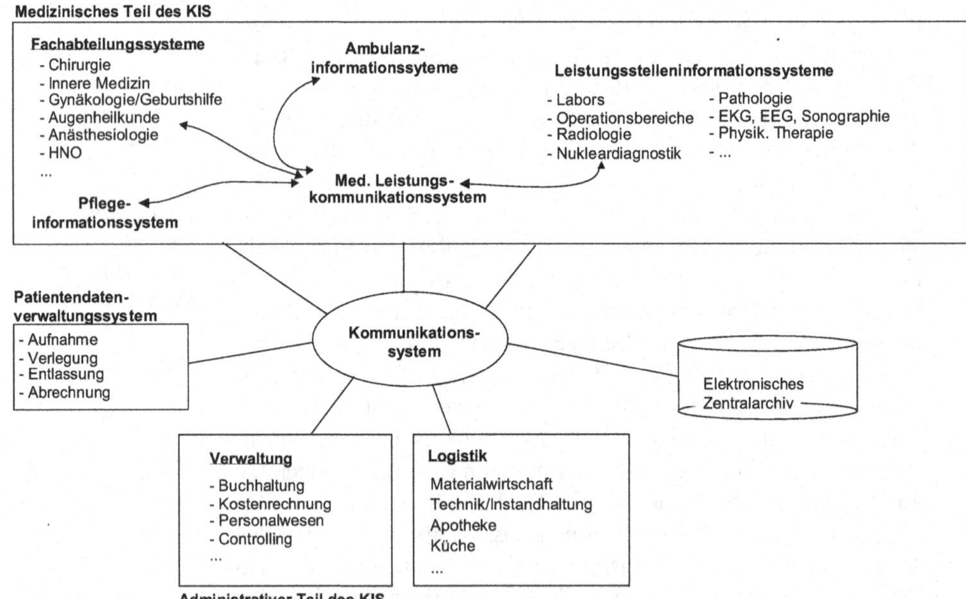

Abb. 8.4: Logisches Topologiemodell für KIS

Die ⌧ Abbildung 8.5 zeigt beispielhaft einen Behandlungsverlauf und die beteiligten Systeme, welche jeweils durch Einstellen von Ergebnissen/Dokumenten in die Akte zum Entstehen einer Elektronischen Krankenakte beitragen.

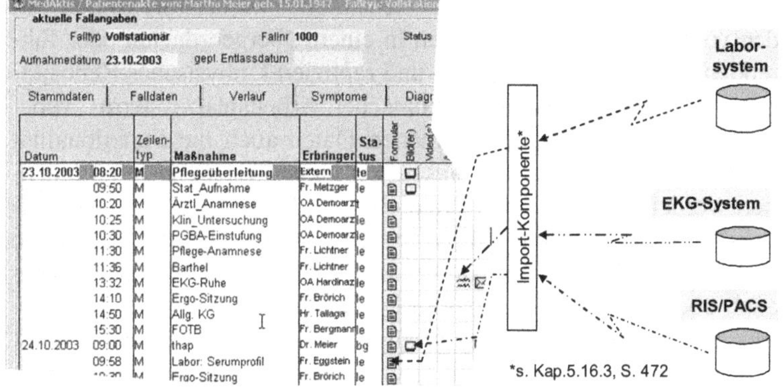

Abbildung 8.5: KIS-Subsysteme und Elektronische Krankenakte

Darüber hinaus gibt es noch zwei besondere Arten von Informationssystemen:

Kommunikationsserver

- Den Kommunikationsserver

  Bezogen auf das Topologiemodell in Abbildung ⌧ 8.4 ist darunter ein *Informationsvermittlungssystem* zur softwaretechnologischen Kopplung unterschiedlichster Anwendungssysteme zur Ermöglichung einer Daten-Kommunikation zwischen diesen (z.B. Fachabteilungssysteme mit Labor- und Radiologiesystem etc.) zu verstehen (s. auch ⌧ Kap. 5.16, S. 465). Dieses Vermittlungssystem wird im Allgemeinen als „*Kommunikationsserver*" bezeichnet.

Querschnittsanwendungen

- Querschnittsanwendungen (nicht in ⌧ Abb. 8.4, S. 642 repräsentiert)

  Hierunter fallen *Anwendungen die für viele Abteilungen/Nutzer von Interesse sind* wie z.B. Befundschreibung und -verwaltung, Diagnoseverschlüsselung, Wissensserver mit diversen Datenbanken wie Rote Liste, MEDLINE etc., Bürokommunikation, Tabellenkalkulation etc., im weitesten Sinne hat auch ein Pflegedokumentationssystem sowie ein Terminplanungsmodul Querschnittscharakter.

Monolithische oder heterogene Implementierung

Die Implementierung eines umfassenden Krankenhausinformationssystems kann als monolithisches oder heterogenes System erfolgen (⌧ Kap. 2.6.2, S. 62). Da beim heterogenen Informationssystem die Anwendungssoftware für die im logischen Architekturmodell aufgeführten Komponenten – meist auch die Hardware und somit das gesamte Anwendungssystem („Subsysteme") – von verschiedensten Herstellern stammt, die alle mit eigenen Datenmodellen und Datenhaltungen arbeiten, muss durch entsprechende Kopplungssoftware – z.B. einen *Kommunikationsserver* – der Datenabgleich zwischen diesen Systemen erfolgen. Typischerweise werden die Daten aus den verschiedenen Subsystemen in einem übergeordneten oder führenden System zusammenführt und repliziert („physisches Repository", z.B. Befundserver oder klinisches Arbeitsplatzsystem), wobei zusätzlich für diese übernommenen Daten auch die Funktionalität des dezentralen Systems in diesem zentralen System nachimplementiert werden muss. Werden beispielsweise Labordaten von einem eigenständigen Laborinformationssystem in ein Fachabteilungssystem bzw. eine Elektronische Krankenakte übernommen, so muss dieses auch über eine Funktionalität zu Darstellung der Laborbefunde verfügen. Web-basierte Ansätze verfügen über ein beachtliches Potential zur einheitlichen Darstellung von Daten aus heterogenen Systemen. Ihre Komplexität steigt allerdings ebenso wie die der konventionellen Architekturansätze, wenn Daten aus verschiedenen Subsystemen nicht nur dargestellt, sondern im führenden System auch weiterverarbeitet werden sollen.

Abb. 8.6: Beispiel heterogenes KIS

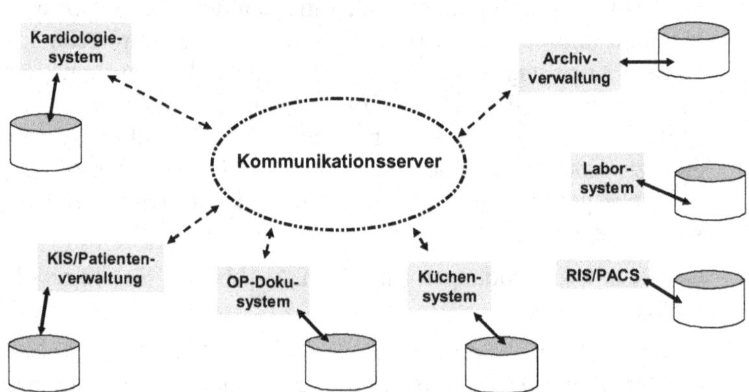

Die Wahl der technischen Ausprägung des KIS – monolithisch oder heterogen – determiniert v.a. den notwendigen Betreuungsaufwand: Je inhomogener ein betriebliches System desto Betreuungsaufwendiger wird es. (zu den Vor- und Nachteilen ⌧ Abb. 2.16, S. 66)

Entsprechend der Komplexität und Differenziertheit von Krankenhausinformationssystemen haben sich verschiedene Typen von Anbietern entwickelt (⌧ S. 67): Gesamtlösungsanbieter, Kernlösungsanbieter und Spezialanbieter.

Mit der Größe eines Krankenhauses wächst typischerweise auch die Komplexität und monolithische Architekturansätze stoßen an ihre Grenzen, wenn die geforderte Funktionalität bereitgestellt werden soll, da kein Anbieter alle Funktionalitäten in der gewünschten Differenzierung liefern kann. Hier kommen häufig Subsysteme zum Einsatz, die mit dem führenden System über einen Kommunikationsserver Nachrichten austauschen. Eine entscheidende Architekturfrage ist zweifellos, welche Funktionalität über einen monolithischen Ansatz, und welche Funktionalität über (zusätzliche) Subsysteme angeboten werden soll. Eine Erörterung hierzu, die auch die Rolle der web-basierten Lösungsansätze anspricht, findet sich bei Kuhn (2001).

8.2.3 Integrationsaspekte heterogener KIS

Beim heterogen Lösungsansatz erfolgt die Kommunikation zwischen den Systemen generell nur durch den Austausch von Datensätzen (Nachrichten) auf Basis definierter Nachrichtentypen (⌦ Kap. 5.16, S. 465). Daher müssen die einzelnen in das KIS zu integrierende Systeme über alle in Kapitel 5.16 beschriebenen Komponenten und Funktionalitäten verfügen: also ein Import-Modul zum Empfangen von Datensätzen, ein Exportmodul zum Senden von Datensätzen und geeignete interne Datenbank-Strukturen zum Speichern der empfangenen Daten, aber auch eigene Funktionen (Programme) zum Anzeigen/Weiterverarbeiten der empfangenen Daten aus anderen Systemen.

Zur Minimierung des Implementierungs- und Verwaltungsaufwandes wird daher oftmals ein *Kommunikationsserver* eingesetzt, der die Koordination und Abwicklung der Kommunikation zwischen den verschiedenen Systemen übernimmt und auch die Funktionalität besitzt, Nachrichten eines sendenden Systems in ein für das empfangende System verarbeitbares Format zu konvertieren. Folgende Unterstützung bietet ein Kommunikationsserver:

- Unterstützung verschiedener Transport-Protokolle zur technischen Kopplung von Systemen,
- Unterstützung eines asynchronen und synchronen Datenaustausches,
- Unterstützung relevanter Kommunikationsstandards (z.B. HL7),
- Umcodierung von Inhalten auf Basis von Übersetzungsdefinitionen (z.B. „1“ für männlich in „m“, „2“ für Weiblich in „w“),
- Versorgung mehrerer Empfänger mit Daten aus einer Quelle, ggf. inhaltsabhängig also uni-/multidirektional,
- Versorgung einer Anwendung mit Daten aus mehreren Quellen,
- Zwischenspeicherung (Pufferung) von kommunizierten Daten z.B. zu Zwecken des Datenschutzes (Kommunikationsprotokollierung) oder wenn ein Empfänger ausgefallen ist,

- Verfügbarkeit eines Data Repository, das alle Nachrichtentypen und Kommunikationsbeziehungen enthält,
- automatisches Weiterleiten oder Bereitstellung auf Anforderung von Kommunikationssätzen,
- Durchführung von Integritätskontrollen vor Übermittlungen,
- Fehlerbehandlung,
- Verschlüsselung (Encryption) und
- graphischer Netzmonitor zur Überwachung der Kommunikationsverbindungen.

Ein Kommunikationsserver kann mittels einer Parameter und Stammdatenverwaltung weitgehend konfiguriert werden, die Einbindung benutzerspezifischer Kommunikationsprogramme ist in der Regel möglich.

8.3 Betriebsärztliche Informationssysteme

Regelmäßige gesundheitliche Überwachung der Mitarbeiter

Betriebsärztliche Informationssysteme dienen dazu, die gesundheitliche Überwachung der Mitarbeiter gemäß den in den arbeitsplatz- bzw. -bereichsbezogenen Vorschriften der Berufsgenossenschaften – wesentliche Anforderungen ergeben sich aus dem Arbeitssicherheitsgesetz und den einschlägigen Gefahrenstoffverordnungen sowie den berufsgenossenschaftlichen Grundsätzen für arbeitsmedizinische Vorsorgeuntersuchungen – zu unterstützen. Zu den Aufgaben des dafür zuständigen Betriebsarztes gehört es, „Arbeitnehmer zu untersuchen und arbeitsmedizinisch zu beurteilen". Hierbei geht es ausschließlich um das besondere gesundheitliche Risiko, welches der Arbeitnehmer durch seine Tätigkeit an seinem Arbeitsplatz eingeht. In der Regel sind in den eingangs Vorschriften die durchzuführenden Einstellungs- und Entlassungsuntersuchungen sowie die regelmäßig während der Tätigkeit durchzuführenden Untersuchungen festgelegt. In der Unfallverhütungsvorschrift GUV-V A 4 in der Fassung vom Januar 1997 wird definiert:

§ 2. (1) Vorsorgeuntersuchungen im Sinne dieser Unfallverhütungsvorschrift sind

1. arbeitsmedizinische Erstuntersuchungen vor Aufnahme der Tätigkeit,
2. arbeitsmedizinische Nachuntersuchungen während dieser Tätigkeit,
3. arbeitsmedizinische nachgehende Untersuchungen nach Beendigung einer Tätigkeit.

(2) Als Vorsorgeuntersuchungen im Sinne dieser Unfallverhütungsvorschrift gelten auch arbeitsmedizinische Vorsorgeuntersuchungen auf Verlangen des Versicherten (§ 7).

Organisation der Untersuchungsdurchführung

Neben der Dokumentation – Muster hierzu sind ebenfalls in der GUV-V A 4 im Anhang zu finden – kommt aber in großen Betrieben mit eigenen betriebsärztlichen Diensten auch der Organisation dieser Untersuchungen in Form eines Ressourcen- und Terminmanagements besondere Bedeutung zu. Auch sind in diesen Diensten oftmals medizin-technische Geräte wie EKG-Geräte, Lungenfunktionsmessplätze usw. an das Informationssystem zur Übernahme von Messergebnissen angeschlossen. Die Führung der Untersuchungsdokumentation weist alle Aspekte der Behandlungsprozessdokumentation auf, wobei die Summe der Ergebnisdokumente eine arbeitepidemiologische Datenbasis darstellt, die zur kollektiven Überwachung uns Auswertung dient und damit direkt die Aufgaben des Betriebsarztes, wie sie im „Gesetz über Betriebsärzte, Sicherheitsingenieure und andere Fachkräfte für Arbeitssicherheit" festgelegt sind – unterstützt. Gerade hierfür ist auch eine explizite Symptomdokumentation (⌧ Kap. 5.7.8, S. 389) angezeigt. Es spielen also die Unterstützungsdimensionen Dokumentation, Organisation und Verarbeitung eine Rolle. Mittels Integration eines Nachrichtenmoduls wie in ⌧ Kapitel 6.5 ab Seite 561 beschrieben kann aber auch die Kommunikation zwischen Betriebsarzt und Mitarbeiter (z.B. Übermittlung von Einbestellterminen, Rückfragen etc.) effektiv unterstützt werden.

Ziele eines arbeitsmedizinischen Informationssystems

Damit sind die wichtigsten Ziele eines Betriebsärztlichen Informationssystems

- die übersichtliche Verwaltung von Mitarbeitern, Arbeitsplätzen mit ihren Risiken und Arbeitsplatzbesetzungen,
- die Verwaltung von arbeitsbereichs- und stoffbezogenen vorgeschriebenen Untersuchungsprogrammen (entsprechend den klinischen Pfaden),
- die effektive Organisation und Überwachung der Durchführung notwendiger arbeitsmedizinischer Untersuchungen.
- die Herstellung der Verfügbarkeit einer auswertbaren Dokumentation für Befunde und Erkrankungen,
- eine weitgehend strukturierte und formalisierte Dokumentation der durchgeführten Untersuchungen und ihrer Ergebnisse,
- epidemiologische Auswertungen zum Auffinden signifikant häufigerer Erkrankungen und deren Ursachen,
- eine automatisierte Erstellung von Berichten und Anträgen im Rahmen von berufsbedingten Erkrankungen von Mitarbeitern,

- eine automatisierte Erstellung gesetzlicher Nachweise und Statistiken und
- die Möglichkeit der Personalbemessungs-Berechnungen für den arbeitsmedizinischen Personalbedarf.

Unterschiede zum klinischen Bereich

Dabei sind gegenüber dem Einsatz von Medizinischen Informationssystemen im stationären oder ambulanten Bereich nur marginale Unterschiede auszumachen: Statt Patienten sind entsprechend Mitarbeiter zu verwalten, statt Behandlungsfälle betriebliche Arbeitsplatzperioden.

Zusätzlich kommt die Notwendigkeit der Verwaltung von Arbeitplätzen und deren Risiken/Expositionen hinzu, wobei von Interesse ist, mit welchen (Gefahren)Stoffen ein Mitarbeiter umgeht, da ein Großteil von vorgeschriebenen Untersuchungen nicht bereichsbezogen (Administratives Personal im Krankenhaus, Beschäftigte mit Patientenkontakt, Beschäftigte mit Infektionsgefährdung usw.) definiert ist, sondern stoffbezogen (Desinfektionsmittel, Chemotherapeutische Stoffe usw.).

Gemeinsamkeiten mit dem klinischen Bereich

Auch in der Arbeitsmedizin ist die Durchführung von medizinischen Maßnahmen zu planen, deren Durchführung und die erhobenen Ergebnisse zu dokumentieren, sowie die Ergebnisse zu bewerten um zu diagnostisch relevanten Aussagen zu kommen. Die Ergebnisdokumentation entspricht konzeptionell jener im klinischen Bereich. Die notwendigen Untersuchungsprogramme werden in den so genannten „berufgenossenschaftlichen Grundsätzen für arbeitsmedizinische Vorsorgeuntersuchungen“, nummeriert ab G1.1 bis G45 festgelegt und entsprechenden Behandlungsplänen.

Den Gesamtzusammenhang zeigt angelehnt an die allgemeine Domänenontologie aus ⊠ Abbildung 3.32 Seite, 169 nachfolgende Abbildung. Zur besseren Übersicht wurden die Kardinalitäten sowie die zu einer Maßnahme gehörende Ergebnisdokumentation nicht mit eingezeichnet.

Wie sich zeigt, muss hinsichtlich der wesentlichen Objekttypen die allgemeine Domänenontologie nur um den Objekttyp „Arbeitsplatz“ ergänzt werden. Auch hier spielt der Zusammenhang abstrakter und konkreter Ausprägungen eine Rolle: Während Dispositionen prinzipiell Symptome verursachen und zu Diagnosen (= Berufskrankheiten) führen können, sind im Konkreten die tatsächlich für einen Mitarbeiter vorliegenden Symptome und Diagnosen von Interesse. Diagnosen, die im Abstrakten als Berufskrankheiten festgelegt wurden und anerkannt sind, führen bei deren konkreten Ausprägung beim Mitarbeiter dann zur Anerkennung einer Berufskrankheit. Auch hier ist es also sinnvoll, mit kontrollierten Vokabularen zu arbeiten, wobei zusätzlich ein Vokabular für die Arbeitsplatzrisiken

(Expositionen, Belastungen usw.) geführt werden können sollte, um die entsprechende ontologisch orientierte Wissensbasis aufbauen zu können.

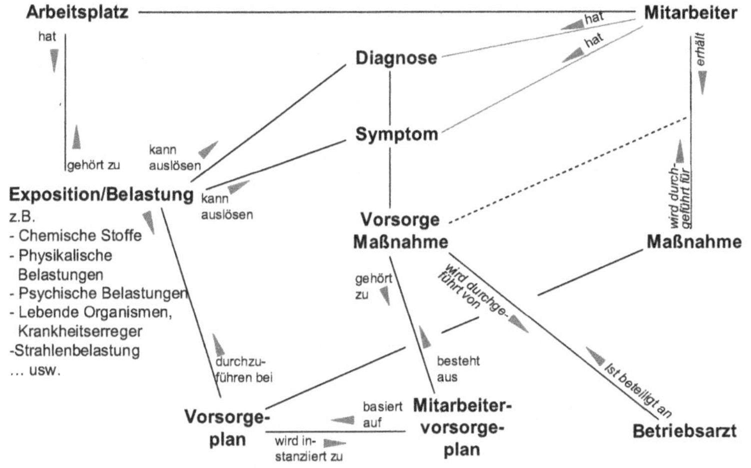

Anmerkung: Beziehungen ohne Kardinalitäten und teilweise ohne Beschriftungen

Abb. 8.7: Betrachtungsobjekttypen für ein Arbeitsmedizinisches Informationssystem

Insgesamt ergeben die sich in ⌧ nachfolgender Abbildung dargestellten Funktionalitäten für ein betriebsärztliches Informationssystem.

Statistikmodul

Kommunikationsmodul

Abrechnungsmodul

Untersuchungsmanagementmodul

Archivverwaltung (s. Kap. 6.8)

Dokumentationsmodul

Untersuchungsprozessdokumentation

Ergebnisdokumentation

Diagosendokumentation

Klinische Notizen

Laborwertdokumentaiton

Organisationsmodul

Arbeitplatz-Mitarbeiter-Verwaltung

Mitarbeiterdatenverwaltung

Stammdaten- und Parameterverwaltung

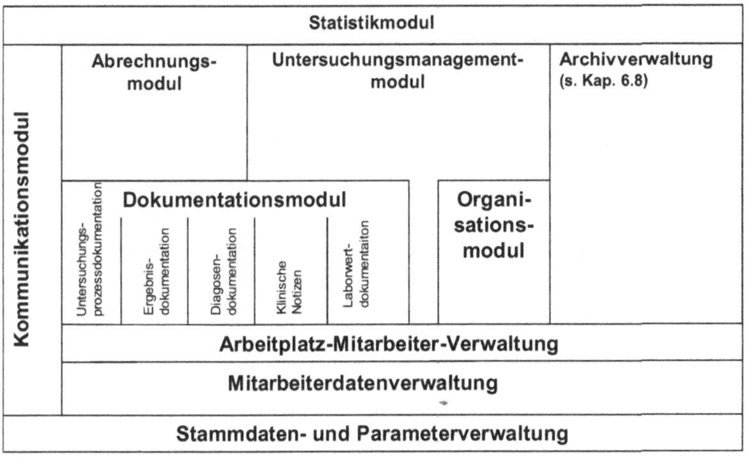

Abb. 8.8: Module eines Betriebsärztlichen Informationssystems

Damit werden folgende Module mit ihren Funktionalitäten erforderlich:

- Parameter und Stammdatenverwaltung mit
    - Verwaltung der internen Aufbauorganisation,

- Verwaltung externer Einrichtungen,
  - Verwaltung von Arbeitplätzen und arbeitsplatzspezifischer Expositionen und Belastungen,
  - Vokabulare zu Maßnahmen, Symptomen, Diagnosen,
  - Arbeitsbereichs- und expositionsbezogene Untersuchungspläne.
- Mitarbeiterdatenverwaltung
- Verwaltung der Arbeitsplatz-Mitarbeiter-Perioden
- Organisationsmodul mit
  - Termin- und Ressourcenmanagement,
  - Elektronisches Einbestellwesen,
  - Überwachung der Durchführung der geplanten Untersuchungsprogramme.
- Dokumentationsmodul mit
  - Untersuchungsprozessdokumentation,
  - Ergebnisdokumentation mit Symptomdokumentation,
  - Diagnosendokumentation,
  - Klinische Notizen,
  - Dokumentation von Arbeitsunfällen.
- Statistikmodul mit
  - Statistikgenerator zur flexiblen Auswertung von Arbeitsplatz-/Mitarbeiterdaten sowie Arbeitsunfällen, durchgeführten Maßnahmen
  - Statistiken zu Untersuchungsergebnissen und Befundverläufen
  - Epidemiologische Auswertungen zum Auffinden signifikant häufigerer Erkrankungen und deren Ursachen, Korrelationsanalysen,
  - Auslastungsstatistiken,
  - Personalbemessungs-Berechnungen.
- Modul zur Schriftguterstellung
  - automatisierte Erstellung gesetzlicher Nachweise und Statistiken,
  - teilautomatisierte Erstellung von berichten und Anträgen.
- Personalbemessungs-Berechnungen.

- Abrechnungsmodul zur Abrechnung betriebsärztlicher Dienstleistungen, wenn Leistungen für Dritte erbracht werden.
- Kommunikationsmodul zum elektronischen Einbestellwesen und der Kommunikation zwischen Arbeitnehmer und Betriebsarzt.
- Archivverwaltungsmodul zur Verwaltung von konventionellen Akten, Dienstanweisungen, Verordnungen etc.

Hinsichtlich der Medizinischen Dokumentation bzw. einer arbeitsmedizinischen elektronischen Akte bedarf es nur einiger der für die Elektronische Krankenakte in ☒ Kapitel 5 beschriebenen Karteireiter: Stammdaten zum Arbeitnehmer, Falldaten im Sinne der Dokumentation der Besetzung von verschiedenen Arbeitsplätzen im Zeitverlauf, Untersuchungsdokumentation mit integrierter Ergebnisdokumentation (Formulare zu den Untersuchungen, Ergebnisdokumente von medizinisch-technischen Geräten), Symptom- und Diagnosendokumentation, klinische Notizen und Laborwerte.

Wie bereits erwähnt, entsprechen die Untersuchungsprogramme hierbei „kleinen" Behandlungsplänen, also klinischen Pfaden (☒ Kap. 6.4, S. 549), die in definierten Abständen zyklisch zu durchlaufen sind. Ein beispielhafter „Pfad" für einen Mitarbeiter in einem klinisch chemischen Labor eines Krankenhauses könnte z.B. wie in der ☒ folgenden Abbildung 8.9 gezeigt zusammengestellt sein.

Auch dieser Pfad wird entsprechend den in ☒ Kapitel 6.4 ab Seite 549 dargestellten Prinzipien die die arbeitsmedizinische Akte generiert und ist dann Basis für das Einbestellwesen und die Untersuchungsdokumentation.

Abb. 8.9: Arbeitsmedizinisches Untersuchungsprogramm und Untersuchungsprozess

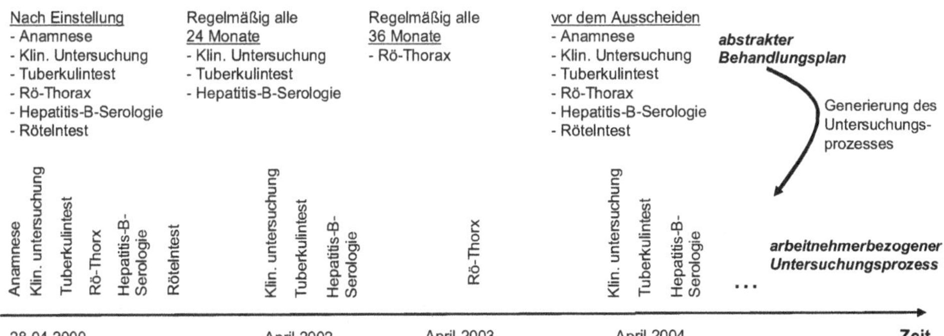

Aspekte der Datenmodellierung

Auf internationaler Ebene gibt es eine Reihe von Vorschlägen zu Datenmodellen der Elektronischen Krankenakte. Diese sind u.a.

- der CEN-ENV-Standard 13606 (Electronic Health Record),
- die GEHR-Architektur (Good Electronic Health Record),
- das Reference Information Model (RIM),
- der 7-teilige CEN-Standard zu Patient Health Card Data und
- die Clinical Document Architecture (CDA).

Alle diese Vorschläge haben zwar Ähnlichkeiten, setzen aber sehr verschiedene Schwerpunkte. Die CDA ist genau genommen kein Datenmodell, es lässt sich aber aus den Definitionen zum Header ein konzeptuelles Modell für Elektronische Krankenakten rücktransformieren. CDA ist eng verwandt mit dem RIM, da es daraus teilweise abgeleitet wurde.

Eine besondere Stellung nimmt das RIM-Modell ein, da es abgeleitet bzw. eine Konzeptualisierung des HL7-Standards und Basis für die zukünftige HL7-Standardisierung sowie die Definition der CDA ist. Dabei handelt es sich um ein weitgehend generisches Klassenmodell (abstract model), welches die folgenden Hauptklassen (back-bone classes) beinhaltet:

- Entity

  Bildet Entitäten in einer Spezialisierungshierarchie ab: Lebende Subjekte, hier Personen und Subjekte die keine Personen sind, Plätze im Sinne von geographischen Lokationen, Organisationseinheiten und Materialien. Zwischen den einzelnen Spezialisierungen sind keine Beziehungen modelliert.

  "Entity which represents the physical things and beings that are of interest to, and take part in health care."

- Role

  Bildet strukturell Rollenhierarchien ab, im Wesentlichen wird hierbei die Unterscheidung zwischen Mitarbeitern bzw. Health

Professionals und Patienten getroffen. Aber auch Materialien und Geräte u.ä. können bei der Durchführung von Maßnahmen (health care acts) eine Rolle spielen.

"Role which establishes the roles that entities play as they participate in health care acts."

- Act

  Hier werden die konkreten Handlungen (in diesem Sinne die Patientenmaßnahmen der Behandungsprozessdokumentation) repräsentiert, die im RIM u.a. weiter spezialisiert werden in Versorgungsmaßnahmen, Untersuchungen, Prozeduren, Aufträge und administrative Handlungen wie Rechnungsangaben und Finanztransaktionen.

  "Act which represents the actions that are executed and must be documented as health care is managed and provided."

- Participation

  Diese Klasse repräsentiert den gesamten Kontext der Durchführung einer Handlung, also im Grunde die 6 Ws: WER, WANN, WAS, mit WEM, für WEN und WARUM. Nicht enthalten ist hier die Ergebnisdokumentation.

  "Act which represents the actions that are executed and must be documented as health care is managed and provided."

- ActRelationship

  Diese Klasse repräsentiert eine assoziative Klasse und bildet den Zusammenhang zwischen einzelnen Handlungen ab, also ob es sich bei einem "Act" um Vor- oder Nachbereitungsmaßnahmen oder einen Auftrag handelt.

  "ActRelationship which represents the binding of one act to another, such as the relationship between an order for an observation and the observation event as it occurs."

- RoleLink

  Diese Klasse repräsentiert die Zusammenhänge zwischen verschiedenen Rollen im Kontext der Handlungsdurchführungen (participation), aggregiert also beliebige Entities im Kontext der Maßnahmenerbringung.

  "RoleLink which represents relationships between individual roles."

Diese Hauptklassen werden innerhalb eines Submodels des RIM (Normative Content) in Beziehung gesetzt. In diesem Submodel werden also z.B. die Assoziationen zwischen den Klassen *entity*, *role* und *act* in Form der assoziativen Klasse *participation* definiert. Die Rollen sind dabei mit beliebigen Entities der Klasse *entity* assoziiert. Dieses Konstrukt bildet z.B. bezüglich der 7 Ws ab, WER (*employee* oder *organization*), für WEN (*patient*), WAS und WANN (*act*), mittels welcher Hilfsmittel und Geräte (*material*) durchgeführt hat. Damit ist ein weitgehend generisches Grundmodell für eine Elektronische Krankenakte bzw. ein Medizinisches Informationssystem. Daneben gibt es weitere Submodels für die Dokumentenarchitektur, Kommunikation und Kommunikationskontrolle.

Dieses generisch angelegte RIM-Modell muss für konkrete Implementierungen jedoch weiter ausdifferenziert und ergänzt – z.T. aber auch vereinfacht – werden. Eine Schwäche liegt in der nicht expliziten Berücksichtigung von Vokabularen in dem Sinne, dass zwischen der abstrakten Konzeptwelt (z.B. Maßnahme) und der konkreten Instanziierung (z.B. Patientenmaßnahme) nicht deutlich genug unterschieden wird, es können lediglich externe Vokabulare assoziiert werden. So kann für den *act* auch ein Code, der auf ein externes Ordnungssystem verweist, angegeben werden. Dies repräsentiert aber nur eine schwache Konzeptbasierung der Krankenakte.

Es soll im Folgenden ein Vorschlag für notwendige prinzipielle Datenmodellstrukturen für die in ⌧ Kapitel 5 und 6 dargestellten Funktionalitäten in Anlehnung an das RIM vorgestellt werden. Der besseren Kompatibilität mit dem RIM wegen werden dabei englische Begriffe benutzt, auf eine detaillierte Attributierung der Klassen wird aus Gründen der Übersichtlichkeit verzichtet, sie sei dem Leser unter Hinzuziehung des RIM, der Maskenabzüge in den Kapiteln 5 und 6 sowie seiner eigenen Anforderungen überlassen.

Prinzipiell kann für eine Modellierung von Elektronischen Krankenakten folgende Vorgehensleitlinie formuliert bzw. die folgend aufgelisteten Submodels definiert werden:

Aufbauorganisation und Ressourcen abbilden

1. Organization Submodel

   Zuerst einmal wird für die Parametrierung des organisatorischen Umfeldes ein *Organization Submodel* notwendig, mit dem die interne Aufbauorganisation sowie die der externen Geschäftspartner entsprechend der in ⌧ Kapitel 5.3.3.3 und 5.3.3.4 ab Seite 300 beschriebenen Funktionalitäten verwaltbar gemacht werden. Prinzipiell kann dies mit derselben Klasse geschehen, wenngleich die interne Struktur der die Anwendungssoftware nutzenden Institution differenzierter abgebildet werden können muss, als jene der externen Geschäftspartner – zumal Letztere im Detail in der Regel gar nicht bekannt ist. In Anlehnung an das RIM fallen in dieses Submodel auch die Materialien (⌧ Kap. 5.3.3.5, S. 309).

Begriffswelt und deren Ordnung abbilden

2. Vocabulary Submodel

   Als weitere Basis wird ein Submodel für die kontrollierten Vokabulare und die verschiedenen Ordnungssysteme mit der Möglichkeit des Cross-Mappings notwendig. Dieses Submodel ist Basis für die in ⌧ Kapitel 5.3.3.7 – 5.3.3.12 beschriebenen Funktionalitäten. Die Klassen sind später Basis für die konkreten Dokumentationseinträge der Teildokumentationen.

Patienten mit ihren Behandlungsfällen abbilden

3. Patient and Case Submodel

   Für die Patientendaten- und Falldatenverwaltung ist ein weiteres Submodel notwendig. Dabei handelt es sich um die generellen Beziehungen zwischen den Gesundheitsversorgungseinrichtungen und den von diesen behandelten Personen (somit Patienten). Prinzipiell kann der Behandlungsfall (*administrative_case*) als attributierte Beziehung zwischen dem Patienten und der Versorgungsinstitution verstanden werden, wird also durch eine Assoziative Klasse repräsentiert.

Nachdem nun modelltechnisch die Grundlage für eine Patientendaten- und Falldatenverwaltung sowie die Nutzung von klinischen Vokabularen gelegt sind, ergibt sich als nächste Aufgabe die Modellierung für die einzelnen medizinischen Teildokumentationen.

Behandlungsprozess abbilden

4. Act-Management Submodel

   Für die Abbildung der Behandlungsprozessdokumentation (⌧ Kap. 5.6, S. 343) als wesentlichem Kern einer prozessorientierten Krankenakte dienen im RIM die Klassen *act*, *actRelationship* und *participation*. Dies kann so weitgehend übernommen werden. Ergänzungen hinsichtlich eines Auftrags- und Behandlungsmanagements (⌧ Kap. 6.3.3, 6.3.4 und 6.4) sind jedoch notwendig, so z.B. um den Auftrag (Klasse: *order*), der prinzipiell als Aggregation der verschiedenen verordneten Maßnahmen verstanden werden kann. Hier ist das RIM generisches, betrachtet es einen Auftrag doch auch nur als Spezialisierung des *act* – was aber wenig praktikabel erscheint.

Weitere Teildokumentationen abbilden

5. Clinical Documentation Submodel

   Die einzelnen klinischen Teildokumentationen gemäß ⌧ Kapitel 5.7–5.13 können nun unter Bezugnahme auf die bereits definierten Submodels modelliert werden. Bei einer starken Vokabular-basierten Implementierung stellt sich die Dokumentation der einzelnen Einträge der Teildokumentationen als attributierte Beziehungen zwischen dem *act* und den einzelnen Vokabulareinträgen (Klasse: *term*) dar.

6. Result Documentation Submodel

   Für die detaillierte strukturierte und formalisierte Dokumentation von Maßnahmen wird ein unterhalb des *Act Mangament Submodels* angelegter Spezialisierungsbaum notwendig, der um beliebige Ergebnisdokumentationen ergänzt werden kann, ohne andere Modellteile zu beeinflussen. Damit wird also die inkrementelle Erweiterbarkeit und Flexibilität der Elektronischen Krankenakte realisiert.

Strukturierte Ergebnisdokumentation abbilden

7. Workflow Submodel

   Als Letztes bedarf es zur Abbildung der Ablaufdynamik eines gesonderten Submodels für die Workflow-Steuerung gemäß ⌧ Kapitel 6.3.5.

Ablauforganisation abbilden

Damit sind alle wesentlichen Submodels aufgezeigt, die Basis für die Modellierung einer Elektronischen Krankenakte sind. Im Folgenden sollen einige wenige wichtige Aspekte dieser Submodels diskutiert werden, wobei gegenüber dem RIM einige generische Aspekte aufgelöst und konkretisiert werden, um das Verständnis zu erhöhen und Sachzusammenhänge explizit zu machen. So wären vor allem rekursive Beziehungen auf hohem generischem Level und Assoziationen nur schwer verständlich, da diese im konkreten Fall immer semantisch interpretiert und geprüft werden müssen.

Organization Submodel

Als Basis für eine Elektronische Krankenakte bzw. ein Medizinisches Informationssystem muss zuerst einmal für die Parameter und Stammdatenverwaltung eine Abbildung des organisatorischen Umfeldes (Aufbauorganisation) möglich sein. Im Zentrum steht dabei die Organisationseinheit (Klasse: *organization*), der – wie in ⌧ Abbildung 5.13 auf Seite 301 gezeigt – beliebige Mitarbeiter (*health professional*) mit ihrer Rolle und Position sowie beliebige Ressourcen (Klasse: *resource*) mit Verfügbarkeitsprofilen zugewiesen werden können müssen. Ressourcen können dabei Räume, Personen, Teams oder Geräte sein.

Dabei sind auch für die Steuerung der Zugriffsberechtigungen (⌧ Kap. 5.17.3, S. 490) die Position und Rolle eines Mitarbeiters sowie seine Zugehörigkeit zu einer Organisationseinheit wichtige Angaben. Der besseren Verständlichkeit halber – aber auch aus Datenschutzgründen – sollte dabei kein generalisierter Typ „Person" für Mitarbeiter und Patienten modelliert, sondern zwischen diesen auch im Klassenmodell streng unterschieden werden.

Die Klasse *organization* ist weiter zu spezialisieren, da für Arztpraxen, Kostenträger, Krankenhäuser usw. sehr verschiedene Angaben verwaltet können werden müssen und auch diese sich hinsichtlich der möglichen Assoziationen unterscheiden.

Vor dem Hintergrund dieser Betrachtungen ergibt sich für das *Organization Submodel* das in nachfolgender Abbildung gezeigte Modell.

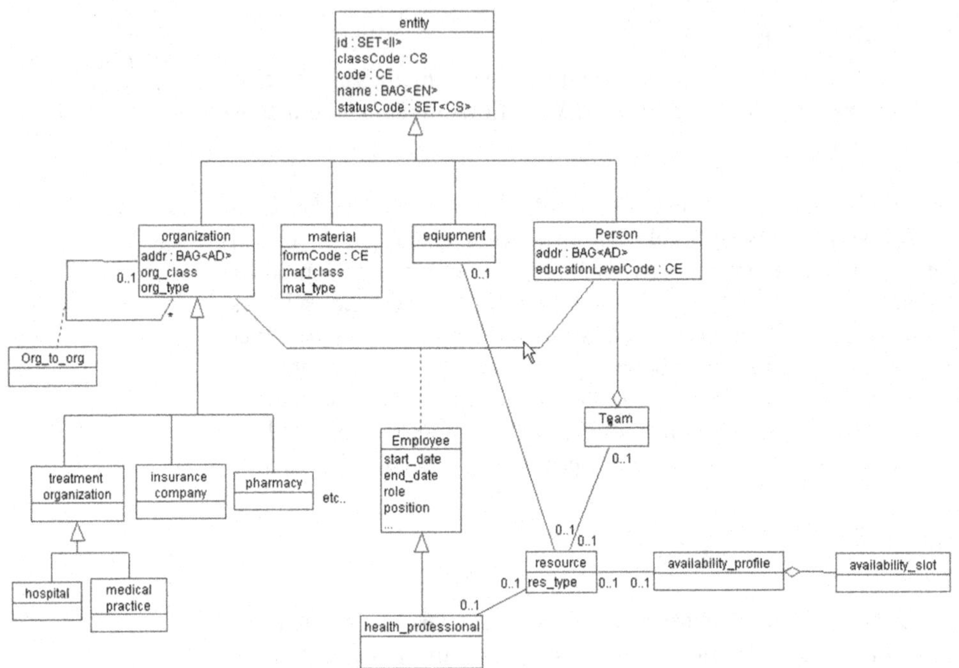

Die attributierte rekursive Beziehung (*org_to_org*) der Klasse *organization* realisiert dabei die Aufbauorganisation, wobei die Organisationszuordnungen historisiert werden können sollten. In Krankenhäusern ist eventuell für interdisziplinäre Organisationseinheiten eine Modellerweiterung notwendig. Die Klasse *employee* ist ebenfalls eine assoziative Klasse zwischen einer Person und einer Organisationseinheit und auch zu historisieren. Damit ist auch denkbar und abgebildet, dass eine Person gleichzeitig in mehreren Organisationseinheiten tätig ist (z.B. mittels 2 Halbtagsstellen). Speziell medizinisch tätige Beschäftigte sind dann die *health professionals*.

Für das Terminmanagement ist darüber hinaus die Verwaltung von bebuchbaren Ressourcen mit ihren Verfügbarkeitsprofilen notwendig, was durch die Klassen *resource*, *availibility_profil* und *availability_slot* realisiert werden kann. Das *availibility_profil* aggregiert mehrere Verfügbarkeitsslots (z.B. Montag 8–12 Uhr und 13–15 Uhr, Dienstag 7–13 Uhr usw.).

Patient and Case Submodel

Die Patientendaten- und Falldatenverwaltung erfordert die Abbildbarkeit von „Behandlungsbeziehungen" zwischen Organisationseinheiten und Patienten, wobei eine weitere Beziehung zwischen Patient und Organisationseinheit jene mit seinen Krankenversicherungen ist. Die spezifischen versicherungsrechtlichen Angaben können je nach Land, in dem die Elektronische Krankenakte eingesetzt wird, natürlich stark abweichen. Eine Verzahnung mit dem *Organization Submodel* bestehen insofern, dass ein Behandlungsfall also genau genommen eine attributierte Beziehung zwischen der Klasse *organization* und der Klasse *patient* ist. Es handelt sich also dabei um eine assoziative Klasse. Diese muss je nach Falltyp (stationärer, ambulanter, berufgenossenschaftlicher Fall usw.) spezialisiert werden, um die speziellen Attribute des entsprechenden Falltyps abzubilden. Die Versicherungsverhältnisse eines Patienten ergeben sich ebenfalls aus einer assoziative Klasse zwischen dem Patienten und einer Organisationseinheit, die in diesem Fall der Menge der „Kostenträger" angehören muss (z.B. *org_class* ='KST'). Unter Berücksichtigung dieser Aspekte ergibt sich das in nachfolgender Abbildung gezeigte *Patient and Case Submodel.*

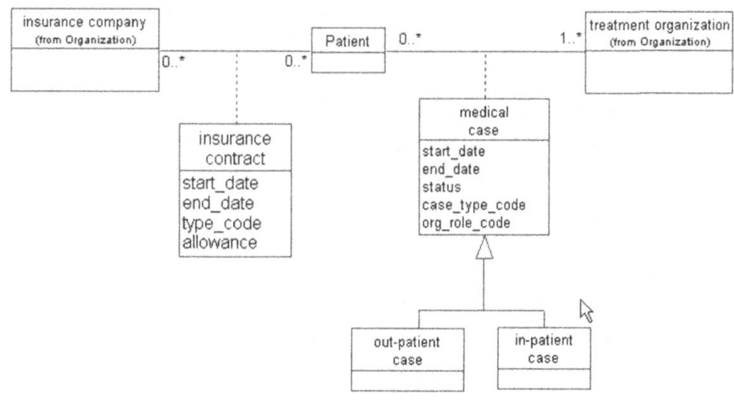

Vocabulary Submodel

Um die vielfältigen klinischen Informationen in das Modell aufzunehmen, bedarf es der Modellierung der Klassen für

- die Vokabulare,
- die medizinischen Ordnungssysteme und das
- Cross Mapping

gemäß ⌧ Kapitel 4.5, Seite 222 und 5.3.3.7 bis 5.3.3.15. Dabei sollte für die Vokabulare und die Ordnungssysteme eine generische Modellierung gewählt werden, um neu hinzukommende Vokabulare und Ordnungssysteme unproblematisch integrieren zu können bzw. eine beliebige kundenspezifische Parametrierung zu ermöglichen.

Begriffe, Begriffsklassen und Beziehungen zwischen Klassenbegriffen

Es wird zuerst eine Klasse für die Begriffe benötigt (*term*), deren Einträge mittels der Einträge der Klasse *termclass* klassifiziert werden können. Die konkreten Instanzen der Klasse *term*, die zu einer bestimmten Begriffsklasse gehören, bilden ein Vokabular (z.B. alle Diagnosenbegriffe das Diagnosenvokabular, alle Maßnahmenbegriffe das Maßnahmenvokabular usw.). Die Klasse *termclass* ist auch notwendig, um mittels der Klasse *termclass_assocation_constraint* explizite semantische Integritätsbedingungen hinsichtlich möglicher Begriffsbeziehungen zwischen konkreten Begriffen abbilden zu können; sie stellt also die Domäne der auf Begriffsklassenebene sinnvollen Begriffsbeziehungen dar. Enthält also die Klasse *termclass* die Einträge „Diagnose", „Symptom", „Maßnahme" usw. (⌧ Abb. 5.28, S. 317 rechte Seite der Begriffsklassenhierarchie), so kann in der assoziativen Klasse *termclass_assocation_constraint* – die eine rekursive Beziehung zwischen Begriffsklassen realisiert – auf Begriffsklassenebene definiert werden, welche Klassenbegriffe in welcher Weise mit anderen Klassenbegriffen in Beziehung stehen. Ergänzend ist dabei anzugeben, durch welchen Assoziationstext eine solche Beziehung gekennzeichnet ist. Die Klasse *term_relationship_term* enthält daher die semantischen Bezeichnungen möglicher Beziehungen. Beispiel: In *termclass* sind die Klassenbegriffe „Diagnose" und „Symptom" abgelegt, dann wird in der Klasse termclass_association_constraint festgelegt, dass und welche Instanzen der Klasse termclass in Beziehung stehen können, also ob z.B. die Klassenbegriffe „Diagnose" und „Symptom" etwas miteinander zu tun haben. Was dieses ist, enthält dann der assoziierte Eintrag aus der Klasse termassociation_term (also z.B. die nachfolgend jeweils in der Mitte stehenden Beziehungstexte: „Symptom" ⇨ „weist hin" ⇨ „Diagnose" und invers „Diagnose" ⇨ „hat" ⇨ „Symptom").

Die allgemeinen Begriffsstammdaten selbst (⌧ Abb. 5.29, S. 318) können direkt Attribute der Klasse *term* sein, ergänzende umfangreiche begriffsklassenspezifische Attributierungen, wie sie z.B. für die Maßnahmen notwendig werden (⌧ Kap. 5.3.3.14, S. 319), sind aber in entsprechende Spezialisierungen der Klasse *term* auszulagern. Die denkbaren Spezialisierungen entsprechen dabei genau genommen den Instanzen der Klasse *termclass*. Der Spezialisierungsbaum unterhalb der Klasse *term* repräsentiert also strukturell die Attribute für die in *termclass* festgelegten Begriffsklassen. Nicht jede Begriffsklasse benötigt dabei unbedingt eine strukturelle Spezialisierung.

Begriffe und ihre Stammdaten

Für die Ordnungssysteme müssen die verschiedenen Achsen sowie die gegebenenfalls implizite hierarchische Struktur der Achsen berücksichtigt werden. Ein generischer Lösungsansatz der für alle möglichen Ordnungssysteme dienen kann, besteht darin, Ordnungssysteme über die drei Klassen *medcodesys*, *medcodesys_axis* und *medcodesys_code* abzubilden. Jeder Eintrag in *medcodesys_code* gehört dabei zu einer Achse (*medcodesys_axis*) eines Ordnungssystems, die rekursive Beziehung der Klasse *medcodesys_code* erlaubt dabei, die eventuell bestehende Hierarchie innerhalb einer Achse abzubilden. Insofern enthält die Klasse *medcodesys_code* nicht nur die Blätter sprich terminalen Codes eines Ordnungssystems, sondern auch übergeordnete Knoten (also z.B. Kapitel, Unterkapitel usw.).

Generische Struktur für Ordnungssysteme

Für das Cross Mapping müssen nun die durch die Klasse *term* repräsentierten Vokabulareinträge den Einträgen in *medcodsys_code* assoziiert werden können. Hierbei handelt es sich um eine attributierte N:M-Beziehung, da ein Begriff mehreren Einträgen eines Ordnungssystems bzw. mehrerer Ordnungssysteme zugewiesen werden können muss. In diese Klasse *cross_mapping* können nun ergänzend die Bedingungen für die Zuordnung aufgenommen werden – was vor allem bei den Definitionen für die Ableitung von Abrechnungstarifziffern aus den Maßnahmenbegriffen notwendig wird. Auf Basis dieser Überlegungen ergibt sich das nachfolgend gezeigte *Vocabulary Submodel*.

Cross Mapping

Die Ausprägung der in nachfolgendem Submodel gezeigten Klassen hat insofern ontologischen Charakter, da damit Wissen über Objekte und Konzepte sowie deren Beziehungen (z.B. welche Symptome hat Diagnose x, welche Maßnahmen sind für die Abklärung von Diagnose y möglich, welche möglichen Nebenerkrankungen existieren zu einer Diagnose usw.) verwaltet werden kann.

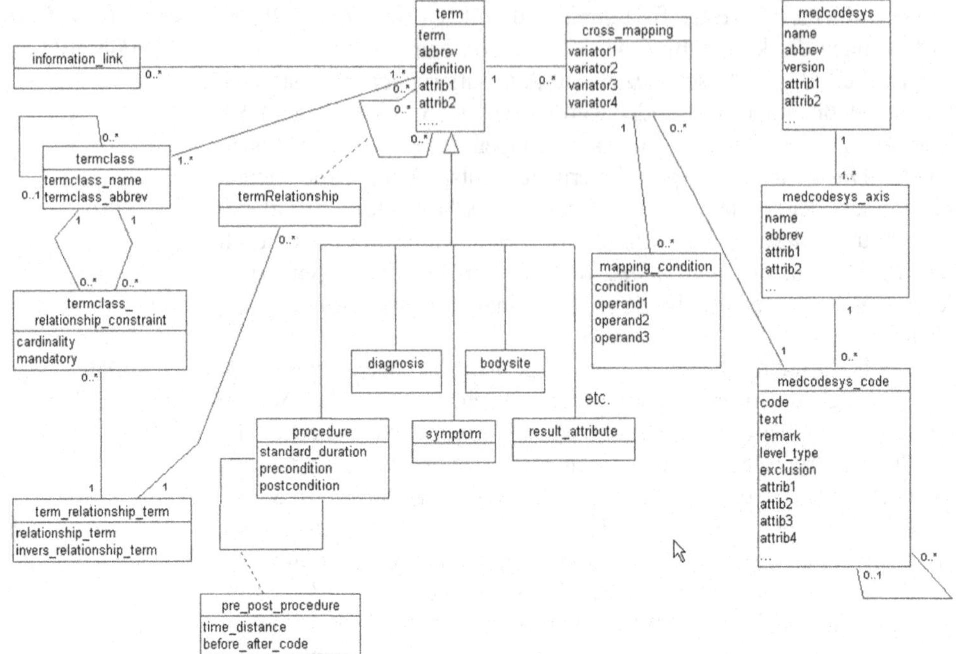

Act Management Submodel

Die konkrete Handlungsdokumentation – repräsentiert durch die Behandlungsprozessdokumentation (⌧ Kap. 5.6, S. 343) ist prinzipiell auch im RIM modelliert. Diese wird durch die Klasse *participation* und der Assoziation zur Klasse *role* realisiert. Ergänzend dazu ist auf Basis der vorangehenden Ausführungen jedoch noch zu berücksichtigen: die Durchführung einer konkreten Maßnahme im Rahmen eines Behandlungsprozesses („Patientenmaßnahme", hier die Klasse *act*) ist prinzipiell eine attributierte Beziehung zwischen der „abstrakten" Maßnahme (*procedure*) und dem Patienten bzw. seinem Behandlungsfall. Zur Problematik der notwendigen Fallzuordnung von Maßnahmen siehe auch ⌧ Kap. 5.5, Seite 339. Zentrale Stellung bei prozessorientierten Krankenakten hat also die assoziative Klasse *act,* die alle geplanten und durchgeführten Patientenmaßnahmen repräsentiert. Dabei sind der Klasse *act* eine Reihe weiterer Klassen zu assoziieren, was im RIM – sehr allgemein gelöst – über die Klasse *role* realisiert wird. Der Grundgedanke ist hier: Wer (oder was) spielt bei einer Maßnahmendurchführung welche Rolle?

Nicht im RIM explizit repräsentiert sind die Aufträge, die jedoch für den Prozess der Leistungsbeauftragung (⌧ Kap. 6.3.3, S. 525) eine wesentliche Rolle spielen. Wie dort ausgeführt, stellt ein Auftrag eine Aggregation mehrerer Maßnahmen dar – zumeist vor dem Hintergrund einer speziellen Indikation, die zur Auftragserteilung geführt hat.

Für die Ressourcenplanung und das Terminmanagement (☒ Kap. 6.3.4, S. 530) müssen die durch die Klasse *act* repräsentierten Patientenmaßnahmen nun noch den im Rahmen der Organisationsparametrierung definierten Ressourcen zugewiesen werden können. Dies wird durch die Beziehung zwischen der Klasse *act* und *resource* realisiert, wobei – falls diese Beziehung inkarniert wird – der Termin und die Dauer der entsprechenden Patientenmaßnahme (*act*) quasi die zeitliche Belegung der Ressource repräsentiert.

Unter Berücksichtigung dieser Betrachtungen ergibt sich nachfolgend dargestelltes Modell.

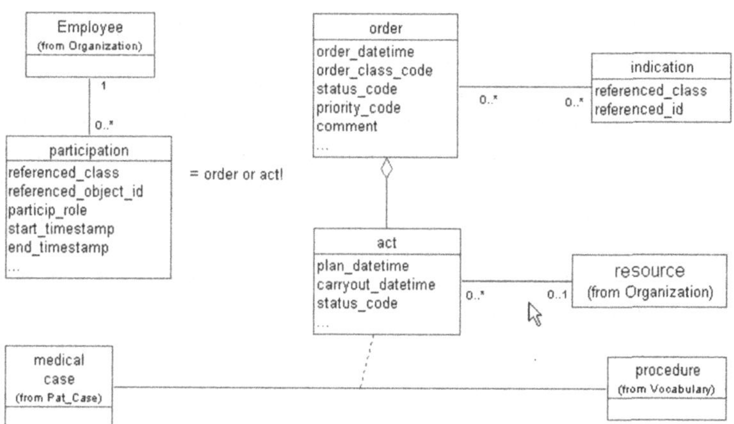

Clinical Documentation Submodel

Die Dokumentation der einzelnen patientenbezogenen Sachverhalte – wie in der Domänenontologie aufgezeigt – kann einerseits auf Basis der kontrollierten Vokabulare erfolgen, oder aber – falls dies nicht der Fall sein soll – auf Basis von narrativem Text. Prinzipiell muss bei Zugrundelegung eines kontrollierten Vokabulars die konkrete Beobachtung als assoziative Klasse zwischen dem Vokabulareintrag (Klasse *term*) und dem Behandlungsfall (Klasse *medical_case*) modelliert werden. Also: Soll der Diagnosendokumentation ein Diagnosenvokabular zugrunde liegen, muss die die Patientendiagnose repräsentierende Klasse im Modell eine assoziative Klasse zwischen dem Diagnosebegriff im Vokabular und dem Behandlungsfall sein. Diese assoziative Klasse muss dann mit den entsprechend für eine konkrete Diagnosendokumentation (⌧ Kap. 5.8.4, S. 403) notwendigen Angaben (Datum der Diagnosenstellung und -erfassung, Sicherheitsgrad, Arzt usw.) attributiert werden. Dieser am Beispiel einer Diagnose diskutierte Sachverhalt trifft jedoch auch für die Symptome, Ergebnisattribute und Probleme zu, falls als Basis deren Dokumentation ein Vokabular zugrunde gelegt wird. Dies bedeutet, dass bei vokabularbasierten Dokumentationslösungen die konkrete Beobachtung immer durch eine Beziehung zwischen Vokabularbegriff und konkretem Behandlungsfall (bzw. Patient) repräsentiert wird. Soll die Vokabularnutzung jedoch optional sein (schwach kontrolliert bzw. gar nicht kontrolliert, ⌧ Seite 229), muss auch die Assoziation zwischen der assoziativen Klasse und dem Vokabularbegriff optional sein und die assoziative Klasse ein Attribut für den narrativen individuellen Text beinhalten. Insgesamt ist daher sinnvoll, für alle diese Assoziationen eine generalisierte Klasse *phenomen* vorzusehen.

Um beide Alternativen – vokabularbasiert und nicht vokabularbasiert – modelltechnisch abzudecken, ist es sinnvoll, in der assoziativen Klasse *phenomen* ein Attribut für die freitextliche Dokumentation vorzusehen und die Assoziation optional zu gestalten. Soll ein stark kontrolliertes Vokabular genutzt werden, muss die referentielle Integrität zwischen eingetragenem Text in der assoziativen Klasse und dem Vokabulareintrag dann funktional geprüft werden. Für weitere immer notwendige Angaben in diese Klasse entsprechend zusätzlich zu attributieren, z.B. um Zeitangaben, Status, Priorität u.v.a.m.

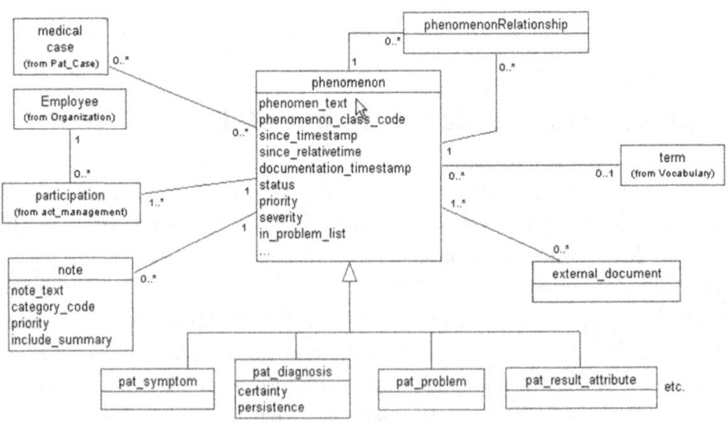

Result Documentation Submodel

Die Ergebnisdokumentation (⌧ Kap. 3.4.3, S. 154 und 5.7, S. 365) steht zumeist im Zusammenhang mit durchgeführten Maßnahmen und ist somit der Klasse *act* zu assoziieren. Genau genommen stellt eine formale Ergebnisdokumentation (also interne Dokumente der Elektronischen Krankenakte, s. auch ⌧ Abb. 4.23, S. 273) eine Spezialisierung des *act* dar. Dabei ist durch den semantischen Gehalt des *act* auf Begriffsklassen- oder Begriffsebene die Spezialisierung festgelegt. Handelt es sich also z.B. bei einer Maßnahme um ein EKG, so sind die damit einhergehenden Dokumentationsattribute – also die Spezialisierung des *act* – dadurch festgelegt; handelt es sich um eine konventionelle Röntgenmaßnahme, so sind auch hierfür die Attribute fixiert usw. In Kapitel 5.7.4, Seite 375 ff. wird dies für die Ösophagoduodenoskopie ausgeführt.

Damit wird deutlich, dass für eine strukturierte und formalisierte Dokumentation die Klassenstruktur der Begriffswelt zu einem aus konstruktiver Sicht umfangreichen Spezialisierungsbaum für die konkrete Ergebnisdokumentation führt. Zusätzlich muss es aber auch möglich sein, beliebige sonstige Ergebnisdokumente dem *act* zu assoziieren. Hierzu wird eine Klasse benötigt, mittels der die Metadaten der externen Dokumente verwaltet werden können (external_document). Attribute sind hier z.B. der Dokument- bzw. Dateiname, der Zugriffspfad bzw. der Speicherort, das Dokumentenformat und ein eventuell aufrufbarer Viewer für das externe Dokument. So können nun jedem *act* beliebige interne oder aber externe Ergebnisdokumente zugewiesen werden.

An der Oberfläche der Elektronischen Krankenakte können die internen und externen Ergebnisdokumente z.B. durch entsprechende Dokument-Icons zu den einzelnen Patientenmaßnahmen repräsentiert werden, mittels der auch der Aufruf dieser Dokumente möglich ist.

Im folgenden Modell sind Spezialisierungen zur Detaildokumentation des Barthel-Index, der Ösphagoskopie sowie einer allgemeinen Anamnese angegeben. Für alle drei Maßnahmen wird eine jeweilige Spezialisierung des *act* notwendig, die Summe der Attribute aus dem *act* sowie dem diesem assoziierten Klassen und den jeweiligen *act*-Spezialisierungen ist hinreichend für eine justitiable Medizinische Dokumentation. Die Hauptarbeit bei der Migration einer Papierdokumentation in eine elektronische Dokumentation besteht also darin, die Strukturierung und Formalisierung für die entsprechenden Maßnahmendokumentationen festzulegen. Diese Festlegungen finden sich dann in den entsprechenden Spezialisierungen des *act* wieder. Die Repräsentation erfolgt dann mittels der speziell zu den Maßnahmen bzw. Maßnahmenklassen gehörenden elektronischen Formularen.

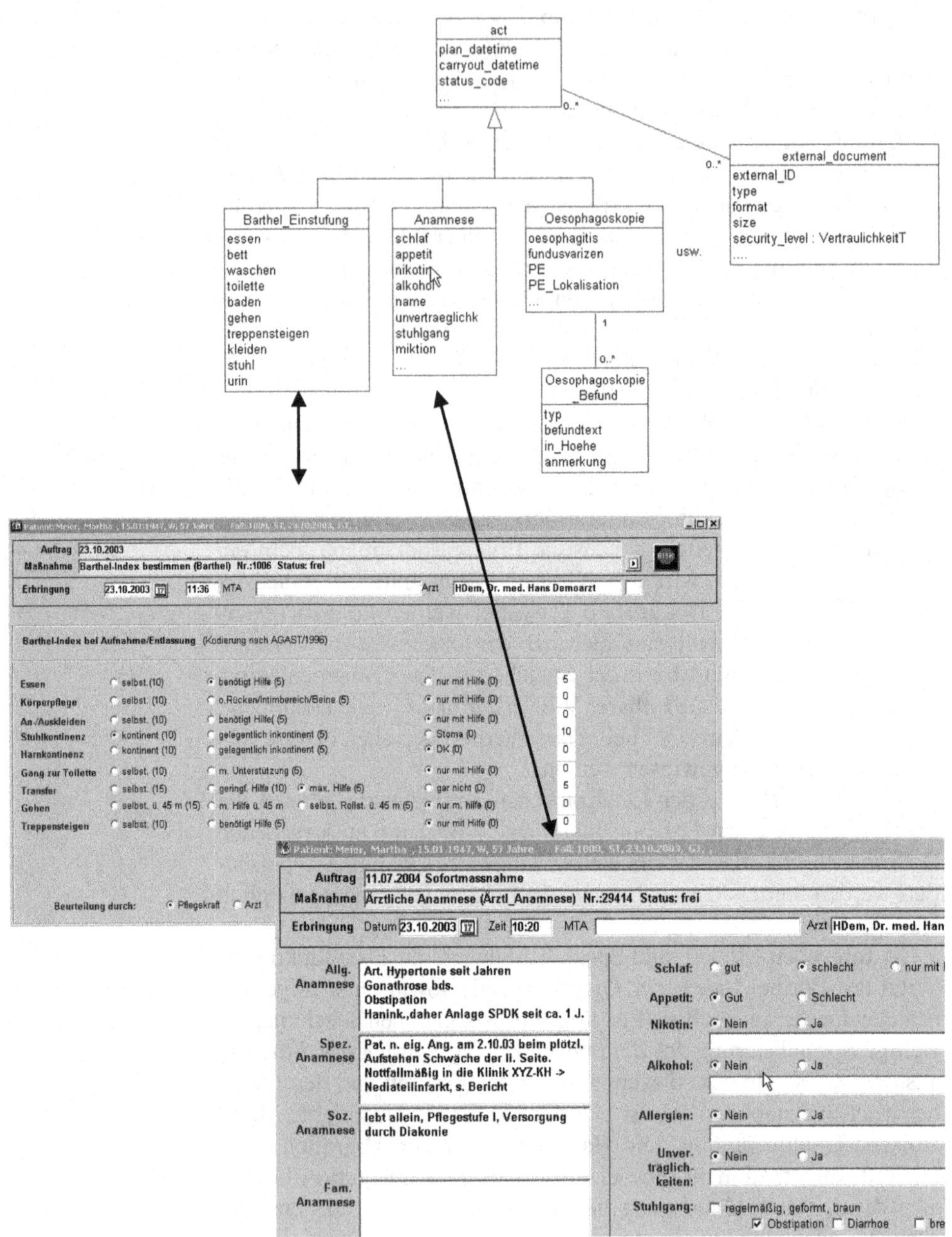

Verwendete Abkürzungen

ACR	American College of Radiology
ADT	Abrechnungsdatenträger für die Abrechnung von ärztlichen Leistungen
AGBA	Arbeitsgemeinschaft Geriatrisches Basisassessment
AI	Artificial Intelligence
AMIS	Arzneimittelinformationssystem
AODT	Qualitätssicherung ambulantes Operieren
APIS	Arztpraxisinformationssystem
ARIS	Architektur integrierter Informationssysteme
ATG	Aktionsforum für Telematik im Gesundheitswesen
BDSG	Bundesdatenschutzgesetz
BDT	Behandlungsdatenträger für die Kommunikation von Arztpraxen
BG	Berufsgenossenschaft
BMÄ	Bewertungsmaßstab Ärzte
BMI	Bundesministerium des Inneren
BSI	Bundesinstitut für die Sicherheit in der Informationstechnik
CA	Chefarzt
CBPR	Computer-Based Patient Record
CCAM	Classification Commune Des Actes Médicaux
CD	Compact Disk
CDA	Clinical Document Architecture
CECR	Continuous Electronic Care Record
CEN/TC	European Committee for Standardization/Technical Comitee
CMR	Computerized Medical Record
CPR	Computerized Patient Record
CSCW	Computer Supported Cooperative Work
CT	Computertomographie
DB	Datenbank
DBMS	Datenbankmanagementsystem
DGD	Deutsche Gesellschaft für Dokumentation

DICOM	Digital Imaging and Communications in Medicine
DIMDI	Deutsches Institut für medizinische Dokumentation und Information
DKG	Deutsche Krankenhausgesellschaft
DMP	Disease Management Program
DMS	Dokumentenmanagementsystem
DRG	Diagnosis Related Groups
DV	Datenverarbeitung
EAI	Enterprise Application Integration
EBM	Ecidenzbasierte Medizin
EDV	Elektronische Datenverarbeitung
EEG	Elektro-Encephalogramm
EFA	Elektronische Fallakte
EGA	Elektronische Gesundheitsakte
EHCR	Electronic Health Care Record
EHR	Electronic Health Record
EKA	Elektronische Krankenakte
EKG	Elektrokardiogramm
EMG	Elektromyologramm
EMR	Electronic Medical Record
EPA	Elektronische Patientenakte
EPK	Ereignisgesteuerte Prozessketten
EU	Europäische Union
FIM	Functional Independent Measure
GALEN	Generalised Architecture for Languages, Encyclopaedias and Nomenclatures in medicine
GDT	Gerätedatenträger für die Ansteuerung medizintechnischer Geräte
GLIF	Guideline Interchange Format
GM	German Modification
GOÄ	Gebührenordnung für Ärzte
GUI	Graphical User Interface
GVG	Gesellschaft für Versicherungswirtschaft und Gestaltung e.V.
HIS	Histologieinformationssystem
HL7	Health Level 7
HPC	Health Professional Card
HTML	Hypertext Markup Language
HW	Hardware
ICD	International Classification of Disease
ICF	International Classification of Functioning, Disability and Health
ICNP	International Classification of Nursing Practice

ICPM	International Classification of Procedures in Medicine
ID	Identifikationsnummer
IS	Informationssystem
ISO	International Organization for Standardization
IT	Informationstechnologie
KATZ-ADL	Katz Index Activity of Daily Living
KBV	Kassenärztliche Bundesvereinigung
KG	Krankengymnast
KHG	Krankenhausgesetz
KIS	Krankenhausinformationssystem
KV	Kassenärztliche Vereinigung
KVDT	Einheitlicher Datenaustausch zwischen Arztpraxis und Kassenärztlicher Vereinigung
LDT	Labordatenträger
LIS	Laborinformationssystem
LTA	Labortechnischer Assistent
MBDS	Medizinischer Basisdokumentationssatz
MedAktIS	Medizinisches Aktivitätsbasiertes Informationssystem
MESH	Medical Subject Heading
MPI	Master Patient Index
MSK	Medizinische Schreibkraft
MTA	Medizinisch Technischer Assistent
NANDA	North American Nursing Diagnosis Association
NEMA	National Electrical Manufacturers Association
NHS	National Health Service
NYHA	New York Heart Association
OA	Oberarzt
ODT	Onkologischer Datenträger für die Tumordokumentation
OO	Objektorientiert
OP	Operation
OPS	Operationsschlüssel
PACS	Picture Archiving- and Communication System
PADKOM	Patientendaten Kommunikation
PC	Personal Computer
PCIS	Patient Care Information System
PCS	Patient Care System
PDA	Personal Digital Organizer
PDF	Protable Document Format
PEN-PAD	Stiftcomputer
PEZ	Planungs- und Entscheidungszeitpunkt
PGBA	Pflegesatzadaptiertes Basisassessment

PLZ	Postleitzahl
PT	Projektteam
PZN	Pharmazentralnummer
RIM	Reference Information Model
RIS	Radiologie-Informationssystem
RTA	Röntgen-Technischer Assistent
RUDI	Read, Update, Delete, Insert
SGB	Sozialgesetzbuch
SMS	Short Message Service
SNOMED	Standardized Nomenclature of Medicine
SNOMED-CT	SNOMED-Clinical Terms
SOAP	Subjective-, Objective-, Analytic-, Planning-Notes
SONO	Sonographie
SW	Software
TCP/IP	Transmission Control Protocol/Internet Protocol
TNM	Tumor Nodes and Morphology
UML	Unified Modeling Language
UMLS	Unified Medical Language System
USB	Universal Serial Bus
VITAL	Vital Signs Information Representation
WFMS	Workflowmanagement-System
WHO	World Health Organization
xDT	x-beliebiger Datenträgeraustausch (s. z.B. BDT)
XML	eXtensible Markup Language

Verzeichnis der Abbildungen

Kapitel 6 Module eines Medizinischen Informationssystems

Kapitel 8 Einsatzbeispiele

Verzeichnis der Tabellen

Verzeichnis der Merktafeln

Literaturverzeichnis

AGBA Arbeitsgemeinschaft geriatrisches Basis-Assessment e.V.: Operationalisierung geriatrischer Arbeit und Entwicklung eines basalen prozeßbegleitenden Dokumentationsverfahrens. Vortrag Krankenhaussymposium 2002

Alan, Y.: Methoden zur Akquisition von Wissen über Kompetenzen KOWIEN – Projektbericht 2/2002. Essen: Institut für Produktion und Industrielles Informationsmanagement Universität Essen: 2002

Alschuler, L., Dolin, R.H., Boyer, S., Beebe, C., Biron P.V., Sokolowski, R. (eds.): Clinical Document Architecture Framework Release 1.0, 2001

Amelung, V., Horn, H., Ritter, J.: Arbeits- und Prozessanalysen in Funktionsbereichen. f&w führen und wirtschaften im Krankenhaus 14 (2), 139–144 (1997)

Ament-Rambow, Chr.: Prozessmanagement – Schlüssel zur Kostensenkung im Krankenhaus. Krankenhausumschau 1998 (11), 810–819 (1998)

Ammenwerth, E., Eichstädter, U., Schrader, U.: EDV in der Pflegedokumentation – Ein Leitfaden für Praktiker. Hannover: Schlüterscher Verlag 2003

Arbeitskreis Informatik und Verantwortung der GI: Ethische Leitlinien der GI – Entwurf des Arbeitskreises „Verantwortung". Informatik Spektrum 26 (6), 418–422 (2003)

ATG – Aktionsforum Telematik im Gesundheitswesen: Managementpapier „Elektronisches Rezept" Bericht 1. Meilenstein. Köln: Eigenverlag 2000

Averill, R.F., Mullin, R.L., Steinbeck, B.A., Goldfield, N.I., Grant, T.M.: Development of the ICD-10 Procedure Coding System (ICD-10-PCS). Journal of American Health Information Management Association 96 (5), 65 – 72 (1998)

Balas, E.A., Austin, S.M., Mitchell, J.A., Ewigman, B.G, Bopp, K.D., Brown, G.D.: The clinical value of computerized information services. A review of 98 randomized clinical trials. Archive Family Medicine 5(5), 271–278 (1996)

Balzert, H.: Lehrbuch der Objektmodellierung–Analyse und Entwurf. Heidelberg Berlin: Spektrum Verlag 1999

Balzert, H.: Lehrbuch der Software-Technik: Software-Management. Heidelberg Berlin: Spektrum Verlag 1998

Baron, D.: Implementierung eines assessmentsbasierten Behandlungsmanagements. Thesis im Studiengang Medizinische Informatik an der Fachhochschule Dortmund, 2003

Bauer, Th., Reichert, M., Dadam, P.: Dynamische Ablaufänderungen in verteilten Work-Flow-Management-Systemen. Datenbank-Spektrum 2001 (1), 68–77 (2001)

Bates, D.W., O'Neil, A.C., Boyle, D., Teich, J., Chertow, G.M., Komaroff, A.L., Brennan, T.A.: Potential identifiability and preventability of adverse events using information systems. J Am Med Inform Assoc. 1(5), 404–11 (1994)

Becker, J., Rosemann, M., Schütte, R.: Grundsätze ordnungsmäßiger Modellierung. Wirtschaftsinformatik 37 (5), S. 435–445 (1995)

Belli., F, Grochtmann, M., Jack, O.: Erprobte Modelle zur Quantifizierung der Software-Zuverlässigkeit. Informatik Spektrum 21 (3) 131–140 (1998)

Benninghoven, N.: Analyse und Design von behandlungsprozessorientierten CDA-basierten Schnittstellen für ein gesundheitstelematisches Netzwerk. Thesis im Studiengang Medizinische Informatik an der Fachhochschule Dortmund, 2003

Berg, M.: Medical Work and the Computer-Based Patient Record: A Sociological Perspective. Methods of Information in Medicine 37 (3): 294–301 (1998)

Berner, E.S., Balls, M.J. (eds.): Clinical Decision Support Systems – Theory and Practice. New York: Springer 1999

Bernus, P., Mertins, K., Schmidt, G. (eds.): Handbook on Architectures of Information Systems. New York: Springer 1998

Bernus, P., Schmidt, G.: Architectures of Information Systems. In Bernus (1998), pp. 1–9

Bit4health – Better Information Technology For Health Projektgruppe: Erarbeitung einer Strategie zur Einführung der Gesundheitskarte: Telematikrahmenarchitektur für das Gesundheitswesen – Ein Überblick. Bonn: Eigenverlag 2004

Blittersdorf, F.: Krankenblattabschluss. In: Koller (1975), S. 443–452

Blobel, B., Pommerening, K.: Datenschutz und Datensicherheit – Anforderungen, Probleme, Lösungskonzepte. f&w führen und wirtschaften im Krankenhaus 14 (2), 133–138 (1997)

BMI – Bundesministerium des Inneren (Hrsg.): Registraturrichtlinie für das Bearbeiten und Verwalten von Schriftgut in Bundesministerien – Beschluss des Bundeskabinetts vom 11. Juli 2001. Berlin: Eigenverlag 2001

Böhm, R., Fuchs, E., Pacher, G.: System-Entwicklung in der Wirtschaftsinformatik. Zürich: vdf Hochschulverlag an der ETH Zürich 1996

Böhmert, F., Dick A., Lritz K., Ökney T., Skalicky C., Thilbar C.A.: OP-Reorganisation. f&w führen und wirtschaften im Krankenhaus 1996 13 (2), S. 114–121 (1996)

Boxwala, A.A., Greenes, R.A., Deibel, S.R.: Architecture for a Multipurpose Guideline Execution Engine. In: Proc. AMIA Symp. 1999, pp. 701–705

Brigl, B. et. al.: Multiple Verwendbarkeit Klinischer Dokumentation am Beispiel eines wissensbasierten klinischen Arbeitsplatzsystems in der Neurologie. In Informatik, Biometrie und Epidemiologie in Medizin und Biologie 26 (3): 240–249 (1995)

Brockhaus Mannheim: Bibliographische Institut & F.A. Brockhaus 2000

Budnik, B.: Pflegeplanung leicht gemacht. München: Urban & Fischer 2003

Bullinger, H.-J.: Unternehmensstrategie, Organisation und Informationstechnik im Büro. in: Müller-Böling (1991), S. 323–344

Bultmann, M., Wellbrock, R. et. al.: Datenschutz und Telemedizin – Anforderungen an Medizinnetze – Stand 10/02 2003, Positionspapier des Bundesbeauftragten für den Datenschutz und der Landesdatenschutzbeauftragten 2003

Bürkle, T., Kuch, R., Prokosch, H.U., Dudeck, J.: Stepwise Evaluation of Information Systems in an University Hospital. In Methods of Information in Medicine 38 (1), 9–15 (1999)

Bürsner, S., Spreckelsen, C., Nebe, J., Spitzer, K.: Epistemiologische Adäquatheit bei der Akquisition und formalen Repräsentation neurologischen Wissens. Informatik, Biometrie und Epidemiologie in Medizin und Biologie 26 (3), 229–239 (1996)

Bußler, C., Jablonsik, S.: Die Architektur des modularen Workflow-Management-Systems Mobile. In: Vossen (1996), S. 369–388

BSI – Bundesinstitut für Sicherheit in der Informationstechnik: IT-Grundschutzhandbuch. Berlin: Eigenverlag 2002

Cimino, J.J.: Linking Patient Information Systems to Bibliographic Resources. Methods of Information in Medicine 35 (2), 122–126 (1996)

Cimino, J.J.: Desiderata for Controlled Medical Vocabularies in the Twenty-First Century. Methods of Information in Medicine 37 (4-5); 394–403 (1998)

Clayton, P.D., Narus, S.P., Huff, S.M., Pryor, T.A., Haug, P.J., Larkin, T., Matney, S., Evans, R.S., Rocha, B.H., Bowes, W.A. 3rd, Holston, F.T., Gundersen, M.L.: Building a Comprehensive Clinical Information System from Components. The Approach at Intermountain Healthcare. Methods of Information in Medicine 42 (1): 1–7 (2004)

Clayton, P.D., Jeremy, J.N.: Costs and Cost Justification for Integrated Information Systems in Medicine. In: Bakker, A.R., Ehlers, C.Th., Bryant, J.R., Hammond, W.E.: Hospital Information Systems – Scope – Design – Architecture. Amsterdam: North Holland: 1992, pp.133–140

Cordsen, A.: Implementierung eines INTRANET-basierten Leitlinienservers für eine Tagesklinik, Diplomarbeit an der Fachhochschule Dortmund, 2000

Coy, W. et. al. (Hrsg.): Sichtweisen der Informatik. Braunschweig Wiesbaden: Vieweg Verlag 1992

Dahmer, J.: Anamnese und Befund. Stuttgart – New York: Thieme 1998

Dakka, H.: Design und Implementierung einer Wissensbasis für die Labordiagnostik. Diplomarbeit im Studiengang Technische Informatik, Studienrichtung Medizinische Informatik an der Fachhochschule Dortmund, 2000

Degoulet, P., Fieschi, M.: Introduction to Clinical Informatics. Computers in Healthcare New York: Springer 1997

Derszteler, G.: Workflow Management Cycle. Wirtschaftsinformatik 38 (6), 591–600 (1996)

DEUTSCHER BUNDESTAG: Bericht der Enquete-Kommission Gestaltung der technischen Entwicklung; Technikfolgen-Abschätzung und -Bewertung, Bundestagsdrucksache 11/7990, Bonn, 1990

DGD Arbeitsausschuss Medizin in der DGD: Ein dokumentationsgerechter Krankenblattkopf für stationäre Patienten aller klinischen Fächer In: Med. Dok. 5 (1961): 57–70 (1961)

Dick, R.S., Steen, E.B. (eds.): The Computer-Based Patient Record. Washington: National Academy Press 1991

Diebold Deutschland GmbH (Hrsg.): Diebold Management Report – Analysen und Meinungen zu aktuellen Fragen der Informationsverarbeitung. Frankfurt: Eigenverlag 1986

Dierstein, R.: Sicherheit in der Informationstechnik – der Begriff der IT-Sicherheit. Informatik Spektrum 27 (4): 343–353 (2004)

DIMDI (Hrsg.): ICD-10-GM 2004 Systematisches Verzeichnis. Köln: Deutscher Ärzte-Verlag 2003

DKG Deutsche Krankenhaus Gesellschaft: Die Dokumentation der Krankenhausbehandlung. Düsseldorf: Deutsche Krankenhausverlagsgesellschaft 1999

Dolin, R.H., Alschuler, L., Behlen, F., Biron, P.V., Boyer, S., Essin, D., Harding, H., Lincoln, T., Mattison, J.E., Rishel, W.; Sokolowski, R., Spinosa, J., Williams, J.P.: HL7 Document Patient Record Architecture: An XML Document Architecture Based on a Shared Information Model. Proc. AMIA Symp.: 52–56 (1999)

Dolin, R.H., Alschuler, L., Boyer, S., Beebe, C.: An update on HL7's XML based document represenation standards. Proc. AMIA Symp. 2000: 190–194 (2000)

Dudeck, J., Wagner, G., Grundmann, E., Hermanek, P. (Hrsg.): Basisdokumentation für Tumorkranke. Berlin Heidelberg New York: Springer 1994

Dujat, C.: Dokumentenmanagement- und Archivierungssysteme im Krankenhaus. das Krankenhaus 98 (3), 116–123 (1998)

Dykes, K.W. (Hrsg.): Critical Pathways – Interdisziplinäre Versorgungspfade. Bern: Huber 2002

Eder, J., Groiss, H.: Ein Workflow-Management-System auf der Basis aktiver Datenbanken. In: Vossen, G., Becker, J. (Hrsg.): Geschäftsprozeßmodellierung und Workflow-Management. Bonn Albany: International Thomson Publishing Company 1996, S. 389–403

Effken, J.A.: Different lenses, improved outcome: a new approach to the analysis and design of healthcare information systems. Intern. Journal of Medical Informatics 65 (1), 59–74 (2002)

Ehlers, C.Th., Poser, S.: Dokumentation klinischer Befunde. In: Koller (1975), S. 408–430

Esswein, W., Zumpe, S.: Realisierung des Datenaustauschs im elektronischen Handel. Informatik Spektrum 25 (4), 251–261 (2002)

Falk, R.: Die Informatik zwischen Formal- und Humanwissenschaft. Informatik Spektrum 20 (2), 95–100 (1997)

Fastenrath, C.: Erfahrungen bei der Einführung des digitalen Diktats im Krankenhaus – Eine Kosten- Nutzenanalyse. Hausarbeit an der Akademie für Krankenhausmanagement Osnabrück, 2003

Feinstein, A.R.: Clinimetrics. New Haven: Yale University Press 1987

Ferstl, O.K., Sinz, J.: Grundlagen der Wirtschaftsinformatik, Bd 1. München Wien: Oldenbourg 1998

Fischer, A.: The Impact of Telemedicine on Health Care Management: Opening Remarks by the German Federal Minister oh Health. In: Nerlich, M., Kretschmer, R. (Hrsg.): The Impact of Telemedicine on Health Care Management Amsterdam: IOS Press 1999

Fischer, R.J.: Ergebnisse der automatischen Identifizierung bei der Patientenaufnahme in den Kliniken der Universität Münster. In.: Köhler C.O. et. al. (Hrsg.): Der Beitrag der Informationsverarbeitung zum Fortschritt der Medizin, Berlin Heidelberg New York: Springer 1982, S. 356–359

Fleck, E. et. al.: Anforderungen an computergestützte medizinische Arbeitsplätze. Berlin: Deutsches Herzzentrum Eigenverlag 1989

Floyd, Ch., Krabbel, A., Ratuski, S., Wetzel, I.: Zur Evolution der evolutionären Systementwicklung: Erfahrungen aus einem Krankenhausprojekt. Informatik Spektrum 20 (1), 13–12 (1997)

Foegen, M., Battenfeld, J.: Die Rolle der Architektur in der Anwendungsentwicklung. Informatik Spektrum 24 (5), 290–301 (2001)

Fox, J., Johns, N., Rahmanzadeh, A.: Protocols for Medical procedures and Therapies: A Provisional Description of the PROforma Language and Tools. In: Keravnou, E. (eds.): Artificial Intelligence in Medicine. Heidelberg: Springer1991, pp. 21–31

Funck-Bretano, J.-L.: Der Einsatz der Informatik in Medizin und Gesundheitswesen. In: Nora, S., Minc, A.: Die Informatisierung der Gesellschaft. Frankfurt New York: Campus Verlag 1979, S. 239–245

Gelhar, H.: Entwurf und Implementierung eines Ernährungsplanungs- und Anordnungsmoduls für ein intensivmedizinisches Dokumentationssystem, Diplomarbeit im Studiengang Technische Informatik, Studienrichtung Medizinische Informatik an der Fachhochschule Dortmund, Januar 2000

Gaus, W.: Dokumentations- und Ordnungslehre. Berlin Heidelberg New York: Springer 2003

Geis, I.: Die elektronische Patientenakte als Weg zur Erfüllung der Dokumentationspflicht. Kanzlei Ortner/Geis/Dobinsky, Hamburg 1998

Gerber, P., Wicki, O.: Stadien und Einteilungen in der Medizin. Stuttgart: Thieme 1995

Gövert, A., Serwatka, D.: Design und Implementierung eines Informationssystems zur strukturierten Verwaltung von medizinischen Leitlinien, Diplomarbeit an der Fachhochschule Dortmund, 1999

Gomez, E., Zimmermann, T.: Unternehmensorganisation. Das St. Gallener Management-Konzept. Frankfurt: Campus Verlag 1993

Graubner, B.: Tutorial „Klassifikations- und Ordnungssysteme in der Medizin", GMDS-Tagung, Lübeck 1992

Graubner, B.: Wesentliche Klassifikationen für die klinische Dokumentation. In: Kunath, Hildebrand et. al. (Hrsg.): Klassifikation als Voraussetzung für Qualitätssicherung. Landsberg: ecomed 1998, S. 161–207

Greiling, M., Hofstetter, J.: Patientenbehandlungspfade optimieren. Kulmbach: Baumann Fachverlag 2002

Gremy, F., Lelaidier, J., Héve, D.: Is There Anything New About the so-called "Medical" Record. Methods of Information in Medicine. 35 (2), 93–97 (1996)

Gross, R., Löffler, M.: Prinzipien der Medizin. Berlin: Springer Verlag 1997

GVG Gesellschaft für Versicherungswissenschaft- und Gestaltung e.V.: Managementpapier zur Elektronischen Patientenakte. Köln: Eigenverlag 2003

Haas, P.: Allgemeines Medizinisches Abteilungsinformationssystem. Dissertation Universität Heidelberg 1989

Haas, P., Kuhn, K.: Informationsverarbeitung im Krankenhaus – Strategische Relevanz der Informationstechnologie. das Krankenhaus 97 (2), S. 65–73 (1997)

Haas, P.: Die Implementierung der digitalen Patientenakte. krankenhaus umschau 97 (2), 21–25 (1997)

Haas, P.: IT-gestützes Behandlungsmanagement. das krankenhaus, 2000 (4), S. 294–299 (2000)

Haas, P., Kuhn, K.: Krankenhausinformationssysteme – Ziele, Nutzen, Topologie, Auswahl. In: Kramme, R.: Medizintechnik, Verfahren – Systeme – Informationsverarbeitung. Berlin Heidelberg New York: Springer Verlag 2002, S. 554–570

Hammond, E.: Call for a Standard Clinical Vocabulary. J Am Med Inform Assoc. 4 (3): 254–255 (1997)

Hannah, K.J., Ball, Marion J., Edwards, Margaret, J.A. (Hrsg.): Pflegeinformatik. Hrsg. der dt. Ausgabe: Hübner, Ursula H. Berlin: Springer (2002)

Hansen, H.R.: Wirtschaftsinformatik I. Stuttgart: Fischer 1996

Hartmann, F.: Elemente des ärztlichen Erkenntnisprozesses. In: Reichertz (1977), S. 390–418

Hastedt-Marckwardt, C.: Workflow-Management-Systeme – Ein Beitrag der IT zur Geschäftsprozess-Orientierung & – Optimierung. Informatik Spektrum 22 (2), 99–109 (1999)

Haux, H. et. al.: Management von Informationssystemen. Stuttgart: B.G. Teubner 1998

Haux, R.: Expertensysteme in der Medizin, Habilitationsschrift RWTH Aachen 1987

Heinrich, L.-J., Roithmayr, F.: Wirtschaftsinformatik-Lexikon. München: Oldenbourg 1989

Helb, H-D., Biscán, P.B., Fister, Chr., Gerlach, G., Osada, M.: Neue Konzepte der Labordatenverarbeitung. In Informatik, Biometrie und Epidemiologie in Medizin und Biologie 29 (2), 129–152 (1998)

Helb, H.D., Biscán, P.B., Fister, Chr., Glöckner, G., Osada, M.: Aspekte eines mandatenfähigen Multi-Labor-Systems. In: In Informatik, Biometrie und Epidemiologie in Medizin und Biologie 35 (1), 23–43 (2004)

Henry, B.S., Mead, Ch.S.: Nursing Classification Systems: Necessary but not Sufficient for Representing ''What Nurses Do'' for Inclusion in Computer-based Patient Record. Sys. Journal of the American Medical Infomatics Association. 4 (3): 222–232 (1997)

Herwig, V., Schlabitz, L.: Unternehmensweites Berechtigungsmanagement. Wirtschaftsinformatik. 46 (4): 289–294 (2004)

Hesse, W., Barkow, G., von Braun, H., Kittlaus, H.-B., Scheschonk, G.: Terminologie der Softwaretechnik – Ein Begriffssystem für die Analyse und Modellierung von Anwendung Teil 1. Informatik Spektrum 1994 17 (2), 39–47 (1994)

Hesse, W. et. al.: Terminologie der Softwaretechnik – Ein Begriffssystem für die Analyse und Modellierung von Anwendung, Teil 2. Informatik-Spektrum 17 (3), 96–105 (1994)

Hilpert, W., Sauer, C., Beyer, A.: Von papierbasierten zu elektronisch gesteuerten Geschäftsabläufen: Workflow mit PROZESSWARE. Wirtschaftsinformatik 41 (1), S. 67–73 (1999)

HL7 standards: HL7 version 3. Health Level Seven Inc., Ann Arbor, MI. http://www.hl7.org/library/standards.cfm, Letzter Zugriff: 18. Oktober 2000

Hölzel, D., Adelhard, K., Eckel, R., Tretter, W.: Die elektronische Krankenakte. Landsberg: ecomed 1994

Höltmann, B., Tausche, P.: Pflegesatzadaptiertes Basis-Assessment, Grevenbroich: Eigenverlag 1992

Horbach, L.: Verlaufsdokumentation. In: Koller (1975), S. 431–442

Hoss, H.J.: Informationsmanagement und Unternehmensorganisation – Ein Beitrag aus der Sicht eines Versicherungsunternehmens. In: Müller-Böling (1991), S. 211–222

Hübner, U.: Ergebnisse einer Umfrage zum Einsatz Elektronsicher Krankenakten im Krankenhaus. krankenhaus it-journal 2004 (06), 75 (2004)

Hucklenbroich, P.: Thesen zur Experten-System Forschung in der Medizin aus klinisch-methodologischer Sicht. In: Hucklenbroich, P., Toellner, R. (Hrsg.): Künstliche Intelligenz in der Medizin. Stuttgart: Gustav Fischer Verlag 1993, S. 161–163

Immich, H.: Praktische Anwendung der Klassifikations- und Codierprinzipien. In: Koller (1975), S. 245–267

Immich, H., Wagner, G.: Basisdokumentation in der Klinik. In: Koller (1975), S. 335–376

InEK Institut für Entgeltsysteme im Krankenhaus gGmbH: German Diagnosis Related Groups, Version 1.0, Definitionshandbuch. Siegburg: Eigenverlag 2002

Ingenerf, J.: Interoperabilität zwischen medizinischen Anwendungssystemen. Informatik, Biometrie und Epidemiologie in Medizin und Biologie 29 (1), 69–76 (1998)

Jablonski, S.: Workflow-Management Systeme: Motivation, Modellierung, Architektur. Informatik Spektrum 18 (1), 13–24 (1995)

Janssen, K.: Medizinische Expertensysteme und staatliche Sicherheitsregulierung. Berlin Heidelberg New York: Springer 1996

Johansson, B., Shahsavar, N., Ahlfeldt, H., Wigertz, O.: Database and Knowleddge base Integration – A data Mapping Method for Arden Syntax Knowledge Modules. Methods of Information in Medicine 35 (4-5), 302–307 (1996)

Juchli, L.: Pflege. Praxis und Theorie der Gesundheits- und Krankenpflege, 7. Auflage. Stuttgart New York: Thieme Verlag 1994

Kaestner-Schindler, J.: I-Zahl zur Identifikation und Zusammenführung medizinischer Daten über den Patienten im Krankenhaus geeignet und ausreichend? Krankenhaus umschau 81 (2), 1981 S. 329 (1981)

Kay, S., Purves, I.N.: Medical records and Other Stories: a Narratological Framework. Methods of Information in Medicine 35 (2), 72–87 (1996)

KBV: Zertifizierte Software KVDT für die vertragsärztliche Abrechnung Stand: 23.12.2003 Köln: Kassenärztliche Bundesvereinigung Eigenverlag 2003

Keizer de, N.: An infrastructure for quality assessment in Intensive Care. Amsterdam Thesis University of Amsterdam 2000

Kersting, T.: Prozeßoptimierung – ein Weg aus der Krise? das Krankenhaus 99 (3), S. 290–293 (1999)

Kienle, G., Karutz, M., Matthes, H., Matthiessen, P., Petersen, P., Kiene, H.: Evidenzbasierte Medizin: Konkurs der ärztlichen Urteilskraft? Deutsches Ärzteblatt 100, Ausgabe 33: A-2142 / B-1784 / C-1688 (2003)

Kilina, W.: Typen medizinischer Informationen und juristische Regelungen. In: Reichertz, P.L. et. al. (Hrsg.): Arztgeheimnis-Datenbanken-Datenschutz Berlin Heidelberg New York: Springer 1982, S. 21–26

Klar, R., Graubner, B.: Medizinische Dokumentation. In: Seelos, H.-J.: Medizinische Informatik, Biometrie und Epidemiologie. Berlin New York: de Gruyter 1997, S. 13–42

Klischewski, R., Wetzel, I.: Serviceflow Management. Informatik Spektrum 23 (1) 2, S. 38–46 (2000)

Kluge, E. H.-W.: The medical record: Narration and Story as a Path Through Patient data. Methods of Information in Medicine 35 (1996) 2: 88–92

Kluge, E. H.-W.: Medical Narratives and Patient Analogs: The Ethical Implications of Electronic Patient Records. Methods of Information in Medicine 38 (1999): 253–259

Kochen, M.M. (Hrsg.): Allgemeinmedizin. Stuttgart: Hippokrates-Verlag 1992

Köhler, C.O.: Ziele, Aufgaben, Realisation eines Krankenhausinformationssystems. Heidelberg: Springer 1982

Koller, S., Wagner, G.: Handbuch der Medizinischen Dokumentation und Datenverarbeitung. Stuttgart New York: Schattauer Verlag 1975

Kothe-Zimmermann, H.: Effiziente Prozeßorientierung am Westküstenklinikum Heide. das krankenhaus 2001 (6), 484–488, (2001)

Krüger, W.: Organisatorische Gestaltungskonzepte und Wirkungstrends in der Bürokommunikation. In: Müller-Böling (1991), S. 285–300

Kuhn, K, Giuse, D.A.: From Hospital Information Systems to Health Information Systems – Problems, Challenges, Perspectives. In: Haux, R, Kulikowski, C. (eds): Yearbook of Medical Informatics 01. New York: Schattauer 2001, pp. 63–76

Kuperman, G.J., Gardner, R.M., Pryor, T.A.: HELP: A Dynamic Hospital Information System. New York: Springer 1991

Leape, L.L.: A systems analysis approach to medical error. J Eval Clin Pract 3 (3), 213–22 (1997)

Leavitt, H.: Applied Organizational Change in Industry. Structural, technological and Humanistic Approaches. In: March, J. (ed.): Handbook of Organizations, Chicago: Rand-McNally 1965, pp. 1144–1170

Lehmann, M., Meyer zu Bexten, E.: Handbuch der Medizinischen Informatik. München: Hanser 2001

Leiner, F., Gaus, W., Haux, R., Knaup-Gregori, P.: Medizinische Dokumentation. Stuttgart: Schattauer 1999

Leiner, F., Haux, R.: Prinzipien einer zielgerichteten Klinischen Dokumentation. it+ti – Informationstechnik und Technische Informatik 36 (6), 29–35 (1994)

Leiner, F., Haux, R., Glück, E.: Systematische Planungen medizinischer Basisdokumentationen im Krankenhaus. Informatik, Biometrie und Epidemiologie in Medizin und Biologie 24 (4): 199–213 (1993)

Lenk, H.: Können Informationssysteme moralisch verantwortlich sein? Informatik Spektrum 12 (5),248–255 (1989)

Lüschen, G.: Die Implementierung des Computers in der Medizin. In: Gatzweiler, M. (Hrsg.): Verantwortung in Wissenschaft und Technik. Mannheim Wien Zürich: B I Wissenschaftsverlag 1989, S. 277–301

Maletzki, W., Stegmayer, A.: Klinikleitfaden Pflege. Lübeck: Gustav Fischer 1998

Mädche, A., Staab, S., Studer, R: Ontologien. Wirtschaftsinformatik 43 (4), 393–395 (2001)

Mannebach, H.: Die Struktur des ärztlichen Denkens und Handelns. London: Chapman & Hall 1997

McCray, A.T.: The Nature of Lexical Knowledge. Methods of Information in Medicine 37 (4-5): 353–360 (1998)

McDonald, C.J.: Protocol-based computer reminders, the quality of care and the non-perfectibility of man. New English Med. Journal. 295 (24), 1351–1355 (1976)

McDonald, C.J., Overhage, J.M., Tierney, W.M., Dexter, P.R., Martin, D.K., Suico, J.G., Zafar, A., Schadow, G., Blevins, L., Glazener, T., Meeks-Johnson, J., Lemmon, L., Warvel, J., Porterfield, B., Warvel, J., Cassidy, P., Lindbergh, D., Belsito, A., Tucker, M., Williams, B., Wodniak, C.: The Regenstrief Medical Record System: a quarter century experience. Int J Med Inf 54 (3), 225–53 (1999)

MEDIS Institut für Medizinische Informatik und Systemforschung der GSF München: Chancen und Risiken des Einsatzes von Expertensystemen in der Medizin. Gutachten im Auftrag der Enquete-Kommission Technikfolgen-Abschätzung und Bewertung des 11. Bundestages. Neuherberg 1988

Meixner, M., Buchmann, A.: HADES – Ein hochverfügbares verteiltes Main-Memory DBMS für eventbasierte Systeme. In: Oberweis, A. (Hrsg.): Informatik 2003 – Innovative Informatikanwendungen. Frankfurt: 2003, S. 261–264

Mertens, E.: Das Subjekt der Computer-Ethik. In: Gatzweiler, M. (Hrsg.): Verantwortung in Wissenschaft und Technik. Mannheim Wien Zürich: B I Wissenschaftsverlag 1989, S. 239–255

Mertens, P., Holzner, J., Ludwig, P.: Branchensoftware. Informatik Spektrum 18 (6) S. 340–341 (1995)

Merz, M., Tu, T., Lamerdorf, W.: Electronic Commerce Technologische und organisatorische Grundlagen. Informatik Spektrum 22 (5), 328–343 (1999)

Miller, R.A., Geisbuhler, A.: Clinical Diagnostic Decision Support Systems – An Overview. In: Berner, E.S. (ed.): Clinical Decision Support Systems – Theory and Practice. New York: Springer 1999, pp. 3–34

Moehr, J.R.: Information in the Service of Health, a Look to the Future. Methods of Information in Medicine 37 (2), 165–170 (1998)

Moorman, P.W., van der Lei, J.: An Inventory of Publications on Computer-Based medical records: An Update. Methods of Information in Medicine 42 (3) , 199–200 (2003)

Müller, M., Prokosch, H.U., Roeder, N.: DRG-Gruppierung: Technische Umsetzung im Krankenhaus. das Krankenhaus 2001 (8), 673–680 (2001)

Müller-Böling, D., Seibt, D., Winand, U. (Hrsg.): Innovations- und Technologiemanagement. Stuttgart: Poeschel 1991

Musen. M.A.: Domain Ontologies in Software Engineering: Use of Protégé with the EON-Architecture. Methods of Information in Medicine 37 (4-5), 540–550 (1998)

Nake, F.: Informatik und die Maschinisierung von Kopfarbeit. In: Coy, W. et. al. (Hrsg.): Sichtweisen der Informatik. Braunschweig Wiesbaden: Vieweg Verlag 1992, S. 181–201

NANDA International: Nursing Diagnosis: Definitions & Classification 2003-2004. Philadelphia: NANDA Inetrnational Eigenverlag 2003

Neumeister, B. et. al.: Klinikleitfaden Labordiagnostik. Lübeck, Stuttgart, Jena, Ulm: Gustav Fischer 1998

NHS Centre for Coding and Classification: Terming, Encoding and Grouping. Woodgate, Loughborogh, Leicestershire: Information Management Group of NHS Executive 1995

NHS Executive: Read Codes and the terms project: a brief guide. United Kingdom: Information Management Group of NHS Executive 1995

NHS National Health Service: Information for Health–An Information Strategy for the Modern NHS 1998–2005. Wetherby: Dep. Of health Publications 1998

NICT National ICT Instituut in de Zorg: Introduction to Clinical Terminology 2003. http://www.nictiz.nl/kr_nictiz/uploaddb/downl_object.asp?atoom=2128&VolgNr=1

Ohno-Machado, L. et. al.: The Guideline Interchange Format: a model for representing guidelines. JAMA 5, (4), pp. 357–372 (1998)

Nitschke, R., Rudsch, S.: Die medizinische Dokumentation unter DRG-Bedingungen. das Krankenhaus 2003 (11), 950–953 (2003)

Nonaka, I.: The Knowledge-Creating Company. Harvard Business Review, 1991, S. 95–103

Nora, S., Minc, A.: Die Informatisierung der Gesellschaft. Frankfurt New York: Campus Verlag 1979

Pacher, G.: Informationssystem-Management. In: Böhm, R., Fuchs, E., Pacher, G.: System-Entwicklung in der Wirtschaftsinformatik. Zürich: vdf Hochschulverlag an der ETH Zürich 1996, S. 31–146

Pacher, G.: Systems Engineering. In: Böhm, R., Fuchs, E., Pacher, G.: System-Entwicklung in der Wirtschaftsinformatik. Zürich: vdf Hochschulverlag an der ETH Zürich 1996, S. 1–30

Papagounos, G., Spyropoulos, B.: The Multifarious Function of Medical Records: Ethical Issues. Methods of Information in Medicine 38 (4-5): 317–320 (1999)

Patel, V. L.: Impact of a Computer-based Patient record System on Data Collection, Knowledge Organization and Reasoning 2000. Journal of the American Medical Infomatics Association. 7 (6), 569–585 2000

Peleg, M., Boxwala, A.A., Ogunyemi, O., Zeng, Q., Tu, S., Lacson, R., Bernstam, E., Ash, N., Mork, P., Ohno-Machado, L., Shortliffe, E.H., Greenes, R.A.: GLIF3: the evolution of a guideline representation format. Proc AMIA Symp. 2000, pp. 645–649.

Peleg, M., Boxwala, A.A., Tu S., Wang D., Ogunyemi O., Zeng Q., Ash N., Bernstam E., Greenes R.A., Lacson, R., Mork P., Shortliffe, E.H. (2002): Guideline Interchange Format 3.5, Technical Specification http://www.smi.stanford.edu/projects/intermed-web/

Pflüglmayer, M.: Informations- und Kommunikationstechnologien zur Qualitätsverbesserung im Krankenhaus. Dissertation an der Sozial- und Wirtschaftswissenschaftlichen Fakultät der Johannes Kepler Universität Linz, 2001

Pientka, L.: Das geriatrische Assessment. In: Nikolaus, Th.: Klinische Geriatrie. Berlin Heidelberg: Springer 2000, S. 46–59

Picot, A., Schwartz, A.: Lean-Management und prozeßorientierte Organisation. f&w führen und wirtschaften im Krankenhaus 12 (6), S. 586–591 (1995)

Pommerening, K.: Datenschutz und Datensicherheit. Mannheim Wien Zürich: B I Wissenschaftsverlag 1991

Proppe, A.: Medizinische Basisdokumentation. In: Koller (1975), S. 187–198

Rabii, A., Schwichler, N.: Design und Implementierung eines Medikationsverordnungs- und -dokumentationsmoduls mit Anschluss an ein AMIS. Thesis an der Fachhochschule Dortmund, 2003

Rebstock, M.: Elektronische Unterstützung und Automatisierung von Verhandlungen. Wirtschaftsinformatik 43 (6), 609–617 (2001)

Rebstock, M., Lipp, M.: Webservices zur Integration interaktiver elektronischer Verhandlungen in elektronischen Marktplätzen. Wirtschaftsinformatik 453, S. 293–306 (2003)

Rector, A.L.: Thesauri and formal classification: terminologies for people and machines. Methods Inf Med 37 (4-5), 501–509 (1998)

Rector, A.L.: Literature and Logbook – Art and Science. Methods of Information in Medicine. 35 (2): 101–103 (1996)

Reddy, R. et al.: Transforming Health Care Through Information Technology. Washington: PITAC 2001

Reichert, M.: Prozessmanagement im Krankenhaus – Nutzen, Anforderungen und Visionen. das krankenhaus 2000 (11), 903–909 (2000)

Reichertz, P.L., Goos, G. (Hrsg.): Informatics and Medicine – An Advanced Course. New York: Springer Verlag 1977

Reiner, J.L.: Terminologiesysteme als Grundlage für semantische Interoperabilität von heterogenen Anwendungssystemen sowie deren fachsprachlicher Zugang. Berlin: Akademische Verlagsgesellschaft 2003

Reinhardt, G. et. al.: Ökologisches Stoffgebiet, 2. Auflage. Stuttgart: Hippokrates Verlag 1995

Richter, M.M.: Wissensrepräsentation, Inferenz und Expertensysteme. Stuttgart: Teubner 1992

Rickelt, S. et. al. (Hrsg.): Datenübermittlung nach §301 Abs. 3 SGB V. Düsseldorf: Deutsche Krankenhaus Verlagsgesellschaft mbH 1996

Riderle, S., Dadam, P.: Schemaevolution in Workflow-Management-Systemen. Informatik Spektrum 26 (1), 17–19 (2003)

Rigby, M., Draper, R., Hamilton, I.: Finding Ethical Principles and Practical Guidelines for the Controlled Flow of Patient Data. Methods of Information in Medicine 38 (4-5), 345–349 (1999)

Rochell, B., Roeder, N.: Vergleichende Betrachtung und Auswahl eines Patientenklassifikationssystems auf der Grundlage der Diagnosis Related Groups (I). das Krankenhaus 2000 (4), 261–268 (2000)

Rochell, B., Roeder, N.: Vergleichende Betrachtung und Auswahl eines Patientenklassifikationssystems auf der Grundlage der Diagnosis Related Groups (II). das Krankenhaus 2000 (5), 349–358 (2000)

Rödiger, K.-H., Coy, W. et. al.: Informatik und Verantwortung. Informatik Spektrum 12 (5), 281–289 (1989)

Rödiger, K.-H., Wilhelm, R.: Zu den Ethischen Leitlinien der Gesellschaft für Informatik. Informatik Spektrum 19 (2), 79–86 (1996)

Roeder, N. et. al.: Frischer Wind mit klinischen Behandlungspfaden (I). das Krankenhaus 2003 (1), 20–27 (2003)

Rolf, A.: Herausforderungen für die Wirtschaftsinformatik. Informatik Spektrum 21 (5), 259–264 (1998)

Rosenberg, K.M., Coultas, D.B.: Acceptability of Unified Medical Language System terms as a substitute for natural language general medicine clinic diagnoses. Proc Annu Symp Comp Appl Med Care. 1994, pp. 193–197

Rotschuh, K.: Prinzipien der Medizin. Ein Wegweiser durch die Medizin. München: Urban&Schwarzenberg 1995

Rubinstein, L.Z., Campbell, L.J., Kane, R.I.: Geriatric assessment. Clin. Geriat. Med. 3 (1), (1987)

Rupp, S., Hoffmann, E., Grahe, M., Scholz, Chr., Stein, V.: Die kundenorientierte Prozessoptimierung steigert Zufriedenheit und Engagement der Mitarbeiter. f&w führen und wirtschaften im Krankenhaus 17 (3), 242–249 (2000)

Sackett, D.L., Richardson, S., Rosenberg, W. Haynes, R.B.: Evidenzbasierte Medizin. Bern Wien New York: W. Zuckschwerdt Verlag 1999

Schär, W., Laux, H.: Pflegeinformatik in der klinischen Praxis. München: Urban & Fischer 2003

Scheer, A.-W.: Wirtschaftsinformatik, 5. Auflage. Berlin Heidelberg New York Tokyo: Springer Verlag 1995

Schmiede, R.: Informatisierung und gesellschaftliche Arbeit. WSI Mitteilungen 49 (9), 533–543 (1996)

Schmitz, R.-M.: Patientenbezogene Steuerung im Krankenhaus. Köln: Kohlhammer 1993

Schmücker, P.: Elektronische Archivierung im Krankenhaus. f&w führen und wirtschaften im Krankenhaus 13 (3), 234–241 (1996)

Schmücker, P. et. al.: Optische Archivierung von Krankenblattunterlagen. Abschlußbericht eines Planungs- und Erprobungsvorhabens am Klinikum Heidelberg. Heidelberg: Eigenverlag 1991

Schmücker, P., Dujat, C.: Rechnerunterstützte Dokumentenverwaltung und Optische Archivierung: Der Weg zur digitalen Krankenakte. das Krankenhaus Sonderdruck 3 (1996)

Schmücker, P., Ohr, Ch., Beß, A., Bludau, H.B., Haux, R., Reinhardt, O.: Die elektronische Patientenakte. Informatik, Biometrie und Epidemiologie in Medizin und Biologie 29(3-4), 221–241 (1998)

Schönauer, H.: Checkliste zur Auswahl eines Praxiscomputer-Programmes. In: Wehrs, H.: Computerführer für Ärzte. Dietzenbach: Antares Computer Verlag 2002, S. 218–223

Schoop, M., Wastell, D.G.: Effective Multidisciplinary Communication in Healthcare: Cooperative Documentation Systems. Methods of Information in Medicine 38 (4-5), 265–273 (1999)

Seelos, H.-J.: Medizinische Informatik, Biometrie und Epidemiologie. Berlin NewYork: de Gruyter 1997

Seelos, H.-J.: Die konsitutiven Merkmale der Krankenhausleistungsproduktion. f&w führen und wirtschaften im Krankenhaus 10 (2), 108–11 (1993)

Seelos, H.-J. (Hrsg.): Wörterbuch der Medizinischen Informatik. Berlin New York: Walter de Gruyter 1990

Seelos, H.-J., Ludwig, U., Joeres, H.: Ein Referenzmodell zur Auswahl von OP-Informationssystemen. f&w führen und wirtschaften im Krankenhaus 12 (5), S. 454–461 (1995)

Seibt, D.: Informationssystem-Architekturen – Überlegungen zur Gestaltung von technikgestützten Informationssystemen für Unternehmungen. In: Müller-Böling (1991), S. 251–284

Sergl, M.G.: Konzepte und Komponenten für die Zugriffskontrolle in verteilten heterogenen Krankenhausinformationssystemen am Beispiel der Mainzer Universitätsklinik. Dissertation zur Erlangung des Doktorgrades der physiologischen Wissenschaften der Johannes Gutenberg-Universität Mainz, 2001

Siedersleben, J.: Quasar-Quality Software Architecture. München: Eigenverlag sd&m Research 2003

Siedersleben, J., Denert, E.: Wie baut man Informationssysteme? – Überlegungen zur Standardarchitektur. Informatik Spektrum 23 (4), 247–257 (2000)

Spankus A.: Design und Implementierung eines variablen Befunddokumentationsmoduls. Diplomarbeit im Studiengang Technische Informatik, Studienrichtung Medizinische Informatik an der Fachhochschule Dortmund, 2003

Spitzer, K., Bürsner, S.: Wissensbasierte Systeme in der Medizin. Informationstechnik und Technische Informatik 36 (6), 53–58 (1994)

Stahlknecht, P., Hasenkamp, U.: Einführung in die Wirtschaftsinformatik. Berlin: Springer 1999

Stoop, A.P., Berg, M.: Integrating Quantitative and Qualitative methods in Patient Care Information System Evaluation. Methods of Information in Medicine 42 (4), 458–462 (2003)

Stösser, A.: Pflegestandards. Berlin: Springer Verlag 1994

Szathmary, B.: Neue Versorgungskonzepte im deutschen Gesundheitswesen – Disease und Case-Management. Neuwied: Luchterhand 1999

Tang, P.C, Hammond, W.E.: A Progress Report on Computer-Based Patient Records in the United States. http://books.nap.edu/html/computer/commentary.html; Letzer Zugriff: 12.12.2003

Tatnal, A., Davey, B., Mcconville, D.: Information Systems: Design and Implementation. Heidelberg: Data Publishing 1995

Teich, J.M., Glaser, J.P., Beckley, R.F., Aranow, M., Bates, D.W., Kuperman, G.J., Ward, M.E., Spurr, C.D.: The Brigham integrated computing system (BICS): advanced clinical systems in an academic hospital environment. Int J Med Inf 54 (3):197–208 (1999)

Thurmayer, R., Bauch, R., Thurmayr, G.R.: Erfahrungen mit der Identifikation von Basisdaten. In: Abt K. et. al. (Hrsg.): Krankendaten, Krankheitsregister, Datenschutz. Berlin: Springer 1984, S. 127–135

Thome, R.: e-Business. Informatik Spektrum 25 (2), 151–153 (2002)

Thurner, E., Dal Cin, M., Schneeweiß, W.: Verläßlichkeitsbewertung komplexer Systeme. Informatik Spektrum 21 (6), 318–327 (1998)

Tuttle, M.S., Olson, N.E., Keck, K.D., Cole, W.G., Erlbaum, M.S., Sherertz, D.D., Chute, C.G., Elkin, P.L., Atkin, G.E., Kaihoi, B.H., Safran, C., Rind, D., Law, V.: Metaphrase: An Aid to the Clinical Conceptualization and Formalization of Patient Problems in Healthcare Enterprises. Methods of Information in Medicine 37 (4-5), 373–383 (1998)

Unewisse, F.: Analyse, Entwurf, Implementation und Evaluation einer Workflowkomponente für ein Informations- und Dokumentationssystem zur Erhebung zahnärztlicher Reihenuntersuchungen, Diplomarbeit im Studiengang Wirtschaftsinformatik an der Fachhochschule Dortmund, 1998

Van de Straat, M.: Prozessanalyse der ärztlichen Berichtschreibung im Evangelischen Krankenhaus Schwerte, Projektarbeit an der Fachhochschule Dortmund, Studiengang Medizinische Informatik, Dortmund, 2002

van Bemmel, J.H., Musen, M.A. (eds.): Handbook of Medical Informatics. Heidelberg: Springer 1997

van Ginneken, A.M.: The Phycian's Flexible Narrative. Methods of Information in Medicine 35 (2) 2, 98–100 (1996)

van Ginneken, A.M.: The computerized patient record: balancing effort and benefit. Intern. Journal of Medical Informatics 65 (2), 97–119 (2002)

van Ginneken, A.M. et. al.: ORCA: The Versatile CPR. Methods of Information in Medicine 38 (4-5), 332–338 (1999)

Vetter, M.: Strategie der Anwendungssoftware-Entwicklung Planung, Prinzipien, Konzepte. Stuttgart: B.G. Teubner 1988

Volpert, W.: Erhalten und gestalten – Von der notwendigen Zähmung des Gestaltungsdrangs. In: Coy, W. et. al. (Hrsg.): Sichtweisen der Informatik. Braunschweig Wiesbaden: Vieweg Verlag 1992, S. 171–180

Vossen, G., Becker, J. (Hrsg.): Geschäftsprozeßmodellierung und Workflow-Management. Bonn, Albany: International Thomson Publishing Company 1996

Waegemann, C.P.: Current Status of EPR Developments in the US. Medical Records Institute 1999, pp. 116–118

Warner, H.R., Sorenson, D.K., Bouhaddou, O.: Knowledge Engineering in Health Informatics. New York: Springer-Verlag 1997

Weber, L.: Für die Krankenhäuser lohnt sich eine sorgfältige Dokumentation. f&w führen und wirtschaften im Krankenhaus 17 (5), 427-476 (2000)

Weed, L.L.: Das problemorientierte Krankenblatt. Stuttgart: Schattauer Verlag 1978

Wehrs, H.: Computerführer für Ärzte. Dietzenbach: Antares Computer Verlag 2002

Weiß, D., Krecmar, H.: Workflow-Management: Herkunft und Klassifikation. Wirtschaftsinformatik 38 (5), S. 503–513 (1996)

Wermke, et. al. (Hrsg.): Duden Fremdwörterbuch. Mannheim Leipzig Wien Zürich: Dudenverlag 2001

Werner, B.: Wohin führen medizinische Leitlinien? krankenhaus umschau 1999 (12), 978- 983 (1999)

Wessel, I.: GUI-Design. München: Hanser Elektronik 1998

WHO (Ed.): Report of the International Conference for the Tenth Revision of ICD. Genevo, 26.9.–2.10.1989 Genova

WHO – World Health Organization: International Classification of Functioning, Disability and Health: ICF. Genova 2001 http://www.who.int/classification/icf

Wingert, F.: SNOMED-Manual. Berlin, Heidelberg, New York: Springer. 1984

Wingert, F., Fischer, R.-J., Osada, N.: Untersuchungen zur Verminderung des Aufwandes bei automatischer Diagnosenverschlüsselung. Internes Projektpapier Universität Münster, Institut für Medizinische Informatik 1987

Winograde, T., Flores, F.: Understanding Computers and Cognition – A New Foundation for Design. Westport: Ablex Publ. 1986

Winter, A., Ebert, J.: Ein Referenzschema zur Organisationsbeschreibung. In: Vossen, G., Becker, J. (Hrsg.): Geschäftsprozeßmodellierung und Workflow-Management. Bonn Albany: International Thomson Publishing Company 1996, S. 101–123

Witt, J.: Dogma und Skepsis – Gedanken zur Angemessenheit der aktuellen Technik-Kritik im Bereich der Informatik. Informatik Spektrum 12 (4), 274–280, (1989)

Wulff, H.R.: Rational Diagnosis and Treatment. Oxford London Edinburgh Boston Melbourne: Blackwell Scientific Publications 1981

Zaiß, A. et. al.: Medizinische Dokumentation, Terminologie und Linguistik. In: Lehmann, M., Meyer zu Bexten, E.: Handbuch der Medizinischen Informatik. München: Hanser 2001, S. 45–102

Zahrnt, Chr.: Empfehlungen zum Erwerb und zur Wartung/Pflege von DV-Systemen. In: Tagungsdokumentation der 4. Fachtagung „Praxis der Informationsverarbeitung im Krankenhaus" 7./8. Mai 1999 Dortmund: Eigenverlag GMDS 1999

Zelewski, S.: Wissensmanagement mit Ontologien – eine einführende Darstellung. Institut für Produktion und Industrielles Informationsmanagement Universität Essen: Eigenverlag 2002

Zilahi-Szabó, (Hrsg.): Kleines Lexikon der Informatik. München Wien: R. Oldenbourg 1995

Glossar

Ablauforganisation
Bezeichnung für die räumliche und zeitliche Gestaltung der Arbeitsabläufe und Prozessketten. Dynamischer Aspekt der Arbeit.

Akte
Geordnete Zusammenstellung von Dokumenten mit eigenem Aktenzeichen und eigener Inhaltsbezeichnung.

Aktendatei
Aktenverzeichnis mit allen für das Schriftgutverwalten notwendigen Angaben der Akten einer aktenführenden Stelle in elektronischer Form.

Aktenplan
Systematischer, an den behördlichen Aufgaben orientierter Ordnungsrahmen für das Bilden und Kennzeichnen von Akten.

Aktenplandatei
Aktenplan in elektronischer Form.

Aktenverzeichnis
Verzeichnis angelegter Akten nach der Ordnung des Aktenbestandes.

Akteur
-> Aufgabenträger

Angewandte Informatik
Teilgebiet der Informatik, das sich mit der Implementierung von -> Anwendungssystemen beschäftigt.

Anwender
Person oder Organisationseinheit, die ein Anwendungssystem einsetzt („anwendet").

Anwendungsfunktion
Eine für den Benutzer anwählbare und ausführbare Funktion der Anwendungssoftware, in der Regel eine Maske bzw. ein elektronisches Formular mit Ein- und Ausgaben.

Anwendungssoftware
Gesamtheit der Softwarebauteile, die für einen konkreten Gegenstandbereich Unterstützung bietet.

Anwendungssystem
Gesamtheit aus Hardware und Anwendungssoftware zur Unterstützung definierter Aufgaben.

Anwendungssystemarchitektur
Aufbau eines Anwendungssystems.

Arzneimitteldokumentation
Dokumentation der Verordnungen und Einnahmen von Medikamenten.

Arzneimittelinformationssystem (AMIS)
Informationssystem mit einer Datenbank, die umfangreiche Informationen wie Stoffzusammensetzung, Indikationen und Kontraindikationen usw. zu jedem Medikament enthält.

Arztbrief
Freitextlicher Brief zu einem definierten Sachverhalt, z.B. zur Beurteilung eines Röntgenbefundes, eines EKGs oder eines stationären Aufenthaltes (Epikrise). Dient der Kommunikation zwischen behandelnden Ärzten sowie der Dokumentation.

Ärztliche Dokumentation
Gesamtheit der im Rahmen einer Behandlung erstellten ärztlichen Aufzeichnungen.

Attribut
Einzelangabe zu einem -> Objekttyp z.B. Name des Patienten, Dauer einer Operation.

Aufbauorganisation
Statischer Aspekt der betrieblichen Organisation i.A. die Hierarchie aus Unternehmensbereichen, Abteilungen, Bereichen sowie die Aufgabenzuteilung und Kompetenzen.

Aufgabenträger
Personelles oder maschinelles Subjekte zur Bearbeitung von betrieblichen Aufgaben/Teilaufgaben.

Auftragstyp

Typ eines ärztlichen Auftrages z.B. Laborauftrag, Röntgenauftrag, EKG-Auftrag. Der Auftragstyp determiniert, wer den Auftrag erbringen kann und welche prinzipiellen -> Maßnahmen damit angefordert werden können.

Authentifizierung

Authentifizierung ist der Vorgang der Überprüfung der Identität eines Benutzers durch ein -> Anwendungssystem. Mechanismen können auf Basis von Wissen oder Besitzen oder aber auch kombiniert funktionieren. Beispiele für Verfahren sind: Passwort-Abfrage, Magnet- oder Chipkarte, Iriserkennung, Gesichtserkennung, Fingerabdruck.

Automatisierte Verarbeitung

Automatisierte Verarbeitung ist die Erhebung, Verarbeitung oder Nutzung personenbezogener Daten unter Einsatz von Datenverarbeitungsanlagen. (Quelle: BDSG 2001)

Autorisierter Benutzer

Ein Benutzer, der einen Vorgang in Übereinstimmung mit der -> Sicherheitsrichtlinie durchführen kann.

Autorisierung

1. Vorgang, mit dem einem -> Benutzer eines -> Anwendungssystems die Berechtigungen zur Nutzung bestimmter Funktionen und zum Zugriff auf bestimmte Daten zugeteilt werden. 2. Summe der -> Nutzungsrechte eines -> Benutzers eines Anwendungssystems.

Begriffsordnung

Eine Menge von Begriffen, zwischen denen linguistische oder semantische Beziehungen bestehen und die ein zusammenhängendes Ganzes bilden.

Behandlungsfall

Rechtliche/versicherungstechnische/organisatorische Klammer um eine Behandlungsepisode bzw. eine Folge von Maßnahmen. Ein Patient kann in einer Institution auch mehrere Behandlungsfälle gleichzeitig haben.

Behandlungsprozess

Zeitlich orientierte tabellenartige Darstellung aller im Rahmen einer Behandlung geplanten oder durchgeführten -> Maßnahmen. Dient auch als Inhaltsverzeichnis der Krankenakte für die enthaltenen Dokumente. Enthält neben Zeitangaben und Maßnahme auch Anfordernder und Erbringer sowie ein Kurzergebnis.

Behandlungsprozessübersicht
Übersicht zu allen bereits erfolgten und geplanten Behandlungsmaßnahmen für einen Patienten.

Benutzer
Bezeichnung für eine Person, die mit einem -> Anwendungssystem arbeitet, also für die eigene Arbeitsverrichtung Funktionen hiervon benutzt.

Benutzeroberfläche
Präsentations- und Interaktionselemente einer -> Anwendungssoftware, mittels der -> Benutzer Informationen und Dokumente eingeben, suchen und bearbeiten können. In der Regel eine definierte Menge von -> Anwendungsfunktionen mit Masken.

Benutzerrecht
Das Recht eines -> Benutzers, mit bestimmten -> Anwendungsfunktionen Informationen und Dokumente zu erstellen, zu lesen, zu verändern und zu löschen („RUDI").

Berechtigungsmatrix
Matrixartige Gegenüberstellung von Anwendungsfunktionen bzw. deren Rechte und konkreten Benutzern zur Verwaltung und Visualisierung von erteilten -> Benutzerrrechten.

Clinical Document Architecture (CDA)
Speziell für die medizinische Dokumentation und Kommunikation definierte XML-basierte Dokumentenarchitektur zur Ermöglichung der herstellerunabhängigen elektronischen Dokumentation und Kommunikation medizinischer Informationen.

Dateiformat
Bezeichnung für spezielle Speicherformate für Dokumente. Das Anzeigen von Dokumenten spezieller Dateiformate bedarf entsprechender Programme, die den Inhalt der Datei in sichtbare -> Bildschirmmasken bzw. -> elektronische Formulare oder -> elektronische Dokumente umsetzen. Solche Programme werden auch als -> Viewer bezeichnet.

Datenendgerät
Gerät, mittels dem Daten in ein Anwendungssystem gebracht oder aus im herausgeholt werden können, z.B. Bildschirme, Drucker, Plotter usw.

Datenhaltungsschicht
Teil der Softwarearchitektur bzw. eines Anwendungssystems, in dem die Daten persistent gespeichert werden. In der Regel durch ein Datenbankmanagementsystem realisiert.

Datenschutz
Technische und organisatorische Maßnahmen zum Schutz von Daten gegen unberechtigte Einsichtnahme und/oder Verwendung, Missbrauch, Änderung oder Verfälschung und zur Sicherstellung der informationellen Selbstbestimmung.

Datensicherheit
Technische und organisatorische Maßnahmen zum Schutz von Daten gegen Beschädigung, Verlust oder technische Verfälschung.

Diagnose
Benennung von krankhaften Geschen mit damit verbundener Konzeptualisierung.

Diagnosis Related Groups (DRG)
Klassifikationssystem zur aufwandbezogenen Zusammenfassung von Behandlungsfällen mit „ähnlichem" Behandlungsaufwand als Basis für die Vergütung von Behandlungsleistungen. Neben der Diagnose und aufwändigen Prozeduren gehen eine Reihe von weiteren Attributen in den Klassifikationsvorgang ein.

DICOM
Kommunikations- und Interoperabilitätsstandard für Medizinische Bilddaten und Videos.

Dokument
Einzelnes Schriftstück, papiergebunden oder elektronisch erstellt und verwaltet, Fax, E-Mail, Datenbank und andere Dateien. Hierzu gehören auch alle ergänzenden Angaben (z. B. Metainformationen), die zum Verständnis der Informationen notwendig sind.

Dokumentationsformular
Spezielles standardisiertes Formular zur Erfassung von Angaben zu speziellen Handlungen, Vorgängen oder Sachverhalten.

Durchführungsstandard
Genaue Beschreibung, wie und mittels welcher Hilfmittel eine bestimmte Maßnahme durchzuführen ist.

Elektronische Krankenakte

Überbegriff für alle möglichen Implementierungen der elektronischen Speicherung von Behandlungsdaten und -dokumenten.

Elektronischer Heilberufsausweis

-> Health Professional CARD

Epikrise

Rückschauende Darstellung und bewertende Zusammenfassung eines Behandlungsverlaufes mit anschließender prognostischer Beurteilung.

Ergebnisdokument

Dokument in der Elektronischen Krankenakte, das als Folge einer -> Maßnahme entstanden ist. Zu unterscheiden sind -> interne Ergebnisdokumente, deren Daten in der Datenbank der Elektronischen Krankenakte gespeichert werden und -> externe Ergebnisdokumente, die als eigene Dateien definierten Formats außerhalb der Elektronischen Krankenakte gespeichert werden und durch entsprechende Einträge in den -> Metadaten mit der Akte verlinkt sind.

Ergebnisformular

Ergebnisdokument in Form eines strukturierten Formulars zur Dokumentation definierter Einzelangaben zu einer Maßnahme.

Evidenz

Deutlichkeit; vollständige, überwiegende Gewissheit; einleuchtende Erkenntnis.

Externes Ergebnisdokument

Ein -> Ergebnisdokument, das außerhalb der Datenhaltung der Elektronischen Krankenakte in einem definierten -> Dateiformat gespeichert wird und mittels eines -> Links in die Elektronische Krankenakte eingebunden wird.

Fall

-> Behandlungsfall

Fallakte

Gesamtheit aller Ergebnisdokumente und sonstiger Aufzeichnungen zu einem Behandlungsfall.

Falltyp

Rechtlicher Typ eines -> Behandlungsfalls, z.B. Notfall, Ambulanter Fall, Stationärer Fall, Vor-/Nachstationärer Fall, Berufsgenossenschaftlicher Fall, Personalfall usw. Der Falltyp legt die versorgungs- und abrechnungstechnischen Rahmenbedingungen für eine Behandlung fest.

Funktionsarchitektur
Funktionale Zergliederung einer -> Anwendungssoftware sowie das Zusammenspiel der Bauteile.

Gegenstandsbereich
Bezeichnet bei IT-Systemen die durch deren funktionale Leistungsfähigkeit möglichen betrieblichen Einsatzbereiche.

Geschäftsvorfall
Kleinste Bearbeitungseinheit im Rahmen der Aufgabenwahrnehmung. Aus der Bearbeitung des Geschäftsvorfalls entsteht der Vorgang.

Gesundheitsakte
Einrichtungsübergreifend zusammengeführte und um die Selbstdokumentation des Patienten und um Einträge weiterer paramedizinischer Leistungserbringer ergänzte Elektronische Krankenakte.

Gesundheitskarte
Chipkarte mit den wichtigsten medizinischen Informationen zu einem Patienten.

Gesundheitstelematik
Kunstwort, das sich aus Gesundheitswesen, Telekommunikation und Informatik zusammensetzt. Gemeint sind Aktivitäten, Projekte und Lösungen zur institutionsübergreifenden IT-gestützten Zusammenarbeit von Gesundheitsversorgungsinstitutionen, um Behandlungsprozesse bruchlos durchführen zu können.

Gesundheitsversorgungseinrichtung
Spezielle -> Organisationseinheit zur Krankenversorgung und Prävention und Rehabilitation.

Groupware
Anwendungssoftware zur Unterstützung der kooperativen Zusammenarbeit in Arbeitgruppen.

Health Professional
Englische Bezeichnung als Überbegriff für alle zu Gesundheitsberufen gehörenden Personen. Umfasst also Ärzte, Pflegekräfte, Apotheker, Medizinisch-technische Assistenten usw. Als deutsche Übersetzung findet sich selten der Begriff „Heilberufler".

Health Professional Card
Abk.: HPC, Chipkarte zur Identifikation und Signatur für -> Health Professionals.

Historisierung
In der Informatik das Konzept, bei der Änderungen von Daten nicht nur den geänderten neuen Inhalt zu speichern, sondern auch den Inhalt vor der Änderungen. Bei einer systeminternen Historisierung hat der Benutzer keinen Einblick in die vorangehenden Ausprägungen – sie dient im Wesentlichen zu Nachweis- und Datensicherheitsgründen. Bei einer externen Historisierung kann der Benutzer die vormals vorhandenen Ausprägungen einsehen.

HL7
Health Level 7, -> Kommunikationsstandard für Medizinische Informationssysteme mit Umfangreichen definitionen zu nachrichtentypen und Trigger-Events, die Nachrichtenübermittlungen auslösen.

Information Retrieval
Das gezielte oder mengenbezogene Suchen nach Informationen in einem oder mehreren großen Informationssammlungen.

Informationsobjekt
Einheit von verschiedenen Informationen und ggf. Funktionen zur Repräsentation eines realen oder künstlichen Objektes der realen Welt. In diesem Sinne Überbegriff für jede Art elektronischer Dokumente und Daten.

Informationssystem
Mensch-Organisation-Technik-System zur Erfüllung definierter Aufgaben.

Internes Ergebnisdokument
Ein -> Ergebnisdokument, dessen Daten in den internen Strukturen bzw. der Datenbank der -> Elektronischen Krankenakte gespeichert werden und die nur über eine entsprechend spezielle Bearbeitungs- und Anzeigefunktion des Herstellers betrachtet werden können.

Interoperabilität
Fähigkeit von Anwendungssystemen oder Anwendungssoftware mit anderen Systemen zusammenzuarbeiten und zu kommunizieren.

Karteikarte
Dokumentationsträger z.B. in Arztpraxen, Gesundheitsämtern, Pflegediensten, Physiotherapie-Einrichtungen etc. Meist in Form von DIN-A5 großen Karteikarten mit Einlegefach. Synonym auch für die -> Verlaufsübersicht in Arztpraxisinformationssystemen.

Klassifikation
Eine -> Begriffsordnung, bei dem die einzelnen Begriffe Klassen von Objekttypen oder Konzepten repräsentieren. Die Definition der klassenbildenden Merkmale kann intensional oder extensional sein.

Kommunikationsserver
Spezielles -> Anwendungssystem zur Koordination und Kopplung von verschiedenen anderen Anwendungssysteme zum Empfang und zur Verteilung von Nachrichten zwischen diesen. Umfangreiche zusätzliche Funktionalitäten wie Puffer, Auditing, Formatkonvertierung etc.

Kommunikationsstandard
Gesamtheit der Definitionen zu Syntax und Semantik von -> Nachrichtentypen sowie der Organisation der Kommunikation als Basis für die Implementierung der kommunikativen Kopplung von Anwendungssystemen.

Kontextmenü
Menü, welches je nach gerade in Bearbeitung befindlichen Vorganges, Funktion oder Attribut bestimmte Aktionen anbietet. Der Kontext wird meist in die aufrufbare Anwendungsfunktion übernommen, sodass eine schnelle Navigation und Bearbeitung bei hoher Freizügigkeit der Navigation selbst möglich ist.

Kontrolliertes Vokabular
Vokabular, das nur Begriffe enthält, die durch eine kontrollierende Instanz (z.B. einen Administrator innerhalb einer Einrichtung, eine nationale Organisationseinheit usw.) aufgenommen wurden. Dient der Einheitlichen Sprache Dokumentation zur Verbesserung des personen- und einrichtungsübergreifenden Verständnis für dokumentierte Sachverhalte.

Konventionelle Krankenakte
Krankenakte auf Papierbasis.

Konzeptbasierung
Umfang und Tiefe der Berücksichtigung von ontologischen und linguistischen Vereinbarungen in einem Informationssystem.

Krankenakte
-> konventionelle Krankenakte

Leistungsstelle
-> Organisationseinheit, die ausschließlich beauftragte Leistungen erbringt und selbst nicht die Behandlung durchführt bzw. steuert. Beispiel: Röntgen, OP, EKG.

Link
IT-technischer Begriff für die Speicherung des Speicherortes einer Information, eines Dokumentes, um mittels diesem Verweis schnell auf die Information/das Dokument zuzugreifen.

Logging
Mitschreiben/Protokollieren aller Einfügungen, Änderungen, Einsichtnahmen und Löschungen von Daten.

Mandantenfähigkeit
Fähigkeit einer Anwendungssoftware, die Daten mehrerer Organisationseinheit innerhalb eines Systems bzw. einer Installation so zu verwalten, dass jede Organisationseinheit selbstständig und ohne Einsicht in die Daten der anderen Organisationseinheit arbeiten kann. Dient der Verringerung des Installations- und Betreuungsaufwandes von Informationssystemen sowie der mandantenübegreifenden Verwendbarkeit von Stammdaten, Dokumentvorlagen etc. sowie der mandantenübergreifenden Auswertbarkeit der Informationen.

Maßnahme
Eine im Rahmen einer Patientenbehandlung mögliche administrative oder medizinische Handlung mit einem Patienten, einer Probe oder einem Schriftstück mit definierter Indikation und Zielstellung. Abzugrenzen: -> Verrichtung

Medikationsdokumentation
Die Medikationsdokumentation repräsentiert patientenbezogen die medikamentöse Therapie und enthält alle Angaben zu Verordnungen – die ggf. zusammengefasst sein können zu Rezepten – zu tatsächlichen Ausgaben und zu tatsächlichen Einnahmen. Darüber hinaus enthält sie Angaben zu Arzneimittelunverträglichkeiten bzw. -risiken des Patienten.

Medizinische Dokumentation
Fach und Tätigkeitsbereich der sich mit der Aufzeichnung, Archivierung und dem Wiederfinden von medizinischen Informationen und Dokumenten beschäftigt.

Medizinische Informatik
Spezialisierungsrichtung der -> Angewandten Informatik. Beschäftigt sich mit Analyse, Entwurf und Realisierung von technischen und betrieblichen Informationssystemen für Gesundheitsversorgungssysteme mit Methoden der Informatik.

Medizinisches Informationssystem
Spezielles -> Anwendungssystem für den Einsatz in -> Gesundheitsversorungseinrichtungen. Typische Beispiele sind -> Krankenhausinformationssysteme, -> Arztpraxisinformationssysteme, -> Betriebsärztliche Informationssysteme, Informationssysteme im Rettungsdienst.

Medline
Umfangreiche Literaturdatenbank, enthält alle Beiträge indizierter medizinisch wissenschaftlicher Fachzeitschriften.

Meta-Daten
Daten über Daten, d.h. Angaben, die ein Informationsobjekt oder Dokument beschreiben.

Metainformationen
Inhaltliche Merkmale und (formale) Ordnungsmerkmale zu Dokumenten, Vorgängen und Akten.

Nachrichtentyp
Die Beschreibung von Syntax und Semantik einer zwischen Informationssystemen austauschbaren Nachricht bzw. Datensatzes. Besteht zumeist aus dem Header mit Metadaten zur Nachricht und der Nachricht selbst.

Nutzungsrecht
Das auf Basis einer Lizenzvereinbarung erworbene Recht, eine Anwendungssoftware für definierte Zwecke und ggf. definierte Mengengerüste nutzen zu dürfen.

Objektlebenszyklus
Die Beschreibung der verschiedenen Status sowie ihrer Abfolgen, die ein reales oder immatrielles Objekt im Rahmen dessen Existenz einnehmen kann. Die graphische Visualisierung erfolgt mittels so genannter Statusdiagramme. Objektlebenszyklen bilden u.a. die Basis für ein -> Workflowmanagement.

Ordnungsgemäße Aktenführung
Eine Aktenführung, die eine justitiable Basis darstellt und sowohl Organisation der Archivierung als auch der Umgang mit einzel-

nen Akten festgelegt ist und den Prinzipien einer ordnungsmäßigen Aktenführung genügt.

Ordnungssystem

Dokumentationssprache basierend auf einer Begriffsordnung mit evtl. zusätzlichen Ordnungskriterien und -strukturen. Ein Ordnungssystem kann klassierend oder realitätsabbildend sein.

Ordnungsmäßigkeit

Organisation z.B. der Aktenführung oder der Datenverarbeitung die nach vereinbartem Stand der juristischen und technischen Notwendigkeiten ausreichend ist, um einen gegeben Zweck rechtssicher zu erfüllen.

Organisationseinheit

Überbegriff für Einrichtung aus Personen, Gebäuden und Geräten zur Erfüllung definierter betrieblicher Aufgaben. Der Begriff umfasst sowohl eigenständige juristische Personen wie Krankenhäuser, Arztpraxen, Gesundheitsämter etc. als auch organisatorische Gliederungen innerhalb dieser Einrichtungen.

Organisationssystem

Das aus Aufgaben und -> Aufgabenträger zusammengesetzte System zur Abwicklung betrieblicher Vorgänge.

PACS

Anwendungssystem zur Speicherung und Kommunikation umfangreicher Bilddaten mit speziellen Speicher- und Zugriffsstrategien, da die Informationsmenge dieser Objekte um ein Vielfaches höher liegt, als die der textuellen Behandlungsinformationen zu einem Patienten.

Parametrierung

1. Die konkrete Einstellung aller Parameter und Stammdaten in der Datenhaltung eines Anwendungssystems zur Realisierung individueller Funktionalitäten. 2. Das Einrichten der Parameter und Stammdaten im Rahmen der Systemeinführung zur Herstellung der für den konkreten Betrieb notwendigen Individualität.

Patientenakte

Gesamtheitlich zu einem Patienten gehörende Behandlungsdokumente, unabhängig von Behandlungsfall und ggf. Einrichtung.

Patientenmaßahme

Eine konkret durchgeführte oder durchzuführende -> Maßnahme im Rahmen einer Patientenbehandlung. Diese hat ein konkretes Datum, handelnde Personen sowie evtl. Ergebnisdokumente.

Präsentationsschicht
Teil der -> Softwarearchitektur, die alle Funktionalitäten enthält, um einem -> Benutzer das Arbeiten mit einem Informationssystem zu ermöglichen. Enthält als Teil die Benutzeroberfläche.

Problem
Ein im Rahmen der Behandlung aus Sicht des Patienten bzw. Arztes bestehendes Problem. Kann eine Befindlichkeitsstörung, ein Symptom oder eine Diagnose sein.

Problemorientiertes Krankenblatt
Strategie der Dokumentation aller Überlegungen und Handlungen und somit auch der Strukturierung der Krankenakte entlang der patientenbezogenen Probleme.

Prozedur
-> Maßnahme

Prozessübersicht
-> Behandlungsprozessübersicht

Rechnersystem
Aus Hardware und Betriebssystem bestehendes System.

Registrieren
Aufzeichnen von Merkmalen (Metainformationen) von Dokumenten. Vorgängen, Akten und Aktenbeständen.

Ressource
Ein für die Erbringung bestimmter (Dienst)Leistungen notwendiges Betriebsmittel. Dies kann sich z.B. um ein Gerät, ein Raum, eine Person oder ein Team handeln.

Retrieval
-> Information Retrieval

RIM (Reference Information Model)
Generisches Klassenmodell für Medizinische Informationssysteme, dient auch als Ausgangsbasis zur Definition von Nachrichtentypen für den HL7-Standard Version 3.

Schichtenarchitektur
Eine -> Softwarearchitektur, die von mehreren gegeneinander gekapselten Schichten ausgeht, um die Abhängigkeiten der verschiedenen Schichten voneinander zu minimieren und dementsprechend Schichten austauschen zu können. Enthält zumindest

eine -> Datenhaltungsschicht, eine -> Verarbeitungsschicht und eine -> Präsentationsschicht.

Schriftgut

Alle bei der Erfüllung von Aufgaben des Bundes erstellten oder empfangenen Dokumente, unabhängig von der Art des Informationsträgers und der Form der Aufzeichnung.

Sicherheitsrichtlinie

In einer Sicherheitsrichtlinie werden Schutzziele und allgemeine Sicherheitsmaßnahmen im Sinne offizieller Vorgaben eines Unternehmens oder einer Behörde formuliert. Detaillierte Sicherheitsmaßnahmen sind in einem umfangreicheren Sicherheitskonzept enthalten.

Statusdiagramm

Zusammenstellung möglicher Status und der Statusübergänge (Transitionen), siehe auch -> Objektlebenszyklus.

Symptom

Bedeutungserteilte Beobachtungen in Form auffälliger Messwerte, Erscheinungsformen, Verhaltensweisen usw. Basis für weitere Maßnahmen oder die Formulierung/Stellung einer Diagnose.

Unterstützungsdimension

Die wesentlichen und orthogonal zueinander stehenden betrieblichen Aufgaben-Dimensionen, die mit IT-Systemen unterstützt werden können. Diese sind die Verarbeitungsunterstützung, die Dokumentationsunterstützung, die Organisationsunterstützung, die Kommunikationsunterstützung und die Entscheidungsunterstützung. Funktionen zur Unterstützung dieser Dimensionen können sowohl isoliert Nutzen stiften, deren Verzahnung bringt aber eine weitere Effektivierung.

Verarbeitungsschicht

Teil der -> Softwarearchitektur, in der die logischen Transformationen und Verarbeitungen der Daten erfolgen.

Verlaufsnotiz

Eine im Rahmen einer Patientenbehandlung anfallende freitextliche Notiz ohne weiteren Bezug zu anderen Dokumentationseinträgen oder mit Bezug zu einem Problem, einem Symptom, einer Diagnose.

Verlaufsübersicht
Chronologische Übersicht über den Behandlungsverlauf eines Patienten, die alle Arten von Einträgen, also -> Maßnahmen, -> Symptome, -> Diagnosen und -> Probleme enthält.

Verrichtung
Eine einzelne Tätigkeit, ein Bearbeitungs-/Durchführungsschritt im Rahmen der Durchführung einer -> Maßnahme.

Viewer
Spezielle oder allgemeine Anzeigefunktion, um Informationen bzw. Dokumente eines bestimmten Formates für einen Benutzer darzustellen.

Vokabular
Sammlung von Wörtern, Wortschatz eines bestimmten Fachgebietes.

Vorgang
Ein aus Dokumenten und Bearbeitungsabläufen bestehende Prozesskette, die als Teilprozess zu einem Gesamtprozess gehört. Bearbeitung eines Geschäftsvorfalls; Teileinheit einer Akte.

Wissensbasis
Gesamtheit der über einen Diskursbereich verfügbaren Informationen und Dokumente.

Wissensmanagement
Strategien, Organisation und Lösungen verstanden, die dazu dienen, lokales organisationsspezifisches Wissen und globales Wissen zu verwalten und in einfacher Weise verfügbar zu machen.

Workflow
„Arbeitsfluss", Beschreibung der Ablaufdynamik die im Rahmen der Bearbeitung von Geschäftsvorfällen anfallenden Tätigkeiten und deren Verkettung in arbeitsteiligen Organisationen.

Workflowmanagement
Strategien und Werkzeuge zur Steuerung des Arbeitsflusses.

Zugangskontrolle
Kontrolle über den physischen Zugang zu -> Datenendgeräten, um damit Daten einzusehen, zu manipulieren oder zu löschen.

Zugriffsberechtigung
-> Benutzerrecht

Zusammenhangsdokumentation
Dokumentation der Beziehungen zwischen verschiedensten Einträgen in der Krankenakte, also der Zusammenhang zwischen Symptomen, Diagnosen, Maßnahmen und Problemen.

Zustandsdiagramm
-> Statusdiagramm

Index

C

D

E

F

I

J

K

L

M

N

O

P

Q

R

S

T

U

V

W

X

Z

Druck: Mercedes-Druck, Berlin
Verarbeitung: Stein + Lehmann, Berlin